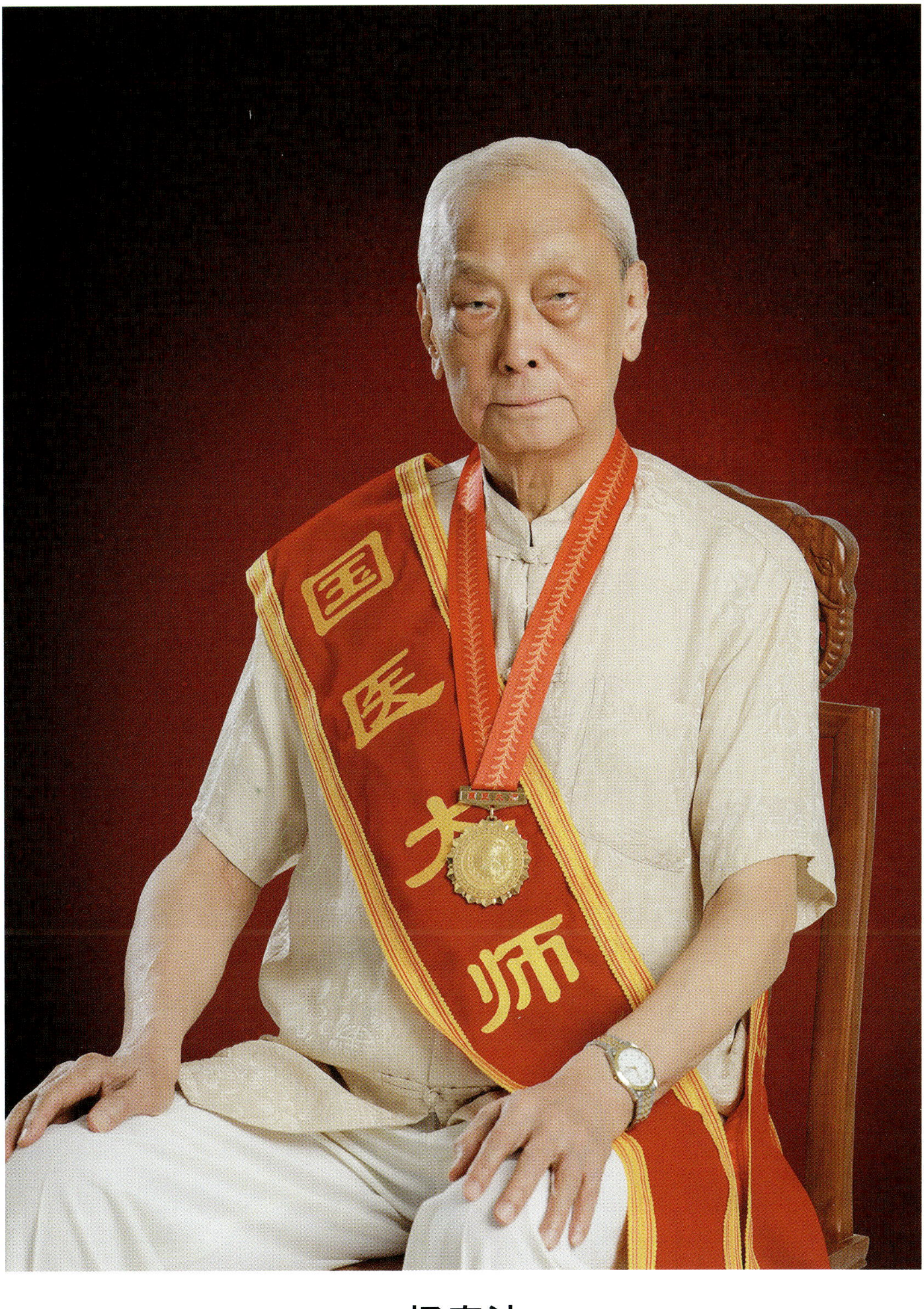

杨春波

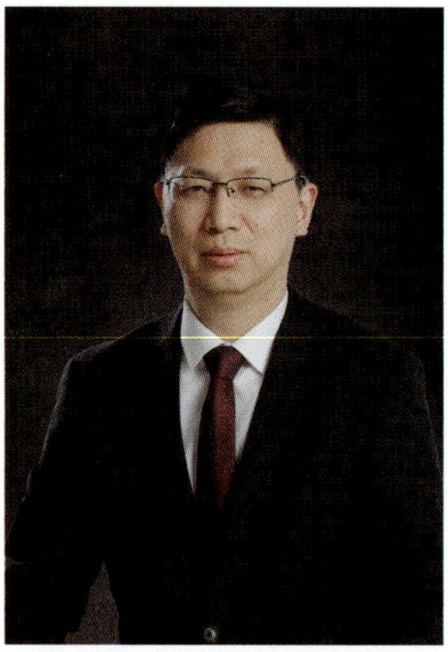

王文荣，主任医师、副教授、博士研究生导师，国医大师杨春波学术经验继承人。

现任福建中医药大学附属第二人民医院脾胃肝胆科（国家卫健委临床中医重点专科脾胃病科）常务副主任，福建省中医脾胃临床医学研究中心副主任。担任中华中医药学会脾胃病分会常务委员、福建中医药学会脾胃病分会主任委员、中国中药协会消化病药物研究专业委员会委员、福建省医学会消化病学分会食管疾病学组委员、福建省中医药学会理事会理事、福建抗癌协会理事会理事。

主持省厅课题6项，参研国家科技攻关计划、国家自然科学基金等国家级课题3项，主、参编著作5部，发表文章60余篇。

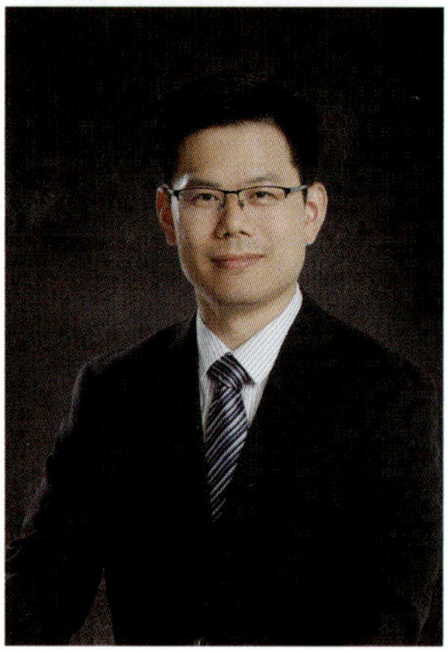

骆云丰，主任医师、副教授、硕士研究生导师，国医大师杨春波学术经验继承人。

现任福建中医药大学附属第二人民医院脾胃肝胆科（国家卫健委临床中医重点专科脾胃病科）行政副主任。担任中华中医药学会脾胃病分会青年委员会副主任委员，中国中西医结合学会消化病分会胃食管反流病专家委员会常务委员、慢性便秘专家委员会秘书，世界中医药学会联合会消化病分会理事会常务理事、福建中医药学会中医经典分会副主任委员、福建省中医药学会脾胃分会常务委员、福建省医学会消化病分会委员，系《中国中西医结合消化杂志》编委、《中国中医药临床案例成果库》审稿专家。

主持福建省自然科学基金课题1项、省卫健委课题4项，参研国家科技攻关计划、国家自然科学基金等国家级课题3项，发表文章50余篇，参编著作5部。

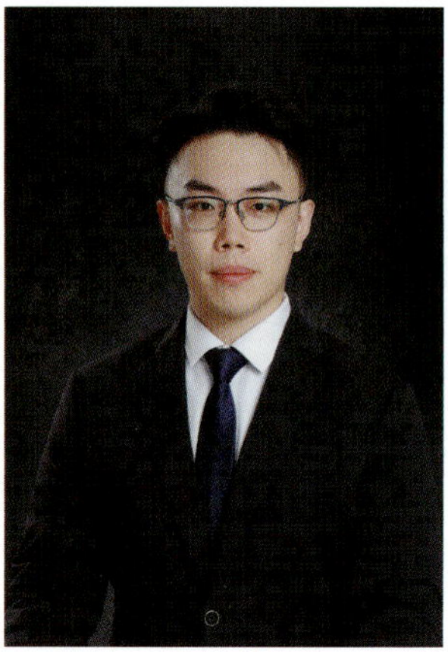

杨正宁，硕士研究生，世医第七代传人，国医大师杨春波学术经验继承人。

杨春波国医大师传承工作室秘书，负责主持日常工作。

主持中国中医科学院科技创新工程课题1项，参与中华中医药学会求实项目课题1项、福建省自然科学基金课题1项。主编著作1部，参编著作4部，发表文章20余篇，参与国家中医药管理局《国医大师传承录》撰写工作，发表《中国中医药临床案例成果库》7篇，曾获评“年度优秀中医药临床案例”。

勤耕不辍

大医精诚

黄璐琦

国家中医药管理局副局长、中国工程院院士、中国中医科学院院长

黄璐琦题词

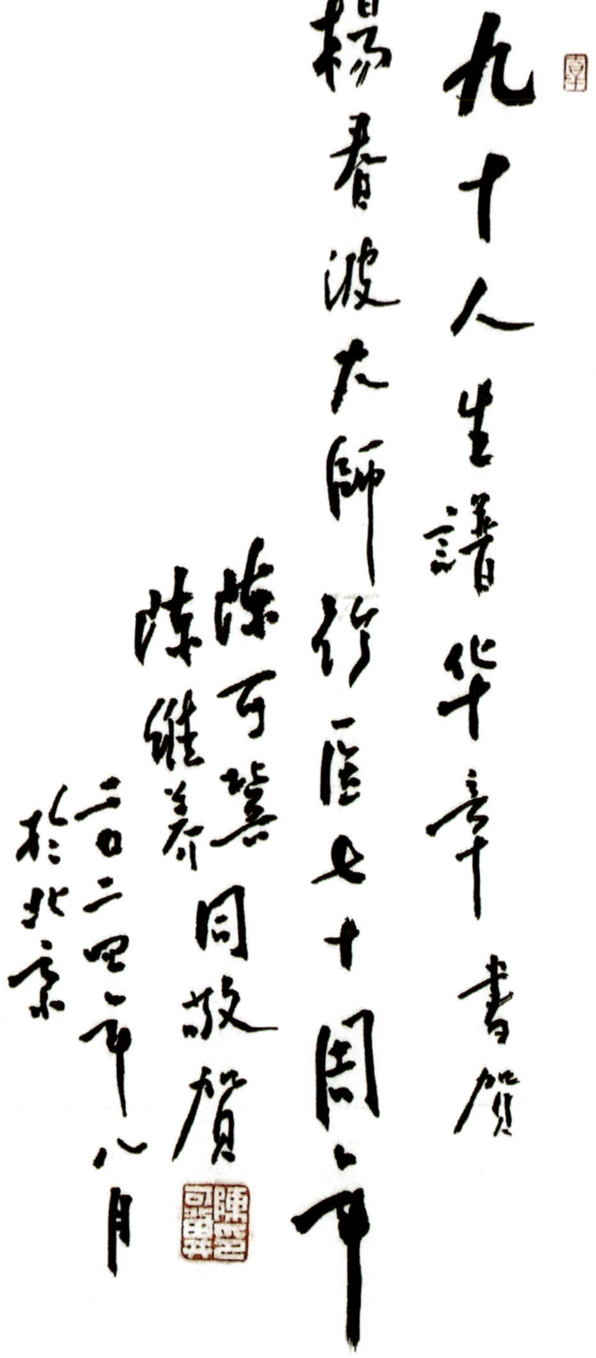

中国科学院资深院士、国医大师
陈可冀题词

贺杨春波教授九十华诞暨行医七十周年专著出版

深居杏林七十载
春华秋实九十年

杏林百岁翁 吴咸中

吴咸中

甲辰荷月

中国工程院资深院士、国医大师
吴咸中题词

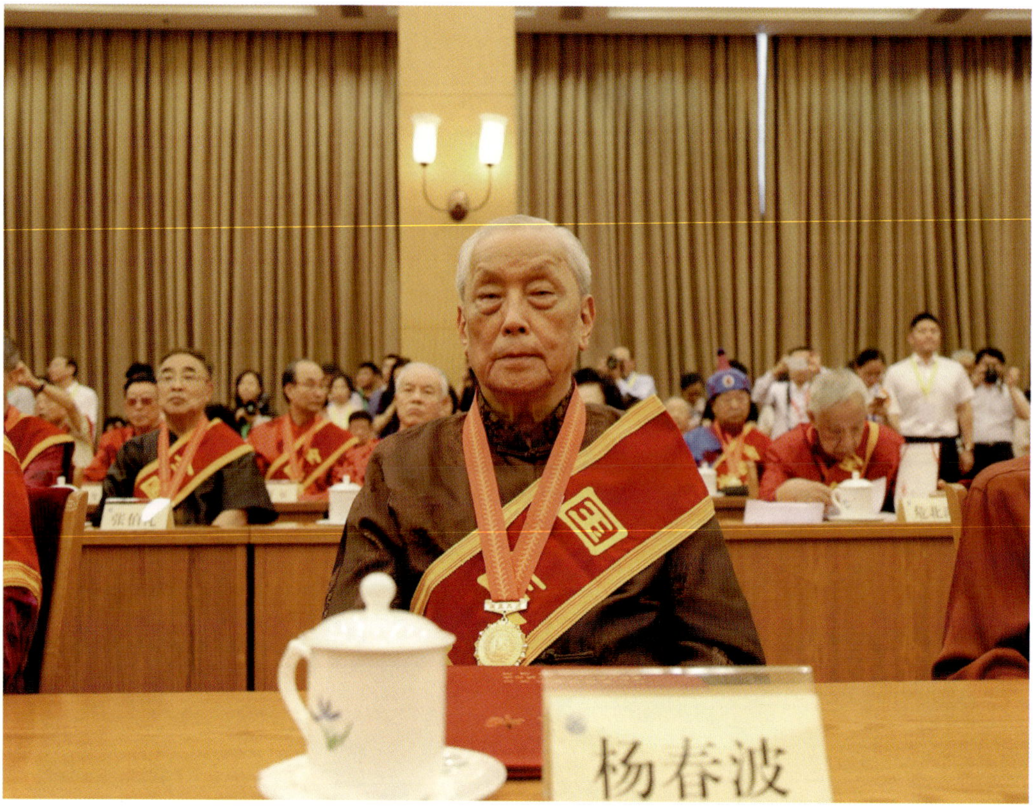

杨春波授勋“国医大师”

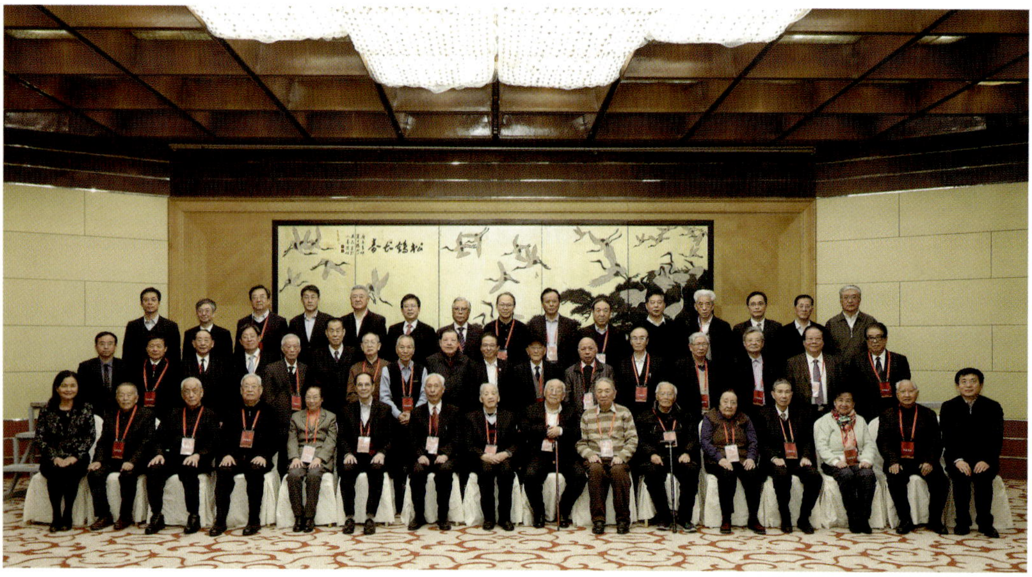

中国中医科学院学部委员第一次全体会议合影

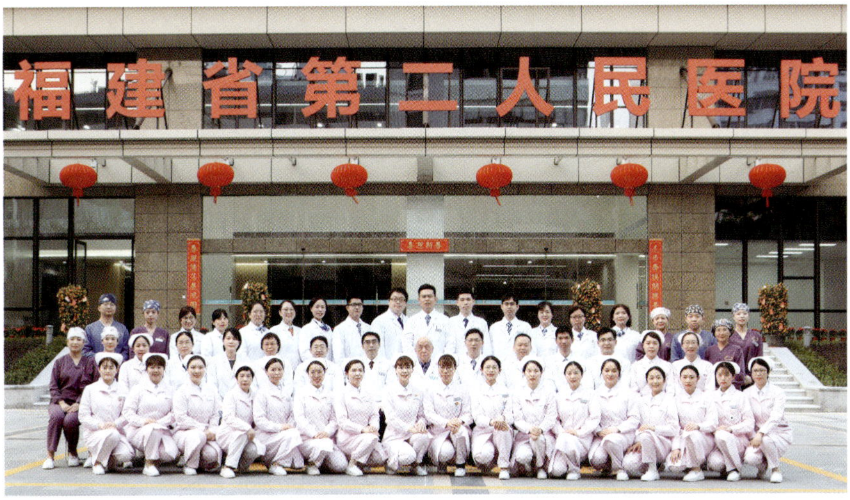

杨春波与福建中医药大学附属第二人民医院脾胃肝胆科团队合影

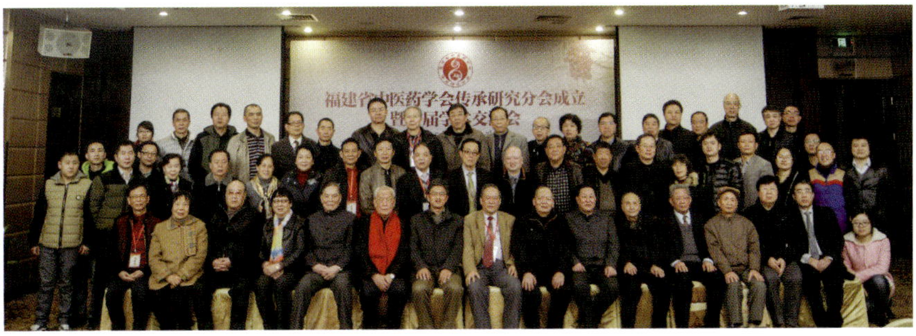

杨春波牵头发起的福建省传承研究分会成立大会合影

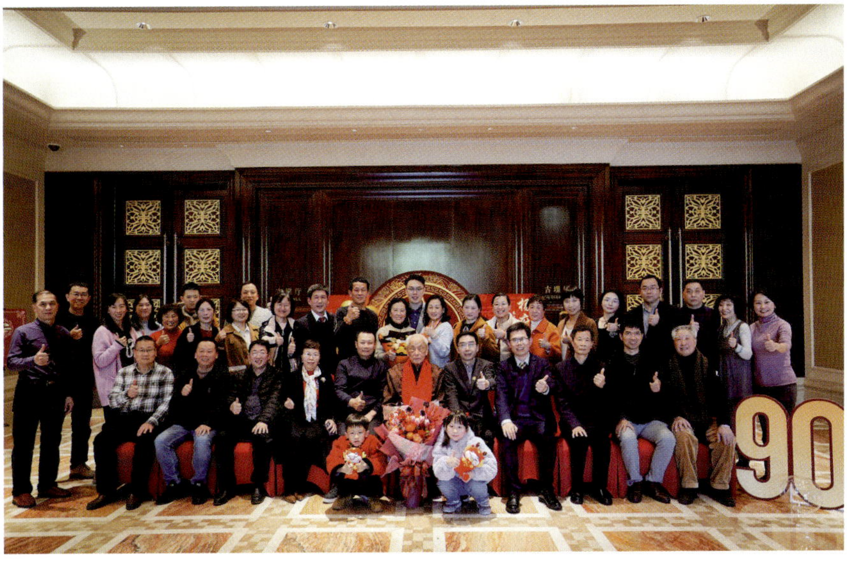

杨春波九十大寿与部分家人、学生及老友合影

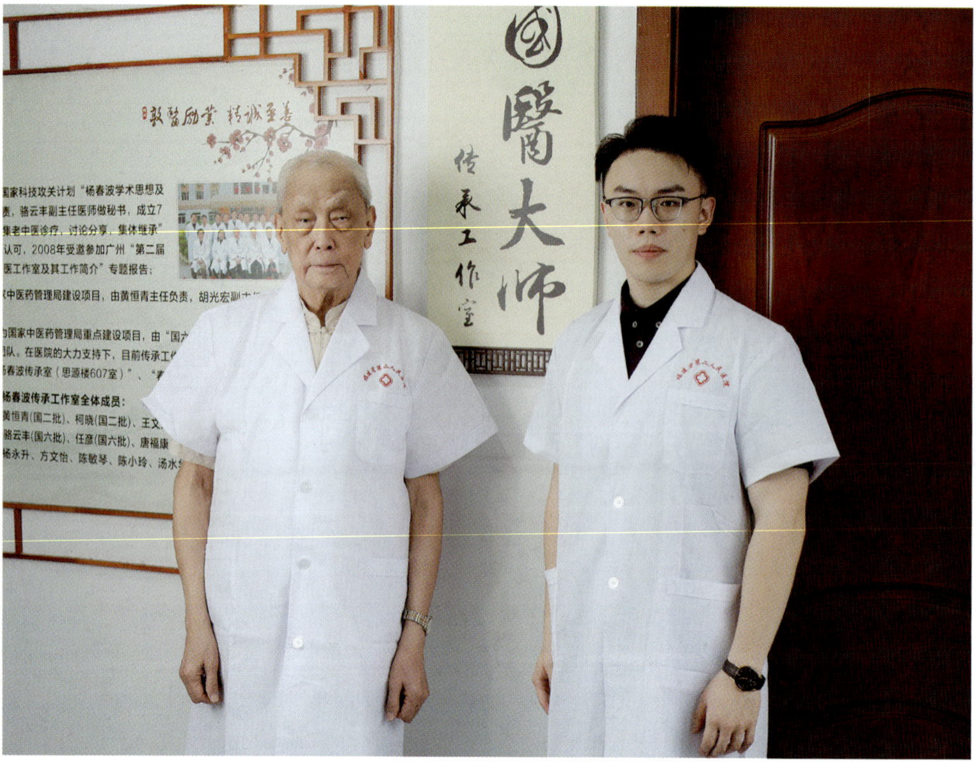

杨春波与传承人长孙杨正宁在传承工作室的合影

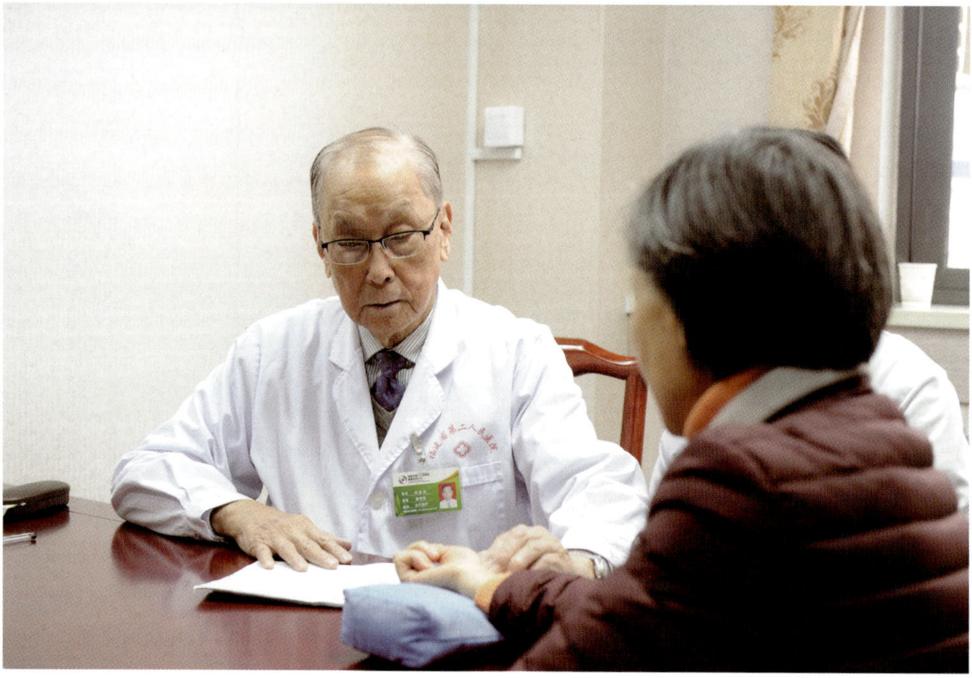

杨春波门诊照片

国医大师杨春波学术经验集萃

王文荣　骆云丰　杨正宁　主编

科学出版社
北京

内 容 简 介

本书分为"学术思想"与"临证经验"两篇，每篇各含八章。第一篇"学术思想"部分包含杨春波对中医学术、中医脾胃及湿热证、肾虚阳越证、温病及"痰"的分类新识、中医药对炎症治疗的系列思考与研究探索；第二篇"临证经验"部分汇集杨春波长期以来治疗流行性乙型脑炎、发热性疾病、脾胃系统疾病和脾胃湿热证、杂病，以及对舌象研究的丰富经验案例及现代研究。全书内容翔实、卷帙浩繁，集杨春波学术思想及临证经验精华之大成。可供中医、中西医结合、西学中、西医等相关专业人员学习参考及借鉴。

图书在版编目(CIP)数据

国医大师杨春波学术经验集萃 / 王文荣，骆云丰，杨正宁主编. -- 北京：科学出版社，2024.9. -- ISBN 978-7-03-079559-5

Ⅰ. R249.7

中国国家版本馆 CIP 数据核字第 20244DG941 号

责任编辑：陆纯燕/责任校对：谭宏宇
责任印制：黄晓鸣/封面设计：殷 靓

科学出版社 出版
北京东黄城根北街 16 号
邮政编码：100717
http://www.sciencep.com

南京文脉图文设计制作有限公司排版
苏州市越洋印刷有限公司印刷
科学出版社发行 各地新华书店经销

*

2024 年 9 月第 一 版 开本：787×1092 1/16
2024 年 9 月第一次印刷 印张：35 插页：4
字数：850 000

定价：210.00 元

（如有印装质量问题，我社负责调换）

《国医大师杨春波学术经验集萃》
编委会

主　审：柯　晓　黄恒青

主　编：王文荣　骆云丰　杨正宁

副主编：付肖岩　张海鸥　黄绍刚

编　委（按姓氏笔画排序）：

方文怡　丘琰芹　任　彦　刘启鸿　李　叶　李芳睿
李海杰　杨永昇　杨欣怡　杨漩嵩　邱希瑶　沈　宇
张思榆　张海燕　张婷钰　陈　卓　陈　浩　陈　鉴
陈君千　陈锦团　陈慧姗　林　禹　林育群　林诗莹
林曼仪　林湖灿　林翠丽　林燕玉　罗邦水　郑泽宇
赵培琳　胡光宏　胡露楠　洪　婕　倪艺婧　徐兴维
黄玎玲　黄守玲　黄铭涵　黄雅滢　蔡心怡　薛书逸

杨春波岐黄人生

杨春波，1934年生，福建莆田人，主任医师，教授，博士研究生导师，中国中医科学院首届学部委员。全国老中医药专家学术经验继承工作指导老师，国家卫生健康委员会临床重点专科（中医专业）及国家中医药管理局重点专科脾胃病科学术带头人、国家"十五"科技攻关课题"名老中医学术思想、经验传承研究"百名研究对象之一。第八、九届全国人大代表，福建省政协第六届常务委员，福建省A类人才，享受国务院特殊津贴。曾任世界中医药学会联合会消化病专业委员会首届会长、名誉会长，中华中医药学会内科分会和脾胃病分会顾问，中国中西医结合消化系统疾病专业委员会高级顾问，福建省中医药学会顾问，福建省中医药学会脾胃分会、传承研究分会名誉主任委员，《世界中医药》《中国中西医结合消化杂志》《世界华人消化杂志》等顾问、总顾问。在广东省及东莞市中医医院、宁德市中医医院及永春县中医医院设立"国医大师杨春波传承工作室"。获"全国卫生系统模范工作者""中国好医生"称号，获全国中医药杰出贡献奖、中华中医药学会首届中医药传承特别贡献奖、中华中医药学会脾胃病分会"学科建设与学术发展突出贡献专家"、中国中西医结合学会消化病委员会"终身荣誉奖"等奖项。2017年被授予第三届"国医大师"荣誉称号。

杨春波从医70余年，在中医内科、温病、脾胃病及"证"的临床、教学、研究中取得了丰硕成果，提出中医学术的特点为"整体的观念、恒动的观点、辩证分析和依证论治的方法"，而辨证论治仅是这个特点在临床的主要体现。其所创的"杨氏脾胃湿热理论"与倡导的"大脾胃观"亦丰富了中医脾胃学术的内涵，推动了中医药事业的传承创新发展。其研究成果曾获福建省科技进步奖二等奖1项、三等奖2项，中国中西医结合学会科学技术奖三等奖1项，福建省医药卫生科技奖一等奖2项。在国内外杂志上发表论文百余篇，主编和参编专著20余部，所编著作曾获第21届华东地区科技出版社优秀科技图书二等奖。

一、学医之路

杨春波祖籍福建省莆田市仙游县枫亭镇，是世医第五代传人，父辈两人为医，二人执药。祖父杨万青是当地名医，在祖母教导下，杨春波小学时即背诵《汤头歌诀》《药性赋》《脉学》《医学三字经》等，在家庭熏陶下踏上了中医之路。由于好学加上为了谋生，杨春波14岁辍学跟其四叔杨加端学医，跟师5年后在父亲药店坐堂，边读书边实践，后来就诊者渐多；1955年被县卫生科选去晋江专区中医进修班，学习《伤寒论》《温病学》及西医学等内容；1957年考进福建省中医进修学校（福建中医药大学前身），系统学习了中医四大经典及哲学名著，毕业考获全校之冠，得入福建省中医研究所（福建省中医药科学院前身）工作，先后承担学术管理和临床研究的工作。1969年，杨春波被调到松溪县茶平公社高洋大队，培养"赤脚医生"，后被借调松政县第二医院从事流行性乙型脑炎（简称乙脑）的中西医结合治疗。

3年多的山区生活，他广泛治疗各科病症，积累了丰富的临床经验。1973年，杨春波调回福建省医药研究所，成为主治中医师，担任中医治疗乙型脑炎课题组组长，温病学和乙脑同研，承担“中国医学百科全书”中《中医内科学》的温病学部分和《流行性乙型脑炎的中医药治疗》的撰写工作。1982年，他与福建省立医院合作，进行慢性萎缩性胃炎的中医研究，从而踏上治疗“脾胃”研究之途，开展了“证”及“脾胃湿热理论及其相关疾病”的研究。1991年，杨春波被调到福建中医学院附属第二人民医院，先后任副院长、院长、名誉院长，并任国家级和省级中医脾胃重点学科学术带头人，兼福建省中医药研究院副院长、临床研究所所长。先后牵头创建了福建省中医药学会脾胃病专业委员会、消化内镜专业委员会与福建省中西医结合学会消化专业委员会。2000年，杨春波退休后被返聘，仍从事临床、教学、科研等工作至今。2015年在福建省广泛组织各地名老中医及团队，牵头创建了全国首家“传承研究学会”，为中医药的传承创新再续薪火。

二、成才之道

杨春波认为，欲成明医，务必做到以下几点。

（一）熟读经典

“经典聚集了中医理论的精髓与特色，丰富地展现了中医临床的思维与辨证方法，以及方药的配伍技巧。”读经典，就是强调对中医理论及证治思维的传承。“自古名家出经典”“不通经典，难成大家”。杨春波9岁熟背《药性赋》《汤头歌诀》《脉诀》等，14岁熟读《医宗金鉴·心法要诀》《陈修园七十二种》等经典著作，21岁系统学习中医四大经典。如今已至耄耋之年，他对《黄帝内经》《温热论》《温病条辨》《伤寒杂病论》《脾胃论》等经典著作仍记忆犹新，时常与学生讲解经典知识，言传身教。

（二）群览诸家

中医学是汇历代诸家的理论和经验而成的，各家的理论观点和临证经验是中医学术长河的支流。要应对临床各种病症，四大经典是必读之作，重要的是奠基础、形思维，但疾病是发展、多变的，各家的学术主张、诊疗经验及立法组方、用药配伍等，是不同时期的学术反映，都是宝贵的中医学术内容，学好了才能丰富理论认识，提高辨证论治的水平。

（三）学从名师

所谓“老马识途”，名师作为学验俱丰的长者，是充满切身经历的指导者，传你学经典著作的重点、教你临床证治的要诀，理论结合实践地指导你学理论、做临床，还授你自己独特的学术见解和诊治技巧，传之于你事半功倍、直入实地的捷途之功。杨春波认为，从名师可以坚定中医信念，承接高超医术；指导经典学习，熏陶求是作风；展示临床过程，切入临床实际；沟通理论实践，破解关键疑惑。他最初跟随学医的四叔杨加端是晋江专区名中医、福建省中医药研究院特约研究员，在福建省中医研究所期间所跟随学习的李健颐、吴云山亦是福建省名老中医，杨春波参与了他们对癌肿、流行乙型脑炎的治疗研究，并帮助他们总结经验，这为他后来成功治疗乙脑打下了坚实的理论和临床基础。

(四) 勤于临床

中医学术的生命在于临床。杨春波常说:“纸上得来终觉浅,绝知此事要躬行。”“实践出真知。”读书是学习,使用也是学习,而且是更重要的学习,中医学尤其如此。中医学根植于临床、验之于临床,是实践性极强的科学。只有通过临床实践才能获得经验、理解理论、辨别是非和探索新知,因此临床实践是学好中医、发展中医和成就名医的唯一途径。杨春波从14岁开始接触临床,19岁在父亲药店坐堂,无论是进修学习还是在山区工作,他始终以提高自身临床技术为目标。耄耋之年,杨春波依然坚守在临床一线,每周出3次门诊,为患者解除病痛已成为他的人生追求。

(五) 常善总结

要分析、归纳、推理地学习理论、总结临床经验及探讨学术。杨春波认为通过不断的总结,可以发现利弊、揭示特点、升华认识、把握规律促进提高。1958年,杨春波初去福建省中医研究所图书馆工作时,不仅博览群书,而且手摘了数千张读书卡片,丰富了学术思想。之后他又在学术秘书室,管理科研计划、进展和成果,以及负责全省名老中医、民间诊疗经验的收集、整理,在此过程中不断观察总结,汲取他人之长,增长了知识,丰富了经验。杨春波常说:“资料(文献)要经过整理才能成为信息,信息要进行分析方能成为知识,知识要付之应用才会产生力量。”

(六) 重德强信

“为医首重于德”“医者仁心仁术,仁者爱人”,医德就是精术为民。立大德,才能得大道;树正德,才能得正术,医德是医术得以不断进步的护航灯。同时要坚信中医药学是一个伟大宝库,是中华民族的瑰宝,“中医药学不仅是一门科学,它更是医学科学发展的方向”。有中医自信,才能积极传承、科学创新。

(七) 定专业、多态研

中医学思想先进、理论丰富、治法多样,要传承创新应从专科、专病入手,坚持整体的观念、恒动的观点、辩证分析和依证论治的中医特色和优势诊疗模式,逐步探索、建立宏观与微观、整体与局部、功能与形态、机体与环境、调节与专治的现代中医诊疗模式。

现代中医学的研究发展方向,不仅要治“已病”,更要研“未病”,要依从“未病先防、已病防变、病愈防复”的原则。对待西医学,也应西学中用,多态研究。杨春波认为现代中医学的发展有五种模式:循中医理论,用中医方法;依中医理论,用中医和现代相结合方法;依西医理论,用中医方法;依中医理论,用西医方法;依西医理论,用西医方法。其中主要应是前三种模式,才能把根留住,使中医药学繁荣茂盛。

三、读书之法

(一) 中医经典

杨春波最推荐初学者学习陈修园的《医学三字经》,认为这是一本言简意赅、通俗易懂的中医学启蒙之作。其不但三字成句，读时朗朗上口便于记忆，而且内容包含医史与各科临床常见病症及方药，有助于了解中医学的概况，是中医学入门者的必读佳作。在众多中医经典之中，杨春波最喜读的是《温病条辨》《脾胃论》《医宗金鉴》。《温病条辨》是清代吴鞠通在明清众温病学家思想的基础上所著温病之专作。其中首创三焦辨证法，还基于临床创新提出了很多温病的理、法、方、药，对于今天的临床仍具有重大指导作用。《脾胃论》是金代李杲所著，李杲立足“脾胃”提出了“内伤脾胃，百病由生”。杨春波认为读《脾胃论》应先看李杲之师张元素，因为许多人初读《脾胃论》时都会对李杲的用药法不甚理解。其用药之法并不是主流的“脏腑寒热补泻用药法”，而是在继承张元素“药类法象”学说基础上自创的“脏腑升降浮沉补泻法”，处方常常着眼恢复脏腑气机的升降，尤重脾的升发，临床常不失为解决一些疑难杂症之法。同时杨春波还认为读《脾胃论》应“活”，在学习李杲的临证思想和用药法的同时也要看到李杲在《脾胃论》中所倡的“补土”思想背后体现的浓厚时代特征，于今不可盲目套用。李杲所处时代战乱频发、民生不稳，老百姓常食不饱腹，因而当时东垣所见之病多虚、所用之法多补。而今，生活物质极大丰富，如今所见之“虚”多为痰、饮、湿等邪困脾所致之“假虚”，法当祛实为要。但是，我们现在依然要认真学习《脾胃论》，要做到活学活用。而《医宗金鉴》是杨春波最推崇的一部医学著作，它是由清代太医吴谦编修的医学全书。作为官修的医学教科书，其内容丰满、体例考究，所囊括的内容可上溯至春秋战国，临床实用性强，可作为“四大经典”和各家学说后之必读之书。

杨春波认为学习中医书籍的要点有三：重领悟、贵运用、早背诵。

1. 重领悟

杨春波经常和学生们强调历代医家临床思想的形成都离不开他们所处的历史背景、社会环境、气候特点和个人经历，因此他们传世著作中的用药遣方和理论著述都各有特色，但是也不可避免地有一定的局限性。因此，我们在读书时切勿盲听盲从、生搬硬套，而应在对著书者有一定了解后再去领悟其著作中的“理、法、方、药”。

2. 贵运用

中医学的生命在临床。前人的理论和经验都十分宝贵，但是也都有它们的适用范围，因此只有自己在临床上实际运用后才能明确其真正内涵和偏隘之处。如 20 世纪 60 年代，杨春波在福建参加乙脑的救治工作时，依照“暑温”和卫气营血的理论进行治疗，但是不久后发现福建地区的乙脑还有自己的特点，尤其表现在舌质的变化与临床症状不相符合。叶天士在《温热论·外感温热篇》中有“其热传营，舌色必绛”的论断，而杨春波在救治中发现绝大部分患者病已发展到气营或营血阶段，但他们的舌色未绛，若依叶氏理论则只能辨为邪在卫分或气分，恐怕会延误治疗。据此，杨春波提出“邪入营，舌未必绛”的观点。

3. 早背诵

对中医药学的一些基础性启蒙读物如《汤头歌诀》《医学三字经》《药性赋》《脉诀》《伤寒心法要诀》等应该早读早背、熟读熟背，有时不求甚解但可以为今后系统的理论学习和稳入临床打下基础。

(二) 哲学著作

杨春波认为要学好中医就不能不近哲学，常回忆起自己首次接触《唯物辩证法》《矛盾论》《实践论》时自觉茅塞顿开，有醍醐灌顶之感，对其思维方式的影响巨大。如在临床面对的疑难杂症其实就是各种矛盾的集合时，此时就该分析清楚主、次矛盾及主要矛盾的主、次方面，然后着重处理主要矛盾的主要方面，否则难免用药庞杂、毫无章法，以致疗效不佳。再如临证遣方用药时要用动态发展的眼光看待问题，不能只考虑一时一刻，也应考虑用药后疾病的转归。杨春波认为，中医基础理论本就来源于中国古代的朴素唯物主义哲学思想，所以用唯物辩证法的观点来认识中医理论会更加深刻，以此来指导临床会更加有条不紊。

四、大医之情

（一）家风淳朴

杨春波的学生门人，乃至一些老病人都知道他有四句座右铭，那就是“笑对人生、以诚待人、用心做事、知足常乐”。杨春波出身医药世家，祖上四代为医，同时经营药店，自幼便被熏染成“浑身中药味”。祖父杨万青因为人诚善、医术精湛，所经营的药店更是以信誉、质量俱佳而闻名当地，还因治好当地县令母亲之顽疾而获县令亲书之匾“医同良相”。幼时杨春波还常见祖父将药材便宜出售或免费赠予生病而没钱买药的穷苦之户，并且始终信守不渝，所售药材绝不以次充好、缺斤少两，所谓医在其心，其药自真。而杨春波口中具有“贾母之风”的祖母也对他的思想启蒙有着十分深远的影响。祖母勤俭持家、言笑不苟，家中小辈若有德行不正、浪费乖张之举则难逃竹条笞手之责，“为好医、卖好药、做好人”更是祖母时常挂在嘴边的训诫。杨春波常说自己是从“乡间小路”一步一步地努力走到“国道”上来的，若有什么秘诀，那就是“认真”二字。杨春波治学严谨，凡省病查疾，问诊必详、处方必细，无论是新病人还是老病号，他们的症状体征和体检的问题指标都要逐条记录以便整体辨证和复诊时对比疗效。对书稿、文章的撰写或修改更是每每精细到标点符号的使用，在研究所编写《新编温病学》时几乎三天三夜笔耕不辍。

因此，受如此家风影响，虽然杨春波获得了许多荣誉、奖项，但却从未骛于虚名，他始终认为自己只是一名老中医，坚持“服务病人”是第一位的，为病人实实在在地解决病痛才是为医之道。面对病人，杨春波总是面带微笑。但面对病情，杨春波则是严肃细致的。曾有一个病人做过肠镜，却自认没事而未将报告带来，杨春波便问肠镜是在哪里做的、什么时间做的，并嘱咐：“下次一定要带上报告，可不能藏着掖着。报告上有很多信息，不是你说没事就没事的。”言语中谆谆恳切之情，与家里长辈一般无二。诊后杨春波转身指了指胸口对大家说：“病人来找医生，心中都是带着‘疙瘩’来的。因此医生对病人的态度一定得好，只有拉近病人与医生之间的距离，方能提升患者对医生的信任。”杨春波经常在看诊间隙和病人聊聊家常，听他们说说疾病背后的故事，在闲谈之中将病人的性格职业、生活习惯摸个透彻，然后予以开解。杨春波还常和弟子们说医生还得会“说病”，把病因说清楚，把病人心中的“疙瘩”解开，把他们对疾病的错误观念扭转过来，有时疾病能消除一大半。在生活上，杨春波的起居也较为简朴，他常笑谈自己已过上了不止“小康”的生活，却时常告诫晚辈们要忆苦思甜、知足常乐。

（二）博闻强识

杨春波爱好广泛，从年轻到现在一直都保持着每天读书看报的习惯。但杨春波常调侃自己是一名爱读书的老中医，除了中医经典外对其他的都只是博而不精。杨春波常引毛主席“中医药学是一个伟大宝库”这句话来强调中医药学临床遣方用药的背后是中华文明几千年的积淀，而所谓“宝库”正是包罗万象之意，天文、地理、人事皆与之有关。中医看病看的不仅是“人的病”，更是“病的人”。所以要学好中医药学就不能只局限于读医书，对于其他领域的知识也要有所涉猎。杨春波喜用《矛盾论》的观点读《红楼梦》，他认为《红楼梦》的人物及情节十分复杂，封建大家庭中的各色人物和各类矛盾皆混杂其中。《红楼梦》中的人物各有不同背景，而正是不同的背景决定了他们不同的性格和处世方式。正如“太虚幻境”石牌楼上之对联——“假作真时真亦假，无为有处有还无”，大观园中的真真假假亦如临床上病证之千变万化，面对复杂的病证时一定要分清主次，抓主要矛盾的主要方面，切忌“眉毛胡子一把抓”，否则“只会丢了芝麻也失了西瓜”。

五、养生之智

“笑对人生，以诚待人，用心做事，知足常乐”是杨春波的座右铭。他遵循《黄帝内经》要“法于阴阳，和于术数，食饮有节，起居有常，不妄作劳，故形与神俱”之训，结合自己的实际情况，形成了自己的养生模式。

（一）居有时，摩按舒络

杨春波认为人体各个脏腑器官的活动都有一定的时间节律性，顺时养生（即顺应脏腑的时间节律，从而达到养生保健的效果）对于减少疾病的发生十分必要。杨春波的时间观念很强，不仅饮食十分规律，起居也有定时。他每天5点起床、13点午休、22点夜寐。早晨醒后先躺床逆时针摩腹60次、顺推两胁50次。上厕所时，点按睛明穴、迎香穴、太阳穴、风池穴、承山穴，而后擦脸、搓耳。早饭前空腹温水送服自己配的养生粉（西洋参、珍珠粉、田三七，按照1∶1∶1的比例打粉后混合而成）1 g，再做自己编的保健操，包括头部运动、颤手、交叉抬手、左右甩手等各30下，推背、揉膝各100次，最后抖身200下，以求畅气活络。做完养生操，杨春波教授还坚持伏案学习1 h，他常说“一日之计在于晨”。每天约1 h的午休也是必要的；19点还要准时看《新闻联播》，并于睡前翻阅报纸杂志。休息日，杨春波教授吃完早餐就会去郊外活动，做做深呼吸，呼吸新鲜空气。

（二）食有节，三“正”两“补”

杨春波十分注重日常饮食的规律，饮食既要定时又要适量，同时注意食物的多样化与应季与否。他经常劝说患者要“少吃多餐”，他如是说也如是做。杨春波每日三顿正餐、两次点心。他每天早晨7点准时吃早餐，一般是豆浆、面点、一颗白煮蛋加一碟清炒苦瓜；午餐在中午12点，基本上是鱼或肉、青菜及西红柿、二两*米饭和一碗汤；晚餐在18点，常是小米粥或面食搭配蔬菜。这便是杨春波一天三次正餐。由于坐诊时病人很多，常常下班都会“晚点”，所以在上午10点他会吃一些点心，下午4点也是如此。为了不让自己处于过于空腹的状态，这个习惯他保持了数十年。

---

* 一两为50 g。

(三) 饮淡茶,红绿合配

杨春波常在午睡起床后饮茶,他饮茶讲究适量、淡饮、先闻后饮。他认为茶有很多种,但基本可以分为红茶、绿茶、“半红半绿”三类。其中红茶经过制作后性温;绿茶只加工不制作,性凉,如黄山毛峰;还有一种半发酵,性中和的“半红半绿”茶,如铁观音。而杨春波喜饮铁观音或将红、绿茶按一定比例同时泡饮,取其中和之性。

(四) 趣广泛,知足常乐

杨春波兴趣广泛,喜欢欣赏字画、集邮、养花、跳舞、拉二胡,还喜欢收集火柴盒。每到一个地方,他都会捡一块当地有特色的石头作为留念,回来标记上时间和地点,放在自己制作的玻璃箱里。这些虽然都是很普通的石块,但记录了杨春波的足迹。他说这些兴趣爱好可以增智、欢心,与紧张的临床工作相间才可以“阴平阳秘”。只要保持良好的心态,胃口就好,脏腑气血功能正常,疾病就不会发生,工作起来也会干劲十足,不觉劳累。

(五) 广交友,遍及各界

杨春波的朋友遍及各界,有学者、干部,有工人、农民,也有艺术家、老师,有年长者亦有青年朋友,他们都与杨春波交往甚笃。杨春波常说每个人都有自己的特点,他们对于自己来说都是亦师亦友,因此在和朋友们来往的时候不仅能放松心情,而且往往可以增加知识、提高认识。

六、传道之果

作为第二、四、六、七批全国老中医药专家学术经验继承工作指导老师,杨春波先后培养了 8 名学术传承人。

在师承带教过程中,杨春波向来以认真严谨、一丝不苟的态度对学生手把手教学,锻炼中医思维、教学临床知识、指导问诊方法及怎样进行医患沟通交流等。他悉心传授自身学术经验,并被学生、弟子们广泛应用于临床,使得学术经验、临证经验得到继承和发展,为人民群众健康服务。

经过多年悉心培养,弟子们大多成为福建省乃至全国中医药事业的骨干人才。其中有福建省名中医 1 名、博士生导师 5 名、硕士生导师 8 名;还有中国中西医结合学会消化系统疾病专业委员会副主任委员 1 名,世界中医药学会联合会消化专业委员副会长 1 名、常务委员 1 名,中华中医药学会脾胃病分会副主任委员 3 名、常务委员 1 名,中西医结合委员会主任委员 4 名、常务委员 3 名;全国高等中医药院校优秀青年 1 名,首届全国中医药创新骨干人才 1 名,福建省高层次人才 2 名。

此外,杨春波带领团队组建国家级、省级学会分会 5 个,创办了“福建岐黄论坛”。2015 年,杨春波提出“60 岁是中医医师的黄金时期,应该要把他们组织起来,研究传承方法、总结临证经验、讨论中医药学术问题,以利后人传承”,当时杨春波已是耄耋之年。于是在他的牵头号召下,福建中医药学会传承研究分会经过繁杂的筹备工作终于在 2016 年底于福州正式成立,学会在杨春波的推动下每年召开学术会议,通过学术活动推动名老中医经验的梳理总结。同时组织年轻学生对福建省历代名中医的学术思想和临证经验进行总结编撰，目前已经整理出版了《福建省名中医学术经验集萃》和《福建现代中医医案医话》两本著作。关于第二届福建省名中医的两本著作正在编写当中，而对第三批福建省名中医学术思想及临证经验的编书工作也已提上日程。同时，创建了国医大师杨春波传承工作室，开展了大量学术活动，连续成功举办了多届“春波讲堂”，也系统地整理了杨春波学术经验集，出版了《杨春波教授论医集》《杨春波教授脾胃病十讲》《现代中医消化病学》《脾胃学说与临床》等著作。带领团队申报并完成“十五”国家科技攻关计划课题、福建省 2015 科技规划七大重点课题、福建省中医药重点课题等。目前国医大师杨春波传承工作室已经成为一个科研、临床、教学相结合的工作室，门下弟子及再传弟子达百余人，遍布国内，走向海外。

唐旭东序

20 世纪 80 年代末，应我在山东中医药大学攻读硕士时的导师、附属医院的王文正教授的邀请，杨老来济南参加我师兄的硕士研究生毕业答辩，从此开启了我与他三十多年的交往。

杨春波，福建莆田人，家传中医，年少勤奋，曾以年段鳌首留任福建省中医研究院，后值流行性乙型脑炎肆虐神州大地，杨老作为福建省的中医骨干参与了那场战役，最终以骄人的成绩完胜。当时他关于温病的一些认识、实践及思考，成为杨氏学术思想的基础，尤其是对湿热病邪与湿热病证的认识，更是研学颇深，为后来脾胃湿热体系的构建奠定了深厚的基础。

数十年的临证实践中，杨老对最具中医理论特色的“证”情有独钟，自有一番认识；他强调中医是重视“异法方宜”的。当前情况下，现代中医必须要做的就是对证候特点的调查及演变规律的研究，而证候的调查应排除兼夹疾病及年龄等因素的影响，把相对单纯的疾病证候及演变规律清清楚楚地找出来。立足于此，杨老在脾胃湿热证方面，做了大量的开创性、探索性的工作，也取得了瞩目的成果，构建了独具特色的杨氏脾胃湿热的学术体系，成为当代脾胃学说中重要的内容之一。作为“中华中医药学会脾胃病分会学科建设与学术发展突出贡献专家”，杨老自中华中医药学会脾胃病分会成立之初就参与学会各项活动，三十六年来这位“老脾胃”对学会工作、学科建设、中医学的发展提供了很多宝贵的经验和建议，同时他也通过大会把自己对脾胃疾病的一些实践经验和独特见解无私地传授给全国同道，可谓其学愈深，其德愈高，其声愈隆。而这些内容都体现在了他的新作《国医大师杨春波学术经验集萃》中。该书是杨老七十年临床实践的精华载录，对脾胃病临床大有裨益，值得同道细细品读。

杨老与我，亦师亦友，情谊甚厚，其治学之严谨认真、谈吐之幽默风趣、处事之举重若轻，以及于己之宁静淡定、于人之儒雅谦逊，在我的脑海中打下了深刻的烙印，“大翼垂天，长松拔地”，实乃国之桢干、吾辈之楷模！数十年来，杨老一路教诲与扶持，令我获益良多，今杨老新著出版，有幸先睹，欣然之余，僭弁数语，是以为序，与读者共飨。

唐旭东

中国中医科学院首席研究员、学部委员、原副院长

中国中医科学院西苑医院脾胃病研究所所长

中华中医药学会脾胃病分会主任委员

林生序

杨春波作为福建省首位获得“国医大师”殊荣的中医师，是我国中医界泰斗。他从医70年来，治学严谨、医术精湛，精于中医内科杂病、发热性疾病等，尤其是消化系统疾病的诊治，所创的“杨氏脾胃湿热理论”与倡导的“大脾胃观”丰富了中医脾胃的学术内涵，为推动中医药事业的传承创新发展作出了重要贡献。

杨老曾牵头创建了福建省中医药学会脾胃病专业委员会、消化内镜专业委员会、福建省中西医结合学会消化专业委员会和福建省中医药学会传承研究分会，并担任世界中医药学会联合会消化病专业委员会首届会长、名誉会长，在脾胃病领域享有崇高的学术地位。20世纪90年代，杨老一手创建的福建中医药大学附属第二人民医院脾胃病科现已发展成为集国家卫生健康委员会重点专科、国家中医药管理局重点专科、福建省卫生健康委员会重点专科、福建省中医脾胃临床医学中心等临床、科研、教学为一体的重点单位。

今恰逢杨老九十大寿暨行医七十周年之际，欣闻《国医大师杨春波学术经验集萃》即将付梓，并有幸先睹。该书80余万字，整合了杨老多年来对中医理论、舌诊、脾胃病、温病学及内伤杂病的系列研究与诊治经验，具有广泛的实用性和很高的学术价值。该书的面世定能进一步启迪后学，为中医药事业之传承精华、守正创新添砖加瓦，为“健康中国”建设之行稳致远、扬帆远航谱写新篇。

老骥伏枥，志在千里。恭祝杨老身如松柏、健康长青，继续为中医药事业的发展传经送宝，扬新时代之岐黄薪火！谱新征程之岐黄伟篇！欣然为之序！

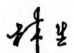

林生

福建中医药大学党委书记

前言

国医大师杨春波出生于福建仙游的中医世家，从医70年来始终以勤奋、求实、精进之心投身杏林。杨老是国医大师、中国中医科学院首届学部委员、福建省名医及名中医，是第八、九届全国人大代表，福建省政协第六届常务委员，享受国务院特殊津贴。一直以来，杨老关心中医药事业的传承与振兴，积极建言献策，全力推动中医学术的进步，提出对中医药学应认真传承、努力实践、科学创新。耄耋之年仍步履不已，在福建省成立了全国首家传承研究学会，将退休后的老中医药专家组织起来进一步梳理挖掘其学术思想与临证经验并编书立著，推动福建省中医药事业的传薪迭续。杨老擅长内科杂病、温病的证治，尤精于脾胃系统疾病，他带头创建了福建省中医药学会脾胃病专业委员会、消化内镜专业委员会与福建省中西医结合学会消化专业委员会。杨老倡导的"大脾胃观"，主张中医脾胃系统包含但不局限于西医的消化系统，丰富了中医脾胃理论在现代各科疾病诊治中的应用。他带领团队创新性构建了"杨氏脾胃湿热体系"，系统阐述了脾胃湿热证的历史源流、病因病机、诊断及治疗。杨老重视中医药在危急重症中的运用，还从临床实际出发提出了温病之新分类、"痰邪皆有形，应按显、隐分"等学术主张，以利于教学、科研和医疗。

《国医大师杨春波学术经验集萃》分为"学术思想"与"临证经验"两篇，每篇各含八章。第一篇"学术思想"部分包含杨老对中医学术、中医脾胃及湿热证、肾虚阳越证、温病及"痰"的分类新识、中医药对炎症治疗的系列思考与研究探索；第二篇"临证经验"部分汇集杨老长期以来治疗流行性乙型脑炎、发热性疾病、脾胃系统疾病和脾胃湿热证、杂病，以及对舌象研究的丰富经验案例和现代研究。全书内容翔实、卷帙浩繁，集杨老学术思想及临证经验精华之大成。本书可供中医、中西医结合、西学中、西医等相关专业人员学习参考及借鉴。

本书幸得国家中医药管理局副局长、中国中医科学院院长、中国工程院院士黄璐琦教授，中国科学院资深院士、国医大师陈可冀教授和中国工程院资深院士、国医大师吴咸中教授题词，承蒙国际欧亚科学院院士、国家中医药领军人才、"岐黄学者"、中华中医药学会脾胃病分会主任委员唐旭东教授及福建中医药大学党委书记林生研究员拨冗作序，对他们的致贺与鼓励表示衷心的感谢。本书的出版得到了福建中医药大学附属第二人民医院及其脾胃病重点专科、杨春波国医大师传承工作室和科学出版社的大力支持，在此一并致谢。此外，感谢福建省卫生健康委员会及财政厅(闽财指[2023]0048号中医药宣传专项经费)、中国中医科学院科技创新工程学部委员学术传承与传播专项课题(No. CI2022E017XB)资助本书出版。由于水平与时间有限，如有错漏之处，敬请指正！

编　者

2024年夏

目录

学术思想

临证经验

学术思想

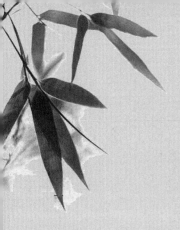

第一章　传承创新，建立现代型中医学

杨春波认为中医学具有先进医学思想、正确医学观点和丰富防治方法，它是医学科学发展的方向。对于中医学，首先要认真继承，继承它的学术，即理论和防治方法。因为中医学是一门以丰富、生动的实践活动为基础的哲理医学科学，它秉持天人合一和阴阳变化规律的观点，用以心、肝、肺、脾、肾为核心的理论进行阐述；以朴素的辨证理论思维、综合的观察分析方法，形成了自己独特的理论体系和防治保健体系，力主养生、保健、治未病。在病因学上，强调内因的作用，同时重视自然、社会和精神的影响；在诊断学上，强调病是变化的，同样的病可因人、因地、因时而异，主张诊病要做具体分析，既要诊病，还要审证；在治疗上，有各种治则：有的是专对、有的是迂回、有的是诱导、有的是调理、有的是激发、有的是自愈等；治法则更为丰富：有方药、手术、整骨、针灸、功法、推拿、刮痧、挑络、拔罐、熏洗、擦敷、喷吸、漱灌、食疗、摄生、体疗和养生保健等诸法。如出血证的治疗，就有清热、养阴、敛涩、化瘀、补气、温阳等各种止血法，其中化瘀止血的理论和方法，已获得纤维蛋白溶解（纤溶）及凝血等出血机制及治疗研究的证明等，展示着它的先进性和科学性。

中医学术的特点和优势是整体的观念、恒动的观点、辨证分析和依证论治的方法。所谓整体的观念，表现在把人作为一个整体：以五脏为核心，通过经络相联系，实现了在脏、在腑、在体、在表、在液、在志、在窍、在华等形成一个完整的五脏功能系统；用五行相关的理论阐述系统之间的相互影响，形成了正负反馈机制；强调神志的重要性，详述神、魂、魄、意、志为代表的精神心理系统的意义；又将人体与气候、地域、饮食密切联系在一起，把人与环境相结合，这就是它的整体观念。所谓恒动的观点，认为人体是不断变化的，疾病也是不断变化的，疾病的发生是人的正气与病的邪气相互斗争的表现，这种表现随着正邪相抗则有不断变化的病理状态。所谓辨证分析和依证论治的方法，要求对疾病要从相互联系和发展过程中去观察、分析，然后依证，即依中医的病理状态进行论治。

而新的历史时期，中医学已出现宏观与微观、整体与局部、功能与形态、机体与环境，多层次、多形式相结合的防治思维。如对慢性萎缩性胃炎的治疗，不仅要认清整体的辨证，还要结合胃镜像和胃黏膜病理的表现、胃分泌功能等理化状态，进行中医理论分析，把整体与局部、微观的变化结合起来，进行辨证论治，使之更全面地认识疾病和精准治疗疾病，科学、有效地提高疗效。总之，从不同层次、角度把辨病、辨证、辨症、辨因、辨理结合起来综合分析，以求有个全面的认识和最佳的疗效，这或是现代中医学的雏形。

关于发展中医学术问题

笔者是一位老中医药人员，有七十年的中医药生涯，从事过医疗、科研和教学工作，主持和参加过学术交流、论著写作、新药开发、法规研讨，以及成果、新药、职称的评审等活动。喜看杏林千重浪，惟虑岐黄术难延。因而与同道共商学术发展之道，诚望批评指正。

一、中医学术的特点和优势

学术是学问和技术的总称。中医的学术包括它的思想、理论，以及体现这种思想、理论的诊疗、保健技术。中医的学术思想是古代的哲学观——朴素的唯物辩证法，它的学术理论就是在这种思想指导下，吸收了当时的自然科学等各种学科的成就，对诊疗、保健经验进行总结，从而产生有天人相应、五运六气、脏腑经络、气血津液、子午流注，以及病因、病机、诊治、方药等系统理论；诊疗技术有四诊和判病、辨证方法，以及方药、手术、整骨、针灸、功法、推拿、按摩、刮肤、挑络、拔罐、熏洗、擦敷、喷吸、漱灌、食疗、摄生、体疗和保健诸法。

中医学术的特点和优势：整体的观念、恒动的观点、辩证分析和依证论治的方法，这也是它的优势。而辨证论治仅是中医学术特点，在临床应用的主要体现，因中医尚有从因、从症、从病等治。

二、发展中医学术的原因和目标

学术是一门科学的核心，要发展中医学当然首要是发展它的学术。中医学术有它的特点和优势，具有先进医学发展的方向；它在我国医疗保健中的重要作用和对世界的积极影响，表明我国“四化”建设需要它，人类健康需要它，医学科学发展更需要它。因而世界卫生组织也提出：“大力发展传统中医药学”。这就是发展中医学术的依据和理由。著名科学家钱学森在20世纪80年代这样说过：“人体科学的方向是中医，中医的理论和实践我们了解了，总结了以后……要引起科学革命。”中国科学技术协会主席周光亚院士在中医药改革与发展的专家座谈会上说：“科学发展到今天，整个趋势是更加重视对复杂系统、整体系统的研究，而中医长期以来都在整体理论指导下进行诊疗活动，其中有很多好的见解。”中国科学院李衍达院士在“中药与天然药物”国际论坛报告中说：“中医药可以作为一门先进的现代自然科学走向世界，成为世界医药科学的新的前沿。”他称：“中医药学是一门古老而先进的科学，在其古老的外壳（概念、疗法）之中，包含着先进的内容（医理、药理）有些内容可以成为现代医药的楷模。”他认为“中医药理论的特色，它最先进的地方就是整体观念。”中国科学院杨焕明院士，在他的《基因组学——中医药学现代化的一个切入点》文章中指出：“我国中医药学是人类生命科学与医学的一块瑰宝，它的科学性是无可置疑的。”

中医学术发展的目标是“中医药的现代化”，于1997年1月15日在党中央、国务院《关于卫生改革与发展的决定》中提出，于2001年政协会议教育医药卫生界联组会中重申。这个介词“的”，明确了中医药现代化的方向，即依据中医药理论，用现代科学技术知识和手段，多学科参与，不断丰富和完善中医药的理论和实践，使它提高到现代科学水平，为现代医学做贡献，更好地为人类健康服务。

当然，也应看到，中医学术的缺陷是带有自然哲学的性状。自然哲学是西方 17～19 世纪初叶，由于当时自然科学不发达，一些哲学家以抽象的思辨原则为基础，提出对世界(包括人体)的认识。恩格斯说：“自然哲学只能这样来描绘，就是用理想的幻想的联系来代替还不知道的现象的真实联系，用虚构来代替所欠缺的事实，仅仅从想象上来填补事实上的空白。”中医引用阴阳、五行学说，对人体生命、疾病的推理、阐述，就含有这种认知方式。虽然自然哲学已逐步退出历史舞台，而中医学术仍在不断发展，其中也是恩格斯指出的：“在理论的自然科学中，不能虚构一些联系放到事实中去，而要从事实中发现这些联系，并且发现了之后，就尽可能用经验去证明。”中医学的基本理论，也正是从事实中发现它们的联系，并经过医疗实践反复所证明的，如阴阳、五行、脏腑、气血津液，以及各种辨证和治法方药等理论，所以中医学术不完全是自然哲学，还有从实践得来的理论科学，它指导临床可获得确切疗效，这是中医学在今防病治病中仍然是发挥重要作用的主因。由于中医学存在自然哲学性状的缺陷，所以有用现代科学去研究、提高，促其发展、现代化的必要性。

为了正确认识中医学的优缺点，以利今后更好地工作，笔者引恩格斯在《自然辩证法》中的论述来说明。他说：“当我们深思熟虑地考察自然界，或人类历史，或我们自己的精神活动的时候，首先呈现在我们眼前的，是一幅由种种联系和互相作用无穷无尽地交织起来的画面，其中没有任何东西是不动的和不变的，而是一切都在运动、变化、产生和消失。这个原始的、朴素的，但实质上正确的世界观，……虽然正确地把握了现象的总画面的一般性质，却不足以说明构成这幅总画面的各个细节，而我们要是不知道这些细节，就看不清总画面。为了认识这些细节，我们不得不把它们从自然的或历史的联系中抽出来，从它们的特性、它们的特殊原因和结果等方面来逐个加以研究……但是这种做法也给我们留下一种习惯：把自然的事物和过程孤立起来，撇开广泛的总的联系去进行观察。因此不是把它们看作运动的东西，而是看作静止的东西；不是看作本质变化的东西，而是看作永恒不变的东西；不是看作活的东西，而是看作死的东西。这种考察事物的方法，……即形而上学的思想方法。”这就明确，发展中医学术应该坚持什么、补充什么。正如列宁所说的：“要真正认识对象，就必须把握和研究它的一切方面，一切联系和‘媒介’”。

三、中医学术的现状

(一) 从传统型向现代型过渡

它的特征：宏观与微观、整体与局部、功能与形态、机体与环境、调节与专治相结合的理论研究和诊疗思维及方法。所谓过渡，即既有传统方法，又有现代方法，尚在探索、研究之中，未形成新的理论、新的体系。但这是可喜的，也是积极有意义的，还需努力去促进。

(二) 两种倾向

一是西化。即以西医的理论为依据，且用它的方法和标准来研究中医药，虽然也获得一批成果，但对发展中医学术的特点和优势作用不大，最终必是废医存药。

二是固守。就是坚守中医学的完整性，拒绝接受现代科学，典型表现是中医学的病名问题。病名（专业名词）是一门学科的缩影，但疾病总是在发展变化，中医学可以用自己的理论去认识、定名，但由于中医传统的理论对微观疾病认识的困难，所以从微观定名的现代病名，中医学也须接受，因为还可以按中医理论进行认识和诊治。这其实是对中医学的补充，也是发展中医学术的重要内容，是中医学发展的必然。

（三）存在危机

中医学术目前危机的主要表现：学中医的不用中医，或学了中医忘了中医，或学了中医不懂中医，或学了中医不相信中医，有甚者学了中医反对中医；对现代病、新病，不积极探索中医的认识和治疗，对中西医都可治愈的病症，用西不选中；对需中西药合用的，不深究结合而盲目凑合；单凭西医理论用中药，忘了中医的优势；只依西医标准，忘了中医标准；只辨证不察变，或证治相离等。在临床避急救慢、避重就轻、避难就易，或重汤药轻综合治疗，或假中实西，不唯实只唯上，自我从属。有的中医科室，西药是主流，中药是替代；有的中医机构，喜造假善包装，阳奉阴违，欺上蒙下，不切实研究问题、解决问题，听之任之，忘了自己的责任和使命，使中医药防治能力在下降，疗效水平得不到提高，中医学术在萎缩，试问皮之不存，毛将焉附？

四、发展中医学术的要点

（一）明确指导思想

思想反映对事物的认识，正确的思想对事物才有科学的认识，方能指导事物健康发展。中医学是一门既有自然哲学性状，又有理论科学，还具有先进医学思想的医学。这就必须用现代科学的科学——辩证唯物论，作为发展中医学术的指导思想。因它对世界的观念和哲学理论（研究自然人类社会和思维发展的最一般的法则的科学）是科学唯物主义的，要求对事物（自然、社会和人类思维）从相互联系和发展过程中去观察。此外，解放思想、实事求是也是发展中医学术的思想指导。这样，才能正确认识中医学术、健康发展中医学术。

（二）坚持发展依据

每门科学的发展，都要依其理论，按自身的规律去推进。中医学也是这样，因为它用整体的观念、恒动的观点、辩证分析和依证论治的方法，去认识人的生命和疾病的发生、发展，以及防治。正如英国普利茅斯大学海兰德教授所阐述的那样："非主流医学认为人体是一个平衡系统，例如，中医的阴阳五行……，都是描述体内活动中对立统一的能量，当其平衡失调时会导致疾病，因此治疗的目的在于纠正失去的平衡。"所以必须用自己的理论为依据，沿着中医学术的规律去发展，即所谓"发展不离宗"。这是主体，必须坚持。张文康部长提出："创新一定是在充分继承中医学基本理论和主体特征上的创新，是在遵循中医学发展规律的创新"。当然，在我国还有另外一种医学理论，所以用它的理论研究中医学术，也是一条蹊径。

（三）提高防治能力

这是发展中医学术的核心，也是关键。中医学历经数千年而不衰，至今仍显示着强大的生命力，最根本的原因就在于它具有经得起实践检验的临床疗效。但随着社会的发展和人民生活的不断改善，疾病谱在改变，群众对防病治病的要求也在提高，中医学面对这种新变化，既是挑战，又是机遇，要积极去面对，除发挥自己学术的优势外，还要努力做新的探索，千方百计扩大防治范围，力求提高防治能力和水平，繁荣中医学术，才能与时俱进，为人民群众提供更加完善有效的医疗保健服务。

（四）认真学习继承

继承是发展的基础，也是前提，只有认真地继承，才能更好地发展。当然，"继承不泥古"，要继承它的精华，有些分不清的，应予保留。目前看来，中医学的精华主要是它的医学思想和基本理论，以及体现这种思想的诊疗思维、方法和技术，还有各个流派的学术主张和经验，以及有效的民间诊疗方法和经验。对于经典著作，应熟悉它的医学思想和主要理论，掌握它的大则大法；对于代表性方剂，着重剖析它的配伍，以从中得到启迪。此外，还要继承老中医的经验，学习新的中医学知识和成果。已经从事中医药工作的同道，应该依据自己的专业，选择熟悉相关的古今中外文献，并做分析思考，写成笔记或综述。需记住：资料（文献）要经过整理，才能成为信息；信息要进行分析，方能成为知识；知识要付之运用，才会产生力量。

（五）努力临床实践

学习、继承的目的全在于应用，应用才会产生力量。中医学是一门实践性很强的医学，中医理论的产生与发展，都直接来自临床实践，并通过积累、整理而成了自己的理论体系。所以临床实践是掌握、理解中医理论的关键。只有实践，才能感觉，方能理解；只有理解，才能真正感觉。由于历代医家临床实践基础的不同，所以形成的理论有共性的，也有个性的；有全面性的，也有非全面性的；有的是通过简单的类比演绎产生的，也有的是经验产生的。所以在临床应用时，有的很有效，有的一般；有的有效，有的没有效；有时有效，有时没有效，这就存在着理论的完备性、正确性、时限性和它的适用范围、揭示矛盾的浅深，以及准确应用等问题。必须通过临床实践，方能得到验证、理解、掌握和补充、完善，有的还需要反复实践方能达到。中医新理论的发现，防治能力和疗效水平的提高，临床实践都是重要途径。这真是实践出真知、实践辨真伪，"实践是检验真理的唯一标准"。

（六）加强科学研究

经验是宝贵的，经验可以为科学研究提供线索，但经验只反映个体，还存在着偶然性（孕育着必然性），所以中医学术的发展仅依靠经验的积累是完全不够的，进展也是缓慢的，更不能实现现代化。这就必须加强对中医学术的科学研究。科学是研究规律的学问，研究是利用已知探索未知的劳动。科学研究就是利用科学方法，是符合客观事物的具体情况和发展规律的方法。中医学术的科学研究，应循着它整体的观念、恒动的观点、辩证分析和依证论治的方法，去观察宏观规律、揭示微观变化、探索相互关系、阐明发病（作用）机制，就是整体水平的分析。所以必须采用中医传统方法和现代科学方法相结合的方法，且传统方法是基础，因传统方法才能认识中医学术。当然不结合现代方法就达不到以上所述的揭示微观、阐明宏观的研究目的。由此可见用好中医传统方法，才能发挥现代科学方法促进中医学术发展的作用。从科学发展史分，人类认识和改进世界的方法大体经历三大发展阶段：一是自发的整体综合性研究方法（中医传统法即是）；二是以分析为主要倾向的研究方法（西医学应是）；三是以综合为主要倾向的现代科学方法（既高度分化，又高度综合）。中医学术的现代化研究，即用第三种的现代科学方法。医学科学研究可分为临床、基础和文献三方面，就中医学术来说，临床研究是重点，也是基础研究的基础。这是因为中医学术的表现，目前只能在人的身上体现。临床研究的意义：调查病症特征，规范诊治标准；发现宏观规律，揭示微观变化；验证旧论各说，提供实验依据；观察新法新药，探索新病中治。目的是扩大防治范围，提高疗效水平，探索理论奥秘，发现新知鲜识。基础的实验研究是在人工控制条件下，复制自然现象，并在实验过程中干预进行。中医基础实验研究的目标是建立整体性实验医学，眼下首要是仿造证的动物实验模型，这是一项十分艰巨的创新性工作，必须努力探索，才能适应中医学术现代化的需要。

（七）开展学术讨论

讨论可以交流经验、互通信息、明辨是非、提高认识、启迪思维、促进发展。但中医学术的讨论困难较多，其中有中医学术本身的问题；有引据不足，欠说服力问题；有门户之见，缺乏究真问题；有气氛不宽松自由问题等。所以一定要贯彻好百花齐放、百家争鸣的方针，在团结、互尊、科学、求实的氛围中展开自由讨论，要以实服人、以理服人、以据服人和以诚待人。讨论中医学术、引文献之据固然重要，而引实践经验，尤其是科学研究之据更为重要，这样讨论起来，就有实际内容。对分歧、争论较大或目前尚认识不清的学术问题，可以搁置起来，让今后科学再进步或再实践去说明，切勿言重伤人。

五、我们的责任和使命

（一）中医机构勿忘姓“中”

由于时代的发展，社会的进步，人民生活水平的提高和疾病谱的改变，以及我国医疗、教育、科研等制度的改革，中医药所处的环境发生了重大变化，对中医学术也提出了更高要求，出现满足不了需求的状况。中医机构面临新的形势，的确困难很多，普遍存在着创办时间较短、投入少、基础差，还要探索如何办好中医的医疗、教育和科研等问题，这些都要想方设法去解决，但不要忘记中医机构的根本任务是继承和发展中医学，为我国社会主义建设服务，为人民群众健康服务，也要为医学科学的发展做贡献。所以在考虑社会效益、经济效益时，要把中医药的学术效益放在重要位置上，尤其是省、市级单位，否则我们就愧对党和政府，愧对人民群众，也愧对历史和祖宗及后人。我们应该想想，中医机构是否真心实意在贯彻党和政府的中医方针、政策？中医学术是否占主导地位？为中医学术的繁荣和进步，做了哪些努力和贡献？用中医药去报效社会、报效群众，采取了哪些措施？有哪些表现？等等。中医机构要有为才有位。如果中医机构不姓“中”，党和政府还办中医机构干什么？人民还需要这样的中医机构吗？要从每个中医机构的实际情况出发：医疗机构的中医药使用率占多少？哪些病、症中医药可以完全解决？哪些病、症还需要西医药配合或是以西医药为主要手段？疗效和费用如何？建议制订诊疗常规，每科选 1～2 个病、症开始，逐年修改、补充和提高，这是中医机构的重要学术基础建设。教育机构的培养是否是合格的中医药人才？特别是优秀的临床人才。科研机构的科研成果，对发展中医学术有哪些作用？处在什么水平？有多少转化为生产力？千里之行始于足下，只要我们一步一个脚印去做，滴水可以成河，中医机构才能名副其实。

（二）中医药工作者对中医学术要有回报

这里指的中医药工作者包含中医药人员和从事中医药学术工作的同道。这是发展中医学术的主力军，应该发挥各自专业的优势，对中医学术要有所探索、有所发现，用自己的辛勤劳动，回报中医学术。从事中医医疗、保健的同道，重要的是对哪些病、症可以只“中”不“西”？且只“中”的范围逐步扩大，疗效不断提高；从事中医药教育的同道，除了要讲授传统的中医学术内容，还应讲明现代科研成果对传统中医学术的发展发挥了什么作用？获得哪些新知？有什么创见？只要广大中医药工作者勿忘使命，人人参与，从点滴做起，持之以恒，做出回报，中医学术必繁荣，中医学术也必发展，中医药现代化的步伐必然加快。

（三）为了中医药的现代化而团结奋斗

中医药现代化是一个过程，是一项伟大的系统工程，需要多学科参与，以及各种科技人员的共同努力，所以我们要广泛地统一战线，解放思想，踏实工作，不断进步。中医药现代化的核心是提高中医药防治能力，重点在临床，关键在实践和研究。这是前无古人的创新性工作，我们应努力探索，积极进取，为中医药的现代化而团结奋斗。

中医学向何处去?
——谈中医学术的发展

两千多年来,中医学代有发展。虽然中医学在民国时期面临灭亡,但是新中国成立后获得新生:①在法律上,《中华人民共和国宪法》明确写"发展现代医药和我国传统医药";②在政策上,政府确定"中西医并重"方针,国务院制订《中华人民共和国中医药条例》。但在中医学术发展方面,方向不明,致使中医学术出现危机。政府采用了积极措施,开展了全国老中医药专家学术经验的继承和优秀中医临床人才的培养等,然中医学向何处去?发展的路在何方?同道十分关心,这正是举办岐黄论坛的初衷。笔者先谈点认识,抛砖引玉,与大家共商之。

一、问题的思考

(一)中医学到现在,是走向发展?或是走向衰亡?

从总体上看,笔者认为中医学是在发展的,在现代病的中医认识和诊治,中医病因、发病的调查,藏象、经络、证、法、方、药的研究,文献、各家学说的整理及教材的编写,中医病名、证名、法名、针穴和术语等的规范,中医药的交流、传播等方面,同道做了大量工作,丰富了中医学的内容,取得了很大进步。但在发展过程中,也存在不尊重中医学、不清楚中医学也是一门有它自己的学术系统和特质的医学科学,却用西医学的思维、方法和标准来衡量、规范中医学的现象,这给中医学术带来危机,这样发展下去,中医学术可能走向衰亡。

(二)中医学的将来,是走向世界?或是从国外引进?

中医学发生、发展在中国,是我国人民和医家劳动及智慧的结晶,是与中国优秀文化相结合的产物,它的健康理念、医学思想和理论,以及丰富的诊治、保健方法,确切的效果,引起许多国家的注意和重视,有来中国学习的,也有出去传播的,形成了一股中医热;一些国家的政府办起中医院校和科研机构,正式承认中医的合法诊疗活动,被认为是一种新的医学模式。美国把中医药从"补充和替代医学"中分离出来,承认与西方医学一样,是一门有着完整理论和实践体系的独立科学体系,也称是整体医学。但在中医学发源地的中国,却出现了中医学术萎缩的状态。在国外,中医不能用西药,只能在中医学术领域里去积累经验、探索创新。而在我国,中医可以用西药,再加其他因素,使中医用西药者众,中西药盲目合用已成为中医医疗机构的主体,有的连中药也不开、其他中医疗法也不用,更不要说去继承、创新发展中医学了。试问,来中国学不到纯正的中医学术,还会有人来吗?

(三)中医学是门科学吗?人类还需要它吗?

这个问题,近来又引起热烈的讨论。什么叫科学?科学有不同含义,而它的基本定义是客观、有规律性，能指导实践，并得到实践证明。中医学是一门整体性、辩证的医学，它的理论来自养生保健、医疗康复的实践，它的效果是实实在在的，且有规律性可循。没有规律性就不可能认识和掌握；没有认识和掌握就不能应用，即使应用了也没有作用和效果。问题是中医学的形成和发展，是种植在中华民族文化、科技这片沃土上的，它与西方医学不同，是从另一个角度，即整体、动态、辩证地审视和研究人的健康及疾病发生、发展，从而形成有自己特色的医学思想、医学理论和保健、诊疗技术。中医学的整体观念，重视人的禀赋、情志与自然、社会的关系，这正是现代医学“生物—心理—社会—环境”模式发展的方向，改变了西方生物医学模式，也符合现代科学从分析向综合、局部到整体、结构到功能、静态向动态、简单向复杂的转变。更可贵的是中医学具有“保健—预防—治疗—康复”一体化的模式，它还具有“简、便、验、廉”的特点。所以中医学是一门科学，医学科学发展离不开它，人类健康需要它。

（四）中医学能沿着自己学术体系发展吗？

一门科学能否沿着自己学术体系发展，主要取决于它的学术生命力。于中医学而言，就是取决于中医学的理论认识能否正确反映人类生命、健康和疾病及其防治方法是否有效，且是否符合现代科学的发展方向。笔者认为中医学都能达到以上几点要求，故它的学术是有生命力的，且内容丰富，可以沿着自己的学术体系去发展。人是最复杂的生命体，既有生物属性，又有社会属性；既有生理活动，又有心理活动。人的生命活动、健康状态和疾病发生，受各种因素影响，变化也是多样的，所以对人的认识也应该是多角度、多方面、多层次的。中医学的传统理论，不仅使我们从整体上、相互间、动态变、差异性、辩证地认识人的生命、健康和疾病，而且有了丰富、有效的保健、防治方法，这是它的特点和优势，所以必须沿着它的学术体系去发展。

（五）中医学术的现状如何？

由于发展中医学的指导思想混乱，不正确对待中医学术，使中医学术发展缓慢，出现退化、低化和西化等危机。①在临床方面，中医治病的范围越来越小，中医治法的使用率越来越低，学中医的不用中医方法或不懂用中医方法；②在科研方面，体现中医学术特点和优势的课题极少；③在教学方面，临床教学薄弱，内容与形式不利中医学术的传承；④在人才方面，精通中医学的极少，能运用中医诊疗思维及技能的不多，优秀中医临床人才渐乏；⑤在效益方面，中医把“简、便、验、廉”奉献给社会，却没有得到相应的经济效益，中医学术供养不足而加速萎缩。

二、发展中医学术，众说纷纭

（一）讨论的掀起

进入21世纪，中医界对中医学术发展的状态忧心忡忡，才引发广泛的关注，包括中医、西学中、哲学、历史学、社会科学、自然科学和基础的、临床的，以及国内、国外的相关人士，进行了各种形式长达4～5年的讨论，内容较多的是：中医学的科学性、特点和优势，对它的继承、研究、创新，以及教学、人才培养等，也有消灭中医的声音。这些正反两面的讨论，对人们真正认识中医学有好处，明确了中医学的发展，要在继承中创新，首先必须遵循它的学术规律，用传统和现代相结合的科学方法，促进中医学术的发展。中西医结合仅是发展中医学的一条途径，它的目标是探索、创立中国新医学。

（二）两种基本思路

从众多的讨论看，发展中医学术，基本有两种思路：一是循中医的学术去推进、创新；二是从中、西医两门医学中找结合点，创新理论，建立高于中医学、西医学防治水平的医学模式。前一种思路，具体如何实施，讨论不多；后一种思路，探索多年，取得一些进展，但还没有达到目标。因此，发展中医学术仍任重道远，还需努力探讨。

三、几种选择

（一）循中医理论，用中医方法

即依照中医各种理论，用中医传统的方法去研究推进。传统方法，指对中医文献的整理和用四诊方法进行临床观察及个案总结。中医的学术源自人的养生保健、医疗活动实践，各种理论和技术的形成及发展，有不同的历史背景和实践基础，这就必然有不同的临床意义。再加年代的远近、语词的变迁、量制的不同和文献的散失，所以首先必须对中医文献进行整理研究，然后付诸临床观察。观察的目的在于验证意义，发现规律，明确范围，完善内涵。例如，舌象、脉象、面色的临床意义；六经、卫气营血和三焦的传变规律；各种防治法的适用范围；表证的外邪袭卫与里热怫郁的辨别，暑邪是“必夹湿”或“多夹湿”，如何掌握“知肝病，先实脾”“先安未受邪之地”等，就是对中医学术，用中医方法考察。此外，认真总结个案。个案虽只是个别经验、含有特殊性，但可以给人以启迪、活跃思路，且有的个案特殊性中还孕育着一般性，更可贵的是广大中医都可以实施。

这是“中医理论—中医方法—验证意义、观察规律、总结经验、完善内涵”的模式。

（二）依中医理论，用中医和现代相结合方法

中医学是以人的养生、保健和医疗活动为基础，推进它的学术发展，主要也需在这些活动中实践，而这些活动表现出来的中医理论状况，只有用中医传统的四诊和辨证的方法方可认识，这是基础。这是因为中医的学术，目前只能在人的身上体现。现代方法，是指现代科学各学科的技术和手段。用传统方法认识中医学术；用现代方法更好地发现规律、揭示变化、明确作用，有利创新。例如，①用流行病学方法，对中医的病因、体质学说和发病理论，证的症候表现，各种病证的出现等进行不同地域、不同季节的人群或临床调查；②用量表方法，对中医的健康理念和疾病表现进行研制；③用对照方法，对不同中医学说、各种养生和诊治方法，以及方、药等进行分组观察，必要时作远期随访；④用数理统计方法，对中医的健康信息和症候表现进行分级、量化，用数据作计算机处理分析；⑤用实验方法，对中医的禀赋、体况、诊法、证候和治法、方药的作用等，选用现代科技多种指标去探索它们的微观变化、揭示作用机制，并积极仿创证候和病证结合的动物模型，建立新型的中医诊断和疗效判断标准等。

这是“中医理论—中医与现代科技相合方法—发现规律、揭示变化、明确作用、探索创

新”的模式。

（三）依西医理论，用中医方法

此法依据西医理论认识的病及其病因、病理和各种诊疗方法，用中医理论和方法进行认识，探讨中西医理论磨合点，扩大中医学的范围。例如，对慢性胃炎的中医治疗，首先依其临床表现，探讨与其相近的中医病是“痞病”，从历代中医对“痞病”的论述和治法、方药中增长理论和经验，结合慢性胃炎临床和胃黏膜象及病理学表现，进行辨证，确立治法、方药，观察其疗效、副反应和证的演变，疗程结束后复查、判断治疗结果。这过程不仅探索了中医理论认识，创立了证型和治法、方剂，确定了疗效及安全性，给慢性胃炎尤其是萎缩、异型增生、肠腺化生等病变，提供了有效的中医疗法；还发现了“湿热”“气滞”“血瘀”和“脾虚”“脾肾虚”“气虚”“气阴虚”等中医理论与胃黏膜的不同炎变、免疫、分泌、动力、血微循环和幽门螺杆菌(Hp)感染的相关性。此外，对用西医药理方法研究的中药，如抗菌、抗病毒、抗虫、抗疟、抗炎和降压、降脂、降糖、解热及增强免疫功能等作用，用中药的药性理论进行归类，以供病证结合治疗时选用。

这是“西医理论—中医方法—西医学中医”的模式，既能提高中医防治水平，又可充实中医学术内容。

（四）依中医理论，用西医方法

此法就是用中医理论认识西医疾病、进行辨证分型施治，而用西医的方法和标准作判断。结果：发现了对疾病有作用的新药，而远离了中医理论。例如，对靛玉红的研究：伊始发现慢性粒细胞型白血病患者呈肝火炽盛证，法当清肝泻火，选当归龙荟丸治疗，效果好；进行析方研究，发现是青黛的作用，再找青黛的有效成分是靛玉红，确认靛玉红治疗慢性粒细胞型白血病有效。因为衡量的指标仅是对粒细胞的作用，虽然以中医的理论导入，而结果与中医理论无关。多年来，用这种模式研究中医的甚多，如从消痰药中找降脂中药、清肝药中找降转氨酶中药、清心药中找安眠中药、补气药中找强心中药、化瘀药中找抗纤维化中药等，进而筛选有效的成分或单体。利用此法发现了不少治疗新药，也丰富了中医学内容，但脱离了中医理论。

这是“中医理论—西医方法—有效药物”的模式。

（五）依西医理论，用西医方法

此法即按照西医理论的要求和标准，在中医学里寻找有效的防治方法、方剂或中药。例如，按西医理论要求设计的防治方案，旨在观察对西医病有效或对症状有作用的法、方、药；依西医理论，指导应用针灸、推拿、按摩、疗伤和中药等；按西医药理学方法，筛选中医方、药；用西医药化方法，分析中药有效成分，寻找单体等。这虽是使中医学西化和弃医存法、留药，但也可丰富中医学内容，扩大中医学的作用。

这是“西医理论—西医方法—中医学西化”的模式。

以上五种模式，几十年来，主要采用（三）～（五）的模式，而对涉及中医学术核心的（一）（二）模式极少采用，致使中医学术华而不荣。任何一门科学，理论都是它学术的核心，是灵魂。所以中医学术的发展，各种模式都可以采用，而主要应是（一）～（三）的模式。这才能把根留住，进而使之繁荣茂盛。中医同道，责无旁贷努力共奋之。

中医诊疗思维及辨证论治步骤要点

一、诊疗思维

思维是精神活动的总称，诊疗思维是医生诊断和治疗疾病时的精神活动。中医诊疗思维，就是依据中医的理论，对疾病进行推理、概括和判断，以做出正确的诊断和治疗。由于中医学具有自己的理论体系，所以它的思维方法和内容，与西医学不尽相同。一般来说中医学多用直观系统的方法，西医学常用元素分析的方法；中医学多考虑疾病全身的反应、功能的变化、病理的表现，西医学常注意局部的变化、形态的改变和病因探讨，所以治疗的着眼点也就不一样。因此，中医诊疗的思维，必须遵循以下几个准则。

(1) 整体观念：人与自然、人与社会、全身与局部。

(2) 动态观点：不断变化、变化的阶段性、变化的趋势。

(3) 综合分析：把不同的症候，按辨证的理论进行整合，然后进行分析。

二、辨证论治的步骤

(一) 辨证的基本要求

(1) 全面分析病情。

(2) 掌握病证的特点和变化。

(3) 弄清辨证与辨病的关系。

(4) 周密观察，验证诊断。

(二) 辨证的一般原则

(1) 分清证的主次，注意主证转化。

(2) 辨明寒热真假(表 1-1-1)，抓住病证本质。

表 1-1-1 寒热真假举例表

症状	真寒假热，阴证似阳	真热假寒，阳证似阴
寒热	身虽热，但欲近衣	身寒，反不欲近衣
渴饮	口虽渴，但不欲饮，或喜热饮	口不甚渴，但喜冷饮
面色	面虽赤，但色嫩，见于两颧	面虽晦，但目光有神
神态	虽烦躁，但形瘦神靡	虽神昏，但有谵语、躁动
红肿	身虽肿，但无红热	身虽无肿，但见红热

（续表）

症状	真寒假热，阴证似阳	真热假寒，阳证似阴
四肢	四肢虽热，但身前不灼	四肢厥冷，但身前灼热
小便	小便虽利，但清而不浊	小便虽长，但浊而不清
大便	大便虽结，但少而不热	大便虽利，但量多而臭
脉象	脉虽大，但按之不实	脉虽沉，但按之有力
舌质	舌虽红，但滑润	舌虽淡，但少津
舌苔	苔虽厚，但色不黄	苔虽薄，但色多黄

（3）详审病证标本，掌握先后逆从。

（4）识别邪正虚实，合理施以补泻。

（三）辨证论治的步骤

（1）诊察：周密、全面、重点、准确。

（2）定病：病名（中医、西医）。

（3）辨位：表里、脏腑、经络、气血。

以脏腑定位举例：①根据脏腑归属部位及所属经络循行部位，从临床表现部位上的特点进行定位。②从各脏腑功能上的特点进行定位。③从各脏腑在体征上的特点进行定位。④从各脏与季节气候方面的关系和影响来进行定位。⑤从各脏与病因方面的关系和影响来进行定位。⑥从各脏与体型、体质、年龄、性别的关系和影响进行定位。⑦从发病时间及临床治疗经过上的特点进行定位。

（4）明性：寒、热、虚、实。

（5）审因：原因、续因。

（6）求本：分析病理的主要变化。

（7）立法：依以上的判断，抓主要的矛盾，定相应的治法。

（8）选方：按治法选用适宜的方剂。

（9）遣药：遵治法，配伍好方的君、臣、佐、使各药及其分量。

（10）医嘱：服药方法，生活起居、饮食、运动的宜忌等。

附　辨证论治十步运用举例

乳蛾（化脓性扁桃体炎）医案

（1）诊察：许某，男，18岁。患者昨晚突发恶寒发热，服西药解热片后，汗出，热稍退。继而复寒、壮热不已，咽喉疼痛，口干喜饮，小便短赤，大便2日未解；舌红、苔薄黄干，脉弦数（每分钟124次），体温39.4℃，面色潮红，两侧扁桃体Ⅱ°肿大、右侧有脓性分泌物，双侧颌下淋巴结肿大如蚕豆、有活动度、触痛。白细胞总数、中性粒细胞百分比、淋巴细胞百分比皆升高。

（2）定病：乳蛾（化脓性扁桃体炎）。

（3）辨位：里，气分（肺胃）及营。

(4) 明性：实，热，阴损。

(5) 审因：温毒蕴伏肺胃，生痰伤阴郁表。

(6) 求本：温毒热盛。

(7) 立法：清热解毒养阴，凉咽消痰轻透。

(8) 选方：普济消毒饮加减。

(9) 遣药：黄芩、大黄各 9 g，玄参、金银花、蒲公英、连翘、板蓝根各 15 g，鱼腥草 30 g，牛蒡子、桔梗、僵蚕各 6 g，蝉蜕、甘草各 3 g。

(10) 医嘱：水煎，每日 2 剂。忌食燥热物，多饮开水。

服药后微汗出，大便得解，热见减。第 2 日，去大黄续服上方。第 3 天，热平咽痛减，脓点消失，颌下淋巴结缩小，无触痛而愈。

现代中医的辨证和论治

现代中医指的是在临床既要面对现代科技诊断的病探讨中医理论认识，又要依中医传统的四诊方法进行辨析，即宏观与微观、整体与局部、功能与形态、机体与环境相结合的辨证和论治模式，因此对辨证论治有了新的要求。辨证就是依中医的理论去诊断辨别，而论治是对证进行分析、确定治法。现作如下论述。

一、证的概念和内涵

证属病理学范畴，是人体对病因的综合应答。它基本反映整体水平，也有表示局部；既有病理生理性，也有病理组织性，可受自然、社会和心理的影响。证包括病位、病性和病的程度。证有显证和隐证两类，前者以症候为基础，后者以检测为依据。同病有异证，异病有同证，同证尚有异症。证是可变的。必须注意，证的标准与临床证型的区别。前者是判断临床证型的依据，后者则是按证的标准，对临床的表现进行证型的辨定。

（一）辨证基本要求

1. 全面了解，分清主次

正确的辨证，来自对疾病的全面了解。必须按四诊的要求，尤其对主诉、现在症候、查体和实验室检测等，做全面系统调查，漏了一个症候，或一项指标，就可能给辨证带来失误。在诸多的临床表现中，要分清主病、兼病，以及主症、次症、兼症，以利于证的正确判断。

2. 着眼整体，注意局部

局部的病变可有周身反应；全身的病变可在局部表现，所以既要着眼于整体反映的情况，又要注意局部病变的状况，这样方能对证有全面的辨认。

3. 把握宏观，分析微观

疾病的产生、变化有不同的部位和层次，以及早、晚、轻、重；人体对疾病的反应也有个体差异，所以形于外，必病于内；而病于内，必形于外，表明病变与临床表现，可一致性，或不一致性。因此，辨证时既要把握宏观的表现，又要了解通过检测的微观变化，进行中医理论认识，使辨证从平面走向立体。

4. 掌握特点，细观变化

每个证都有其特征性、代表性的症候和特异性或规律性的指标。只要在全面了解病情的基础上，把握每个证的特点，就能达到准确辨证。证是可变的，它随病的变化而变化。这种变化，依病、因人而异；有快、慢，有单纯、有复杂，但都有一定规律性。所以初定其证后，还须细心观察它的变化，在治疗中、治疗后，对变化了的证都要及时认定，以利于治疗和客观了解这种病（或几种兼病）证的变化规律。

5. 分清缓急，辨明标本

证有缓、有急，当分清，还要注意缓证与急证，在一定条件下可以转化。对标证与本证也须辨明，而标证、缓证都有急缓。

6. 慎审真假，善察异同

疾病的变化多样复杂，有的会呈本质与现象不一致性，如真寒假热、真热假寒，真虚假实、真实假虚，真里假表、真表假里，真下假上、真上假下等，辨证时要对各种症候和检测结果，进行综合分析、推理判断，以辨明真假、掌握本质。各种病及其发展、变化过程，出现的证有异、有同，要善于从分析入手，同中求异、异中求同，方能辨明其证。

（二）辨证主要原则

1. 明主病与兼病

从辨证论治看，证是主要的，病是次要的，因为异病有同证，从证治可以达到应有的效果。但证由病来、病从因致。不同的病，有不同的因；不同的病、因，也有不同的证。所以辨证时，首先要辨明主病或兼病，然后方晓证之所属和共有，以提高认识和利于论治。

2. 分期、定证

病的发展、变化有不同的期，要在分期的基础是上进行辨证，既要辨各期间的证，还须辨同期间的证，才能体现证的意义，以利于对比、分析。证的确认，要以临床的实际表现为基础，按规定的标准进行判断，可有单证（一个证）或复证（多个证），必须客观判定。

3. 抓主症，参次、兼症

主症是判断证的主要依据，所以首先必须抓住主症，然后参考次症和兼症。因主症常是病主要矛盾的表现，也是证本质的反映；而次症和兼症可提示病、证影响所及的状况。

4. 审位、明性

证必须体现有病位和病性。病位有不同的部位和层次，病性也有各种、多样，辨证就是要辨明病涉及的部位和层次，以及它的属性。

5. 知度、确量

病的变化有不同程度，证的反应必然也有轻、中、重，要建立和强化这种观念。程度用量来表达。知度、确量便于对病情的了解，也利于观察、对比。

二、论治的概念和内涵

论是分析、研究。论治是对可辨的证，进行病机分析，然后考虑如何着手治疗，应按照论治的基本要求，而确定治则、选择治法。

（一）论治基本要求

1. 急重必先

急证和重证常危及患者的生命或是最痛苦的表现，故必须先治。

2. 通常达变

既要掌握病证变化的一般规律，谓之常；又要了解病证变化的特殊规律，称之变。通常达变，才能确定治疗的主、次和应用何法则。

3. 细究配伍

治疗方剂是论治的具体表现，方的“君臣佐使”配伍是获效的保证，必须合法、合理。

4. 中病为期

选方、用药及其剂量，以中病为期，勿病轻药重、病重药轻，或病浅药深、病重药浅，尤需注意脾胃运纳失常时，当先调理中焦，切勿妄攻、滥补。还须把握补虚不敛邪，攻邪不伤正，温寒勿伤阴，清热勿损阳等，但急危当为先。

5. 守易两当

在治疗过程中，用法处方当守则守、当易则易。前提是必须明晰治疗中的反应。有时会出现治与病相持状态，或有副反应，但病情总体是稳定的，则守其治；若的确无效或副反应明显，应及时更法或换方。

（二）论治主要法则

1. 求本正治

“治病必求于本”（《素问·阴阳应象大论》）。证有多样、可变，当求反映本质的证进行正治。正治就是逆证的性质而治，如“寒者热之”“热者寒之”“实则泻之”“虚则补之”等，这是最常用的治则。所谓“热因热用”“寒因寒用”“塞因塞用”“通因通用”等反治，是顺从病的假象而言，求其本也是正治。

2. 等证同疗

等量而不同性或不同位的证，需同时治疗的可以用相反或不同作用的法则，如“表里同治”“寒热并用”“补泻兼施”“升降同调”等。所谓等量的证，是指病理反应较复杂，而表现势均之征，难以分开处理，只能同时治之。

3. 从势互济

病、证的发生都是正邪抗争的表现，这种抗争有时呈一定趋势，当从势治之，如表邪入里从表治，里热郁表从里治，病在上欲越则吐之，病在下欲泻则通之等。有的证具相关性，治疗时要注意利用这种相关性，以达到互济共益的效果。如“阴盛损阳”则“祛阴扶阳”、“阳盛亏阴”则“抑阳扶阴”、“阴虚阳亢”则“滋阴制阳”、“阳虚阴盛”则“补阳制阴”，还有“阴中求阳”“阳中求阴”“隔一隔二隔三之治”，以及“伐肝扶脾”“养肺润肠”“补肾健脾”等。

4. 格拒反佐

出现“阴盛格阳”“阳盛格阴”征象时，当用反佐法。一是热证拒寒治，可在寒性药中佐少量热性药，如吴茱萸水炒黄连；寒证拒热治，在热性药中少佐寒性药，如以黄连水炒吴茱萸。一是热证拒寒性剂，可温服；寒证拒热性剂，宜冷服。同性可相求，借同性反治引入，使异性正治起效。《素问·子常证大论》说：“治热以寒，温而补之；治寒以热，凉而补之。”

5. 预传防复

依据病证传变规律，预先安养未病之所，如《金匮要略》的“知肝传脾，当先实脾”；《温热经纬·叶香岩外感温热论》的“胃津亡……虽未及下焦……，甘寒之中，加入咸寒，务在先安未受邪之地”。防复即防复发，这包括治疗过程邪尽后的疗效巩固和病愈后的不再发，其中药物等的治疗当然重要，但也要重视饮食、情绪和生活起居等的配合。

运用现代科学方法进行中医微观研究

当代中医学术的发展，一是要研究中医的病、证、诊、治和方、药；一是用中医的理论去认识、处理现代疾病，不论是前者或后者，都离不开现代科学。只有积极运用现代科学，中医的特色才能真正得到继承和发扬，中医学才能从传统型向现代型发展，这已经被实践反复所证明，应该毋庸置疑。

中医学的特点和优势是整体的观念、恒动的观点、辩证分析和依证论治的方法，但反映这些特点和优势的中医理论，基本是以直观、类比、推演为基础，对人体的生理现象和病理变化缺乏微观的了解，特别是现代科学的微观了解，这是中医学术发展缓慢的主要原因。

中医的微观了解，就是用现代科学的方法，结合宏观表现，深入微观世界进行研究，包括对中医理论的阐述和对中医理论进一步认识两方面。前者主要探索现代科学的含义，后者就现代科学的所见对中医理论进行新的认识。这将极大地推进中医理论的发展，也将更好地提高中医诊疗水平。这是一种质的变化，是中医学术发展的一次飞跃。

笔者在慢性胃炎的中医研究中，采用胃镜、胃黏膜活检、X 线钡餐造影、胃分泌功能（胃酸、胃蛋白酶、胃泌素）测定，以及自主神经、免疫、内分泌等功能和末梢血象检查等多指标方法，经统计学处理，选有显著意义者进行分析，结果如下。

1. 证型

（1）气虚滞湿型：浅表性胃炎多、胃酸分泌高、心率增快、立卧心率试验减少者较多，表现以迷走神经兴奋性增高为主，交感神经张力也相应增高。

（2）气阴虚滞热型：胃黏膜炎变较突出，胃镜窥见水肿明显、黏液斑增多。

（3）气阴虚瘀热型：萎缩性胃炎多，胃镜所见白相多于红相、血管显露，胃黏膜活检腺体呈中度或重度萎缩、非固有腺增生和肠腺化生增加，X 线钡餐造影示黏膜光滑，胃酸和血红蛋白均低。

（4）气虚瘀湿型：介于气阴虚滞热与瘀热两型之间的中间型，病理组织有萎缩改变，但萎缩分泌不低。

2. 证

（1）气滞与血瘀证：气滞证以浅表性胃炎较多，黏膜水肿及黏液斑较多，立卧心率试验呈迷走神经反应性增高，血瘀证以萎缩性胃炎较多，胃腺体呈重度萎缩，非固有腺增生、肠腺化生、炎细胞浸润均增多。

（2）气虚与气阴虚证：气虚证的胃黏膜无明显萎缩，胃酸分泌增多，血红蛋白及白细胞不低；气阴虚证的胃黏膜萎缩，胃酸分泌减少，血红蛋白及白细胞偏低。

（3）脾虚与脾肾虚证：脾虚证病情较轻，萎缩性胃炎较少，胃未见无力型，胃酸高者多，血清胃泌素较低，尿胃蛋白酶原低，细胞免疫功能较低，体液免疫功能较高。肾上腺皮质功能正常，血红蛋白和白细胞均有降低。脾肾虚证病情较重，萎缩性胃炎较多，胃呈无力型者多，体液免疫功能增加、血清胃泌素升高，胃酸、尿胃蛋白酶原、细胞免疫功能、肾上腺皮质功能降低，血红蛋白、白细胞偏低。

以上微观研究的意义，不仅揭示了慢性胃炎中医有关理论的现代含义，且表明不同中医理论对指标具有一定选择性，还提示中医理论的多义性(反映病位、病象，以及病的程度和病的过程)，并为建立微观辨证提供依据，更为中医药治疗提供全面的辨证。笔者对慢性萎缩性胃炎的治疗，就是利用了这些研究结果，把原来四个证型减为两个证型(气虚湿热型、阴虚燥热型)，制定了宏观和微观的辨证标准，使显效率由27%提高到41.98%(西药对照组25.53%)，荣获福建省科技进步奖二等奖。

综上所述，课题组得出体会：中医微观的现代科学研究，必须依据中医学术特点，从临床入手，参考宏观辨证，用多指标方法(选有关的、先进的指标)，结合治疗反馈，进行药效、药理和毒性的动物实验，就可以使现代科学在继承和发扬中医学中闪光，且将相互促进，共同发展。

中医科学研究的基本知识

科学研究是促进中医学发展的重要手段，而中医的科学研究，不仅具有一般科学研究的规律性，而且有它自己的特殊性，所以还需不断探索、逐步完善。现参考有关著作结合中医学特点，做以下讨论。

一、科学研究的基础知识

（一）科学研究的内涵

科学研究是人类对自然社会规律的认识活动。它既包含了人类在历史上对客观自然社会规律性知识的正确积累、补充和发展；又包括后来的实践对原有理论错误部分的否定和更新，而不是简单的积累性活动，具有不断革命和发展的特性。所以科学的发展是一条智慧积累的长河。

研究，指从事探索性思维和考察。借助已知的知识，从现行的科学概念中找出矛盾，来探索未知的规律；也包括重复已经解决的问题和任务，用新的方法、从新的方面认识真理，对它们重新进行研究。

总之，科学是规律性的认识活动，研究就是探索，科学研究的本质就是探索奥秘、解决问题，是用已知的科学认识，去探索未知、发现规律，为实践服务。它是一种创造性活动。

（二）科学研究的目的

科学研究的目的就是为了认识世界、解释世界，使人们从必然王国向自由王国发展。从医学科学来说，就是为了发现规律、探索新知、促进医学发展，为人类健康服务。

（三）科学研究的分类

科学研究就其性质看有以下三类。

1. 应用研究

应用研究是先有一定的目的或任务，再通过科学研究活动，探索达到这个目的或完成这项任务的具体技术措施。中医的科学研究大部分属这一类，如病症的治疗、诊治法的应用等。

2. 理论研究

理论研究则往往是先有了某种发现，然后找出其本质规律，再设法应用这个发现。这类研究越来越被人重视，如经络、脾肾等本质的研究。

3. 开发研究

开发研究也属于应用研究的范畴，但具有服务当前、周期短、效益明显（特别是经济效益）的特点。

（四）现代科学研究的特点

现代科学研究的特点主要有四点：①发展速度越来越快，组织规模日益扩大。②科学技术专业越分越细，但又相互渗透，紧密联系。③基础研究日益处在重要地位。④科学研究方法的现代化。

（五）科学研究的基本要求

科学研究的基本要求主要有四点：①要有利于科学进步和生产力发展。②要有科学意义和先进的课题，要有切实可行的研究设计和方案，要有先进的研究方法。③要有相应的研究条件，包括对象、设备和经费。④研究人员要有扎实的专业基础和广泛的科学知识，富有想象力，要有唯物辩证法思想，要有热爱科学、勇于献身、刚毅顽强、百折不回的精神；要有实事求是的态度，善于发现问题，提出问题，敢于创新，勇于改错；要有专心、细心、留心、认真严肃的作风。

二、中医科学研究的特点

由于中医学是一门实践性很强的传统医学科学；它的理论是以古代哲学对丰富的实践经验进行辨析、说理、推论而形成具有自身特色的医学理论；它的学术具有整体的观念、恒动的观点、辩证分析和依证论治的方法等特点。所以要求中医内科学研究，必须以临床为主，努力提高疗效；在观察宏观规律的同时，积极进行微观探索，在揭示宏观规律的同时，积极进行微观探索，以揭示宏观规律的内在联系。

临床研究的意义：中医学的形成是以临床实践为基础；它的理论产生和发展也来自临床实践；中医学术的特点，目前只能在人身上才能得到充分反映：限于历史条件，中医许多理论和经验，尚需在临床进行验证；古今的许多学术争鸣也要通过临床进行检验；中医的理论研究必须在临床才能进行；诊疗和保健水平的提高，也要靠临床的不断实践，才能实现。

三、中医科学研究的基本程序

（一）准备工作：科学研究的准备工作，是一项事半功倍的工作

1. 选题

选题，就是研究课题的选择和提出。这是进行科学研究活动的第一步，凝聚了研究者的智慧，反映了研究者的才思。它是关系到这一项研究工作能否完成，或者有没有价值的大事。提出问题，是成功的一半。所以选题是科学研究的关键。

（1）选题的指导思想和依据。要面向经济建设，保障人民健康，为社会主义建设服务；要遵循中医理论体系，保持和发扬中医特色，促进中医学从继承型向现代型发展；要依据上级有关部门的科研规划；防病、治病和提高人民健康水平的需要；中医药的学术问题；民间诊治经验；老中医或研究者自己的业务专长。

（2）选题时的注意事项。①创新性：在查找与本课题有关资料的基础上，必须考虑本课

题是否有人进行过研究？自己课题的特点是什么？有什么创新？避免低水平重复。②可行性：同类课题，有较简单的、有较复杂的，在选题时，必须考虑到开题的基本条件，主要是研究对象、研究人员和财物等。其中最主要的是研究人员的素质，分析有没有实现的可能性？③实用性：立题时必须充分考虑研究成果，在实际应用中的意义和理论发展中的作用，考虑推广的可能性，不能把研究成果仅作为样品、展品或礼品。特别是应用和开发型课题，尤需注意社会效益和经济效益。④个人兴趣：除了有关部门提出的任务性课题，必须认真保证完成外，对于刚进行研究活动的科技工作者，最好是选择本人考虑最久、兴趣最浓的题目。⑤请教、对话：基于中医研究队伍的实际情况，研究者应该把课题的设想，与有经验的中医、西学中者或其他科技工作者进行讨论，征集意见，以进一步确定课题。

2. 调查研究

研究课题选定以后，在着手进行正式研究工作之前的准备工作，就是调查研究。"知己知彼，才能百战百胜"，其实调查研究应该贯穿于整个研究工作的始终。例如，为了选好课题，就必须首先做大量的调查研究工作，以便决定哪些是有价值的研究？哪些是不准备研究的？而课题确定后的调查研究，是为了在此基础上选择突破口和制定研究方案。调查研究包括以下内容。

（1）历史和现状的调查。不论是什么样的研究题目，在动手研究之前，都应该调查清楚它的历史和现状。也就是说，要了解清楚：对于同样的、类似的或者有关联的课题，别人已经做了哪些工作？现在正在做着什么工作？已经解决了哪些问题？是怎样解决的？还存在什么问题？为什么这些问题还没有解决？其关键在哪里？已经得出了什么结论？这些结论是否真的可靠？有什么经验和教训？等等。经过这样的周密调查研究工作，并加以分析思索之后，了解了国内外现状、目前水平和发展趋势；使自己的课题更加系统化和条理化；可以找出问题的核心，明确主攻的方向，初步形成了解决问题的办法和技术路线；并且，既可以吸取别人的经验和成果，避免重复别人的劳动，又可以从中接受别人的教训，少走弯路。

历史和现状调查的最好、最简便的方法，是阅读新近出版的有关著作和评论、综述文章。这类文章往往把已有的知识做了全面的总结，且提供了主要的参考资料。

（2）实地考察。研究课题确定后，深入与课题有关的地方，如疾病的发生地、药物生长地、民间诊治经验的来源地等，进行实地考察，深刻了解，使研究工作"层楼独上，高树一帜"。

（3）文献调查。文献调查能帮助研究者明了情况，扩大视野，吸取经验，活跃思路。对于初次研究的科技工作者，最好先请本专业有经验的专家给予指导，了解哪些杂志对自己最为重要。而多快好省的有效办法，就是充分利用文献目录、索引、文摘等检索期刊，以及类书。文献调查，除了选题前后的临时突击以外，更重要的还是依靠平时的日积月累。但文献很多，在阅读时，要针对不同的文章，分别采用精读和略读的方法。与自己专业和研究课题有关的文献，则必须反复精读，反复推敲，认真消化。其他文章则可略读。略读的最好方法是读文章的内容提要、前言和结论。阅读文献时最好能做文摘卡片和自己的索引。

（4）调查研究中的思维活动。在调查研究中，必须做好既调查又研究。就是说，运用自己思维能力，把调查来的各种材料加以去粗取精、去伪存真、由此及彼、由表及里的思索，最后形成自己对问题的某种观念。

（5）资料的整理。经过广泛的调查研究和阅读文献以后，研究者已经掌握了大量的有关资料，又经过分析思考，就应该把大量的资料加以整理，弄清资料之间的相互关系，找出存在的问题和矛盾，以便形成自己的观念。

3. 研究方案的制定

制定研究工作方案，就是根据调查研究所得到的资料，吸取别人成功的经验和失败的教训，针对自己研究的课题，分析矛盾，选择突破口，初步安排工作任务进程，确定切实可行的技术路线。

但是，研究方案不要制订得过细、过死。一切计划、方案都应该看成是暂时的，可能随着工作的进展而变动。在整个课题的研究进程中，往往有许多情况未能估计到，许多新发现往往都不在预料之中的。有时，会有新的发现或新的设想，允许研究人员在工作中根据发展的需要，对原来的方案做必要的修改和完善。

4. 开题报告

开题报告一般在研究者的科室或单位进行。参加的对象主要是本单位的学术委员会，必要时另外聘请外单位有关专家，以及参加研究的有关人员。开题报告由课题负责人进行，必要时由其他研究人员补充。课题负责人事先应填好开题报告，并复印分发给参加评议的人员。报告后，应由专人记录评议人员的意见，修改和完善研究方案。

5. 申请投标

申请投标是向有关上级，提出申请承担科学研究任务的书面材料。申报研究者必须按申请书的内容及其要求进行填写。待批准后，组织实施。

（二）形成假说

1. 假说的概念

在课题选定并做了大量深入细致的调查研究之后，当确定研究工作的技术路线时，往往要对所得到的材料进行一些推测性的解释或猜想，这就是假说，也可以叫作设计构思。

2. 假说的特征

①具有推测的性质；②以事实和科学知识为基础；③是人们的认识接近客观真理的方式。

3. 提出假说的原因

假说是一种思维方法，是研究工作中十分重要的智力活动手段，是任何科学研究活动的重要程序之一。它是发现新事物、形成新理论的桥梁。

4. 提出假说的方法

①由特殊到一般的方法；②类推、相似和对称的方法；③移植的方法；④经验公式的方法；⑤分类归纳的方法。

5. 形成和应用假说时的注意事项

注意事项主要有六点：①必须以唯物辩证的思维方法作指导；②必须以事实作基础，但是也不能等待事实材料的全面的系统积累；③假说必须能够综合地解释已有的事实，预言未来的事件，并且包含有能够在实践中检验的结论；④创立和应用假说，必须充分运用科学原理和新的线索，不要被错误的传统观念所束缚；⑤正确地对待不同的假说；⑥假说的结构必须简单明确。

（三）实践活动

科学研究活动经过充分准备工作、选题、调查研究、制定方案（包括提出假说）后，就要进行科学的实践活动，也就是方案的实施，以验证所提出的假说。这是必不可少的基本程序之一，是发现科学真理的基础，又是检验科学真理的唯一标准。

科学的实践活动包括科学观察和科学实验。这是相对而言，其实观察中有自然观察和实验观察之分；实验中也要进行观察。这里所要讨论的观察，实指自然观察；而实验观察则包括在实验研究方法中。

一般说观察方法，是对自然条件下所发生的某种过程或现象做系统考察。实验方法是观察在人工控制下，复制自然现象，并在实验过程中干预现象的进程。临床医学的研究多数采用观察方法，中医的临床研究也是如此，但有时也用实验方法。这里着重讨论观察的方法。

1. 观察的准备

观察也好，实验也好，事前都要制定好实施的设计方案。例如，观察的内容、指标的选择、方法的采用、判断的标准及有关记录表格等，使观察按设计的要求进行。

2. 观察的意义

观察是获取感性材料的基本方法，是得到一切知识的首要步骤，也是认识的一个重要阶段，并给科学研究以原动力。

（四）观察的方法

1. 对照观察

这是临床医学研究中被广泛采用的一种观察方法。“有比较才能鉴别”“不怕不识货，只怕货比货”。通过对照，鉴别差异、减少或消除误差、区别真伪和优劣。

（1）对照的原则。①保持组间一致；②组间必须等量齐观；③比较的组数不宜过多。

（2）常用的对照类型。①空白对照；②标准对照（已知疗效）；③自身前后对照；④交叉对照；⑤历史对照；⑥安慰剂对照。

2. 随机观察

随机化，指被研究的样本是由总体中任意（但不是随便）抽取的。即抽取或分配样本时，每一个研究对象（也称受试对象）都有完全均等的机会被抽取或分配到某一组，而不受观察者主观意愿或客观上无意识的影响所左右。随机化的意义在于使实验组与对照组之间具有最大程度的可比性。在临床研究过程中，对照组与实验组除处理因素（如服用某种药物）有所不同外，其他非处理因素（如年龄、性别、病情轻重、病情分期、证型等）应该是完全一致的、均衡的。但事实上难以达到绝对的均衡，只能做到大致上的均衡。如果违反了随机原理，即使获得了丰富的数据资料，因不具备可比性，不能进行显著性测验。

（1）随机类型

1）简单随机：用抽签或随机数字表，随机决定每个对象的组别；亦可只随机决定第一个对象的组别，然后按先后依次分配到各组中去。

2）分层随机：当某些因素（诸如患者的年龄、性别、病程、病情、辨证分型等）对观察结果影响较大时，则需根据某些因素的不同类别分层将各观察对象分入各组中去。

（2）注意事项：在几个单位（地区）协作观察随机，应在每个单位（地区）都将所观察的对象随机分为几个比较组，而不能将一个单位（地区）的观察对象归为一组。

3. 双盲观察

双盲观察，也叫盲法，就是不让患者知道自己吃什么药，也不让直接观察患者的医生知道哪位患者吃哪种药(但上级医生知道),以消除药效对比中心理因素的作用,避免患者和医生对药物的“偏爱”或“偏恶”。这是进行药效临床验证的一种好方法。

在采用盲法时,应对验证药和对照药,在形态、颜色、大小、味道等方面都相似,只是每位患者有一个药码,最后按码查清所服的药物,以免失去盲法的意义。

4. 观察中的注意事项

(1) 对象要有典型性。选择典型性的意义在于可以简化自然现象,减少可变因素,提高结论可靠性:①诊断标准要规范化最好采用全国统一的诊断标准。②观察对象要纯化,即剔除兼证过多,合并症过杂,病情过重的患者,按研究目的选择对象,以保证观察对象更具有典型性和集中性。③观察的指标要优化。观察指标不仅是典型观察对象的基础,而且是鉴定效应(疗效)的尺度。一项好的观察指标必须具备精确性(指精密度和准确性)、特异性(指揭示事物本质的程度)、灵敏性(指检测方法的灵敏度)。④症候的量化,即将中医症候的定性描述尽量分成等级或不同的分数,有的则可以用量标记,以利于对比和判断。⑤共同判定,即对于中医的望诊、切诊和闻诊,为了限制误差,可以采用二人以上共同诊查的方法各自写出征象,然后根据多数人的意见而定。

(2) 观察必须细心、留心和有心。观察要注意动态的变化和差异,除要注意力集中,抓住主要问题外,而且还要灵敏地抓住一些观察中出现的意外情况,不放弃一切疑点,详细做好观察记录。

(3) 观察要防止错觉和先入为主。错觉有环境因素造成的,如在有色电灯下看舌象;有因饮食改变的,如食用有色食物使舌苔染色,食后舌苔被食物削变;有因观察者感觉器官生理状态的变化,如观察者视力减退的望诊等。有了先入为主的固定观念,容易把一些观察的新事实“强行”纳入自己的理论轨道,而出现不正确的结论。

(4) 观察不仅仅是观察事实。通过观察获得材料是大量的、复杂的,在此基础上必须进行筛选和研究,并通过杂乱无章的现象对事物本来的内在关系及其规律提出自己在理论上的看法。所以观察不是一种消极的观看,而应该是一种积极的思维过程。

(五) 结果的整理分析、评价和研究工作报告的撰写

这是科学研究基本程序中最后的,也是最重要的一个环节。它是把感性材料进行加工和制作的过程,也是一个复杂的认识过程,然后作出符合实际的评价和结论,并用来回答原先建立的假说,提出对假说肯定、否定和修改与发展的意见。

这个认识过程主要包括两方面:数据的统计处理和逻辑推理。前者是运用数字给予的概念进行判断和推理,是要从反映客观事实的统计资料中,引出事物本身所固有的而不是臆造的规律来;后者则是运用比较、分类、类比、归纳、演绎、分析和综合等思维形式来实现。

1. 数据的统计处理

首先必须做好各种材料的分类整理,然后进行统计,所得数据都应作统计学处理。整理统计时,视材料的内容和数据的多少,采用表格法、卡片法和计算机法。对于数据的处理,只提供平均数是没有什么意义的,而应该说明结果的分布情况。因为各个具体数值的分布,往往能够使人们更全面地了解观察的真实情况。

2. 逻辑推理的方法

逻辑,有思维、理性等意义。逻辑推理是从大量的观察或实验材料得到感性认识,形成

概念，上升为理论的重要手段。它要求实验和观察的材料要充分和可靠，在前提条件足够明确的情况下，然后运用严格的推理方法，就能更好地揭示自然规律的本质，以促进科学观念的形成和理论的系统化，所以逻辑推理在科学研究中能够发挥重要的作用。但是，不论何种推理方法，都有一定的局限性，运用推理方法时必须小心谨慎。

(1) 比较与分类：是科学研究中两种基本的逻辑方法。一般来说，人们通过比较来区分事物。在比较的基础上，再进一步分类，以期把握其特殊的性质。在这里，比较是分类前提，分类是比较结果。

比较是确定对象之间差异点和共同点的逻辑方法。比较有纵比和横比。纵比，是历史的比较，即比较同一事物在不同时间内的具体形态；横比，即不同的具体事物在同一标准下的比较。比较能推进对事物的认识。比较的目的在于把握异中之同或同中之异：①对客观事物进行定性的鉴别和定量的分析；②可以历史比较事物的发展变化，认识其内在的联系；③可以判断理论研究的结果与观察实验的事实之间是否一致。比较在一定的关系上，并根据一定的标准进行。不同的关系、不同的标准就不能比较。

分类是对已经发现的大量的研究材料进行分析和整理，或是根据其共同点将事物归合为较大的类或是根据其差异点划分为较小的类，从而将事物区分为具有一定从属关系的系统。分类的标准既是客观的，又是多方面的。按客观对象的不同属性或关系，可以进行不同标准的分类，一般分为现象分类(或称人为分类)和本质分类(或称自然分类)。分类主要起着整理资料的作用，使之条理化、系统化，为进一步的研究提供条件。也可以从中推测或找出研究对象的一般的、规律性的联系。分类的发展也反映了某个理论或学科的历史动态。

(2) 类比：根据两个研究对象在某些属性上相同，从而判断它们在其他方面也可能有相似的逻辑推理。类比的客观基础，是物质世界多样性的统一。在一些事物和现象之间，往往具有某些相类似的特征。在科学研究的过程中采用类比的方法，可以启发思路，提供线索，并为科学假说提供依据。类比的特点是在不知道它们之间是否有必然联系的前提下进行推理的，因此，类比的结论就带有或然性，即可能对，也可能错。所以，类比的可靠程度取决于两类事物相同属性的多少，共同属性越多，由类比提出的科学假说的确实性和可靠性也就越大。类比结论错误的原因往往是只注意到属性相似的一面，对属性不同的一面缺乏分析。离开了两个对象特有的本质属性，忽视类比和结论间的必然联系，类比的结论则缺乏确实性和可靠性，有时甚至很荒谬。

(3) 归纳和演绎：是由特殊到一般，又由一般到特殊的认识过程的两种推理形式，也是两种常用的科学研究方法。①归纳，就是从个别事实中概括出一般原理的思维方法。人们在研究了许多个别事物之后进一步概括，以认识这类事物的共同属性。归纳的方法，首先要求积累大量经验材料。在不断积累经验材料的同时，不断加以归纳，使认识由浅入深、由片面到全面。只有当经验材料积累到一定程度，才能归纳概括出一般规律，上升到理性认识。但归纳法也存在不严密、或然性的推理。②演绎，就是从一般到个别的推理形式。它是一种必然性推理，推理的前提是一般，推出的结论是个别；一般中包含了个别，从一般中必然推出个别，演绎推理的结论直接取决于前提。所以，结论的可靠性与前提的真实性有着必然的联系。

归纳与演绎，看起来是相反的两种方法，但实际上两者是辩证的统一。演绎必须以可靠的归纳为基础，归纳需要以演绎为指导，两者在认识的上升运动中不断交互作用，相互渗透。

但归纳和演绎都有弱点。归纳的弱点在结论，演绎的弱点则在前提。

(4) 分析与综合：①分析，就是把复杂的事物分解为简单的要素，把统一的整体分解为各个组成部分，并分别进行研究、分析。这就能够具体地分析和考察各个方面在事物中分别占据何种特定的地位，并了解它们的各自作用，从而把握各个方面的特殊本质。②综合，就是在分析的基础上进行科学的概括，把对事物各个部分的认识统一为对事物整体的认识，从而达到在整体上把握事物矛盾的特性，把握事物的本质，把握事物的内部规律性。当然，综合不是各个部分的机械相加，也不是把各个因素加以形式的堆砌。

分析与综合是对立统一的辩证关系，分析为了综合，而综合又必须以分析为前提，两者相互联系，相辅相成，它们在现代自然科学中成为一种重要的研究方法。

运用推理时应注意，严格审查用以推理的前提和根据是否正确；必须坚持实践第一的观点；应审慎考虑，步步为营；结果应能用于预见未来的事件；训练推理能力的良好方法是经常写作。

3. 撰写研究工作报告

这是一项课题研究的最后一个程序，是对一项研究工作的总结。它的意义：①可以作为一种永久性的科学记录。②有助于发现新的问题，提高工作水平。③有助于锻炼思维，把工作明朗化。④便于别人参考，促进学术交流。

一般来讲，工作报告在体裁结构上包含以下内容。①缘起：正文的开头，扼要地叙述为什么要研究这个课题？想解决什么问题？有什么意义？要写得十分简短。②发展过程和现状：文章的第二部分主要是阐明这篇文章所论证的主题的发展经历和现状。③工作方法：是文章的主体，要详细完整地阐明自己的研究工作。④结果：是文章研究工作的中心。⑤结论：是整个研究工作的结晶，也是全篇文章的精华。⑥讨论：主要是阐明该文章研究结果的意义和可能存在的问题。⑦致谢。⑧参考文献。⑨附录。⑩论文摘要。

在撰写中需要注意：①写作之前要有明确的计划和提纲。②要有明确的目的性和主题思想。③结构要严谨，层次要清楚。④尽量引用自己的研究结果做佐证。⑤要有诚实的科学态度。⑥题目选择和文字修饰。⑦要重视发挥群众的智慧。⑧谦虚谨慎和自我批评精神。

科学论文撰写的内容基本与工作报告相同，但更为简练。科学论文撰写时突出精彩部分，有创造性的成果和体会就足够了；科学论文内容要求新颖，必须对学科的发展有推动作用；必要时做研究工作总结报告，申请科研成果。

福建省中医药科学研究的现状和展望

福建省中医药科学研究，在省委、省政府和省卫生厅的重视和领导下，取得了明显成绩，促进了福建省中医药学术的发展，提高了医疗保健水平，为保障福建省人民健康和社会主义“四化”建设做出了贡献。

自1978年至1983年，中医药研究成果获各种科研奖计88项(占福建省医药卫生奖36.21%)，其中全国科学大会奖9项、全国医药卫生科学大会奖8项、省科学大会奖65项、省科技成果奖13项、省医药卫生科技成果奖17项、推广应用科技成果奖1项、技术改进奖5项。截至1983年，已推广应用约30项，其中有12项已直接产生经济效益。

一、现状

(一) 临床研究

临床研究是中医药研究的主要途径。在研究方法上，有辨证论治、有中西医结合、有复方、有单方草药。在努力提高疗效的同时，注意现代科学方法的应用，如对照组的建立，制订统一的诊断和疗效标准，并进行部分疗效机制的探讨，使科研水平不断得到提高。在恶性肿瘤的防治方面，对于胃、肝、食管等癌肿，进行中医解毒、扶正、辨证论治与手术、化疗、放疗相结合的治疗研究，总结扶正固本、理胃化结汤、蟑螂素、乌头碱的应用经验，使不少患者的痛苦减轻、症状改善、生存时间延长；对于急性白血病，用三尖杉治疗，经对照观察，疗效优于常用的抗白血病药物；对于急性非淋巴细胞型白血病，用中医分型论治，配合三尖杉和西药，完全缓解率为70.9%，疗效较为满意。中西医结合治疗急性心肌梗死的住院死亡率已由20世纪70年代的40%，降至1983年的13.8%，接近全国水平。冠心病心绞痛型的中医辨证分型和复方治疗，临床显效率约为50%，心电图显著改善率为20%。还研制有三根丸、异山梨酯、通心丸等有效新药。心律不齐型和窦性心动过缓的治疗，也取得了一些经验。中风、高血压病的治疗进行了初步研究。肺源性心脏病的住院死亡率，中西医结合组为10%，西医组为15%；慢性气管炎经中西医多学科的对照观察表明，用“标本混合”分型，疗效比“单标”或“单本”的分型为好。缓解期的固本治疗对巩固疗效很有作用。此外，还总结了满山白、买麻藤等治咳喘有效药物。对于病毒性肝炎的治疗，甲型肝炎用清热利湿法，肝功能多数在1个月左右恢复正常；对于乙型肝炎抗原血症，用辨证论治和合剂治疗已积累了经验；对于中西医结合治疗重症肝炎，治愈率已提高到61.1%；对于慢性活动性肝炎采用辨证治疗，已取得较好的成果；通过慢性萎缩性胃炎的研究探索了中医的证、型，并在辨证论治的基础上，创制了胃炎Ⅰ号、胃炎Ⅱ号两个合剂，临床显效率为53.7%、胃黏膜逆转率为59.1%，与国内最好的其他疗效相近似；肝脓肿的中药加穿刺治疗，比西药加穿刺治疗的效果好；真性红细胞增多症，用三尖彬酯碱治疗，可达完全缓解；甲状腺功能减退、亚急性甲状腺炎和糖尿病，用辨证加少量西药治疗，疗效较好；雷公藤治疗麻风病反应、慢性肾炎和类风湿病，亦取得一定疗效。在急症的救治方面，通过对流行性乙型脑炎、白喉等的治疗研究，已积累了对高热、昏迷、痉厥、气脱等的抢救经验。在此基础上，已开始对高热、血证、胸痹、厥脱等进行协作研究。在小儿腹泻的辨证分型和中草药治疗方面，积累了较多病例，取得了显著疗效。

急腹症的中西医结合非手术治疗：胆石症的排石率为40%～70%，对排石的规律做了较深入的探讨；急性胃穿孔、单纯型急性阑尾炎、水肿型急性胰腺炎等中西医结合治疗，也取得较好疗效。在骨伤的研究方面，已整理总结了林如高等的经验，建立了林如高骨伤诊疗电脑系统。经过临床系统观察，总结了福建蛇药和武夷蛇药等的疗效，实验研究表明，这两种蛇药均有一定的解毒作用。对于痔瘘，重点进行了枯痔丁治疗内痔核的研究，经临床数千例系统观察和交叉验证。对于该治法的疗效机制进行了实验研究，认为化学和物理两方面作用因素引起的痔组织液化，以及丁型枯痔丁引起的炎症反应和创道引流，是产生疗效的主要作用。

针刺麻醉已应用于大小手术100多种，10万多例，包括体外循环心内直视、颅脑、剖腹产、甲状腺等手术。针灸治疗无精虫症、糖尿病，取得了一定疗效；灸至阴穴矫正胎位，是福建省较早提出的，并进行了临床总结。

舌、脉象研究主要是观察舌象在各种病的表现和变化规律，发现了一些与疾病有规律性相关的舌象，也分析了舌象在判断疾病的转归和预后，以及作为疗效指标的意义。脉诊，除了临床观察外，还进行了脉图的描绘研究。

（二）理论研究

紧密结合临床，运用现代医学多指标的方法，进行了经络、脾肾理论和证的多层次探讨，初步建立了阳虚的动物模型。经络研究主要从经络现象入手，用现代生理学方法，对循经感传现象，特别是它的循经性、效应性和可阻滞性等重要特征，以及针刺镇痛区循经分布等进行了系统研究。从而提出了感传形成的机制是“以外周循经过程为主导的外周中枢统一论”。此外，还通过对针刺镇痛、针刺治疗近视眼和胃下垂的观察，证明循经感传和“气至病所”对疗效的密切关系。

对于脾、肾本质的研究，开展了临床试验，用多指标方法，进行多层次探讨。初步表明，中医的脾、肾，与消化、内分泌、生殖、免疫、造血、自主神经等多系统功能有关，且有一定的病理组织学基础。脾与肾既有各自的病理变化规律，也有相互作用的关系。在阳虚的动物实验中，发现阳虚与丘脑的单胺类介质失衡有关。此外，还进行了延缓衰老和复方的实验研究。

“证”的研究主要在慢性支气管炎、肺源性心脏病、冠状动脉粥样硬化性心脏病、慢性胃炎等进行。杨春波团队的特点：从临床实际出发，用标本的观点和治疗反馈的方法，观察“证”在这些病的异、同表现和组合、变化规律，并运用多指标的方法，探索了“证”的现代病理学基础，还用电子计算机运算了“证”与指标间的关系。初步建立了这些“证”的主、次症，检测指标和数量化诊断标准，使“证”向规范化迈开了可喜的一步。研究结果表明，这些病的证常呈虚实兼见。所以对证型的研究应该是先辨证后定型。一个型常由不同性质的证构成，在辨证中必须分主、次症，但不应该只取主症，而弃次症，这样就会脱离临床实际，失去指导临床的意义。此外，还表明证不仅有现代的病理生理学基础，还有一定的病理组织学基础；同一个证，但存在于不同的现代病，其病理内容不完全相同。一些自然辩证法工作者认为：

"这样的思路和方法，有可能将中医基础理论研究，推向新的水平。"

电子计算机在中医学的应用，福建省开展得较早。有继承型，如"林如高骨伤诊疗经验"；有创新型，如症候的数量化和"证"与现代科学指标相关性的运算；还有中医资料的贮藏型等。

(三) 中药研究

以福建省中草药、海洋药为重点，并对中药理论、剂型改革，以及创优效名成药等，进行研究和探讨。经过广泛调查和实地考察，基本摸清了福建省中草药、海洋药的品种和分布。共有植物药 1 400 多种，海洋药 120 多种，其中 200 种为南方特产，150 种为历代中药书未收载，89 种在其他省未作药用，600 多条为福建省独有的用药经验；并且澄清了药名的混乱，搜集、整理了民间用药经验，为开发利用和科学研究，提供了较完善资料。还进行了三尖杉治白血病、盐肤木治冠心病、满山白和买麻藤治慢性支气管炎、野麻草治痢、南岑尧花避孕，雷公藤和黑面神止痛、穿心莲消炎、石橄榄治头痛、中草药解蛇毒，以及福建砂仁与阳春砂的比较，冬虫夏草菌株培植，黄连、天麻、茯苓等药的移植和培植，乌龙茶的降脂、延缓衰老等的研究，获得了不少成果。还创制了一批有效的中成药，如海珠喘息定、枯痔丁、赛霉胺等，既有社会效益，又有经济效益，不少产品还远销国外，很受欢迎。对中药的归经理论，中药性能、效用的电子计算机分析也做了探讨。剂型除传统的丹、膏、丸、散外，已有冲剂、片剂、针剂和胶囊剂等，静脉针剂也做了一些研究。

(四) 医史、文献和老中医，民间经验的整理研究

对福建省著名医药学家宋慈、苏颂、陈修园、吴瑞甫等，进行了他们的学术的研究。编写出版了《中国医学简史》《伤寒论汇要分析》《中医基础论详解》《中医内伤疗法》，以及校注或注释了《陈修园著作》《脉经》《串雅外编》《洗冤集录》《傅青主男科》等书，得到医学界的好评。整理和编印了福建省近代名老中医 30 余人的经验和著作。编写出版了常见病的中医防治手册，以及民间诊治经验 27 种。组织撰写了暴痛等 6 种急症的专题资料，还完成了"中国医学百科全书"等有关条目的撰写任务。

福建省中医药研究，虽然取得了一些达到或接近全国先进水平的成果，有的具有自己的特色，但从总体上看，与全国先进地区相比，有较大差距。研究设备、手段多数不够先进，研究设计不够严谨，临床研究设立对照组者较少，有的结果经不起重复。证和诊法理论的研究无论在广度、深度都很不够；辨证指标的探索进展很慢，初步取得的一些指标，距临床应用尚远。急症的中医药治疗、古籍的整理等研究正在起步。针灸疗效机制、穴位、中医的病、治法、方剂、中药理论、剂型改革、加工炮制等研究，水平还不高，有的甚至是空白，亟待开展或进行进一步研究。

二、展望

福建省地处亚热带，背山面水，药物资源丰富，对外交流较早，历代名医辈出，学术思想比较活跃，已有一此中医药和中西医结合的科研骨干力量和一定的研究基础。只要充分发挥这些优势，进一步明确中医药科学研究是推进中医学术发展的关键，加强领导，培养人才，

增添仪器设备，组织协作攻关，努力建设省中医药科研中心，并发挥它的中心作用。福建省中医药科学研究就有可能在较短的时间内赶上全国先进水平，力争实现“走在全国前头”的目标。

今后的研究要围绕解决防治福建省重大疾病和提高人民健康素质水平为目标，以临床研究为重点，以提高疗效为中心，努力研究辨证论治的规律和机制，逐步阐明中医药的基础理论。在观察宏观规律的同时，积极进行微观探索，揭示宏观规律的内在联系，提倡用中医传统的和现代的科学方法(包括现代医学方法)。为顺利完成福建省中医药科学研究“七五”规划而努力奋斗，力争到2000年，出现一个新的局面*。对重大疾病和一些疑难病症，如急症、癌肿、心血管病、病毒性肝炎、慢性阻塞性肺病等的中医或中西医结合治疗，力争疗效接近或达到全国先进水平；对基础较好的经络学说、标本证候、中草药、血液病、内痔核、胆石症、慢性萎缩性胃炎和医史等的研究，力求有新的突破，争取处于全国领先地位；对具有福建省特色的骨伤、针灸、蛇伤等的研究，继续提高科学水平，要有新的进展；对中医的病、老年医学、剂型改革、加工炮制、中医文献、名老中医诊治经验、民间诊治经验的研究和整理要有所发现、有所发展；电子计算机的应用将更为广泛和有新的设计水平；对现代科学方法的运用有所创新；建立和完善适合中医学术的实验研究方法；开展中医学未来的讨论。总之，随着时代步伐的前进，福建省中医药科学研究前途似锦，我们信心百倍。

* 此文章写于20世纪80年代。

既要遵循辨证，也要研究截方

——从流行性乙型脑炎的治疗谈卫气营血辨证和截方问题

就卫气营血辨证和截方问题，笔者试从流行性乙型脑炎的中医药治疗，谈一些认识，不妥之处望指正。《温热论》说："大凡看法，卫之后方言气，营之后方言血。在卫汗之可也，到气方可清气，入营犹可透热转气，如犀角、玄参、羚羊角等物*，入血就恐耗血动血，直须凉血散血，如生地黄、牡丹皮、阿胶、赤芍等物。否则前后不循缓急之法，虑其动手便错。"名老中医姜春华的意见是"大可不必受'前后不循缓急之法，虑其动手便错'的警戒"，主张"不必等'到气方可清气'，不必到后来方用犀角、羚羊角"，认为"开始用的辛凉轻剂，错过治疗机会，如果及早用些真能'治病'的药物，则病可治愈"，又说："当病之开始用药得力，即可阻遏病势或击溃之"。笔者列举了用鱼腥草、鸭跖草之类清热解毒药治疗大叶性肺炎，用"三黄"（黄连、黄芩、黄柏）治疗肠伤寒的疗效为佐证。这就提出了温病要不要按卫气营血辨证治疗？什么叫真能治病和用药得力？辛凉轻剂是否有用？等问题。卫气营血辨证的方法是叶天士根据《黄帝内经》营卫气血的理论和张仲景六经辨证的思想，创造性地应用于温病的一大贡献，是指导我们与温病作斗争的有效理论武器，具有一定科学性。流行性乙型脑炎的中医药治疗主要就是依照这种辨证论治的方法而取得疗效。正如蒲辅周老中医生前所说的："中医温病学，是中医学术上一个划时代的发展，……对流行病、传染性疾病的治疗，树立了规范，使我们有所遵循，因而使我们能够找出治疗流行性乙型脑炎的途径"（《中医杂志》1956 年 10 月）。如果不是这样，中医对流行性乙型脑炎的治疗如何着手？"有这个借鉴和没有这个借鉴是不同的，这里有文野之分、粗细之分、高低之分、快慢之分。"当然，卫气营血的传变是温病的一般规律，具有普遍的病理现象；而不同的温病还有它各自的病理特征。所以叶天士明确指出这是"大凡看法"。例如，流行性乙型脑炎除有卫气营血的共同传变规律外，还有流行、病急、传快、变多、症重，以及热势盛、常夹湿、易窜心、频动风、伤气阴等既有暑温又有疫的特点，表现在它是由一种特殊温邪——流行性乙型脑炎病毒引起的。该类疾病发病急剧，具有流行的传染性急性热病；多在 7 月至 9 月三个月湿热交蒸的暑天发生；在病机传变上发展快，卫气营血间的界限不易分清，多见卫气同病，气营两燔或热陷营血的证候；卫分、血分证候少见，气营分证候占绝大多数，如治疗无效，往往未见血分证候就死亡；舌质的变化与临床症状不相符合，如病已发展到营分，但大部分患者未呈绛色舌，不同于叶天士所说的"其热传营，舌色必绛"的论断，所以在治疗上采用清热解毒为主，并注意凉血散血，再行辨证加药的方法，但这并不是"不必等'到气方可清气'，不必到后来才用犀角、羚羊角"，如果这样治病，那还有什么准则！不依据不同的"证"，选用不同的方药，这能叫作"真能治病""用药得力"吗？流行性乙型脑炎的治疗，过去也有人主张邪未犯心营，即用安宫牛黄丸等清心宣窍药，以图控制病情的发展，结果不但无法控制，而且出现引邪内陷的现象。沈阳传染病医院做过安宫牛黄丸与清热解毒剂的疗效对照，病死率前者（90 例）为 12.3%，后者（99 例）为

---

* 犀角、羚羊角，现大多用水牛角代替。全书同。

6.1%;重症病死率前者为31.4%,后者为20%。这无疑是药过病所之弊。同样,如果药不达病,也难奏效。笔者曾用过单味大青叶、板蓝根治疗流行性乙型脑炎,结果仅对轻型、部分重型偏热者有效。武汉传染病医院(现武汉市金银潭医院)用蟛蜞菊治疗,对于热期效果好;但对于极期发展的患者,虽加大剂量也不能控制病的发展。流行性乙型脑炎的极重期和极期,常为邪入心营,表现为脑实质炎变引起的脑循环障碍的病理现象,必须加用清营透热、凉血散血的药物。单用仅有清热解毒功效的大青叶,或板蓝根,或蟛蜞菊必然是无能为力的。近代的药理实验也证明上述清热解毒药有抗流行性乙型脑炎病毒、解热和抗炎的作用,而凉血散血药则有改善血循环,减少炎症渗出,加速吸收而达到抗炎的作用。治疗温病常用的银翘散、桑菊饮、白虎汤、玉女煎、清瘟败毒散、清营汤、清宫汤、犀角地黄汤等方剂,正是随着卫分、气分、气营分、营分、血分等不同病证而逐步加用血分药,这都说明证变药也要变,才能做到对症下药。“不同的矛盾,只有用不同的方法才能解决。”太过或不及都不能中病,这才是“真能治病”和“用药得力”。至于用鱼腥草等清热解毒药治疗大叶性肺炎所取得疗效,也不能说明可以“不用卫分气分之说”,正如沈仲奎老中医所阐述的“大叶性肺炎有风邪重者,有温邪重者,有寒邪重者,有表寒里热者”,其实尚有里热郁结有表证无表邪者。姜良铎所举的“不用卫气分之说,疗效很高”,可能是指这一类型的。笔者对流行性乙型脑炎的治疗,凡有畏寒发热者均用辛凉透解的方法,结果可发现一部分热解,一部分热不解,甚至有的热反高,但改用大剂清热解毒药后,反而微汗出热解寒罢。经过分析,前者多为轻型,体温在39℃以下;后者多为重型,体温在39℃以上,同样有卫分证,一用辛凉可解,一用清热方退,这如何解释?后从清·杨粟所著的《寒温条辨》中得到说明。他说:“在温病,邪热内攻,皆里证郁结,浮越于外也,虽有表证,实无表邪。”这虽不能说,凡见表证皆里热郁结,但表明了临床表证的存在,有的是表邪袭卫引起的,有的是里热郁结所致,需做具体分析。这种有表证无表邪的病理特征,流行性乙型脑炎有,肺炎病有,急性肠胃炎有,胆道、泌尿道感染等都有;内科病有,妇科病也有,外科病也是屡见不鲜。问题不是不辨证,而是应认真细致地辨证。只有辨证准确,才有可能截断病的发展。但不等于辨证准确,就能截断病的发展,这里还有定法、选方、用药的问题。“认识问题,不等于解决问题”。目前在临床上还有许多急性传染病,笔者虽然对它有了认识,但尚缺乏有效的治疗方法,这点笔者支持姜良铎发出的要研究掌握截断扭转疾病方药的呼吁。“勤求古训”“吸取新知”,以达到“不仅要认识温病卫气营血的传变规律,更重要的是掌握这一规律,采取有力措施,及时治好疾病,防止向重症传变”的目的。不能截断病的发展,这在叶天士的《临证指南医案》中不止席姓一案。这就提醒我们不要盲从,要学会分析,“绝不能为一家之言所限,墨守成规,不求进步”。对于流行性乙型脑炎的治疗,虽然加用中医方法后疗效有了明显提高,但除轻型外,总的疗程是较长的,不少还是要过了极期病情才能稳定。笔者曾严密观察口服和静脉滴注中药对病情的控制,结果轻型可以在12~24 h内有效;而重型以上,必须在中西医综合措施下,经过3~4天,体温才能逐渐下降正常。以上表明对流行性乙型脑炎的治疗,还没有找到特效方药,基本上仅是顺利地通过整个病程,减少夹杂症或变症的发生和发展,从而提高治疗率,降低死亡率。温病的发生,不外乎微生物的入侵和机体病理反应两方面。要想截断、扭转病势的发展,就要不断分析病变过程“病因”和“反应”。明确哪一方面起支配、决定作用,从而采用相应得力的治疗措施。从临床上看,消除病因的治疗,容易达到截断、扭转的作用;而对机体病理反应的调整,比较困难达到这个目的。如果两者应用相宜,那就能取得更为理想的疗效。中药有不少对病因有作用,但有药力不专之嫌,而调节机体的病理反应则是中医最大特点。当然从中医辨证论治来说,消除病因和调节机体,是相互关联,互相转化的。而要研究截断的方药,就必须寻找对不同温病病原体有特效的药物和提高对机体病理反应的调节水平。从笔者对流行性乙型脑炎的治疗来看,正说明对温病既要遵循辨证,也要研究截方。

中医“肾”理论的临床应用及本质的探讨

祖国医学认为“肾为先天之本”。“肾”的理论对临床辨证论治有广泛的指导作用，许多慢性疾病，按“肾”的理论辨证，多能获得较好的疗效。对“肾”的理论在临床各科的应用及其本质的研究，将加深对中医“肾”的理解和益肾药作用的认识。现将有关“肾”理论的临床应用情况及本质探讨综述如下。

一、“肾”理论的临床应用

(一) 在内科有关疾病方面

(1) 呼吸系统中的慢性气管炎、支气管哮喘、肺结核等，可根据“肾主纳气”“肾不伤不咳不喘”和“肺肾相长”的理论，选用益肾气、滋肾阴或阴阳双补的方法治疗。各地资料说明，慢性支气管炎表现肾虚的可占50%～80%，其中尤以肾阳虚为多，且发病时间越长，肾虚的比例越高。治疗多强调补肾，特别是在缓解期已成为巩固疗效、防止或减轻复发的重要治疗手段。有人报道45例肾虚型支气管哮喘，在缓解期进行补肾治疗，3年后随访，显著好转的占84.41%，其中有5例已痊愈；而另19例用一般的西药止喘作对照，显著好转的仅占26.3%，且无1例痊愈。肺结核用抗结核药治疗效果不明显的，加用滋肾的六味地黄汤后可提高疗效。

(2) 消化系统中的慢性胃炎、慢性腹泻、慢性肝炎、肝硬化等，可出现肾气弱、肾阳衰或肾阴虚、肾阴阳俱虚等病理变化，应选用不同的补肾方法治疗。笔者观察的112例慢性胃炎中有60%涉及肾的问题，加用补肾药治疗，能提高疗效。有的临床没有肾虚见症但测定尿17-羟皮质类固醇偏低，用益肾治疗后，随着尿17-羟皮质类固醇的提高，临床症状也获得改善。慢性结肠炎依据“久病及肾”的理论，笔者用补肾方法治疗了20例经用各种方法治疗却效果均不显著的患者。这类患者常见舌苔腻或浊，甚至出现黄浊苔，只要脉沉细，则可大胆应用桂枝、附子等温肾药，可使腻浊苔消退。这是肾阳得温，脾运健行，浊邪消退的结果。慢性肝炎常采用“滋肾养肝”“温肾健脾”等益肾法治疗，如单用五味子、一贯煎、五子散等。不少人对慢性肝炎肾虚与西医病理学的关系做了探讨，认为肝肾阴虚的表现以神经系统症状为多，且有长期浊絮不正常；有人观察到表现为肝肾阴虚或脾肾阳虚患者，除酶、浊絮升高外，还发现有血清蛋白的质和量有改变。还有人报道，慢性肝炎涉及肾经时，肝组织除变性外，大多有明显的炎症和坏死。

(3) 心血管系统中的肺源性心脏病、高血压、冠心病、血管硬化症、高脂血症等，“心本于肾”，故常出现肾阳衰、肾气不足、肾阴虚或肾阴阳两虚等病理现象，可选用温肾益气或滋肾育阴，以及阴阳双补等治法。北京西苑医院综述肺源性心脏病的治疗中指出：肾虚型是常见的类型，而补肾纳气法和温肾利水法是治疗肺源性心脏病水肿、哮喘的常用方法。有人报道355例高血压病患者中阴虚阳亢占40%、阴阳两虚占51.1%，余为阳虚，认为肾阴虚是发生疾病之本，肾阳虚是由肾阴虚演变而来的。因此，他们主张滋阴和潜阳同时并用，其疗效较单用滋阴，或单用潜阳要好。不少报道都认为冠心病的发病与肾虚有关。上海有人分析48例冠心病患者中肾阳虚占22例、肾阴虚占12例、肾阴阳两虚占14例。其中心绞痛、心律失常和心力衰竭者，多表现肾阳虚；而心肌梗死者，则表现肾阴虚或肾阴阳两虚，治疗以益肾为主，佐行气活血。结果：症状改善者24例、心电图好转者12例、胆固醇下降者12例。有人用右归饮加减治疗病态窦房结综合征21例，平均提高心率10.63次/分。高脂血症用益肾剂如降脂丸（何首乌、桑寄生、黄精）治疗86例，疗效亦满意。

(4) 泌尿系统的慢性肾炎、肾盂肾炎、肾衰竭、前列腺炎、小儿遗尿等疾病，可根据“肾主水”“肾藏精”“命门为五脏六腑之本、十二经脉之根”的理论，选用益肾疗法。有人分析220例慢性肾炎患者中肾阴虚占32例、肾阴阳两虚占34例、肾阳虚占154例。按以上分型治疗100例，完全缓解者33例。肾盂肾炎的恢复期和慢性期常表现肾虚，有人分析26例患者中肾虚占17例；还认为桂附地黄丸有清除菌尿的作用。慢性肾衰竭的尿毒症前期用济生肾气丸加减治疗；尿毒症期则用真武汤合理中汤等治疗；有人还介绍用大剂量温肾药（附子最大量用90 g），可取得较好的疗效。慢性前列腺炎常用益肾止遗剂桑螵蛸散合滋肾通关丸，佐清热活血药治疗而获疗效。还有人提出补肾药能提高睾丸激素水平，有促进前列腺液排泄的作用。

(5) 血液系统中的各种贫血、白细胞减少症、紫斑等，可根据“肾生骨髓”的理论，用益肾的方法治疗。有人总结3 000多例再生障碍性贫血患者的治疗经验指出，治宜补肾为主，其有效率达85.42%。他们分析治疗贫血的补血药物中有13种是通过补肾达到补血的。有人认为白血病的病理主要在于肾虚，由于肾气不足，热毒内侵骨髓营血所致。用补肾益气养阴或滋阴助阳药治疗11例，有9例度过了高热和重度贫血的险境，获得完全缓解。有人用温肾补肝疗法治疗47例白细胞减少症患者，显效占38.36%、有效占30%。有人用益肾补血方药治疗因放疗或化疗引起的白细胞减少症，治疗40例，白细胞均大幅度升高。有人在筛选防治环磷酰胺所致白细胞减少的药物中，发现26种补益药均有作用，其中益肾药占14种，以山茱萸、女贞子的作用最为明显。血小板减少性紫癜用六味地黄汤、右归饮等益肾剂治疗，可获得满意疗效。

(6) 内分泌系统中的甲状腺功能减退，甲状腺功能亢进，糖尿病，尿崩症，肾上腺皮质、垂体前叶、生殖等功能减退，以及“五迟症”等疾病，可根据“肾藏精”“肾为五脏六腑之根”的理论，选用不同的补肾方法治疗。甲状腺功能减退多出现肾阳虚，有人选择10例环腺苷酸(cAMP)与环磷酸鸟苷(cGMP)比值低的患者，用温肾药治疗，取得较好疗效。甲状腺功能亢进多表现肾阴虚，有人用养阴法为主治疗56例，其中痊愈18例、显效10例。有人认为糖尿病的主要表现为肾虚，用滋膵汤加减治疗27例，总有效率为93.53%；有人用知柏地黄丸加天花粉、菟丝子、覆盆子等，服7剂治愈1例每日需饮10瓶5磅热水瓶水*的消渴患者。也有人报道用滋肾为主治疗尿崩症。成都有人报道，肾上腺皮质功能减退分为脾肾阳虚、肝肾阳虚和肾阴阳两虚等三型，治疗35例中痊愈者占5.8%、显效者20%、好转者54.2%、无效者20%。显效以上者随访1～10年，未见复发。笔者用益肾方法治疗精虫减少症6例，其中3例已生育、2例精虫成活率提高、1例改善。有人用补肾养血法治疗129例脂溢性脱发患者，有效率为72.1%。

---

* 约2 L水。

(7) 神经系统中的脑脊髓疾患、神经炎、神经症、精神分裂症和重症肌无力等疾病，根据“肾主骨髓”“脑为髓海”“肾藏志”“肾为作强之官，技巧出焉”的理论，可选用各种益肾的方法治疗。有人用温肾开窍法治疗 1 例流行性脑脊髓膜炎后脑萎缩合并癫痫，服药 2 个月后症状明显好转，服药 2 年后可以自行料理家务，癫痫未再发作。用加减地黄饮子治疗脊髓空洞症 5 例，服药 1 个月，症状和体征都获得显著改善。亦有人用八味丸治疗多发性神经炎 1 例，疗效满意。有人分析 31 例神经症中肾阴虚占 26 例、肾阴阳两虚占 4 例、肾阳虚占 1 例，用河车大造丸等治疗，痊愈者 10 例、好转者 12 例；有人报道 206 例精神分裂症中肾虚者占 81%，其中多见于妄想症，用滋阴补肾法治疗，有 85.1%获愈；有人用金锁固精丸治疗重症肌无力，亦有人用健脾温肾法治疗，均获良效。

(8) 其他，如硬皮病、播散型红斑狼疮等疾病，也有用益肾法为主治疗，取得疗效。

(二) 在外科有关疾病方面

(1) 烧伤：根据“肾主水”“肾藏精”的理论，可用滋肾方法治疗。有人分析 13 例严重烧伤者，均表现为肾阴虚或肾阴阳两虚。安徽医学院(现安徽医科大学)曾介绍用滋肾生津等方法治疗烧伤，可以不用补液，或减少补液量，从而使血浆渗出减少，亦使细菌的繁殖减少。

(2) 骨折：有人根据“肾主骨”的理论，从发育期年龄的儿童骨折修复快，年龄较大的人修复较迟缓，来说明骨与肾的关系，认为补肾药可以促进骨痂的形成。

(3) 骨质增生：也可依据“治肾亦即治骨”的理论治疗。吉林有人用补腰肾，强筋骨，活血补气的骨质增生丸治疗本病 1 100 例，其中以增生性脊椎炎效果最好，治疗 820 例中，显效者占 80%。

(4) 脑积水：可依据“肾主水”的理论，采用益肾利水法进行治疗。有人用左归丸加利尿药治疗 81 例先天性颅裂脊柱裂术后合并脑积水，有 71 例治疗后脑积水得到控制。还有人报道用益肾的双胶双角合剂，配合静脉滴注甘露醇治疗 85 例小儿脊膜膨出合并脑积水，取得很好疗效。

(5) 肿瘤：依据宋元医家“养正积自消”的理论，近来有不少报道用补法治疗肿瘤的经验，而“肾为脏腑的根本”，所以许多学者强调益肾在治疗肿瘤中的作用。有人观察 108 例肿瘤患者，配合滋肾治疗，存活一年以上者有 39 例，而单用抗癌中草药治疗的 18 例中，仅有 3 例有近期疗效。有人提出，晚期肿瘤患者采用温肾阳和滋肾阴治疗后，不仅可使全身情况好转，而且也有利于发挥抗癌中草药的作用。由于癌肿还缺乏理想的治疗方法，所以不少人在努力研究癌前病变的治疗。湖北有人用六味地黄丸治疗食管上皮细胞增生 72 例，其中重度增生者 46 例(7 例为可疑癌)、轻度增生者 26 例。结果：重度增生组恶化者 2.2%、稳定者 8.7%、好转者 61.8%；轻度增生组无 1 例恶化；而对照组却有 3.4%恶化。

(6) 内脏移植：上海有人报道用益肾安胎的方法保护移植肾“安家”，已获初步成功。

(三) 在妇科有关疾病方面

根据“肾藏精”“肾主命门”“肾主水”和“肾统任冲”等理论，妇科中许多疾病都可用益肾的方法治疗。有人提出，月经不调、闭经、子宫功能性出血、带下、不孕症、先兆流产等疾病与肾都有密切关系。

有人用益肾剂育宫片治疗 55 例不孕症，结果有 41.3%受孕。上海有人报道用地黄丸为主，治疗无排卵性宫血100例，全部病例均获得控制周期，且有72.8%出现排卵，有23.2%怀孕。绝经期综合征有人用温肾清上汤治疗，取得较好疗效。对于妊娠中毒症，有人认为它的主要病理表现为肾阴不足，分析119例该病患者，妊娠肾病者占79%，其中属肾阴虚者占45.4%、肾阴阳两虚者占54.6%，用六味地黄丸加减治疗，效果很好。

(四) 在五官科有关疾病方面

根据"肾藏精""眼水轮属肾"的理论，眼科中的视网膜炎、视神经萎缩、白内障等疾病，可用益肾方法治疗。例如，中心性视网膜炎属于中医青盲的范畴，为肾阴亏损，肝血不足所致，治宜滋肾养肝法为主，统计6家单位共275例患者，达到临床治愈和显效者占61.45%。还有人介绍用温肾法为主，配合行针治疗视网膜色素变性144例，其中视力提高者占80.6%、视野改善者占54.4%。对于视神经萎缩，用驻晕丸加减治疗30例51眼，有效率达到58.8%。对于白内障，有人介绍用滋养肝肾方，治疗未成熟期白内障67例，从追访的50只眼中，视力增进者46眼、无变化者4眼，在视力表检测中，视力提高1～2行者占60%。

"耳为肾之窍""肾通气于耳"。有人用补肾药骨碎补治疗双氢链霉素引起的中毒性耳聋21例，其中症状消失者16例、明显减轻者3例、无效者2例。上海也有人用滋阴补肾合剂治疗150例，亦取得一定疗效。

"肺为声音之门，肾为声音之根"。对于咽喉炎、失音症等疾病，也可用益肾方法治疗，有人用真武汤加减治愈1例屡治无效的阳虚水泛失音症患者，经复查其声带充血和肥厚均消失。

"齿为肾之余"。有人用滋肾阴，降胃火的加味育阴煎治疗45例牙痛患者，达到止痛者43例，疗效满意。

二、"肾"本质的探讨

"肾"本质的探讨主要结合临床进行，但在动物造型、温肾和滋肾药的实验研究方面，也有一些进展，虽然是初步的工作，却展示了用现代科学知识和方法阐明、探索"肾"本质的意义。初步看来，中医的"肾"与以下现代生理功能和形态组织有关系。

(一) 内分泌功能方面

1. 肾阳虚

肾阳虚在形态上可见到垂体、甲状腺、肾上腺皮质、卵巢、睾丸等腺体，呈退行性病变；在功能上，可呈丘脑-垂体-肾上腺皮质系统功能低下。但有的认为是垂体-肾上腺皮质系统功能低下；有的认为主要是肾上腺皮质功能低下；有的认为主要是垂体功能低下；有的认为是垂体-性腺功能低下；有的认为是肾上腺功能低下。动物药理实验表明，温肾药具有激素样作用，但对肾上腺皮质却有保护作用。

2. 肾阴虚

肾阴虚可呈垂体-肾上腺皮质系统功能亢进，有的报道呈甲状腺功能亢进。动物药理实验表明，滋阴清热药具有拮抗外源性激素反馈抑制作用。

(二) 神经功能方面

1. 肾阳虚

肾阳虚多表现为副交感神经偏亢;也有认为是神经系统中的抑制状态。

2. 肾阴虚

肾阴虚多表现为交感神经偏亢;有的认为是神经系统呈兴奋状态,也有认为是间脑功能失调。

(三) 免疫功能方面

肾虚可出现T细胞比值、淋巴细胞转化率、血清免疫球蛋白A(immunoglobulin A, IgA)、免疫球蛋白(immunoglobulin G, IgG),以及网状内皮系统吞噬功能等低下现象,而血清补体含量增高。经补肾治疗后,上述低下的免疫指标可升高;而血清补体含量则有降低趋势。有的报道补肾后,能在正常范围内明显提高IgA、IgG。动物实验中,还发现补肾阳药有促进抗体形成的作用;而养肾阴药有延长抗体存在时间的作用。所以不少人认为,肾对机体免疫功能起着重要调节作用,用益肾调整阴阳的方法可以调节免疫功能。

(四) 肾功能方面

肾虚可出现肾功能障碍,而益肾可促进肾功能恢复。温肾药能有效地增加肾血流量,再加利水药,则使肾小管回吸收率降低,肾小管滤过率增加。经动物实验发现,滋肾的加味地黄汤可使肾性高血压下降,具有促进肾脏代偿功能,且能促进肾脏的排泄功能。对于烫伤动物的肾脏,通过同位素图研究发现以肾益为主的抗休克1号能增加肾脏有效循环量,而使肾功能获得改善。

(五) 能量合成代谢功能

动物实验表明,肾阳虚型肝脾中核酸含量降低。肝细胞琥珀酸脱氢酶的活性下降,而肝糖原含量增加,饲助阳药后,可使肝脾核酸含量和肝细胞琥珀酸脱氢酶活性上升,而肝糖原含量下降;而肾阴虚型与此相反,肝脾核酸合成上升,肝糖原降低;饲滋阴药后,则使肝核酸下降,但肝核酸下降时,滋阴药又能使之升高。这是一种调节作用的体现。有人观察到,予以助阳药可使慢性支气管炎肾阳虚患者的血浆中柠檬酸含量和红细胞中ATP含量上升。同时,补肾药可使糖合成代谢增强。

(六) 病理组织学方面

肾虚的组织、细胞,多表现变性、萎缩和纤维化。例如,尸检表明肾虚的内分泌腺呈变性或萎缩;肾虚型肝炎经活检发现,肝组织除细胞变性外,大多有明显的炎症和坏死;慢性胃炎涉及肾虚时,多呈萎缩性;对于肾虚型慢性支气管炎,其气管黏膜呈纤维化和萎缩,这在动物模型上,也得到证实。

三、小结

联系脾理论临床应用及其本质研究的概况,可以看出中医的脾、肾与现代医学的关系是广泛的，涉及消化、内分泌、神经、血液、心血管、泌尿、免疫、能量等各个方面，而脾与肾却表现在同一组织，或同一器官，或同一系统的不同阶段、不同程度的功能状态，但有各自的病理生理学内容及其病理组织学基础。可见中医的脾、肾主要是生理功能单位和反映相应的病理状态。

一定的功能背后都有其一定物质基础。脾、肾涉及的范围，有的是它本质的直接反映，有的是它的间接反映，所以脾、肾的真正本质有待进一步研究。

目前对脾、肾本质的探讨主要是从临床入手，这就涉及中医辨证标准的问题。前人的经验无疑是要继承的，但真正反映脾、肾的临床标准还需通过临床的再调查和实践。冀有更科学的诊断标准，为脾、肾理论的研究提供可靠的依据。

试论李中梓的学术思想及其主要成就

李中梓，又名世材，字念莪，名华亭（今江苏松江区）人，约生于1600年后。

李氏治学主张汲取众家之长，而不偏倚。他认为古代医家著书立说，所以能各持不同理论而自成一家之言者，并非见解有偏，立论独异，而是根据《黄帝内经》理论各有阐发，补充前人之未备。他指出张仲景著《伤寒论》，以风、寒、暑、湿、燥、火六气皆能伤人，惟寒邪最为杀厉，伤人尤甚，故立二百九十七法，制一百一十三方，以补《黄帝内经》之未备。至刘河间出，畅谈春夏温热，谓六经传变，自浅至深，都是热证，这又补仲景之未备。李东垣又分内伤与外感的不同治法著《内外伤辨惑论》，从多方面做了详细的辨别，把内伤分作饮食和劳倦两端，这是东垣补充张元素、刘完素的不足，而成为医家。至丹溪出，又发明阴虚发热之内伤病，治法则有别于饮食劳倦，这又补充了东垣之未备。经过这样不断地补充，内伤外感之说才比较全面。所以作为一个继承者来说，要全面地学习，要通达各家的学说，领会各家学术的精神实质，取长补短，这才是正确的学习态度。李氏批评那些不认真学习的人说："师仲景则偏于辛温，师河间则偏于苦寒，师东垣则偏于升补，师丹溪则偏于清降"。他指出所谓在学术上有偏颇者，并不在诸大家本身，而是在不善学习的人。李氏在这种思想的指导下，汲取各家之长，而成为历代医家中持论比较平正的一人。

李东垣临诊提倡理论联系实际，主张分证施治必须从临床实际出发，反对分论多歧。他在《医宗必读》的"噎膈反胃"篇和"疝气"篇中，批评巢元方繁杂的分证法说："巢氏浪分五噎十膈，支脉烦多，惑人滋甚。"又说："巢氏不能详考《内经》原具七疝，乃强分厥、症、寒、气、盘、腑、狼，自附于《内经》之七疝，不亦妄乎。"也批评张子和说："亦不知经文自有七疝，散见于各论之中，又添寒、水、筋、血、气、狐、癞七种，此其庇缪与巢氏未有以异也。"他认为噎嗝反胃总是血液衰耗，胃脘干槁所致。治疝气主张以《黄帝内经》之冲、狐、癞、厥、瘕、癀、癃等七疝，详而简约，切合实用。这说明了他理论联系实际，临证分型施治讲求实用。

一、李中梓的学术主要成就

（一）对先天后天根本论的阐发

先天之本为肾，后天之本为脾。对脾、肾的重视，历代医家有不同的主张，有的重肾、有的重脾。李氏则强调脾肾并重。他指出《黄帝内经》所说的治病必求其本，这个"本"字就是脾和肾。他说："世未有无源之流，无根之本。澄其源而流自清，灌其根而枝乃茂，自然之经也"。这说明了治病如能抓住脾和肾这两个先后天的根本，可以不治而自愈。为什么说肾是先天之本？他认为："盖婴儿未成，先结胞胎，其象中空，一茎透起，形如莲蕊。一茎即脐带，莲蕊即双肾也，而命寓焉。即后水生木而后肝成……五脏既成，六腑随之，四肢乃具。"由此他说："肾为脏腑之本，十二脉之根，呼吸之本，三焦之源，而人资之以为始者也。"至于脾何以为后天之本？他的理由是："婴儿既生，一日不再食则饥，七日不食则肠胃涸绝而死。"亦是

《黄帝内经》所说的“安谷则昌，绝谷则亡。”如兵家之饷道，饷道一绝，万众立散。胃气一败，百药难施。所以他说：“一有此身必资谷气，谷气入胃，洒陈于六腑而气至，和调于五脏而血生，而人资之为生也”。这说明了肾是五脏六腑生成之本，脾是五脏六腑供养之本。另外，从古以来，医家临证时对脾、肾的重视来看，如治伤寒危急之时，必诊太溪，以候肾气之盛衰；或诊趺阳，以察胃气的有无。二脉若能应手，则尚有回生之望；若二脉不应，那就不易挽救了。诊寸口必察尺脉，尺之有脉犹树之有根。诊寸口脉也要注意胃气，有胃气则生，无胃气则死。所有这些，李氏认为均可从脾、肾这两个根本去解决。对于肾的治疗，他同样主张分水和火。水不足而引起火旺的，用六味丸，即“壮水之主以制阳光”；火不足而导致水盛的，用八味丸，即“益火之源以消阴翳”。脾的治疗分饮食、劳倦两途。饮食伤者，为虚中有实，用枳术丸消而补之；劳倦伤者，乃属纯虚，用补中益气汤升而补之。他并认为虚劳、肿胀、反胃、噎嗝、痢疾、泄泻、痰饮等病，其本源都在脾或肾。至于虚劳证伤及肺、脾两脏时，他主张补脾保肺两法兼行。但如果燥热甚，能食而不泻者，润肺当急，而补脾之药不可缺。倘虚羸甚，食少泻多，虽咳嗽不宁，以补脾为急，而清润之品宜戒矣。他认为脾有生肺之能，所以补脾之药，尤要于保肺。如果虚劳证伤及脾、肾两脏时，李氏主张补肾健脾两法兼行。由此可以看出，他对脾、肾的重视了。

（二）对水火阴阳论的阐发

水为阴，火为阳，水火既济，阴阳互根，这是祖国医学的基本理论之一，这个观点在《黄帝内经》中已有详尽的论述，但历代医家从自己的实践经验中，又有了新的理解和不同体会，如刘完素的“火”“热”发病说；李东垣的重“脾气”“脾阳”；朱丹溪的“阳常有余，阴常不足”；张介宾的“阳非有余，但真阴也不足”等，都做了不同的阐述。李中梓则认为，水火阴阳的相互升降，是宇宙间一切事物生长的根本。水的上升，是依火的炎上；火的下降，是赖于水性的润泽。两者相互协调，互相既济，才能维持生物的正常发展，他说：“水火分则为二，实则为一，是不可分割的。”从人身上来说，气就是火，即是阳；血即是水，就是阴，无阳则阴无以生，无阴则阳无以化，从而把阴阳、气血、水火联系起来，说明了它们相互之间的对立统一性。但李氏强调“物不伏于阴，而生于阳”，认为在阴阳中阳起主要作用。所以他在治疗上主张气血俱要，而补气要以补血之先；阴阳并需，而养阳要在滋阴之上。李氏在这种重阳思想的指导下，又将药性按四时分论。从温热药属春夏，为生长之气，统为补剂；以寒凉药分属秋冬，为肃杀之气，归为泻剂。由于李氏有着阳重于阴的观点，所以很同意张介宾对刘河间、朱丹溪重阴思想的批判。他说：“今天下喜用寒凉，畏投温热，其故有二：一者守丹溪阳常有余说，河间有寒无热之论耳……”他把喜用寒凉，畏用温补的医生，叫作俗医。他赞同东垣“甘温治大热”“血脱宜补气”“独阴不长”“救脾必本于阳气”等论说。

（三）创古今元气不同论

李氏所说的元气，是指人身禀于先天的元阴、元阳。元气是人身最根本的物质。其元阴能润泽脏腑，元阳为脏气之源，所以元气旺盛，则根本巩固；元气衰惫，则根本动摇。李氏认为人的元气，就像大自然中的气，当天地初开时，气化浓密，即气强；久之气化渐薄，则气弱。所以他说：“东汉仲景处方以两计，金元以后东垣、丹溪不过钱计，今（指明代）去朱、李之世又五百年，元气转薄必然之理，故抵当、承气日就减削；补中、归脾日就增多，临证施治，多事调养，专防剋伐，多事温补，痛戒寒凉。”他在这种元气渐薄、今不如古的思想指导下，处处注意对元气的保养，也就突出了“补虚”的观念，如说：“病宜能热，当先之以温；病宜用寒，亦当先之以清，纵有积宜消，必须先养胃气，纵有邪宜祛，必须随时逐散，不得过剂。”这充分说明了李中梓处处护卫元气的学术思想。

（四）临证特点

李氏在临证中善于运用辨证论治的方法，特别对真、假病象的鉴别有其丰富经验。他认为虚证用补、实证用泻、寒证用温、热证用清的大法，是任何医生都不会错认的。至于大实有羸状，至虚有盛候，阴证似乎阳，阳证似乎阴等诸类症候，如果判别不清，便容易造成生命危险。他说：“如积聚在中实也甚则默默不欲语，肢体不欲动，或眩运昏花，或泄泻不实，皆大实有羸状也……脾胃损伤虚也；甚则胀满而食不得入，气不得舒，便不得利，皆有至虚有盛候。”这种真假、虚实疑似症的辨别，临证头等重要。又说：“脾肾虚寒，真阴证也；阴盛之极，往往格阳，面目红亦，口舌破裂，手扬足掷，语言错妄，有似乎阳也……邪热未解，真阳证也；阴盛之极，往往发厥。厥则鼻无气，手足逆冷，有似乎阴也。”这里李氏指出了对真假虚实症候的一些鉴别方法。至于对真假证的进一步判别，李氏认为必须求之于脉。他说：“假证的发现，皆在表也，故浮取脉，而脉亦假焉；真正之隐伏，皆在里也，故沉候脉，而脉可辨矣。”由此可见，李氏对疑似证的辨别有其丰富经验。

（五）主要著作

李中梓著作甚多，以通俗精要称著，适合于初学者读用。

（1）《士材三书》：本书计十六卷。计《本草通玄》二卷，分论药性，末附用药机法，论述处方用药之法；《病机沙篆》二卷，分论各种病症；《诊家正眼》，论脉诊，就脉经二十四脉，补长、短、革、疾四脉为二十八脉，详细说明脉的形势，解释各脉的意义。

（2）《内经知要》：书凡二卷，分道生、阴阳、色诊、脉诊、脏象、经络、治则、病能等 9 篇。它是《黄帝内经》的节录本，按类编纂，并加注释，通俗明了，为初学者之良好读本。

（3）《医宗必读》：是李氏最后的一本著作，在学术上也较以往成熟，可以说是他的代表作。书计十卷，分医论、图说、脉决、色诊、本草、病机等。此外，尚有《伤寒括要》、《内外景说》（书佚）及《删补颐生微论》等。

二、李中梓的学术思想渊源

李中梓的学术思想渊源于《黄帝内经》和《伤寒论》。此外，受李东垣、薛立斋、张介宾诸家学说的影响也很深。

（一）《黄帝内经》

李氏对《黄帝内经》很有研究。《内经知要》就是他的研究成果之一。他对各种病证的分析都是依据《黄帝内经》的理论加以阐述。他认为历代医家各自成一家言，总是阐《黄帝内经》之旨。他从《黄帝内经》治病必求于本，领悟为这个“本”就是肾、脾。《黄帝内经》的“阳密阴固”的论说加强了他的重阳思想。他对元气的重视，也与《黄帝内经》的“精神内守，病安从来”理论分不开。

(二)《伤寒论》

他推崇仲景为论外感病治法的第一人。在他的著作里对仲景的汗、吐、下、温、清、补六法,特别是补法做了详细的阐述。他分析了仲景的伤寒三百九十七法中,治虚寒的有一百多法;一百一十三方中,用人参桂附的就有八十多方。他认为气为阳,气虚则寒,故温即补,批判了后人“伤寒无补”的说法。

(三)张元素、李东垣学说

张元素的学术成就主要表现在对药物和处方学的研究。除此以外,他还极力提倡治病应注意“养胃气”。李东垣是张氏的学生,着重发挥了张氏“养胃气”的学说,著《脾胃论》。李中梓对脾的重视,同时也分饮食、劳倦施治,就是继承了张元素、李东垣的学说。他还说东垣是内伤病论说的创始人。他的养阳在滋阴之上的学术思想,不能说与东垣“血脱宜补气”“独阴不长”“重脾阳”的论说无关。

(四)薛立斋、赵献可学说

薛立斋是明代的补肾派代表,赵献可是薛氏的学生,发挥了命门学说。两人在临床偏重治肾,喜用六味地黄丸补肾阴和八味地黄丸补肾阳。李中梓对肾的重视,也分水、火治法,实际是继承了薛立斋、赵献可的学术主张。他斥责有人异议薛立斋治病多用六味、八味地黄丸,认为这是不知肾为人身根本的说法。

三、对李中梓学术思想的几点商榷

李氏的学术成就已如上述,但对某些观点仍然有他的片面性。这里只提出两点讨论。

(一)养阳在滋阴之上

李氏认为阴和阳虽然互相关联,但阳是主要的,所以提出补气在补血之先,养阳在滋阴之上的主张。特别是用这种思想来对待药物,将温热药统为阳,属补虚药;寒凉药归为阴,属泻实剂;寒凉药比喻阴柔小人,温热药比喻阳明君子。这种机械的分类法值得商榷。唯物辩证法思想告诉我们,对每一种事物的研究必须是客观的,既要承认差别,又要看到它们之间的联系,尤其是互相转化的作用。阴和阳是两个对立的矛盾,但他们具有“阳生阴长”“孤阳不生、独阴不长”的相互关系,在发展末端时“阴盛则阴,阴盛则阳”的转化规律,如果“阴阳离决,精气乃绝”。这在《黄帝内经》里已有详尽的阐述。李氏在《水火阴阳论》中虽然也承认:“水火分则为二,实则为一”,但他重阳的思想还是主要的。当然,不能否认,在疾病的发展和演变的过程中,会出现阳盛阴衰或阴盛阳微,或阴阳俱虚的病理变化,医生的任务就是应用正确的诊断方法,来揭露种种错综复杂的病象,进行辨证施治,寒凉药味厚气薄属于阴,这是就一般而论。但绝不能由此而说温热药属阳就是补剂,寒凉药属阴就是泻剂,那么像荆芥、紫苏叶、羌活这类辛燥耗气的药,怎么能说是补虚药;再如沙参、生地黄、石斛等寒凉补阴之品,当不能说是泻剂。李氏这种重阳思想,就是他学术上偏颇的表现。章虚谷先生说得好:

“阳尊阴卑，原从人情世事上立名，非阴阳之理，固有尊卑。褒君子，贬小人，论世间事迹则可；扶阳气，抑阴气，论疾病证治则不可。”

（二）元气古厚今薄论

元气，李氏所指的是先天的元阴和元阳。先天对人身的禀赋来说，具有重要意义，但对人的健康来说，它不是绝对的，后天的供养、日常的锻炼也同样重要。有的人先天禀赋虽然差些，但注意调摄，同样身强力壮，正气旺盛，微邪难入，或虽入而不致病。李氏从汉朝与金元时期的用药量不同和明代医家多用补剂，而认定元气古厚今薄，提出未攻先补、欲攻缓攻；应寒先以凉、应热先以温的主张。如果按李氏这种逻辑，那么现距明代又是几百年，元气当是更薄，医家治病只能补虚，哪还会有攻伐之法？事实不是这样。就仲景的用药两剂来说，那是汉制与后代的不同。至于明代用药多补问题，也必须从当时的社会背景去研究，绝不能说是元气渐薄的原因。徐大椿在《慎疾刍言》的“制剂”篇中分析说“古一两，今二钱零，古一升，今二合，古一剂，今之三服……，医者不明古制，以为权量与今无异……，为之说曰，今人气薄，当略为减轻，不知已重于古方数倍矣，所以药价日贵，而受害愈速也。”徐氏虽然说的是制剂，其实是对李中梓的批评。

试论徐大椿的医学成就

清代对外实行闭关自守政策，隔绝与外国文化的交流；对内在文化思想上，施行高压政策，限制言论、出版、著作的自由，于是考据学盛行。我国医学自金元时期出现空前盛况的学术争鸣后，各家竞相著书立说，各树一帜的学术讨论之风，一直延续到明清时期，对中医学术的发展具有深刻影响。清初，刘河间、李杲、朱丹溪、张景岳各家学说，仍被医家所重视。尤其是温补学说，继明末之后，仍盛行。与此同时，由于社会背景的影响，医学界也兴起考证古典医学之风，从此揭开了清代医学新旧两派的序幕。

徐大椿是清代初叶的一位杰出医学家，他极力参与古典医学的考证工作，对医学学术问题也进行热烈的讨论。他研究古典医学所取得的成就，不单在理论上有造诣，而且能在临床实践中，验证这些理论，并加以发挥，从而促进了医学学术的发展。留下的十六卷著作，博深切用，评释精锐，是继承发扬祖国医学的重要文献。

一、徐大椿生平及其治学态度

徐大椿字灵胎，晚号洄溪老人，江苏省吴江市人。生于公元1693年，卒于1771年，享年79岁。徐氏生有异禀，长方广颡，聪明过人。小时志于医学，不慕功名利禄，不屑究心制艺。岁试时题诗卷末曰“徐郎不是池中物，肯共几鳞逐队游?!”被学使黜出；又因家族亲病，连年病死欲尽，致发愤医学，朝夕披览，寝食俱废，攻究典籍，博览方书。五十年间批阅医书千余卷，泛览之书万余卷。晚岁沉于洄溪，古文号称洄溪老人。徐氏治病善于审证求因，灵活应用方药、针灸各术，辨奇症痼疾，皆获效验。远近求治，医名日彰，声传京都，高宗六次召见，拟聘为太医官，徐氏托辞不就。终因年老体弱，数度跋涉往京，于1771年卒于京都。

徐氏博学多艺，精于医学外，对天文、历算、史地、音乐、武技、水利等均有研究。

徐氏主张学习祖国医学，必须从源到流。他认为，我国医学起源于《神农本草经》继则《黄帝内经》。在《黄帝内经》中，关于医学基本理论、辨证方法和制方法则等均已大备。例如，阐经脉脏腑之原，辨内伤外感之异，论配方君臣佐使、大小奇偶之法和用药之理等，但仍以针灸杂法为多。至伊尹创汤液治病之法后，扁鹊、仓公汤药之用渐广。仲景出，杂病伤寒专以方药为治，从此以后，医者以方药为主。而关于天地阴阳、经脉脏腑等理论及针灸、杂术等不甚研究。治病之法从此一变。唐宋以后，如此相传弥甚，至元代刘河间、张洁古等，既不深通经义，又不深考仲景制方之源，论说支杂，各任其偏，尤其是东垣，偏驳更甚，惟以温燥脾胃为主，立方毫无法度。至明代薛立斋，泛浮荒谬，将圣贤之学变而成为腐烂时文(《医学源流论・医学渊源论》)。清初，又出现了执一、二温补之方以治病的医生。他们认为执一可以驭万，对《黄帝内经》理论、本草性能、仲景辨证论治法度，不深加讲究，轻学盲试，就行起医来。他认为，如此相传，则神农、黄帝之精义不知，药性及脏腑经络之源不明，仲景制方、施治之法不审，尽被唐宋以后偏论邪说所惑，盲目曰某病用某方，胸中毫无把握。所以徐氏极力提倡学习祖国医学，必须先熟读《黄帝内经》《神农本草经》《伤寒杂病论》《金匮要略》等经典著作，以明经脉脏腑、药性之理及制方之义，使学者有准则。然后博览《千金翼方》《外台秘要》以下各书，才能明辨是非，取长补短，不至于众说纷纭，无所适从。徐氏这种重视理论的治学态度，是值得提倡和学习的。

徐氏重视理论联系实践，反对不善学习、脱离实际的空谈理论家。他在《慎疾刍言・用药》中写道："其医案，则袭几句阴阳虚实、五行生克笼统套语……，而文人学士又最易欺，见有阴阳、五行等说，即以为有本之学，深信不疑。其人亦自诩为得医学之捷径，将千古圣人穷思极想，所制对症之方数千者，皆不必问，而已称名医矣。"又在《医学源流论・涉猎医书误人论》中指出"文人墨客及富贵之人，文理本优，偶尔检点医书，自以为已有心得。旁人因其平日稍有学问品望，倍加信从，而世之医人，因自己全无根柢，辨难反出其下，于是深加佩服，彼以为某乃名医，尚不如我，遂肆然为人治病，愈则为功，死则无罪。更有执一偏之见，恃其文理之长，更著书立说，贻害后世。"他把这种理论家归有三类：一是邪说，就是不遵经学古。二是欺人之学，就是好奇谈怪论，骇人听闻，或剿袭前人之语，以示渊博。三是耳食之学，不是窃听他人之说，便是偶阅先古之书，略记数语，自信为已得其秘，大言不惭，以此动众，所谓道听途说是也。徐氏有鉴于此，所以极力提倡在理论求得"全体明"后，还必须在临床中"历试""自考"。他说"凡读书议论，必审其所以然之故，而更精思历试，方不为邪说所误。"《医学源流论・邪说陷溺论》又在"治人必考其验否论"中详细阐述了实践和不断总结经验的重要性。他说"服此药后，于何时减去所患之何病；倘或不验，必求所以不验之故，而更思必效之法……又或反增他症或病反重，则必求所以致害之故，而自痛惩焉。更复博考医书，期于必愈而止。若其病本不能速效，或其病只可小效，或竟不可治，亦必预立医案。明着其说，然后立方，不得冒昧施治。如此自考，自然有过必知，加以潜心好学，其道日进矣。"徐氏这种理论联系实际，善于总结经验，实事求是的精神，增强了他学术成就的光辉。

徐氏反对把学习医学作为"生活计"的低贱想法。他认定医学是一门直接关系着人的生命的科学，医生的职责就是要为患者解除痛苦。他说"今之学医者，皆无聊之甚，习此业以为及食计耳。"(《医学源流学・医非人人可学论》)他对当时一些"立奇方以取异，用僻药以惑众；用参茸补热之药，以媚富贵之人；假托仙佛之方，以欺愚鲁之辈；高谈怪论，惊世盗名；造假经伪说，瞒人骇俗；明知此病易晓，伪说彼病以奇方"等形形色色的俗医，给予无情揭发。他指出"这不过是欺人图利，即使能知一、二，亦为私欲所淹没，安能奏功。"在他著名的《医学源流学・人参论》里，极力批评不从实际出发，盲目用补的医生，认为是"破家害命，怎么可不慎哉"。他还提倡"医必备药，乃可待不时之需"。《医学源流论・医家论》还指出："医者能正其心术，虽学不足，犹不至于害人。况果能虚心笃学，则学日进；学日进，则每治必愈。"这说明了医生要为患者认真负责和虚心好学的必要性。徐氏这种高尚的医学品德直到今天还值得学习，不愧为杰出的医学家。

二、徐大椿的医学论点及主要成就

(一) 对元气学说的阐述

徐氏认为，人的元气是由先天所禀赋的，具有一定数，是生命存亡的决定因素。它存于命门，分布各个脏腑，是生理功能的物质基础。元气有温体、润脏腑的作用，是真气的内充，外见为神气。他说:“元气也,视之不见,求之不得,附于气血之内,宰乎气血之先,其成形之时,已有定数。”又说:“五脏有五脏之真精,此元气之分体者也。而其根本所在,即《道经》所谓丹田,《难经》所谓命门,《内经》所谓节节之旁中有小心。阴阳阖辟存乎此,呼吸出入系乎此。无火而能令百体皆温,无水而能令五脏皆润。此中一线未绝,则生气一线未亡,皆赖此也。”(《医学源流论·元气存亡论》)。关于与正气的区别。他在《杂病源·君火相火论》中说“正气之蓄,即为元气”,说明了元气是产生机体功能的基础。元气既然是人身最根本的东西,是生命活动的基本物质,那么它的盛衰,就直接关系着生命的存亡。所以徐氏对正常人生、长、衰、亡生理规律的解释和对疾病预后的判断,都从元气的盛衰、强弱来说明。他曾经这样比喻:人身元气与生命的关系,如薪和火的关系有一定数。置薪于火,始然尚微,渐久则烈,薪力既尽,而火熄矣。而人在四十岁前,元气渐盛,日生日长;四十岁后,元气日消日灭,终至尽而死。所以他治病非常重视元气。他说:“疾病之人,若元气不伤,虽病甚不死;元气或伤,虽病轻亦死。”又说:“而其中又有辨焉。有先伤元气而病者,此不可治者也;有因病而伤元气者,此不可不预防者也;亦有因误治而伤及元气者;亦有元气虽伤未甚,尚可保全之者,其等不一。故诊病决死生者,不视病之轻重,而视元气之存亡,则百不失一矣。”《医学源流论·元气存亡论》。这样,护养元气就自然成为治疗中的主要问题,也就是说,临床立法处方都要有重视元气的观念,防止对元气的戕伐消耗。他说:“若夫有疾病而保全之法何如?盖元气虽自有所在,然实与脏腑相连属者也。寒热攻补,不得其道,则实其实而虚其虚,以有一脏大受其害。邪入于中,而精不能续,则元气无所附而伤矣。故人之一身,无所不宜谨护,而首不可轻试也。若夫预防之道,惟上工能虑在病前,不使其势已横而莫救,使元气克全,则自能托邪于外;若邪盛为害,则乘元气未动,与之背城一决,勿使后事生悔,此神而明之之术也。”(《医学源流论·元气存亡论》)这里可以看出,徐氏所谓对元气的养护,不是一味用补,而是采用祛邪安正和补气养正的辨证施治方法。这较盲目用补药养正更高一筹。此外,他还指出元气脱而引起五脏六腑之气绝时,更要注意肺脏的气先绝,因为它是脏腑的华盖,脏腑赖其气以养,所以肺脏气绝则脏腑皆无禀受,则死期更促。这还说明了有病虽愈而突发死亡者,乃由邪气虽去,而其人元气与病俱亡之故。徐氏对元气的研究,进一步阐述了它的作用及其在人体的分布,提出了攻邪安正和补虚养正,护养元气的辨证法则。

(二)对阴阳学说的认识

阴阳学说自《黄帝内经》论述以来,历代医家通过自己的实践,又做了许多新的发挥。历史上不少的学术争鸣,都是属及阴阳学说问题。如被认为争鸣的最高峰的金元时期,除攻补两方面的讨论外,刘河间、李东垣、朱丹溪实际上是对阴阳问题的争论。所以阴阳学说也自然成为历代医家讨论的中心。徐氏遵从张景岳对阴阳学说问题的理解。他认为:一、阴阳是互根,是不可分割的统一体;二、阴阳有先天和后天之分。他说:“道产阴阳,原同一气,火为水之主,水为火之源,水火原不相离也。何以见之?水为阴火为阳,象分冰炭,何谓同源,盖火性本热,使火中无水,其热必极,热极则亡阴,而力物焦枯也。水性本寒,使水中无火,其寒必极。寒则亡阳,而万物寂灭矣。此水火之气,固不可呼吸相离也”。《杂病源·阴阳篇》说明了阴阳是一个事物的两个不同表现方面:在阴中有阳的成分,在阳中有阴的成分,制约互生,维持事物的正常发展。徐氏这种阴阳互根的思想,也在临证诊疗中体现。他说:“阴精既竭,非壮水无不能,阳气既虚,非益火无不能固,然精无气不化,气无水不行,此其中又有可分不可分之妙用。”(《杂病源・阴阳篇》)说明在阴虚补阴、阳虚补阳的正治法中,也要注意阴阳互根的关系。不要顾此失彼,至于疾病用正治法治疗无效时,更要根据阴阳互根的道理,当从阳以引阴,从阴以引阳,各求其属以衰之。他说:“如求汗于血,生气于精,从阳引阴也;引火归元,纳气归肾,从阴引阳也,此即水中取火,火中取水之义。”徐氏对许多奇难杂症的治疗,很多是根据阴阳互根的理论获得效果的,这在《洄溪医案》里是屡见不鲜的。关于先后天的阴阳问题,他说:“凡人之阴阳,但知以脏腑血气寒热为言,此是后天有形之阴阳,若先天无形之阴阳,则阳曰元阳,阴则元阴。元阳者,即无形之火,以生以化,神机是也,性命系之……元阴者,即天一之水,以长以立,天癸是也,强弱系之……”(《杂病源・阴阳篇》)。他指出后天的阴阳就是气血、脏腑和寒热,是有形的,是在先天无形阴阳——元阴元阳作用下的产物。先天阴阳也就是后天阴阳的活动基础。徐氏这种阴阳分先天无形、后天有形的学术论点,对指导临床具有重要意义。他认为治疗后天阴阳容易,因为有形可征;而治疗先天阴阳,则无形难测。在同论中又说“夫有形者,迹也,盛衰昭著体认无难;无形者,神也,变化倏忽,挽回非易。”他这种学术思想在《医学源流论・阴阳升降论》中获得进一步发挥。他说:“人身象天地,天之阳藏于地之中者,谓之元阳,元阳之外护者,谓之浮阳,浮阳则与时升降,若人之阳气则藏于肾中而四布于周身,惟元阳则固守于中,而不离其位……故发汗之药,皆鼓动其浮阳,出于营卫之中,以泄其气耳。若元阳一动,则元气漓矣,是以发汗太甚,动其元阳,即有亡阳之患。”他这里虽然仅指发汗太多,甚则动元阳,有亡阳之患,其实是提示养护先天阴阳的重要性。徐氏的阴阳互根和先、后天阴阳论说,不但对《黄帝内经》阴阳学说做了发挥和补充,而且对临床具体应用做了详尽阐述,有现实指导意义。

(三)对审证论治的研究

审证和论治是治疗工作的两个步骤,前者是认识疾病;后者是解决疾病,要正确地解决疾病,首先必须对疾病要有正确的认识,这就必须认真做好诊断工作。徐氏认为审证无误,治疗不会有差。如何审证?他强调要同中别异、异中求同、审因求源、知病传变。他说“七情六淫之感不殊,而受感之人各殊,或气体有强弱,质性有阴阳,生长有南北,性情有刚柔,筋骨有坚脆,肢体有劳逸,年力有老少,奉养有膏粱藜藿之殊,心境有忧劳和乐之别,更加天时有寒暖之不同,受病有深浅之各异……故医者必细审其人之种种不同,而后轻重缓急、大小先后之法,因之而定。”(《医学源流论・病同人异论》)。这说明了同样一种病因,可以因为体质的强弱、体型的属阴属阳、性情的急躁和柔和,以及职业、年龄、出生地点、时令等不同情况而有所变化,所以临床不能孤立地治病,要重视人的复杂因素。又说“如同一身热也,有风、有寒、有痰、有食、有阴虚火升、有郁怒忧思、劳怯、虫病,此谓之因。知其因,则不得专以寒凉治热病矣。”(《医学源流论・病同因别论》)。此外,要辨别病和症、本症和兼症、本病和兼病。他说“如疟病也,往来寒热、呕吐、畏风、口苦是症也。合之而成为疟,此乃疟之本症也。若疟而兼头痛、胀满、嗽逆、便闭,则又为疟疾之兼症矣。若疟而又下痢数十行,则又不得谓之兼症,谓之兼病……以此类推,则病之与症,其分并何啻千万,不可不求其端而分其绪也。而治之法,或当合治,或当分治,或当先治,或当后治,或当专治,或当不治,尤在视其轻重缓急,而次第奏功。一或倒行逆施,杂乱无纪,则病变百出,虽良工不能挽回矣。”(《医学源流论・病症不同论》)。在辨明上述各种情况外,对每一种病的治疗,还必须辨明病因,病所及其传变规律,才能很好地治疗。他把病因分作七情、六淫,把病所分为表里、上下,在表是皮肉筋骨受病；在里是脏腑精神受病，如果在经络，要按不同经络所呈现的症状进行施治。但其中必须懂得传变规律：里病可以传表，表病可以里传，其中都必须经过经络，而呈现各经络的不同症状，从而可以测知疾病的传变部位。如果病在脏腑，那就要掌握脏腑生克的相传规律。对一个病来说，有相传，也有不相传，有久而相传，也有久而终不传；中于经络易传，病症流于经络者亦易传；病入脏腑，以生克相传，皮肉筋骨不归经络者，则不传。在相传中具有一定规律，除上所述外，又如《伤寒论》太阳传阳明，《金匮要略》见肝之病，知肝传脾之类也有一定规律，如人先有受伤之处，又感时行之气，或调理失宜，则生它病。所以他说“故善医者，知病势之盛，而必传也，预为之防无使结聚，无使泛滥，无使并合，此上工治未病之说也，若其已至于传，则必先求其本，后求其标，相其缓急而施治之。”在辨明各种情况后，治疗措施也要分别对待，病在经络脏腑，可用汤药治之；若邪在筋骨肌肉之中，属有形，必用针灸等法。在汤药中，也要根据病的情况分别应用汤、丸、散、膏等不同剂型治之，才能收到应有的效果。掌握徐氏这种法则，就能应付自若。

（四）对方剂的应用

方剂是一门实用医学，历来被临床医家所重视。组成方的基础是药，直接起着治病的作用，但病的变化是错综复杂的，要使一定功效的药发挥更大的作用，就必须通过组方来实现。临床医生，不但要熟悉药性、药能，更要掌握方的配伍法则，才能充分发挥医药的治疗效果。徐氏认为，方剂的由来是在单味药的基础上发展的，他说：“凡人所患之症，止一二端，则以一药治之，药专则力厚，自有奇效，若病兼数症，则必合数药而成方”（《医学源流论·单方论》）。这说明了病症单纯的，可以用单味药治疗，病情复杂的，则需要由许多药组成的方来治疗。药在方中，虽然起直接治病的作用，但在一个方中的每一种药不一定都要按其性能起正常作用。徐氏在《医学源流论·方药离合论》中说“方之与药，似合而实离也。得天地之气，成一物之性，各有功能，可以变易血气以除疾病，此药之力也。然草木之性，与人殊体，入人肠胃，何以能如人之所欲，以致其效？圣人为之制方以调剂之，或用以专攻，或用以兼治，或相辅者，或相反者，或相用者，或相制者，故方之既成，能使药各全其性，亦能使药各失其性……，此方之妙也。”又说“盖古人用药之法，并不专取其寒热温凉补泻之性也，或取其气，或取其味，或取其色，或取其形，或取其所生之方，或取其嗜好之偏，其要似与病情之寒热温凉补泻不相关，而服之反有神效。”（《医学源流论·药石性同用异论》）。这说明了方的重要性。他认为，要达到这种水平必须学习古人处方用药；能推药理之原，识药性之专能，定气之逆从，审脏腑之好恶，合君臣之配偶，且又能探索病源、推求经络的方法。这样一张处方才能“分观之，而无药弗切于病情，合观之，而无方不本于古法”，否则“按病用药，药者切中，而立方无法，谓之有药无方，或守一方以治病。方虽良善，而其药有一二味与病不相关者，谓之有方无药。”（《医学源流论·方药离合论》）。徐氏强调，方的意义并要求认真学习古人制方配伍之法，使方剂中无一味药是虚设的，这样才能获得很好的效果。他对方剂的研究，进一步阐述了方与药的关系，以及方剂在诊疗中的重要意义。

（五）对外科的探索

徐氏不但精于内科，且对外科也很有研究。他认为外科的治疗，虽然以外治为多，主要在传授，但内外科是有密切联系的。所以徐氏主张，外科医生既要注意手法的传授，又要学习内科的基本理论，而善于运用辨证施治的方法，这样对外科兼内科之症，或其人本有宿疾，或患外症之时，复感它气，或因外症重极，内伤脏腑，才能两全无失。一个普通的外科医生，如果掌握药方数首，合膏围几科，也可以应付一些外科病，但如果要达到高深的水平，就必须通晓经络脏腑、气血骨脉等理论，以及内科病的理论知识。实践告诉我们，一个内科医生也要对外科病有所了解。否则，像徐氏所说的“若其所现内症，本因外症而生，如痛极而昏晕，脓欲成而生寒热，毒内陷而胀满，此则内症皆由外症而生，只治其外症，而内症已愈。”(《医学源流论・疡科论》)。徐氏对外科的研究，既重视手法的传授，又强调学习医学理论的重要性，这又是徐氏既重视理论，又重视实践经验的例证。他在辨腹内痈时说：“病显然为内症者，内科治之，显然为外症者，外科治之。其有病在腹中，内外未显然者，往往易误治。”如腹内痈有肺痈、肝痈、胃脘痈、小肠痈、大肠痈、膀胱痈，肺痛咳吐腥痰，人犹易辨，其他往往在临床易误认为是痞结、或瘀血、或寒痰、或食积，但如何鉴别？徐氏认为，痞结瘀血必有所因，且由渐而成；寒痰则痛止无定，又必另现痰症；食积则必有受伤之日，且三五日后，大便通即散。外症痛有常所，而迁延益甚，以手按，肿热者有脓，不热者无脓。肠痈身甲错，腹皮急，按之濡如肿状；肝痈则胁内隐隐痛，日久亦吐脓血；小肠痈与大肠痈相似，而位略高；膀胱痈，则痛在少腹之下，近毛际着皮即痛，小便亦艰而痛；胃脘痈则有虚实二种，实者易消，若成脓必大吐脓血而愈，惟虚者则多不治，先胃中痛胀，久而心下渐高，其坚如石，或有寒热，饮食不进，按之尤痛，形体枯瘦。从这里可以看出，徐氏对外科病的鉴别诊断和治疗，具有丰富经验，是一位理论渊博、经验丰富的医学家。

（六）主要著作

徐氏的著作计有十六卷，此外还有《外科正宗》《临证指南》书评两册。十六卷中，《难经经释》《内经经释》《神农本草经百种录》《六经病释》《伤寒约编》《伤寒类方》是他研究古典医学的成果，不但加以考证、注释，而且很多是独特的发挥。《兰台轨范》是从方剂着手进行归类、汇集的著作，所采用之方，多为宋以前之方，每方之下，多有附注，论配合之旨与施用之宜，临床颇实用。《脉学论》《脉诀启悟》《舌鉴总论》是徐氏对诊断方法研究的成就，这些著作系统地论述了他对脉、舌的学术见解。在脉学研究中，他强调了临床脉证合参的重要性，反对单凭脉断病的片面方法。《女科医案》《洄溪医案》是集临床治验之大成，前者系摘录古人治验之案；后者是他临证治验的精粹，计有五十六症、九十案，反映出徐氏临床治病，出胜制奇，灵活应用方药的超群技术。《慎疾刍言》专抉摘医家误人，病家轻信之弊，进行评述，词气尤激，是体现他敢与对不良医疗作风进行斗争的精神。《医贯砭》是专对赵献可所著的《医贯》进行评析的。《医贯》是一册以补命门为主治疗疾病的论著，以六味丸、八味丸为主方，通治各种疾病。徐氏法古人因证、因时、因地治病的法则，给予驳斥。《杂病源》《医学源流论》是他的主要著作，尤其是《医学源流论》，是徐氏晚年的著作，发表了他对祖国医学学术见解合理法方药的整套意见，意在唤起大家对医学理论的重视。《医学源流论》计上下两卷，分经络脏腑、脉、病、方药、治法、书论、古今七方面，子目有九十三条，是书中论述了元气、阴阳、五运六气、切脉、临床辨证和方药的重大理论问题，是他学术思想的代表作。

三、对温补派的批评

清初受明末温补学派的影响，医生用补已成风气，每病都认为是“邪气所凑，其气必虚”，而崇张景岳、赵献可、薛立斋、李东垣温补之说，对《黄帝内经》理论，《神农本草经》药物性能，仲景制方和辨证施治的法则，没有深入、全面的研究，执一、二温补之方而通治万病。徐氏对这种不讲究经旨，盲议用补的现象非常气愤。他说“邪之所凑，其气必虚，气虚固当补矣，所凑之邪，不当去耶？盖邪气补住，则永不复出，重则即死，轻则迁延变病，或有幸而愈者，乃病轻而元气渐复，非药之功也。”又说“人非老死即病死，其无病而虚死者，千不得一，况病去则虚者亦生，病留则实者亦死，若果元气欲脱，虽浸其身于参附之中，亦何所用？”(《慎疾刍言·补剂》)。又在《医学源流论·中风论》中说：“邪之所凑，其气必虚，故补正即所以驱邪，此大缪也。惟其正虚而邪凑，尤当急祛其邪以卫其正。若更补其邪气，则正气益不能支矣。即使正气全虚，不能托邪于外，亦宜于祛风药中少加扶正之品，以助祛邪之力。从未有纯用温补者。譬之盗贼入室，定当先驱盗贼，而后固其墙垣，未有盗贼未去，而先固其墙垣者。或云补药托邪，犹之增家人以御盗也。是又不然，盖服纯补之药，断无专补正不补邪之理，非若家人之专于御盗贼也，是不但不驱盗，并助盗矣。”徐氏的其他治病篇也贯穿这种思想，如咳嗽、吐血、中暑、阴证，以及对老人、妇人的治疗等，都反对盲用补药，特别是温热补品。在他有名的《医学源流论·人参论》里，详细论述了盲用补药的危害性。这样，当时盛行的温补学派之一的赵献可命门学说，自然成为徐氏攻砭的对象。他首先从学术理论进行辩论，反对赵氏强调“人身之主非心，而为命门”的论说，徐氏说：“《黄帝内经》明说，心为君主之官……为什么不说，命门为君之主官。”又说“内经并无命门之说，惟《灵枢·根结》云：太阳篇起于至阴，结于命门，命门者目也。《灵枢·根结》亦云：命门者目也。《素问·阴阳离合论》云：太阳根于至阴，结于命门。王启玄注云：命门者，藏精光照之说，则两目也。经文所指命门皆以目言，盖以目为五脏六腑精液所注，故曰命门。又门者，出入之升阖之地，目之精光内莹外照，而启闭随时，于门字义为切，若肾中一点真阳，而谓之门义亦不合。”但又说，“两旁俱是肾，命门在中间，虽非经旨，而其言尚有影响，至今左为阴水，右为阳水，又阴水为真水，阳水为相火，又左一黑圈为真水之穴，右一白圈为相火之穴，种种杜撰支离，直属谎语。”这说明徐氏虽然从文献中考察，命门应是目，但对命门在两肾之中的论说，也是表示赞同的。命门既然不是一身之君主，那么治病就不能统用六味丸、八味丸等补肾之剂。另外，他列举了许多事实，说明了温补学说的兴起，由东垣之后，尤其是薛立斋、赵献可更执一偏之见，盲用纯补温热之品，而陷害世人，使医道晦矣。徐氏这种据理数争的风度，对唤起学习经典医学，重视理论合扭转执一温补之剂，以统治百病之风，有很大贡献，清代医学向前发展，温病学派形成，徐氏是有一定功绩的。

四、徐大椿的学说渊源及其评价

徐氏学术思想渊源于《黄帝内经》《神农本草经》《伤寒论》《金匮要略》等经典著作，他的元气说接受了《素问·上古天真论》中“真气从之，则精神内守，病安从来，如果耗散其真，则半百而衰”的重视正气的论点。阴阳说也是由《黄帝内经》阴阳理论中延伸出来的。至于处方法则的严密性及辨证施治的方法，是研究张仲景的著作，所取得成绩；如疾病的传变规律，分经络、脏腑不同，是受张仲景“知肝传脾、必先实脾”和六经传递的理论所影响的，诊疗疾病强调因地、因时、因人而异，是《伤寒论》辨证论治思想的发挥。徐氏重视理论、重视源流的思想，在纠正当时轻学盲试、乱用温补治病的风气，有很大作用，可以说是唤起清初医生重视钻研经典医学的中坚人物，所以说，他对清代医学的发展、温病学派的形成，有其一定的功绩。也就是说，他倡导了学习研究经典医学，使清代医学能在继承的基础上，更好地发展。他反对了温补学说，这对研究清凉学说有很大裨益，对当时医家来说，徐氏的学术理论是有很深影响，如柯韵伯、王士雄、陈修园等。徐大椿的一些遗著是王士雄给予整理的，如《洄溪医案》《慎疾刍言》，后者经王士雄校刊后改名为《医砭》。陈修园对张仲景的尊奉、对金元四大医家的评价，实际上是接受徐氏三子不能与仲景并论的观点，由柯韵伯、陈修园等融成的古典医学派，徐氏可以说是首领。但是，徐氏这种尊古的思想，不是盲目从古，他主张学古的目的是让大家不要割断历史，要重视自然科学的继承性，要学习医学理论，要学习古人制方的严格性和临床治病的严肃态度，必须严密观察服药后的变化，及时加以总结，把古人已取得的成就继承下来，这是科学的态度。他尊古不泥古的思想，可以从他对五运六气的论述中体现，他说“所谓司天运气者，以为何气司天，则是年当何病，假如厥阴司天，风气主之，则是年之病，皆当作风治。此等议论，所谓耳食也，盖司天运气之说，黄帝不过言天人相应之理。”又说“当时圣人，不过言天地之气，运行旋转如此耳，至于人之得病，则岂能一一与之尽合，一岁之中，不许有一人生他病乎。”(《医学源流论・司天运气论》)。这对现在研究运气学说的同道来说，具有重要的参考意义。此外，他也主张对祖国医学的学习采用从源到流的方法，提倡不但要学“源”还要学“流”，并且在对理论学习明白之后应用临床实践加以验证。所以不能说，徐氏重视经典医学的研究就是泥古派，这是不公允的。不过也要看到，徐氏遵古的思想仍占他学术理论的主流，他尊崇经典医学，是因为他认为这是古人经过精思熟虑的成就，他的这一观点缺乏事物发展观，忽略了学术争鸣是会促使学术发展的。所以经典论说为准则，符合经典论说的，倍加赞许；不符合经典论说，有新的创说时，认为是违经背道。由于此，从而限制了他本身学术的发展。创造性的论说很少，这又在一定程度上影响了当时医学的发展。这从徐氏所取得的学术成就多数是研究经典医学所获得，可资说明。所以对他的学术归派，只好说是信古派。徐氏反对盲目议用温补治病，主张因地、因时、因人辨证施治的思想是对的。不能认为《黄帝内经》中“邪之所凑，其气必虚”的论说，就是万病皆虚，这是相对而言。要用辨证法的思想去认识，人患病时，在一定程度上是抵抗力不足的结果，但也有因邪盛而引起正气虚的。这与正气本虚而易染患疾病是截然不同的。笔者赞成徐氏对待“邪之所凑，其气必虚”的解释，以及所采取的治疗措施。但徐氏对李东垣、薛立斋、赵献可等的批评是缺乏慎重的。没有看到各医家所处的社会背景，认真分析当时的疾病情况，反对新创说、反对学术新观念的产生。明末兵荒马乱，人民不能安居乐业，病虚损者多，赵献可的补命门学说在当时是合适的，的确也促进和发挥了命门说。当然千篇一律用六味丸、八味丸治疗也是不客观的。徐氏看不到当时的实际情况，全部反对赵氏的学术主张，自然是主观的。对于命门说问题，从《黄帝内经》“心为君主之官”的原义，以及历代多数医家的意见，徐氏的观点和他们是相一致的。君主是指心，非命门。但命门是指目，或是指两肾之中，看来徐氏虽然引述了《灵枢》的记载，但也同意赵氏命门在两肾之中的主张。从针灸穴位，从历代医家意见和临床肾虚命门火衰所体现的症状来看，赵氏的主张是切合实际的。

糖尿病中医古文献考察

糖尿病病名的提出，已有百余年的历史，但至今尚难根治。中医学整体、动态、辨证地认识人的健康及其疾病，所以对糖尿病有自己的理论和诊治方法。然中医学没有糖尿病这一病名，而依其临床表现，谓之"消渴"。这个病名的出现，早见于公元前 2 000 多年的《黄帝内经》中。往后历代医家都有专题论述，形成了系统的理论和各具特色的诊疗经验，为糖尿病的治疗提供了另一种思维，给患者多一种选择，就多一个希望。为此，对中医古文献的考察显得十分必要，冀以对糖尿病的中医理论、各种学术主张和各家诊治经验有全面、系统的了解，以利于提高中医治疗糖尿病的水平。

战国、汉时期，在《素问·奇病论》中说："帝曰：有病口甘者，病名为何？岐伯曰：……消渴"。消渴还分有"消瘅""鬲消""肺消""消中""脾瘅"等称。病因认为是过食肥甘、情志失调、五脏柔弱等因素。病理提出是"内热"，其中有"血脉不行"，还有"寒"。同篇中又说"此人必数食甘美而多肥也，肥者，令人内热，甘者令人中满，故其气上溢，转为消渴。"《灵枢·五变篇》说："怒则气上逆，胸中蓄积，血气逆留，髋皮充肌，血脉不行转而与热，热则消肌肤，故为消瘅。"《素问·气厥论》云："大肠移热于胃，善食而瘦。"但又说："心移寒于肺，肺消。肺消者饮一溲二"，可知病位在"鬲""肺""脾""胃"。在主要症状方面，已有多饮、多食、多尿、消瘦等明确描述。如《素问·气厥论》云："肺消者饮一溲二""大肠移热于胃，善食而瘦。"《灵枢·师传篇》述"胃中热则消谷，令人悬心善饥"，并指出："数言热中、消中，不可服高粱、芳草、石药"(《素问·腹中论》)，已注意到高热量饮食的控制和燥热食物、药品的禁忌。对预后的判断，认为"消瘅……脉实大，病久可治；脉悬小坚，病久不可治"(《素问·通译虚实论》)。汉代张仲景在他所著的内科杂病书《金匮要略》中已列消渴为专篇进行论治。如"渴欲饮水，口干舌燥者，白虎加人参汤主之。""男子消渴，小便反多，以饮一斗，小便一斗，肾气丸主之"，提出了清胃、益肾的治疗方法，并指出可并发"肺痿"之病。

隋唐末期，有"消中""肾消""三消"新称，对消渴病的病因、病机、分类、临床表现，以及并发症的认识和治疗，都有较大发展。巢元方在他所著的《诸病源候论·消渴病诸侯》(公元 610 年)中，除将消渴归纳为 8 种证候类型外，提出了"下焦虚热，肾燥阴亏"的致病说，并明确认识到消渴病易发痈疽和水肿等并发症。他主张配合导引、散步治疗。孙思邈《千金方·消渴》认为是嗜酒引起"三焦猛热，五脏干燥"所致；对"小便多于所饮"的病机，则认为是内热消谷"食物消作小便"所致。他指出对饮食"能慎此者，虽不服药而自可无也，不知此者，纵有金丹，亦不可救，深思慎之。"强调了饮食控制的重要意义。药物治疗收载了方剂 52 首，其中多数为天花粉、麦冬、生地黄、黄连等清热、养阴、生津之品。对本病的治愈较难，常易复发也有认识。如说："服枸杞酒即效，但不能常愈。"王焘在他所著的《外台秘要·消渴门》中，率先记载了消渴病尿甜的发现和作为判断疗效的标准。他引《古今录验方》说："渴而饮水多，小便数，无脂似麸片甜者，皆消渴病也。"又引祠部李郎中说："消渴者……每发即小便至甜。"并有服药后"得小便咸若如常"的记载。这比英国托马斯·威利斯于公元 1675 年发现尿甜要早约一千年。他对发病机制也做了精辟的阐述。例如，"人食之后，滋味皆甜，流在膀胱，若腰肾气盛，是为真火，上蒸脾胃，变化饮食，分流水谷，从二阴出。精气入骨髓，合荣卫，行血脉，营养一身，其次为脂膏，其次为血肉也。其余别为小便，故小便色黄，血之余也……腰肾既虚冷，而不能蒸于谷气，则尽下为小便，故甘味不变。”这表明“肾气”对“谷气”的作用。他提出消渴病有三：“一是消渴病也；二……是消中病也；三……是肾消病也”的分类。对于饮食控制，有具体要求；对于体力劳动，主张“人欲小劳，但莫劳疲极也。”宋・《太平圣惠方・三消论》，明确提出“三消”立论。

金元时期，发展了“三消”理论，创立了三消燥热学说，并对其兼症有进一步认识。刘河间《三消论》是阐述三消燥热学说的专著，指出“三消者，燥热一也”，治疗力主“补肾水阴寒之虚，而泻心火阳热之实，除肠胃燥热之甚，济人身津液之衰”。但也有论及“或因命门火衰，火不归元，游于胃而成中消者，宜八味丸。”张从正则主“三消从火断”。兼症有“聋盲疮癣痤疥之类”“虚热蒸汗，肺痿劳嗽。”朱丹溪在《丹溪心法・消渴》中明确提出上、中、下三消的分类方法，指出上消者肺、中消者胃、下消者肾。从此，对消渴病的三消肺、胃、肾分治，以及以养阴为主的体系，为后人所沿用。

明清时期，对于消渴提出新的分类，明确指出有“阳消”“阴消”，病机也做了进一步论述，新增了“痰”和“湿”；治疗则着重于肾、脾、肝和补气，还有化痰、祛湿。《景岳全书・杂证谟・三消》主张消渴分虚、实、阴、阳。例如，“凡治消之法，最当先辨虚实”；又如，“消证有阴阳，不可不察。”“火盛则阴虚，是皆阳晓之证也，至于阴消之义，则未有知之者。”“凡阴阳血气之病，日见消败者，皆谓之消，故不可尽以火证为言。”他阐述说：“有火灼阴精而为下消者，是真阴不足，水亏于下之消证也；又有阳不化气，则水精不布，水不得火，则有降无升，所以直入膀胱，而饮一溲二，以至泉源不滋，天壤枯涸者，是皆真阴不足，火亏于下之消证也”。他还指出“凡水亏证固能为消为渴，而火亏证亦能为消为渴者，何也？盖水不济火则火不归原，故有火游于肺而为上消者，有火游于胃而为中消者，有火烁阴精而为下消者”。治疗方面，明代张景岳、李延、赵献可，清代陈士铎均强调治肾；明代马兆圣则重心肾“水火相济”。周慎斋主养脾阴；黄坤载倡从肝治；张志聪则主“燥脾”以升清；王崇权主清火热；张伯臾重兼“化痰”，还有程钟龄认为“三消之治，不必专执本法而滋其化源则病乃痊矣”，他说“治上消者，宜润其肺，兼清其胃；治中消者，宜清其胃，兼滋其肾；治下消者，宜滋其肾，兼补其肺”等。

综上所述，中医学是世界最早记述糖尿病的病因、症状、并发症和治疗方法，其中对尿糖的发现、饮食的控制、治疗的配合等，也比国外为早；尤是对临床表现的理论认识、发病和病理变化的阐述、治疗的各种主张，以及丰富的方剂，都闪烁着中医学术特点和优势的光辉，在历史上对糖尿病的治疗，发挥了积极作用。在今日，努力地继承、研究，也将为征服糖尿病做出新的重要贡献。

当代著名老中医治疗糖尿病的学术思想和临证经验

糖尿病是人类认识较早，而至今尚难根治的慢性疾病。依其临床表现，中医谓之消渴。当代著名老中医，精熟经典，深研理论，广览诸家，善辨证治，对糖尿病的治疗经验丰富、多具创见，特选出12位，做以下介绍，冀对糖尿病的中医药治疗，有所启迪和参考应用。

（一）张锡纯（河北）

赞同病起中焦	脾虚不能散精
治主生气滋阴	创玉液滋膵方

张氏认为，消渴虽有上中下之分，但皆渴而多饮多尿，尿有甜味。而谓其证起中焦是诚有理，因中焦膵病，而累及于脾也。他阐述说："膵为脾之副脏，在中医书中，名为散膏，即扁鹊《难经》所谓脾有散膏半斤也。有时膵脏发酵，多酿甜味，由水道下陷，其人小便遂含糖质。迨至膵病累及于脾，致脾气不能散精达肺，则津液少，不能通调水道，则小便无节，是以渴而多饮多溲也。"治疗上，肺体有热，用清热润肺法；因心火热灼肺者，则用清心之药；若肺体非热，而因腹中气化不升，轻气即不能上达于肺，与吸进之养气相合而生水者，当用升补之药，补其气化，而导之上升。然消渴之证，恒有因脾胃湿寒，真火衰微者，此肾气丸所以用桂枝、附子也，也有干姜、白术者。又有湿热郁于中焦作渴者，苍白二妙散、丹溪越鞠丸，皆可酌用。依张氏经验，"消渴之证，多由于元气不升"所致，主用自创的玉液汤（生山药 30 g，生黄芪 15 g，知母 18 g，生鸡内金 6 g，葛根 4.5 g，五味子 9 g，天花粉 9 g）和滋膵饮（生黄芪 15 g，生地黄 30 g，生山药 30 g，山茱萸 15 g，生猪胰子 9 g。生猪胰子分 2 次，用前 2 味药分煎 2 次送服）。前方适用于阴虚燥热，元气不足证；后方宜用于脾肾阴虚，元气不足证。

李双贵用玉液汤（黄芪、山药各 60 g，知母、鸡内金、葛根各 15 g，五味子 10 g）加味。肺热加地骨皮，胃热加生地黄、石膏，肾虚加菟丝子、枸杞子。每日 1 剂，3 个月疗程。治疗糖尿病 50 例，临床治愈 24 例（主症消失，空腹血糖正常，尿糖转阴，半年无复发），显效 14 例，有效 8 例，无效 4 例。（《陕西中医》1991 年 2 期）

邓绍明用滋膵饮加减（黄芪、山药、熟地黄各 30 g，山茱萸 9 g。上消渴甚加天花粉 12 g，乌梅 21 g，五味子 6 g，麦冬 15 g；中消症状明显加知母、石斛各 12 g；下消尿多加桑螵蛸 9 g，覆盆子 12 g；神疲少气加党参 21 g，甚者加红参 6 g），治疗糖尿病 58 例，其中治愈 38 例、有效 14 例、无效 6 例。疗程 2～6 个月，随访 6～12 个月。（《湖南中医学院学报》1987 年 2 期）

（二）施今墨（北京）

主分三焦论治	重在滋阴清热
勿忘健脾补气	倡依证加对药

施氏认为，消渴虽证分三消，而病机盖因火炎于上，阴亏于下，水火不相既济所致，但这

仅为糖尿病的一个方面，多数还具有正气虚弱的征象。这是因为脾虚无以运化，精气不升，生化无源，所以饮食精微无能为人体所用，随小便漏泄至体外。治疗主张滋阴清热外，健脾补气为关键的一环。他说“滋肾阴以降妄炎之火，补脾气以助运化之力，水升火降，中焦健旺，气复阴回，糖代谢即可随之恢复正常”。创有黄芪配山药、苍术伍玄参两组对药。以黄芪补脾益气，山药养脾滋肾；苍术健脾敛精，玄参滋肾降火，一阳一阴，一脾一肾，相得益彰。而临床强调细心辨证，认真分析病机，治疗用药注意主次、协调阴阳。常在辨证论治的基础上，选加对药。据现代药理研究，这两组对药均有降血糖的作用。依施氏经验，糖尿病辨证，热证为多，实证、寒证较少，尤以虚热证最常见。

案例：一位男性患者，48 岁，临床表现气阴两虚，肝肾两虚证。空腹血糖 265 mg/L，尿糖(+++)。药用生黄芪 30 g，淮山药 18 g，何首乌 15 g，玄参、绿豆衣、天花粉、山茱萸、生地黄各 12 g，党参、麦冬、五味子、桑螵蛸、远志、茯苓各 9 g，乌梅肉 4.5 g。以益气阴、滋肝肾、补心脾。每日 1 剂。服药 1 周后，症状基本消失。复查空腹血糖为 155 mg/L，尿糖(+)。照方续服 10 剂，血糖正常。

(三) 刘惠民(山东)

重视滋肾养阴	注意醒脾温阳
善疗并发诸症	喜用粉剂配治

刘氏认为糖尿病病机的症结是“阴虚阳盛”，所以治疗重视滋肾、养阴。常用六味地黄丸、左归丸等滋肾药丸为主方，配用何首乌、枸杞子、黄精、天冬、麦冬、西洋参、天花粉、玉竹、石斛等养阴药。为防止滋补药碍胃，常佐用砂仁、白术、鸡内金等醒脾健胃。他指出，病程日久，必导致“阴损及阳”，出现“肾阳不足”的证候，则又需采用桂枝、附子、杜仲、益智仁、冬虫夏草等温补肾阳。

他治疗糖尿病辨证精当，多为经西药治疗效果不显和有并发症的患者。方药灵活，善用粉剂，每获良效。

案例 1：一位男性患者，46 岁，10 年前发现高血压，血压经常维持在 180/130 mmHg* 左右，时感头晕、头胀。2 年前开始，时觉口干、口渴，饮水增多，每日达数暖瓶，尿量也大增，夜间尤多，每夜 5～6 次，饭量明显增加，但常感饥饿，甚至有时心悸。空腹血糖 170 mg/L；尿糖(+++)。经控制饮食及口服降糖药物等治疗，效果不显。形体较胖，面颊赭红，舌质红，苔薄黄，脉沉弦细。辨证为肾虚胃燥，肝阳上扰。治以补肾、养阴、清肝。药用：何首乌 15 g，枸杞子、白芍、白术、海藻各 12 g，生地黄、山药各 18 g，天花粉 21 g，杜仲 24 g，槐实、益智仁、泽泻、陈皮、柏子仁各 9 g，每日 1 剂，20 多剂后，口干、口渴减轻，夜尿减少，每夜仅 1～2 次，精神好转；舌质淡红，苔薄白，脉弦细。血压较前下降；空腹血糖降至 130 mg/L，尿糖(+)。守上方加玉竹 9 g，天花粉、槐实、益智仁各 3 g，以资巩固。

案例 2：一位男性患者，42 岁，糖尿病并肺结核患者。发现糖尿病 4 年，常口干、口渴、饮水量多，尿多，色清白，食量一般，时有头痛、头晕，精神不振，性情急躁，失眠，多梦，身体日渐消

---

* 1 mmHg≈0.133 kPa

瘦。曾用胰岛素治疗，略有好转，但不稳定。最近查空腹血糖 150 mg/L，24 h 尿糖 36 g*，尿糖（+++）。3 年前开始常有咳嗽，胸透时发现两上肺结核，右肺下部并有空洞。尚在服用抗病药物。发育中等，面黄体瘦，毛发干燥，舌质嫩红，多裂纹，苔淡黄而厚，脉象沉细。证属肺肾阴虚，胃经蕴热。治以滋肾养阴，清润肺胃。处方：①炒酸枣仁 42 g，枸杞子、鸡内金各 15 g，生地黄 18 g，菟丝子、生石膏各 24 g，何首乌（黑豆制）、天花粉、沙参、夏枯草、白及、橘络、白术各 12 g，牡丹皮、山栀子各 9 g，每日 1 剂，分 2 次温服。②药粉方：白及 30 g，沙参 45 g，柿霜、三七各 30 g，西洋参 24 g，冬虫夏草 36 g，琥珀 15 g。共研成细粉，每次服 4.5 g，每日 2 次，服 1 周停药 1 天。3 个月后随访：服汤药数十剂及药粉 1 剂后，自觉效果很好，口干减轻，精神好转；血糖基本正常，尿糖 24 h 定量已降至 13 g；肺结核空洞已闭合，浸润也有明显吸收。

（四）李斯炽（四川）

病由水液失调　　证分三消论治
上有肺热阴虚　　中下脾胃肾脬

李氏认为，消渴是全身水液代谢失调所致的病。而人体司水之脏器，以肺、脾、肾为主。上消为肺，以肺热与肺阴虚为多见，热与阴互为因果，常难截然划分；中消为脾胃，脾常见的有脾虚不能利水，或脾湿水饮内聚，或湿热秽浊阻遏，使阳气不得宣化：胃则有胃热或胃阴亏，使津液不得上承；下消为肾，一为肾阳不充，致阳不化气；一为肾阴亏耗，使肾功能失调。肾与膀胱相表里，膀胱蓄水过多，也可使气化功能失调，而成消渴。

案例：一位男性患者，42 岁，湿伤脾阳、肾气不充的糖尿病患者。症见夜尿颇多，舌苔淡白而滑，脉柔和而缓，尿糖（+++）。治以除湿运脾，温阳强肾。药用藿香、茯苓、白术、巴戟天、陈皮、厚朴、法半夏各 9 g，苍术、桑寄生各 12 g，桂枝 6 g，甘草 3 g。每日 1 剂，3 日后症状见减。因感冒咳嗽，苔白，脉不浮，依上方意加解表药，处方：紫苏梗、杏仁、防风、厚朴、茯苓、陈皮、半夏各 9 g，桂枝、生姜各 6 g，白芍 12 g，甘草 3 g。药后感冒已解，尿糖不显著，但夜尿尚多，自觉身体较弱，舌质嫩红，脉迟缓。治宜培补气血，温扶肾阳巩固之。药用：党参、熟地黄各 12 g，茯神、白术、炒酸枣仁、白芍、补骨脂、益智仁、法半夏、陈皮各 9 g，桂枝 6 g，炙甘草 3 g。

（五）张泽生（江苏）

本阴虚标燥热　　久可伤气损阳
治分“三消”主次　　喜伍鲜地锦草

张氏认为糖尿病的发生，与素体肾亏阴虚有重要关系，而往往因饮食不节、情志失调、劳欲过度而诱发。其病理变化以阴虚为本，燥热为标，阴虚阳亢，热淫津涸，两者又往往互为因果，久则可阴损及阳，可见气阴两伤，甚则脾肾两虚。临床强调辨上、中、下三消之主次，区别阴虚、燥热之标本轻重。他认为，初起多属燥热，病程长者，则以阴虚为本。治疗重视护阴。当气阴两虚时须加党参、白术、黄芪、山药，主张生用诸药；如兼命门火衰，需用桂枝、附子必

* 临床上收集 24 h 尿，可做尿糖定性与定量，正常定性为阴性，即 24 h 糖定量＜1 g。

与熟地黄、山药相配。喜配用鲜地锦草[1]治疗。

案例1：一位女性患者，52岁。发现糖尿病已3年，一直服降糖灵[2]，空腹血糖仍238 mg/L，食后上升为327 mg/L，空腹尿糖(+++)。症见口渴多饮，小便量多，腰酸，精神疲乏，头昏心慌，易出汗，大便干，舌红苔黄，脉细数。辨证为肺燥胃热。治以清养肺胃。药用：南沙参、北沙参、麦冬、肥知母、川黄柏、川石斛、白芍各9 g，天花粉12 g，鲜地锦草30 g。每日1剂。7剂后，口渴已止，心慌亦安，已停服降糖灵，尿糖减为(+)。舌红少苔，脉细数。照方去白芍、川黄柏，加制黄精12 g，续服7剂后，又按初诊方去肥知母、川黄柏、石斛，加生黄芪、生山药、菟丝子各9 g。再服7剂。入夜口干，尿糖极少，苔薄黄，脉小弦。仍用养阴益气法。药用：南沙参、麦冬、白芍、制黄精各9 g，川百合、全瓜蒌、枸杞子各12 g，鲜地锦草30 g。又服剂后，入夜口干已止，放宽饮食，尿糖也未增加。舌红苔黄，脉细数。守方去百合、瓜蒌，加石斛12 g、生山药9 g。7剂后，尿糖正常，精神好转。唯大便仍较干，舌质红，脉细数。守方去枸杞子，加天花粉12 g，玄参9 g，以巩固疗效。

案例2：一位女性气阴两虚患者，51岁。原有慢性肾炎、高血压病、风湿性关节炎等病史。在某医院治疗肾炎时，发现尿糖(+++)，空腹血糖280 mg/L，血沉27 mm/h，酚红排泄试验2 h 50%。出院后一直服用降糖灵、降压片等西药，方能控制症状，后专程到南京诊治。主症：头昏、腰酸，精神疲乏；舌红少苔，脉沉弦。证属肝脾肾亏，虚阳上扰。治以益气养阴，培补肝肾。药用：潞党参、炙黄芪、桑寄生各15 g，熟地黄、生山药、天花粉各12 g，山茱萸、川石斛、川杜仲、桑螵蛸9 g。每日1剂。5剂后，症情稍有改善，舌红少苔，脉沉弦。续服5剂。已停服降糖灵、降压片，症情稳定，头不昏，精神好转，腰部尚酸，面部略浮，舌苔薄黄，脉沉弦。空腹血糖降为105 mg/L，血压在正常范围。守前方去石斛，加白芍9 g。带方回家续服1个月，以巩固疗效。

(六) 郭士魁(北京)

病本肾阴虚阳盛	治主滋肾阴清热
然上中消多燥矣	法当清热兼养阴

郭氏认为糖尿病其本在肾，以阴衰阳盛为特点，滋阴清热是治疗之大法。上消多偏实证，治以清热养阴为主，常用白虎人参汤、玉女煎合千金黄连丸(黄连、生地黄)；中消多实象，治疗可用凉膈散化裁；下消肾气衰败，治宜六味地黄丸合五子衍宗丸(牡丹皮、生地黄、山茱萸、菟丝子、金樱子、女贞子、覆盆子)加减。他益气常用党参、太子参、黄芪；养津喜用天花粉、知母、石斛；清热多用黄连粉(冲服)、牡丹皮、栀子；滋阴重用生地黄；健脾胃用山药，益肾选菟丝子。他强调调养具有提高和巩固疗效的重要作用。

案例1：一位男性阴虚热盛患者，50岁。2年来口渴乏力，尿多，且胸闷胸痛，血糖240 mg/L；尿糖(+++)；心电图运动试验阳性。住院治疗半年，用过甲苯磺丁脲片(D860)等降糖药。血糖降到110 mg/L，尿糖(—)。但症状未改善，因而停服西药来诊。症见：口渴，多尿，消瘦，乏力，头晕耳鸣，胸满胸闷，脘腹胀满，大便干结，舌赤苔白厚，脉沉细。

---

① 该药功能清热解毒、凉血止血。

② 降糖灵的通用名为盐酸苯乙双胍。

血糖 170 mg/L，尿糖(＋)。证属阴虚热盛。药用：生地黄、菟丝子、生石膏、五味子各 30 g，胡黄连 6 g，牡丹皮、生栀子各 9 g，玄参、枸杞子各 18 g，知母 12 g，天花粉 24 g，黄连粉 3 g(分次冲服)。每日 1 剂。服药 6 剂后，口渴有减，大便已不干燥，余症仍存。上方去生栀子、五味子，加黄柏 12 g，郁金 18 g，北沙参 15 g，生地黄减为 24 g，再服 12 剂。口渴乏力明显减轻，尿量减少，余症亦有好转，但大便偏溏，舌暗红，苔薄，脉细。尿糖(－)。守前法，方改为生地黄、菟丝子各 30 g，山药、石膏各 24 g，北沙参、苍术、川芎各 15 g，郁金 18 g，黄柏、女贞子各 12 g，牡丹皮 9 g，胡黄连、黄连粉各 3 g。6 剂后，口渴甚轻，余症已除。舌赤，苔白，脉弦细。服药 24 剂，疗程 1 个月，复查血糖 125 mg/L，尿糖(－)。为巩固疗效，嘱间服滋阴清热剂。照上方去沙参、川芎、郁金、黄连粉，加知母 12 g，生栀子 6 g，天花粉 24 g。

案例 2：一位男性气阴两虚，热郁血燎患者，55 岁。糖尿病合并冠心病、高血压病、脂肪肝已 6 年。现胸闷气短，心悸浮肿，口干、多饮、多尿(每日达 2 400 mL)。舌红，苔腻，脉弦细，血糖 285 mg/L，四段尿糖均为(＋＋＋)。辨证属气阴两虚，热郁血瘀，治以益气滋阴清热，理气活血。药用：党参、生地黄、菟丝子各 24 g，赤芍、玉竹、天花粉、郁金各 18 g，马尾连、鸡血藤、栀子、红花、乌梅各 9 g，泽泻 12 g，降香 15 g，每日 1 剂。配合胰岛素每日 40 U，优降糖(格列本脲)20 mg。上方服 1 周后，血糖降为 169 mg/L，四段尿糖监测[①](＋＋＋)。以后随证加减用药，减少西药用量，连治 2 年，症状明显好转。胰岛素减为每日 4 U，优降糖 10 mg。血糖 185 mg/L，四段尿糖(±)。治以巩固方(滋阴清热，补气活血)：生地黄、黄连粉(分冲)、败酱草、玉竹、党参、黄芪、麦冬、降香、郁金、菟丝子、玫瑰花、茵陈、五味子、鸡血藤、红花。

(七) 孙允中(辽宁)

主脾虚失输	又肾虚不固
致气弱阴亏	治健脾滋肾

孙氏认为糖尿病主在脾，因脾为水饮上达下输之枢机，脾气一虚，枢机不利，则不得上达于肺而即下输；又因肾气不足，固摄无权，使上来之水不得气化而直走膀胱，此为多尿之故也。津液皆从下走，不得敷布全身，遂阴虚作渴。

案例：一位男性脾肾两虚、气阴耗伤患者，10 岁。患糖尿病数载，曾用胰岛素治疗，停药即发。近年来每因扁桃腺炎发作而本病增重。症见口干渴，喜稀食，多饮多尿，消瘦面晦，疲乏无力，气短懒言，五心烦热。舌质稍红，苔白干，脉沉细。某医院检查：血糖 296 mg/L，尿糖(＋＋＋＋)，尿比重 1.039。证属脾弱枢机不利，肾虚固摄无权，气阴两虚之证。治以补脾肾，益气阴。处方：生龙骨、生牡蛎、桑寄生、天冬、玄参各 15 g，生黄芪、菟丝子各 9 g，白人参 7.5 g。每日 1 剂。12 剂后，诸症显减，饮水及小便均少，精神好转，气力渐充，近日目赤，前方去菟丝子，加茵陈 21 g，甘草 6 g。10 剂后，饮水由两暖瓶减至一暖瓶[②]，目已不赤，余症大为好转。递进 10 剂。每夜仅喝水一小杯，其他感觉均好。续按本方调理 2 个月，共服中药

① 主要是将 24 h 分配为 4 个时间阶段，包括早上 7～12 时、12～16 时、16～21 时、21～次日 7 时。采取四段尿，监测尿糖的值。

② 一暖瓶约 1 L。

92 剂，疗程 3 个月，复查血糖降为 117 mg/L，尿糖(－)，尿比重 1.025。

(八) 邹云翔(江苏)

从“三消”分治　　主病本在肾
重阴阳互根　　善辨证调摄

邹氏认为三消之成，其本在肾。因肾为水火之脏，水火相济，则能上蒸津液，肺得之而不渴，胃得之而不饥，膀胱得之而气化。治疗则遵三消分治之法，而尤重益肾。他辨证细腻，用药纯精，重视调摄。

案例 1：一位男性肾虚下消，阴损及阳患者，58 岁。因明显消瘦 3 月余，伴口渴多饮，小便量多，而住某医院治疗。经检查：3 个月内体重下降 12 kg；空腹血糖 364 mg/L，空腹尿糖(＋＋＋～＋＋＋＋)；尿酮(－)；24 h 尿量 3 225 mL，尿糖定量 179 mg。诊断为糖尿病。请邹氏会诊。症见口渴多饮，小便频多；形体消瘦，面色灰黑，舌苔淡嫩，脉沉细而缓。证属下消肾虚，阴阳两上。治以温阳滋肾。方选金匮肾气丸改汤加减。药用：大熟地黄 18 g，怀山药 24 g，山茱萸、骨碎补各 15 g，云茯苓 12 g，牡丹皮、炒泽泻、淡附片各 9 g，肉桂粉 1.2 g(分冲)。每日 1 剂。服药 7 剂后，口渴好转，尿量减少，但胃脘不舒，大便偏稀，舌苔淡嫩，脉沉细。空腹血糖 200 mg/L；空腹尿糖(－)，中、晚餐前尿糖(＋)；24 h 尿量 1 900 mL，尿糖定量 5.45 g。照方续服 13 剂。查尿糖仍(－)，空腹血糖 126 mg/L，24 h 尿量 1 070 mL。照方再服 1 个月。疗程近 2 个月，服药 50 剂，症状消失而出院。查 24 h 尿量 1 000～1 200 mL，其他检查均正常，仍以原方巩固之。

案例 2：一位男性热伤肺胃，气阴不足患者，43 岁。2 个月前，因暑天劳累，发热自汗，周身酸楚，咽干口苦，声哑喜饮，而以暑天感冒治疗。服药后热退而肢体乏力，渐而形体消瘦，纳食量增，饥而作恶，口渴引饮，溲频而多，神疲倦怠，面少华色，寐多虚汗，两腿酸软，两目干涩，视力减退。西医诊断为糖尿病，用西药治疗，病情一度好转，但多饮、多食未减。空腹血糖 385 mg/L，尿糖(＋＋＋)。视力测定：右 0.5，左 0.7，体重 56 kg。来诊时，脉右寸、关二部浮数动滑，舌苔薄而微黄，舌质偏红而中裂，扪之少津，形瘦色苍而肌肤绵软。有肝炎、胆囊炎病史。证属热伤肺胃，气阴不足，乃由暑邪所致。治法：辛平甘寒。药用：扁豆衣、天花粉各 24 g，川石斛 18 g，广藿香、黑玄参、鲜荷叶各 12 g，橹豆衣、海蛤粉各 30 g，生地黄 15 g，炒枯芩 2.4 g，川黄连 1.2 g，每日 1 剂。服药 5 剂后，自觉精神大有好转，口干有减，早饭后查尿糖降为(＋)，入夜尚盗汗、口干，视力仍差，苔脉如前。气阴未复，原方加糯根须 15 g。6 剂。空腹血糖下降为 172 mg/L，尿糖(－)，双目视力均恢复至 1.2，体重增加 1.9 kg。控制饮食已不饥，小便量减少一半，神有悦色，面色润泽，肌有弹性，但口干多饮尚明显，晨起头稍晕。前方续服 35 剂。饮水量虽减不著，但小便已趋正常。再服 7 剂，尿糖(－)，饮水尚多，抽烟多则咽干，小便已近正常，日进主食量由控制 2～3 两(30～45 g)增至半斤(120 g)。药用天花粉、海蛤粉、橹豆衣各 30 g，怀山药、黑玄参、生地黄各 18 g，鲜荷叶 12 g，佩兰、南沙参、北沙参各 9 g，黄连 1.2 g，肉桂粉 4.5 g(分冲)。7 剂。饮食量已恢复正常，每日 500 g 主食，早饭后尿糖(－)，唯口稍干，余恙均瘥。疗程 2 个多月，服药 62 剂而愈。嘱其戒嗜欲、薄滋味、宜静养，再服下方 10 剂停药。药用：天花粉、海蛤粉、橹豆衣各 30 g，怀山药、黑玄参、生地黄各 18 g，北沙参、鲜荷叶各 12 g，阿胶 3 g(炖)，川黄连

1.2 g,肉桂粉 4.5 g(分冲)。

(九) 邢锡波(北京)

病本真阴不足　　尚有脾失健运
治当滋肾为主　　需时健脾布津

邢氏认为糖尿病总不外阴虚阳亢,津涸热炽,而根本在真阴不足,治宜滋肾阴为主。但也有中焦失运,脾不能为胃行其津液,津不上承者,治当健脾行津。临证还需辨而分治。

案例:一位女性肺肾阴虚,中焦蕴热患者,48 岁。半年来日渐消瘦,心烦难寐,口渴引饮,善饥嗜食,头晕无力,小便频数,大便干燥。舌质红,无苔,脉沉细数。血糖 264 mg,尿糖(++++)。证属肺肾阴虚,中焦蕴热。治以滋阴补肾,润肺清热。药用:黄芪 30 g,生山药、沙苑子、生地黄各 24 g,玄参、山茱萸各 18 g,五味子、知母各 9 g,人参粉 3 g(分冲)。每日 1 剂。服上药 7 剂,饥饿感、口渴、小便量均有好转,但睡眠仍差。前方去黄芪、知母,加玉竹、菟丝子各 24 g,何首乌、麦冬各 18 g。14 剂,诸症悉减,改用补肾固摄法,药用:生山药、山茱萸各 24 g,桑螵蛸、枸杞子、玉竹各 15 g,杭白芍、续断、五味子、桑寄生各 12 g,萆薢、知母各 9 g,人参粉 3 g,猪胰粉 4.5 g,两者均分冲。21 剂。症状消失,血糖下降为 88 mg/L,尿糖(—)。续按后方改为丸剂巩固。

(十) 黄一峰(苏州)

病主阴虚燥热　　乃由肺胃热致
治宜养阴清燥　　善辨兼症合疗

黄氏认为糖尿病主要是由肺胃郁热,消耗阴液,中气亏损,肾气不足所引起。多与情志、纵欲、嗜酒、过食肥甘煎炸有关。病理变化一般不外阴虚和燥热两方面。治疗以养阴生津、润燥清热为主。他辨证精当,用药轻灵。

案例 1:一位女性阴虚内热患者,58 岁。糖尿病 3 年并高血压病。口渴甚,眩晕目花,血压偏高,气闷嘈杂。血糖 264 mg/L,尿糖(++++)。证属阴虚内热。治以甘寒益阴,兼清胃火。药用:桑叶、竹茹、菊花、陈皮各 6 g,石膏 21 g,女贞子、玉米须、旱莲草各 30 g,天花粉 9 g,山药 15 g,茯苓 12 g。每日 1 剂。服上药 7 剂,眩晕较减,气闷嘈杂,自汗涔涔,时有风疹作痒。守法佐以祛风利湿之品,前方去石膏、竹茹、陈皮、茯苓,加当归 9 g,地肤子 15 g,川黄连 1.8 g,玉竹、忍冬藤各 21 g。7 剂。症状稳定。复查:血糖 186 mg/L,尿糖(+)。改以润肺益肾,清热生津。药用:杭菊 21 g,制何首乌、女贞子、旱莲草、全当归各 60 g,怀山药、玉竹、天花粉各 90 g,枸杞子、川石斛各 30 g,黑豆衣、茯苓、怀牛膝、炒白芍、熟黄精各 60 g,天冬、麦冬、肥知母、丹参各 45 g,甘草 15 g。共研细粉:用玉米须、忍冬藤各 15 g,加入蜂蜜半斤(250 g),炼后泛丸,早晚各服 9 g。另用猪胰子 4 只,烘干炙灰,每天服 0.6 g。服丸剂后,诸症改善,心悸得宁,夜寐好转(之前能睡每夜 3～4 h,现已能安睡 7 h),大便亦不干结,胃纳一般,唯尚觉轻微眩晕,目花且糊,口干舌黄。嘱再服丸方一料。多年从未复发。

案例 2:一位男性肾虚津亏,肺胃热盛患者,51 岁。糖尿病逾 3 年,口干溲多,眩晕气闷,嘈杂善饥，腰肢酸楚。血糖 160 mg/L，尿糖（＋＋～＋＋＋＋）。证属肾虚津亏，肺胃热盛。治以益阴滋肾，清热生津。处方：杭菊 6 g，枸杞子、茯苓、黑豆衣各 12 g，珍珠母、玉米须各 30 g，女贞子、旱莲草、玉竹、牛膝炭、天花粉各 15 g，侧柏叶、牡丹皮各 9 g，煅牡蛎 30 g。每日 1 剂。服 10 剂后，血糖下降为 90 mg/L，尿糖（－）。

（十一）赵锡武（北京）

主分期论治	早养阴清热
中养阴益气	后滋阴温阳

赵氏认为糖尿病临床多见热盛伤阴之证，且阴虚与燥热互为因果。治疗：早期多以养阴清热泻火为主，肺胃兼治：中期当纯用养阴益气为主；后期应针对阴阳俱虚证候，相应施治。

他治疗糖尿病的有效方剂[熟地黄、生地黄、党参、菟丝子、黄芪各 1 两（15 g），麦冬、天冬、山茱萸、玄参、茯苓、泽泻各 20 g，当归 15 g]，对四氧嘧啶性小白鼠高血糖，经灌胃对照观察，表明对中度实验型高血糖有明显的降糖作用。（蒋家璐等，《山西医药杂志》1980 年 5 期）

案例：一位男性阴虚燥热患者，49 岁。发现糖尿病 2 年。现多食多尿，口干口渴；苔薄白，脉数。血糖 232 mg/L，尿糖（＋＋＋＋）。证属阴虚热盛。治以滋阴清热，益气生津。药用：生石膏 18 g，熟地黄 45 g，枸杞子、当归各 15 g，菟丝子、党参各 30 g，天冬、麦冬、红参各 9 g，川黄连 6 g，玄参、乌梅、泽泻、天花粉各 12 g，每日 1 剂。服 30 剂后，上述症状消失，血糖下降为 156 mg/L。连用药 4 个月，自觉症状消失。复查血糖 136 mg/L，尿糖（－）。为巩固疗效，制成片剂继服。

（十二）祝湛予（北京）

师承施老有新	主分七型论治
倡伍活血化瘀	善疗并发各症

祝氏对糖尿病的治疗，原先根据“三消”理论和他老师施今墨的经验，创制了两个主方，随症加味。一是增液生脉散：增液汤（玄参、麦冬、生地黄）合生脉散（人参、麦冬、五味子），加施氏对药（黄芪配山药、苍术配元参）。治疗阴虚燥热证：一是温清饮——黄连解毒汤（黄芩、黄连、黄柏、栀子）合四物汤（当归、川芎、白芍、熟地黄），加施氏对药。治疗热毒内盛证：或用增液生脉散无效，而舌红、脉洪滑者；或疖肿频生、皮肤痒剧者。尿糖不降，则重用天花粉、生地黄，或加乌梅、五倍子；血糖不降，加用人参白虎汤；兼有高血压或冠心病，或夜间口干、舌如生刺的，加葛根、夏枯草、石斛、山楂等；下身瘙痒加知母、黄柏，皮肤瘙痒加地肤子、苦参；失眠加酸枣仁、女贞子、何首乌、白蒺藜；心悸加菖蒲、远志、生龙骨、生牡蛎；大便溏加芡实、莲子，自觉燥热殊甚，则用引火归元法，主方加肉桂一钱（约 3 g）。

后来通过上千例糖尿病的临床观察和实践，提出分七型施治。

（1）阴虚型：用北沙参、麦冬、枸杞子、当归、川楝子各 9 g，丹参 30 g，生地黄、熟地黄、葛根各 15 g。

（2）阴虚火旺型：上方加清火药。肝火旺加柴胡、龙胆草；心火旺加黄芩、黄连、连翘等；

肺热盛加桑白皮、黄芩、蛤粉；胃火旺加生石膏、知母等。

(3) 气阴两虚型：用生黄芪、玄参、丹参、生牡蛎各 30 g，山药、麦冬、党参、五味子各 9 g，苍术、生地黄、熟地黄、葛根、茯苓各 15 g。

(4) 气阴两虚火旺型：气阴两虚方，随症加清热药。

(5) 阴阳两虚型：用桂枝、山药、山茱萸、牡丹皮、泽泻各 9 g，生地黄、熟地黄、茯苓、葛根各 15 g，制附片 5 g。

(6) 阴阳两虚火旺型：阴阳两虚方加知母、黄柏各 9 g。

(7) 瘀血型：用木香、当归、川芎各 9 g，益母草、丹参各 30 g，赤芍、葛根、生地黄、熟地黄各 15 g。

祝氏的经验：在服用降糖灵或甲苯磺丁脲片的患者，在服中药时不要即刻停服两药，而宜逐步减量，渐至停服；长期用过胰岛素者，中药治疗的时间一般较长；服中药配用胰脏干粉，治疗效果较好；主方加药的治法对"三消"症状消失较快，而对血糖、尿糖恢复正常的时间较长，需 40～100 多剂；加大药量不但不能速效，反有胃痛出现；配用活血化瘀药，可减少并发症发生和胰岛素用量。

据李颜介绍，祝氏用活血降糖方(瘀血方加生黄芪 30 g，山药、苍术、生地黄各 15 g)随症加药，治疗非胰岛素依赖型糖尿病 20 例，其中轻型 4 例、中型 8 例、重型 8 例。结果：症状消失，血糖、尿糖正常的 6 例(轻型 4 例、中型 2 例)；血糖降至 140～160 mg/L 者 6 例(中型)；血糖下降 20%以上者 5 例(重型)；临床症状明显改善，血糖、尿糖波动较大的 3 例(重型)。(《北京中医学院学报》1986 年 5 期)

案例 1：一位男性气阴两虚，肺胃火炽患者，52 岁。近几年来，善饥能吃，体检发现糖尿病年余。近半年来体重下降，疲乏无力，口渴思饮，1 日约喝 4 kg 开水，多尿，饮食控制每日 400 g 左右，时感饥饿，背部瘙痒，易生疖肿；舌质偏红，脉缓。血糖 240 mg/L，尿糖(＋＋＋＋)，血压 130/90 mmHg。证属气阴两伤，肺胃火炽。治以益气养阴清热。处方：增液生脉散加减。药用生黄芪、山药、苍术、玄参、石斛、生地黄、熟地黄各 15 g，太子参、天花粉各 30 g，枸杞子 12 g，天冬、麦冬、知母、黄柏、乌梅、芡实各 9 g。每日 1 剂。10 剂后，诸症均减，唇色暗，舌胖，苔白，脉缓。守前方去石斛、乌梅、枸杞子、知母、黄柏，加五味子 9 g，功劳叶 12 g。又 10 剂。"三消"症状全减，尚控制饮食。服 10 剂。空腹尿糖转(－)。因嗜酒饮白酒 500 g 后，空腹尿糖上升为(＋＋)，且口干思饮，大便溏，苔白，脉滑。照初服方去石斛、天花粉、芡实、知母、黄柏、乌梅、枸杞子，加五味子 9 g，金樱子 6 g，肉桂 3 g。10 剂后，"三消"症状消失，血糖为 100 mg/L，尿糖(－)。按最后方加 4 倍量，制成丸药，三餐饮后服 6 g。服尽药丸后，已不控制饮食，血糖、尿糖均保持正常。

案例 2：一位男性燥热伤阴、血脉不和患者，50 岁。患糖尿病已 2 年，兼有冠心病。症见：口干思饮，汗多，头晕痛，心区闷痛；唇暗，舌红，苔白腻。血压 190/110 mmHg，血糖 270 mg/L，尿糖(＋＋＋＋)。证属燥热伤阴，血脉不和。治以养阴清热，活血通络。方拟温清饮加味。药用：黄芩、黄柏、黄连、当归各 9 g，山楂 4.5 g，川芎 6 g，生地黄、白芍、生黄芪、苍术、玄参各 15 g，山药 12 g。每日 1 剂。服上药 10 剂后，血压降为 130/90 mmHg。心区未痛，但仍胸闷，腰痛，夜尿多，口干思饮，饮水量见减，寐差心烦，大便糖，每日 2～3 次；舌红，苔腻，脉弦。改用增液生脉散加葛根 15 g，制何首乌、天冬、芡实、川断、补骨脂、黄柏各 9 g。10 剂。疲乏、腰酸明显好转，口尚干但饮水量少，夜寐仍差。空腹糖尿尚(＋＋＋＋)。照方再服10剂，诸症均减，舌暗，苔腻，脉沉细。血糖降为150 mg/L，尿糖(＋＋＋＋)。前方加绿豆12 g，续服10剂。出差1个月，坚持服上药。复查：血糖107 mg/L，空腹尿糖降为(＋)，血压170/100 mmHg。心区未痛，有时胸闷，睡眠良好，头晕痛已消失，体力日增，精神健旺；舌偏暗，脉弦。续用增液生脉散加减。药用：太子参、党参、生黄芪、茯苓、芡实、女贞子、墨旱莲、黄精、五味子、补骨脂、天冬、麦冬、苍术、白术各30 g，生地黄、玄参各60 g，山药500 g。制丸，早晚各服9 g。服丸药40日后，试行不控制饮食，结果：空腹尿糖(－)，血糖110 mg/L，精神健旺。再配丸药一次，巩固疗效。

(十三) 小结

(1) 12位著名老中医对糖尿病的中医理论认识和辨证治疗基本仍循三消论治，但着重点不同，且有新的发挥和进展。从肾阴虚、燥热论治者多，但也有重视脾的运化、布津的作用。他们指出还有脾胃寒湿、脾胃湿热、阳明燥热、血瘀等实证。初步进行了分型施治的探讨。总之辨证论治主要还是诊疗思维。

(2) 从治疗处方用药看，基本都用重剂。从治疗案例的首诊处方药量看，每剂90 g及以下仅占21.1%，100 g及以上占78.9%，最大剂量为382 g，这是一个特点。当然也有量小的精方，如张锡纯的玉液汤和滋脾饮，仅5～7种药组成，剂量分别为91.5 g、99 g，配伍严密，君臣佐使分明，脾肾、气阴、升降均及；还有施今墨的药对：黄芪配山药、苍术配玄参，一阳一阴，一脾一肾，经后人的临床观察及动物实验，确有疗效和降糖作用，值得思考。

(3) 配用活血化瘀法的提出，加深了中医理论的认识。祝湛予认为，在辨证分型论治中，加用活血化瘀药，可以提高疗效，减少并发症和胰岛素用量。这是宏观与微观辨证的结合，显证与隐证辨证的结合，应是发展方向之一。

(4) 对糖尿病的并发症、并存病的治疗经验看，中医从证论治也是一种优势和特点，为我们提供了宝贵思路和用药经验。

(5) 糖尿病及其并发症的中医药治疗，理论认识还需进一步探讨。特别是通过临床调查，辨明所涉及的中医理论及其转变规律，结合现代科学方法，努力提高中医药疗效，为征服这种古老疾病做出更大贡献。

金线莲中微量元素及氨基酸的分析测定①

金线莲(*Anoectochilus roxburghii*)为兰科植物金线莲全草,主治腰膝痹痛、吐血、血淋遗精、肾炎、小儿惊风、妇女白带等病。在中国台湾地区是最贵重的滋补强壮民间药之一。现代医学已证实微量元素和氨基酸是人体必需的物质,它们对人体的健康和生长发育起重要作用,而且与疾病的发生、发展有极其密切的关系。本文对金线莲的微量元素,以及氨基酸的组成成分和含量进行分析测定。

一、实验部分

微量元素分析采用日本岛津ICPQ-100型等离体光量计;硒的测定采用RF-510岛津荧光分光光度计;氨基酸分析用日立835-50型氨基酸自动分析仪。试剂均用AR级。

1. 实验材料

金线莲在1991年购于福建省药材公司,经赵秀贞副研究员鉴定。

2. 化学成分预试

对金线莲的12类成分进行预实验,结果表明含有生物碱、氨基酸、糖类、皂苷、甾体等成分。

3. 微量元素测定

样品磨细、烘干,称取干燥细粉1 g,放入马福炉中碳化,开始温度不高于300℃,待燃烧完升高温度,最后在550℃完全灰化。取出放冷,然后将灰化物用10 mL王水分次溶解,投入50 mL容量瓶中,用去离子水稀释至刻度,上机测定。硒用2,3-二氨基萘荧光法测定。金线莲中微量元素含量分别为锌75.5 μg/g、铁 8.49×10^3 μg/g、铜17.40 μg/g、锰554 μg/g、铬12.3 μg/g、钙 5.56×10^3 μg/g、镁 2.66×10^3 μg/g、钼13.3 μg/g、钴3.4 μg/g、硒 0.36 ± 0.04 μg/g。

4. 氨基酸含量测定

精密称取烘干样品粉末50 mg,置于安瓿中,加入6 mol/L盐酸10 mL,将安瓿抽真空后封口,置于110℃的烘箱中24 h,使充分水解,取出放冷至室温。将水解液过滤至50 mL容量瓶中,用0.01 mol/L盐酸定量至刻度,取水解液50 μL上机测试。样品用碱水解法处理测定色氨酸。以已知混合氨基酸层析谱做对照,根据已知浓度标准样品的峰面积与样品层析图谱峰面积的比计算出各样品中每种氨基酸的微摩尔数(μmol),再根据样品重复和含水量求出样品中所含各种氨基酸的百分含量。结果见表1-1-2。

---

① 微量元素由福建省测试技术研究所代测、氨基酸由福建省农业科学院中心实验室代测,特此致谢。

表 1-1-2　金线莲氨基酸成分及含量

氨基酸名称	含量/%	氨基酸名称	含量/%
天门冬氨酸	1.87	异亮氨酸	0.27
苏氨酸	0.38	亮氨酸	0.4
丝氨酸	0.38	酪氨酸	0.27
谷氨酸	1.01	苯丙氨酸	0.51
甘氨酸	0.62	赖氨酸	0.34
丙氨酸	0.57	组氨酸	0.15
胱氨酸	缺	精氨酸	0.3
缬氨酸	0.53	脯氨酸	0.12
甲硫氨酸	6.28	色氨酸	0.74
总量	8.74		

注：人体必需氨基酸为 3.45%。

二、结果与讨论

金线莲中的微量元素含量、氨基酸总含量及 8 种必需氨基酸的含量均高于国产西洋参和野山参。近年研究表明人体中的氨基酸和微量元素水平与年龄有一定的关系。铁、碘、钼、锌、钴、硒、铜、铬、镁等必需微量元素在衰老、早衰及延缓早衰方面占有重要的地位。根据实验结果，笔者认为金线莲不仅可以用于防病治病，而且是一种有开发前途的防衰抗衰药物。

中医药降糖作用实验研究概况

随着人们生活水平的提高，糖尿病发病率呈增高趋势。西方国家发病率高达5%～8%，我国发病率已上升为2.5%，成为继心血管和肿瘤之后的第三大疾病。糖尿病属于中医学“消渴”范畴，中医药临床治疗糖尿病历史悠久，现代大量实验研究对其机制做了可贵的探索。本文就其研究情况综述如下。

(一) 复方的研究

1. 糖尿病的病机

传统认为是阴津亏损，燥热偏盛，阴虚为本，燥热为标的本虚标实之证，根据该病机制定的复方较多，其中用于治疗阴虚燥热的八仙长寿汤(生地黄、山药、山茱萸、茯苓、牡丹皮、泽泻、麦冬、五味子)对四氧嘧啶实验性动物有显著的降糖作用。其机制主要是药物对糖代谢某一环节的调节作用，没有刺激B细胞分泌胰岛素的作用；有学者报道具有滋阴清热固肾功能的消渴降糖片(黄精、甜菊、蔗鸡、桑椹、天花粉、山药及红参等)对四氧嘧啶诱导的高血糖小鼠具有明显降糖作用；古方玉泉丸对四氧嘧啶和肾上腺诱导的高血糖大鼠均有降血糖、降血脂、增加肝糖原的作用，且能提高血浆cAMP的浓度。

2. 糖尿病的治疗法则

益气养阴法的应用最为广泛。有关该类复方的研究颇多，如降糖丸(党参、天花粉、牡丹皮等)对四氧嘧啶性高血糖大鼠有明显对抗作用，其机制可能是提高胰腺残存的B细胞功能，提高受体对胰岛素的敏感性，或促进组织对葡萄糖的利用，从而达到降血糖的效果；降糖冲剂(熟地黄、生地黄、党参、菟丝子、黄芪、麦冬、天冬、山茱萸、茯苓、泽泻、当归)对四氧嘧啶和肾上腺素性高血糖小鼠有明显降血糖作用，药物的作用机制可能是促进部分残存B细胞释放胰岛素，并促进肌肉等外周组织摄取葡萄糖，增加糖的利用；陈双厚等研究的八仙降糖药(制何首乌、黄芪、麦冬、生地黄等8味药)能使四氧嘧啶造模的小鼠血、肝组织脂质氧化物含量降低，超氧化物歧化酶(SOD)活性增高，能显著提高实验动物腹腔巨噬细胞的吞噬能力，明显提高小鼠抗疲劳、耐低温能力的作用。

3. 益气养阴清热：糖尿病的主要治法之一

此法组方的研究有古方，也有今方。例如，人参白虎汤能够降低四氧嘧啶小鼠的高血糖和尿糖；消渴安胶囊(人参、黄连、生地黄、知母、玉竹)对四氧嘧啶和肾上腺素引起的高血糖有明显抑制作用，还可降低四氧嘧啶性糖尿病小鼠血清中总胆固醇含量及血浆中纤维蛋白含量。其降血糖作用机制为刺激胰岛素的分泌，抑制肝糖原的合成。

4. 历代医家都很重视补肾法在糖尿病治疗中的作用

对补肾方剂的研究包括了滋补肾阴、温补肾阳、阴阳双补，如五子衍宗丸对正常小鼠无明显影响，但能抑制四氧嘧啶诱导糖尿病小鼠血糖的升高，其对糖尿病小鼠血清胰岛素含量的影响不大，提示该药的降血糖作用可能主要不是依赖胰岛B细胞的分泌功能，其降血糖作用原理有待于进一步探讨。中国台湾地区的糖尿病研究提出，六味地黄丸、桂附八味丸、知柏八味丸、知柏地黄丸对实验性高血糖均具有降低作用。

5. 中医降糖的现代研究

糖尿病患者确实存在血液高凝、血流缓慢、瘀血阻滞等病理改变，而这些病理改变正是形成糖尿病血管、神经并发症的重要原因。活血化瘀在糖尿病治疗中的作用已引起重视，如益气活血的加味桃核承气汤（黄芪、大黄、桃仁、桂枝、炙甘草、生地黄）对糖尿病大鼠有降血糖、改善症状、控制病情发展的作用，并可降低糖尿病大鼠的胰高血糖素，提高其胰岛素水平；降糖通脉宁（生黄芪、生地黄、水蛭等）能明显降低四氧嘧啶糖尿病大鼠的血糖，降低血清抗坏血酸自由基、脂质过氧化物含量，提高血清 SOD 活性，降低心、肾组织 O_2 的作用。具有滋阴补气、益肾健脾、活血化瘀功效的降糖平（黄芪、天花粉、山茱萸、山药、丹参）对正常小鼠的血糖无降低作用，对四氧嘧啶诱发糖尿病小鼠的血糖则有明显的降低作用，因四氧嘧啶诱发糖尿病是通过产生自由基 OH，致使脂质过氧化，损害胰岛 B 细胞而诱发糖尿病，降糖平能明显降低糖尿病鼠的血清 LPO，提示该方有抗氧化、保护机体的作用，可能与其降血糖的作用有关。具有健脾养阴、活血化瘀、酸敛固涩的降糖饮（北沙参、山药、红花、桃仁、芦根、菊花、乌梅、五味子、山楂）对胰岛细胞受到破坏的四氧嘧啶高血糖模型有显著降血糖作用，推测本方有利于促进未被损伤的胰岛 B 细胞分泌更多的胰岛素，致血糖下降。另外，本方有较好地降低胆固醇、甘油三酯及高密度脂蛋白的作用。

6. 近年来对糖尿病中医病机的研究

许多学者提出了脾虚学说，健运脾胃的方法得到了普遍应用，如中国台湾地区的民方（苍术、泽泻、玉竹、生地黄、枸杞子、何首乌、玄参、黄芪、山药、猪苓、党参、蚕蛹）对实验性高血糖具有降低作用。具有补气健脾、滋肾清热功效的甘露消渴胶囊（熟地黄、生地黄、党参、黄芪、菟丝子、麦冬、天冬、玄参、山茱萸、当归、茯苓、泽泻）对四氧嘧啶高血糖小鼠和肾上腺素高血糖大鼠有明显降血糖作用，该降糖作用不是对致糖尿病因素的拮抗，可能是促进残存胰岛 B 细胞释放胰岛素，从而使血糖降低。

（二）单味药及其有效成分研究

该方面的报道颇多，如陈发春根据具有降血糖作用中草药有效成分的化学结构，进行分类阐述，包括人参皂苷、田七提取物 A～J，辽东楤木、菠菜、桔梗、地黄、甜叶菊、石榴根皮、山茱萸、茯苓、泽泻、苦瓜、日本香豌豆种子、双花耳草、洋葱、大蒜、葛根、淫羊藿、桑叶、知母、麦冬、铃兰、人参、薏苡仁、茯苓、玉米须、向日葵。吕兰熏对消渴病常用药的有效成分做了较详尽的阐述，如绞股蓝提取物、银耳多糖、木耳多糖、荔枝核提取物、白术浸膏、女贞子提取物、银耳孢子多糖、苍术、桑根皮水提取物、知母水浸提取物、苦瓜浆汁、黄皮香豆精、黄精浸膏、桑叶、黄芪多糖、三七、刺五加、魔芋食品、僵蚕、淫羊藿等均具有明显的降血糖作用，有学者报道三白草可拮抗肾上腺素的升血糖作用，对四氧嘧啶型糖尿病兔可明显降低其血糖水平，体外实验表明三白草可抑制 ADP 诱发的家兔的血小板聚集；中国台湾地区的有关研究表明：长春花、蛇葡萄根、凉粉草、葛根、山药、知母、白术、粟米、麦冬、老鼠草、鲜地黄、咸丰草、熟地黄、山茱萸等具有不同程度的降血糖作用；有研究表明人参粉剂能降低正常狗及四氧嘧啶型糖尿病狗的血糖；还有研究表明人参根和茎叶对正常家兔及大鼠的血糖无明显影响，但均能显著降低因注射高渗葡萄糖引起的家兔和大鼠高血糖水平；人参多肽主要是通过刺激琥珀酸脱氢酶和细胞色素化酶的活性，使糖的有氧氧化作用加强，即糖的利用增加，以及使糖的生成减少；枇杷叶、昆布、夏枯草、黑芝麻、薏苡仁等有效成分对实验性动物高血糖均有降低作用；有研究发现小檗碱在治疗非胰岛素依赖性糖尿病时，还具有抗氧化的作用。由以上可以看出，具有降血糖作用的中医药颇多，从功用看，包括了补气、养阴、补阳、清热生津、清热解毒、清热燥湿、收敛、理气、化瘀、化湿、软坚、化痰药等；其中补阴药占 18%、清热药占 18%、补气药占 12%、化湿药占 12%、化痰软坚药占 12%、收敛药占 6%、风热解表占 6%、止咳药占 6%、补阳药占 3%、化瘀药占 3%。从药物的性味来看，其中具有甘味的有 63.3%、具有寒味的有 36.3%、具有苦味的有 36.3%、具有辛味和微温均为 18%、具有酸味的有 9%、具有咸味的有 6%。

（三）总结与展望

综上所述，具有降血糖作用的复方较多，从组方原则看，包括了滋补肾阴、温补肾阳、健脾益气、清热燥湿、化痰、活血化瘀、酸敛固涩等，涉及虚、实两方面。正虚包括了肾阴亏虚和脾气不足；邪实涉及热、湿、痰、毒、瘀。一方中药物的选择常涵盖了扶正和祛邪两部分，提示正虚标实是糖尿病的基本病机。在该病的不同发展阶段其病理改变是不一样的，从中医病机分析，疾病发展不同时期的主要病机可能是不尽相同的，所以肾虚、脾虚、热、湿、痰、毒、瘀在糖尿病发病不同时期的存在有无或侧重不同，尚有待于深入研究。中药及其有效成分的研究也表明中医具有降血糖作用的药物是有其规律性的，以上降血糖药可分属为补气、养阴、补阳、清热生津、清热解毒、清热燥湿、收敛、理气、化瘀、化湿、软坚、化痰药，这与复方的组方原则较类似，从药物所占百分比来看，养阴和清热药占的比例较大；补气、化湿、软坚化痰次之；收敛固涩药居三；补阳、理气、化瘀药最低。

现代研究中医药降血糖机制实验指标的选择涉及对胰岛 B 细胞功能及肝糖原的影响、胰高血糖素及胰岛素水平的变化、胰岛细胞病理改变、对糖的有氧氧化的影响，以及组织、血清氧自由基和脂类代谢的改变，尤其选择胰岛 B 细胞和肝糖原者居多。目前实验方法和实验指标的选择仍有一定局限，阐明中医药的降血糖机制存在很大的难度。糖尿病的发病机制复杂，现代医学认为与胰岛 B 细胞的功能减退、胰岛素受体减少、胰高血糖素升高、胰岛素抵抗、细胞的葡萄糖转运体减少有关。近年来，随着对血糖调节机制的研究，发现降血糖机制亦是多方面的，如减少葡萄糖在肠道的吸收，增加胰岛素的分泌，增加靶细胞上胰岛素受体数量，增加胰岛素的敏感性，减少对胰岛素的抵抗，增加细胞的葡萄糖转运体，减少胰岛素的对抗激素如胰高血糖素，以及增加糖的无氧酵解或不依赖胰岛素的代谢等。随着对血糖调节及糖尿病机制研究的发展，医学界也从多方面开发了治疗糖尿病的有效药物。中医治疗糖尿病的前景很好，如果中医药的研究和世界医学发展能紧密结合，中医治疗糖尿病的潜力势必将得到更大的发挥。

第二章　防治实践是发展中医学术的关键

中医的理论和经验都来自防治实践。中医学是门实践性很强的医学，其理论的产生与发展直接来自防治实践，并通过积累、整理而成了自己的理论体系。所以临床实践是掌握、理解中医理论的关键。只有实践，才能感觉、方能理解；只有理解，才能真正感觉。由于历代医家临床实践基础的不同，所以形成的理论，有共性的、有个性的；有全面性的、有非全面性的；有的是通过简单的类比演绎产生，有的还是经验。所以在临床应用时，有的很有效，有的一般；有的有效，有的没效；有时有效，有时没效，这就存在着理论的完备性、正确性、时限性和适用范围，揭示矛盾的浅深及准确应用等问题。中医理论必须通过临床实践，方能得到验证、理解、掌握、补充和完善，有的还需要反复实践方能达到。临床实践是发现中医新理论，提高防治能力和疗效水平的重要途径。真是实践出真知、实践辨真伪，“实践是检验真理的唯一标准”。此外，中医学的理论当下只能在人身上体现，如阴阳、表里、寒热、虚实，五脏、六腑病象，经络感传等，要研究发展它，主要在临床进行。还有中医的理论、各家学说和经验，也需在防治实践中理解和验证。中医学历经千年的发展，在不同时空环境下、在不同历史条件下、在不同地域下，形成了各家学说和经验，这无疑丰富、发展了中医学，但由于实践面、量及方法等的影响，只有通过防治实践，才能真正理解和有效地验证。更重要的是中医学术的发展，也主要在防治实践，如现代病的中医认识和治疗；证及理、法、方、药的现代研究等。面对新的防治要求，也须在实践中探索。

中医学历经数千年而不衰，至今仍显示着强大的生命力，最根本的原因就在于它具有经得起实践检验的临床疗效。但随着社会的发展和人民生活的不断改善，疾病谱在改变，群众对防病治病的要求也在提高，中医学面对这种新变化，既是挑战，又是机遇，要积极去面对，除发挥自己学术的优势外，还要努力做新的探索，千方百计地扩大防治范围，力求提高防治能力和水平，繁荣中医学术，才能与时俱进，为人民群众提供更加完善有效的医疗保健服务。

依据中医学术特点　努力开展临床研究

中医学是一门以丰富、生动的实践活动为基础的哲理医学科学。它以朴素的辩证理论思维，综合的观察分析方法，形成了自己独特的理论体系和诊疗保健技术。直到今天在防病治病上，它还发挥着巨大的作用，引起世界医学专家的日益重视和关注。但中医学术的进一步发展，疗效水平的继续提高，单凭从书本到书本，或简单的临床经验积累，已不能适应形势的发展，要努力开展中医药的科学研究。科学研究是一项探索未知的工作，就中医临床研究来说，就是在继承的基础上，把中医丰富的诊疗经验和理论知识，通过周密设计、严密观察、对比分析，去发现规律、验证旧论、探索未知、创立新说、提高疗效，以促进中医学术的发展。要达到这些目的，思路和方法是关键。而中医药科学研究的思路和方法必须依据中医的理论，充分体现中医学术的特点，而不能简单地用西医现有的理论和标准来衡量和取舍，这样不但无助于中医学术特点的发挥，而且会阻碍中医学术的进一步发展。

一、中医学术的特点：整体的观念、恒动的观点、辩证分析和依证论治的方法，代表着医学发展的方向

中医学术包括它的思想和理论，以及表达这种思想、理论的诊疗保健技术。中医的学术思想是古代的哲学观——朴素的唯物辩证法；学术理论就是在这种思想指导下，对诊疗保健活动和实践经验进行总结，而产生的天人相应、脏腑经络、气血津液、六淫七情和病机、诊治、方药等系统理论；诊疗保健技术有四诊和八纲、六经、三焦等辨证方法，以及方药、针灸、功法、推拿、按摩、拔罐、熏洗、外敷、食疗、摄生、体疗等。这些系统理论和诊疗保健技术及其指导思想，具有整体的观念、恒动的观点、辩证分析和依证论治的方法，这就是中医学术的特点，也是它的精华。而辨证论治是中医学术特点在临床应用的主要体现。中医对人体科学，是以天人合一和阴阳变化规律的观点，用心、肝、肺、脾、肾为核心的理论进行阐述。已经进行研究的四季和昼夜的生理变化规律、人体气的发放和运行、经络现象的存在、脏腑表里、发与血、正气与免疫、五窍与内脏相关等，还有交感神经与副交感神经、男性激素与女性激素、cAMP 与 cGMP 等的阴阳功能表现，都表明了中医学人体观的科学意义；在病因学上，强调内因的作用，同时重视自然、社会和精神的发病因素。已知的免疫功能与疾病、老年病与“肾”，以及宇宙、航天、高山、海洋、气象、心身等各种医学理论，都支持了中医的病因学说；对疾病的名称、诊断和病理论述，中医学从宏观的角度进行揭示，用动态的观点进行认识，强调病是变化的，同样的病可因人、因地、因时而异，主张要做具体分析，既要诊病，又需审证，从而形成了自己独特的病理、疾病概念和诊断方法。许多西医认为是多种病，中医则可能认为是一种病；西医目前不能确诊的病，中医则已有它的诊断，且往往可收到意外的疗效，这在临床上是屡见不鲜、不胜枚举的；在治疗上，有各种治则：有的是专对的、有的是迂回的、有的是诱导的、有的是调理的、有的是激发的、有的是自愈的等。治疗方法则更为丰富。如出血症的治疗，就有清热、养阴、收敛、化瘀、补气、温阳等各种止血法。其中化瘀止血法，现在已成

为医药学家感兴趣的研究课题。一些既可降压,又可升压;既能增强免疫,又可抑制免疫;既能抗癌,又能保护正常细胞;在生理下无作用、在病理下有作用的疗法,过去有些人不理解,现在已证明具有双向调节的作用。用调整阴阳法治疗高血压、调理气血改善免疫功能、扶正祛邪治癌肿,与单纯的降压、抑制免疫和杀伤性治癌的方法相比,难道不值得重视和研究吗?这些举例说明,中医学认识生命、揭示和解决疾病矛盾的理论和方法的科学性。钱学森说:“人体科学的方向是中医,不是西医,西医也要走到中医的道路上来。”〔日〕大塚恭男说:“现在西方的疾病观念有了大幅度的改变,而且仍在发展着。疾病的局部论不得不后退,机体有机论,特别是精神、身体相关思想已登场。但是,在治疗领域还未能跟上。在这种情况下,难道还没有重新考虑中医学位置的理由吗?”以上的事实和论述表明,中医学代表着医学发展的方向,闪耀着医学未来的光辉,所以必须依据中医的学术进行中医药科学研究。

二、临床研究是中医药研究的重要途径,传统方法是搞好临床研究的基础

中医学术内容丰富,研究的途径很多,但临床研究是最重要、最有效的途径。这是因为中医药理论的产生和发展,来自临床实践;它的学术特点,目前只有在人身上才能充分得到反映;前人限于当时条件,所产生的经验和理论还需在临床验证;古今的许多学术争论也要通过临床进行检验;理论研究必须在临床研究的基础上才能进行;诊疗和保健水平的提高也要靠临床的不断实践才能实现,所以中医药的科研活动主要在临床。当然,临床的因素较多,情况也比较复杂,但只要坚持严肃的态度、严格的要求和严密的观察,是可以取得成果的。临床研究的进行,可以是回顾性的,即结合日常诊疗工作,注意观察,详加记录,然后总结;也可以是前瞻性的,就是要有计划地进行。立题的依据要足,进展的情况要明,目的要明确,设计须周密,手段应先进。关于研究的方法,西安的某会议提出,可以用现代的或传统的科学方法。应用现代的科学方法研究中医药,是促进中医学术发展、实现中医现代化的必由之路。但中医现代化是中医学术的现代科学提高,而不是其他医学的替代。以往所采用的基本是西医学的方法,事实已经表明,这是很不够的,有的是很勉强的,有的则是无益的。所以中医学需要更多学科的配合。目前要努力创造和选用符合中医学术特点、能反映整体水平和机能状态的现代客观指标。用传统的科学方法进行研究,这是做好中医药研究的保证,是中医现代化的基础。就临床研究来说,传统的方法就是用望、闻、问、切四诊,进行诊病、审因、辨证和论治的研究,所以还要用传统的方法进行研究,这是因为中医的许多学术问题需要进一步明确和完善;这种方法能充分反映中医学术特点;现代科学还不能很好地鉴别、阐明中医学术;丰富的中医学内容,要动员广大中医从各个方面来进行。传统的方法为广大中医所熟悉;中医在基层的多,只要有诊疗活动都可以进行;中医机构目前设备条件差,且能了解和掌握现代科学技术(包括西医学)的人才不多。这首先要用传统的方法,通过临床实践把中医的许多学术问题,进行验证、再认识。以求有完整的概念和明确的含义,给中医现代化提供可靠的依据。在历史上,中医学术用传统的方法进行研究,都有发展,现在更有科学的辩证唯物主义作为指导,有一套现代科学的观察、对比、分析方法,可望有更快、更好地提高和发展。

三、临床用传统方法研究，可从因、症、治等八方面进行

（一）分析“病”的生变

“病”的生与变是研究疾病发生的原因和条件，以及外界对它产生影响的变化规律。中医病因学的特点是既重视外因，又重视内因。通过临床调查，探讨邪气形成的条件和它的致病作用，以及虚的各种表现。依据天人合一、五运六气、子午流注等理论，观察气象、地理、时间、种族、精神、性格、素质、形体、饮食、嗜好、性别、年龄等，与疾病发生的关系及其对疾病变化的影响。发现规律，总结经验，必要时还要做正常人的调查，以利于比对。

（二）研究“病”的名称

中医的病名，有依因、依症、依时令、依邪性、依类型、依特点、依脏腑、依经络、依病机等而定名。由于实践基础不一，历史背景各异，且缺乏统一的标准，故病名的建立难免存在合理与不合理，有意义与无意义，或重复或概念不清等状况。这就需要通过临床的仔细调查和系统观察，以及治疗的验证，然后考虑哪些病名需保留，或完善或抛弃或新定。一个中医病名的确立必须体现中医学术特点，概念要明确，具有它特定的病因、病机和临床特点，还有不同证的表现能为治疗提供依据。

（三）观察诊法意义

中医的诊法主要有望神、察色、观舌、验眼、识爪、辨疹、判状、闻声、嗅味、审症，以及切脉、查体、检耳等，内容丰富，经验众多。但它们的意义和作用，尚缺乏系统、对比的观察，标准也不一致。通过临床的对照分析和疗效验证，以观察各种诊法的实际意义和变化规律，探索分级和定量的依据。统一标准，建立规范，并要有新的发现。在观察时要注意地域、季节、气候、时辰、年龄、性别、职业、饮食、禀赋等的影响。不但要有正常人的群体资料，还要有个体连续观察的数据。

（四）探讨“证”的规律

由于历代医家有各自的临床经验和不同的学术见解，所以对证的判断则有不同的标准，对其内涵的认识也不一样，且常有证、型、期相混的现象，严重影响经验总结和理论研究，以及学术的交流和成果推广。传统证的内涵相差很大，可以说有母证、有子证。例如，八纲就是母证，仅指病位或病性；风热袭卫证则是子证，包括病因、病位、病性和病机，从属于八纲中的表证。母证现在看来是一种框架。所以应该建立期、型、证的概念。期指疾病发生发展过程中的基本阶段，一般分初期、中期、末期；型是每个期中病情主要类别的反应；证是型中容易变异的病机体现。证以症候为基础，它随症变而变；型以证为基础，常是几个证的混合，但变化没有证多。临床研究的任务，就是探讨证、型的判断依据和组合，演变的规律，明确证的内涵，建立症候轻重等级和计分方法，使证既有定位、定性，又能定量。

（五）对照治法效用

由于中医的学术观点不同、治疗方法各异，同样的病、证，却有不同的治疗方法。如何判

断不同疗法的效果和作用，就需要在临床进行对照观察。对照观察还能检验理论、判断是非。

（六）求索方药组合

中医方剂代相增长，每个方剂都凝结着医家的经验结晶和学术思想，但不能说每张方的配伍都很严谨、效果都很确切、副作用都很清楚，所以还需在临床进行研究。研究内容包括探索配伍意义、分析组方规律、观察疗效作用、总结适应范围、创造新的方剂。此外，还要注意中药不同产地、季节、加工炮制与疗效的关系，以及毒性、过敏等副作用的观察。

（七）总结饮食宜忌

食疗对消除病邪、扶助正气、促进恢复健康有很大作用，但缺乏研究，尚停留在经验阶段。现需依据中医理论，建立不同食谱，观察对疾病的各种影响和对健康恢复的作用，为建立中医营养学提供依据。

（八）建立疗效标准

建立符合中医学术的疗效标准，这是中医药科学研究至今尚未解决的大问题。中医学术要发展，没有自己的疗效标准是达不到的。中医疗效的判断要有量的概念，可以从症状的分级、计分入手，如把疼痛分成轻、中、重，或给各个症候一定分数；也可对症候进行量的计算，如痰、血、呕吐物、排泄物和食量等。更要注意舌、脉对疗效判断的意义。中医疗效的判断尚需积极探索更多的客观疗效指标。

中医药临床研究应注意的问题

临床研究属于应用研究范畴，而中医药的临床研究，还包括应用基础和开发的研究。

临床研究是医学科学研究的重要活动形式。因为它直接在患者身上观察，所以结果最可靠最能说明问题。但首先要保证患者的安全，有的还需征得患者的同意。然临床研究较复杂，影响因素较多，条件不易控制和掌握，工作起来难度较大。

中医药的临床研究更具有特殊意义。原因：①中医药学的形式，是以临床实践为基础。中医药理论的产生和发展也直接来自临床。②中医学术的特点目前仍只在人身上才能得到充分反映，所以它的理论研究仍需在临床进行。③由于历史等原因，中医药的许多理论和经验尚需在临床进行验证，对于西医的病，通过临床进行中医的理论认识和治疗探讨。④诊疗和保健水平的提高，也要靠临床的不断实践才能实现。这是由于中医药具备自然-社会-心理-生物的医学模式，具有整体观念、恒动观点、辩证分析和依证论治的方法的学术特点，并且拥有以医疗实践为基础，以古代哲学、社会和自然科学理论为武装而逐渐发展的历史性质所决定的。

科学研究是一项创造性劳动，主要任务是探索未知、揭示奥秘、发现规律、说明道理。所以要求有“三性”和“三严”外，研究者要求实、客观、认真、善思和灵敏。

临床研究的基本程序：准备（选题、调查研究）、设计构思、方案制定（观察内容、对象确定、时间安排、指标选择、方法采用、判断标准、人员分工、统计方法、记录表格、开题报告、申请投标）、实施和总结（撰写研究工作报告和学术论文）。从这次会议交流的文章看，下面几个问题需注意。

（一）经验总结与科学研究

经验总结是对中医理、法、方、药应用的经验教训和心得体会，以及诊治经验、教训的总结。对继承来说，这是一种很好的方法，给人以启迪，提供新思路和新苗头。形式有个案总结、理论阐述、诊治法方药的应用等，但缺乏严格对比和条件控制，所以规律性的发现较难，重复性较差。科学研究设计严密、要求严格，所以更容易发现规律、揭示奥秘，重复性较好，更有利于中医药的继承和发扬。就临床研究来说，可分为前瞻性研究和回顾性研究两类。前瞻性研究由于有周密的设计，条件控制较好，资料齐全，所以一般来说质量较好、水平较高；回顾性研究属反思追查性研究，最大缺陷是资料的不完备，但可提供历史对比，有它特定的作用和意义。

（二）课题

研究课题的提出，这是科学研究的第一步，是关键。课题一般要具备创新性、可行性和实用性。题目应有三个内容：处理因素、受试对象、效果反应。立题不宜贪大求多，越具体越好，目的要明确，避免低水平重复。选题前先要考虑经济建设的需要，防病治病。保健、康复的需要和上级有关部门的科研规划，以及中医药的学术问题；当然也可从老中医的学术专长、民间诊治经验和个人的兴趣中找。

(三) 调查

课题反映着研究者的才思，凝集了研究者的智慧。但课题是否创新，就必须进行调查研究。严格来说，调查研究是贯穿整个研究的始终，在课题提出前也要了解情况，课题确立后的调查研究，其实是为了选择突破口和制定研究方案。调查研究包括对课题历史和现状的调查，主要应了解清楚对于同样的、类似的或有关联的课题，别人已经做了哪些工作？现在正在做什么工作？已经解决了哪些问题？是怎样解决的？还存在什么问题？为什么这些问题还没解决？其关键在哪里？已经得出了什么结论？这些结论是否真的可靠？有什么经验教训？等等。这样就可以了解国内外的现状、水平和发展趋势，也可从中吸取别人的经验和教训，避免重复，少走弯路，使自己课题的主攻方向更明确，且初步已有解决问题的办法和技术路线。调查最好、最简便的方法是查阅文献，如新近出版的有关著作和评论、综述文章，以及文献目录、索引、文摘、年鉴等。也可向有科研经验的中医、西学同道请教、交谈和指导，必要时还要到与课题有关的地方，做实地考察。

(四) 对象

研究对象的确定是科研成败的头等大事。依据研究的目的和任务必须确定好研究的对象。临床研究对象当然是患者，但要明确研究的是什么病；病的什么证、什么型、什么期、什么程度。有的还要考虑性别、年龄、病程等，特别要注意对象的典型性和纯化，即不要过多的兼证、过杂的合并症，一般也不要找病情过重和年龄太大、太小的患者。

(五) 标准

标准的选用反映着科研的质量和水平。临床研究的标准主要有诊断、辨证和疗效判断等三方面。标准要规范化最好采用全国统一的标准。目前的国家中医药管理局发布的《中华人民共和国中医药行业标准(中医病证诊断疗效标准)》(1994 年，计 9 个科，406 个病证)，卫生部发布的《中药新药临床研究指导原则》(1993 年、1995 年，分一、二两辑，计 8 个科，133 个中西病证)，基本可以满足临床研究的需要。如果以上未制定的，应该先找全国或省各学会制定的标准；如还没有，可参考有关部门制定或教科书的标准。标准不能随意制定，应是大家公认的。

(六) 分组

这是临床研究的主要方法。分组便于对比和鉴别，但分组要依据研究目的。任务和统计学要求合理设置，一般为三个组，不要太多过杂，以免增加任务和资料分析的难度。组间要齐量等观，更要严格做到同等条件，要进行统计学处理。

(七) 对照

这是临床研究被广泛采用的主要观察方法。“有比较，才能鉴别”“不怕不识货，只怕货比货”。通过对比可以鉴别差异，减少误差、区别真伪和优劣。对照内容：空白对照、安慰对照、标准对照(已知疗效，药物作用接近)；对照方法：自身(前后)对照、交叉对照、历史对照、随机对照(简单随机、分层随机、盲法对照包括单盲、双盲)。各种对照方法的选用要依据研究的目的、任务和内容而定,要注意指标的选择,避免先入为主,防止错觉,必要时要进行共同判断。

(八) 疗程

进行临床治疗研究的课题,在研究方案设计时,不同的病证就必须有明确的疗程,这样才有利于对比、判断。当然,由于临床情况较复杂,有的疗程不一,解决的办法有二:一是不符合规定的不列入统计;一是进行统计学处理。

(九) 观察

这里主要讲动态观察。现在很多中医药临床研究缺乏动态观察,这是不符合中医药学术特点要求的。如证候的组合、演变,疗效的作用时间(起效、消失、复发)等,起码要有治疗前、治疗中和治疗后的观察记录。

(十) 数据

各种研究数据,首先必须经过分类整理,然后进行统计所得数据都应做统计学处理,应依据不同资料的数据选用不同的统计方法。需注意,只提供平均数是没有什么意义的,应该说明结果的分布情况,因为各个具体数值的分布,往往能使人们更全面了解观察的真实情况。

以上主要与同道共同探讨,中医药临床研究的10个主要问题目的是提高科研水平,更利于科研成果的推广和应用,以加快中医药学现代化的进程,促使中医药学从传统型向现代型发展。

中医治疗87例恶性肿瘤的临床分析

恶性肿瘤——一种严重威胁人类身体健康的疾病，各地都在积极寻找有效的防治方法。目前在临床应用的有手术、放射和药物治疗等；手术和放射治疗虽然对肿瘤有一定疗效和作用，但并不是每种肿瘤都适用，且目前约有2/3的病例当明确是恶性肿瘤时，已经是晚期，手术和放射治疗很少有较好的效果，所以药物治疗也自然成为努力研究的一个方向。近20年来，抗癌药物的研究已有很大进展，并取得一定成绩。在临床已试用和研究的化学药物，如乌拉坦、氮芥、抗叶酸、可的松及促肾上腺皮质激素等，已发现对肿瘤能获得暂时性改善，但在临床用化学药物治愈肿瘤者仍属少见。因此，从祖国医学里探索治疗肿瘤的有效方法和药物，也是一个途径，目前已被普遍注意。笔者从1961年起，对中医药治疗肿瘤进行研究，1961～1963年共治疗各类型晚期恶性肿瘤87例。为了总结经验，进一步探讨中医药治疗方法，初步总结报道如下，供同道参考，望批评指正。

一、临床资料

治疗87例患者均系晚期恶性肿瘤，就诊时已有明显症状和体征。其中男性67例、女性20例。年龄分布：18～30岁3例、31～40岁16岁、41～50岁32例、51岁以上36例。发病期间：指患者有自觉症状和临床体征，如肿块、疼痛、呕吐、吞咽困难或食后胸部梗阻等。就诊时间：其中一年以下者占多数(表1-2-1)。肿瘤类型：骨癌、食管癌、肝癌、直肠癌、肺癌等13种，大部分已经过病理或X线确诊(表1-2-2)。其中首次治疗的有18例，其余均已接受放疗，或手术，或其他药物治疗无效或复发的。

表1-2-1　发病时间

时　间	总例数	病种			
		胃癌	食管癌	肝癌	其他
＜3个月	24	7	1	12	4
≥3个月～＜1年	24	8	6	4	6
≥1年	6	4	—	—	2
总计	54	19	7	16	12

注：①87例中发病时间可以追溯者有54例。②其他栏病种包括鼻咽癌、直肠癌、肺癌、子宫颈癌、舌腺癌、腹腔肿瘤、脊髓癌等。③表中“—”代表无一例，以下同。

表1-2-2　肿瘤类型

病种	总例数	诊断依据		
		病理	X线	临床
胃癌	29	5	18	6

（续表）

病种	总例数	诊断依据		
		病理	X线	临床
食管癌	15	4	8	3
肝癌	24	9		15
肺癌	4	2	2	—
直肠癌	4	2	2	—
子宫颈癌	1	1	—	—
舌腺癌	1	1	—	—
乳腺癌	1	1	—	—
鼻咽癌	2	2	—	—
骨癌	1	—	1	—
腹腔肿瘤	2	—	2	—
小肠肿瘤	1	—	1	—
脊髓癌	2	2	—	—
总计	87	29	34	24

87例病例按中医诊断分属于脘痛、反胃、噎膈、痞气、肥气、臌胀、悬饮、头痛、下痢等20种病证。在87例患者的肿瘤类型中以胃癌、食管癌、肝癌占多数，共68例，占总例数之77%，见表1-2-2。这3种肿瘤的临床症状和体征，以疼痛最为明显，其次为小便红赤、大便秘结，再次为肿块、食欲减少。但随着各种肿瘤的不同，临床症状和体征各有其特点。肝癌以小便红赤占最多数，其次是右肋下疼痛、肿块（右肋下为多）、大便秘结、口渴、饮食减少、萎黄、头眩、腹水等。胃癌以脘部疼痛占第一位，其次是朝食暮吐、饮食减少、大便秘结、小便红赤、脘部肿块、消瘦等。食管癌以胸中痛最为明显，其次是食入即吐、饮食减少、吞咽困难、小便红赤、大便秘结等（表1-2-3）。所以着重统计了这3种肿瘤的临床症状、体征和脉诊、舌诊，以便于分析（图1-2-1～图1-2-3）。脉诊中胃癌、食管癌见细弱脉和细微脉为多；肝癌见弦缓脉和弦虚脉为多。但在弦缓脉中，食管癌患者也占有一定比例（图1-2-2）。舌诊中肝癌多出现绛舌和红舌，且多数为干燥无津，舌苔以薄白和厚黄为多。胃癌以淡舌最多数，也出现干燥舌为多，舌苔多现厚黄和薄白。

表1-2-3　胃癌、食管癌、肝癌临床症状和体征

病种	临床症状和体征																	
	肿块		呕吐		疼痛			饮食减少	吞咽困难	小便红赤	大便秘结	腹水	嗳气	头眩	消瘦	口渴	四肢浮肿	萎黄
	脘部	右肋下	食入即吐	朝食暮吐	脘部	胸中	右肋下											
胃癌	12	—	—	14	18	—	—	14	—	13	14	—	5	—	12	8	4	—
食管癌	1	—	7	—	—	10	—	7	7	7	7	—	—	—	—	—	2	—

（续表）

病种	临床症状和体征																	
	肿块		呕吐		疼痛			饮食减少	吞咽困难	小便红赤	大便秘结	腹水	嗳气	头眩	消瘦	口渴	四肢浮肿	萎黄
	脘部	右肋下	食入即吐	朝食暮吐	脘部	胸中	右肋下											
肝癌	3	15	—	—	9	—	10	16	—	22	17	7	—	10	—	19	7	9
合计	16	15	7	14	27	10	10	37	7	42	38	7	5	10	12	27	13	9

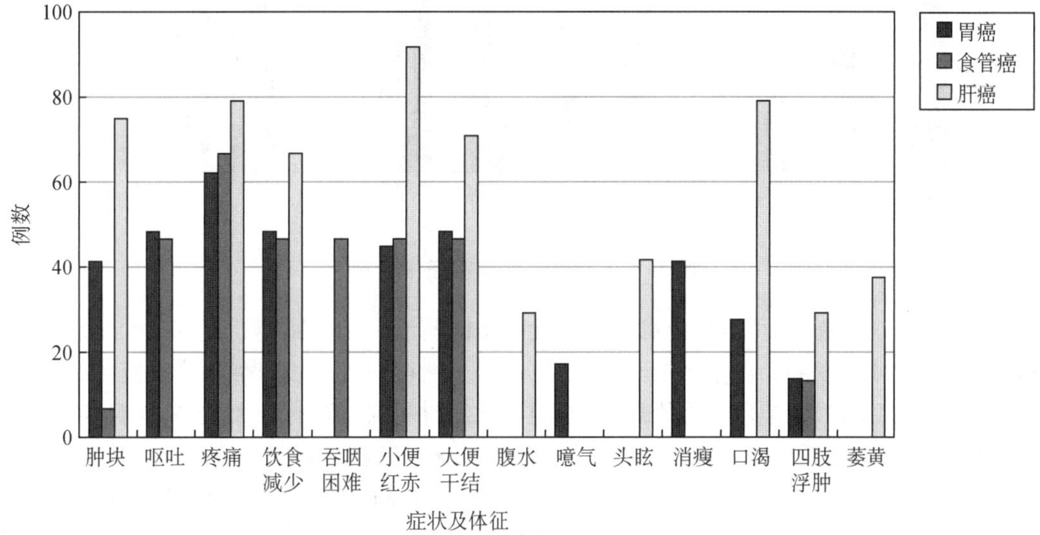

图 1-2-1 胃癌、食管癌、肝癌临床症状和体征

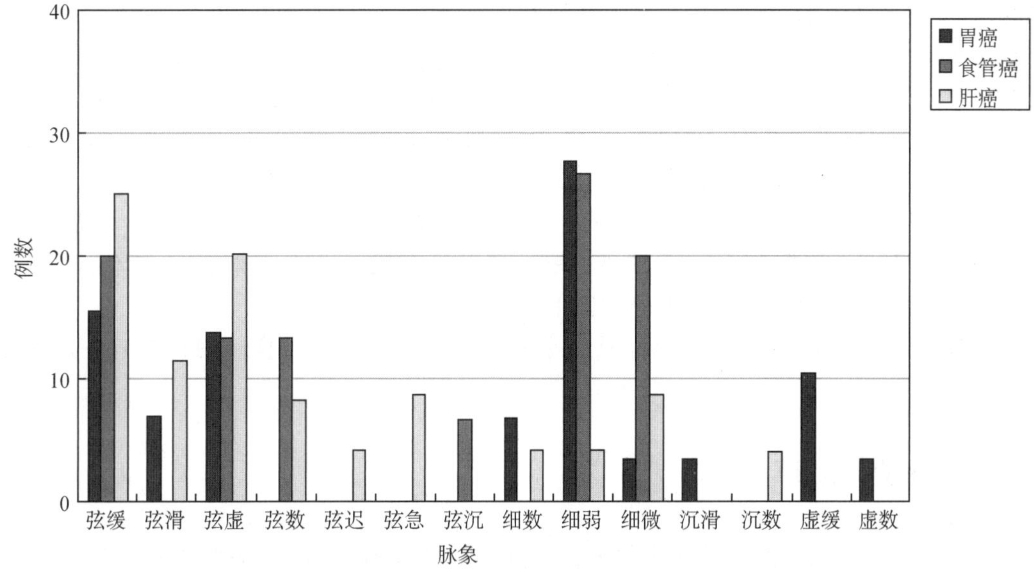

图 1-2-2 胃癌、食管癌、肝癌脉诊

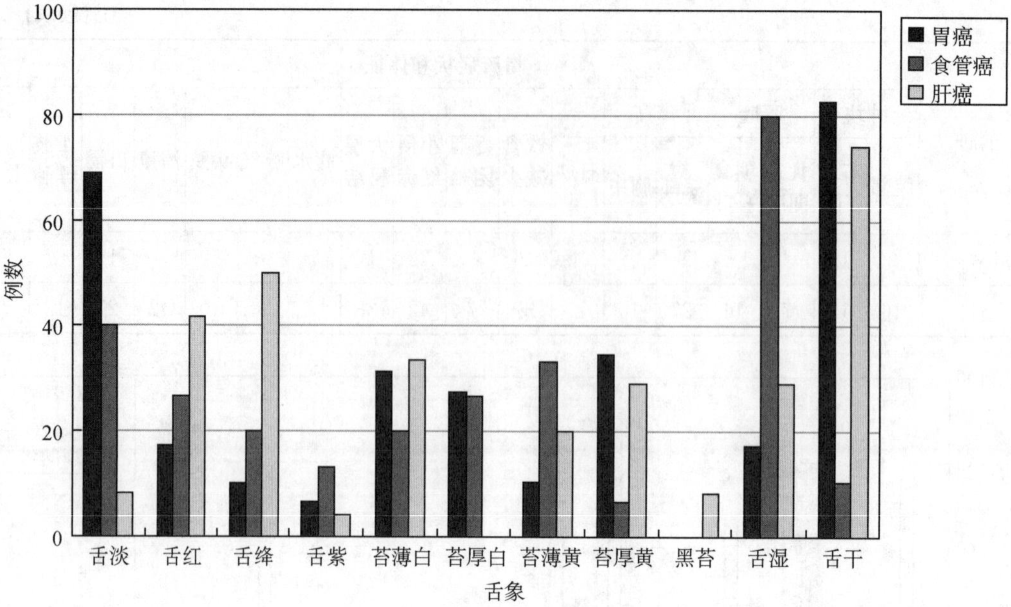

图 1-2-3　胃癌、食管癌、肝癌舌诊

综合以上临床资料，可以看出肿瘤患者接受中医药治疗时已属晚期，且多数是经过其他疗法治疗无效或复发的。从中医的学术观点分析，虽然存在着肿块、疼痛、小便红赤、大便秘结、呕吐等邪实症状，但虚象已经毕露，这不但与发病时间的长短有很大关系，而且与肿瘤类型及其生发部位和侵犯部位都有密切关系。例如，胃癌患者发病时间 36.84％是 3 个月以内；42.1％是 3 个月至 1 年；21.06％是 1 年以上，发病时间长则消津耗血；且生发于后天之本——胃，势必影响化谷之能，后天失养，脾无以运化，则血虚液损，所以多舌淡无津，脉见细弱，临床的疼痛、呕吐、肿块、小便红赤、大便秘结等症状，都要与“血虚液损”这个病理特点联系起来，进行辨证论治。食管癌患者发病时间 14.28％在 3 个月以内；85.72％在 3 个月至 1 年，其病居于上焦，影响气化、阻滞供养之路，且肝气亦有横逆之势。所以舌淡、红兼见，且湿润有津；脉亦显细微、细弱和弦缓。这可以说明，食管癌的病机是“肝郁气滞、津膈于上无以达下”，所以临床处理都应考虑“调肝、降逆、行气散津”治法的运用。肝癌患者发病时间 75％为 3 个月以内，25％是 3 个月以上；生发于藏血之官——肝，常有横侮脾胃之势，所以发病时间虽然较短，但来势凶猛，表现为“毒甚肝阴伤”之象。临床的红、绛舌无津，脉弦虚、弦缓，以及大便秘结、小便红赤、疼痛、肿块、头眩、萎黄等症状，正说明这种病理现象当然也有因影响脾土而引起腹水的，临床宜审辨施治。

舌苔情况尚难看出有多大意义，但治疗过程中舌苔的变化对临床用药尚有一定参考意义。

二、分型与治疗

87 例包括了 13 种肿瘤，分属于中医 20 种病证。临床资料提示这些病例均处在“正虚邪实”的病理机转，所以临床治疗既要重视“补虚养正”，又要注意“攻邪泻实”，这就要根据临床症状、体征、舌诊、脉诊，进行辨证论治。分析 87 例的治疗用药情况，一般都围绕气郁、血滞、火盛、痰凝、虚损五方面进行论治，这是有理论根据的。为了说明问题，我们先温习祖国医学有关这方面的文献记载，并加以阐述掌握气郁、血滞、火盛、痰凝、虚损分型施治的道理。

“气”不仅是人体生理功能的一部分，也是维持人体生命活动的重要物质。它与血循着经络营养脏腑，温润肌肉、皮肤，在正常情况下，它流畅无阻，如果由“六淫”的侵入，或“七情”的郁结，或脏腑的虚损，都会引起气郁、气滞、气聚、气逆等现象，轻则表现气促不利则喘，蕴久渐成痈肿、积聚、癥瘕。《灵枢·刺节真邪》论肠瘤、筋瘤等，说：“结气归之，津液留之，邪气中之，凝结日以益甚。”又在《灵枢·水胀》论肠覃、石瘕说：“气不得营，因有所系，癖而内著，恶气乃起，息肉乃生。”又说：“气不得通，恶血当泻不泻，衃以留之”。《医宗金鉴》曰：“乳癌由肝脾两伤，气郁凝结而成”。张景岳认为噎膈系由“气结施化不行，精血枯涸”而成。《李杲十书》指出：“堵塞咽喉阳气不得出者曰塞，阴气不得下降者曰噎”等，说明气行郁滞的各种病变。

“血”是贮于脉营之中，随气运行全身，以奉养五脏、六腑、四肢、百骸。它的阻滞多由气行不畅引起，因为气为血之帅，气行血自行，所以血滞多与气郁同时并见，滞久则成肿块。《医林改错》记载：“肚腹结块，必有形之血”。《古今医统》曰：“凡食下有碍，觉屈曲而下，微作痛，此必有死血……”；《临证指南》曰：“噎膈之症必有瘀血、顽痰、遵气阻隔胃气”；《金匮翼》曰：“噎膈之病，有虚有实，实者或痰或血，附着胃脘，与气相搏，翳膜外裹，或复吐出，膈气渐宽，旋复如初……”，说明了血瘀引起的各种肿瘤征象。

“火”是一种病理现象，是脏腑机能亢进的表现，它能消耗气机，消烁阴津，火热蕴郁于内，久则血凝气乱，经络瘀塞，渐成结块。《素问·阴阳别论》曰：“三阳结，谓之隔”，张子和解释说：“结谓结热也，小肠热结则血脉燥；大肠热结则后不圊，膀胱热结则津液涸，三阳既结，则前后闷塞，下既不通，必反上行，此所以噎食不下，纵下而复出也。”又说：“素热之人，三阳必结，三阳既结，食必上潮……”；《医学心悟》记载：“结，结热也，热甚则物干……”；《丁甘仁医案·夭疽》：“症由情志抑郁，郁而生火，郁火挟血瘀凝结，营卫不从”。以上说明火热的病象。

“虚损”是指机体虚弱的一种病理现象，有阴虚、有阳虚、有气虚、有血虚及脏腑虚弱等。《诸病源候论》记载：癥瘕形成是“虚劳之人，脾胃气弱，不能剋消水谷，复为寒冷所乘，故结成此病”。《景岳全书·积聚篇》说：“凡脾肾不足及虚弱失调之人，多有积聚之病。”《医宗必读·积聚篇》记载：“积之成也，正气不足，而后邪气踞之”。这说明“虚”是形成积聚、癥瘕等的主要因素。

从以上的文献记载和临床的实际情况来看，都说明一个问题，那就是肿瘤的形成是多因素的：有气、有血、有痰、有火、有虚夹杂一起，但在发病过程中随着病种、病期和人的素质不同，有偏气、偏血、偏火、偏痰、偏虚等现象出现，所以在治疗上既要掌握分型施治的原则，又要根据病情的变化，进行辨证用药。兹将临床治疗情况，按上述原则，归纳见表1-2-4。

表1-2-4　分型与治疗

证型	主要症状	治法	方药
气郁型	肿块，胸满，痛无定处，或噫气呃逆，胸胁不舒，吞咽困难，痛喜少按，脉弦缓，舌淡苔白	行气，舒郁，降逆，通络	代赭旋覆汤、四磨饮、枳实、川厚朴、乌药、刀豆壳、山柰等

（续表）

证型	主要症状	治法	方药
血滞型	肿块，痛有定处，拒按，呕血或下血，吞食干涩难下，舌绛或紫，脉弦虚	活血，化瘀，养血，温经	化癥回生丹、小金丹、别甲煎丸、丹参、赤芍、三棱、莪术、水蛭等
痰凝型	肿块，质软，呕吐痰沫，大便溏，纳食减少，腹水，脉沉滑，舌淡，苔浊	消痰，利湿，软坚，化结	指迷茯苓丸、滚痰丸、鸡内金、海藻、昆布、牡蛎、鳖甲、半夏等
火热型	口渴喜饮，小便黄赤，大便秘结，发黄，夜寐不安，脉弦滑，舌红苔黄	清热，解毒，养津，补液	大黄、茵陈、白毛藤、白茅根、生栀子、六神丸、石斛、火麻仁等
虚损型	面色苍白，消瘦，四肢浮肿，动则气急，脉虚细，舌淡苔白	养血，补气，畅脾，强肾	健脾丸、四君子汤、当归补血汤、归芍异功散

三、治疗结果

在87例病例中好转者19例，占21.83％；无变化者38例，占43.67％；恶化者13例，占14.96％；死亡者17例，占19.54％。其中，以食管癌好转率最高，占46.66％；其次为骨癌，占27.58％；再次是其他肿瘤，占21.05％，肝癌无一例好转。各种肿瘤疗效情况见表1-2-5。

表1-2-5　各种肿瘤疗效情况表

病种	总例数	疗效			
		好转	无变化	恶化	死亡
胃癌	29	8	11	5	5
食管癌	15	7	6	—	2
肝癌	24	—	12	5	7
其他	19	4	9	3	3
合计	87	19	38	13	17

1. 疗效标准

好转，指肿块有缩小，无呕吐，能进食，痛止，腹水有明显消退，且有效时间持续10～15天出院者。无变化，指临床症状和体征改变不明显者。恶化，指入院后，体质继续衰弱，症状增重者。

2. 治疗时间

在87例病例中，治疗时间最长280天，最短4天，平均25.23天。其中胃癌治疗最长时间为90天，最短6天，平均26.24天；食管癌最长43天，最短4天，平均15天；肝癌最长89天，最短4天，平均25.33天；其他肿瘤最长280天，最短4天，平均31.63天。

3. 治法用药的讨论

肿瘤是一种无规律性生长和退行发育的生物特性，它与炎性病变有根本不同，所以如何进行药物治疗是一个重要问题，具体地说，就是如何使瘤灶不转移、不发展，甚至消失。化疗药物对肿瘤的作用，据现在所了解，它之所以能够抑制瘤细胞的生长，主要原因：①利用癌细胞残存的生理功能作用的药物，如甲状腺癌的对碘吸收。②改变肿瘤生化作用的药物，唯须以该生化作用物对肿瘤尚起一定作用为条件，如激素治疗乳腺癌。③有破坏骨髓及淋巴组织的药物，这类药物对发源于骨髓及淋巴组织的肿瘤有同样的抑制作用，如乌拉坦及氮芥等。④具有破坏肿瘤血液供应的药物，如黏质沙雷菌。中医药的治疗主要是依据临床症状和体征，按中医学术理论进行辨证论治，这就是以上所述的分气、血、痰、火、虚论治。其治疗方法：行气舒郁、降逆通络，活血化瘀、养血温经，消痰利湿、软坚化结，清热解毒、养津补液，养血补气、畅脾强肾等，归纳起来就是“消、补、温、清、通”五个字，再概括地说就是“攻”“补”两端。从临床的资料看来，87 例患者接受中医药治疗时，已经是正虚邪实的病变情况，所以在临床如何运用好“攻”和“补”两种方法；何时用攻，何时用补，或攻补结合，都必须深思熟虑，否则用之不当，补正反而助邪，助长瘤细胞无规律性地生长；或攻邪反而伤正，不但削弱体质，可能还有促使瘤灶播散、转移的可能。因为从中医的学术观点看来，肿瘤临床所表现的征象，是属于气、血、痰、火、虚的病理表现。这是从总体上去认识，就是从肿块这个局部的症候来分析，也是离不开上述五个病理表现范畴。但肿瘤所产生的肿块是由瘤细胞组成的，与局部的炎性病变所引起的肿块截然不同。在进行中医药治疗时，必须注意治疗过程中的各种变化，细心分析，随时总结成功和失败的经验，以更好地探索中医药治疗肿瘤的规律。下面就临床治疗 87 例患者，应用上述各种疗法的情况，做初步分析和讨论。

（1）行气舒郁、降逆通络法：适用于气郁型的各种肿瘤。例如，胃癌的呕吐，脘胀闷，肿块浮动，痛无定处；食管癌的噫气呕逆，吞食困难，胸胁不舒；以及其他肿瘤有上述征象者。该法有镇呕、止痛、宽胸、消积的作用。87 例患者常用方药：旋覆代赭汤、半夏泻心汤、四磨饮，枳实、川厚朴、台乌药、降真香、川楝子、刀豆壳、柿蒂、山柰、砂壳等。从临床观察中，四磨饮、台乌药、川厚朴对宽胸消胀效果较好；旋覆代赭汤、刀豆壳、柿蒂、降真香对降逆有一定作用；山柰、枳实、川楝子消闷止痛，有暂时性效果；半夏泻心汤疗效不佳。此外，六神丸具有一定行气止痛作用。

（2）活血化瘀、养血温经法：适用于血滞现象的各种肿瘤。例如，肿块不能浮动，痛有定处，拒按，或呕血下血，或吞食干涩难下者。该法有改善吞咽困难、缓和疼痛、止血的作用。临床常用的方药：化癥回生丹、小金丹、鳖甲煎丸、牡丹皮、丹参、赤芍、当归尾、郁金、山棱、莪术、卷柏、苏木等。化癥回生丹对缩小肿块有些效果，但用一段时间后，肿块又见明显增大，所以笔者初步认为，该药缩小肿块，初起可能改善了肿瘤的血循环，故肿块见有缩小。丹参的用量（五钱至八钱*），配合威灵仙、羌虫、卷柏，能缓和吞食干涩难下的现象。三棱、莪术、小金丹、郁金在止痛方面尚有一定作用。临床经验证明，对于肿块的治疗，企图用活血化瘀法来消除肿块，结果可能是正伤邪长。临床有用活血化瘀药，内服、外涂局部，结果初起肿块周围有软化缩小，之后局部皮肤会变成紫红色斑块，肿块增大，病情渐趋恶化。所以笔者初步认为，活血化瘀法是难以使肿块消散的；相反，还有促使瘤灶播散、转移的危险。

（3）消痰利湿、软坚化结法：适用于痰结征象的各种肿瘤。例如，肿块质软，呕吐痰沫，大便溏泄，腹膨腹胀等。该法有软化肿块、消痰镇呕、逐水利尿作用。临床常用的有指迷茯苓丸、滚痰丸、鸡内金、海藻、昆布、牡蛎、鳖甲、麦芽、谷芽、夏枯草、半夏、牵牛子、茯苓、胆南星、浙贝母、羌虫、全蝎、神曲、商陆、甘遂等。鸡内金、海藻、昆布、鳖甲、夏枯草、浙贝母消胀

---

* 这里一钱约 3 g。

软坚作用佳，服药数剂后，肿块区有一定程度的软化缩小，且能持续一定时间。所以笔者初步认为，对于肿瘤的肿块治疗用软坚的方法有一定的可能性，可以继续研究。腹水的消除用利湿药似无作用，必须用峻剂攻逐才能缓解腹水的紧张状况，但虚证用攻法必须细心，补一段时间后方可攻逐，患者才能承受。

(4) 清热解毒、养津补液法：清热解毒法，适用于发热，黄疸，小便短赤，大便秘结，口渴喜饮等实热征象；养津补液法，适用于口燥渴，大便燥结，小便淡黄量多，潮热或手心热等液损虚热征象。常用的药物：土茵陈、白毛藤、白茅根、大黄、生栀子、玄明粉、连翘、柴胡、白芍、大青叶、竹叶石膏汤、六神丸、麦冬、天冬、沙参、石斛、火麻仁、瓜蒌等。白毛藤、土茵陈、白茅根应重用，加车前草，对黄疸消退，小便转清有明显效果。高热口渴、气粗，用竹叶石膏汤，重用石膏、加大青叶，能暂时退热 1～3 日，但旋踵复热。对于大便秘结和大便燥结问题的处理，往往关系到腹胀、呕吐的问题。临床经常遇有呕吐频作，难以纳食、腹胀满而痛，如秘结用玄明粉、大黄、枳壳、川厚朴等清热攻下、行气消滞之后，大便得通，精神转佳，且能进食，但过后 1～2 日，诸症复起。结果是通一次松一下，又结再通复松，最后体质渐趋衰竭，神败气脱而亡。在这过程中，虽然注意补液养阴，但衰竭的状象最终是要出现的，所以临床往往为解除患者暂时的痛苦，又不得不应用。如大便燥结患者中，没有一例单用增液滋润药能获大便通畅的，必须酌情加入大量攻下药。

(5) 养血补气、畅脾强肾法：对晚期肿瘤患者来说，几乎都必须应用，特别是养血、补气、畅脾，从患者接受治疗起，每剂药中都有应用的机会，对改善患者精神、增进食欲、促进睡眠都有很好的作用，常用的有健脾丸、四君子汤、六君子汤、当归补血汤、健中汤、归芍异功散等。强肾法运用于腰酸痛、小便量多而长期色黄不退。但这些强壮药都不能用润腻药，如生地黄、熟地黄等，用之往往增长腹胀满而不能进食。

从 87 例临床的治疗情况看来，虽然没有治愈的病例，但对缓解和减轻肿瘤症状还有作用，仍没有失去研究的意义。但由于追踪观察不够、缺点很多，故今后必须加以努力。

谈“有表证，无表邪”

寒热并作是表证的主要特点，这是医所周知的。不同的外邪可以引起各异的表证，也是医所熟悉的。但表证皆因表邪所致，则其不尽然！1973年春杨老下放农村时，晚间来了一位畏寒壮热患者，诉起病已2日，自服解热药汗出而寒热未已。今热甚寒增，口渴无汗，咽痛溲赤。查其舌红苔黄，六脉俱数，咽部潮红，两侧扁桃体Ⅱ度肿大，有脓点。此为乳蛾，虽热毒蕴伏肺胃，但表证仍在。治疗采用辛凉解表法，予银翘散加减，日进2剂，每4 h一服。结果诸证依旧，反添心烦。此证治相合，药量亦不轻，不仅无效，而且里热更炽，扰及心神？后想起《寒热条辨·表证》之说：“在温病，邪热内攻，凡见表证，皆里证郁结，浮越于外也，虽有表证，实无表邪”“温病以清里为主，里热除，而表证自解矣。”遂改用大剂量清热解毒药，方以五味消毒饮为主，也日进2剂，药后反见汗微出，热锐减，寒作罢。照原方稍增损，续服3日而愈。此后凡治热淋、肺热、暑热等里热见表证者，杨老均用直清里热之法取效，较先表后里或表里同治之法尤捷。当然，所谓凡表证皆里热之说亦有所偏，但它提出了表证有因里热所致的新观点，为前人所未备。由于里热怫郁，浮越于外，而使阳气不能达表的表证；与外邪郁表，卫气被遏的表证，病机截然不同，治法当然有别，故辨证还需审因，当谓之“有表证，无外邪”为妥。然里热与外邪所致的表证，临床究何鉴别？里热怫郁与里热外感，又何审别？笔者的经验全在舌脉辨之。里热表证，必舌红苔黄脉数；外邪表证，则舌淡红或尖边红，苔必白，脉多浮象；里热兼感，则苔常黄白相夹，脉数兼浮。清代喻昌说：“医之为道，非精不能明其理，非博不能至其约。”诚是。

消化性溃疡证治

消化性溃疡在临床有各种证型表现,但总以脾、胃为病变中心,而与肝、肺、肾都有关系。从局部看,溃疡的形成主要是气滞血瘀、痰热瘀阻;从全身分析,常见的有中焦虚寒、湿热中阻、肝郁气滞、脾胃气虚、肝血不足等五个证型。前三型常出现于溃疡活动期,后两型多见于溃疡的愈合和瘢痕期。笔者以自拟的消疡汤(杭白芍 15 g,当归、僵蚕、威灵仙各 9 g,马勃、甘松、甘草各 4.5 g,琥珀 4 g,大黄 3 g)理气活血,清化热痰为主进行治疗,结合辨证加药。虚寒,加肉桂、黑姜、炙黄芪;湿热,加苍术、黄柏、蚕沙;血虚,加鹿角、阿胶、肉苁蓉。一般服药 4~6 周,溃疡可望愈合。因湿热者,用二妙散;因肝热者,用左金丸;因湿浊者,用草槟散(草果、槟榔、厚朴);因阴虚者,用酸敛饮(五味子、甘草、桑螵蛸),只有因脾胃气虚或虚寒,才宜用敛涩制酸之品。另外,舌苔对预后的判断很有意义。溃疡愈合,而舌苔仍黄腻,表明湿热未消,应继续治疗;舌苔转薄,方为痊愈,否则常易复发。

曾治刘某,男,34 岁。素喜酒食,胃脘部饥痛,反复发作已 3 年,胃镜诊断为胃溃疡活动期。经呋喃唑酮、山莨菪碱(654-2)治疗 1 个月未愈合,口苦、泛酸,胃脘仍痛。住入某中医院用黄芪建中汤加乌贝散治疗,胃痛明显减轻,但口苦、泛酸未减。4 周后复查胃镜,溃疡仍未愈合,经人介绍来门诊治疗。证见胃脘闷痛,嗳气,口苦而黏,心烦,饥不欲食,泛酸,时吐清水,小便稍黄,大便稍溏,舌淡红苔满舌白腻而浊,舌根黄,脉弦细。此为湿阻气滞化热。治宜化浊、理气、清热为先。方选达原饮加减:茵陈、苍术、半夏、菖蒲、厚朴各 9 g,黄柏、槟榔、白芍各 6 g,草果 4.5 g。服药 3 剂后,苔转薄白腻、根黄,泛吐酸水已止,口稍苦,改用消疡汤增损治疗。8 周后复查胃镜,溃疡已愈合。治以消疡汤加党参、黄芪、白术、红枣,每日 1 剂,继服 10 天,以巩固疗效。

荆花胃康与雷尼替丁治疗十二指肠溃疡的对照研究(2001)

荆花胃康胶丸是由土荆芥、水团花两味药物组成,具有理气散寒、清热化瘀功效。本研究考察荆花胃康对十二指肠溃疡的疗效和安全性。

一、材料与方法

(一) 病例选择

选择十二指肠溃疡患者(均为活动期)470 例,随机分成荆花胃康治疗组和雷尼替丁对照组,其中治疗组 358 例(男 245 例、女 113 例),住院患者 286 例、门诊患者 72 例;对照组 112 例(男 84 例、女 28 例),住院患者 82 例、门诊患者 30 例。两组治疗前在年龄、性别、病程、中医证候、胃痛程度、溃疡面积、溃疡分期、溃疡数目、临床症状等方面具有可比性。

(二) 诊断标准

1. 中医证候诊断标准

(1) 寒热错杂证:①胃脘疼痛。②反酸、嘈杂、口苦。③肠鸣、便溏、小便清。④舌淡或淡红或红,苔黄或黄腻或黄滑或黄白相间。⑤脉弦、滑、数或沉、迟。

诊断:第①项必备,第②～⑤项中具备 2 项者。

(2) 兼气滞血瘀证:①胃脘胀痛、两胁胀闷。②嗳气,或矢气后则舒,或善太息。③痛有定处。④舌质暗红或紫暗,或有瘀斑(点)。

诊断:在寒热错杂证候的基础上,仅具备①、②两项中之一项,可诊断为兼气滞证;①、②两项具备 1 项+③、④两项具备 1 项可诊断为兼气滞血瘀证。

2. 西医诊断标准

①长期反复发作的周期性、节律性、慢性上腹部疼痛,应用碱性药物可缓解。②上腹部有局限性的深在压病。③纤维内窥镜检查十二指肠可见到活动性溃疡。溃疡分期:活动期(A1、A2)、愈合期(H1、H2)、瘢痕期(S1、S2)。

(三) 试验方法

采用随机双盲或单盲对照试验方法。试验第 1 阶段进行 1∶1 的随机双盲对照观察,治疗组和对照组病例均≥30 例。试验第 2 阶段即扩大的随机单盲对照试验(治疗组与对照组病例数之比不得大于 3∶1)及无对照试验。病例分组采用简单随机的方法。病例以住院患者为主,门诊患者需严格控制可能影响疗效判断的可变因素。治疗组用荆花胃康胶丸(福建中特制药有限公司,批号:951127),饭前口服,每次 160 mg,每日 3 次;安慰剂胶囊,饭前口服,每次 1 粒,每日 2 次。对照组用雷尼替丁胶囊(佛山康宝顺药业有限公司,批号:950833),饭前口服,每次 150 mg,每日 2 次;安慰剂胶丸,饭前口服,每次 2 粒,每日 3 次。两组疗程均为 4 周。

(四) 观察项目及观察方法

一般观察项目*包括主要症状，舌象，脉象，血、粪、尿常规，心电图，肝功能，肾功能，幽门螺杆菌(尿素酶法检测)，胃镜等。

1. 主要症状程度分级

(1) 胃脘疼痛

0级:不痛。

Ⅰ级:轻微疼痛，不影响休息和工作。

Ⅱ级:中度疼痛，对休息和工作略有影响。

Ⅲ级:疼痛难忍，需服止痛药方能缓解。

(2) 胃脘压痛(以中等压力指压胃脘部)

0级:不痛。

Ⅰ级:轻度疼痛。

Ⅱ级:疼痛明显。

Ⅲ级:重度疼痛，拒绝按压。

(3) 食欲不振

0级:饮食正常。

Ⅰ级:食量减少至原定量的1/4。

Ⅱ级:食量减少至原定量的1/2。

Ⅲ级:食量减少至原定量的3/4以上。

(4) 嗳气

0级:无嗳气。

Ⅰ级:每日1～2次。

Ⅱ级:每日3～4次。

Ⅲ级:每日5次以上。

(5) 反酸

0级:无反酸。

Ⅰ级:每日1～2次。

Ⅱ级:每日3～4次，反酸欲呕。

Ⅲ级:每日5次以上，反酸呕吐。

(6) 嘈杂

0级:无嘈杂。

Ⅰ级:每日1～2次。

Ⅱ级:每日3～4次，嘈杂欲呕。

Ⅲ级:每日5次以上，嘈杂呕吐。

---

* 该临床试验经国家药品监督管理局批准，由广州中医药研究院、南京军区福州总医院、福建省人民医院和福州市第二医院共同参与完成。

2. 观察方法

合格受试者就诊时，治疗后第1～4周末各复查、记录临床体征及症状改变情况。观察4周后疗效判断为痊愈的患者需随访观察停药4周后远期临床疗效情况。实验室检测项目分别在治疗前及治疗结束时各检测1次，有特殊情况如疑有不良反应时，应随时检测。

治疗过程中要求除按规定用药外，均不得服用其他药物，若因某些特殊情况。不得不加服其他内服药或进行其他治疗措施，必须在临床观察表中做详细记录。记录分析服药后出现的不良反应症状。

(五) 疗效判断标准

1. 证型疗效标准

(1) 临床痊愈：主症与次症全部消失。

(2) 显效：主症与次症均有明显改善；或个别主症轻度改善，但其他主症全部消失。

(3) 有效：主症与次症均有改善；或主症未有改善，但次症全部消失。

(4) 无效：主症与次症均无改善。

2. 胃镜判断标准

(1) 临床痊愈：溃疡完全消失，局部轻度发红，无明显水肿。

(2) 显效：溃疡基本消失，仍有明显炎症。

(3) 有效：溃疡面缩小50%以上。

(4) 无效：溃疡面缩小不及50%。

(六) 统计学处理

分类资料用χ^2检验，等级资料用Ridit分析或秩和检验，两样本均数比较用t检验。

二、结果

(一) 证型疗效比较

1. 证型总疗效比较

两组证型总疗效比较结果见表1-2-6。

表1-2-6　证型总疗效比较

组别	例数	痊愈	显效	有效	无效
治疗组	358	251(70.1%)	49(13.7%)	34(9.5%)	24(6.7%)
对照组	112	61(54.5%)	16(14.3%)	24(21.4%)	11(9.8%)

经Ridit分析，两组总疗效比较，统计学有显著差异($P<0.01$)。

2. 随机对照试验疗效比较

两组随机对照试验疗效比较结果见表1-2-7。

表 1-2-7　随机对照试验疗效比较

组别	例数	痊愈	显效	有效	无效
治疗组	204	138(67.6%)	29(14.2%)	22(10.8%)	15(7.4%)
对照组	112	61(54.5%)	16(14.3%)	24(21.4%)	11(9.8%)

经 Ridit 分析，两组随机对照试验疗效比较，统计学有差异($P<0.05$)。

另外，无对照试验治疗组显效及痊愈率为 86.2%。

(二) 胃镜疗效比较

1. 胃镜总疗效比较

两组胃镜总疗效比较结果见表 1-2-8。

表 1-2-8　胃镜总疗效比较

组别	例数	痊愈	显效	有效	无效
治疗组	358	227(63.4%)	35(9.8%)	55(15.4%)	41(11.5%)
对照组	112	47(42%)	23(20.5%)	26(23.2%)	16(14.3%)

经 Ridit 分析，两组胃镜总疗效比较，统计学有显著差异($P<0.01$)。

2. 随机对照试验胃镜疗效比较

随机对照试验胃镜疗效比较见表 1-2-9。

表 1-2-9　随机对照试验胃镜疗效比较

组别	例数	痊愈	显效	有效	无效
治疗组	204	121(59.3%)	19(9.3%)	37(18.1%)	27(13.2%)
对照组	112	47(42%)	23(20.5%)	26(23.2%)	16(14.3%)

经 Ridit 分析，两组胃镜疗效比较，统计学有差异($P<0.05$)。

另外，无对照试验治疗组显效及痊愈率为 79.2%。

治疗后胃镜检查结果比较两组治疗前后溃疡面积差值，统计学无差异($P>0.05$)，但溃疡消失率、溃疡分期均有差异($P<0.05$)。治疗组治疗后胃镜检查溃疡分期为 S1 和 S2 期者占 70.1%，溃疡消失率为 66.5%；对照组治疗后胃镜检查溃疡分期为 S1 和 S2 期者占 50.9%，溃疡消失率为 44.6%，见表 1-2-10。

表 1-2-10　治疗后胃镜检查结果比较

组别	总例数	溃疡面积差值[1] /mm^2	溃疡消失例数	溃疡不同分期[2]例数					
				A1	A2	H1	H2	S1	S2
治疗组	358	47±38.7	238	26	21	26	34	56	195
对照组	112	45.7±40.3	50	11	14	13	17	24	33

注：1. 差值为治疗前溃疡面积－治疗后溃疡面积；2. 溃疡分期按国际通用内镜下溃疡 AHS 分类。

(三) 临床症状比较

1. 胃痛缩短时间比较

治疗组及对照组的平均胃痛缩短时间分别为 48.9±49.4 min/d、40.6±46.9 min/d，统计学有显著差异（$P<0.01$）。

2. 临床症状改善程度比较

两组患者胃脘压痛改善程度有显著差异，但胃脘疼痛、食欲不振、嗳气、泛酸、嘈杂改善程度比较均无显著差异，见表 1-2-11。

表 1-2-11　治疗后临床症状改善程度比较

组别		例数	加重例数	无改善例数	改善Ⅰ级例数	改善Ⅱ级例数	改善Ⅲ级例数	*P*
胃脘疼痛	治疗组	357	0	24	108	175	50	>0.05
	对照组	109	0	5	45	46	13	
胃脘压痛	治疗组	204	0	21	169	130	36	<0.05
	对照组	112	1	7	64	31	5	

注：表中改善Ⅰ～Ⅲ级参考本文章“胃脘疼痛”及“胃脘压痛”的主要症状程度分级。

3. 临床症状消失率比较

治疗后两组胃脘疼痛、胃脘压痛、食欲不振、嗳气和小便清长的消失率比较均有显著性差异。两组治疗后反酸、嘈杂、肠鸣、口苦、恶心、呕吐、腹胀、两胁胀闷和大便溏消失率比较均无显著差异。

(四) Hp 检测结果

治疗组用药前 Hp 阳性者 248 例，治疗后 124 例转为阴性，转阴率为 50%；对照组用药前阳性者 74 例，治疗后 24 例转为阴性，转阴率为 32.4%。治疗组转阴率显著高于对照组。

(五) 随访结果

治疗组 227 例临床痊愈患者，疗程结束 4 周后随访了 174 例，失访率为 23.3%；有 7 例复发，复发率为 4%。对照组 47 例临床痊愈患者，疗程结束 4 周后随访了 35 例，失访率为 25.5%；有 2 例复发，复发率为 5.7%。

(六) 不良反应

治疗组和对照组治疗前后均检测了血、尿、粪常规，肝、肾功能及心电图，均未见异常变化。治疗组用药后，12 例出现轻度头晕，其中 1 例伴头痛、1 例伴恶心呕吐、1 例停服治疗药 2 天后自行消失、1 例出现轻度头痛、3 例出现恶心呕吐，均未停药或采取任何处理措施，可自行缓解。3 例出现胃部灼热感，其中有 1 例口服西咪替丁 1 周后症状消失，其间未停服治疗药；其余 2 例均未停药或采取任何处理措施，且自行缓解；2 例出现腹痛伴腹泻，停药后症状自行消失，未采取任何处理措施；3 例两前臂出现红色丘疹、瘙痒，未停药或采取任何处理措施，可自行缓解，是否为药物不良反应未能确定。对照组用药后 1 例出现头晕；21 例出现耳鸣伴听力下降；1 例出现恶心、呕吐；2 例出现腹痛伴腹泻，未停药且未采取任何处理措施，上述不适症状可自行缓解。

三、讨论

通过对荆花胃康胶丸治疗十二指肠溃疡（中医辨证属于寒热错杂证或兼气滞或兼气滞血瘀）470 例的临床观察结果进行分析，表明荆花胃康胶丸对十二指肠溃疡有较好的疗效，优于对照药雷尼替丁；能明显改善患者的主要临床症状，有较好的溃疡愈合作用。荆花胃康胶丸对十二指肠溃疡患者的 Hp 有较好的转阴作用。治疗过程中未发现对心、肝、肾功能及血液系统有损害，不良反应小，安全性较好。

治胃宝治疗十二指肠溃疡30例临床观察

十二指肠溃疡是一种常见病多发病，临床上比较难治愈，且易复发。笔者于1990年8月至1991年10月，采用汕头制药厂医药研究所研制的治胃宝治疗十二指肠溃疡30例，并做系统的临床观察，疗效较好。现小结如下。

一、临床资料

治胃宝组30例，其中男25例、女5例；年龄最大67岁、最小18岁；病程＜1年的4例、＞10年的3例。溃疡面直径＜0.5 cm的11例、0.5 cm≤直径＜1 cm的17例、1 cm≤直径＜2 cm的2例。对照组（珍黄胃片）10例，其中男7例、女3例；年龄最大69岁、最小17岁；病程＜1年的2例、＞10年的1例；溃疡面直径＜0.5 cm的3例、0.5 cm≤直径＜1 cm的7例。治疗方法采用随机分组的方法，治胃宝组每次2片，每日4次，温开水送服；珍黄胃片组每次3片，每日3次，温开水送服。6周为一疗程，服药期间停用其他中西药。

二、病例选择标准

（一）西医诊断

分别选定十二指肠溃疡均应于用药前1周内经纤维胃镜证实。

（二）中医证候分型标准

1. 气滞型

主证：胃脘胀痛，两胁胀闷；遇情绪不遂则加重；因嗳气或矢气则舒；善怒而太息。

次证：胸闷食少；泛吐酸水；口苦眩晕；舌苔薄白，脉弦。

诊断必具主证2项加次证2项。

2. 虚寒型

主证：胃脘隐痛，喜暖喜按；每遇寒冷或劳累而发作或加重；空腹痛甚，得食痛减，食后腹胀；舌质淡嫩，边有齿痕，苔薄白，脉沉细或迟。

次证：倦怠乏力，神疲懒言；畏寒肢冷；大便溏薄；呕吐清涎。

诊断必具主证2项（舌象必备）加次证2项。

3. 郁热型

主证：胃脘痛势急迫有灼热感；食入疼痛无明显缓解或食入易痛；舌红苔黄，脉弦或数；口干而苦。

次证：喜冷饮；吞酸嘈杂；烦躁易怒；便秘。

诊断必具主证2项加次证2项。

三、疗效观察

(一) 疗效评定标准

根据中医四诊辨证分型疗效标准如下。

(1) 临床痊愈:主证与次证全部消失,部分证候体征如舌质或脉象,用一般的检查方法虽未见明显好转,但亦无更差者,胃镜下溃疡病灶亦基本愈合。

(2) 显效:主证与次证均有明显改善,或个别主证轻度改善,但其他次证全部消失,胃镜下溃疡病灶有所好转。

(3) 有效:主证次证均有改善,或主证未有改善,但次证全部消失,胃镜下溃疡病灶无变化。

(4) 无效:主次证均无改善,胃镜下溃疡病灶无变化。

(二) 胃镜判断标准

(1) 临床痊愈:溃疡完全消失,局部轻度发红,无明显水肿。

(2) 显效:溃疡基本消失,仍有明显炎症。

(3) 有效:溃疡缩小 50%以上。

(4) 无效:溃疡缩小不及 50%。

(三) 中医证型与疗效关系

从治疗观察结果分析,十二指肠溃疡以虚寒型为多,治愈率也高;气滞型次之,郁热型稍差(表 1-2-12)。

表 1-2-12　中医证型与疗效关系

证型	治疗组疗效					对照组疗效				
	例数	临床痊愈	显效	有效	无效	例数	临床痊愈	显效	有效	无效
气滞型	6	3	1	1	1	3	0	0	3	0
郁热型	10	3	2	2	3	3	1	1	0	1
虚寒型	26	16	8	1	1	7	1	0	2	4

(四) 症状与疗效关系

症状与疗效关系结果见表 1-2-13。

表 1-2-13　症状与疗效关系

症状	治疗组疗效					对照组疗效				
	例数	临床痊愈	显效	有效	占比/%	例数	临床痊愈	显效	有效	占比/%
疼痛	30	20	7	3	100	10	1	1	3	50

（续表）

症状	治疗组疗效					对照组疗效				
	例数	临床痊愈	显效	有效	占比/%	例数	临床痊愈	显效	有效	占比/%
腹胀	15	8	5	2	100	6	1	1	2	67
嗳气	25	13	9	3	100	8	1	3	2	75
反酸	27	20	5	2	100	8	3	1	2	75
纳差	11	8	2	1	100	5	1	1	2	80
便稀	10	10	0	0	100	3	2	1	0	100
便结	7	6	0	1	100	2	1	1	0	100
黑便	3	3	0	0	100	3	0	0	0	0
体倦	26	20	2	4	100	6	1	2	3	100

（五）疗效总评

治胃宝治疗十二指肠溃疡30例，总有效率90%；对照组珍黄胃片总有效率60%，经统计学处理有显著差异（$P<0.01$），见表1-2-14。

表1-2-14　疗效总评

组别	例数	临床痊愈		显效		有效		无效		有效率/%	P值
		例数	占比/%	例数	占比/%	例数	占比/%	例数	占比/%		
治疗组	30	15	50	10	33.3	2	6.7	3	10	90	<0.01
对照组	10	1	10	1	10	4	40	4	40	60	

四、体会

根据临床治疗用药前后症状、胃镜检查，以及血常规、尿常规、大便常规、肝功能等各种实验室检查，综合分析判断可以证明治胃宝对十二指肠溃疡有较好的临床疗效，尤以虚寒型者为显著，气滞者次之，郁热型者稍差。观察期间发现个别患者有口干现象，但不影响服药疗程，未见心、肝、肾异常改变。同时该药与珍黄胃片互为对照，即治胃宝疗效优于珍黄胃片，经统计学处理有显著性差异。这说明治胃宝是一种治疗十二指肠溃疡的有效而安全的药物。

第三章 “证”是中医学术特点和优势在临床的体现

杨春波说“证”是中医病理学概念，主要反映病位、病性，不含病因、病机。因证是机体对病因应答的综合病理反应，是人体正气与邪气相争的表现，这种反应和表现有主次、有本标、有真假，基本是整体性，也有系统性或局部性，可受自然、社会、心理等影响。证用一组相关的症候表达，它随病的变化而变化；有证必有病，有病未必都有证；证的内涵主要是病位和病性，也有表示病的程度和阶段，不含病因、病机和病势。病因是发病的原因，是发病的条件之一，它作用于人的身体后，还要看人的正气盛衰和偏胜；其反映出来的证，有的可能与病因属性相同、有的可能与病因属性相向，况且有的“因”是从“证”或“症”求得的；病机是对证形成的理论阐述，而证是以客观症候为依据；病势是对病演变的推测和估量，这些与证都息息相关，但不应包含在证的内涵界定范畴内，因与中医证型的命名息息相关。目前中医证型命名之所以混乱难统一，与证的内涵界定有直接关系。

此外，“证”判断标准要做临床大数据调查。证的分类目前比较混乱，有的以证分、有的以型分、有的按期分。在以证分中，有的是专家经验的总结，有的是由文献整理而得，有的是通过临床观察总结而来，加上证的内涵和判断标准的不统一，所以分类必然各式各样。证的判定标准必须统一，在证的内涵和判断标准统一的前提下，证的分类要以临床一定例数的观察结果为依据，且要做不同年龄组、性别的分类，如青年、壮年、老年等，再通过临床的实践而不断完善。

另外还需了解“证”有异病同证、同病异证，研究宜先选单病种、典型证。此外，还有同证异症。例如，同是脾虚，胃病则多表现食欲不振、食后脘闷；肠病主要呈便溏或稀；气管炎常见痰白而稀；带下病则带白而清等，体现了中医证的多样征象。而对于证的研究，即在研究某病的证的分类时，必须选单一的病；在研究证微观变化时，应选择典型的证，这样才能客观地反映情况，有利于分析。

“证”的研究主探宏观规律，揭示微观变化。证是宏观表现，对于它的发生机制，一方面依中医传统理论进行分析，并观察证和证型在治疗过程中的演变，探讨其演变的规律，这有利于加深中医理论的认识和验证论治的确当；另一方面，随着科学的进步，证的机制也需要有现代科学的理论探索，揭示它的现代病理学基础，以利于理论的创新，这是促进中医理论发展的需要，也是中医现代化的必由之路。证的微观研究中发现有隐潜证，即相关指标有变化，但临床没有表现，这促使对证的研究向更深的方向发展，必将丰富证的内容。证的微观研究，指标的选择是关键，因为证是病的某一阶段邪正斗争的综合反应，可涉及不同层次的范围，所以检测的指标最好能反映所涉及的层次和范围，这样就能较全面地揭示证的微观病理变化，从中也可以分析微观与宏观、表与里的关系。从这个角度看，多指标研究比单指标更为适宜。

对“证”造模要按中医的理论创造，积极推动中医的实验医学。动物造模及实验是当前医学发展的重要形式，中医学从传统型向现代型发展过程中，除提高发展临床型医学外，还必须积极探索创建实验型医学，证的动物造模就是其中的重要内容之一。笔者在脾气虚证动物造模中，体会到引起脾气虚证的仿因造模固然重要，但关键是这个“虚”，中医学一般认为“久病不复谓之虚”，所以急性致虚与慢性致虚在病理学上的变化则完全不同。这就要求证的动物造模，必须切实依据中医理论的要求来探索和创建。此外，动物的选择依照证模的要求，尽量选择与人的结构、功能相近的动物和用多指标的方法，最好能用相应的方药进行验证，并与临床相对比。这样的证的动物造模，能更贴近中医的理论和临床实际。

证的研究专家谈

以中医理论为指导的证，是中医学术特点在临床的主要体现，是中医临床学的重要内容之一。它是人体对病因应答的综合反应，这种反应基本是整体水平的，也有的是局部的，可受自然、社会、心理和体质的影响，属中医病理诊断学范畴。证包括病位、病性和病的程度。证与病机不同，病机是对证的产生、出现和变化理论的阐述和预测；证有象可据，病机是推理的。证以症候为基础，有证必有病，有病未必都有证，因此，证只能在一定程度上反映病的本质，而不是全部，所以证的消失，有些病可以说已痊愈，有些病则仅是症候的消除或缓解。同病有异证，异病有同证，而同证又因病异而症异，如同是脾虚证，胃病主要表现为食欲不振，肠病则呈便溏，气管炎见痰多而稀，在妇科方面则显带下白而清等。从辨证论治来说，证当然是关键，是治疗的关键，是治疗的依据。但证有单纯的、也有复杂的，单纯的证，必须依其而治；复杂的证，则需分清标本、主次、轻重、缓急的不同，或兼而治之，或先此后彼，或专择一点而治之。

中医药学具有丰富的内容，它的学术思想是以整体的观念、恒动的观点、辩证分析和依证论治的方法为特点的，辨证论治仅是这种特点在临床的主要体现，所以中医药学术的发展，应是全方位、多方面的，当然临床是重点，而证的研究是临床的重要内容。由于证的判断尚不规范，加上与西医病结合出现的新问题，笔者认为目前证的研究应从以下几方面着手。

目前已经制订了不少证的标准，但内涵不一，有的是单证，如气滞、血瘀、脾虚、肾虚等；有的是复证，如脾虚气滞、肾虚血瘀等。实际上单证的标准是供辨证用的；而复证则是某种病客观存在的归纳，为了便于区别，可以采用证与型分类的方法。证指单证，型为复证。每种病先辨有几个证的存在，然后再做定型。辨证与定型都必须在同一病期内，如太阳病的伤寒与中风；感冒病在表的风寒与风热等。诊疗时要有证、型、期的观念。因此，应先统一证的标准，型的确定要通过临床一定病例的观察、分析和总结，当然，已经有条件的病也可以制订型的标准。当然，证的判断必须按中医理论的要求，以全面、仔细了解症候为基础，不能依病机推导或但见一症便是。

现在对证的研究，观察其变化的很少，这不符合中医理论的要求。每种病都应该在治疗前、治疗中和治疗后进行辨证定型，还要从治疗效果中验证证、型的准确与否。

临床是复杂的，很多条件不易控制，但就进行某病的证、型的研究来说，尽量不找有两种以上疾病的患者，尤其是以西医病名为研究对象的时候，否则就不是某病的证型，而是多种病的证型。

证的现代研究，首先必须用中医传统的方法，探索证的组合和演变规律，同时要积极选用现代科学（包括西医学）能反映出不同层次、不同水平的多指标方法，以揭示证和型的微观变化，以逐步建立证、型的客观指标，促进中医理论的发展。

传统中医理论的形成，是以临床实践为基础的，现代中医理论的发展也必须走实验医学的路，所以研究创建证、型的动物模型刻不容缓。

中医证的规范与研究

证是中医学术特点在临床的主要体现。它的规范工作自20世纪80年代初，卫生部、国家中医药管理局先后组织了专题研究；1990年召开了全国病证规范化研讨会，随后中医、中西医结合各专业委员会讨论和制定了一些病的辨证标准；出版有《中医证候辨治规范》（卫生部，1993年）；制定了《中药新药临床指导原则》（共一至三辑，国家中医药管理局，1994年）；发布了《中华人民共和国中医药行业标准——中医病证诊断疗效标准》（国家技术监督局，1995年），还发布了《中华人民共和国国家标准——中医病证分类与代码》等，对中医的病、证、症及其分类初步做了规范，极大地推动了中医医疗、教学、科研的发展，但对证的概念、内涵和分类，意见尚多，还未统一。证的研究，从传统方法到现代方法、从临床到基础、从宏观到微观、从病理生理到病理组织、从单指标到多指标等，进行了广泛探讨，积累了丰富经验，取得了一定成果。但由于证的规范存在的问题，以及证的研究思路和方法有待完善，所以研究的结果重复性差，对比、分析有难度。因此，对证的规范和研究做进一步讨论，显得很有必要，下面谈点笔者的浅见，与同道共商榷。

一、证的概念和内涵

证在历史上虽然有两义，但现在认识已经有了共识，没有必要再去讨论，即症是疾病的单个表象，也称症候；证是疾病某一阶段的病理变化，它用一组相关的症候进行表现。证的内涵主要包括病位、病性。病因是发病条件之一，它作用人的身体后，还要看人的正气盛衰和偏胜反映出来的证，有的可能与病因属性相同，有的可能因体质的偏胜而从化，表现与病因属性的不同，况且有的因是从证或症求得的，所以证的内涵不应该包括病因。病机是证形成的机制，证以客观症候为依据，所以病机也不属于证的内涵。至于证候与症候问题，候者，情况也，症候即包括患者的自觉症状和医者观察到得疾病现象或体征；证候的候，也是证在外的表现，这其实就是症候，可以不用证候这个名词，以免相混。

二、证的判断和分类

病的主症是判断证的主要依据，但确定证必须以全面、仔细了解和检查症候为基础，然后按辨证标准进行判定，不能用病机的推导或“但见一症便是”的方法来定证。证的判定标准要积极提倡主症的分级和量化，这样才有利于证的分析和疗效对比判断。证的标准应通过临床的实践不断完善。证的分类，目前很混乱，有的以证分、有的以型分、有的按期分。在以证分中，有的是辨证的标准；有的是从文献整理而得；有的是通过临床观察总结而来，加上证的内涵和判断标准的不统一，所以分类各式各样。必须明确，在证的内涵和判断标准统一的前提下，证的分类要以临床一定例数的观察结果为依据，如果尚缺，可以借用传统的文献资料，但必须是比较公认的，且不能仅拿来，而不做分析，因为历史上各位医家临床实践的不同，所以包括总结出来的证，就有一般和个别的差异。在证的分类研究中应该注意：一是不要有兼病；二是要在同一病期内；三是要区分是一般的或是个别的；四是要观察证的演变；五是必要时从疗效来验证。建议全国中医专业委员会分工，按病种组织全国大协作进行证分类的临床研究，使证的分类更有扎实的基础，且不断更正、完善，以形成中医证学。

三、证与病的结合

证的临床研究多采用病证结合的方法，这有三种形式：一是中医的病与证结合；二是西医的病与证结合；三是以中医病为纲，西医病为目与证的结合。不论是哪种形式，只要有利于证的研究，能促其学术发展的，都应该提倡，因为路是需要探索的。但有一点比较重要，即在研究某病的证的分类时，必须选单一的病；在研究证的微观变化时，应选择典型的证，这样才能有利于分析和客观地反映情况。同病有异证，异病有同证，这是大家共知的，而近几年的研究发现，异病有同证还有异症。例如，同是脾气虚证，胃病多表现食欲不振，食后脘闷；肠病主要呈便溏或稀；气管炎常见痰白而稀；带下病带白而清等。这提示在制订辨证标准和选择检测指标时，应考虑到还有异病同证异症的存在。

四、证的微观研究

运用现代科学方法揭示证的微观变化，是促进中医理论发展的需要，也是中医现代化的必由之路。证以症候为基础，有证必有病，有病未必都有证，但近几年来，通过证的微观研究，发现还有隐潜证，使对证的认识向深的方向发展，丰富了证的内容。在证的微观研究中，指标的选择是关键，过去有过关于单指标和多指标的讨论，这当然不能做统一的规定。但实践证明，多指标更为适宜。因为证是病的某一阶段邪正斗争的综合反应，可涉及不同层次和范围，所以检测的指标最好能反映所及的层次和范围，这样就能较全面地揭示证的微观病例变化，从中也可以分析微观与宏观、表与里的关系。笔者对慢性胃炎脾胃虚实证的研究，就是以这种思想为指导，采用病理生理和病理组织，能反映相关层次和涉及系统 10 多个指标进行探索，最后经过计算机处理，比较全面地了解了慢性胃炎脾胃虚实证的现代病理学基础，也发现虚证与实证对指标有一定的相应性。此外，还应选择典型的证为对象，对那些寒热错杂、虚实夹杂、气血相混的证，如是非特殊情况，最好不要选择，以免给微观研究增添难度。

五、证的动物造模

中医学从传统型向现代型发展过程中，除提高发展临床型医学外，还必须积极探索创建型医学，证的动物造模就是其中的重要内容之一。值得高兴的是，近 20 年来，这方面工作，不仅有了好的开端，而且取得很好的进展，已经有了这方面的专著出版。关于证的动物造模研究做得不多，但在脾气虚证的动物造模中体会到引起脾气虚证的仿因造模固然重要，但关键是慢性致虚，因为中医理论认为“久病不复谓之虚”。研究表明，急性致虚与慢性致虚在组织学上的变化完全不同。这就要求证的动物造模，必须切实依中医理论的要求来探索和创建。此外，在动物选择方面，依照证的造模要求，尽量选择与人的结构、功能相近的动物和选用多指标的方法，最好能选用相应的方药进行验证，并与临床相对比。这样的证的动物模型能更贴近中医理论和临床的实际。

总之，中医证的规范和研究应解放思想、实事求是、改革创新、不断进步，促进发展，以中医理论为指导，以实践为依据，以单一病和典型证入手，在探索证的宏观规律的同时，积极运用现代科学方法，揭示它的微观变化，为中医实验医学的创立做出贡献。

证的研究设想

——证的研究要做好临床基础性工作

证是中医学术特点和优势在临床的主要体现，对它的研究，首先要做好基础性工作，重点在临床。目的是了解证的临床意义；总结证的宏观规律；揭示证的微观变化；明确证的现代含义，为创立现代中医病理学、诊断学和治疗学奠定基础。

一、明确证的概念和内涵

这是重要的基础性工作。笔者认为，证是机体对病因应答的综合反应，这种反应有主、次，有本、标，有真、假。证基本反映的是整体水平，但也有的反映系统或局部水平，可受自然、社会、心理和生理习惯的影响。证是病理的概念，是一组相关的症的表达，会随着病的变化而变化。病、证、症的关系有多种，同病有异证，异病有同证，同症也异证，有证必有病，而有病未必都有症。

证的内涵主要是病位和病性，也表示病的程度和阶段，但不包括病因、病机和病势。病因是发病的原因；所谓第二病因，实属病理状态。病机是对证形成的理论阐述。病势是对病演变的推测和估量。

二、建立证、型、期观念，统一判断标准

这也是重要的基础性工作。证的临床表现，有单一的，如气滞证、脾虚证等；有多个混合的，如气滞血瘀证、脾虚湿热证等；有的处于疾病进程的统一阶段，而呈现不同的证，如表寒证、表热证等。为了更好地研究，建议把证定为单一的证，两个证以上定义为型，涉及有分期的病，应在同期内分证或型。证、型、期的判断要制定统一标准。证、型的标准要分主症候、次症候或兼症候。主症候须分等级或量化。

三、借助现代信息技术，开展证候文献整理

关于证的形成和临床表现，中医文献有丰富的阐述和记载。全面了解证的文献，有利于深化认识和正确判断。所以在研究证之前，应做相关证的文献搜集和整理，通过计算机进行统计、分析，使分散或零星的资料，成为系统的文献，并建立数据库，以利于证的临床和实验研究。

四、重视症候的临床流行病性调查

证，目前只有在患者身上才能充分体现，也只有用中医的四诊方法才能获得。而不同证

的临床表现有什么特点和规律？每种病有哪些证出现及其演变是怎样的？都必须进行临床流行病学调查。临床调查要全面、仔细，一切以实际为依据。调查的内容：一是证的症候表现及其特点和变化；二是证所涉及的病；三是病所出现的证、型及其相互关系和演变规律；四是证的主次、本标、真假的特征。调查要明确对象，力选单纯的病或典型的证。

五、运用现代科学技术，对证候进行多指标探索

证的研究目标之一，是揭示它的微观变化及其相互间的关系。由于证是综合的病理反应，所以宜用多指标进行探索，以反映相关方面不同水平的微观变化。如能进行相应治疗的反馈，不但可以验证，而且能观察它的演变。证与法、证与方、证与药等的相关性，都是重要的研究内容。

脾胃实证（脾胃湿热）与虚证（脾胃气虚）研究的结果表明：脾胃湿热证有29种症状、14种舌脉，其中主症4种、次症6种、兼症7种；涉及中医7个系统、43种病，西医11个系统、72种病。慢性胃炎和久泄的脾胃虚实两证对比研究显示，病理组织、病理生理和微生物等多项指标都有相关性变化。初步认为，中医脾胃与消化系统关系密切，但与其他系统也有关系。它包括一定的器官、组织，特有的病理变化，某些病的中等程度和发展过程的中间型。实证与虚证是病理的相对反应，具有动态性，实证呈亢奋状态，虚证呈减弱表现。

证的现代研究以整体与布局、宏观与微观、功能与形态、机体与环境相合的思想为指导，以探索新的病理概念、发现新的发病机制为目标，所以绝对不仅是阐明，而是孕育着创新。

福建省部分地区十二指肠溃疡活动期中医证型的调查

十二指肠溃疡(duodenal ulcer, DU)属中医“胃脘痛”“吐酸”的范畴,是临床的一个常见病、多发病。关于十二指肠溃疡中医证型问题,笔者查阅了近10年来省级以上公开发行的医学期刊,检索了相关文献并加以整理,发现存在辨证标准不统一、对十二指肠溃疡未按分期辨证等问题。因此,笔者选择闽中、闽南地区十二指肠溃疡活动期患者进行调查,冀以揭示十二指肠溃疡活动期中可能存在的基本证型,为十二指肠溃疡的科研与临床治疗提供参考依据。

一、资料和方法

1. 诊断标准

(1) 西医诊断标准

1) 十二指肠溃疡胃镜诊断标准:按目前国内外通用3期6级法,分活动期(A期)、愈合期、瘢痕期进行诊断。

2) Hp感染诊断标准:^{14}C-呼气试验和快速尿素酶试验。两项同时阳性判定为Hp感染。

(2) 中医诊断标准:十二指肠溃疡的中医诊断标准参照《中药新药临床研究指导原则》,并结合福建省脾胃学会制订的标准。十二指肠溃疡的中医证型分为气滞证、郁热证、阴虚证、虚寒证、瘀血证、脾胃湿热证。

2. 研究对象

所有病例均来源于2004年3月至2005年3月期间福建中医学院附属第二人民医院和福建省泉州第一医院消化专科经电子胃镜证实为十二指肠溃疡活动期的门诊和住院患者。排除在试验前30天内发生并发症而进行手术者;有特殊原因的十二指肠溃疡者;孕妇、哺乳期妇女;有其他并发症可能影响观察者;年龄>65岁者;合并有心血管、肝肾和造血系统等严重原发性疾病,以及精神病患者。试验前2周服用过抑酸药物、糖皮质激素、非甾体类抗炎药和抗生素者。

根据以上原则,选择十二指肠溃疡活动期患者332例,男190例,女142例;年龄12~61岁,平均38.96±11.69岁。病程3天至30年。其中单纯十二指肠溃疡131例,十二指肠溃疡并发胃炎201例。

3. 检测指标

符合以上十二指肠溃疡活动期诊断标准患者做胃镜时,常规胃镜下取胃窦部黏膜组织(大弯处)2块做快速尿素酶检测。做完胃镜后1 h加做^{14}C-呼气试验。

(1) 快速尿素酶试验:胃窦大弯处黏膜组织2块,立即放入滴加有酶促反应液的底物板上的小孔中,试剂盒由福建三强生物制品有限公司提供,5 min内变为红色者为阳性。

(2) ^{14}C-呼气试验:按试剂盒说明操作(试剂由安徽养和医疗器械设备有限公司提供)。阴性:DMP<150;可疑阳性:150≤DMP<200;阳性:DMP≥200。

4. 统计学处理方法

实验数据计量资料用$\bar{x} \pm s$表示，计数资料用χ^2检验。

二、结果

1. 十二指肠溃疡活动期症状体征分布

主症分布：灼痛133例(40.06%)、胀痛83例(25%)、隐痛66例(19.88%)、刺痛39例(11.75%)、无痛11例(3.31%)。

舌象分布：红舌167例(50.3%)、淡红舌99例(29.8%)、淡白舌51例(15.36%)、暗红舌15例(4.5%)；黄(白)厚腻苔(薄黄腻)176例(53.01%)，薄白苔117例(35.24%)，薄黄苔39例(11.75%)。

脉象分布：滑130例(39.16%)、弦126例(37.95%)、细(沉)73例(21.99%)、结代3例(0.9%)。

2. 单纯型十二指肠溃疡及十二指肠溃疡并发胃炎患者活动期(A1、A2)与证型关系

332例患者中，单纯型十二指肠溃疡131例(39.46%)，十二指肠溃疡并发胃炎201例(60.54%)。单纯型十二指肠溃疡及十二指肠溃疡并发胃炎患者活动期与证型的关系，结果见表1-3-1。

表1-3-1　单纯型十二指肠溃疡活动期(A1、A2)* 及十二指肠溃疡活动期并发胃炎患者与证型关系

组别	例数	湿热	虚寒	郁热	气滞	瘀血	阴虚
单纯型十二指肠溃疡A1期	111	55(49.55%)	23(20.72%)	13(11.71%)	15(13.51%)	5(4.5%)	0
单纯型十二指肠溃疡A2期	20	9(45%)	4(20%)	3(15%)	3(15%)	1(5%)	0
十二指肠溃疡A1期并发胃炎	163	84(51.53%)	32(19.63%)	19(11.66%)	21(12.88%)	7(4.3%)	0
十二指肠溃疡A2期并发胃炎	38	20(52.63%)	7(18.42%)	5(13.15%)	4(10.52%)	2(5.26%)	0

注：A1期与A2期之间中医证型的分布比较，P均>0.05。

3. 单纯型十二指肠溃疡活动期(A1、A2)及十二指肠溃疡活动期并发胃炎患者Hp感染与证型关系

单纯型十二指肠溃疡活动期(A1、A2)及十二指肠溃疡活动期并发胃炎患者Hp感染与证型关系的研究结果见表1-3-2。

表1-3-2　单纯型十二指肠溃疡活动期(A1、A2)及十二指肠溃疡活动期并发胃炎患者Hp感染与证型关系

	例数	湿热	虚寒	郁热	气滞	瘀血	阴虚
单纯型十二指肠溃疡活动期Hp阳性	106	55(51.89%)	20(18.87%)	12(11.32%)	16(15.09%)	3(2.8%)	0

* 根据临床广泛采用的畸田隆夫分期法，消化性溃疡A1期指溃疡呈圆形或椭圆形，中心覆盖厚白苔，可伴有渗血或血痂，周围潮红，充血水肿明显；A2期指溃疡覆盖黄色或白色苔，无出血，周围充血水肿减轻。

（续表）

	例数	湿热	虚寒	郁热	气滞	瘀血	阴虚
单纯型十二指肠溃疡活动期 Hp 阴性	25	11(44%)	6(24%)	4(16%)	3(12%)	1(4%)	0
十二指肠溃疡活动期并发胃炎 Hp 阳性	161	84(52.17%)	33(20.5%)	17(10.56%)	18(11.18%)	9(5.59%)	0
十二指肠溃疡活动期并发胃炎 Hp 阴性	40	18(45%)	7(17.5%)	7(17.5%)	6(15%)	2(5%)	0

注：Hp(+)与 Hp(−)之间中医证型的分布比较，P 均>0.05。

4. 十二指肠溃疡出血与证型关系

十二指肠溃疡出血者 50 例，其中湿热证 23 例，占 46%；瘀血证 15 例(瘀血证均为出血患者)，占 30%；虚寒 12 例，占 24%。

三、讨论

1. 十二指肠溃疡与中医证型

证是中医学术特点在临床的体现，是疾病发展过程中某一阶段症候的总和。辨证是治疗的前提，是治疗的基础，但仅从望、闻、问、切四诊把握中医的证已不能适应现代中医发展的要求，需要从更高层次研究中医证的实质，探讨证的客观化标准。

笔者研究发现，在十二指肠溃疡活动期中，主症以灼痛、胀痛、隐痛为多见；舌象以红舌、黄(白)厚腻苔(薄黄腻)为多；脉象则以滑、弦、细(沉)为多见；证型以热证(湿热 46.84%，郁热 11.39%)最多，其次寒证(虚寒证 21.52%)、气滞证(13.92%)，阴虚证没有(0)。十二指肠溃疡活动期内镜下溃疡边缘充血水肿、糜烂，具有"热象"的病理基础。调查显示，十二指肠溃疡活动期以热证为多(共 58.23%)，这进一步证明了"证"虽是机体的整体综合反应，但确有一定的现代的局部的病理学基础。

脾胃湿热是指湿热之邪内蕴脾胃的病理变化。湿热病邪的由来，有外感湿热邪气和内伤饮食不节、脾胃生理功能失调两种基本原因。喻昌在《医门法律・热湿暑三气门》中说："天之热气下，地之湿气上，人在气交之中，受其炎蒸无隙可避"。李缪在《岭南卫生方》中说："岭南既号炎方，而又濒海，地卑而土薄。炎方土薄，故阳燠之气常泄；濒海地卑，故阴湿之气常盛，两者相搏，此寒热之疾，所由以作也。"此虽指岭南，然福建之地理环境亦如是，容易滋生湿热邪气而伤人。湿邪伤人，一由体表传入：东南气候湿热，湿热之气容易蒸腾，多由口鼻上受。如《温热经纬・薛生白湿热病篇》说："湿热之邪从表伤者十之一二，由口鼻入者十之八九"。二由饮食直接传入脾胃：闽人好食甜酸之物，再加上平日多以鱼鲜为餐，易酿成湿热而蕴藉脾胃。"湿热之邪，始虽外受，终归脾胃"(清代章虚谷)。因脾为湿脏，胃为燥腑，湿热易在脾胃滋生和盘踞。杨老等对 400 例湿热证调查后认为，湿热证与炎症关系十分密切，尤其是以循环障碍，渗出为主的炎症急性期和亚急性期。十二指肠在中医上既属脾胃范畴，十二指肠溃疡活动期又是炎症的急性期，故十二指肠溃疡中湿热证最多。这一点是与前人的研究相符合。

另外，十二指肠溃疡活动期中虚寒证、气滞证也有一定比例，考虑与体质、生长环境、饮食结构有关。但气滞证是否是虚寒与热证的中间证型，有待进一步研究。

2. Hp感染与十二指肠溃疡活动期(A1、A2)证型关系

“邪气”在中医病因学中包含着致病微生物，具有传染性。其中之一的“湿热邪气”的发病特点是隐匿性、渐进性和反复性。限于当时的历史条件，传统中医学不可能认识到“邪气”中的致病菌。自1983年澳大利亚学者首次在人胃中分离出一种弯曲菌样微生物(后命名为Hp)后进行了广泛而深入的研究。笔者通过快速尿毒酶试验与^{14}C-呼气试验两项同时阳性确诊为Hp感染，并比较Hp阳性及阴性证型间的区别。Hp阳性患者中，证型的占比由多到少为湿热证＞虚寒证＞气滞证＞郁热证＞瘀血证；Hp阴性患者中，证型的占比由多到少为湿热证＞虚寒证＞郁热证＞气滞证＞瘀血证，两者几乎一样(表1-3-2)。在Hp感染的十二指肠溃疡中，中医证型的表现与前人研究相一致。但Hp阴性患者中医证型表现与阳性是一致的。这似乎表明在十二指肠溃疡中中医证型与十二指肠溃疡疾病本身有关，而与Hp感染关系不密切。由此提示，Hp感染后的中医证型，受宿主、环境(部位)和细菌协同作用的影响，而非由Hp单独决定。

3. 单纯型十二指肠溃疡与十二指肠溃疡并发胃炎的中医证型关系

十二指肠溃疡多发生在慢性胃炎的组织学基础上。早在Hp被发现之前，人们即发现胃部炎症与十二指肠溃疡有关。流行病学研究表明，胃炎的分布部位、严重程度及进展情况与胃酸分泌及十二指肠溃疡的发生密切相关。而Hp为慢性炎症的主要病因，并存在于几乎所有十二指肠溃疡患者。许多临床及研究资料证实十二指肠溃疡患者有较重的胃窦炎。

从上述研究可以看出，胃炎和十二指肠溃疡常在发病上相互先后，有一定的病因和病理基础。笔者研究332例患者，单纯型十二指肠溃疡131例，占39.46％，十二指肠溃疡并发胃炎者201例，占60.54％，其中并发胆汁反流性胃炎40例，占十二指肠溃疡并发胃炎中的19.9％，无萎缩性胃炎。因此，一般情况下十二指肠溃疡并发胃炎这一点和前人的研究是一致的。

研究结果提示，单纯型十二指肠溃疡活动期证型占比由多到少为湿热证＞虚寒证＞郁热证＞气滞证＞瘀血证；十二指肠溃疡活动期并发胃炎(含胆汁反流性胃炎)证型占比由多到少也为湿热证＞虚寒证＞郁热证＞气滞证＞瘀血证。在两者证型间进行比较，P均＞0.05，两者证型基本一致。慢性胃炎虽然可能与脾胃湿热等证型关系密切；胆汁反流性胃炎虽然症候多样，可能与胃胆失降关系密切，但似未对十二指肠溃疡活动期证型造成影响。十二指肠溃疡活动期并发胃炎与不并发胃炎证型大致相同。故可认为十二指肠溃疡活动期并发胃炎者的中医证型可能是以单纯型十二指肠溃疡活动期为主。

慢性胃炎中医辨证分型的现代病理基础初步探讨*

慢性胃炎是一种常见的消化道疾病，其中萎缩性胃炎与胃癌的发生有一定的关系。由于它的发病原因目前还不十分清楚，所以尚缺乏理想的治疗方法。笔者以中医辨证论治为主进行治疗，取得了一定疗效。为探讨其“证”的现代病理基础，冀以提高疗效，进行了临床观察和初步试验研究，现报告于下。

一、辨证治疗及疗效

本文所观察的病例均有慢性胃病的历史和症状，并经纤维内窥镜和黏膜活检确诊。接受治疗的134例中，属浅表性胃炎50例、萎缩性胃炎50例、肥厚性胃炎6例、浅表并萎缩性胃炎28例。中医辨证为气滞湿阻26例（兼见脾气虚16例、脾肾气虚10例），气滞热郁37例（兼见脾气阴虚18例、脾肾气阴虚19例），血瘀湿阻31例（兼见脾气虚11例、脾肾气虚20例），血瘀热郁40例（兼见脾气阴虚13例、脾肾气阴虚27例）。

（一）辨证要点

1. 实证

（1）气滞湿阻证：上腹部或连胁闷胀，得嗳气或矢气则舒，口淡不渴，吞酸，大便不畅或溏，舌质淡红，苔白腻或白，脉弦细或沉细。

（2）气滞热郁证：上腹部或连胁闷胀或胀痛，得嗳气或矢气则舒，脘中烧灼而烦，泛酸，口苦干微喜饮，小便淡黄，大便偏干，舌质红，苔黄或黄腻，脉弦数或沉数。

（3）血瘀湿阻证：上腹部疼痛而胀，或痛如刺，定位不移或彻背拒按，有吐血或黑便史，时吐清涎，大便溏稀，舌质暗红或淡紫，或有瘀斑，苔白腻或白，脉细带涩。

（4）血瘀热郁证：上腹部烧灼而痛，或痛如刺，定位不移或彻背拒按，有吐血或黑便史，口干燥喜饮，小便淡黄，大便燥结或干，舌尖红或红绛，舌体紫暗或瘀点，苔燥或黄燥，脉细数或弦数。

2. 虚证

（1）脾气虚证：上脘部痞满，食欲减退，或得食后饱胀不适，喜稍按，多嗳气，头晕，四肢乏力，面色皖白，大便溏，或质软解而不畅，舌淡苔白，脉虚缓或微细无力。

（2）脾气阴虚证：上腹部痞满，食欲减退，或得食后饱胀不适，喜稍按，多嗳气，头晕，心烦肢乏，口干燥微喜饮，面白颧红，小便淡黄，大便偏干，舌红或绛，苔白燥或黄燥，脉细数。

（3）脾肾气虚证：除见“脾气虚”诸证外，兼见腰膝酸软，小便清长，夜尿较多。

（4）脾肾气阴虚证：除见“脾气阴虚”诸证外，兼见腰膝酸软，手足心热，头晕耳鸣，咽干寐差。

---

* 本项工作承福建省立医院中医科、X线科、病理科和福建省中医研究所（现福建省中医药科学院）基础医学研究室协助进行有关指标的检查，福建省中医研究所临床医学研究室林求诚副主任医师帮助进行统计学处理，特此致谢。

(二) 治疗方法

依据以上实证和虚证的辨证结果，选择应用胃炎Ⅰ号或胃炎Ⅱ号两个基本方加减治疗，并适当配合少量西药。治疗期间照常工作和生活，忌食刺激性食物并停服其他药物。

(三) 疗效标准

1. 显效

自觉症状消失，缺酸者胃酸明显恢复，其他检测指标基本恢复正常。

2. 进步

症状明显好转，缺酸者胃酸有所恢复，其他检测指标有显著好转。

3. 无效

症状、缺酸者胃酸及其他检测指标，均无变化。

二、治疗结果

不同病理分型的治疗结果中显效 55 例，占 41.04%；进步 73 例，占 54.48%；无效 6 例，占 4.48%(表 1-3-3)。治疗时间：3～510 天，以 30～69 天为多，占 61.94%，平均 63.64 天。

表 1-3-3 不同病理分型的疗效

病理分型	总例数	疗效		
		显效	进步	无效
浅表性胃炎	50	23(46%)	25(50%)	2(4%)
萎缩性胃炎	50	17(34%)	30(60%)	3(6%)
肥厚性胃炎	6	3(50%)	3(50%)	(0)
浅表性胃炎+萎缩性胃炎	28	12(42.86%)	15(53.57%)	1(3.57%)
合计	134	55(41.04%)	73(54.48%)	6(4.48%)

10 例行胃镜复查，经胃黏膜原部位活检。结果：7 例稳定(其中浅表性胃炎 1 例、萎缩性胃炎 5 例，浅表性胃炎合并萎缩性胃炎 1 例)，3 例好转(其中萎缩性胃炎 2 例、浅表性胃炎合并萎缩性胃炎 1 例)。复查时间：1 个月 1 例、2 年 1 例、3 年 5 例、4 年 2 例。复查前都间断饮服原中药。

三、“证”的现代病理基础探讨

各项检测指标较完整的计 112 例。经统计学处理，各“证”与检测指标有显著差异者，分述如下。为了节约篇幅，所有 t 及 P 皆从略。

1. “证”的分类

根据辨证要点，每例均从实证和虚证两方面进行鉴别。结果：气滞湿阻(简称“滞湿”)28 例中，兼见脾气虚 16 例、脾肾气虚 12 例；气滞热郁(简称“滞热”)26 例中，兼见脾气阴虚

8 例、脾肾气阴虚 18 例；血瘀湿阻（简称“瘀湿”）26 例中，兼见脾气虚 12 例、脾肾气虚 14 例；血瘀热郁（简称“瘀热”）32 例中，兼见脾气阴虚 9 例、脾肾气阴虚 23 例。由上可见气虚多见湿阻，气阴虚多见热郁。

2. “证”与西医分型

浅表性胃炎和萎缩性胃炎证型分布的差别如下。浅表性胃炎的规律：滞湿高于瘀湿和瘀热。这提示浅表性胃炎多表现气滞和湿阻。萎缩性胃炎的规律：瘀热高于瘀湿、滞热和滞湿，瘀湿高于滞湿，表现以血瘀、热郁为多。肥厚性胃炎多于滞湿。浅表性胃炎合并萎缩性胃炎，则各证相近（表 1-3-4）。

表 1-3-4 “证”与西医分型

证	总例数	西医分型			
		浅表性胃炎	肥厚性胃炎	萎缩性胃炎	浅表性胃炎+萎缩性胃炎
滞湿	28	19	3	2	4
滞热	26	16	1	5	4
瘀湿	26	9	2	10	5
瘀热	32	6	0	23	3
总计	112	40	6	40	16

3. “证”与胃镜所见

胃镜观察的 112 例中，胃黏膜的红白象，瘀热（9/18*）见白相多于红相，高于滞热（1/18）；黏膜水肿，滞热（10/28）高于瘀湿（3/28）；血管显露，瘀热（15/31）高于滞热（4/31）、瘀湿（5/31）；黏液斑，滞热（9/28）比瘀湿多（3/28），提示滞热证胃黏膜炎症较突出。其他如胃黏膜色泽、皱襞和胆汁反流等，与“证”无明显关系。

4. “证”与胃黏膜病理改变

胃黏膜活检的 111 例中，腺体呈重度萎缩的瘀热（13/32）多于滞湿（5/32）和滞热（3/32），滞湿（11/32）多于滞热（3/32）；腺体呈中度萎缩的，瘀热（5/8）多于瘀湿（0/8）；腺体正常的，滞湿（19/56）多于瘀热（10/56）。非固有腺体增生，也显示瘀热（24/66）多于滞湿（11/66）。肠腺化生，以瘀热（12/25）比滞热为多（2/25），提示瘀热与胃黏膜腺体的变化关系密切。其他如炎细胞浸润、胃黏膜厚度等，与“证”的关系不明显。

5. “证”与 X 线钡餐造影所见

X 线钡餐造影描述较完整的 94 例中，胃黏膜光滑者，瘀热（9/15）、滞热（4/15）较滞湿（0/15）多。这提示热，尤其是瘀热与胃黏膜光滑有一定的关系。其他如胃型、位置、张力、蠕动、排空、潴留液等，与“证”的关系不明显。

6. “证”与胃酸分泌

胃酸分泌以注射组胺后最高峰的游离酸为准。无游离酸出现为无酸；在 30 U 以下为低酸；在 30～90 U 之间为正常酸；在 90 U 以上为高酸。在行胃酸检查的 91 例中呈高酸者，滞

---

* 此代表该检查中的阳性病例，即 18 例中有 9 例阳性，下文同。

湿(7/15)比滞热(0/15)、瘀热(2/15)多,瘀湿(6/15)比滞热(0/15)多;低酸者,瘀热(13/18)比滞湿(0/18)、瘀湿(1/18)多;无酸者,瘀热(6/10)比滞湿(0/10)多;正常酸者,滞湿(12/48)、瘀湿(14/48)比瘀热(8/48)多,提示湿、热与胃酸分泌的功能关系。从胃酸浓度的平均单位看来,在空腹和餐后也都表现瘀热较滞湿、滞热、滞湿为低(表1-3-5)。

表1-3-5 "证"与胃酸浓度

证	游离酸浓度/U		总酸浓度/U	
	空腹	餐后	空腹	餐后
滞湿	33.1	79.3	45.4	94.4
滞热	19.8	52.4	31.5	68.5
瘀湿	20.1	61.6	33.95	70.6
瘀热	5.9	31.3	16.2	45.0

7. "证"与自主神经功能

进行卧位立卧位心电图检查的109例中,滞湿的心率(74次/分)比滞热(67次/分)、瘀湿(66次/分)、瘀热(66次/分)快;立卧位心率试验,则滞湿的心率(16次/分)比瘀热(11次/分)多;卧立心率试验,各"证"间无明显差异,似乎表明滞湿证以迷走神经兴奋性增高为主,而交感神经张力也相应增高。其他如血压的收缩压、舒张压和脉压差等与"证"的关系也不明显。

8. "证"与肾上腺皮质功能

检测24 h尿-17羟皮质类固醇排泄量的109例中,从滞湿、滞热、瘀湿、瘀热等四个证分析,未见有明显差异。而从脾虚与脾肾虚相比,则可以看出脾肾虚24 h尿-17羟皮质类固醇较脾虚低,这种低下在24 h 10 kg体重的平均排泄量中则更为明显(表1-3-6),表明肾上腺皮质功能与中医的肾关系密切。

表1-3-6 "证"与尿-17羟皮质类固醇排泄量

证	例数	24 h平均量/mg	24 h 10 kg体重平均量/mg
脾虚	43	7.95	1.94
脾肾虚	66	6.29	1.01

9. "证"与末梢血象

检查末梢血象的82例中,从平均值看来:血红蛋白,滞热、瘀热比滞湿、瘀湿低;脾肾虚比脾虚低。白细胞计数,虽脾肾虚亦较脾虚偏低,但均在正常范围。从中医理论来说,热多伤阴,肾主骨髓,似可以说明其血红蛋白低的机制。

四、小结与体会

(1) 本文对112例慢性胃炎进行中医辨证,结果归纳为气滞湿阻(脾或脾肾气虚)、气滞热郁(脾或脾肾气阴虚)、血瘀湿阻(脾或脾肾气虚)、血瘀热郁(脾或脾肾气阴虚)等四个证型。在对134例进行辨证治疗取得一定疗效的基础上,采用胃镜、胃黏膜活检、X线胃肠钡餐造影、胃液分析，以及自主神经功能、肾上腺皮质功能、末梢血象等多项指标检测技术，从不同方面探讨了慢性胃炎的中医“证”的现代病理基础。初步发现滞湿气虚证的特点是浅表性胃炎多、胃酸分泌高、心率增快、立卧心率试验心率减慢者较多，表现以迷走神经兴奋性增高为主，交感神经张力也相应增高；滞热气阴虚证的特点是胃黏膜炎症较突出，胃镜窥见水肿明显黏液斑增多；瘀热气阴虚证的特点是萎缩性胃炎多，胃镜所见白相多于红相、血管显露，胃黏膜活检腺体呈中度和重度萎缩、非固有腺增生、肠腺化生增加，X线钡餐造影黏膜光滑，胃酸低，血红蛋白降低；瘀湿气虚证似乎是介于滞热气阴虚与瘀热气阴虚之间的中间类型，病理组织有萎缩改变，但胃酸分泌不低，类似免疫分型的A型。这表明中医的“证”具有一定的病理生理学和病理组织学基础。

（2）利用这些检测数据，笔者还可以对“气滞”与“血瘀”、“气虚”与“阴虚”、“脾虚”与“肾虚”等中医理论与现代病理学的关系进行分析，初步可以看出，“气滞”为浅表性胃炎较多，黏膜水肿及黏液斑较多，立卧心率试验呈迷走神经反应性增高；“血瘀”则萎缩性胃炎较多，胃腺体呈重度萎缩，非固有腺增生、肠腺化生、炎细胞浸润增多。“气虚”为胃黏膜无明显萎缩，胃酸增多，血红蛋白及白细胞正常；“气阴虚”则见胃黏膜萎缩，胃酸分泌减少，血红蛋白及白细胞偏低。“脾虚”为病情较轻，萎缩性胃炎减少，胃未见无力型，胃酸高者多，肾上腺皮质功能正常，血红蛋白和白细胞降低：“脾肾虚”则表现病情较重，萎缩性胃炎较多，胃呈无力型者多，胃酸、肾上腺皮质功能、血红蛋白、白细胞都偏低。这些反映了某些中医理论的现代病理学含义。

（3）“证”是中医的病理诊断概念，它反映疾病过程的主要病理现象，是中医治病的重要依据，也是中医临床医学的一大特点。一种病可出现不同的“证”。所以运用现代科学的知识和方法来阐明“证”的现代含义，将促进中医现代化，有利于诊断学的发展，对治疗学的革新也具有一定的意义。

（4）慢性胃炎临床有疼痛、消化不良、腹泻和出血等不同的表现，分属于祖国医学的脘痛、痞胀、呕吐、泄泻、血证等范围。对于慢性胃炎，笔者依据中医理论，通过四诊方法，对每例进行临床调查，从实证和虚证两方面进行分析归纳，总结了四个“证”型。这四个“证”型基本反映了慢性胃炎这种寒热交错、虚实夹杂的病理变化，通过临床实践和初步实验研究，表明其对诊断和治疗有指导意义，且有一定的现代病理学基础。

慢性胃炎的中医辨证分型与胃泌酸功能的关系

笔者在应用生化指标探讨慢性胃炎中医“证”实质中，取得初步进展。本文通过患者的胃液分泌和胃液可滴定酸的分析，探讨其中医辨的分型中的变化规律。

传统的胃酸测定是用 Topfer 试剂的酚酞为指示剂、滴定终点分别为 pH3.5 和 pH8.5。前者为游离酸，后者为结合酸，两者和为总酸。近年推荐用酚红为指示剂，以 0.1 mol/L NaOH 滴定至 pH7，即为胃液可滴定酸；单位 mmol/L，同时加用 pH 计；测得胃液的酸碱度(pH)。由于胃液自身有缓冲作用，故可滴定酸和 pH 意义并不完全相同，pH 表示胃液中的真正的游离的 H^+，对低胃酸患者特别有价值。总之，胃酸测定包括每份胃液分泌量(mL)、每份胃液的可滴定酸浓度(mmol/L)、单位时间胃酸分泌量(mmol/h)和每份胃液的 pH。现就 62 例慢性胃炎患者胃黏膜泌酸功能的测定结果及其与中医“证”型的关系报道分析如下。

一、一般资料

62 例胃炎患者系来慢性胃炎协作组住院治疗患者，其中男 38 例、女 24 例，患者全部经纤维胃镜和胃黏膜组织活检确诊。正常人 10 例，均为福建省第二人民医院健康状况良好，无明显胃肠、心肾疾病的职工。胃炎中医辨证分型依据中医临床观察并经治疗验证确定，具体分型标准见报道。

二、实验方法

(1) 吸取早晨空腹残留的胃液，然后抽取 1 h 间胃内分泌的全部胃液为基础胃液，测其容积并分析上述 3 项胃酸指标为基础值。

(2) 立刻肌内注射五肽促胃液素(试餐试验)，按 6 mg/kg 体重计量注射，然后连续收集 1 h 间胃内分泌的全部胃液，做同上的胃酸分析，为试餐后的激发值。

(3) 胃酸分析按上海医学化验研究所制定的胃酸分析项目与程序进行。

三、实验结果

(一) 正常人和慢性胃炎患者胃液分泌量的比较

正常人和慢性胃炎患者基础及试餐后胃液分泌量的数值，经统计学处理表明：①正常人和患者(包括实证的和虚证)试餐后胃液分泌量显著增加($P<0.01$)。②基础分泌量，正常人和实证经 F 检验，$F>0.01$。其中气虚瘀湿明显低于正常人($P<0.05$)，气虚滞湿明显高于气虚瘀湿和气虚瘀热($P<0.05$)。虚证中肾(气)虚明显低于正常人($P<0.05$)，脾(气)虚略低于正常人，但未有显著差别。五肽胃泌素试餐后胃液分泌量，虚证明显低于正常人

(P<0.05),肾(气)虚也略低于脾(气)虚。正常人组与实证各组比较,F<0.01。其中气虚滞热和气虚瘀热明显低于正常人(P<0.05),气虚滞湿明显高于气虚瘀热和气虚滞热(P<0.01),见表1-3-7。

表1-3-7 正常人和慢性胃炎患者胃液分泌量($\bar{x}\pm s$)

类型		例数	基础胃液量/(mL/h)	试餐后胃液量/(mL/h)
正常人		10	94.7±39.4	184.1±52.2
胃炎患者		62	76.1±42.6	127.1±57.3
其中				
实证(以实为分)	气虚滞湿	20	104.2±45.7	157.4±65.6
	气虚瘀湿	10	52.3±26.3	126.5±63.8
	气虚滞热	12	84.8±53.3	119.5±43.3
	气虚瘀热	20	63.1±44.9	102.5±54.6
虚证(以虚为分)	脾(气)虚	30	90.4±47.2	140.6±58.2
	肾(气)虚	32	68.4±45.7	112.8±64.3

注:胃炎患者基本以虚实夹杂为主。下表同。

(二)正常人和慢性胃炎胃酸分泌量的比较

患者的胃泌酸功能明显低于正常人(P<0.01),前者泌酸水平均较后者降低了2/3,但是五肽胃泌素刺激后正常人和胃炎患者胃泌酸功能均能大幅度上升(约3倍)。这说明慢性胃炎患者90%以上胃储备功能没有明显损伤。正常人和实证患者各组基础胃酸分泌量,经F检验,F>0.01,其中气虚瘀湿、气虚滞热和气虚瘀热三组明显低于正常人和气虚滞湿型患者(P<0.01),肾(气)虚型患者低下更为突出,气虚滞湿组略低于正常(P<0.05)。五肽胃泌素试餐后正常人的胃酸激发量仍明显高于患者(P<0.01),气虚瘀热、气虚滞热和气虚瘀湿亦仍明显低于正常人组和气虚滞湿组(P<0.05),但胃液的pH,激发后正常人和患者却无明显差别。在实证中,气虚滞湿组在激发前或后,均显示pH最低,即游离H^+浓度最高,表明气虚滞湿组患者胃液的缓冲性最低,见表1-3-8。

表1-3-8 正常人和慢性胃炎患者胃酸分泌量($\bar{x}\pm s$)

类型		基础胃酸			餐后胃酸		
		单位时间胃酸分泌量/(mmol/h)	每份胃液的可滴定酸浓度/(mmol/L)	pH	单位时间胃酸分泌量/(mmol/h)	每份胃液的可滴定酸浓度/(mmol/L)	pH
正常人		6.44±5.45	70.2±51.1	2.52±2.48	1.70±13.06	121.2±52.2	1.53±2.06
胃炎患者		2.24±2.22	24.54±19.92	3.35±2.24	8.26±5.48	63.14±26.55	1.3±1.09
其中							
实证	气虚滞湿	4.22±3.88	38.7±22.35	1.86±1.51	13.11±6.22	78.85±20.58	1.02±0.41
	气虚瘀湿	1.13±1.56	16.94±17.76	3.95±2.51	7.84±6.28	57.94±35.81	1.86±1.67

（续表）

类型		基础胃酸			餐后胃酸		
		单位时间胃酸分泌量/(mmol/h)	每份胃液的可滴定酸浓度/(mmol/L)	pH	单位时间胃酸分泌量/(mmol/h)	每份胃液的可滴定酸浓度/(mmol/L)	pH
实证	气虚滞热	1.98±1.45	21.93±15.96	3.46±2.31	6.93±4.36	61.33±21.93	1.45±1.05
	气虚瘀热	1.61±2	20.62±23.3	4.12±2.64	6.6±5.06	54.45±27.87	1.66±1.24
虚证	脾(气)虚	3.02±3.32	30.29±22.26	2.76±2.23	9.7±6.56	69.4±28.78	1.22±0.88
	肾(气)虚	1.9±2.4	24.19±23.14	3.53±2.6	8.02±5.84	58.19±28.4	1.65±1.3

四、讨论

从慢性胃炎中医各证型患者的胃液和胃酸测定结果可以看出，慢性胃炎患者基础无酸（pH=7，可滴定酸为零）只占0.6%，但五肽胃泌素激发后无胃酸者下降为0.4%左右，95%以上患者试餐后胃液量和胃液酸度呈2～3倍增加，实证中气虚瘀湿、气虚瘀热和气虚滞热及虚证中肾（气）虚餐后胃酸均增高3～4倍。所以慢性胃炎患者中基础胃酸低主要出现在实证中气虚瘀热、气虚瘀湿和气虚滞热及虚证中肾（气）虚患者中占72%，气虚滞湿组中有少数高胃酸病例，占0.8%，但慢性胃炎患者对外源五肽胃泌素的效应，即胃泌素-组胺-胃黏膜分泌功能效应与正常人基本一致，没有受到明显损伤，只是功能效应迟缓或低下，这可能与临床病理研究发现、慢性萎缩部位主要在胃窦部病变为主，胃体部（泌酸的主要部位）萎缩尚未全面波及有关。据临床研究本组病例多为脾胃湿热证，其轻、中和重度萎缩分别占25%、57%和37%，以中度萎缩居多，兼有浅表性胃炎，故患者胃泌酸的储备功能95%均属正常范围。同时在同系列实验中也发现，五肽胃泌素刺激后胃液组织胺的分泌量，患者和正常人没有明显差别，而仅是胃液中组胺的分泌呈下降趋势。总之，慢性胃炎的胃分泌功能测定对临床中医辨证分型论治方案的选定有着重要的参考意义。

组胺与慢性胃炎中医辨证分型关系的研究

组胺是由机体内肥大细胞合成和分泌的一种具有生物活性的物质。胃液中的组胺来自胃黏膜主细胞,它能促胃液分泌,作为终末介质作用于胃壁细胞和主细胞,促进胃酸和胃蛋白酶的合成和分泌,多种因素的刺激均能促使肥大细胞释放组胺,引起局部和全身病理反应。因此,测定胃液中的组胺,同时进行胃酸和胃液分泌量的测定,对研究慢性胃炎的中医辨证分型具有一定临床价值。

一、临床资料

(1) 一般资料:62 例均为慢性胃炎住院患者,其中男 34 例、女 28 例,经胃镜检查及胃黏膜活检确诊。正常对照组 10 例,男女各 5 例,无胃、肠、心、肾等疾病,一般健康状况良好者。

(2) 辨证分型:根据福建省第二人民医院胃炎协作组行中医临床辨证并经治疗验证而确定。将慢性胃炎分为气虚滞湿、气虚瘀湿、气虚滞热、气虚瘀热、气虚偏湿、气虚偏热 6 个证型。

二、实验方法

(1) 早晨空腹插胃管,吸弃残留胃液,接着收集 1 h 内全部胃液量并测定其组胺含量为基础量。

(2) 肌内注射五肽胃泌素(按体重 6 mg/kg 计算剂量),然后继续收集 1 h 内的全部胃液并测定其组胺含量为五肽胃泌素刺激后组胺分泌量。

(3) 胃液组胺测定法按 TaqMan 探针法实时荧光定量 PCR 技术。

(4) 胃酸测定按近年推荐的酚红为指示剂法。1 h 基础胃液中所含可滴定酸的量为基础胃酸量(单位为 mmol/h)。五肽胃泌素刺激后 1 h 胃液中所含可滴定酸量为刺激量。

三、实验结果

(1) 测出的组胺标准曲线,组织胺含量在 0.1～1 mg/mL 范围内其荧光强度与浓度都呈正比。

(2) 基础和五肽胃泌素刺激后,胃液组织胺、胃酸和胃液分泌量测定结果。

1) 正常人和慢性胃炎中医分型各组基础和五肽胃泌素刺激后,胃液组胺测定数值经统计学处理结果:①除气虚滞热组外,正常组和其他三组患者刺激后胃液组胺含量明显高于基础量。②正常组和胃炎各组基础胃液组织胺含量经 F 检验,有显著差异($F>0.01$)。其中气虚滞湿组明显高于正常组、气虚瘀热组及气虚瘀湿组($P<0.05$)。③五肽胃泌素刺激后胃液组胺含量正常组和胃炎各组经统计学处理没有明显差异($F<0.05$)。

2）正常组和慢性胃炎各组经五肽胃泌素刺激后胃酸分泌量大幅度上升（约3倍）。①慢性胃炎患者各组基础泌酸功能明显低于正常组（$P<0.01$）；正常人和患者各组基础胃酸分泌量有显著差异（$F>0.01$），其中气虚瘀湿、气虚滞热和气虚瘀热三组低于正常组更明显，也低于气虚滞湿组（P 均<0.01）。②五肽胃泌素刺激后，胃酸分泌量患者组明显低于正常组。患者组中气虚瘀湿、气虚瘀热、气虚滞热组又明显低于气虚滞湿组（P 均<0.05）。

3）正常组和慢性胃炎各组胃液分泌量比较结果：①除气虚滞热组外，正常组和其他三组患者五肽胃泌素刺激后胃液分泌量明显高于基础量（P 均<0.05）。②基础胃液分泌量，正常组和慢性胃炎各组分泌量有显著差异（$F>0.01$），其中气虚滞湿组明显高于气瘀湿组和气虚瘀热组（$P<0.01$）。③五肽胃泌素刺激后胃液分泌量，气虚滞热和气虚瘀热两组明显低于正常组（$P<0.01$），气虚滞湿组明显高于气虚瘀热组（$P<0.01$）。

4）气虚偏湿证、气虚偏热证的三项生化实验结果比较：①基础胃酸气虚偏湿证高于气虚偏热证（$P<0.05$），但两组间组胺和胃液分泌量差异无统计学意义（$P>0.05$）。②五肽胃泌素刺激后气虚偏湿证三项指标均显著大于气虚偏热证（P 均<0.05）。

5）正常人和慢性胃炎气虚邪实各组患者比较结果：各患者组中胃液量与组胺量的比值、胃酸量与组胺量的比值均明显低于正常组（P 均<0.05）。

四、讨论

从慢性胃炎中医辨证分型所测胃液组胺、胃酸和胃液量可以看出：气虚滞热型患者对外源性五肽胃泌素效应，即胃泌素-组胺-血液循环-胃黏膜分泌功能效应较正常组和其他三组中医分型患者明显降低。这提示气虚滞热型患者热象明显，炎症重，治疗时应偏重清热解毒。气虚滞湿、瘀湿、瘀热型患者对胃泌素的效应与正常组一致，表明多数慢性胃炎患者胃黏膜分泌功能仍有相当储备能力，这与病理研究发现的慢性胃炎萎缩部位主要在胃窦部，而胃体部的胃腺萎缩尚未全面波及有关。因此，治疗慢性萎缩性胃炎主要在理气健脾，促使那些处于休眠状态的胃腺体增加分泌。

五肽胃泌素刺激后胃液组胺分泌量各证型与正常组都没有明显差异。胃酸分泌量各证型均低于正常组，但胃液排出量只有气虚滞热和气虚瘀热明显低于正常。研究表明各型患者的胃泌素-组胺效应正常；而组胺-胃泌素效应普遍降低；组胺-血液循环-胃黏膜分泌功能效应表现在气虚滞热和气虚瘀热型患者明显下降。这些说明慢性胃炎患者胃黏膜损伤主要涉及壁细胞，部分患者出现循环障碍。在气虚偏湿证与气虚偏热证的比较中发现，胃液三项生化指标方面，气虚偏湿证高于气虚偏热证，特别是五肽胃泌素刺激后差异更为明显。研究还表明慢性胃炎中医证型中，所谓“湿”与“热”其主要差别在于气虚偏湿证对胃泌素-组胺-血液循环-胃酸黏膜分泌功能效应高于气虚偏热证。上述三项生化指标主要反映中医气虚邪实的某一方面，对慢性胃炎中医辨证分型有重要参考价值。结果提示慢性胃炎气虚邪实4种分型中，胃液对组胺的分泌效应均明显下降。因此，可考虑利用这两项比值变化特征作为慢性胃炎分型和疗效的参考指标。

慢性胃炎中医证型与胃镜像关系的探讨

笔者选择经胃镜确诊的慢性胃炎，进行证的分型，探索中医证型与胃镜像的关系。现介绍如下。

(一) 观察方法

1. 病例选择

年龄 20～45 岁，病史 1～10 年，无其他疾病者。全部经胃镜确诊(部分做了胃黏膜活检)。

2. 观察方法

在行胃镜检查前 1 h，由专人负责，用中医四诊方法，全面了解病史和现在症状，以及舌、脉。按辨证标准定证型。

3. 诊断标准

根据 1983 年全国胃炎诊治座谈会纪要与《纤维胃镜检查术》一书的慢性胃炎诊断标准。辨证标准参考 1986 年全国中医内科学会脾胃学组订的《胃痞诊断和疗效评定标准》。

(二) 临床资料

1. 一般资料

本组 252 例全部经胃镜确诊为慢性胃炎(抽检 30 例做病理活检与慢性萎缩性胃炎区别)。其中慢性浅表性胃炎 228 例(食管胆汁反流性胃炎 86 例)占 90.5%；浅表性胃炎为主伴轻度萎缩性胃炎 24 例，占 9.5%。252 例属脾胃气虚型 154 例占 61.1%，脾胃湿热型 98 例占 38.9%。

2. 证型与胃镜像

脾胃湿热证的胃黏膜充血、水肿、血管显露比脾胃气虚证的多；脾胃气虚证的胃黏膜苍白多，经统计学检验有差异或有显著性差异。

3. 证型与胃黏液形状

从胃镜中窥见，脾胃气虚胃黏液量少，且色多清白；脾胃湿热证则胃黏液量偏多，多呈浓绿色。

(三) 讨论

“证”是机体抗病的整体综合反应，但有一定的现代局部的病理学基础。本研究观察结果表明，慢性胃炎中的脾胃气虚证，虽然也呈浅表性胃炎胃镜像，但胃黏膜的充血、水肿没有脾胃湿热证明显，尤其是水肿，且胃黏膜轻度萎缩较多见；脾胃湿热证胃黏膜充血、水肿明显，血管炎症性显露也较多，进一步证明了杨老所提出的“脾胃湿热证与炎变的关系密切，尤与炎变以循环障碍，渗出为主的急性期和亚急性期更多密切”的论说。

慢性胃炎是一种慢性消化道疾病，中医临床观察呈“虚中夹实”的表现，这种“虚”据研究发现，既有胃肠消化、吸收功能的低下，也有全身抗病能力的不足，尤其是细胞免疫功能的降低；“实”有气滞，它包含有胃肠功能紊乱和炎症的循环障碍，但渗出较少且轻；而脾胃湿热证也有脾胃气虚和气滞，然炎症的充血和水肿明显。所以在治疗上，前证常用理气为主；后证宜用健脾理气、清化湿热，有时则以清化理脾，或活血、祛痰为先。正如杨老所指出的“炎症的渗出，按其量和质，中医要湿、饮、水、痰和血之分”。

笔者在临床喜用李东垣的枳实消痞丸化汤加减治疗慢性胃炎，每获得较好疗效。考核其方以四君子汤为主，加消食、醒脾、理气、清热诸药，且有补、消、舒、清兼有的作用，适合于慢性胃炎这种“虚中夹实”的病证。现在研究表明，方中诸药能增强免疫功能、调整肠胃、帮助消化和抗炎等作用。

第四章　中医脾胃含多义，“湿热”是常见证，黄腻苔是金指标

“脾胃”是中医藏象学的主要内容，系人“后天之本”，具有多种功能，涉及多方面。杨老对中医脾胃理论做了多年的探索和研究，发现脾胃理论在临床各科有广泛的应用，已涉及8个科、9个系统的167种中西医病症。脾胃与消化、吸收、胃肠运动、细胞、水液代谢、各种肌肉组织、中枢神经和自主神经、免疫功能、内分泌、造血、炎变（渗出、变性、增生）都有关系。还有水肿和慢性支气管炎（简称慢支）的肺、脾、肾病变；糖尿病的肺、胃、肾病变；肝炎的脾、肝、肾病变等均涉及脾胃理论。所以他认为，中医脾胃除与消化系统有密切关系外，与其他系统都有不同程度的关联；它表现一定的组织、器官或系统的生理功能，反映它们的病理现象及病理的过程等。他主张按脾胃各种理论进行研究，才能揭示它的实质。

在实践中发现，湿热是当今脾胃的主要病变，这与地球气候转暖、生活水平提高、饮食结构变化和各种药物滥用等有极大关系。20世纪90年代初，杨老领衔福建省东西南北中18所中医医院，在临床调查了400例脾胃湿热证。研究发现脾胃湿热证涉及多系统疾病（以例数为序）：属中医疾病43种，分属7个系统，以脾胃系疾病占首位，而后是肺系、肾系、肝胆系、津液、经络肢体、心系等系统疾病；西医病72种，分属11个系统，以消化系统疾病占首先，而后是呼吸、泌尿、循环、神经、代谢、血液、结缔组织、内分泌、免疫、骨关节等系统疾病，显示本证的广泛性。

脾胃湿热证症候表现方面包含症状29个、舌象9种、脉象8种。各症状按出现频率高低依次为胃脘闷痛、食欲不振、小便异常（淡黄、红、浊）、大便异常（溏软、干）、口苦黏、口渴（不喜饮、喜饮）、头重如裹、右胁胀痛、咳嗽、嗜睡、胸闷、耳鸣、身重、咽痛和喉肿、吐水沫、泛酸、多痰、畏冷发热、关节重痛、小腹胀、黄疸、无汗，小于10%患者有带下黄白、目眵、肛门灼热、水肿、呕血、便血、湿疹、疱疹、口舌生疮等。舌象中舌苔100%出现黄腻苔；舌质出现频率高低依次为淡红、偏红、偏淡、夹瘀；舌形出现频率高低依次为正常、偏胖、齿痕、偏瘦。脉象出现频率高低依次为滑、弦、细数、缓、涩、结、代、促。以上结果表明黄腻苔是脾胃湿热必见之象，而胃脘、食欲、大小便、口苦黏和舌淡红均占一半以上；脉象呈多样，印证了吴鞠通“湿热之证，脉无定体”之说。

福建省中医脾胃学科发展研究报告

中医脾胃是一个多功能系统，它参与人体生命活动的全过程，在中医学里被称为“后天之本”，所以它的发病也十分广泛，有时起关键作用，有“脾旺不受邪”“内伤脾胃，百病乃生”之说，为历代医家所重视，在中医学里唯一被称为脾胃学说。脾胃学说奠基于 2 000 多年前的《黄帝内经》；发展于汉代的《伤寒杂病论》；形成于金元时代，李杲有专著《脾胃论》；充实于明清。新中国成立以来，在党和政府的中医政策指导下，广大脾胃学科工作者，从文献到老中医经验，由临床到基础、从证治及方药，进行了广泛的研究，建立了一批病、证诊断、辨别和疗效判断标准及诊疗指南；开发了一批新药，出版了多种专著，取得了引人注目的成就，丰富了脾胃学内容，极大地推进它的发展。研究表明，脾胃理论在临床的应用，涉及内、外、妇产、儿、皮肤、五官等 7 个科，以消化系统为主，以及呼吸、心血管、血液、泌尿、内分泌、神经、生殖等 9 个系统的 160 余种病证；对于主要脾胃理论的脾虚证和脾胃湿热证的研究，采用多学科的方法，从临床入手，结合动物实验，探讨多层次微观变化，取得较大进展，初步揭示与消化、神经、内分泌、造血、免疫、水液代谢、血液循环、肌肉运动和体内微生态及组织的炎变等都有不同程度的关系。这些研究展示了中医脾胃多功能性的现代科学含义。

福建省对中医脾胃学的研究，突出中医脾胃的多功能性，应用传统和现代相结合的科学方法，以临床为重点、提高疗效为中心，积极结合文献探讨和基础实验，多学科参与，从多方面、不同层次，展开对各种脾胃理论及其临床应用，重点脾胃病和相关方药等的研究活动，同时展开科研协作和学术交流、普及知识，促成果转化；重视学科建设及人才培养等，呈现着“继承不泥古，发展不离宗”百花齐放的学术景象，促使中医脾胃学，从传统型向现代型发展。

一、福建省中医脾胃学科发展现状

（一）学科建设和人才培养

1. 脾胃学术团体

这是福建省开展脾胃学术活动的中心，也是培养脾胃科技人才的场所。1983 年福建省中医药学会内科分会设脾胃学组；1990 年成立福建省中医脾胃学说研究会，确定以继承、探新为宗旨，围绕脾胃理论多学科参与，组织科研活动和学术交流。所以研究委员会的组成，以中医药人员为主体，西医药及其他科技人员参加，含临床各科（包括护理）、基础、文献等；1999 年更名为福建省中医脾胃学术委员会，2000 年改为福建省中医药学会脾胃分会，但原定的宗旨持续至今。

2. 脾胃学术基地

福建全省 74 所中医医院，设有 13 个中医脾胃病专科（或消化科），其中福建省第二人民医院脾胃病科为省重点专科和国家中医药管理局重点建设专科，厦门市中医医院的脾胃病科有国家中医药管理局的重点专病，罗源县中医医院脾胃病科是省农乡示范专科，福州、罗源、闽清、长乐、连江中医医院脾胃病科是福州市重点专科，省中医药研究院基础教研究室有脾胃组。这些重点专科专病就是福建省脾胃学术的基地，承担脾胃学术研究外，也培养脾胃科技人才。

3. 脾胃人才培养

福建省中医脾胃分会三届委员会计有 80 人次，其中 90%以上为各专业的高级职称。他们是福建省脾胃学科的骨干力量，其中 1 人被选入“十五”国家科技攻关计划——百人名老中医学术思想及临床检验研究之一（全省仅 2 人），6 人被聘为全国老中医药专家学术经验继承工作指导老师，8 人先后被选为中华中医药学会脾胃病分会委员（2 人为常务委员）或急症组成员。福建省中医脾胃分会开办了 5 期脾胃学术进展学习班，260 人参加；开展了脾胃学术活动，621 人参加，形成了老中青多学科的脾胃科技队伍。

（二）学术进展和科技成果

1. 脾胃理论研究

（1）脾胃古文献研究：杨老等围绕全国率先开展的“脾胃湿热”理论的研究，探讨它的发展过程，认为其“萌芽于秦汉、奠基于唐宋、充实于金元、形成于明清”；分析了唐、宋、元时期对它病因病机的认识和用药规律，以及清代叶天士、薛雪、吴鞠通、王孟英的医案中分三焦用药的经验。杨老等在国内首先对消化系统疾病中医病名的沿革和分类做了研究，从中了解到命名的依据及其内涵。另外，付瘦生等对脾胃学说的形成和发展，戴锦成等对“脾为生痰之源”，陈文渊等对“脾主肌肉”等专题理论，还有对李东垣、叶天士等医家的脾胃观和治疗经验做了探究。这些探究给诊疗和科研提高了理论认识，活跃了思路，丰富了经验。

（2）脾胃证的研究：证属中医病理学范畴，它是中医学术特点和优势在临床的体现，受到广泛重视。福建省脾胃证的研究主要从证的规范、临床调查、微观揭示等方面进行。

1）证的规范：杨老认为证研究存在的主要问题是判断标准的不规范，而要规范证的标准，必须做好临床基础工作，就是进行临床调查，调查证的症候表现和病的证型组成，改变以往专家型或文献型的标准，使证切实反映临床。但病和证的表现是多态的，应该选典型的证、单一的病为对象，还要观察它的演变。要注意既有同病异证、异病同证，又有同证异病且异症。他提出证含病位、病性和病的程度，不包括病机，主张分证、型、期。福建省中医重点研究课题“脾胃湿热证”的辨别标准，就是通过多元临床调查而规范建立，当然还要临床实践的反复检验不断完善，这是全国的首例，已被广泛采用。

2）证的调查：主要围绕福建省重点课题和常见的胃、十二指肠病进行。

“脾胃湿热证”是中医脾胃理论的重要内容，也是临床各科常见的脾胃实证，一般病多见，疑难病、恶性病也不少。随着生活水平的提高，饮食结构改变，药物滥用和人群流动增多，以及地球气候转暖等，使本证的发生呈上升、扩展之势。本证的研究，被评为福建省中医药重点课题，系全国首先开展研究的中医脾胃理论。1992 年由福建省中医脾胃学说研究会组织全省 18 所中医医院等参加，按统一印制的调查卡和标准在内科进行。400 例中表现的症状 29 种，舌、脉 14 种。主要是胃脘闷胀（91.8%）、食欲不振（91%）、小便异常（78.8%）、大便异常（71.8%）、口苦黏（65.5%）等，舌质多淡红、舌形多正常、苔全黄腻，脉象以滑、弦为主。涉及中医 7 个系统 43 种疾病，分属西医的消化、呼吸、泌尿等 11 个系统 72 种急慢性疾病，提示与炎症性疾病关系最密切，并发现多数与嗜烟酒有关。

杨老等调查发现慢性萎缩性胃炎呈“虚实相兼证”病理变化，经统计可分为气虚湿热瘀滞证和阴虚燥热瘀滞证，前证占 79.7%，后证占 20.3%。郑立升等对运动障碍样功能型消化不良 200 例证的调查：脾胃湿热证占 37.3%、肝胃不和证占 29%、脾胃虚弱证占 16%；脾胃湿热证 Hp 感染率高达 79.37%。柯晓等对闽中、闽南地区 332 例十二指肠球部溃疡活动期患者证的调查。结果显示，热证（湿热 46.84%、郁热 11.36%）最多，其次虚寒证（21.52%）、气滞证（13.92%），无阴虚证；Hp 阳性患者中湿热证＞虚寒证＞气滞证＞郁热证＞瘀血证。

3）证的微观探索：证是人体对病因应答的整体综合反应，涉及机体的多方面和不同层次、水平。为了推进中医学术的现代化，用现代科技的方法，从多角度去揭示证的微观变化是重要的内容。福建省着重进行的是脾胃湿热、脾胃气虚、脾肾气虚三证，这是脾胃理论的重要方面，分临床观察和动物实验。

【临床观察】

由于证目前只能在人身上表现，所以临床观察是主要途径。采用多指标方法对比，结果经统计学处理，有显著意义的列下。

● 慢性胃炎、溃疡性结肠炎脾胃虚实证：杨老等研究表明如下。

脾胃湿热证组：胃肠黏膜炎症活动性多，且程度较重。①胃黏膜防御能力降低：胃窦黏膜内表皮生长因子（epidermal growth factor，EGF）和三叶因子（trefoil factor 1，TFF1）表达阳性率显低。②细胞代谢功能亢进：在局部，炎变的胃黏膜细胞增殖明显、结肠黏膜抑制因子（p16）表达低，生长因子（transforming growth factor α，TGF-α）表达高。在全身，胃炎患者的外周血红细胞膜能量（Na^+-K^+-ATPase 活性）代谢代偿性亢进；胃酸分泌功能增强；胃 Hp 感染率高，产毒菌占优势。③菌群失调：需氧的肠杆菌、肠球菌和双歧杆菌/肠杆菌比例均增高，厌氧的双歧杆菌、乳酸杆菌较低；舌苔（黄腻苔）示菌群密度、菌群多样性高，革兰氏阴性杆菌升高，革兰氏阳性杆菌及球菌下降。④自主神经功能失调：迷走神经兴奋性增高为主。⑤24 h 尿 17-羟皮质类固醇含量和昼夜比正常。⑥免疫功能紊乱：胃黏膜与外周血的免疫反应不同，胃黏膜的细胞免疫的 T 淋巴细胞，体液免疫的 IgG、IgA、IgM 和树突状细胞（dendritic cell，DC）均增强；外周血的 T 淋巴细胞亚群基本正常、淋巴细胞转化率多数正常，体液免疫仅 IgG，补体 C3、C4，B 因子（factor B，BF）和循环免疫复合物（circulating immune complex，CIC）增高。⑦胃炎血液流变学：呈黏、稠、凝状态；收缩血管物质[血浆内皮素（endothelin，ET）]高，扩张血管物质[降钙素基因相关肽（CGRP）]低。

脾胃气虚组：胃肠黏膜炎症非活动性多，且程度较轻。①胃黏膜防御能力更低：EGF 和 TFF 表达阳性率低。②细胞代谢功能：在局部，炎变的胃黏膜细胞增殖较少、结肠黏膜 p16 表达较高、TGF-α 表达低；在全身，胃炎患者的外周血红细胞膜能量（Na^+-K^+-ATPase 活性）代谢代偿性降低；胃酸分泌低酸多；胃 Hp 感染率低，产毒菌较少。③肠道菌群需氧的肠杆菌、肠球菌和双歧杆菌/肠杆菌比例均较低，厌氧的双歧杆菌、乳酸杆菌更低；舌苔（薄白苔）的菌群密度，菌群多样性与正常人比无差异，革兰氏阴性杆菌稍高，革兰氏阳性球菌稍低。④24 h 尿 17-羟皮质类固醇含量低，昼夜比也正常。⑤免疫功能紊乱：胃黏膜的 T 淋巴细胞亚群亦增强，IgG、IgA 增强低，而 IgM 和 DC 增强不显；外周血的 T 淋巴细胞亚群、淋巴细胞转化率多数低下，IgG、补体 C3 低，BF 亦高，CIC 正常。⑥血液流变学显稀、淡、清特征，ET 较高，CGRP 较低。

● 慢性胃炎脾肾虚证：杨老等研究显示如下。

脾虚证：浅表性胃炎多，胃无力型少，胃酸分泌高，血清胃泌素偏高，尿胃蛋白酶原较低，肾上腺皮质功能稍低，血白细胞基本正常，血红蛋白偏低。

脾肾虚证：萎缩性胃炎占多数，胃无力型多，胃酸分泌减少，血清胃泌素高，尿胃蛋白酶原低，肾上腺皮质功能低，血白细胞、血红蛋白低。

脾虚泄泻：王平等研究发现，脾虚泄泻患者肠黏膜嗜铬细胞与肥大细胞数量增多，被认为是构成脾虚泄泻肠道病变的病理组织学基础，但肠黏膜分泌功能及黏液成分无明显改变。

【动物实验】

探索仿造“脾胃湿热”和“脾气虚”两证的动物模型，以利于证的进一步研究和治疗方剂的实验观察。

● 脾胃湿热型：谢振家等采用化学＋Hp活菌灌胃方法，造成大白鼠胃黏膜呈既有Hp感染，又有慢性活动型浅表性胃炎的病理变化的模型，经用临床治疗脾胃湿热证有效药——清化饮水剂，做防治实验。结果表明，该药具有明显的抗Hp感染和减轻胃黏膜炎变的防治作用。

● 脾虚型：葛振华等用利舍平造成的小鼠脾虚模型，检测其外周血的T细胞亚群。结果与慢性萎缩性胃炎脾虚证患者外周血的总T细胞和辅助性T细胞同样明显下降，而抑制性T细胞无变化。脾虚小鼠经服健脾汤后，辅助性T细胞明显回升、抑制性T细胞无变化，脾虚症状改善，体重、胸腺、脾脏系数也增加。这表明脾虚的小鼠与脾虚的胃炎患者，外周血的T细胞亚群反应相同，健脾汤可以改善这种反应和脾虚症状。

（3）舌象的研究：舌为脾之外候、苔为胃气所熏蒸，舌象的变化，对脾胃病证的辨别具有重要意义，有的舌象还是辨证的主要依据。福建省对脾胃病舌象的研究主要对黄腻苔和舌象与慢性胃病的意义进行。

1）黄腻苔：是判断脾胃湿热证的金标准。葛振华等选慢性浅表性胃炎和慢性泄泻的黄腻苔为对象。从该苔脱落细胞中发现，其周期S期细胞高，相关因子CDK4、CDK6阳性细胞表达高，细胞内微核细胞、P53反应强度和出现频率亦高。葛振华认为S期细胞高及其相关因子反应增强：一是促使细胞周期从G1期提早进入S期；二是抑制细胞从S期进入G2期和M期。这表明黄腻苔的形成与其脱落的细胞周期异常有关。在舌印片研究中，显示舌红苔黄较多的舌苔上皮细胞，多发育至中层便开始脱落。舌淡苔白的舌苔上皮细胞，多发育至表层才开始脱落，表明不同舌象反映着舌苔上皮细胞成熟的程度。在观察舌与胃黏膜的细胞凋亡指数中，出现舌质淡白的最高，舌质淡红的最低，苔白厚的舌细胞凋亡高。舌苔微生态呈菌群密度、菌群多样性高，革兰氏阴性杆菌高，革兰氏阳性杆菌和球菌下降。

2）舌象与胃病的意义：杨老等通过纤维胃镜，观察644例慢性胃病与舌象的关系发现，慢性浅表性胃炎的舌质鲜红色、舌苔薄黄腻最多；慢性萎缩性胃炎的舌质褐色点、舌苔黄腻占多数；胃溃疡的舌质褐色点和暗红色、舌苔黄厚腻为多；胃癌的舌质有瘀斑、褐色点和舌苔黄、白厚腻占多数。杨老认为舌象与胃病的关系仅供临床参考，因为这些舌象的变化主要表明中医的病机。

2. 当代著名老中医对脾胃学术贡献的研究

当代著名老中医是活的学术经验，是传承的重要对象。他们不仅精熟经典、深研理论，且勇于实践、经验丰富，还通晓文史，能诗善艺，接受过辩证唯物主义教育，有的还系统学过西医学。所以对脾胃学说的研究庶有创见，各具特点。杨老等对施今墨、叶熙春、孔伯华、蒲辅周、朱卓夫、张泽生、岳美中、黄文东、黄一峰、章次公、李聪甫、赵棻、金寿山、董德懋、邓铁涛、蔡友敬、董建华、俞长荣18位具有全国影响的当代著名老中医，探讨他们对脾胃理论的应用和发挥，以及辨治脾胃病的经验，虽然各有特色，但总的看来，主要有以下贡献。

(1) 用辩证唯物主义和历史唯物主义的观点和方法，深入研究脾胃学说的不同流派和学术主张，对不同流派的历史作用、学术意义和存在的问题，做了比较客观的评价和分析。并以繁荣中医学术为己任，吸取众长，展开讨论，求同存异，而不陷入门户之争。

(2) 积极运用脾胃理论，广泛进行医疗实践，在扩大治疗中医病的同时，努力进行对西医病的理论认识和诊治方法的探讨，积累了极为丰富的经验。特别是坚持辨证论治的方法，从调理脾胃入手，获得了丰硕成果；也有用中西医结合方法取得了不少新的经验。这扩大了脾胃学说的应用范围，充实了脾胃学说的内容。

(3) 在深研古方配伍、效用的基础上，使古方增加了新的用途；并结合各自的实践经验，创组了不少新方。用药活而有法、巧而有序，且各具特点。对药量、剂型、煎法、服法的选用，亦非常讲究、富有经验。

(4) 运用现代科学方法，开展临床和实验研究，发现了一些病的规律，对某些脾胃理论和方法、方药，做了现代科学的初步阐明。

3. 脾胃理论的临床应用和重点脾胃病的研究

从福建省历次脾胃学术交流的文章分析，脾胃理论在临床各科的应用，已有内、妇、儿、外、五官等科室100多种疾病，取得了很好的疗效，其中不少为疑难病症，展示了脾胃理论的意义和作用。现就重点脾胃病的研究的进展分述如下。

(1) 慢性胃炎：包括慢性浅表性胃炎(CSG)和慢性萎缩性胃炎(CAG)，是临床常见的胃病，易反复、有的难治愈，还有癌变的可能。中医如何认识和治疗慢性胃炎，也是新的问题，早在20世纪80年代，杨老等就立题研究。通过临床调查和辨治，在全国首先提出属中医"痞"的范畴，可谓之"胃痞"，被全国脾胃病会议采纳和国家制订的中医病名所采纳，首先提出"益肾"的作用。对慢性萎缩性胃炎提出病理特点是"虚实相兼"。证型分气虚湿热和阴虚燥热，分别用自创的健脾益肾、行气活血、祛湿清热的胃炎Ⅰ号片剂和养胃滋肾、舒气活血、清热育阴的胃炎Ⅱ号水剂，进行住院治疗3个月，并设西药对照组，用多指标方法进行综合判效。结果：总有效率69.2%，显效率42%，病理有效率73.1%。经统计学处理，疗效优于对照组。随访1～4年，远期有效率63.2%，无癌变发现。对于所表现的证，做了现代科学微观探索，表明有一定生物学基础。对于胃炎Ⅰ号、Ⅱ号合剂，还做了药效和毒理实验，证实了其疗效和作用，获得福建省科技进步奖二、三等奖。此外，涂福音等用"胃圣"袋泡剂治疗慢性胃炎78例(慢性浅表性胃炎46例，慢性萎缩性胃炎32例)，总有效率96.12%，以"虚实夹杂证"疗效最好，单纯"脾虚证"最差。还做了药效实验：吴和木用"除萎平异颗粒"治疗慢性萎缩性胃炎伴ATP 344例，总有效率分别为慢性萎缩性胃炎80.48%，ATP 78.17%；林越汉等还介绍用脉冲毫米波经穴治疗胃癌前病变和经验；黄恒青等用"清化饮"，治疗胃炎脾胃湿热证，并做了动物药效实验。总体来看，福建省对本病的中医研究居全国先进水平。

(2) 消化性溃疡：重点研究中医药治疗对溃疡愈合质量的提高。林禾禧等研制的具有清热化湿、健脾益气、活血化瘀的"健胃愈疡颗粒"经过临床和动物实验观察，能明显提高溃疡的愈合质量。此外，林炳辉等观察荆花胃康治疗十二指肠球部溃疡活动期"寒热错杂证"358例，疗程4周，愈合率81.8%优于雷尼替丁组；柯晓等用胃舒康胶囊治疗胃、十二指肠球部溃疡41例，愈合率64.2%。

（3）功能性胃肠病：陈寿菲等分气滞型、虚寒型、阴虚型、热郁型、瘀血型论治，分别用四逆散、六君子汤、金铃子散合沙参麦门冬汤、养胃汤、左归饮等加减，临床疗效达94.08%。张闽光等分为肝胃不和、脾胃湿热、脾胃气虚、寒热错杂4型，随机分为两组，采用柴枳香砂六君散为主治疗，与西药对照，疗程均为2周。观察68例，结果中药组治疗有效率为92.1%、西药组为66.7%，两组对比有显著性差异。伊春锦将108例患者随机分为两组，用香乌消痞汤合西沙比利治疗，与单用西沙比利进行比较。结果显示，治疗组治愈29例，显效20例，总有效率96.6%，明显高于对照组。此外，陈朝元等用复方陈香胃片，刘文奇等以加味半夏泻心汤、黄恒青等以四磨汤，陈亚平等用小柴胡汤加减等，均取得了较好的临床疗效。

（4）溃疡性结肠炎：柯晓等认为溃疡性结肠炎系湿热蕴结肠腑，日久损伤肠络所致，治疗应以清化湿热为主，观察63例患者，随即分两组，治疗组33例，予清化肠饮口服同时予灌肠一号方灌肠治疗；对照组30例，予柳氮磺胺吡啶口服并灌肠。结果：治疗组完全缓解率33.33%，总有效率为93.94%；对照组完全缓解率20%，总有效率为83.33%。陈云斌自拟健脾清肠饮联合西药柳氮磺胺吡啶治疗溃疡性结肠炎49例，对照组单用西药36例。3个月后讨论近期疗效：有效率治疗组为95.9%、对照组为91.7%，两组无显著差异；6个月后定为远期疗效，有效率治疗组为93.9%，对照组为77.8%，两组差异显著。此外，谢健元等以半夏泻心汤合当归芍药散加味，辛开苦降、寒热平调、调气行血；林木棖以痛泻要方加味清热化湿、调理肝脾；许葆雄以连理汤加减辛开苦降、燥湿止利、行气降逆；刘育才自拟健脾化湿汤，健脾化湿、扶正祛邪；唐江山用健脾调和汤，健脾益气、调和肠胃；洪伟华以健脾疏肝清肠汤健脾理气、疏肝清肠；姚自力用肠风合剂，以温中涩肠、清热燥湿等法，治疗溃疡性结肠炎，总有效率在90%至96.05%之间。吴耀南等研制的肠露灌肠剂（补骨脂、黄芪、丹参、鬼针草等）经动物实验，对小鼠溃疡性结肠炎有明显疗效。

（5）病毒性肝炎：康良石依“疫郁”理论，认为疫毒之邪，久伏伤肝，邪毒不清，累及脾肾，导致气阴不足，经血亏虚。治当益气疏肝、清热解毒为主。用康氏乙肝合剂联合干扰素治疗41例乙型肝炎患者。疗程6个月。HbeAg、HBV-DNA转阴方面，比单纯应用干扰素效果更佳。康俊杰将病毒性肝炎分肝胆湿热型、肝郁气滞型、肝郁脾虚型三型，分别用解毒栀子根汤、橘叶栀子根汤、藿枳汤等配合苦参素，治疗慢性乙型肝炎16周。结果：ALT转常率66.67%，HBV-DNA转阴率为80%，HbeAg转阴率为53.33%，取得与干扰素等同的效果。陈锦芳用清热祛湿益肾方、茵芍散，治疗慢性乙肝湿热蕴脾证，取得了较好疗效。陈杨荣等用益气养阴解毒活血方治疗亦取得较好的疗效。张海鸥等以扶脾抑木法，用参苓白术散合抗病毒治疗慢性乙型肝炎50例，总有效率为88%。以上治疗方案能有效地改善肝功能，对脾胃气虚夹湿证疗效较好。

（6）肝硬化：姜国峰认为治疗肝炎后肝硬化应益气养阴、活血化瘀、清热利湿。他观察治疗组36例，用鳖甲软肝煎；对照组35例，用肝复乐片，疗程3个月。结果：治疗组在改善主要症状、体征和肝功能及乙型肝炎五项指标转阴，均优于对照组，总有效率为88.9%。魏贻宁予中西医结合治疗肝硬化早期门脉高压症，用异功散加减，联合西药健肝灵或益肝灵（水飞蓟宾）治疗，结果总有效率达85%。杨武堂认为，脾虚水湿内停是肝硬化腹水的首要病机，因而用苍牛防己汤治疗肝硬化腹水39例。15天为1个疗程。结果：总有效率为92.3%。王占海等以鳖甲软肝煎益气养阴、活血化瘀、清热利湿；卢裕兴以活血化瘀兼利水等，均取得较好疗效。

(7) 脂肪肝：潘志坚等用柴胡疏肝散治疗酒精性脂肪肝 60 例，临床治愈 32 例，显例 8 例、有效 18 例、无效 2 例，总有效率 96.7%。杨际芳等认为，脂肪肝以肝肾虚为本、痰湿是标，用肾气丸化裁治疗 62 例，总有效率为 85.5%。朱明以攻补调脂汤益气健脾、滋补肝肾、化痰祛瘀、消食散结；邱磷安等以清肝散活血止血、清泄湿热、消肿止痛；赖畅钦自拟化痰祛瘀方，以疏肝理气祛瘀、健脾祛湿化痰；姜国峰等以消脂益肝茶疏肝健脾、理气化瘀；林振文等自拟消脂益肝汤，以清热利湿、柔肝活血；陆霞等以活血化瘀基本方活血化瘀、祛痰化浊；吴宽裕以平肝脂汤疏肝理气、健脾消食、降酶祛脂；蔡虹用清热利湿、健脾化痰方等治疗，均取得较好效果。

4. 脾胃新药的研究和开发

福建省开发的脾胃新药有荆花胃康、胃得安片、赛胃安胶囊、胃舒康胶囊、观音健胃茶、肠得安胶囊、小儿健脾灵、止泻灵、便秘舒、茵胆平肝胶囊、金钱胆通口服液、片仔癀痔疮软膏等。另外，许多有效的复方还被制成了院内制剂，如清化饮、胃圣袋茶、除萎平异颗粒、藿砂口服液等在临床广泛使用。

5. 脾胃科技成果奖

获全国、省、地市科技奖计 19 项，具体见表 1-4-1。

表 1-4-1　福建省获全国

奖项名称		年份	项目名称	作者
中国中西医结合学会科学技术奖	三等奖	2006 年	脾胃湿热证的现代科学研究	杨春波、柯晓、葛振华等
福建省科学技术奖		1991 年	中医辨证分型治疗慢性萎缩性胃炎	杨春波、潘秀珍、徐顺猷等
		2001 年	治疗消化性溃疡新药——荆花胃康的研究	张勇川、苏少宁、林炳辉等
		1987 年	慢性胃炎中医证型的现代病理基础探讨	杨春波、潘秀珍、徐顺猷等
		1995 年	观音茶健胃	林益金等
		2007 年	脾胃湿热证的现代科学研究	杨春波、柯晓、葛振华等
福建省医药卫生科技进步奖	一等奖	1986 年		杨春波、潘秀珍等
		1989 年		
	二等奖	1992 年		杨春波等
		1995 年		葛振华等
		1998 年		祈建生等
福建省医药卫生科技进步奖	三等奖	1994 年		张群豪等
		1995 年		林益金等
		1996 年		杨梅贞等

（续表）

奖项名称			年份	项目名称	作者
市科技进步奖	福州市科技进步奖	二等奖	2002年		吴和木
	厦门市科技进步奖	三等奖	1993年		涂福音等
	厦门市科技进步奖		1991年		吴艳环等
			1991年		
中国中医研究院协作奖			1990年		杨春波、涂福音等

注：表中空白处，由于年份久远，具体已不详。

（三）脾胃学术交流和知识普及

由福建省脾胃分会组织的，先后召开了10次学术交流会（每2年1次），分别对“脾胃理论在临床各科的应用”“脾胃湿热”“脾为生痰之源”“脾主肌肉”“脾为生化之源”“脾为气血之乡”“脾主运化”等理论及其临床应用和实验研究进行探讨、交流，共计编写论文650篇，共741人次出席。还承办过一次全国中医脾胃病学术会议，每年组织文章参加全国中医脾胃病学术会议，已20届（每年1届）。在东南卫视台、省教育台、北京电视台、长城电视台、泉州电视台和《福建日报》《海峡都市报》《福建老年报》《福建卫生报》等做脾胃科普宣传20次。

二、中医脾胃学科发展趋势和挑战、机遇

（一）发展趋势

鉴于中医脾胃对人的养生保健和防治疾病的重要意义，而对它的学术继承不全面、应用欠广泛、理论研究尚浅，所以中医脾胃学发展的趋势是全面继承、扩大应用、研究创新。

1. 全面继承

中医脾胃学的全面继承包括中医古文献、历代医家脾胃观和当代名老中医的脾胃思想、临证经验，以及民间独特技术。利用现代信息技术构筑脾胃学说数据库，含脾胃学说的发展系统、历代医家脾胃观系统、脾胃保健治疗方法系统、脾胃方药系统等；探讨当代名老中医的脾胃思想和经验；挖掘整理民间独特的脾胃技术和单验方。

2. 扩大应用

在医疗、康复中，除深化与之密切相关的消化系统疾病的应用外，要积极推动在其他系统、各科疾病的运用，还要扩展至养生保健、防病等领域；向社区、农村推荐脾胃实用技术，以充分发挥脾胃学的作用。

3. 研究创新

通过保健、防病、治病、康复的实践，采用中医传统和现代科技相结合方法，进一步研究

脾胃学术的意义及作用，发现新理论、创造新方法、提高防治新水平。开展脾胃质、脾胃病和脾胃证的调查；揭示质、病、证的微观变化；建立、规范相关辨别和疗效标准；进行“护脾”在保健、防病中作用的研究；提高脾胃重大疑难疾病的疗效和护理水平；探讨脾胃新病的理论认识和治疗方法；创建脾胃方配伍的实验方法及脾胃证动物实验模型；研制脾胃新药等。

(二) 面临挑战

随着我国进入小康社会，人们对健康疾病防治的要求越来越高，新疾病谱的出现，医疗卫生模式的多样性和竞争，中医药现代化的要求及走向世界等，都必须积极面对，也是促发展的动力。

(三) 重大机遇

1. 防治观念的转变

从以救治患者为中心、转变为以保障健康为中心，从技术服务转变为社会服务，从医疗服务转变为预防保健服务；世界回归自然、重视植物药和自然疗法的趋势。医学模式已从生物医学向生物—社会—心理—生态环境模式转化。而中医学以整体观念为基本特征，重视人与自然、人与社会的关系，重视人的情志，强调内因、治未病个体化的辨证论治，调整人体的自身康复能力，即由机体自行抗击疾病等先进的保健防治思想，反映了医学发展方向正得到重视和发扬，也为中医脾胃学的发展，带来前所未有的良好机遇。

2. 健康产业的兴起

以人为本，人与自然和谐发展，经济社会全面协调和可持续发展等重大政策方针，为人口与健康科技的发展，提供了极其良好的政策环境，健康产业将是未来生物经济时代的核心产业。由于中医学具有治未病的医学思想，使之能更好地为人民健康服务。随着社会经济的不断发展，人民生活水平逐步提高，人们对消费观念、健康观念、医疗保健观念的转变，以及老龄化社会进程的加快，人们的保健和治疗更需要中医药，社会对中医药服务的需求必然会越来越大，而中医脾胃学对人的保健、疾病的预防和治疗、康复将发挥重要的作用，可成为健康相关产业的新亮点和增长点。

三、发展福建省中医脾胃学科发展的战略应对

(一) 发展思路

1. 治未病，发挥脾胃学说参与疾病防控

中医治未病的思想包括未病先防、防微杜渐和已病防变。中医发病学认为，疾病的发生与否，取决于人体正气的盛衰，即“正气存内，邪不可干”。而“脾胃为后天之本”，正气的盛衰与之息息相关的，“脾为卫之源”“四季脾旺不受邪”体现了脾胃对疾病预防的重要性。而中医脾胃学的保养和调理方法，以及从脾胃调治疾病的方法，能有效地参与疾病的防控，发挥它的优势和作用。

2. 加强理论研究

理论是一门科学的基础和灵魂。中医脾胃理论内容丰富具有系统性，必须全面深入研

究脾胃文献，通过保健防治的实践，用中医传统和现代科技相结合方法，从宏观把握、微观揭示，积极开展脾胃各种理论的研究，探讨新的实验方法，开创脾胃新理论，提高脾胃防治新水平。

3. 突出研究重点

继续福建省“脾胃湿热理论及其相关疾病的防治”为重点，组织多学科参与、多角度探索，着力从基因学探索与脾胃湿热证的关系；继续运用清热祛湿法和中医脾胃理论对胃癌前病变、胃肠溃疡的愈合质量和抗复发，肝炎、肝硬化和消化系肿瘤，以及代谢障碍性疾病等进行研究。

4. 重视人才培养

这是推动学科发展的关键。首先加强脾胃优秀临床人才的培养，使之精通脾胃理论，熟悉各家学说，娴用辨证论治；其次建立脾胃保健队伍，在通晓脾胃理论和现代科学的基础上，应用脾胃学说开展保健工作；再次是培养能从事脾胃科学研究的骨干人才，包括临床型和基础型。他（她）们应是中医扎实、知识广泛、思想敏锐、善于创新，且身心健康，热爱中医脾胃学科，并从中优荐学科带头人。

（二）发展目标

1. 提高防治水平

这是学科发展的核心目标。在提高脾胃常见病、多发病和疑难危重病疗效的同时，力争在脾胃重点疾病的治疗方面有明显突破；积极开展调理脾胃在预防、保健、养生、美容、延缓衰老中的应用，提高健康水平。

2. 创新理论

这是学科发展的基本动力。在全面系统整理脾胃文献的基础上，结合脾胃防治实践，逐步形成专业术语统一、概念内涵清楚、理论层次明确、表述严密规范的脾胃理论；进行脾胃生理、病理理论的深入研究，揭示其科学内涵；开展脾胃证候规范化研究，探索有代表性证候的细胞分子生物学机制，初步形成脾胃证候科学评价系统；规范和完善在整体观念指导下的个体化中医药诊疗体系，建立现代型中医脾胃防治学。

（三）战略任务

根据脾胃学科发展的现状及趋势，福建省脾胃学科的战略任务：强化对脾胃，尤其是脾胃湿热文献的整理研究；认真总结福建省名老中医的脾胃思想和学术经验；推进脾胃理论在保健、防治疾病的应用，突出重大脾胃疾病的研究，推广脾胃实用技术，着力脾胃理论创新，为构建现代型脾胃学做贡献。

（四）关键技术

（1）防治实践是重点，脾胃学术目前主要在人身上表现对它的研究仍必须以中医传统的方法为基础，通过防治的实践，才能达到目的。

（2）掌握中医理论思维，熟练四诊方法，提高辨证论治水平。

（3）脾胃理论研究，要紧密结合现代科学技术，在自主创新与原始创新领域寻求新突破。

(4) 依据脾胃学术理论,开发保健和医疗新药。

(五) 主要措施

1. 加强脾胃学科建设

强化省中医脾胃分会各科专家的参与,在地市中医药分会设脾胃学组。扩大和健全各级脾胃重点专科及重点脾胃研究室的建设,发扬示范带动作用和培养脾胃人才,开展评选脾胃名医活动。

2. 积极开展科研协作

积极参与全国脾胃学科开展的多中心协作研究工作,以福建省国家重点脾胃专科为中心,加强协作,推进理论和临床研究。

3. 提高学术交流水平

以各种脾胃理论为核心,组织对脾胃理论为核心,组织对脾胃防治应用研究成果的经验探讨,鼓励百花齐放的学术氛围。

4. 促进成果转化

将脾胃学科的研究成果和实用技术广泛推广,使之转化为生产力。

5. 普及脾胃知识

利用各种媒体,宣传中医脾胃知识及其在养生保健、防瘤治瘤、康复中的意义,介绍保养、调理脾胃的方法,提高大众健康水平。

继承、探新、发展中医脾胃学

——福建省中医脾胃分会的18年*

脾胃学说是中医学的重要内容，它对人类的保健、防病和医疗、康复具有重要指导意义，被历代医家所重视。在努力弘扬、发展中医学术的新时代，脾胃学说也自然成为重点研究的课题。福建省中医脾胃分会正为了承担这个任务，于1990年在国家改革开放的实验区、美丽的鹭岛——厦门成立，以借这种伟大思想和白鹭的腾飞，指引着福建省脾胃学术的开展。

从中医脾胃学说研究会(1990年)——中医脾胃学术委员会(1999年)——中医脾胃分会(2002年)，走过了十八个春秋。其实它是以福建省中医内科分会的脾胃学组(1983年)为基础、壮大而成，当时就已在省内开展和参与全国的脾胃学术活动。在福建省中医药学会的领导下，在全国中医脾胃病分会的指导支持下，福建省中医脾胃分会已成为福建省组织开展脾胃学术活动的中心。本学会以继承、探新、发展中医脾胃学为宗旨，发挥委员会集体领导的作用，得到有关部门、单位和企业的鼎力相助，积极开展多形式的学术活动：①举行脾胃学术会议9次(每2年1次)，交流论文596篇，共621人出席；②开办脾胃学术进展学习班5个，260人参加；③组织科研协作组5个，召开协作会7次，制定了协作计划和病症的诊断、辨证和疗效判断标准5个；④参与脾胃科普讲座和多次义诊16次；⑤创办“岐黄论坛”5次；⑥协助建立国家、省、市脾胃重点专科、专病5个；⑦培养了一支多学科老中青组成的脾胃科技队伍；委员中5人被聘为二、三批全国老中医药专家学术经验继承工作指导老师，其中1人(全省共2人)被选入“十五”国家科技攻关计划“名老中医学术思想、经验传承研究”之一；8人先后被全国中医脾胃病分会选为委员(2人为常务委员)或急症胃痛组成员；⑧2人(全省共5人)获中华中医药学会首届中医药传承特别贡献奖；获科技成果奖14项，其中全国学会三等奖1项，省二等奖2项和三等奖4项，省厅一等奖2项、二等奖2项及三等奖3项，全国协作奖1项；获第21届华东地区优秀科技图书二等奖；获优秀论文奖32篇，其中有福建省自然科学优秀论文一等奖1篇、二等奖2篇、三等奖3篇；⑨主编、参编学术专著17部(正式出版)，其中主编《现代中医消化病学》(2007年)；副主编《中西医结合消化病学》(2003年)、《南方医话》(1991年)；参编《中国医学百科全书·中医内科学》《临床中医内科学》《实用中医消化病》《脾胃学说与临床》《中医湿病证治学》《急症胃痛症治》《中医消化病诊疗指南》等；⑩协助10多种消化病新药问世。

十八年的工作历程使我们深深感到，要发扬、发展中医脾胃学术，学会的责任必须在认真继承的基础上，依中医脾胃的理论，用中医传统和现代科技相结合方法，从多方面组织、开展科学研究和学术交流，重视成果的转化和推广，深化人才培养，以推动脾胃学科的不断发展。下面的认识和体会，抛砖引玉，与同道共商之，望批评指正。

---

* 此文章写于2008年。

(一) 理论为核心,促学科发展

理论是学术的灵魂,一个学科的发展首先必须是理论的不断进步和创新;就继承来说,理论的继承才是根本的继承,因为没有理论的实践是盲目的实践。本学会主要研讨的是脾胃理论,所以定会名时就以"脾胃"命名,明确以脾胃理论为核心、为指导,在每次召开的学术会议,都以一种脾胃理论为主题,从临床应用、老中医经验、文献整理、证的观察、方药实验、护理食疗等进行研讨。先后对"脾为生痰之源""脾主肌肉""脾为生化之源""脾为气血之出""脾为卫之源"等理论进行探研交流。这提高了理论水平,拓宽了思路,使之更好地指导医疗、促进实践。

(二) 多学科参与,各角度探讨

由于中医脾胃的多功能性,病理涉及的广泛性,所以对它的临床应用、现代学含义的探讨,必然要多学科参与,多角度、多层面揭示,在委员会组成中有各科的中医、西医、中西医结合人员,还有从事临床、基础、文献、药学、针灸、推拿、功法、护理、食疗等各种专业人员,使之学术活动内容丰富多彩,思想开放活泼,呈万花齐放、百家争鸣、自由讨论的气氛。初步了解到脾胃理论在内科、儿科、外科、皮肤科、妇产科、五官科、肿瘤科等 160 余种病诊疗过程中都有应用,而与消化系统疾病的诊治最密切相关。

(三) 察宏观规律,探微观变化

中医学对人的健康和疾病的认识,从整体宏观把握、恒动综合分析,具体就是证的表现及其演变的辨别。正常人的脾胃体质表现、各种脾胃病理变化的呈现,都有它的规律,脾胃病学会的任务就是要对这种宏观变化进行系统观察、正确认识,使之成为可掌控、可重复、经得起实践检验的规律理论,这是脾胃学研究的重要内容。脾胃体质、脾胃病变,有诸外必有诸内,由于中医传统的观察方法的局限,必须借助现代科技的方法,深入人体微观世界,探索宏观规律的微观变化,促进中医理论的认识,进一步引申和提升,使之逐步向现代化推进。脾胃湿热证的研究表明,该证的病理反应,涉及多层次、多系统,使之有了立体的病理概念。

(四) 关键在实践,重点是效益

脾胃学术与中医学其他学术一样,它的产生、发展均来自保健、医疗的实践,由于时代背景和实践基础的不同,产生的各种脾胃理论、诊疗技术及学术主张的意义和作用,均需在现代保健、医疗的实践中进一步考察和验证,因为"实践是检验真理的唯一标准";证的表现、组合,脾胃理论的进一步应用和现代含义的探讨,以及新规律的发现,也需在保健、医疗的实践活动中才有可能。因为脾胃学术目前还只能在人身上体现,当然动物模型的造模及实验研究的实践也需积极进行,所以保健、医疗的实践自然成为发展脾胃学术的关键。但重点是效益,包括学术、社会、经济等效益,要努力使中医脾胃学对人类健康的保护,相关疾病疗效的提高,以及促进中医学、现代医学的发展,做出更大贡献,从而必然带来更大社会效益和相应的经济效益。笔者对慢性萎缩性胃炎的证治、脾胃湿热证的临床表现和十二指肠溃疡活动期中医证的分类等,都是通过临床调查或经治疗反馈而确定的。

（五）“脾胃”是征象，多能多科显*

多年的学术交流和科学研究，使笔者进一步明确了中医脾胃具有多种生理功能，它的病理变化有独特的“脾胃象”。这种“脾胃象”，包含着体现疾病过程的中间型和病的中等度。病理变化包括虚证的消化、吸收、肌肉及相关系统各种病理反应的中度低下或失调，或分泌物色白、清稀或创口苍白久不愈合；实证的以上各方面，病理反应的中度亢盛或失调，或分泌物色黄、黏稠，创口红肿热痛等，在消化系统疾病中常见，其他系统也可出现。治疗从调理脾胃入手，可获同等疗效。这种作用机制的揭示，就可明确中医脾胃的本质，其中孕育着新的理论。

中医脾胃学术的发展还面临许多挑战，笔者希望继续得到全国中医脾胃病分会的指导，各兄弟分会和专家、同道的支持、帮助，使福建省中医脾胃分会的工作更上一层楼。

* 多能多科显：多种功能在多个专业科室中显现之意。

当代著名老中医对脾胃学说的贡献

当代著名老中医在医疗、教学、科研第一线精勤奋斗多年。他们基础深厚，学识渊博，经验丰富，庶有创建，不仅对中医经典精熟、理论深研，且通晓史哲，能诗善艺，还学习过西医学，接受过辩证唯物主义的教育，广益众智，重视实践，精于辨证，勤于总结。他们对脾胃学说的研究，在理论上造诣较深，多具新见；在临床上思路广阔，善于发挥，极大地丰富了脾胃学说的内容，有力地促进了脾胃学说的发展，是一份非常宝贵的医学财富，对中医的医疗、教学和科研，不仅有现实指导意义，而且必将产生深远影响。现按他们出生的先后顺序，介绍如下。

一、施今墨

施今墨(1881—1969)，主任医师，浙江萧山人，北京四大名医之一，北京医院顾问，曾任中华医学会副会长。

施氏主张在继承和发扬中医特色的基础上，运用中医理论，探讨对西医疾病的中医认识和治疗。他精于内科、妇科。擅治胃肠病和糖尿病。临证重视脾胃，善于理血，讲究药对，强调理论必须结合实际。出版有《施今墨临床经验集》《施今墨对药临床经验集》。

在《施今墨临床经验集》介绍的 212 个案例中，涉及从脾胃论治的就有 109 例，占 51.41％。内科中各种病症从脾胃论治所占的百分比：糖尿病 100％、消化系统疾病 93.75％、外感病 52.94％、呼吸系统疾病 50％、神经衰弱疾病 43.75％、心脏病 42.86％、泌尿生殖系统疾病 25％、风湿病 10％。

他根据“太阴湿土，得阳始运；阳明燥土，得阴自安”“脾宜升则健，胃宜降则和”的理论，总结了温、清、补、消、通、泻、涩、降、和、生等治疗肠胃病十法。①寒宜温：常用良附丸、姜附汤、理中汤类。②热宜清：常用三黄石膏汤、龙胆泻肝汤。③虚宜补：喜用四君子汤化裁诸方。④实宜消：选用保和丸。⑤痛宜通：分通气和通血。中气壅滞，以通和胃气，肝气郁滞，疏泄肝郁，方如正气天香散、消导宽中汤、沉香升降散等；通血方如手拈散、九气拈痛散等。⑥腑实宜泻：实热常用承气之辈；津少燥结则用郁李仁、桃仁、杏仁、瓜蒌等；血虚肠燥用火麻仁、当归、肉苁蓉。常用蚕沙、皂角子宣清导浊通虚秘。⑦肠滑宜涩：常用石莲子、诃子肉、椿根皮等。⑧呕逆宜降：常用丁香柿蒂汤、橘皮竹茹汤、旋覆代赭汤。⑨嘈杂宜和：用吴茱萸合黄连，干姜配黄连，黄芩伍半夏，温寒并用。⑩津枯宜生：即滋养生津，常用西洋参、石斛等甘凉濡润，喜用乌梅配木瓜敛养胃津。他指出，在应用各法时，要注意适度，中病即止，勿病重药轻、病轻药重、病浅治深、病深治浅；否则，虽方药无误，亦难奏效。要温防伤阴，清防伤胃，补防壅塞，消防耗气，泻防伤正，润防滞邪，生防阻运。

他受李东垣补中益气汤补而不壅、补中有行的启发，在运用补法时，常注意调理肝、脾、肾三者之间的关系，喜用补中益气配舒肝和胃、补中益气合清肝养胃、补中益气佐养胃生津、补中兼温肾益心、补中益气伍清热固脱等法，灵活施补，使调补脾胃之法发挥尽善的作用。

他对糖尿病的治疗有独特见解。他认为糖尿病患者以虚证、热证为多，实证、寒证较少，尤以虚热之证最为常见。他针对临床除“三多”症状外常兼有正气虚弱的规律，提出脾虚是形成糖尿病的重要一环。他认为血糖是饮食所化之精微也，若脾运失健，血糖就不能输布脏腑营养四肢，积蓄过多则随小便漏泄至体外矣。治疗则不能一味用甘寒、苦寒、滋阴、降火诸法，以免使脾功能进一步受损，中焦失运，造成气虚更重，病情迁延不愈。他主张除滋阴、清热外，健脾补气也是关键。因为肾为先天之本，脾为后天之本，滋肾阴以降妄炎之火，补脾气以助运化之功，水升火降，中焦健旺，气复阴回，糖代谢即可随之恢复正常。在《施今墨临床经验集》的9例糖尿病治案中，虽有不同证候表现，但每例必配健脾益气之法。他创制的黄芪伍山药、苍术配玄参的两组对药，一阴一阳，一脾一肾，临床应用能降血糖、消尿糖。现代药理研究也证明，苍术、黄芪、玄参等药具有降血糖的作用。他在阐述其作用原理时说：黄芪补中益气升阳，与山药益气阴、固肾精伍用，则能益气生津，健脾补肾，涩精止遗，使尿糖转阴；苍术敛脾精、止漏浊，与玄参滋肾水、清燥热相配，阴阳相合，共收健脾敛精止浊，滋肾育阴清热之功，使尿糖消除。施氏常在辨证的基础上，加用这两组对药。满某，男，48岁。病已多年。现烦渴引饮，小便频数，多食善饥，日渐消瘦，身倦乏力，头晕心跳，大便微结，夜寐不实，多梦纷纭，舌苔薄白，脉数重按不满。空腹血糖265 mg，尿糖（＋＋＋）。辨为气阴两虚，精血不足，三消具备，五脏皆损。治以益气阴、滋肝肾、补心脾之法。药用：生黄芪30 g，怀山药18 g，何首乌15 g，玄参、绿豆衣、天花粉、山茱萸、生地黄各12 g，野党参、麦冬、五味子、桑螵蛸、远志、茯苓各10 g，乌梅肉4.5 g。服7剂后，烦渴解，尿次减，饮食如常，夜寐转佳，精神舒畅。复查：空腹血糖降至155 mg，尿糖（＋）。嘱照方续服10剂。

二、孔伯华

孔伯华（1884—1955），山东曲阜人，北京四大名医之一，曾任北京中医学会顾问。

孔氏精于内科，善治温病和杂病，对外科病亦有深研。治病主张保护元气，重视脾胃与肝的关系；辨证倡阴阳为纲，表里寒热虚实为要；提郁热伏气是外感温热病的主因；强调察脉贵在有神，意为匀和。主编有《脏腑发挥》《时斋医话》《中风说》《诊断经验》；合编有《孔伯华医话》《八种传染病证治析疑》。

他认为人之所以生病，是因为正气受伤；而正气受伤的原因，首先是脾、胃，脾胃旺则百疾不生。他在《脾胃病论》中说：“饮食不节，劳而过倦，皆伤于脾；木气太过，克伤于脾；甘虽主之，过反伤脾；忧愁不解，亦足伤脾，脾伤则病遂乘之。脾经受湿郁热发黄；脾经受寒病苦注泄；脾太过则令人四肢不举，不及则令人九窍不通，尤于土败木贼，湿气留滞，七情内伤，六淫外袭，饮食不节，房劳致虚，脾土之阴受伤，转运之宫失序，遂成胃虽纳谷，脾不运化，阳自升而阴自降，乃成天地不交矣。于是清浊相混，隧道壅塞，气留血滞，郁而不行，万病丛生之源也……”又引《素问·玉机真脏论》曰：“五脏者，皆禀气于胃，胃者五脏之本也。可知胃气乃人生之根本。胃气壮，则五脏六腑壮，身体各部亦无不壮，反之则五脏六腑及身体皆弱。”“然人恒漠视，弗自珍重：外因则恣食口腹，饮食不节，忽略卫生；内因则不自惩忿，激扰肝阳，动来乘土。遂致病态百出，此其大端也”。

他尤重于脾、胃与肝三者的相互关系，特别是肝和脾之间的生克制化关系。常云：“脾胃有病必系肝，肝病必系于脾胃”。例如，论脾虚血证时说：“木气太过而凌脾，易致出血，此乃怒气上逆，脾气凌伤，隧道壅滞，络脉不和，肝失所抑，脾失所统，血液妄行而错乱。是以最易出血也，其源在木乘土虚，而证现于脾。故凡木贼土败之血证，治则必先柔肝，使脾脱于木贼，血自为源，病可已矣。”在论肝硬化病时说：“肝硬化病之后期者，即中医之鼓胀病属也……脉象弦滑浮大者吉，沉涩细小者不良；腹有筋起而肚脐突出，皮光如油者不治。此病乃郁怒不节，气逆伤肝，渐蚀及脾，损其胆胃是其因也，至于瘀滞久而肝硬化者，是其果也。盖肝伤则脾伤，气机滞阻，郁而为热，热留为湿，久之脾阴大伤而运化失司，运化失司则血行乖戾而络塞，络塞则肝可硬化，由此循序渐进而来者也。故痞满、刺痛、闷楚、面目发黄诸症次第相继发生，渐至肝失所藏，脾失所统，水气泛滥遂成鼓胀。若以疏肝化瘀，理脾调气，和脉达络，通调水道，则可清热化湿，逐瘀从新，使腹胀消失，肝硬变软，诸恙即可随药而痊矣。”在论胃溃疡时说：“肝阳过强，则胃气被遏，胃气愈遏，则肝阳愈强，肝阳强则酸生甚，胃气遏则韧自韦，其所以易形破溃者，职是故耳。彼殊不知破虽在胃，而其原在肝也，倘徒治胃而不治肝，乃舍本逐末，安望其痊，治医者不可不察也。”例如，一例男性血证患者，大便黑，小溲赤，鼻衄，牙跟溢血尤盛，纳少，口干不欲饮，日晡微热而潮汗，肉渐脱，肤色夭白，四末及爪甲更少荣色；舌绛边缘猩红、苔白腻，唇白不焦而无华，脉弦滑数，两关大。此力肝木贼之，湿伤太久，而致脾所统之血错乱妄行，湿气留滞，清浊相混，三焦气化不相调，四旁不应，上下充斥，是以内脏之外阅诸官窍皆见出血。发病已半年有余，西医检查谓之“败血症”，屡治不效，近来日益增剧，症颇险恶。治拟清滋潜阳、扶健脾土、渗湿化燥、宣疏行气、助胃止血之标本兼顾法。药用：鳖甲、青蒿、银花炭、焦谷芽、焦稻芽各 12 g，血余炭、旋覆花（布包煎）、蒲黄炭、焦栀子、生赭石、川黄柏、川牛膝、川郁金、灵磁石（研，先煎）各 9 g，血琥珀（先煎）、犀黄丸（冲服）各 6 g，生牡蛎（先煎）、生滑石各 15 g，赤小豆（布包煎）、珍珠母（研，先煎）、鲜藕、鲜茅根、鲜石斛（先煎）各 30 g。乌犀角尖（另煎兑入）1 g。用黄土煎代水煎药、早晚各 1 次，温服。共诊 16 次，服药 40 余剂，所患痊愈。再如，一例男性肝硬化患者。肝郁已久，邪气内逆，气运闭塞，使脾土受湿而不能制水，小溲极少而赤，大便溏秘不匀，肤色暗黄，白睛浑黄，唇焦而紫，舌苔白腻，形冷，痞满膨胀，髀肢微肿，气机不畅，俯时尤甚，右侧胸膺胁际环引腰肢均感刺痛。西医诊断为“肝硬化”“脾脏肿大”，治之数月未效。近呈鼓胀之象，腹隆起而腰挺直不能挽搂，脉弦滑而数。亟宜柔肝化瘀、和中利水、化湿清热以健中央，而兼顾肾气治之。药用：荆三棱、蓬莪术、干百合（苏叶 2.5 g 同水煨）各 15 g，炒牵牛子、生桃仁、福泽泻、生知母、生黄柏、汉防己、犀黄丸（冲服）、禹余粮丸（冲服）各 9 g，北细辛、川椒目各 1.5 g，赤小豆（布包煎）30 g，瞿麦、扁蓄、云苓皮、生滑石、旋覆花（布包煎）、代赭石、川萆薢各 12 g，大腹皮 6 g，煨木香 4.5 g，金匮肾气丸（布包煎）3 g。水煎温服，早晚各 1 次。共诊 30 余次，服药 114 剂，所患基本痊愈，后经医院检查，脾大已消，肝脏功能恢复正常。

孔氏提出“湿”和“热”是导致人体发生一切疾病的两大主要因素。他认为“湿由脾生”“热从肝来”“乃木旺土衰，木气乘于土败而贼之所致者也。是以湿重则热增，湿蒸其中，热淫于内，湿愈重而愈生热，热愈重而湿愈生，湿热蒸腾，则邪为湿固矣。”强调临证时要注意“湿”和“热”两种邪气的轻重及其争峙的情况。他说：“数十年来临症中，湿家兼热致病者十有八九，此天地气运使然也”。孔氏这种观点在他的医案中屡见不鲜。

三、汪逢春

汪逢春(1884—1949),江苏苏州人,北京四大名医之一。

汪氏重视生化之源,组方用药灵巧。他擅治时令病和胃肠病,对湿温病多有阐发。主要著作有《中医病理学》《泊庐医案》。

他临证重视脾胃生化的作用。常云:脾胃乃生化之源,五脏之精气皆赖脾胃运化、转输,皆需脾胃化生后天水谷精微的补充,若脾胃化源乏竭则灾害至矣。他指出凡是一些时令病或胃肠病,多因劳倦过度,饱饥无时,贪凉饮冷,恣食肥甘,过嗜辛辣,食饮不洁等引起。病势来之虽急,若治疗得当,邪去也速。如若迁延,累及五脏六腑,祸不旋踵。他这种观点不仅反映在对时令病、胃肠病的处理上,而且对其他杂病恢复期的治疗也常在方中加用范志曲、霞天曲、沉香曲等,以振奋胃气,增加饮食,使化源足、气血充。

他治疗胃肠病,组方灵活,用药轻灵。常用药物:温中用淡附片、淡吴萸、淡干姜、鲜煨姜、紫油肉桂;补脾选党参、薏苡仁、炙甘草、连皮苓、红枣、秫米、陈仓米、建莲肉;燥湿健脾用焦苍术、川厚朴;芳香化浊和疏肝理气,选木香、枳壳、新会皮、香橼皮、玫瑰花;醒脾开胃用砂仁、白蔻仁;化滞和中选生谷芽、生麦芽、熟谷芽、熟麦芽、枣儿槟榔、范志曲、鸡内金等。还喜用成药入汤同煎,如加味保和丸、枳术丸、越鞠丸、香砂养胃丸等。组方一般不过10味。用量:单味药在3~9 g之间,成药入煎剂不过9~18 g。方药不特,量轻配巧,而疗效卓著,实为"轻可去实"之妙。例如,一位泄泻患者,67岁。大便泄泻,嗳噫泛恶,胸闷不舒,中脘嘈杂。汪氏辨为老年中气已衰,脾胃两惫,所谓中气不足溲便为之变也。治用辛温和中,甘润疏化。处方:淡吴萸4.5 g,淡干姜、玫瑰花各2.1 g,生薏苡仁9 g、熟薏苡仁9 g,香砂六君子丸(同煎)12 g,淡附片3 g,北秫米30 g;另用潞党参、饴糖各15 g煮汤代水,煎上药服。二诊时,拟以温和摄纳,佐以补中之味。三诊时再以前法加减,病告愈。

此外,还巧用对药配制和研粉吞服的方法,使药物发挥尽善的作用。对药配制是指用两种性能不同的药物,为了制其过甚,或去性取味,或去味取性,而混合同制;或取两种性能相近,而为加强协同作用而同炒。例如,黄连配厚朴,以黄连之寒制厚朴之温,意在宽中行气,苦以燥湿;泽泻合连皮苓,以协同健脾利尿之力;茵陈伍焦山栀子,呈清热利湿之功;松子仁配火麻仁,加强甘润通便之能等。对不宜入煎的药物,或为节省用药,则取研成细粉装入胶囊,随汤吞服。例如,用白蔻仁0.6 g,枯矾、食盐各0.3 g,止呕吐酸苦水症;明矾、食盐各0.3 g,治妊娠恶阻、饮水即吐症;落水沉香0.3 g,白蔻仁0.6 g,食盐0.3 g,治食后上泛症;落水沉香0.6 g,白蔻仁0.6 g,治泄泻病;莲子心、沉香、食盐各0.3 g,治口中黏腻。

还有治疗湿温病不同作用的粉制配方,如①羚羊角尖0.3 g,太乙玉枢丹、白蔻仁各0.6 g;②白蔻仁、太乙玉枢丹、酒大黄各0.6 g;③白蔻仁0.6 g,生大黄、熟大黄各1.2 g;④香犀角、白蔻仁各0.6 g;⑤香犀角、真郁金各0.6 g;⑥酒大黄、白蔻仁各0.6 g,等等,供依证选用。有人统计,在汪氏的《泊庐医案》中,用胶囊装药随汤吞服的达75处。一例泄泻患者,泄泻颇甚,腹胀且痛,舌苔白腻,两脉细濡,饮食失调。辨为寒伤肠胃,势将转痢,亟以芳香分利法。药用:鲜佩兰6 g,制厚朴、枳壳片、鲜藿香、生芍、赤芍各4.5 g,花槟榔、焦苍术、建泽泻片各9 g,木香、煨葛根各3 g,保和丸、焦麦芽、赤苓皮各12 g,鲜煨姜2.1 g;另白蔻仁、落水沉香各0.6 g(研末分冲)。嘱生冷宜忌。二诊时,泻滞并下,次数已减,腹痛后重亦除,舌苔白腻而厚，两脉细弦而濡。此为饮滞化而未净。拟再以升阳和中，推荡宿垢，并嘱饮食小心。前方稍事加减，服后立愈。

四、蒲辅周

蒲辅周(1885—1975)，主任医师，四川梓潼人，曾任中国中医研究院副院长、中华医学会常务理事。

蒲氏医理精深，论治超群。擅于内、妇、儿科，尤以治疗急性热病见长而著称。他治病求本，重视胃气，通常达变；倡外感辨表里寒热，内伤审虚实寒热；主张祛邪勿伤正，扶正亦可逐邪；强调立法、选方、配药精而勿滥，活而有度；善用食疗和民间经验。出版有《中医对几种急性传染病的辨证论治》《中医对几种妇女病的治疗法》《蒲辅周医案》《蒲辅周医疗经验》《介寿堂随笔》等。

他认为凡病之发生、转归莫不与脾、胃有关。他提出，察病先察脾胃强弱，治病先顾脾胃盛衰，如果脾胃生气受戕，则损怯难复，所以治疗外感、杂病，处处要注意保护胃气。他谆告：胃气的存亡是病者生死的关键，而在治疗中，能否保住胃气是衡量一个医生优劣的标准。他保胃气的观点是体壮实，祛邪即保胃气，邪气除则胃气自然通畅；胃气虚，则宜补养，俾后天资生有源，中气斡旋得复，疾病始有转机。他重视胃气的主要学术主张如下。

一是审查胃气，判决生死。蒲氏依“有胃气者生，无胃气者死”的理论，临证以审查胃气的盛衰，作为判断预后的主要标准。例如，一例 27 岁产后血崩不止患者，于产后 5 h 内即开始阴道大出血，经注射、口服药物、输血、刮宫等治疗，血仍不止已 56 天。腹部肌肤枯黑无泽，少腹肌肉微现肿硬，颜面苍白，目无神采，语言低缓，唇舌皆无血色，面目手足浮肿，右下肢不仁，左下肢麻木，肌肤甲错，关节与腰部均疼痛，阴道流下血块兼有脓汁，小便淋漓不禁，舌淡苔白，六脉微细。耳下取血，呈淡黄色。此乃气血两虚之危候。而蒲氏询知每餐尚能进食稀粥一碗，即断“胃气尚存，犹有运药之能”，表明尚有由危转安之机。遂用固气止血为主，时加养血、化瘀、涩血之药，治疗 14 天则血全止。另有一例急性中毒性痢疾男患儿，4 岁半，突发高热，恶心呕吐，抽风昏迷，急诊入院，大便呈脓血样，里急后重。经氯丙嗪等药物处理，寒战高热更甚，突现呼吸暂停，经人工降温 16 h，才呼吸均匀。复温后，上午寒战，肢凉发绀，午后高热 42～43℃，谵妄躁动，下痢脓血日一二十次，里急后重，大便培养福氏痢疾杆菌阳性。腹胀不硬，不呕吐，无汗，四肢清冷，神志不清，呈半昏迷状态，膈部扇动，呼吸促，面色灰暗，小便黄，唇淡，舌淡苔白腻，脉右沉濡，左弦大急。此为暑湿内伏，新凉外加，里结表郁，以致升降阻滞，营卫不通，正虚邪实，已至严重阶段，但“尚能食半流质，幸胃气尚存”。急用升阳明、和营卫，开肌表汗孔之闭，达邪外出，以解里急。用桂枝加葛根汤，另用炒粳米加荷叶煮稀粥，药后服。后随证改用扶正祛邪、表里合治，生津益气、兼清湿热，续清余热、调理脾胃等法，治疗 9 天，痊愈出院。

二是外感之治，勿忘卫源。蒲氏认为卫气来源于中焦，胃气强者，卫气始固，中气弱，卫亦不固，所以治疗外感病，也要注意胃气。“外感初期，祛邪即可护正”，辛凉、辛温、清热、祛湿、通下，因证而施，审因而治，结合时令，知常达变。例如，乙型脑炎和麻疹常见阳明胃热证，治当清泄里热，但也有因多雨而呈太阴脾湿之证者，热蕴不解或疹难外透，则应改用通阳利湿之法为治。不能一见发病急、发热高，就不辨表里、寒热、虚实，概以苦寒撤热，或攻中泄热，使热未去而胃先伤，甚则中气一伤，变证蜂起。他告诫说："伤于苦寒太过者，即同误下""攻击之药，病重则病受，病轻则胃受之而伤矣""投纯寒之剂，胃败必导致病情恶化"。一例女性27岁乙型脑炎患者，以寒治热为正治，但一昼夜之内，服石膏竟达2 000克，自此神呆不语成为后遗症，此为"寒凉过剂"之弊；一例10个月腺病毒肺炎男孩患者，为风寒夹湿之证，因早用寒凉之剂，使"中阳失运，肺卫不宣"，而呈高烧无汗，喘咳气促，痰声辘辘，四肢浮肿，胸腹濡满，舌淡苔腻而灰黑，脉沉濡等的"正虚邪实"之候，经用桂枝人参汤合二陈汤，以温通两太阴，兼开太阳、利痰湿而获显效；一例患肝炎半年的患者，发热半个月，体温38～39℃，汗出如洗，内衣常湿，能拧出汗水，前医用白虎汤、大柴胡汤未见效，患者不烦不渴，身倦语微，舌质艳红，脉大按之无力，此非阳明实证，而为气液两伤虚证，用玉屏风散合甘麦大枣汤加减治疗，扶正祛邪而愈。诸如此类在蒲氏验案中并不鲜见。他特别指出，炎症的概念不能单纯理解为两个"火"字。临床对炎症要具体分析，不能一听炎症，就清热解毒，遂用黄连、黄芩、板蓝根之类。他用香砂理中汤加吴茱萸、草果，治愈一例因屡进苦寒抗毒之剂，转氨酶持续在300～400 U、絮状试验阳性的脾胃虚寒性急性肝炎患者，服药1个月后，症状消失，肝功能正常；用甘草干姜汤以温脾阳复肺阳，救活一例胃阳衰、肺虚冷的小儿重症肺炎患者，可见炎症之治也要辨证论治。为此，他对清热、通下等法的应用做了明确规定："邪未入里，无里热决不轻用苦寒清泄，以免损伤脾胃""用苦寒攻伐，中病即止，苦寒太过，则伤中气""病邪羁踞阳明……，未至大实满……，未可与大承气汤，乃用小承气汤法，微和之"，并指出："误下伤阴，寒下不当亦伤胃阳"。还在"八法运用"中正式提出了汗勿伤、下勿损、温勿燥、寒勿凝、消勿伐、补勿滞、和勿泛、吐勿缓的维护胃气的原则。从重点介绍医疗经验的时病、麻疹、乙型脑炎、痢疾、腺病毒肺炎、肝炎、支气管炎、腮腺炎等外感病看来，也都强调了脾胃的重要性。例如，治痢先审胃气；肝炎分肝郁湿热、脾胃失调，肝病及脾、脾胃虚寒，肝郁脾寒、气滞血瘀，肝脾两虚、中阳失运诸证选方施治，指出肝炎之病，脾阳不运为本，湿热交蒸为标。

在外感病的后期调理中亦注意脾胃，如伤寒病常见脾虚气滞，多选厚朴生姜半夏人参汤、异功散等甘温调脾之方；温病多呈胃津耗伤，喜用麦门冬汤、益胃汤等甘寒养胃之剂，以使中州健旺，及早康复。在《蒲辅周医案》外感病中，有28种病证38例，涉及用各种调理脾胃法的就有22种病证28例。

三是内伤妇儿，胃气为本。蒲氏常说：五脏无论何脏之虚，关于胃者，必从胃治；不关于胃者，亦当时刻不忘胃气这个根本。因脾胃为后天之本，五脏、六腑皆禀气于胃，所以内伤杂病及妇、儿科病，莫不与脾、胃关系密切。在他谈治疗低烧、肾炎、伤食、痰、冠心病、心动过速、高血压、胸膜炎、脾胃病、牙痛、自汗、水气病、痨证、肺结核吐血、泄泻、霍乱、小儿百日咳、疳积、妇科经带胎产等病症的经验时，都强调了脾胃的意义。对《蒲辅周医案》《蒲辅周医疗经验》书中治案进行统计，不同阶段从脾胃论治所占比例：内伤病症（75例）占93.33%，妇科（27例）占66.66%，儿科杂病（9例）占44.44%，其他（16例）占56.25%，充分表明了蒲氏对脾胃的重视。例如，对低烧的治疗他提出有气虚、血虚之分，属气分者多，而血分者少，用药大体上是甘温除热法，轻则用补中益气汤，重则用当归补血汤合甘麦大枣汤加党参；若脾胃虚弱夹湿热，宜升阳益胃汤；若脾胃虚，过食生冷，阳气抑郁，或先有外感，犯凉遏、误补，热郁于内，宜升阳散火汤或火郁汤，有升有散，升的是脾阳，散的是郁热，指出："低烧患者，苦寒药不宜多用，不仅伤脾败胃，苦寒太过亦化燥伤阴"。对慢性支气管炎的形成，认为以内因为主与脾虚生痰有关，可与六君子汤、苓桂术甘汤加减。对肾炎的治疗，除初期（急性期）外，中期

(慢性期)、晚期都主张脾肾两治。对“湿盛成五泄”的理解，认为“重点在脾，脾主湿也。中虚泄泻宜补中益气汤去当归加白芍、五味子；脾寒重宜理中汤加豆蔻、砂仁、诃子”“五更溏泻，非肾虚一端，概予温肾非其治也，肾虚才用四神丸”。对于小儿疳积的治疗，他认为“古人虽分五疳，及有多种疳积之名，总不外脾胃受伤，热自内生，立法不外乎消积、调理脾胃。《金鉴》消疳理脾汤，随证加减有效。”对于妇科病的治疗，他认为和脾是重要的环节之一。脾不统血则可引起崩漏，脾湿下困则可导致带下，妊娠脾气不足而食减则胎失所养，产后脾阳不振则影响乳汁分泌。他还用补中益气汤加减，治疗小便失禁、尿闭、久痢、脱肛、梅尼埃病、月经不调、经闭、崩漏、带下、子宫脱垂；用黄芪建中汤加减，治疗慢性髓性白血病、虚劳、风湿病、自汗、感冒；四君子汤或六君汤为主，治疗慢性气管炎、胃炎、失眠、痢疾、心动过速、妊娠恶阻；用甘麦大枣汤，治疗脾弱转输不利的习惯性便秘；用调胃承气汤合四物加减，治疗经来狂躁打人、腹胀便秘症；用竹叶石膏汤治疗严重恶阻；用茵陈四逆汤，温中化湿治消渴；用附子汤温阳益气，治阳虚湿阻高血压；用藿朴夏苓汤祛湿安神治失眠，山楂、神曲、麦芽、茯苓消食安神等，都取得了很好疗效。他还引证历代医家从脾胃施治之论，如“补土生金”“见肝之病，当先实脾”“治痿独取阳明”“补肾不如补脾”“治痰不治脾胃，非其治也”等，表明调理脾胃的重要作用。

四是升降润燥，通补相宜。蒲氏治疗脾胃病，取法于东垣，而不失保胃阴；效法于天士，而不忘振脾阳。他认为李东垣详于治脾，略于治胃；详于升脾，略于降胃；详于温补，略于清润，而叶天士论述的“脾喜刚燥，胃喜柔润；脾宜升则健，胃宜降则和”的理论，以及养胃阴之法，实补东垣之所未备，相得益彰。所以他调治脾胃，能权宜升降润燥而施。在应用补中益气汤和益胃汤时，往往皆有加减；推崇补益资生丸，称之无参苓白术散之补滞、无香砂枳术丸之燥消，为常用之调补剂；喜用四逆散治气郁胃滞，枳实、柴胡升降并用，白芍、甘草刚柔相济；三化汤治中风便秘之羌活、大黄并用，为欲降先升之妙；但当升而不用降，如用补中益气汤治中气下陷时，升麻、柴胡必用，而不加茯苓；善用寒温兼施之治，如治嘈杂，黄连配吴茱萸，疗下痢，黄连伍木香，消痞闷，黄连佐干姜，化湿热，黄芩、黄连合生姜、半夏等。对通与补，蒲氏既强调六腑以通为补，通则健运化生气血，壅滞则害；又注意攻中有守，补中有通。他常说，实者祛邪，当攻中有守，维护正气，祛邪而不伤正；虚者扶正，当补中有通，调畅气血，补而勿滞，指出：“补药的堆积，难达到补的效果。中医的滋补方大都补中有通，人参养荣丸、补中益气汤有陈皮，消补兼施的枳术丸、参苏丸”。他喜用四逆散，认为是疏肝和胃、升清降浊、宣通郁滞、以通为补的效方。胃痛偏实者，用四逆散合左金丸；内伤郁证，用四逆散合越鞠丸；治小儿食积发热，用四逆散合消疳理脾汤加减；胃虚有滞，用四逆散合半夏厚朴生姜甘草人参汤。例如，段某，男，38岁，干部，胃溃疡并发出血史。因劳累淋雨，饮酒后吐血不止。急送某医院诊断为胃出血。经住院治疗2日未见效果，恐导致胃穿孔，决定立即施行手术，但患者家属不同意，半夜后请蒲老开一处方止血。蒲老曰：吐血已两昼夜，若未穿孔，尚可以服药止之。询其原因由受寒饮酒致血上溢，未可以凉药止血，宜用侧柏叶汤(《金匮要略》)，温通胃阳，消瘀止血。处方：侧柏叶9 g，炮干姜、艾叶各6 g。浓煎取汁，兑童便60毫升，频频服之。次晨吐血渐止，脉沉细涩，舌质淡无苔，原方加西洋参12 g，三七6 g(研末吞)，益气消瘀止血。血止，神安思食，转矢气，舌如前，脉弱。此气血尚虚，治宜温运脾阳，养血消瘀，改用理中汤加当归、白芍、三七。服药后微有头晕耳鸣，脉细数。此为虚热上冲。于前方加地骨皮6 g，藕节9 g，兑童便60毫升续服。四诊，诸症悉平，脉缓和，纳食增加，但转矢气而无大便。治宜益气补血，养阴润燥兼消瘀。处方：白人参 9 g，柏子仁 6 g，肉苁蓉、火麻仁、阿胶各 12 g，当归 6 g，藕节 15 g，新会皮、山楂肉各 3 g。水煎，兑童便 60 毫升，分 4 次温服。宿便渐下，大便潜血阴性而出院。此即补通、燥润配合之妙用。

五是药宜适量，贵在中病。蒲氏用药酌减，讲究剂型、服法和配饮，意在护卫胃气。他说："药物本为补偏救弊之用，固中病辄止。须知药物可以治病，也可以致病。""既避免杯水车薪，也不能药过病所。""治不中病，片面加大用量也不行。""必须注意到胃气的盛衰，胃气不任重剂，则当小剂量"。他强调药贵中病，不宜过量，"量大往往药过病所，反伤胃气"。他主张除病危求生、胃气尚有转机者外，一般"宁可再剂，不可重剂"。特别对病已深入，或脾胃见虚的患者，祛邪和扶正，都宜小剂量，使之"轻舟速行"，尽可能做到祛邪不伤胃，扶正不碍脾。他举李东垣应用补中益气汤为例，中虚热甚者，黄芪仅用一钱(约 3 g)，余药皆用数分，即因脾胃已弱，难任重剂之故。他用玉屏风散治疗老年人或卫虚易感冒患者时，每次仅用粗末 9～15 g，煎服疗效很好；而一位同道用大剂量治疗，服后则胸闷不适，改小剂量煮散服亦效，且无胸闷之弊。再如砂仁、白蔻仁、木香之类，小量则悦脾化湿、醒胃理气，大量则燥胃伤津而耗气。他语重心长地说：我年轻时，读叶天士《临证指南医案》，看到他用药甚轻，多年后，才理解，人生病，胃气就差，药多了则加重其负担，反而影响吸收，这是很有道理的。"在剂型方面，他说："慢性疾患，以汤剂荡涤，欲速而不达，乃胃气不胜药之故""积滞宜温下者，以散剂徐攻，免伤胃气""丸剂、膏剂缓图，以保胃气"，倡用散剂、丸剂或膏剂。在服法上，有少量频服、轻量分服、按时而服、两煎合服、饭后吞服、药汁化服、代茶温服，日两服、间日服等，视病情和胃气而定。在配药同饮上，有用龙眼肉或红枣，或荷叶和炒焦粳米；或粳米和伏龙肝，煎汤送服，或熬汤煎药，以助胃达邪，或畅脾运、保胃气。

六是病后调理，力倡食疗。蒲氏引前人之说云："药能治病，未可能补人也"，并指出："不要认为药治万能"。久病胃气大虚，往住不胜药力，稍补则壅，稍通则伤，稍温即火亢，稍凉则阳伤，更有服药长久，胃气大损，下咽则呕，形成"药病"。所以他主张"病去则食养之以冀康复"，并常说："五谷、瓜果、蔬菜，《内经》云为养、为充、为助，其所以最为宜人者，不伤脾胃最为可贵耳"。例如，他用茶叶一味，治一热病伤阴、胃气将败之老妇。患者因热病后生疮，长期服药，热象稍减，但烦躁失眠，不思食，大便 7 日未行，纳则发生呕吐，吃饭吐饭、喝水吐水、服药吐药。其子女认为其无生还希望，抱着试试看的心情询问尚救否？蒲氏了解病情后，问患者想吃什么，待得知其仅想喝茶后，即取龙井茶 6 g，嘱待水煮沸后 2 min 放茶叶，煮两沸，即少少与患者饮。第二天病家惊喜来告："茶刚刚煮好，母亲闻及茶香就欲饮，缓缓喝了几口未吐，心中顿觉舒畅，随即腹中咕咕作响，放了两个屁，并解燥屎两枚，当晚即能入睡，早晨醒后知饥索食。看还用什么药?"蒲氏说：久病年高之人，服药太多，胃气大损，今胃气初苏，切不可再投药石，如用药稍有偏差，胃气一绝，后果不堪设想。嘱用极稀米粥少少与之，以养胃阴和胃气。如此饮食调养月余，垂危之人竟得康复。蒲氏指出："彼时病者胃气仅存一线，虽有虚热内蕴，不可苦寒通下，否则胃气立竭。故用茶叶之微苦、微甘、微寒，芳香辛开不伤阴，苦降不伤阳，苦兼甘味，可醒胃悦脾。茶后得矢气、解燥屎，是脾胃升降枢机已经运转；能入睡，醒后索食即是阴阳调和的明证。而少少予之，又是食疗的关键。如贪功冒进，势必毁于一旦。"他倡用食疗，是为了醒脾养胃，促进早日康复，反对病后过服营养之品。例如，一例乙脑患者，在恢复期机械搬用加强营养，牛奶、豆浆日进五餐，以至频频反胃、腹泻、舌苔厚腻秽浊，劝其饮食逐渐减少为每日三餐，后诸症好转，健康恢复反而加快。

五、朱卓夫

朱卓夫(1893—1969),湖南湘潭人,原湘潭市中医医院院长。

朱氏治病求本,重视脾胃,用药精巧,以内科见长。主要著作有《临证心得》《朱卓夫医案五十二例》。

他治病主张调理脾胃,兼安五脏。常云:"人以胃气为本,五脏六腑皆禀气于胃,胃气强则五脏安,然景岳又有'安五脏即所以调脾胃'之说,所以临证要注重脾胃与它脏的关系。"例如,对肺痨的治疗,朱氏常用养阴清火之法,然喜用甘寒而不用苦寒,虑苦寒易化燥伤阴且败胃。肺痨多表现肺阴虚、脾气弱,肺喜润,脾喜燥,一味滋润养阴则碍脾胃;一味温补助脾,则先伤肺阴。他则在滋润药中,佐少数健脾运气之药,使脾胃能摄纳运化,养阴之药方能达肺,饮食之养才能四布,以营养肺脏及全身。再如,慢性肠炎的治疗,部分患者久泻不止,表现木侮中土,脉象虚弦。治以温补,则口唇生疮,进以寒凉则泄泻愈甚,用刘草窗"痛泻要方"抑木扶土,亦如石投水,他用喻嘉言经验方:人参、白术、炙甘草、山茱萸、白芍、木瓜、乌梅、五味子、升麻、赤石脂、禹余粮敛肝培土,兼顾下焦而取效。

他治疗脾胃病,由于善求其本,所以能守法守方。例如,一女性28岁患者,初患消化不良,食后脘腹满不舒。前医误用逐水攻积之药,连服数月,腹日益胀大,后就诊于朱氏。症见腹胀如鼓,脉象沉迟,经水尚通。辨为攻伐无辜,中气大伤。治用温中补脾为主。处方圣术煎:白术30 g,北姜*、广陈皮、肉桂各10 g。连服5剂,一周后复诊,症情如故,要求易药。朱氏曰药力尚未达耳,嘱再进7剂。果信不疑,逾旬欣然而来,谓腹胀已消十分之五。仍守方加附片,续服10余剂,腹胀全消。后改附子理中汤加鸡内金、枳实,服数剂而获愈。

六、张泽生

张泽生(1895—1985),主任医师,江苏丹阳人,南京中医学院教授。

张氏善调脾胃,用药轻灵,精通内科,对妇、儿科造诣亦深,擅治温病、杂症,尤对脾胃病有深研。出版有《张泽生医案医话集》《温病分证辨治》《萎缩性胃炎辨证论治》。他的《脾胃病诊疗和教学应用软件》已通过省级鉴定。

他临证重视脾胃,认为脾胃的盛衰直接影响疾病的发生、发展、转化和预后,所以治病时多从调理脾胃入手。他的学术主张如下。

一是脾胃健旺,五脏可安。他常说"中土为四运之轴,上输心肺,下益肝肾,外灌四旁,充养营血,脾胃一健,则谷气充旺,可令五脏皆安"。所以他主张外感时祛邪也要处处照顾胃气,邪势既衰,则应尽早恢复胃气;对于内伤诸病,更着眼于脾、胃,分清主次轻重缓急,妥为调治。用药则反对滥施攻伐或滞补,以免损伤胃气。例如,对于肺结核、慢性支气管炎等慢性肺系的脾虚生痰壅肺病证,他用培土生金之法治疗,常获比较满意的效果。常云:"肺金久病,兼见久泻,即谓过中,病情多重,亟宜培土生金。"对于木旺克土、肝胃不和之证,常用抒木扶土兼治,若兼阴虚,则加敛阴泄肝之品;对肝气犯胃、胃气见虚之证,常用培土佐疏肝、泄肝

---

* 北姜:属于干姜的一种。

之法。对于慢性肝炎见脾胃虚弱、血不养肝之证，多用归芍六君子汤加味，以扶土养肝而见功。对于肝硬化腹水的肝脾两虚证，则用扶土图本、兼化阴邪为治而取效。对于脾虚及肾、水湿泛滥之阴水，用实脾制水之法为治。例如，一例男性39岁患者，肝病年余，食少午后腹胀，两胁胀痛，饮食、二便尚正常，舌质瘀紫，苔薄白，脉细软。辨为肝病及脾，脾虚气不化湿。治以健脾和胃，理气化湿。药用：党参、炒白术、大腹皮各9 g，炒建曲、炒薏苡仁各12 g，木香3 g，半夏5 g，枳壳、香橼皮、陈皮、青皮各4.5 g，生姜2片。连服一旬，两胁痛除，腹胀大减，饮食亦增。再以前方加桃仁、红花、桂枝等温阳化瘀之品，调理月余，面浮暗晦不泽、舌质紫瘀等症均退，精神也正常。

二是依据特性，升降润燥。张氏很赞赏叶桂的“脾为阴土，胃为阳土。脾恶湿，宜升宜燥；胃恶燥，宜降宜润”之论。他指出临证必须依据脾胃的特性及其相互关系，强调其升降润燥之偏。他认为，升与降、润与燥，相反相成，在病机上相互影响。例如，脾气下陷，可致清阳不升或气滞于中；胃气不降，可致浊阴上逆或腑浊内结；胃失润降，燥热太过，脾可成焦土；脾失健运，寒湿凝聚，可伤胃阳。临证需察在脾在胃，或脾胃同病，权衡两者何主何从，正确处以方药，以复其升降润燥之性。他治以益气升阳、提携中气，常用党参、黄芪、当归、白术、甘草等，配升麻、荷叶、葛根；和胃降浊，濡润通导，多选旋覆代赭汤、枳实导滞丸、麦门冬汤、橘皮竹茹汤等；升清降浊喜用六和汤；温化寒湿，消滞升清，则用费伯雄氏和中化浊汤(茅术*、厚朴、茯苓、枳壳、青皮、砂仁、木香、乌药、山楂炭、神曲、车前子、荷叶、煨姜)；滋养胃阴，亦用麦门冬汤、沙参麦冬汤、消渴方；芳化燥湿，多用平胃散、二陈汤、三仁汤、藿朴夏苓汤；脾阳、胃阴均虚，治宜兼顾而重在脾，但健脾不用温燥，喜用白扁豆、生薏苡仁、太子参、生白术、山药、莲子肉、茯苓、冬瓜仁、糯稻根须等甘平之药，酌加沙参、麦冬、乌梅炭、石斛、白芍等甘凉不碍脾之品；增液通便，常用增液承气汤加当归、火麻仁、全瓜蒌、决明子、郁李仁，老人多加肉苁蓉、黑芝麻，润燥不应，加紫菀、杏仁、桔梗开肺润下；补气化痰，用人参配伍莱菔子；补气化瘀选人参配伍五灵脂。例如，一例乳糜血尿女性患者，24岁，尿如米泔一年，曾用枸橼酸乙胺嗪及中药治疗未效。左腹疼痛，尿浊夹有血块，舌胖苔白，脉濡细。尿蛋白(+++)，乙醚试验阳性。用益气利浊和营之剂调治月余，未见改善，且左少腹坠痛，舌反胖大，脉转沉细。改用补中固下、升清化浊为治。药用潞党参、炙黄芪、升麻，炒白芍、炒白术、当归、小茴香、乌药、萆薢、益智仁、桑螵蛸等。连服40剂，小便转清，舌转淡红，连续5次尿蛋白检查、乙醚试验均为阴性，病获痊愈。

三是补养脾胃，勿峻勿壅。张氏强调“脾以运为健，胃以通为补。”他主张平补、运补脾胃，不恃峻补、壅补。他认为脾虚多由运化无力，脾精不散，湿邪困中所致，治疗重在甘平助运，脾得健运则湿化气行，如一味甘腻峻补，反碍气机，助湿生满，所以他常用五味异功散、香砂六君子汤、行健汤(黄芪、人参、茯苓、白术、甘草、当归、白芍、陈皮、砂仁、木香、青蒿、料豆、大枣、姜)等方；偏脾阳虚，选用黄芪建中汤、补中益气汤、理中汤等，但亦常加理气化湿之品，以畅泄气机；痰湿偏重，则不用人参、黄芪、甘草之甘，而取苍术、白术、薏苡仁、白扁豆、冬瓜仁、茯苓，配法半夏、陈皮、川厚朴、荷叶、郁金等，以奏健脾化湿，芳化辛开之功，使脾胃自苏。对气滞脘痞，兼有中虚者，喜用枳实消痞丸，以辛开苦泄、理气助运。对中虚食滞，用枳术丸加味，消补兼施。泻痢初愈，每以扁豆、薏苡仁、山药、白芍、白术、木香、建曲等平补善后。胃

---

* 茅术，即苍术。

纳不振，加砂仁、蔻壳、谷芽、麦芽、冬瓜仁悦脾醒胃。久泻脾虚及肾，不用附子、肉桂辛热之药，而取煨肉豆蔻、益智仁、补骨脂、吴茱萸、炮姜等与甘温助脾药同用。胃燥津伤，阴液不足，方用沙参麦冬汤、麦门冬汤、一贯煎，药选生地黄、玉竹、天花粉、石斛、南沙参、北沙参、黄精、麦冬等甘凉之品，不用熟地黄、阿胶、玄参等厚味滋填之药；兼气虚参、黄芪、白术多生用，时还加瓜蒌、地绵草、蛤粉等，使润中有通；用上药无效，且胃酸缺少，而兼有肝经症状时，多配乌梅、白芍、木瓜、甘草酸甘化阴，少佐桑叶、厚朴花、佛手干、川楝子等轻散不燥之剂。总之，张氏用补必兼通，冀以恢复斡旋、转输、升降、运化之功，用药亦精炼，轻平适中。他认为脾胃既虚，大剂用补，反增脾胃负担，甚则壅塞脾胃，不利运化。例如，一例 36 岁女性患者。证属阴血不足，中州失濡，虚热犯胃。症见嘈杂善饥，咽干，面易烘热，大便干结，舌红少苔，脉弦细而数。治以甘凉濡润，清肝和胃。药用：南沙参、麦冬、白芍、柏子仁、桂圆各 9 g，乌梅炭、黑山栀子、炒竹茹各 4.5 g，法半夏 5 g，熟酸枣仁、白蒺藜各 12 g，红枣 4 枚。药后诸症均已消失，停药之后，脘部又有嘈杂感，头昏，大便较干，舌少苔，脉弦细。辨证为肝阳初潜，阴血尚亏。守原方去竹茹，加炙甘草 3 g。仍咽干嗌燥，心膺仍觉嘈杂，舌质红少苔，脉细。此为阴血不足，津不上承。治宜养血生津。药用：南沙参、麦冬、白芍各 9 g，川石斛、生地黄、柏子仁、桂圆肉各 12 g，桑叶 6 g，炙甘草、乌梅炭各 3 g，红枣 4 枚。药后诸症消失，大便尚干，用桑椹膏调治而愈。此即甘凉不腻，润中有通之法。

四是痛辨八要，泻分暴久。张氏认为胃脘痛的辨证，以虚实、寒热、气血、脏腑八字为纲要，而证的确立应以主要症候为依据。

五是慢性萎缩性胃炎，中虚滞多。张氏通过系统的临床观察，认为慢性萎缩性胃炎涉及的脏腑有胃、肝、脾，病理有虚实寒热和升降润燥过偏等的不同。临床常表现标本虚实、脏腑相兼，而中虚气滞为多。

六是实践创新，不泥旧说。张氏重视临床实践，善从总结经验中，发现问题，提出新见，不拘泥于旧说。例如，对叶桂“胃宜润降”的主张，他不完全赞同，指出胃病日久，易伤胃阳，胃阳不振，可致寒凝气滞、痰饮内停，治当用辛热温燥之味，怎宜润降？其只适用于胃阴虚证罢了。再如，对“痛无补法”之说，他指出仅限于实证，而不适用于虚证。他引临床统计资料，慢性胃病以虚为多，不但可补，且必须补。程钟龄说：“若属虚痛，必须补之”。对于舌诊，他的经验是舌质偏淡胖，边有齿印，或舌质淡紫，中有裂纹，苔白或白腻，多属脾气虚；舌红苔少，干绛无苔，舌中有裂或苔糙白，或舌苔剥裂，舌体干瘦者，多属胃阴不足；淡红无苔，多属气阴两虚。此外，他还认为“口渗清涎不是脾虚，多虫积”“向日好饮（嗜酒），胃中必有蓄瘀”“中年以后，脘痛不已，呕吐黏涎，状如粉丝者，多虑恶变”“中年以后，脘痛反复不止，便黑形瘦，平时善郁，或呕黏液血丝，当虑恶变”等，都是他的经验结晶。

七、岳美中

岳美中（1900—1983），河北滦县人，曾任中国中医研究院学术委员会名誉委员。

岳氏善治内科急、慢性病，尤长于尿石、肾炎、肝病、热性病的治疗，晚年对老年病很有研究。临证强调因人、因证、因时、因地制宜；注重人与周围自然环境的关系；主张辨证论治与专方专药相结合，辨病与辨证相结合；讲究方剂的配伍和用量；提出治急性病要有胆有识，治慢性病要有方有守。主要著作有《岳美中论医集》《岳美中医案集》《岳美中医话集》《岳美中老中医治疗老年病的经验》。

他法东垣“脾胃内伤、百病由生”的思想，强调“治病首先注意脾胃，如果脾胃本身有病，应调理脾胃无疑，即使脾胃与其他脏腑俱病，或其他脏腑疾病牵及脾胃日久，导致脾胃症状突出者，亦当从调理脾胃入手，或脾胃与它脏同治”。在《岳美中医案集》的 88 个案中，从脾胃论治的有 24 案，占 27.27%，其中包括肾炎、尿毒症、尿血、胃炎、肝炎、腹泻、神经炎、肺结核、眩晕、低烧、自汗、湿热病、奔豚气、咬牙症*、秃发、便秘等 16 种病症。此外，他还应用调理脾胃、升阳散火等法，治疗胃柿石、风心病水肿、病毒性心肌炎、慢性气管炎、非特异性结肠炎、泌尿系统感染、进行性肌营养不良症、先天性左右机体发育不平衡症，以及妇科的闭经、子喘等，都取得很好疗效。对老年病的治疗，亦强调以“后天”养“先天”。常用方剂有四君汤、异功散、六君子汤、资生丸、参苓白术散、麦门冬汤、益胃汤等。

他调理脾胃，既注意阳气，又不忘阴血，且强调先、后天关系。他认为东垣组方，照顾面广，标本兼治而主次分明，药味多而有章可循，用以治疗一些慢性杂症和老年性疾病有较好的疗效，但注重升脾而忽略降胃，注重内伤阳气，偏于补阳气略于补脾胃之阴血，并忽略“肾为先天之本”的作用，是其短处；而叶桂“胃喜柔润”“胃宜降则和”之说，正补东垣之未备；傅青主重视脾胃，既照顾脾阴，又注意胃阳，用药则阴阳兼顾。岳氏调理脾胃的经验如下。

一是察量质变化，治守方勿替。岳氏认为脾胃发病有它独特的规律性。脾为多气少血之脏，恶湿喜燥，气多于血则脾之升运正常。若劳倦伤脾，阳为之不足，此时脾之升清与运化失权，久而变为虚寒，故临床以温运法为多；胃为多气多血之腑，阴阳所得独厚，恶燥喜柔润。虽为水谷之海，若饮食自倍，寒温不适，胃亦受损伤。胃中气血既少，其为病，伤阴者有之，伤阳者为多。而脾病可及胃，胃病亦可及脾，故脾胃往往俱病，临床上多相兼治。临床辨别要抓住不同证的特点：脾胃虚弱，中气不足，清阳下陷者，则表现少气懒言、食不知味，治以补中益气汤为主；中焦虚寒，升降失调者，则泻下或吐、腹痛绕脐，治以理中汤为主；中阳式微，阴寒内盛者，则脘腹剧痛、畏冷拒按，治以大建中汤为主。他提出：“在治疗慢性脾胃病时，要注意病变的质与量的变化规律，治疗时要做到有方有守”。他说：“若病程较久，量变达到一定程度，不守方则难获全效。有时久病沉疴，虽服数剂药病情明显好转，临床上看似痊愈，其实只是病情向好的方面发展，由量变向质变的开始，此时停药，稍有诱因即可复发。即使在用药过程中病情亦常有反复，原因就是量变尚未达到质变程度。”他常说他往年常以玉屏风散作汤用，大其量，治表虚自汗，3～5 剂后，即取得汗收的效验。但不日又复发，再服再效，再复发，似乎此方只有短效而无巩固的长效作用。后见蒲辅周老医师治疗这种病证，用散剂，每日 9 g，坚持一个月，不独汗止，且疗效巩固不再复发。岳老才恍然悟到，表虚自汗是较慢性的肌表生理衰弱症。想以药力改变和恢复生理，必须由量变达到质变的过程，汤剂 3～5 剂虽能使表面上看似生理骤复，但这也可能是药力的表现，而不是生理功能真正的完全康复。因之现在每遇表虚自汗，惟取散剂持续治之，长期服用，结果疗效满意”。

二是辨脏腑生克，行审因论治。岳氏认为治病“必伏其所主，而先其所因”，就是要弄清脏腑之间的关系，寻病症之根本，察致病之原因，这样才能抓住病的主要矛盾，进行正确的治疗。例如，木土两经症状同时出现，则需区别是肝盛乘脾或脾虚肝侮，是胆热犯胃或胃虚胆横。乘脾则腹必胀，伴胁满、泛酸，脉虚弦，常用逍遥二陈汤；侮脾则怠惰嗜卧，四肢不收，腹

---

* 咬牙症，指磨牙症。

胀便结，脉虚缓微弦，治用补中益气汤、理中汤等温补中州；犯胃则恶心呕吐，脘痞胁胀，甚或吐酸嘈杂，胃痛不安，苔黄腻，脉弦少滑，常用三仁绛复汤合左金丸（薏苡仁、杏仁、旋覆花各 9 g，茜草根 6 g，白蔻仁 3 g，青葱管 10 cm），左金丸（包煎）6 g；横胃则干呕，口苦，咽干，心烦，脘闷，舌红苔黄，脉细数，常用甘露饮。肝胃不和之脘痛明显者，用延平半夏汤（半夏 12 g，鳖甲 9 g，槟榔、前胡各 6 g，桔梗、枳实、人参、吴茱萸、生姜各 3 g）。此外，补中还应注意肾阳的虚实，因肾阳贵潜藏，亏则恒浮于上，若不顾此而强用之，则易招变端。脾虚可使肺弱，少气懒言，治当培脾生肺，用六君子汤、参苓白术散加减；若肺病及脾，治当在肺。总之，要弄清病机，查明病因，然后施治。

三是审个体差异，施辨证用药。岳美中说："饮食劳倦虽均可使脾胃损伤致病，由于个体的差异，临床会出现不同的证候，因此，选方用药就各有所异。"例如，治疗慢性胃炎的腹胀，因体质强弱的不同，则证有实有虚，实者腹坚硬，拒按而痛，舌苔黄厚或滑腻，是食积或秽滞，宜小陷胸汤或消导、攻下剂。如一例青年男性，X 线钡餐造影为胃窦炎。胃脘胀痛，食后为甚，夜眠痛醒，饭量大减，便如羊屎，五六日未行，心下拒按，脉浮缓而虚。治用小陷胸汤加枳实。枳实、黄连各 6 g，半夏、全瓜蒌各 9 g。服 3 剂后，饭后及夜间脘痛减轻，怕冷，右脉滑大而缓，便仍稍干。治改甘草泻心汤加吴茱萸、柴胡、白芍、龙骨、牡蛎，服后痛止。虚者腹虽胀而按之柔软，且喜按压，按下去也不作痛，即痛也很轻微，舌无苔或稍有薄白苔。这是胃肠功能衰弱，致使食物有所残留，分解、产气、壅塞于脘腹作胀，需用厚朴生姜半夏甘草人参汤，通补兼施为治。又如，一例 28 岁女性患者，尿血 6 年。自 22 岁起，尿血时止时发，每于劳累后则复发，终年郁郁，苦恼不堪。经西医多次检查，没有找到病灶，原因也不明。中药服过八正散、小蓟饮子、五淋散等清热利湿消瘀之剂，均未效。面色萎黄，小腹坠胀，尿血，舌质淡，右侧苔白，脉大而虚。此为脾虚气陷之尿血证。尿血是病的现象，脾虚气陷是病的本质，为虚寒证。无热可清，无湿可渗，治当升举其气，温补其阳，使脾能健运，饮食之精微得以四布而无下流之患，则不治血而血自止。处方东垣补中益气汤加味：炙黄芪、白术、党参、当归身各 9 g，升麻 1.5 g，柴胡、陈皮、黄柏（盐炒）、知母（盐炒）各 3 g，炙甘草 4.5 g。方中升麻、柴胡升举脾阳，黄芪、白术、人参、甘草补气健脾，使阳长阴生，当归身直接补血，陈皮防壅滞，加知母、黄柏以滋肾水清阴火。共治疗 4 个半月，服 10 余剂，又服补中益气丸 20 袋。自服药后，即有劳累亦未尿血，惟有时小便滴沥。

四是明刚燥阴柔，用动静结合。岳氏说："脾胃用药，首先应明确刚燥与阴柔的界线，次则注意动静结合"。脾之升运失常宜刚药。例如，中气虚者，人参、黄芪以补之；中焦虚寒者，干姜甚至桂枝、附子以温之，务在寒尽，无使阳亢；湿盛者，白术、苍术以燥之，湿除脾健则已，过则伤阴；清阳下陷者，升麻、柴胡举之，量不宜过，当适其病所：中宫气滞者，陈皮、木香以理气，滞去则止，防其破气。总在升下陷之清阳，潜阴火之上逆。有时变法治疗，如阴火炽盛者，加黄柏以泻之；血中伏火心烦者，少加生地黄以滋之；伏火煎熬血气日减者，加当归以和之；阴火不降气浮心乱者，加朱砂以镇之。胃之和降失常，宜甘平、甘凉、柔润之品。例如，胃阴虚而热仍在者，用鲜生地黄、鲜石斛、沙参、玄参、知母、石膏清之；热去而胃阴虚者，宜麦冬、茅根、蔗汁、梨汁清而润之；苔薄津少者，宜金石斛、霍山石斛、天花粉、山药之属，清而滋之。亦可用隔补隔泻法治疗。又如微酸以敛肝，用白芍、木瓜、五味子之类，抑制其胜我者，则胃阴自复；如宁心以生液，酸枣仁、淮小麦之类，补其生我者，则胃津自充。人参、黄芪等补中生津，温和而不刚燥，滋润而不寒凉，为胃阴薄弱、生化不充之良药。但若胃阳虚者，刚燥药亦在所必用，轻者白术、苍术、二陈汤；振动而敷布其水谷之精微；重者非桂、附温补不能收功。动静结合，是指动药和静药的配伍。静药是指有补益作用，但易产生壅滞的药物；动药，是指有调理气血作用，而易伤正损气的药物。从阴阳归类，动药属阳，静药属阴。动药可推动静药，使补益作用增强，而副作用减少，如异功散中，人参、白术、茯苓、甘草是静药，陈皮是动药，这样健脾的效果就会增加，静药会制约动药，以免损气伤阴，这是处方的一种规律。至于动药、静药的比例，要视病证而定，久病虚证，宜静中寓动；实证兼虚，应动中寓静。岳氏回忆说："新中国成立前，吾乡有一翟老医生，医术高超，乃孙从其学。一日归语老医云：治一归脾汤患者，予 4 剂不效，奈何？老医嘱其察舌，回报舌苔白腻，令加大木香用量予服，3 剂而愈。怪而问之，老医释曰：归脾汤属静药方，内中木香仅用几分，焉能动之。药不流动白腻之苔自不能化，越用阴湿，病越不能愈，故一改木香用量，阴得阳化，而病即瘳。以后其孙又遇一例，遂用木香放胆用之，又不效，归问何故？老医嘱再察患者舌，见苔白而薄，遂曰：脾阴不足之象，焉能再动之燥之，徒加木香，脾阴更虚，拟先加山药一两，养其脾阴，服至舌苔厚腻后，再加重木香，则可痊愈，孙用其言，病又获愈。"

五是疗脾胃虚证，宜轻剂缓图。岳氏说："东垣、叶桂都长于用轻剂取效。如李氏清暑益气汤的 15 味药中，用量最大的是黄芪、苍术，各为一钱五分(7.5 g)，用量最小的是五味子，只有几粒。全方总量为八钱五分(42.5 g)，没有超过一两(15 g)。更值得提出的是，他善于将汤剂轧成粗末或咀如麻豆大，采用煮散的方法煎服，从而减少用药剂量，提高疗效。脾胃俱伤，中焦受损，大补峻剂，不仅无益，反而愈增其病。治时应轻剂缓图，宜配成散剂或丸剂，以促进机体抗病能力的再生，通过渐积，慢慢起效，如春回气生，期然而然。"他治越南某位患者，年迈体衰，患慢性结肠炎，久治不愈，对多种药物均有不良反应，中药禁服之品竟达 100 种。就诊时每天进食不到一两，形体消瘦，脉象缓弱。疾病的关键在于脾胃受损太甚，化源不能资生。此乃先全停服中西药物 1 周，继用资生丸 1 剂，用剪刀将药物剪成粗末，每日煎服 9 g，煮取温服，早晚 2 次内服。守方月余，饮食大进而痊。必须注意，除药剂使用轻量外，在动静药相伍用于补益时，动药用量亦宜轻，处方中的引经药量也应轻。

六是从后天效差，应兼治先天。岳氏临证时，除重视后天脾胃外，还注意先天肾对后天脾胃的作用。例如，对肾炎的治疗，刚由急性转为慢性之初，常用运脾行水为治，方选胃苓汤加减；中期用健脾利水法，方如冬桂术甘汤等；肾变期，水肿显著，蛋白尿亦重，多用益气健脾利水之防己黄芪汤；善后喜用健脾益气之黄芪粥(生黄芪、生薏苡仁、糯米各 30 g、赤小豆 15 g，鸡内金 9 g，金橘饼 2 枚)或脾肾两补的芡实合剂(芡实 30 g，白术、茯苓各 12 g，淮山药 15 g，菟丝子、金樱子、黄精各 24 g，百合 18 g，枇杷叶、党参各 9 g)，对消除蛋白尿功著。他说："肾主水液，脾主运化，脾肾阳虚，不能制水，水湿泛滥，致使水肿漫漫。"还引李中梓"命门火衰既不能自制阴寒，又不能温养脾土，则阴不从阳而精化水"之论，阐述脾与肾在发生水肿中的关系。他指出，只有补脾肾之阳，参与渗利，才可收效。例如，一例 31 岁女性，慢性肾炎患者病已两年，经常汗出恶风，有低烧，腰酸腿软，舌淡白，脉数大。尿液检查：蛋白(+)，红细胞、白细胞少许。诊断为气虚表不固。予以防己黄芪汤(黄芪 15 g，防己 12 g，白术、炙甘草、生姜各 9 g，大枣 4 枚)。水煎服，14 剂。嘱长期服玉米须，每日用干者 64 g，煎水代茶。二诊时脉转滑，有齿痕，汗已止，不恶风。尿液检查同前。于前方加茯苓 9 g，续服 14 剂。三诊时右脉仍滑，感觉周身舒适，经行有血块，腹微痛，胃纳、睡眠稍差。尿液检查可见蛋白微量，白细胞偶见。先予当归芍药散作汤，以调理经血。当归、白术、云茯苓各 9 g，川芎 6 g，白苓、泽泻各 18 g,10 剂。四诊时脉虚数,舌白,喉微痛,失眠。尿液检查可见蛋白(+),管型 2 个/LPF。此病久体弱,脾虚及肾,单从脾治已 2 月,而蛋白尿不退,时时出现管型,应考虑从根本着手,宜脾肾两治。用芡实合剂,每日 1 剂,先服 14 剂。五诊时脉仍虚,左关弦,舌白,齿痕,月经正常。尿液检查可见蛋白微量,红细胞$(1\sim2)\times10^{12}/L$,白细胞$(2\sim3)\times10^{9}/L$。前方加山楂肉 9 g。后一直坚持服芡实合剂共 10 个多月,渐渐恢复健康。即使肾炎发展到尿毒症期,调理脾胃和温肾泄浊之法亦不可稍懈。常选六君子汤重用半夏和党参(人参最好),加大黄少许,合真武汤,可起到延长寿命的作用,有时亦能降低尿素氮。

八、黄文东

黄文东(1902—1981),江苏吴江人,曾任上海中医学院院长,上海市中医药学会会长。

黄氏精通内科,善治脾胃病。治病以胃气为本,重视脾胃与他脏的关系;强调调整脏腑之间升清降浊的功能;把握阴阳五行相互制约、相互依存的关系;治疗久病善用活血化瘀之法。主编专著有《黄文东医案》《黄氏论医集》《金匮新辑》。主编教材有《中医内科学》。

他重视胃气,以调理脾胃为主,善用升降润燥诸法,用药以轻灵、流通见长。他认为元气乃人身之根本,升则上行于心肺,降则下行于肝肾,而以脾胃为枢纽,治疗用药要时时注意脾胃元气。强调治实不宜峻攻、补虚切忌滋腻。在《黄文东医案》的 103 例中,包括呼吸、血液、神经、消化、心血管、泌尿、皮肤、耳鼻喉等 32 种病症,从调理脾胃入手治疗的 53 例,占 51.46%。各种病症从脾胃论治所占的百分比:血液病 100%,消化系疾病 75%,泌尿系疾病 62.5%,神经系疾病 54.54%,呼吸系疾病 29.41%,心血管病 12.5%。黄氏的经验如下。

一是外感、内伤之治,均需照顾脾胃。常谓:"脾胃乃后天之本,为气血生化之源,久病体质虚弱,如治疗不当,积虚成损。在治疗外感,内伤疾病中,必须时时注意照顾脾胃。不能一见热象,就轻易用黄芩、黄连、大黄等苦寒克伐;也不能一见阴血不足,不考虑脾胃的接受能力,就随便用熟地黄、阿胶等腻补之品,以免影响脾胃运化功能。"如既有五心烦热、失眠心悸之阴虚内热证,又见便溏、恶心、纳差等脾胃运化功能薄弱之象,治疗则先健运脾胃为主(用药不宜过于温燥,以免伤阴),待便溏转调、胃纳进步后,再予滋阴清热为主(选药又不宜过于滋腻),适当参以健脾和胃之药,脾健才能运药。他以"五脏皆秉承于脾"为据,善从错综复杂的临床表现中,抓住脾胃进行施治,如一例 50 岁眩晕男性患者,西医诊断为神经衰弱。症呈头晕脑鸣,不能转侧起坐,夜寐不宁,腹部胀气,大便不实,腰臀部及下肢有寒冷感,但衣被较暖则背部又觉烘热,燥热不安,多方求医未能获瘳。舌质略淡,苔薄白而腻,脉右弦滑而细。黄氏诊察后指示,此即有肝肾阴亏,又有脾肾阳虚,治疗时用药既忌腻滞,又嫌温燥。治以健脾温肾,潜阳安神之法。药用:焦白术、沙苑子、炒杜仲、补骨脂、焦薏苡仁、焦谷芽各 9 g,广陈皮 4.5 g,仙半夏、菟丝子、淫羊藿各 6 g,煅龙齿、煅牡蛎、灵磁石各 12 g,春砂仁 2.4 g。每日 1 剂,连服 1 个月,病情好转。守方加减。药用:吉林参须、炙甘草各 3 g,炒白术、云茯苓、淫羊藿、炒杜仲各 9 g,制香附、巴戟天各 6 g,带壳砂仁 2.4 g,煅牡蛎 18 g,灵磁石 12 g。继服 1 个月,病愈出院。

二是脾胃之治,以调和、健运为贵。黄氏治疗脾胃病,喜用调和、健运之法。所谓"调和"是指平和的方药;"健运"是指用行气的方药,务使不耗气伤阴而鼓舞胃气,促脾生转运。所以他对新病、久病,或用攻法、补法,常在辨证的基础上,加用一二味芳香、灵动之品,如木香、陈皮、佛手干、绿萼梅之类，使攻而勿伐，补而不滞。例如，一例34岁便秘男性患者，右肺结核已10个月，现较稳定，无咳嗽，但大便秘结不行，腹胀痛拒按，长期服通便药，便后少腹胀痛，睡眠不安。舌质红，苔厚腻而黄，脉弦滑右较大。辨证为肠燥失润，气滞作胀。治以调气畅中，和胃润肠。药用：生首乌15 g，玉竹、生枳壳、乌药、青橘叶各9 g，青皮、陈皮各6 g，大腹皮12 g。服5剂后，大便渐润，腹部胀痛减半。续服从5剂，腹部胀气消失。此即在滋润药中加灵动药之例。

三是依证用药，权宜升降润燥之间。他认为东垣用药偏于温燥升补，对胃失和降，胃阴耗伤等证的治疗，还有不足的一面；叶天士提出的“脾喜刚燥，胃喜柔润”“脾宜升则降，胃宜降则和”的理论，在李东垣“益元气，泻阴火”的基础上，制定了“养胃阴”的治法，补充了东垣之不足。所以黄氏取两家之长，灵活应用，常说：治疗脾胃病要依证用药，贵在升降润燥之间，应权宜而施，燥脾湿不忘护胃阴，养胃阴不致碍脾阳。例如，一例18岁呕吐女性患者。呕吐已年余，食后胃中不舒，渐渐吐出不消化之物，无酸味，吐尽方舒。吐后又觉饥嘈，略进饮食，泛吐如前，形体消瘦，大便艰难，口干，舌红，脉细数。由于精神刺激，饥饱失调，引起久吐不止，导致气阴两伤，上逆之气，从肝而出，损伤脾胃。先用顺气降逆，泄肝养胃之法。药用：旋覆花（包煎）、北沙参、麦冬、金铃子、半夏、姜竹茹各9 g，煅赭石、谷芽各12 g，陈皮6 g，枳壳4.5 g。3剂。呕吐略减，胃嘈如前，前方加黄连1.5 g，连服14剂。呕吐已止，大便亦通，饮食渐进，胃中渐舒，但神疲，舌红无苔，脉细。脾胃已伤，气阴未复，再与益气生津、健脾和胃之法。方用麦冬汤（《金匮要略》）加减。药用：麦冬、党参各9 g，半夏、陈皮各4.5 g，生甘草3 g，谷芽12 g。嘱连服10剂，巩固疗效，并注意饮食不宜过量，以防复发。本例经X线钡餐造影检查无异常，前经多次治疗无效，既有脾胃虚寒之证，又有胃热伤阴之象，故用药避免香燥，而以顺气降逆为主，且偏重于滋养胃阴，兼养胃气，为润燥兼施之剂。

四是治胃痛，倡调气为主。黄氏很赞赏叶天士“肝为起病之源，胃为转变之所”“凡醒胃必先制肝”之说。他认为胃痛多由于肝旺，气机横逆，脾虚则中气不足；胃实则气失通降，以致气机阻滞，升降失调，不通则痛。所以他主张用调气法为主，才能解决胃实、脾虚、肝旺的矛盾。

九、李聪甫

李聪甫（1905—1990），研究员，湖北黄梅人，曾任湖南省中医药研究院院长。

李氏擅长内、妇、儿科的诊疗，对治湿温、虚损有创见。他力主中医现代化；强调建立“以形神合一学说”为中心，“脾胃学说”为枢纽的整体论。主要著作有《麻疹专论》《中医生理学之研究》《脾胃论注释》《李聪甫医案》《李聪甫医论》《金元四大家学术思想之研究》。

他提出了人体的“生理基础在于脾胃，它的物质运动在于阴阳，它的代谢变异在于气血，它的生命活动则依赖上形、神”。因而形成了“理脾胃、调气血、保津液”的学术思想。他认为东垣的主要论点是“内伤脾胃，百病由生”。他进一步阐述了李东垣关于脾胃为阴阳升降枢纽之说。常云：“脾为太阴之脏，体阴而用阳，恶湿喜燥，燥则脾之清阳之气上升以煦心肺，心肺和煦，则下济肝肾；胃属阳明之腑，体阳而用阴，恶燥喜润，润则胃之浊阴之气下降，以濡肝肾，肝肾濡润，则上滋心肺。以胃纳脾运为中心的生理活动，推动心、肺、肝、肾四脏的生理活动。”所以他谆告：“脾胃久病，必及他脏；他脏受病，必累脾胃”。他强调“新病乍起，防伤脾胃;久病绵延,先理脾胃。”

他对脾胃病的辨别,认为首先应辨脾阳和胃阴,分两者之先后主次及其相互转化;再察心、肺、肝、肾四脏虚实之变对脾胃病的影响。实则心火亢盛,伤害脾胃,治当泻心安胃;或肺不清肃,浊气犯胃,治应清肺降浊;或肝气郁,阻遏脾胃,治宜疏泄开郁;或肾水反侮,脾不制水,须用温土制水。虚则有心脾两虚,宜健脾养心;肺弱脾虚,应补脾益肺;肝郁脾虚,当养肝扶脾;脾肾阳虚,须补火生土。例如,胸痹为上焦心肺之病,病机为“阳微阴弦”,由于心、肺与脾、胃有母子关系,所以心肺之阳虚,乃由于脾胃之气先衰。李氏认为此类胸痹,治当补脾胃、建中气,清升则浊降,胸痹方愈。他介绍了4例从脾胃论治而愈的胸痹患者:一为脾胃虚弱所致,治用黄芪建中汤为主;一为痰饮阻遏所致,治以化痰运脾为法;一为寒饮内盛所致,治始用驱寒化饮通阳,终以温脾益气助心阳而收功;一为外寒内侵,病势甚急,急用大辛大热之品破阴寒以止痛,阴寒解散而心胃阳虚明显时,则抓住胃阳虚之病机,治用补益脾胃。他对脾胃的调理,采用李东垣“升脾阳”和叶天士“养胃阴”之法。对脾阳不足的病变,则以益脾阳之法治之,以使“阳病在阴”,清气不升者,“从阴引阳”,方用补中益气汤加减;对胃阴不足的病变,则用养胃阴之法治之,以使“阴病在阳”,浊气不降者,“从阳引阴”,方用养胃汤加减。然李氏在临诊中,又不囿于成方,知常达变,辨证施治,调理脾胃。例如,治一劳倦伤脾、水气凌心的20岁男性患者。临床表现:面白无华,噫气不止,胸膈痞胀、左臂肋间沥沥有声且有麻辣瘙痒之感,呼吸不匀,怔忡纳呆,精神委顿。舌质淡胖,脉虚弦。治用甘温益脾、辛温涤饮。药用:西党参、煅赭石、朱茯神、姜竹茹各10 g,姜半夏、枇杷叶(生姜汁炒)、旋覆花(布包)各7 g,于潜术、广陈皮、佛手干各5 g,西砂仁、九节蒲、炙甘草各3 g。复诊时,脉转虚缓,噫、悸俱平,呼吸调匀,胸臂间出现密集红疹。方改:西党参、朱茯神、柏子仁、糯谷米、炒酸枣仁各9 g,当归身、酒炒紫丹参、姜半夏各7 g,酒白芍、米炒麦冬各5 g,广陈皮、炙远志、炙甘草各3 g。续服多剂,面色润泽,饮食增进而瘥。李东垣治劳倦伤脾,用甘温益气,配升麻、柴胡以助清气升举,清气升则阴火降。而本例劳倦脾,亦仿用甘温益气;然配旋覆花、代赭石以助浊气下降,浊气降则水饮消。此即“脾宜升运,胃宜纳降”之理。李氏指出,治脾并非一概用升,当分析是“清气在下”还是“浊气在上”?若系后者,则不可再用升麻、柴胡载浊上行,当用甘温益气配合通降,使浊降而清升。本例不从补中益气,而从六君子汤配合旋覆花、代赭石加减,即为此义。可见善理脾胃,当先燮理阴阳,把握清浊升降之机制。

李氏在东垣补中益气汤的基础上,演绎出护卫益气汤、生津益气汤、扶阳益气汤等方,扩大了益气法的临床应用。

李氏还对脾胃学说与中医诊断学的关系,做了系统阐述。他认为脾胃学说对中医诊断也具有重要意义和临床实用价值。

十、金寿山

金寿山(1912—1983),浙江绍兴人,原上海中医学院副院长。

金氏长期从事中医教学和临床工作,晚年进行中医理论的研究。他擅长内科,尤精于益气升阳法的应用。以唯物辩证法为指导,整理研究中医基础理论;力倡辨中医的病和证;结合临床实际,阐发方药新义;对《伤寒论》、《金匮要略》、温病学及易州张氏学说有较深研究。主要著作有《温热论新编》《金匮要略讲稿》《金寿山医论选集》等。

他对张元素、李杲等的著作，结合《黄帝内经》理论和仲景学说，参考历代各家论述，进行了深入的探索，深得其旨诣。他提出易水学派的特点：创立五脏六腑气味补泻说；提倡创制新方，随四时加减用药；治病用药必须以养胃气为本。对李杲的益气升阳法深有研究，指出升腾脾胃清阳之气是东垣脾胃学说之真谛。他说："东垣学说有三个组成部分：一曰补脾胃；二曰升阳气；三曰泻阴火……东垣的发明，在于升阳气一点上。"金氏阐发说："升发"乃阳气之本性，不升便是病态。但强调升阳气与补脾胃要结合起来运用，否则单补脾胃而不升阳气，此"补"便是呆补；单升阳气，而不补脾胃，此"升"便是无根之升，只能升散而不能升阳。他依据东垣"清阳之气不升，则谷气下流而阴火上乘土位"之说，提出其调中、补中之关键在于升阳气和降阴火。此外，他对叶天士也颇有研究，认为"养阴一法，是叶氏一大发明"；对脾阳不足之证，主张通补而不守补，还强调脾与肾的关系。

他临证善用益气升阳法，认为凡因脾虚气弱，清阳不升者均可用之。例如，上气不足用益气聪明汤；中气不足、湿热下注升阳益胃汤；中气不足、阳遏于内用升阳散火汤；中气下陷用补中益气汤或七味白术散。对升药，应依据不同情况选择应用。头目耳鼻诸病，选升麻、葛根或升麻、柴胡；血压高，项强，或久泻者，重用葛根；内脏下垂、脱肛，用升麻、柴胡；中气虚湿聚，则用柴胡，既升阳，又理气，气畅则湿散；如需配降药，可选枳壳。升药还有散的作用，升是升阳气，散是散风、散火的意思，故亦称为升散药。多数散风药，如羌活、防风、蔓荆子、菊花等，也都有升的作用。升散药还可以与活血化瘀药同用，取其走而不守，增强活血化瘀的作用。火邪于中、燥见于外，用清火滋阴药不应者，亦可用升散药。但用升阳法时必须注意，阴虚者慎用；血虚者应配合养血之药；有热者配用清热药；头目耳鼻诸疾夹温者不用。例如，一例肾病综合征患者，全身浮肿，服用西药后，浮肿已稍减退，但极度疲乏，纳食不馨，小便清长，大便自利，日 2 行，时有畏寒，舌色面口俱淡白无华，脉沉细弦。24 h 尿蛋白为 7.26 g。此乃脾虚不能散精，又不能敛精，使水谷精微不能敷布全身，随小便而出。用健脾益气升阳法。方选参苓白术散为基础，加入黄芪、升麻、柴胡、葛根等药。健脾以充化源，升阳以助散精，使谷气不致下流，精能散则自能敛。服后果得满意之效果，浮肿日渐消退，尿蛋白日渐下降，两个月后痊愈出院时，24 h 尿蛋白降至 0.84 g。出院后几经复查，尿蛋白保持在正常范围。另有一位 31 岁女性患者，自幼即有眩晕病史，平时头晕、头胀、耳鸣，眩晕发作时，头痛如裂，呕吐清水，甚则昏厥。20 多年来，每周发作 1～2 次，未曾间断，历治不愈。乏力，畏寒，舌淡，边有齿印，脉弦细无力。以为符合清阳不升之证，故用益气聪明汤加减治疗，无效。再诊时改用炙甘草汤加当归、芍药、川芎，其效明显。7 剂后，精神好转。14 剂诸症消失，眩晕停止发作，脉亦转为微弦微滑之平脉。所以改用炙甘草汤加减，主要以舌色为依据。《温热论》说："舌若淡红无色，或干而色不荣者，乃是胃津伤而气无化液也。当用炙甘草汤"。本例服益气聪明汤无效后，细察其舌，正为淡干而不荣之色。此为气血两虚之候，当以甘药调之。炙甘草汤以甘药为主，阳药、阴药并用，补气以化液，正为合拍。单补气升阳不补血，泉源不足，属无根之升，当然不效。可见"葛根竭汁，胡劫肝阴"，并非谰言。他还认为，本例眩晕历久不愈，肝肾之虚，当已有人考虑过，十有八九已用过补肝肾之药，而亦无效者，这是因为欲泉源之足者，还有赖于阳气之敷布，徒补肝肾之阴，亦属无益耳。

他还创升阳与潜阳同用之法。升阳与潜阳，本是相反的两种治法，但在一定的条件下，相反可以相成。因为阳气本宜升发，但亢阳无制，又宜潜伏，这是事物的辩证法，对立可以统一。如果清阳不升，又有肝阳上亢，则益气升阳与平肝潜阳可以结合应用，常以柴胡、葛根、党参、黄芪配龙骨、牡蛎、龟甲、白芍等药。之所以可以同用，是因为“升者，升其清阳；潜者，潜其邪阳。益气升阳，升的是脾胃之清阳，使水谷之精气上升，以荣头目；平肝潜阳，是针对肝之升泄太过，而清潜过亢之肝阳，滋肝肾之阴，以涵风木。阳虽同类，而脏各异，且用药归经肝、脾亦不相同，故补升其脾阳，潜降其肝阳，各行其道，同用而不悖。他常用这种治法，治疗某些高血压病及眩晕症患者，均取得很好的疗效。至于阳不恋阴，虚阳上浮之证，其性质与肝阳上亢不同，自然宜潜、宜纳而不宜升。例如，一例因链霉素中毒引起的眩晕患者，头晕而眩，耳鸣，走路摇晃如醉，复视，嗳气，大便干结。舌胖，苔微黄而润，脉弦细带滑。血压100/70 mmHg。辨证为清气不升，痰气上逆。治以升降中求之。方用益气聪明汤加味：党参、生黄芪、当归、蔓荆子、代赭石各12 g，菊花、葛根、赤芍、白芍、旋覆花各9 g，升麻、黄柏各4.5 g，炙甘草、五味子各3 g。7剂后，诸症基本消失。续服7剂巩固疗效。此即“升”“潜”并用之功。

对于益气升阳的作用，他的研究生依据他的临床应用经验，进行了一系列实验研究，发现正常人口服益气聪明汤约5 h后，脑血流量明显增多，与对照组比较，统计学有显著差异（$P<0.01$）；动物用益气聪明汤后，脑细胞代谢增高（耗氧量增高），大脑皮层兴奋性增强（脑电图快波增多，后发放刺激阈值降低），与对照组比较，统计学有差异（$P<0.05$）。这表明益气聪明汤的益气升阳作用可能与改善脑的气血供应和增强脑细胞的代谢有关。

十一、董德懋

董德懋（1912—2002），北京房山人，《中医杂志》名誉主编、编审。

董氏毕生致力于中医临床和杂志编辑工作。长于内科、儿科和针灸科诊治。他对脾胃学说深有研究，且多有阐发；治病以调理脾胃为主。主要著作有《中医基础学讲义》《中医对痢疾的认识与治疗》《中医药物学讲义》《针灸经穴概要》；论文主要有《脾胃学术初探》等。

一是他对脾胃学说的研究，主要从脾胃的生理、病理、病证、治法、方剂、药物等各方面，进行溯源探流，综合比较。例如，将《黄帝内经》的“人以胃气为本”和李中梓的“脾为后天之本”；《黄帝内经》的“阳道实，阴道虚”和《伤寒论》的阳明“胃家实”，太阴脾不足；李东垣的升脾阳和叶天士的养胃阴；李东垣的“调脾胃以治五脏”和张景岳的“治五脏以调脾胃”；张仲景《金匮要略》的“四季脾旺不受邪”和周慎斋的“治病不愈，寻到脾胃而愈者颇多”等进行类比。然后在临床历试，勤思索，善总结。从理论到实践，再从实践上升到理论，积累了丰富的临证经验，形成了以调理脾胃为主的学术主张。他认为，脾胃以平为贵，治以调理为宜，此为一。董氏说，脾主升，胃主纳；脾主湿，胃主燥，脏腑阴阳，贵乎平衡，宜健通和畅为本，调理为治，不可过用呆补，纯虚亦慎用人参、鹿茸之剂。他调理脾胃有十法：①益气法。用于脾胃元气不足，主方用四君子汤。例如，益气散滞，用异功散；益气化痰，用六君子汤；益气祛湿，用参苏白术散；益气养阴，用生脉散合四君子汤；益气补血，用归芍六君子汤或八珍汤。②升举法。用于气虚下陷，主方用补中益气汤。还有升阳益胃、升阳除湿、升阳散火诸法。③养阴法。用于脾胃阴虚。脾阴虚用慎柔养真汤，胃阴虚用叶氏养胃汤。还有养阴益气、养阴化痰、养阴祛湿、养阴清热等配用。④温中法。用于脾阳不足，方以理中汤为主。还有温中化饮、温中化痰、温中理气等法。⑤清热法。用于脾胃实热，方如白虎汤、大黄黄连泻心汤。还可清热攻下、清热祛湿和清温同用等。⑥理气法。用于脾胃气滞，方如柴胡疏肝散。气滞夹寒，用良附丸；气滞夹热，用金铃子散；气逆不降，用旋覆代赭石汤。⑦祛湿法。用于湿邪困脾，以胃苓汤为主。寒湿则选实脾饮；湿重热轻用茵陈五苓散；热重湿轻用茵陈蒿汤；热毒兼湿宜白头翁汤。⑧攻下法。热实者用三承气汤，寒实者用温脾汤，还有温润的济川煎、凉润之麻仁丸、平润之五仁丸、攻补共施的增液承气汤和黄龙汤等。⑨固涩法。用于滑脱不禁，方如真人养脏汤。尚有温中固涩之桃花汤、诃子散等。⑩消导法。用于食滞，轻者用保和丸，重者选木香槟榔丸。此外，还有肝脾不和之逍遥散法；肝气犯胃之四逆散合左金丸法；心脾两虚之归脾汤法；脾肾两虚之四神丸合理中汤法；脾及于肺之四君子汤法；脾湿犯肺之平胃散合三子养亲汤法等。

二是调理脾胃用药，要善精选、别同异。董氏认为，行气药在调理脾胃中使用的机会很多，药品亦不少，有香附、乌药、木香、砂仁、陈皮、枳壳、厚朴、槟榔、大腹皮、白蔻仁等，其辛香温燥，有止痛、除满、解郁、化痰、祛湿、和胃、运脾等作用但同中有异。例如，香附行气而疏肝解郁，长于止痛；乌药行气除满，对胸、腹痞满皆宜；木香行气而宽中止泻，适于腹泻、下痢；砂仁行气而醒脾开胃，能芳香化湿。对脾胃不和，胃气上逆之呕吐、嗳气、呃逆、吞酸等，喜用旋覆花、代赭石两药降逆和胃。起初套用仲景旋覆代赭石汤，结果时效时无效。以后发现脾胃虚者用原方较合适，肠胃实热者需去人参、甘草、大枣，加瓜蒌、风化硝、大黄、枳实。升清常用荷叶、薄荷；降浊多取枇杷叶、紫苏叶。再如枳术丸，虚则重用白术，实则重用枳实；戊己丸，寒君吴茱萸，热君黄连；越鞠丸中的五味药，依气、血、湿、痰、食、火等郁的不同，调整其分量。又如，一例33岁口疮女性患者，唇舌溃烂十多年，反复发作，缠绵不愈，此次发病已半月。症见：纳呆食少，呃逆、嗳气，大便秘结，苔灰黄面浮，脉滑。系湿浊为患，拟七味白术散为法。药用：白术、旋覆花各5 g，藿香、葛根、枳壳、佩兰、茯苓、代赭石、神曲、莱菔子各10 g，木香3 g。服5剂而愈，随访一年未发。董氏认为，唇舌属连于脾，脾失健运，湿浊内生，浊气不降反升，浸淫唇舌则溃烂，上为呃逆、嗳气；浊气不降，则大便秘结；湿阻于脾，纳呆食少；苔、脉之象均主湿邪为患。故取七味白术散去人参、甘草之补益滞中，加佩兰强化祛湿和胃，枳壳增益理气，赭石、旋覆花降浊，莱菔子、神曲消导助运。他精选别用，集燥湿健运与升清降浊于一方，主次兼顾，切中病机，不治口疮而口疮自愈。

三是脾胃辨证以纳化、升降、燥湿为纲，辅以寒热虚实。董氏指出，胃“纳”反常，则纳减、不能食、胃中嘈杂，或多食善饥；脾“化”反常，则食后脘胀，或食后思睡，或饮食不为肌肉，虽能食而消瘦，四肢乏力。胃气不降，则噎、嗝、胀、脘痛；若胃气反升，则呕吐、呃逆、反胃或呕血。脾气不升，则脘闷，食后困倦思睡，腹胀腹泻，四肢无力，能食而瘦；若脾气反降，则中气下陷而致脱肛、阴挺、内脏下垂、泄泻、大便滑脱不禁。寒湿困脾，则纳谷不香，中脘饱闷，口甜而黏，头身重困，腹痛便溏，泄泻，舌苔白腻，脉濡而细；胃蕴湿热，则胸腹痞闷，不思饮食，身重体困，面目身黄，溺赤便结，或溏而不爽，脉象濡数；苔黄而腻。湿胜阳微，则为泄、为饮、为肿。胃滞胀满，邪从燥化，则为“胃家实”。例如，一例56岁冠心病男性患者，胸闷头晕10年，经某医院检查，诊断为“冠心病，后壁供血不良”，住院用活血化瘀法治疗，效果不显，在家休息已9年。现胸闷头晕，纳呆食少，恶心，近几月来下肢疼痛，怯冷感凉，近火盖被亦无减轻，苔薄白，脉弦滑。一证属寒痰阻滞，痹阻经络。治拟温脾化痰，通痹活络为法。药用：桂枝、白术、姜半夏、竹茹、陈皮、枳实、全瓜蒌、薤白、葛根各10 g，云茯苓15 g，生甘草5 g，桑枝30 g。服药10剂后，头晕胸闷恶心均减，下肢凉感略轻，舌润苔白，脉弦滑，前方再进。后以上方出入，增加党参10 g，干姜3 g，淡附片3 g，每月服10余剂。3个月后，复查心电图未见异常，患者已全日上班。本例病之本是脾阳不足，致使清阳不升，浊阴不降，而寒痰阻于脉络而呈诸症。故用苓桂术甘汤合瓜蒌薤白半夏汤化裁，以温中健脾，宣痹化痰，升清化浊；后加强温补脾阳。根治痰湿，遂使诸恙悉除。

四是治脾以调他脏，调他脏以治脾。董氏说：脾胃为后天之本，气血生化之源，灌溉五脏六腑，所以五脏六腑中皆有脾胃之气。因此，脾胃发生病变，必然影响他脏。例如，脾胃气衰，元气不足，心火独盛，营血大亏，则发心病；脾胃虚弱，不能散精于肝，或土壅木郁，而可致肝病；脾胃虚弱，土不生金，肺气无所养，则可致肺病；脾胃虚弱，土不制水而水泛可致肾病。所以李东垣在《脾胃论》中着重提出“胃虚则脏腑经络皆无以受气而俱病”的精辟论点。可见善治脾胃者，即可以调五脏。例如，一例男性患者，47 岁，再生障碍性贫血，兼有冠心病、继发性房颤等多种慢性病。6 年病史，选用西药和补肾养血中药无效，依靠输血维持。症见：头晕目眩，面色晦暗，唇甲苍白而暗，心悸怔忡，失眠少寐，性欲消失，四肢浮肿，汗出畏寒，气短懒言，腰酸腿软，两胁疼痛，胸闷纳呆，腹痛腹泻，苔厚白而腻，脉缓细而滑。虽五脏俱虚，但寒湿困脾、脾运失健。遵李东垣“调脾胃以安五脏”之训，投以藿香正气散合平胃散。药用：佩兰叶 9 g，紫苏梗、藿香梗，厚朴花、砂仁壳、白豆蔻、代代花、白通草各 5 g，苍术、陈皮炭、茯苓皮、建曲各 10 g，绿萼梅 6 g，焦薏苡仁 12 g。苦温燥湿，醒脾开胃，俾寒湿除而中土始健，谷气充则五脏得养。守方 2 月，曾随症加吴茱萸、干姜、附片等，诸症均减，停止输血，血液检查已近正常。续服上方出入 2 个月，血象稳定而出院。唯感头晕目眩，倦怠无力，舌质淡，苔白腻，脉细弱。此寒湿已近清彻，正虚之象颇著。治拟益气健脾，祛湿开胃。药用：党参、生黄芪各 15 g；当归、白术各 10 g，云茯苓、陈皮炭、炒枳壳、佩兰叶各 9 g，厚朴花 6 g，砂仁壳 5 g，焦三仙* 18 g。每月服 10～20 剂。5 个月后及第 2 年 9 月，两次骨髓象显示接近正常。5 年后随访，血象稳定，已上全日班 3 年余。此外，董氏还用调理脾胃之法治紫癜病、眼-尿道-关节炎综合征、小儿肺炎合并秋季腹泻，以及用补中益气汤加减治内痔出血、习惯性流产、脱肛等，都取得很好疗效。

五是调五脏亦可以治脾胃。正如张景岳所说的：“如肝邪之犯脾者，肝脾俱实，单平肝气也可；肝强脾弱，舍肝而救脾可也。心邪之犯脾者，心火炽盛，清火可也；心火不足，补火以生脾可一也。肺邪之犯脾者，肺气壅塞，当泄肺以疏脾之滞；肺气不足，当补肺以防脾之虚。肾邪之犯脾者，脾虚则水能反克，救脾为主；肾虚则启闭无权，壮肾为先”（《景岳全书·杂证谟·脾胃》）。例如，一例 37 岁乳糜胸水、腹水男性患者。病已年余，兼有风湿性心脏病、二尖瓣狭窄、心功能代偿期。曾用中西药治疗，未见减退。现胸腹胀满，气短不舒，纳呆食少，苔白腻，脉缓。证属脾运失职，水湿停聚。拟胃苓汤治之。药用：苍术、白术、陈皮、茯苓皮、猪苓、大腹皮各 10 g，川厚朴、甘草各 5 g，泽泻 6 g，桂枝 3 g，生姜皮 2 g。每日 1 剂。服 20 剂后，胸腹胀满减轻，唯尿量尚少。宗原方去苍术、川厚朴、甘草，加桑白皮。又服 40 余剂，诸症均减，乳糜胸水已消，乳糜腹水明显好转，舌苔白，脉细迟。阴阳皆虚，拟济生肾气丸作汤带出医院服用。40 余剂后，乳糜腹水亦告消失。5 年后随访，未见复发。此先用健脾利湿，俾后天以资先天，终以补肾利水，以先天补后天，而得愈。

六是脾虚标实，当审轻重缓急。董氏指出，既有脾胃本虚，又有其他标实，需审标本之轻重缓急，先后分治，或同时兼治。如脾胃虚弱兼风寒标实，可先解表，后以健脾，两不相悖，相

---

* 焦三仙：焦山楂、焦神曲、焦麦芽。以下同。

得益彰。但解表药之应用，需维护已虚之脾胃。就是在急性热病的治疗中，也要注意患者脾胃的虚实情况，慎用大寒之品。例如，一例6个月的肺炎患儿，体素羸弱，身有小恙即呕吐腹泻。现因外感风邪，身热无汗，咳喘痰鸣，胸高气促。选用过多种抗生素，病非但未已，反增厌食、腹胀、腹泻、呕吐等症。此乃表里同病，邪实正虚。鼻煽面赤，时烦躁不安，舌苔白厚，指纹暗红，而两目有神，此邪尚在肺卫，但有入里化热之势。若扶中理脾，必碍肺卫之邪外解；若宣解肺邪，又可更伤已虚之脾。肺标脾本，标急先治。嘱停西药。投小青龙汤加石膏2剂。又恐石膏性寒，易伐脾胃阳气，改用黄芩代之。药后汗出热退，咳喘大减，惟腹泻依然。标证既除，随以参苓白术散健脾利湿，缓图其本。健脾可以扶肺，培土即能生金。节制乳量，以免食复。嗣后泻止，仅见低热咳嗽，以泻白散加味而瘥。最后用钱氏七味白术散收功。上喘下泻，身热呕吐之重症，竟10剂而愈，可见标本先后理论之重要。

七是脾阴是脾脏生化的营养物质。黄氏认为，脾阳是脾脏运化水谷的生理功能，脾阴是脾脏运化水谷化生的营养物质，诸如营血、津液、脂膏等，具有灌溉脏腑、营养肌肉、磨谷消食、濡润孔窍的作用。所以，不能再以脾胃相关，脾阳绕胃阳，胃阴统脾阳混治之。临床出现脾阴虚弱者也颇多见。常呈低热，不思食，或食入难化，腹胀，四肢无力，肌肉萎缩，口渴心烦，身时烘热，面色㿠白，但两颧潮红，大便溏薄，小便频数，唇红舌赤，脉虚细无力等。脾主健运，需要阴阳两方面的配合，脾阳主温运，脾阴主融化。脾阴不足，运化失常，故不思饮食，食入难化，腹部胀满；脾阴不足，用阳失健，中气不足以升，故大便溏，小便频数；脾主肌肉，外合四肢，脾阴不足，水谷精微无以濡养肢体，致四肢无力、肌肉萎缩；脾为气血生化之源，脾阴不足，生化无由，气血不能上荣于面，故面色㿠白。脾阴虚与脾阳虚不同，阳虚生外寒，症见形寒肢冷，腹中冷痛，食入运迟，大便溏薄；口不渴，舌淡苔白，脉沉迟。脾阴虚与胃阴虚也不同，胃主纳谷，胃阴虚则纳呆或知饥不食，干呕作呃，口干咽干，脉细数。所以脾阴虚的治疗，宜用滋润甘凉之品，取其甘以补脾，润以益阴，滋而不腻，运而不燥。他常用补脾阴的主要方剂：中和理阴汤（人参、山药、莲肉、陈米、燕窝）；慎柔养真汤（人参、白术、茯苓、甘草、山药、莲肉、白芍、五味子、麦冬、黄芪）；六神散（人参、白术、茯苓、甘草、山药、扁豆）；参苓白术散（人参、白术、茯苓、甘草、山药、扁豆、薏苡仁、砂仁、莲肉、桔梗、陈皮）。他推崇“山药是补脾阴的良药，其性质和平，不似黄芪之温、白术之燥”，引张锡纯之说：“山药，能滋阴又能利湿，能滑润又收涩，是以能补肺肾兼补脾胃”。董氏在江西时，曾治疗一批小儿夏季热患者，症呈发热、口渴、多饮、多尿、便溏、不思食、舌质红、脉虚细数等，属脾阴虚证，用六神散。慎柔养真汤有效。他指出，参苓白术散中有砂仁、陈皮之香燥，薏苡仁之渗利，适宜于脾阴虚兼水湿内停者。

十二、邓铁涛

邓铁涛（1916—2019），广东开平人，广州中医药大学教授，主任医师，博士生导师，曾任广州中医学院副院长。

邓氏擅长内科，善治消化系统病和心血管病，尤以治疑难杂证著称。力主中医药学术的发展，要以辩证唯物主义和历史唯物主义为指导，依据中医药理论，结合现代科学（包括西医药学），开展研究和促进。倡用“五脏相关学说”取代“五行学说”。重视脾胃学说；主张以临床实践检验各家学说。主要著作有《中医诊断学》《中国医学史》《各家学说》《内科讲义》《内儿科讲义》《中医辞典》《中医学新编》《简明中医辞典》《新编中医学概要》《脾旺不易受邪》《学说探讨与临证》。

他认为临床上多个系统、多种疾病的发生都与脾、胃有关，脾气健旺则病邪不易侵袭人体而引起疾病的发生；一旦发病后，如何恢复脾胃正常功能，使气机调畅、升降得度，是治疗疾患和促进机体康复的关键。所以他在临床，善从脾胃入手，广泛治疗消化、循环、呼吸、泌尿、内分泌、神经等系统的各种疾病，每获得很好疗效。他临证善调脾胃，而以健脾为核心。

一是对慢性肝病的治疗。他认为慢性肝炎之所以反复难愈，关键是脾虚不健旺。强调以培土固本为治。常以四君子汤为主方，兼有湿热者加清热利湿药，兼有血瘀者，则加用理气活血药。

二是对胃病的治疗。他主辨脾、胃与肝、肾之间的关系，审其虚实、寒热和气血。不同胃病，具有不同的病理特征；一种胃病，也有不同的病理表现。

三是对慢性肾炎的治疗。他认为早期主要表现为脾虚湿困，因生化不足，可兼见血虚。中后期因脾虚及肾，而表现为脾肾两虚或因阳损及阴，或经治疗病情好转，但因温阳或利水太过损伤阴液(尤其是经过激素治疗的患者)而表现为肝肾阴亏。若正气日虚，脾肾衰败，则湿郁化浊上蔽心窍。所以，慢性肾炎在临床上常可分为以下几型。①脾虚湿阻型，用参苓白术散加减：党参、薏苡仁、猪苓各 15 g，白术、山药、桂枝(或肉桂心 1.5 g)、牛膝各 12 g，云苓皮 25 g，甘草 4 g，黄芪 20 g。加减：湿重，去山药，加防己 12 g、砂仁 8 g；血虚明显去猪苓、桂枝，加当归 12 g(或鸡血藤 30 g)，枸杞子 12 g；血压升高，重用黄芪(30 g 以上)，去桂枝、山药，加生石决明、代赭石各 30 g；血尿(镜下血尿)，去桂枝，选加小叶凤尾草 15 g、淡豆豉 30 g、田七末 3 g(冲服)；水肿严重，尤其是胸腹腔有大量积水，则先治其标，用甘遂末 1 g，装空心胶囊，早晨白粥送服(若服后有呕吐，可用肠溶胶囊套装)，以洁净腑。必要时可加艾灸法，一组：肾俞、水分、阳陵泉；二组：三焦俞、关元、三阴交；三组：膀胱俞、中极、足三里或加膀胱俞、膏肓。每日灸 1 次，每次选一组穴位，使用 3 天，再换另一组。用温和灸，每穴灸 10～20 min。若上半身肿甚或见胸腔积液者，则麻黄(微炒)15 g、杏仁 10 g、熟附子 3 g、生姜 3 片、赤小豆 30 g、茯苓皮 60 g，煎水服，以开鬼门。夏天冷服，冬天温服，服后微汗出为度。患者症状基本消失，唯尿蛋白长期不除者，则用消尿蛋白饮(自拟)：黄芪 15～30 g，玉米须、龟甲各 30 g，淮山药、薏苡仁各 15 g。本方有健脾固肾，利湿化浊之功。②脾肾阳虚型，用真武汤合五苓散、五皮饮加减：熟附子 10～15 g，姜皮、党参、黄芪各 20 g，白芍、大腹皮、泽泻各 12 g，白术、猪苓各 15 g，云苓皮 30 g，肉桂 3 g。加减参考上述脾虚湿阻型。③肝肾阴虚型，多用杞菊地黄丸加牛膝、车前子等。若阴阳两虚，用济生肾气丸；血压升高，加生牡蛎 30 g，草决明 25 g。④脾肾衰败，浊蒙心窍型，除按前两型辨证用药外，还可用生大黄 30 g，水煎，保留灌肠，每日 1 次，连用数天，有时能使血氮下降，对消水肿亦有帮助。他指出："脾虚是本病的共性，治疗过程中应时时注意调补脾气，保持脾气的健运，这是愈病不可忽略的关键环节。"

四是其他如冠心病的治疗，他用益气除痰的方法，临床治疗观察 100 多例，效果颇佳；用补中益气汤加减治疗脾虚下陷的内脏下垂、子宫脱垂，脾胃受伤、元气不足的白细胞减少症，以及低血压、低热；从脾论治重症肌无力、功能性子宫出血、中心性视网膜炎等，都取得了较好疗效。

他还与西学中医师合作，进行脾虚证的临床和实验研究。初步表明脾虚患者确有自主神经功能紊乱，表现在有效负荷下副交感和交感神经的应激能力低下；细胞免疫及体液免疫功能低下；消化道黏膜屏障功能减弱；肌纤维兴奋功能和肌肉收缩的持久能力降低等。他们的实验研究还表明，四君子汤具有调整小肠运动及提高小鼠腹腔巨噬细胞吞噬功能的作用。

他对争论已久的“东垣相火论”提出了自己的看法，认为：东垣这一论点，是有实践作根据的，但他的述理的确难以自圆其说。邓铁涛说：“《脾胃论》一再提及火与元气不两立，再三再四提及火乘土位。考其用方，又往往升阳药中加入黄芩、黄连，并制有补脾胃泻阴火之升阳汤。临床这种例子不少，我也常于补脾药中加黄芩、黄连治胃痛。所以东垣这论点是有实践作根据的，但不应该说是火与元气不两立，实是脾胃气虚兼虚火证。因此相火之说，值得重视。”至于有人说东垣甘温除热法是骗人的，邓铁涛认为这是缺乏经验之谈。

十三、董建华

董建华(1918—2001)，教授、主任医师，上海青浦人，北京中医学院顾问。

董氏擅长内科，尤精于消化系统病和外感热病的治疗。主张在动态中辨证施治；力倡中医药科学研究要依据中医理论体系进行。主编及参编的主要著作有《伤寒论释义》《温热病释义》《温病学讲义》《温热病论治》《内儿科学》《中医内科临床手册》《实用中医内科学》《临证治验》《董建华医案》等。

他治疗胃病，以气血为纲，从通降入手，用药以清灵疏畅见长，创有胃炎平和胃痛宁两种合剂。董氏认为胃的生理特点是“降”。因为胃为水谷之腑，与大肠均属阳明经，阳明主通、主降。降则生化有源，出入有序；不降则传化无由，壅滞为病。所以胃的病机主要是“滞”，有气滞、血瘀、湿阻、食积、痰结、火郁等实滞；也有因脾胃虚弱，传化失司，升降失调，清浊相干，郁滞中生的虚而夹滞。此外，寒则凝而不通，热则壅而失降，伤阳者滞而不运，伤阴者涩而不利，均可致滞。气滞是胃痛发生发展的重要环节，气滞可导致湿阻、寒凝、化火或致瘀、伤络；病久则伤阳损阴，由胃及脾，由实转虚，出现虚寒或虚热。所以临床证型主要分气滞，血瘀和虚证三类。董氏治疗主张“通”，指出胃病虽有寒热虚实之分，治疗亦有温清补泻之别，但总以开其郁滞、调其升降为目的，所以都要着眼于“通”。通即调畅气血，疏其壅塞，消其郁滞，并承胃腑下降之性推陈出新，导引食浊壅滞下降，给邪以出路。要理解理气以化瘀，化瘀以理气，相辅相成，寓一法于另一法之中之理。胃腑实者，则消积导滞，以祛其邪，不可误补；胃气虚，可致气机不运，而呈虚中有滞，宜补虚行滞，不可壅补；虚实夹杂，则着重祛邪。他强调说：胃病用补，一要确有虚证，还要看是否受补；二要补之得当，补之得法；三要补中兼通，静中有动，使补而不滞，润而不腻，能升能运，以顺其脾胃升降或通降之性。

董氏治疗胃病有通降十法：①理气通降。适用于胃脘作胀，时轻时重的气滞证。喜用香苏饮加枳壳、大腹皮、香橼皮、砂仁、佛手等。偏寒者，加高良姜或荜澄茄；气滞重者，加鸡内金；伴胁胀者加柴胡、青皮、郁金；食滞者加焦三仙；兼痛者加金铃子、延胡索；吞酸者加左金丸、乌贼骨、瓦楞子。杨某，女性，24岁。胃脘痛5年，2月前受寒复作。胃镜诊断：胃小弯溃疡。现胃脘胀痛，以痛为主，剑突下压痛，饥时痛甚，得食时缓时重，泛酸，嗳气频作，与情志有关，纳食减少，大便不实。舌暗苔薄黄，脉细弦。此为气滞不愈，久而入络。先予活血通络之品。12剂后痛止，泛酸亦少，惟胃脘作胀，纳少口干，时时嗳气。血络虽通，气分未调，再调气和血，理气通降。砂仁3 g，佛手5 g，香橼皮、清半夏、茯苓、玉竹、紫苏梗、荷梗、焦槟榔、焦三仙各10 g。进12剂，胀消，纳增，嗳气亦瘥，诸症悉平。胃镜复查：溃疡愈合。随访12个月，胃痛未作。②化瘀通络。适用于瘀血胃痛。血瘀轻者，常用自拟的金延香附汤（金铃子、香附、陈皮，枳壳、大腹皮）；血瘀重者，则用自配的猬皮香虫汤（炙刺猬皮、炒九香虫、炒五灵脂、金铃子、延胡索、制乳香、制没药、香附、香橼皮、佛手等）。兼胀者加大腹皮、枳壳；兼热者加栀子；阴不足者加沙参；便结加酒大黄；出血多者加蒲黄炭、三七粉、乌贼骨、阿胶珠等。例如，于某，男，33岁，胃脘痛8年。2月前受寒，胃痛复作。钡餐造影示十二指肠球部溃疡。现脘痛较剧，呈持续性，曾服溴丙胺太林等解痉药，痛势不减，饥时痛甚，得食亦不缓，剑突下压痛，不泛酸，大便干结，时有黑便，潜血实验阳性。舌暗红、苔黄腻。证属久痛入络，寒热错杂。治宜化瘀通络，寒热并调。药用：砂仁3 g，丹参15 g，延胡索、炙刺猬皮、炒九香虫各5 g，川楝子、赤芍、炒五灵脂、生蒲黄、半夏、茯苓各10 g。6剂，痛势大减。续进6剂，痛止，大便未畅。上方去刺猬皮、九香虫，加黄连3 g、瓜蒌15 g。6剂。药后便调，纳增。守方进退调治月余，平如常人。随访5个月，疗效巩固。③通腑泄热。适用于胃中积热，大便干结，舌红苔黄者。常用酒大黄、黄连、黄芩、枳壳、瓜蒌、大腹皮、香橼皮、佛手。气热口渴、大便不结者，去酒大黄，加石膏、知母；痰热者合小陷胸汤；阴伤者合增液汤。又如，梁某，男性，54岁。胃脘痛10余年，加重5年。胃镜及病理诊断为慢性萎缩性胃炎。胃脘隐痛，缠绵不休，胃酸低，纳食减少，食则作胀，面色萎黄，形体消瘦。近来胃中灼热，口渴引饮，大便干结。舌红苔黄腻，脉弦。此乃胃痛日久，气滞化火，阴津内伤。治先通腑泄热以祛邪，再予滋养胃阴治本。黄芩、枳壳、石斛、香橼皮、白芍各10 g，黄连、酒大黄各3 g，全瓜蒌35 g，竹茹、佛手、甘草各5 g。进6剂。复诊时腑气已通，痛缓，口渴大减，胃中亦舒，纳食渐振，舌红少苔。胃火已挫，津液未充，继以养阴通降法。药用：石斛、麦冬、天花粉、香橼皮、香附、枳壳各10 g，乌梅、甘草、酒大黄各5 g，沙参、芦根各15 g。上方加减进12剂，胃中已无灼热感，痛胀亦除，仍口干口苦，大便时常干结，多食则胃中不适。守方加减调治4个月，胃痛未作，口和，纳食增加，面色转润，体渐丰腴。④降胃导滞。适用于胃脘堵闷疼痛，口苦，舌红苔黄腻之湿热蕴结、食积阻滞证。药用：紫苏梗、香附、陈皮、莱菔子、大腹皮、槟榔、焦三仙、连翘、荷梗、半枝莲。湿浊重者加半夏；热重加黄连；痰热加全瓜蒌；便秘加酒大黄；兼瘀者加失笑散。例如，温某，男性，47岁。胃脘痛10余年，近1个月加重。胃镜诊断为反流性胃炎、十二指肠球部溃疡。月前因饮食不节，胃脘疼痛加重，纳食减少，食则堵闷作胀，嗳气口苦，上腹压痛，大便干结，尿黄，苔黄腻，舌质暗红，脉沉细。此乃胃气失降，胆气上犯，湿热蕴结，食滞不化。治以降胃导滞，化湿清热。药用：紫苏梗、香附、陈皮、大腹皮、莱菔子、焦二仙*、连翘、半夏各10 g，半枝莲30 g，全瓜蒌20 g，黄连3 g。服6剂，堵闷大减，大便通畅。守方加减，续进30余剂，痛止，每餐能进食200 g，无堵闷感，舌苔正常。胃镜复查示胃窦部炎症较前明显好转，已无糜烂，未见胆汁反流。续治2月，症情稳定。⑤滋阴通降。适用于胃阴不足证。常用加减益胃汤（北沙参、麦冬、石斛、白芍、甘草、乌梅、香附、金铃子，还喜用百合）。例如，路某，男性，54岁。胃病30余年、加重3年。胃镜及病理诊断为慢性萎缩性胃炎。现胃脘胀痛，纳食减少，每餐50～100 g，食则脘胀嗳气，胃中灼热，自觉有干燥感，口干少津，大便干

---

* 焦二仙：焦山楂、焦麦芽。以下同。

结，倦怠无力。此为久病入络，营络枯涩，胃阴已伤，胃失濡降。治以养阴通降。药用：沙参、丹参各 15 g，半枝莲、玉竹各 20 g，麦冬、白芍、佛手、香橼皮、紫苏梗、香附、陈皮各 10 g，三七粉 3 g(冲)。进 24 剂。痛止，口干灼热均减，大便通畅，纳增(每日可食 0.5 kg 食品)。药已中病，加减续进 28 剂，精神体力转佳，饮食正常。胃镜复查示原胃窦部米粒大小之隆起及点状糜烂已消除，病理示萎缩改善。⑥辛甘通阳。适用于脾胃阳虚证。多用加味黄芪建中汤为主。药用：黄芪、桂枝、白芍、炙甘草、饴糖、高良姜、大枣、金铃子、延胡索、陈皮。例如，张某，男性，51 岁。胃脘痛 3 年。每逢秋冬加重，曾 3 次出血住院。胃镜及钡餐造影诊断为慢性浅表性胃炎、十二指肠球部溃疡。今冬胃痛又剧，牵制后背，饥时痛甚，嘈杂如饥，得食痛缓，形寒怕冷，嗳气泛吐清水，大便不实，潜血试验阳性。舌暗，苔薄黄，脉沉细。此乃胃病及脾，中宫虚寒，营络枯涩，肝木趁机乘脾。治宜辛甘通阳，培土泄木。黄芪 15 g，尖桂枝、白芍、炒五灵脂、蒲黄、酒当归各 10 g，生姜、炙甘草各 5 g，大枣 7 枚，饴糖 30 g，三七粉 3 g(冲)。进 6 剂，疼痛明显缓解，但仍胀。治疗用药去当归，加丹参 15 g，降香 3 g。又进 18 剂，痛止，泛酸、嗳气亦除，纳增，无嘈杂感。潜血试验阴性。⑦升清降浊。适用于中气下陷证。药用黄芪、党参、白术、甘草、酒当归、升麻、柴胡、大腹皮、枳壳。腹胀便稀，以升清为主；腹胀便干，以降浊为主。例如，王某，男，36 岁。胃脘䐜胀 3 年。钡餐造影示胃下垂(髂嵴连线下 6 cm*)。现胃脘䐜胀，伴有隐痛，纳食减少，食则作胀，有下坠感，站立及行走时尤甚，四肢倦怠，形体消瘦，大便经常干结，不服泻药，则数日一行，嗳气频频，偶有吞酸，苔薄，脉弦细。此为中气不足，升降失调。“浊气在上，则生䐜胀”，标实之际，当先开胃，俟胃气得降，清阳自可升发。太子参、大腹皮、炒莱菔子、香橼皮、枳壳各 10 g，马尾连、黄芩各 6 g，生姜、鸡内金各 5 g，酒大黄、砂仁各 3 g。服 6 剂，胀减，纳食增加，大便调畅。守方加减续服 60 余剂，诸证均见好转。X 线钡餐造影复查示胃在髂嵴连线 1 cm 之内，升高 5 cm。前方加减续服 1 个月，腹胀消失。⑧辛开苦降。适用于寒热错杂证。药用：黄芩、黄连、半夏、党参、干姜、吴茱萸、枳壳、砂仁、陈皮。虚象不显著者去党参；肠鸣便稀加白术、扁豆；泛酸加乌贼骨、瓦楞子；痰热者合小陷胸汤。例如，王某，男性，24 岁。胃脘胀痛 2 年余，伴肠鸣腹泻，受寒或次食生冷则加重。近 1 个月胃痛较剧，泛酸口苦，腹痛，大便溏，怕冷喜暖；舌红苔黄，脉细滑。辨证为胃中有热，肠中有寒，寒热错杂。治用辛开苦降。药用：姜半夏、黄芩、党参、炒白术、香附、炒川楝子、焦三仙各 10 g，马尾连、木香各 6 g，炮姜炭、延胡索各 6 g。进 6 剂，胃痛止，腹痛亦减，大便转稠。守方加减续服月余，大便成形，胃痛未作。⑨平肝降逆。适用于肝胃不和证。药用：旋覆花、代赭石、半夏、生姜、党参、大黄、甘草、紫苏梗、香附。例如，侯某，女，42 岁。胃痛已 5 年，近 2 年加重，不思饮食，便干。X 线钡餐造影示十二指肠球部变形，胃排空时间延长。因情感不遂，饮食不节，胃痛大作，嗳气频频，恶心呕吐，不能进食，大便 3 日未行，泛酸不止，舌苔黄腻，脉细弦。证属肝胃不和，痰浊中阻，虚实并具。治用平肝降逆法。药用：旋覆花、太子参、姜半夏、香附、紫苏梗、焦三仙、白芍各 10 g，代赭石 20 g，甘草 5 g，生姜 5 g，酒大黄 3 g。服 2 剂，痛势大减，大便略稀，嗳气、呕吐已除。守方又进 4 剂，痛止，大便稠。续进 6 剂，诸症悉平。⑩散寒通降。适用于寒邪犯胃证。药用：荜澄茄、香附、吴茱萸、紫苏梗、陈皮、生姜、砂仁。若寒食交阻，酌加焦三仙；化热者加黄连，或改用辛开苦降法。例如，王某，男性，77 岁。胃痛 4 年余，反复发作。3 个月前受寒，胃痛骤作，痛势较剧，泛酸，痛甚

---

* 指胃小弯下垂至髂嵴连线下 6 cm。

则恶心欲呕，喜暖喜按。X线钡餐造影无异常发现。舌暗苔薄，脉弦。证属寒邪犯胃，胃阳被遏，胃失和降。治用温中散寒，宣通阳气。药用：高良姜、香附、紫苏梗、香橼皮、炒川楝子、煅瓦楞子、乌贼骨各10 g，陈皮、佛手、延胡索、马尾连各5 g。服6剂，胃痛即止。守方又进6剂，已不泛酸，饮食正常。随访4个月，胃痛未作。

十四、小结

用辩证唯物主义和历史唯物主义的观点和方法，深入地研究脾胃学说的不同流派和学术主张，对不同流派的历史作用、学术意义和存在的问题，做了中医比较客观的评价和分析；并以繁荣学术为己任，吸取众长，展开讨论，求同存异，而不陷入门户之争。例如，董德懋从源到流对脾胃理论的类比；蒲辅周对李东垣、叶天士论点的评述；张泽生对“胃宜润燥”的意见；岳美中对李东垣忽视先天的批评等。然而，他们都认为脾和胃均有阴、阳的生理特性，也皆有寒热、虚实、阴阳的病理变化。诸医家指出，临证应当重视脾胃的作用，但也要注意与其他脏腑相互影响的关系，使后学者能够比较全面地理解和正确地对待脾胃学说及其不同的学术观点。

积极运用脾胃理论，广泛进行医疗实践，在扩大治疗中医病的同时，努力进行对西医病的理论认识和诊治方法的探讨，积累了极为丰富的经验。特别是坚持辨证论治的方法，从调脾胃入手，获得了丰硕成果；也有用中西医结合方法治疗，取得了不少新的经验，扩大了脾胃学说的应用范围，充实了脾胃学说的内容。在《张泽生医案医话集》从脾论治的29种中医病证中，相当于西医病的36种；蒲氏治验的231例中，涉及调理脾胃的就占71.86%；《施今墨医案》212例中，也有51.04%是从脾论治。还有其他各位的医案，均包括有内、妇、儿、外、五官等科的各个系统的急、慢性疾病。

在深研古方配伍、效用的基础上，使古方增加了新的用途；结合各自的实践经验，创组了不少新方。用药不仅活而有法，巧而有序，且各具特点。对药量、剂型、煎法、服法的选用，亦非常讲究、富有经验。例如，补中益气汤的应用，可治近20种病证，并创与疏肝和胃、清肝养胃、养胃生津、温肾益心、清热固脱等各法的配合运用，还演变出护胃益气汤、生津益气汤、扶阳益气汤等新方；尚有黄芪建中汤、四君汤、玉屏风散、甘麦大枣汤、四逆散、益胃汤等的新用；新创方剂有施氏糖尿病方；岳氏消蛋白尿的黄芪粥、芡实合剂；邓氏消尿蛋白饮；董建华的胃炎平、胃痛宁和治血瘀胃痛的猬皮香虫汤；张氏的行建汤等。用药特点：辨证加铁树叶、芨荬、刺猬皮、乌梅，治萎缩性胃炎；大黄治湿温；生硫黄温肾暖脾；蚕沙、皂角通虚秘；稻根健脾养胃；生香附、红藤、黄皮树疏肝理气，以及对药配制、丸剂同煎、散剂冲服、丸膏缓图，还有不同的煎法、服法等。这极大地丰富了脾胃病的治疗内容，提供了生动的治疗技巧。

结合医疗实践，对脾胃理论进行了深入研究，提出了新的见解，创立了新说。例如，邓氏对东垣“相火论”的阐述；董德懋对“脾阴说”的发挥；金氏的“升阳”与“潜阳”不悖论；施氏的“补脾”合“滋肾”治糖尿病说；孔氏的“湿”“热”致病说，以及李氏提出的“生理基础脾胃”说等，有力地促进了脾胃学说的发展。

运用现代科学方法，开展临床和实验研究，发现了一些病的规律，对某些脾胃理论和治法、方药，做现代科学的初步阐明。张氏通过临床系统观察，提出慢性萎缩性胃炎的临床表现以“中虚气滞”为多，治疗应以“扶中理气”为主；蒲氏经过多年的反复实践，认为乙型脑炎首先要辨清“暑”与“湿”。脾虚证患者有自主神经功能紊乱、细胞免疫及体液免疫功能低下、消化道黏膜屏障功能减弱、肌纤维兴奋功能和肌收缩的持久能力下降等。四君子汤具有调整小肠运动和提高小鼠腹腔巨噬细胞的吞噬功能的作用；益气聪明汤的益气升阳作用，与改善脑的气血供应和增强脑细胞代谢有关。这些都展示了脾胃学说的科学内容，加速了它的现代化进程。

中医“脾”理论的临床应用及其本质的探讨

“脾”理论是祖国医学脏象学说中的一个重要内容。“脾为后天之本”由于脾在人体生理上的重要作用，所以决定“脾”理论在临床应用的广泛指导意义。许多疾病按“脾”的理论进行防治，有助于疗效的提高和巩固。为了更好地认识中医“脾”的本质，特做如下综述。

一、“脾”理论的临床应用

（一）在内科有关疾病方面

消化系统疾病中的溃疡病、慢性胃炎、胃下垂、胃黏膜脱垂、胃内植物性结石、慢性肠炎、慢性痢疾、消化不良、胰腺炎、肝炎、肝脓疡等都会出现脾气弱，或脾阳衰，或脾阴虚，或脾气下陷，或湿（湿热）困于脾等病理变化，使脾的运化功能障碍或紊乱需用不同的调脾、健脾或祛湿的方法治疗，使脾的功能恢复正常。70%～95%溃疡表现脾胃虚弱或脾胃虚寒，用小建中汤、香砂理中汤或黄芪建中汤等治疗均可取得较好的疗效。笔者观察慢性胃炎有 1/3 表现脾虚。其中浅表性多为脾气虚、萎缩性多为脾阴虚、肥厚性多为脾虚湿阻，治疗用香砂六君子汤、益胃汤、桂附理中汤等，近期疗效尚满意。胃下垂、胃黏膜脱垂的治疗用补中益气汤加减，每能取效。有人用该方加减治疗胃下垂 103 例（伴肝下垂 38 例，肝脾均下垂者 5 例，肾下垂者 21 例），治疗后上升至正常者占 52.4%。用理脾消食的方药治愈植物性胃石*，亦有不少报道。关于小儿慢性腹泻，有人报道 35 例全属脾，用四君子汤为主治疗取得满意疗效。关于小儿消化不良，多数为虚寒型，治疗用扶脾助胃及温中固肠法，治愈者占 86%，有人报道慢性泄泻 47 例，分脾虚气弱、脾阳不足、脾肾阳虚等三型治疗，有效率为 63.8%。关于慢性痢疾，从 53 例中分析，22.6%为炎症型，30.2%为炎症脾虚型，30.2%为脾虚型，17%为脾气肾虚型，并认为脾虚是一个重要的成因。急性胰腺炎多表现脾胃实热或脾胃湿热，治疗用通里攻下、热解毒、理气开郁等法，总有效率可达 94.9%，肝炎、脾运障碍是早期的主要症状之一，急性期的“湿热交蒸”“肝郁脾滞”，慢性期的“脾虚气郁”等，都是治疗肝炎中必须重视的问题。有人提出，治疗肝炎要掌握“疏泄不可太过，补脾不可太壅，祛湿不可太燥，清热不可太寒，祛瘀不可太破，养阴不可太腻”等治疗原则，这些都说明对脾的重视。有人把慢性肝炎分为 8 种类型，其中有一半以上涉及脾的问题，用四君子汤加味治疗，可取得一定疗效。有的单位提出，肝脓肿在切开引流后，体温下降，疼痛减轻时，就需要注意选用健脾益胃、清热养阴和补益气血等治疗方法。

呼吸系统疾病中的气管炎、肺结核、渗出性胸膜炎等，可根据“脾为生痰之源”“健脾养肺”“脾喜燥”等理论，选用健脾、祛湿、化痰的方药治疗。慢性支气管炎的形成过程，脾虚是

---

* 该病主要由于食入各种难以消化的水果、蔬菜、植物纤维等与胃酸作用凝集成块所致。多与进食山楂、柿子、黑枣等有关，其中柿石症较为多见。

一个重要的中间型，福建省慢性支气管炎研究协作组厦门防治点的研究资料表明，脾虚者可占30.24%，寒痰和湿痰共占53.69%，还发现脾虚患者口服抗生素常有较明显的胃肠道反应，湿重生痰的患者用抗胆碱药或氢氯噻嗪治疗，可使痰量减少。有人提出肺结核的静止阶段常出现脾阳虚，要采用“补土生金”的方法治疗。渗出性胸膜炎有人用健脾利湿及逐饮化痰药物治疗，收效较快，胸膜粘连少。

心血管系统疾病中的心力衰竭（脾虚水泛）、冠心病（脾虚痰阻）、高脂血症（脾运失常）、中风（脾虚痰壅）、高血压（痰浊内阻）等可应用健脾化痰，或益脾利湿的方药治疗。例如，关于肺源性心脏病的水肿，有人报道用健脾化湿之剂五皮饮治疗，有一定疗效。关于心包积液，亦有人报道用健脾渗湿、温化痰饮的苓桂甘术汤为主治疗，竟获痊愈。关于冠心病，痰瘀是其主要矛盾，有人分析40例中，兼痰阻者占15例，可用瓜蒌薤白半夏汤、小陷胸汤治疗，蒲辅周老中医用温脾利湿、和胃涤痰的加味温胆汤治疗1例挟痰湿顽固性心绞痛，获得满意效果。关于急性心肌梗死，有人分寒痰瘀血和热痰瘀血两型进行治疗，死亡率仅为14.3%。他们认为化痰活血药，可能有预防和减少梗死发生及消除血栓的作用。临床上用泽泻、山楂肉、莱菔子等有降血脂的作用，可见脂质吸收代谢的紊乱可以用健脾、消痰的药物治疗。温脾散寒的吴茱萸冲剂治疗高血压。182例中显效者达40.1%。血液病中的各种贫血、血小板减少性紫斑、粒细胞减少症等，可以根据“脾统血”“脾为气血之乡”“脾为生化之源”等理论，选用归脾汤、八珍汤、补血汤等治疗可获得一定效果。有人报道用归脾汤加减治疗血小板减少性紫癜19例，结果治愈11例、有效7例、无效1例。也有报道用补中益气汤加减治疗白细胞减少30例，27例有效。

泌尿系统疾病中的肾炎、肾盂肾炎、肾下垂、肾功能障碍、尿毒症、前列腺炎、乳糜尿等，可有湿阻水停，或湿热内蕴，或脾气下陷或脾虚水泛等病理表现，直分别采用健脾祛湿利水、健脾清热利湿、健脾升陷、健脾温阳等法治疗。肾炎中，脾虚是一个重要证型。此类型常见于急性肾炎的中、后期和慢性肾炎的水肿期，以及水肿消退后的蛋白尿为主期。有人报道慢性肾炎（水肿期）100例中，属脾阳虚为主者占46例，用补脾阳为主治疗，结果基本治愈者12例、显效者13例、有效者15例、无效者6例。关于肾盂肾炎的治疗，急性期宜清热健脾利湿，其中湿重热轻用加减分清饮，脾虚湿困用苓桂术甘汤或参苓白术散；后期则用培补脾肾法。有人提出健脾能改善肾功能，尿毒症的出现主要是“脾”“肾”功能的衰退，用温肾健脾利湿药来纠正酸中毒及贫血，可使血中非蛋白氮获得明显下降。笔者治疗1例患13年慢性肾炎引起的尿毒症，血中非蛋白氮高达107 mg，服用温脾泄浊药23天后，下降至38 mg。关于用补中益气汤治疗肾下垂、乳糜尿，有不少报道均可取得显著疗效。也有用补中益气汤合滋肾丸治愈前列腺肥大所致的尿潴留症。

内分泌系统疾病中的乳房小叶增殖、糖尿病、肥胖症，可用健脾益气，或补脾阴，或健脾消痰等方法治疗。男子乳房发育症，有部分属痰气凝结者，有人用十六味流气饮，间服小金丹治疗，可获显效。糖尿病中的中消症，常用大量黄芪、怀山药来益脾气增脾津，而施今墨老中医则喜用苍术配玄参，认为苍术能敛脾精，对降血糖有作用。有人用健脾化痰湿兼理气药，治疗1例女性单纯性肥胖病，服药23剂后体重减少8.5 kg，经5个半月的治疗，基本恢复常态。

神经系统疾病中的神经症、重症肌无力等，可根据“脾藏意”“脾藏营”和“脾主肌肉、四肢”的理论，选用归脾汤、甘麦大枣汤、黄芪建中汤、补中益气汤等方剂治疗。有人报道

300例神经衰弱中，脾阳久虚和心脾两虚者共占63.4%，用补中益气汤、归脾汤等治疗有效率达90%。用归脾汤加减治疗脑外伤后综合征88例，痊愈者占45.5%、显效者占34%、好转者占20.5%。关于重症肌无力症，脾虚中气不足者，用补中益气汤治疗，可取得较好效果；有人用健脾益气，补肾壮阳法为主治疗41例，临床治愈者占29.3%、明显好转者占41.5%。

其他如低热，有人报道70例中，脾虚者占75.5%，经用四君子汤加味治疗，近期治愈者占58.5%。有人介绍1例肺炎、败血症、鹅口疮患儿，一个多月热不退，经用各种抗生素和激素治疗未见效，表现脾阴受损，用七味白术散治疗，3剂药后热清。

（二）在妇科有关疾病方面

月经不调、闭经、滞下、子宫脱垂、妊娠中毒症、习惯性流产、产后尿潴留等，常出现脾气弱，或脾阳衰，或脾阴虚，或脾不统血，或脾气下陷，或湿热下注，或水湿内停等病理变化，可分别采用健脾理血、健脾益气、引血归脾、健脾和胃、健脾祛湿、健脾举陷等法治疗。有人报道妊娠水肿145例中，脾虚肿满者占52%，用健脾平肝、利湿消肿方法治疗9例，症状多在5天内消失。用六君子汤加味，治疗妊娠呕吐93例，服药2剂呕吐止者50例，4剂止者24例，其余在服药6～14剂止。有人介绍功能性子宫出血80例中，属脾不统血者31例，气不摄血者6例，用补中健脾法治疗的有效率为96%。用补中益气汤为主治疗子宫脱垂387例，痊愈者71.6%、好转者占23.5%；用于治疗妊娠期尿潴留症，亦有显著疗效。有人用春泽汤治疗产后尿潴留，服药3 h后可自行排尿。

（三）在外科有关疾病方面

乳腺炎、子宫肌瘤、卵巢囊肿等可出现脾虚或湿聚、痰疑的证候，宜用健脾运湿、消痰化结方药治疗。有人用豁痰药远志，治疗急性乳腺炎，取得了一定疗效；还有人介绍用陈皮、甘草等理气健脾药治疗急性乳腺炎12例，取得痊愈。有人报道用扶脾胃、调营血的方法治愈1例卵巢囊肿。亦有人报道用健脾和胃软坚法治愈1例子宫肌瘤。

湿疹、疮口久不收敛，创面分泌物稀而多等，据“脾主运化”“脾主肌肉”“脾主湿”理论，可选用健脾祛湿、健脾生肌的方药治疗。关于化脓性骨髓炎，其中已溃余毒未尽，或脓稀肿硬不消者，用八珍汤加味补脾益气、养血托里、消肿治疗；对溃疡日久，兼脾虚气滞者，用香砂六君、人参健脾丸等治疗，可取得较好疗效。赵炳南老中医用健脾益气养血法治疗1例颈痈合并败血症（在溃破期疮面较大，久不收口，肉芽组织生长缓慢）的患者，取得很好的疗效。关于慢性阴囊湿疹，有人用健脾燥湿或清热利湿法治疗145例，痊愈者占51.1%，显效者占33.8%。

关于肿瘤病的治疗，有人把益气健脾列为扶正法的第一法，认为晚期癌症患者较长期地服用少量人参，可以延长生存时间。用益气健脾和胃药物，往往可以减少化疗所致的各种胃肠道反应，减轻化疗对造血功能的损害。有人介绍1例直肠癌伴糖尿病患者，大便每日达14次，用补脾升阳药后大便成形，日减至4～5次。亦有人报道1例肝癌腹水患者，治疗采用健脾益气法，腹水方告消退。关于支气管肺癌的脾虚痰湿型，用益气健脾法治疗可取得疗效。

（四）在五官科有关疾病方面

口腔炎、眼底炎症、睑腺炎、内耳眩晕症、鼻黏膜炎等可出现脾气虚、湿聚、痰凝等病理表现，应分别选用健脾、渗湿、消痰等法治疗。①有人报道中心性视网膜脉络炎属脾肾阳虚型者，宜益气升阳、补益脾肾；属痰湿内阻型者，应化痰利湿，可使眼底黄斑区渗出物逐渐吸收，水肿减退，中心凹反射恢复或明亮。②有人用《审视瑶函》的清脾散加味治疗睑腺炎 37 例疗效很好。③急性鼻炎、急性鼻窦炎等，常兼脾湿之症，用清脾泻热除湿之剂治疗有效。④慢性过敏性鼻炎时，用健脾益气的黄芪建中汤加味治疗可奏效。⑤有人报道复发性口腔炎，其中脾胃虚弱型占 12.15%，可用益气健脾法治疗。⑥蒲辅周老中医用益气清脾法，取补中益气丸、封髓丹加减，服药 9 剂，治愈 1 例患病多年的口腔溃疡患者。⑦内耳眩晕症有人认为属中医“冒眩”，是由于痰饮水气停留于胸胁、胃脘部位，清阳不升所致，有人报道用泽泻汤加味治疗，效果显著。其痰火痰饮型，选用二陈汤、温胆汤、导痰汤或苓桂术甘汤等治疗；脾胃阳虚型则选用吴茱萸汤治疗。蒲辅周老中医用补中益气汤加味，治愈 1 例内耳眩晕症已 10 多年的患者。笔者常用温胆汤合磁朱丸治疗内耳性眩晕取效。

二、“脾”本质的探讨

“脾”本质的探讨，多数从有关疾病临床所表现的脾气虚、脾虚寒和脾气滞等方面进行分析。也有从健脾、理脾方药的动物实验着手。虽然这仅是一个开端，有些实验结果甚至还出现不一致，但初步可以看出，中医的“脾”是包括机体内多个器官、系统的综合功能单位。

（一）消化吸收功能

脾气虚多出现胃肠蠕动亢进，如可见 X 线钡餐造影见溃疡病、慢性腹泻；胃液和胃酸分泌增多，如可见溃疡病、慢性胃炎。实验室检查见唾液淀粉酶，如可见溃疡病、慢性气管炎、功能性低热；胃蛋白酶，如可见小儿营养不良；胰淀粉酶活性低，如可见慢性痢疾、慢性腹泻；人血白蛋白减少，如可见慢性肝炎。还出现小肠吸收功能低下，如可见木糖试验见慢性气管炎；粪便有大量未消化的食物和脂类物质，如可见慢性气管炎。有人通过动物实验发现四君子汤、补中益气汤对离体小肠呈抑制性影响，而后者又对松弛的肠管有促进蠕动的作用；也有报道，健脾补气的方药有使肠管紧张性增高，收缩幅度变小的作用。

脾气滞则表现胃肠蠕动减慢，胃液和胃酸分泌减少，如可见溃疡病。有人通过动物实验研究认为，理气破气药枳实有使胃肠节律性蠕动增强的作用；但也有报道称理气药能使肠管紧张性降低。

由此可见，中医的“脾”与胃、肠、肝、胰（外分泌）等消化器官有关。

（二）神经功能

脾虚寒多呈现中枢神经系统抑制过程较强，如脑电图检查见溃疡病；副交感神经功能偏亢，如可见溃疡病、慢性支气管炎，尤其是腹腔副交感神经功能偏亢。同时体表血管功能呈交感神经功能偏亢，如可见慢性支气管炎；也有认为是自主神经功能紊乱，如可见慢性痢疾。有人报道称黄芪建中汤对中枢神经有镇静作用，健脾方、温脾方等均有明显地降低副交感神经功能的兴奋性，并使交感神经功能略为增高的作用。

脾气滞多表现交感神经功能偏亢，或交感神经、副交感神经功能均偏亢，但也有人根据理气药的动物实验结果认为是迷走神经功能偏亢。

(三) 内分泌功能

脾气虚可出现肾上腺皮质功能低下。例如,脾虚痰湿型的慢性气管炎患者,血浆中皮质醇含量显著低于正常,脾虚的溃疡病、慢性气管炎患者,尿 17-羟皮质类固醇(17-hydroxycorticosteroid)的排泄量亦见偏低。从健脾方剂异功散的动物实验提示,本方有增强肾上腺皮质功能的作用。脾虚泄泻、痢疾的患者,尿 17-羟皮质类固醇的排泄量亦较正常人为低,但也有报道与正常人无显著差别。

(四) 造血功能

贫血、血小板减少、白细胞减少等患者,常表现脾虚证候。健脾补气的黄芪、党参、人参等,有促进骨髓血细胞 DNA 合成,加快有核细胞分裂,增加红细胞等作用。

(五) 能量代谢功能

脾虚可出现人血白蛋白减少,如可见小儿营养不良、妊娠中毒水肿;基础代谢降低,如可见慢性痢疾。健脾益气药能促进白蛋白合成,可提高血清中总蛋白和白蛋白。有报道称补中益气汤有提高小白鼠耗氧量(基础代谢)的作用。

(六) 水液代谢功能

水肿患者中脾气虚是常见的证型。有人观察到健脾行气利湿药有排钠和消肿作用,如白术、茯苓等药尤为明显。健脾利湿剂——实脾饮、五苓散,对人体和动物都有明显的利尿作用。

(七) 免疫功能

脾虚可出现白细胞偏低,如可见慢性痢疾、小儿慢性腹泻、小儿营养不良;经用健脾方药治疗后,可见白细胞恢复正常,白细胞吞噬能力增强和血浆中特殊抗体——凝集素增加;细胞免疫功能低下,如可见慢性支气管炎,表现为 T 淋巴细胞比值偏低,淋巴母细胞转化率亦低迟发性超敏反应低下;肠黏膜活检有淋巴细胞增多,少量浆细胞和嗜酸细胞,如可见慢性痢疾、慢性腹泻;也有报道称肠道内 IgA 减低,如可见慢性溃疡性结肠炎。

(八) 肌肉运动功能

益气健脾药能增加实验动物的体重,能延长实验动物游中溺水的时间,具有增强肌张力的作用。有报道称健脾升提药等有增加平滑肌的作用,对子宫及其周围组织有兴奋作用;而黄芪建中汤对胃肠平滑肌有解除痉挛的作用。

(九) 病理组织学方面

脾虚:在慢性气管炎病中支气管黏膜常呈增生、肥厚,尤以黏液腺的增生、肥厚显著;在慢性肝炎则表现肝组织呈肝细胞变性,或伴轻微炎症;在肝硬化、胰腺纤维化腹泻、消化性溃疡病等疾病中,常见该器官组织细胞的变性萎缩,代之以纤维化结缔组织。

脾胃学说湿热理论及其应用

脾胃湿热是“脾湿脏”与“胃燥腑”相济共营“烂谷”“运化”“升清”“降浊”的生理功能失调，所致的“脾湿和胃热交蒸”而具阴阳两性的病理变化，易滞气、伤络，可偏湿重、热重，寒化、热化。病居中焦，能上蒸扰窍、蒙神、熏肺；旁达肝胆、筋节、肌肤；下注膀胱、二阴、胞宫等。脾胃湿热起病缓慢，症状矛盾，反复难愈。它可出现于各个系统的许多疾病，并与消化系统疾病密切相关，其中难治性、恶性疾病也较常见。

一、脾胃湿热理论的源流

脾胃湿热理论源于《黄帝内经》，书中指出“脾”与“湿”的关系，并论有“湿热”的一些症状、病机、治法、药物。例如，《素问·至真要大论》曰：“诸湿肿满，皆属于脾”；《六元正纪大论》曰：“湿热相薄……，民病黄瘅而为浮肿”；《生气通天论》曰：“湿热不攘，大筋软短，小筋弛长，软短为拘，弛长为萎”；《刺疟论》曰：“湿热相搏，则怫热痞膈，小便不利而水肿也”，且述“湿热下行则肠鸣，上蒸则汗出也”；《素问·至真要大论》曰：“湿淫于内……，以苦燥之，以淡泄之……，湿上甚而热，治之苦温，佐以甘辛”；《素问·奇病论》在“脾瘅”中认为“治之以兰”等。而后，《难经》有“湿温”病名，《伤寒杂病论》有“脾色必黄，瘀热以行”“阳明病……，瘀热在里，身必发黄，茵陈蒿汤主之”等。

唐宋时期明确提出“脾胃湿热”一词，并简述了一些病因、病机、治法、方药。《银海精微》载的连翘“解脾胃湿热”。《外台秘要》认为黄疸是“热气郁蒸”；《太平惠民合剂局方》曰：“脾胃受湿，瘀热在里，或醉饱房劳，湿热相搏，致生疸病”；《伤寒总病论》曰：“患者尝伤于湿，因而中暍，湿热相搏，则发湿温……，不可发汗”；《类证活人书》主“湿温”“白虎苍术汤主之”；《仁斋直指方论》主“湿而生热”“湿瘀热则发黄”“治法纲领大要，疏导湿热于大小便之中”等。

金元时期分有外因、内因。病机则有“因热致湿”“湿热共致”“湿热伤气”诸说。治法立虚实并治、三焦分治。创天水散、清暑益气汤、二妙散、左金丸等名方。刘完素在《宣明方论》中说“湿病本不自生，因于火热怫郁，水液不能宣行，则停滞而生水湿。故湿者多自热生”。治主“辛苦寒药”，制天水散。张子和《儒门事亲》认为小儿“疳者，热乘脾之湿土也”；吐痢病“湿热相兼”等。李东垣《脾胃论》述“长夏湿热困脾”之病，认为“皆有饮食，劳倦，损其脾胃，乘天暑而病作也”，创虚实兼治的清暑益气汤。朱丹溪指出：“六气之中，湿热为患，十之八九”“东南地下多阴雨地湿，凡受必从外入……，西北地高，人多食生冷，湿面潼酪，或饮酒……，此皆自内也”；治法为“去上焦湿及热，须用黄芩……若中焦湿热……，宜黄连、用姜汁炒。去下焦湿肿……必酒洗防已、黄柏、知母、龙胆草”；方有二妙散、左金丸。

至明清时期，温病学派的兴起能促使本理论长足发展，日臻完善。病因方面，吴又可增“戾气”致湿热疫。叶天士述湿热邪气时认为，外邪与环境有关；内邪与饮食有关。关于外邪的传入，吴氏主“口鼻而入”；叶氏曰“下起”；薛生白认为“从表伤者十之一二，由口鼻入者十之八九”。病机方面，叶氏云“外邪入里，里湿为合”“湿蒸内蕴为热”“热自湿中来”。湿热的偏重与体质有关,“阳旺之驱,胃湿(应是热)恒多;在阴盛之体,脾湿亦不少”。薛生白认为“湿热乃阳明太阴同病也”;又因中气虚实而异,“中气实则病在阳明,中气虚则病在太阴”。吴鞠通指出,“湿温病……,势虽缓而实重,上焦最少……,中焦病最多”,且“脉无定体”。治疗方面,张景岳重清利,伤阴则忌;吴又可创清热化浊、疏透育阴之达原饮;叶天士主分解湿热,而祛湿为先,且重宣通气机,制方甘露消毒丹;薛生白则分“湿多热少……,湿热俱多……,湿热化燥……”而治,立有芳香宣透、辛开苦泄、苦温燥湿、清热利湿等法;吴鞠通亦分三焦论治,组方有新加香薷饮、三仁汤、黄芩滑石汤、薏苡竹叶汤、清络饮等。

二、脾胃湿热理论的临床研究

(一)脾胃湿热证辨别标准的研究

1993 年卫生部的《中药新药临床研究指导原则》中关于湿热蕴脾证,制订口渴不欲饮或纳呆,大便溏而不爽,面、肌肤色黄鲜明,舌红苔黄腻 4 项主症;身重肢倦或身热不扬,腹胀满,脉濡数或滑数 3 项次症。判断标准是舌象必备,加 1 项主症、2 项次症即可。福建省中医脾胃学说研究会于 1992 年拟了个标准,后经临床流行病学调查,于 1994 年做了修订,主症是舌苔黄腻,胃脘闷胀,食欲不振,大便溏 4 项并分级;小便淡黄,口苦黏,口渴喜温饮,身热不扬,舌淡红或红,脉滑或弦、细、缓 6 项次症;兼症 7 项。判断标准是舌苔必备,加 1 项主症、1 项次症或 1 项兼症方可,还有湿热偏胜的标准。1997 年国家标准《中医临床诊疗术语·证候部》列脘腹痞胀,呕恶纳呆,肢体困重,便溏不爽,或面目发黄,或身热不扬,汗出不解,渴不多饮,舌红苔黄腻,脉滑数为常见症。2002 年国家药品监督管理局的《中药新药临床研究指导原则》中湿热蕴脾证的主症:脘腹闷胀,口渴少饮,食少纳呆,大便溏而不爽,舌质红苔黄腻 5 项和次症:肢体困重,身热不扬或汗出不解,腹胀满,恶心欲呕,身目发黄鲜明,脉濡数 6 项。判断标准亦为舌象必备,加主症 2 项或 1 项、再加次症 2 项方可。此外,卫生部、国家药品监督管理局的《中药新药临床研究指导原则》对一些病,以及中华中医药学会脾胃病分会、中国中西医学会消化病委员会对胃肠病也制订有本证的标准。

以上可以看出,脾胃湿热证的辨别标准尚不统一,但对主症的舌象、食欲、大便和脘腹 4 项基本一致,这就为今后的统一奠定了基础,分析其原因:一是对中医脾胃的含义理解不同;二是对脾胃湿热的病机认识有异;三是临床调查不够。

(二)脾胃湿热临床意义和症候表现的调查

福建省中医脾胃学说研究会由杨老领衔,于 20 世纪 90 年代初,组织全省东西南北中 18 所中医医院,在临床调查了 400 例脾胃湿热证。

1. 临床意义

调查显示:本证涉及多系统多种疾病。

属中医 43 种病,分属 7 个系统(按例数为序),以脾胃病占首位(32.6%),后序是肺系(20.9%)、肾系(16.3%)、肝胆(14%)、津液(7%)、经络肢体(4.6%)、心系(4.6%)等疾病。

西医病 72 种,分属 11 个系统(按例数为序),其中主要是消化病(38.9%),后序是呼吸(13.9%)、泌尿(13.9%)、循环(11.1%)、神经(8.3%)、代谢(4.1%)、血液(2.8%)、结缔组织(2.8%)、内分泌(1.4%)、免疫(1.4%)、骨关节(1.4%)等疾病,显示本证的广泛性。

2. 症候表现

症候表现为症状29个,舌象9种,脉象8种(各按出现率为序)。

症状:胃脘闷痛(91.8%)、食欲不振(91%)、小便异常(淡黄、红、浊,78.8%)、大便异常(溏软、干,71.8%)、口苦黏(65.5%)、口渴(不喜饮、喜饮,49.8%)、头重如裹(34%)、右肋胀痛(27%)、咳嗽(23.8%)、嗜睡(23.3%)、胸闷(20.8%)、耳鸣(19%)、身重(18.3%)、咽痛和喉肿(17.8%)、吐水沫(15.3%)、泛酸(15%)、多痰(14.8%)、畏冷发热(14.5%)、关节重痛(14.5%)、小腹胀(12.5%)、黄疸(12.3%)、无汗(11.8%),<10%有带下黄白、目眵、肛门灼热、水肿、呕血、便血、湿疹、疱疹、口舌生疮等。

舌象:①舌苔:黄腻苔(100%);②舌质:淡红(57.5%)、偏红(37.3%)、偏淡(5.2%)、夹瘀(23.3%);③舌形:正常(64%)、偏胖(17.5%)、齿痕(11%)、偏瘦(7.5%)。

脉象:滑(40.8%)、弦(31.8%)、细数(12.5%)、缓(9.5%)、涩(2.2%)、结(1.7%)、代(1.5%)、促(0.3%)。

以上结果表明黄腻苔是脾胃湿热必见之象,而胃脘、食欲、大小便、口苦黏和舌淡红均占一半以上,脉象多样,印证吴鞠通的"湿热之证,脉无定体"之说。

(三)脾胃湿热证现代病理基础探索

福建脾胃湿热证的临床调查发现,其与炎症性疾病关系密切;柯晓等认为脾胃湿热证与活动性炎症密切相关,且炎症程度较重。之后,研究者们从系统、器官、细胞、分子、基因等各个水平进行了脾胃湿热证的现代病理学基础探索。杨老等从慢性胃炎着手进行本证与红细胞膜Na^{+}-K^{+}-ATPase活动、红细胞中ATP含量及胃黏膜细胞增殖和凋亡的相关研究,结果提示脾胃湿热患者细胞呈能量代谢亢进、胃黏膜细胞以增殖为主的病理状态。此外,研究者们从临床分别对本证与胃肠功能、胃肠微生态、免疫功能、神经内分泌功能等进行探讨,发现多数本证患者出现胃肠动力失调、Hp感染率高、肠道菌群失调、血微循环障碍、免疫功能紊乱、自主神经功能和胃肠激素分泌功能紊乱等病理变化。王颖芳等从基因水平,揭示慢性胃炎的本证与脾气虚证的基因表达存在差异;陈晴清等提出本证与人类白细胞抗原Ⅱ类等位基因相关,其中DQA130103基因可能是本证的易感性基因,而DQA13050可能是本证的保护性基因;劳绍贤等发现胃黏膜水通道蛋白3、4基因在慢性胃炎本证患者中呈高表达,该基因与水湿、津液有某种内在联系,认为应是本证湿浊内蕴的表现。黄腻苔是脾胃湿热的金指标,学者们通过对黄腻苔脱落细胞的形成,从细胞周期、凋亡及微生态的角度进行初步研究,结果提示舌苔脱落细胞代谢旺盛,存在微生态失调。通过这一系列的研究,初步揭示脾胃湿热证的现代科学内涵,说明本证是机体对病因应答呈亢进性、失调性和代偿性的综合病理反应。

(四)脾胃湿热证的治疗

从常用治疗脾胃湿热证古方茵陈蒿汤、甘露消毒丹、二妙丸、达原饮、白头翁的临床应用看,涉及内、外、妇、儿、皮肤、五官各科急、慢性诸多疾病,其中多数属炎症性病。

新近治疗慢性胃炎脾胃湿热证的方药:清浊安浊汤(广东,劳绍贤)、清化饮(福建,杨春波)、薏苡仁方(山东,郑昱等)、清热化湿方(河北,郭彦清等)、灭幽汤(湖南,王小娟等)等,基本以清热祛湿为主，辅用理气或疏肝、舒络或化瘀为法。经临床治疗观察，各方对病、证都获得较好疗效。

三、脾胃湿热理论的基础研究

（一）脾胃湿热证造模实验

对于脾胃湿热证的动物造模，目前仍在探索阶段，各学者都进行了有意义的实验研究。中医脾胃湿热证的形成多与饮食结构、气候环境相关，在气候潮湿、高温多雨地区容易发生；偏嗜肥甘和嗜食辛辣等饮食习惯，易导致脾胃损伤、湿热内生；而情志不遂，肝郁气滞，皆可使脾运失健、升降失调、湿热蕴生。

张六通等通过调节造模箱的温度、湿度，造成外湿、寒湿、湿热、寒冷、温热等与外湿有关的模型。吴仕九等通过对各种不同造模方法的比较，认为以饮食加气候环境、致病生物因子的综合因素实验方法，造成温病湿热证的大鼠模型较为理想。吕文亮在温病湿热模型的基础上，加苦寒药灌胃复制白兔脾胃湿热证模型，使湿热的病位主要确定在脾、胃，且用燥湿蕴脾汤进行复健。刘冬梅模拟了饥饱失常、过食肥甘及居住环境潮湿等病因，将大鼠分笼饲养于环境潮湿的房间内，单日饮食不予限量，双日禁食，复制出脾胃湿热证模型，在光镜下可见大鼠胃黏膜呈炎性改变。而慕澜等采用饮食加气候环境、致病生物因子的方法，制造具有便溏、黄腻或白腻舌苔，以及大肠有明显病理改变的大肠湿热模型。

（二）脾胃湿热治方的药效实验

古方的茵陈蒿汤有利胆、保肝、抗菌、解热、镇痛、抗炎、抗肿瘤、降血脂；甘露消毒丹能保肝、利胆、调整免疫、促进消化、抗病原微生物、解热；二妙丸具镇静、解痉、抑制胃肠蠕动、解热、抗溃疡、抗菌；白头翁汤可抗菌、抗阿米巴原虫、抗炎、镇静、镇痛、抑制肠管运动、抗腹泻、增强免疫功能，还有抗癌、杀精子、抑制巨噬细胞分泌细胞因子等药理活性等各种作用。新方清化饮有明显的抗胃黏膜 Hp 感染，减轻活动性浅表性胃炎病理变化的作用；能调整细胞免疫应答和增强免疫调节功能。清热化湿方对胃泌素、胃动素具有调节作用；对模型肝线粒体 K^{+}-Na^{+}-ATPase 活性具有恢复调节作用。健胃安中汤可以使胃液分泌增多恢复正常，且有良好消炎作用。清香散能有效调节血浆胃泌素浓度，刺激胃酸分泌，促进胃肠黏膜生长和胃肠胰蛋白质合成，显著提高血清胃泌素、*D*-木糖水平，促进胃肠消化吸收功能等。

四、展望

脾胃湿热属脾胃实证在临床多发、常见，且呈上升之势，不仅东南之地罹患者众，西北之域也渐增多。今后，当对其传统文献做进一步探讨，重点是病机、治疗和方剂的配伍，以及个案的治验，以提高理论认识；临床研究仍是重点，因中医理论还只能在人身上表现，且疗效有待提高，尤其是对病证结合的治疗；除消化系统各病外，应扩大其他系统与之相关疾病的探讨。需更多学科参与，进一步多指标、多层次揭示微观变化，统一辨证标准、观察疗效反馈、改善造模、优选方剂配伍、探讨疗效机制、努力开发新药；开展脾胃湿热证的人群调查，寻因求防，以提高防治水平，深化现代科学的认识，这将对中医“脾胃”会有全面和新的认识，必能极大推动脾胃学说的进步，给中医理论的现代化做贡献，更好地为人类健康服务。

脾胃湿热证的临床研究

——附400例资料分析

脾胃湿热是临床常见病证。为了探讨脾胃湿热(以下简称湿热证)的临床意义和现代含义,福建中医学院脾胃学说研究会于1992年组织了临床协作研究,现将结果初步报告如下。

一、研究方法

1. 观察对象

观察对象为在中医内科门诊和病房治疗的患者,按福建中医学院脾胃学说研究会制定的湿热证诊断标准和要求,对各种病症进行临床调查。

2. 调查方法

按福建中医学院脾胃学说研究会印制的湿热证临床调查卡,在规定时间内,由主治医师以上的中医师用四诊方法进行调查,并结合必要的理化检查,务必确诊中医和西医的病。某些协作单位分别做病因调查、专病分析和免疫学等检查。

3. 诊断标准

湿热证按福建中医学院脾胃学说研究会指定的辨证标准;中西医病的诊断及分类,分别依据《实用中医内科学》(方药中等主编)、《实用内科学》(戴自英等主编)。

湿热证辨证标准:主症①为必备;2个主症,或主、次、兼症各1个,或1个主症及2个兼症,均可诊断为湿热证。偏热重者:苔黄少腻,口苦而渴,小便短赤;偏湿重者:苔腻少黄,晨起口苦,小便清;余为湿热并重。具体如下。

(1) 主症:①舌苔黄腻(轻:舌根黄腻;中:全舌薄黄腻;重:黄腻满舌);②胃脘或胸脘闷痛(轻:痞闷;中:闷胀;重:胀痛);③食欲不振(轻:减1/3;中:减1/2;重:减2/3)。

(2) 次症:①口苦而黏;②舌质淡红,体胖齿印;③口渴不喜饮或喜热饮;④脉濡缓;⑤大便溏。

(3) 兼症

1) 肌肤症:①畏寒发热,少汗或无汗;②白痦或湿疹,或脓疱疹;③身肿,困重。

2) 筋骨症:关节肿痛或重着不移。

3) 扰窍症:①头重如裹;②耳鸣或目瞀;③咽喉肿痛;④口舌生疮。

4) 蒙神症:①嗜睡;②神志时清时昧。

5) 熏肺症:①胸闷;②咳嗽,痰黏或黄或白。

6) 蒸肝(胆)症:①右胁胀痛;②身目发黄。

7) 注下症:①小腹闷胀;②癃闭;③尿黄或赤;④淋浊;⑤带下黄白相兼,或白或黄;⑥下痢或泄泻。

二、临床资料

1. 一般资料

共调查400例，其中男262例，女138例；年龄<20岁27例，20～29岁70例，30～39岁94例，40～49岁75例，50～59岁55例，60～69岁59例，≥70岁20例，以青壮年占多数。

2. 症状表现

症状表现共有29种症状和14种异常舌、脉。除黄腻苔、胃脘闷胀或痛和食欲不振等主要症状外，大小便异常、口苦黏也占有较高比例；舌质、舌形正常者多；脉多弦、滑。这表示病位主要在脾、胃，但也波及上、下焦和清窍、肌肤及筋骨（表1-4-1～表1-4-3）。

表1-4-1 湿热症状表现

症状表现	胃脘闷痛	食欲不振	小便异常			大便异常			口苦黏	口渴		头重如裹	右胁胀痛	咳嗽	神志异常		胸闷	耳鸣	身重	咽喉	
			淡黄	红	浊	稀	溏软	干		喜饮	不喜饮				嗜睡	时昧				咽痛	喉肿
例数	367	364	229	46	40	42	151	94	262	97	102	136	108	95	88	5	83	76	7	59	12
占比	91.8%	91%	78.8%			71.8%			65.5%	49.8%		34%	27%	23.8%	23.3%		20.8%	19%	18.3%	17.8%	

症状表现	吐水、沫	泛酸	多痰		畏寒发热	关节重痛	小腹胀	黄疸	无汗	带下		目瞀	肛门灼热	水肿	血症		湿疹疱疹	口舌生疮
			黄	白						黄	白				呕血	便血		
例数	61	60	24	35	58	58	50	49	47	21	16	30	28	21	5	7	8	2
占比	15.3%	15%	14.8%		14.5%	14.5%	12.5%	12.3%	11.8%	9.3%		7.5%	7%	5.3%	3%		2%	0.5%

表1-4-2 湿热证舌象

舌象	舌苔	舌质				舌形			
	黄腻	淡红	偏红	偏淡	夹瘀	正常	偏胖	齿痕	偏瘦
例数	400	230	149	21	93	256	70	44	30
占比	100%	57.5%	37.3%	5.2%	23.3%	64%	17.5%	11%	7.5%

表1-4-3 湿热证脉象

脉象	滑	弦	细数	缓	涩	结	代	促
例数	163	127	50	37	9	7	6	1
占比	40.8%	31.8%	12.5%	9.5%	2.2%	1.7%	1.5%	0.3%

3. 湿热偏胜

400例中，湿重于热者150例（37.5%），热重于湿者107例（26.7%）；湿热并重者143例（35.8%）。在分析219例湿热偏胜与病症的关系时发现，慢性胃炎以湿热并重为多，慢性肝炎以热重于湿为多，消化性溃疡以湿重于热为多。经过统计学的显著性检验，统计学有显著性差异（$P<0.01$）。

4. 湿热致因

在重点调查 201 例慢性胃病中湿热证 86 例，其中嗜烟酒者 76 例，占 88.4%；非湿热证 115 例，其中嗜烟酒者 59 例，占 51.3%。两证经过统计学的显著性检验，具有显著差异($P<0.01$)，可见湿热证与嗜烟酒关系明显。

5. 湿热证与中医病

400 例中涉及中医病 43 种，其例数序：胃痛、胁痛、黄疸、痞满、水肿、眩晕、痹证、便血、咳嗽、泄泻、腹痛、淋证、喘证、腰痛、怔忡、消渴、头痛、胸痛、感冒、尿浊、臌胀、呕吐、吐血、不寐等以脾胃病占最多，其次分别为肺系和肝胆病。湿热证可出现于表病、里病(五脏六腑)、经络、诸窍、气血、津液等，但以脾胃为中心(表 1-4-4)。

表 1-4-4　湿热证与中医各系统病的关系

	中医各系统							合计
	脾胃	肺系	肾系	肝胆	津液	经络肢体	心系	
病种	14(32.6%)	9(20.9%)	7(16.3%)	6(14%)	3(7%)	2(4.6%)	2(4.6%)	43
总例数	232(45.6%)	51(10%)	40(7.8%)	110(21.6%)	34(6.7%)	30(5.9%)	3(2.5%)	510

6. 湿热证与西医病

400 例中涉及西医病 72 种，其例数序为慢性胃炎、十二指肠溃疡、急性肝炎、慢性肝炎、慢性胆囊炎、肝胆结石、慢性气管炎、慢性肾炎、慢性结肠炎、高血压、胃溃疡、上呼吸道感染、糖尿病、肾盂肾炎、冠心病、类风湿关节炎、慢性前列腺炎、急性阑尾炎、退行性关节炎、神经症、风湿性心脏病、头痛、急性肾炎、乳糜尿、肺结核、渗出性胸膜炎、风湿病、肝硬化、急性肠炎、急性胰腺炎、肠伤寒、尿毒症、肾结石、尿道感染等。湿热证以消化系统为首，其次分别为呼吸系统和泌尿系统病种占 43 种(59.7%)、407 种(80.8%)，见表 1-4-5。

表 1-4-5　湿热证与西医各系统病及炎变的关系

	消化	呼吸	泌尿	循环	神经	代谢	血液	结缔组织	内分泌	免疫	骨关节	合计
病种	28 (38.9%)	10 (13.9%)	10 (13.9%)	8 (11.1%)	6 (8.3%)	3 (4.1%)	2 (2.8%)	2 (2.8%)	1 (1.4%)	1 (1.4%)	1 (1.4%)	72
病种例数	329 (65.2%)	43 (8.6%)	51 (10.1%)	35 (7%)	15 (3%)	12 (2.4%)	3 (0.6%)	8 (1.6%)	1 (0.2%)	1 (0.2%)	6 (1.2%)	504
炎变病种	20 (46.5%)	9 (20.9%)	7 (16.3%)	2 (4.7%)	2 (4.7%)	—	—	2 (4.7%)	—	1 (2.2%)	—	43
炎变病种例数	303 (74.5%)	41 (10.1%)	42 (10.3%)	9 (2.2%)	3 (0.7%)	—	—	8 (2%)	—	1 (0.2%)	—	407

7. 湿热证与免疫学

观察了湿热证与 T 淋巴细胞亚群(OKT3、OKT4、OKT8 等)、淋巴细胞转化率、免疫球蛋白、补体、CIC 等的关系。结果：OKT3、OKT4、OKT8 和淋巴细胞转化率低于正常者，湿热证分别为 18/54、3/54、7/54 和 16/50；脾气虚证则为 24/39、22/39、24/39 和 20/32。以上表明湿热证上述指数大多数正常，少数低下。与脾气虚证比较，统计学有差异（$P<0.05$ 或 $P<0.01$）。

IgG 和 CIC，湿热证则分别为 12.9±5.1 g/L 和 7.3±5.3 OD；脾气虚证则 819±4.7 g/L 和 4.1±3 OD，统计学有差异（$P<0.05$ 或 $P<0.01$）。而 IgM、IgA 和血清补体 C4、B 因子，两证间统计学无显著差异。C3，脾气虚证（1±0.5）显著低于湿热证（1.3±0.5）。

8. 湿热证与幽门螺杆菌（Hp）感染

在观察慢性胃炎和消化性溃疡 101 例的 Hp 感染情况中，发现湿热证的阳性率为 59.3%（35/59），比脾气虚 19.05%（8/42）高，经 χ^2 检验，统计学有显著差异（$P<0.01$）。

9. 湿热证与末梢血象

末梢血象检查共计 263 例，白细胞总数和分类，以及红细胞等均未显有规律性变化。

三、讨论

（1）通过福建省的 18 个医院，经过临床的初步调查，400 例湿热证中涉及中医病 43 种，分属 7 个系统；西医病 72 种，分属 11 个系统，其中主要为脾胃病和消化系统病外，还出现于肺系和呼吸系统、肾系和泌尿系统，以及肝胆和心血管系统等疾病，可见湿热证在临床的广泛性。而病变中心在脾、胃，因脾为湿脏、胃为燥腑，所以湿热易在脾胃盘踞。

（2）中医传统理论认为，湿热为病，有内外两因：一是湿热邪气的传入；一是伤于饮食和脾胃生理功能的失调。福建地处东南沿海，属亚热带湿润季风气候，平均气温 15～22℃，年平均降水量 800～1 900 mm，容易滋生湿热邪气而中人。病因调查表明，嗜烟酒者与湿热证关系密切。现代研究表明，细菌和病毒都要在一定的温湿度中容易生长、繁殖和增强毒力，胃内的湿热环境也有利于细菌的生长。本资料表明湿热证与 Hp 感染关系密切：危北海也同样持这种观点。柯晓报道慢性萎缩性胃炎脾肾虚证 Hp 感染率低，与其胃黏膜细胞表面黏液层减少，改变了 Hp 最佳生态环境有关；张林认为 Hp 是六淫中的湿热之邪，湿热是胃病的启动因子；沈庆法提出慢性肾炎的湿热与各种感染密切相关；张俊富还认为乙肝病毒（HBV）感染是慢性肝炎产生湿热的原因，其复制活跃的程度与湿热的轻重有一定相关性。

（3）从临床调查的 400 例，涉及炎变病种的共计 43 个、病种例数 407 个，分别占西医病种的 59.7%、病种例数的 80.8%，提示湿热证与炎变的关系密切，尤与炎变以循环障碍、渗出为主的急性期和亚急性期更为密切。华培显观察 40 例慢性胃病理学，发现有湿热等实证者多有急性炎症。有趣的是，慢性胃炎、消化性溃疡、慢性活动肝炎的湿热偏胜不同，分别为湿热并重、湿偏重、热偏重各占多数，具有统计学意义，值得进一步探讨。

（4）已有不少报道表明：虚证常表现细胞免疫功能低下，实证多呈体液免疫功能亢进。本研究也基本反映了这种结果。湿热属实证范畴，细胞免疫功能大多数正常，少数出现细胞免疫功能低下及 T 细胞网紊乱现象，可能与湿热已潜伤脾胃有关，即邪胜已伤正。体液免疫则表现 IgA 显著升高、血清补体 B 因子增多，反映湿热证患者机体正动员各种生理防御功能，包括血液中的球蛋白及补体与邪抗争的现象。夏德馨也观察到慢性肝炎湿热证血清 IgA 显著升高。而脾气虚证也呈血清补体 B 因子增高，可能与“虚中有实候”有关。本资料表明，湿热证 CIC 显著升高，且与血清 IgG 升高呈正相关。

（5）福建中医学院脾胃学说研究会初订的《脾胃湿热证辩证标准》，通过临床实践是基本可行的。但从本资料看，大小便异常、口苦黏，应列入主症项内；偏红舌占有一定比例，脉象以弦、滑为多，为修订湿热证标准提供了依据。

脾胃湿热证辨别标准的规范

“证”辨别标准的规范，是提高中医学术水平的重要举措。本规范的制订主要由相关专家讨论，结合文献梳理得出，缺乏临床调查。为此，福建省中医药脾胃学说研究会对“脾胃湿热证”于1991年初拟了辨别标准，然后1994年组织全省东西南北中18所中医医疗单位，对本证的症候表现，做了临床调查，依其结果，修订规范了本证的辨别标准，然这还需反复实践才能完善。

（一）主症

（1）舌苔黄腻（轻：舌根黄腻或全舌薄黄腻；中：全舌黄腻；重：全舌厚黄腻）。
（2）胃脘闷胀（轻：食后闷胀；中：经常闷胀；重：胀痛）。
（3）食欲不振（轻：减1/3；中：减1/2；重：减2/3以上）。
（4）大便溏（轻：每日1次；中：每日2次；重：≥每日3次）。

（二）次症

（1）小便淡黄或黄。
（2）口苦黏。
（3）口渴喜温饮。
（4）身热不扬。
（5）舌淡红或红。
（6）脉滑，或弦、细、缓。

（三）兼症

（1）肌肤：水肿、身重，湿疹，脓疱疮。
（2）筋节：关节重着或肿痛。
（3）扰窍：头重如裹，耳鸣，目瞀，咽痛，喉肿，口舌溃疡。
（4）蒙神：但欲寐，或神志时清时昧。
（5）熏肺：胸闷，咳嗽，多痰白黏。
（6）蒸肝胆：右胁胀痛，黄疸。
（7）注下焦：小腹闷胀，大便黏着、不爽，带下黄白。

（四）湿热偏盛

（1）热偏胜：舌红、苔黄腻干，脉数；口干喜凉饮，小便黄，大便干。
（2）湿偏胜：舌淡红或淡、苔白腻披黄，脉缓；口苦而淡，小便清，大便稀或溏。

(五) 诊断标准

主症(1)必备,再加 1 个主症、1 个次症或 1 个兼症,即可判定。
湿热偏胜的判断:舌象必备,再加 2 个症状方可。

脾胃湿热证的临床研究

“脾胃湿热”是中医脾胃理论的重要内容，也是临床常见的实证。由于它具有阴阳二性之邪，呈隐匿、渐进、缠绵、反复的病理特征，又盘踞中焦，可熏上、下注、旁达、着络，临床则出现矛盾的互见症候，故为历代医家所重视。为了探讨脾胃湿热证的临床意义和现代含义，福建省第二人民医院脾胃病科组织了临床调查，并对主要病种做了重点研究，现报道如下。

(一) 标准与方法

1. 诊断标准

(1) 中西医病的诊断和分类：分别参照《实用中医内科学》(方药中等主编)、《实用内科学》(戴自英主编)。

(2) 慢性胃炎的诊断标准：参照《中药新药临床研究指导原则》(第一辑)。

(3) 脾胃湿热证和脾胃气虚证的辨证标准：参照《中药新药临床研究指导原则》(第一辑)。

2. 对象选择

(1) 临床调查在中医内科门诊和病房中进行。在规定时间内，按统一印刷的湿热证临床调查表，由2位主治中医师以上的医师共同进行调查和填表。

(2) 对临床调查中占首位的病——慢性胃炎，做了重点研究。选择经胃镜和病理活检确诊的慢性胃炎患者，排除兼有心、肝、肾等主要脏器的器质性病变和其他慢性炎症病，以及慢性胃炎湿热证、脾虚证兼夹明显者。并分正常对照组、湿热证组和脾虚证组。三组经方差齐性检验，具可比性。

3. 观察指标

(1) 末梢血象：按常规方法检测。

(2) 胃炎病理诊断：按常规方法检测。

(3) Hp检测：用快速尿素酶试验。

(4) 免疫功能测定：①T淋巴细胞亚群，采用OKT单克隆抗体直接荧光法。试剂分别由卫生部武汉生物制品研究所、上海试制二厂、上海生物制品研究所提供。②淋巴细胞转化率，用非特异性有丝分裂原(phytohemagglut-imin，PHA)诱导下形态学计数法。③血清免疫球蛋白(平板法)。药盒由上海生物制品研究所提供。④血清补体(C3、C4、B因子)含量测定，用单向琼脂免疫扩散法(平板法)。⑤CIC，采用聚乙二醇沿降比浊法。

(5) 红细胞中ATP等含量的测定：①红细胞膜Na^{+}-K^{+}-ATPase活性测定，按照试剂盒说明书略做改进。试剂盒由北京军事医学科学院医学研究所提供。②红细胞中ATP含量测定参考孔雀绿测磷法。③胰岛素刺激试验，参照VR. Agarwal的方法。胰岛素由武汉生化制药厂生产。

(6) 24 h尿17-羟皮质类固醇测定：采用L Kornel改良的Poter-Silber显色法。

4. 统计方法

计量资料用 t 检验，计数资料用 χ^2 检验。

(二) 资料和结果

1. 湿热证的临床调查

(1) 一般资料：符合湿热证标准的计 400 例，其中男 262 例，女 138 例，男女之比 1.9∶1；年龄<20 岁 27 例，20～29 岁 70 例，30～39 岁 94 例，40～49 岁 75 例，50～59 岁 55 例，60～69 岁 59 例，≥70 岁 20 例，以青壮年占多数。

(2) 症候表现：共有 29 种症状和 14 种异常舌脉。除黄腻苔、胃脘闷胀或痛和食欲不振等主要症候外，大小便异常、口苦黏也占有较高比例；舌质、舌形正常者多见；脉多弦、滑；表示病位主要在中焦脾胃，但也涉及上下焦、清窍、肌肤和筋骨。

(3) 病种分布

1) 中医病：400 例中涉及中医病 43 种，分属于 7 个脏腑和津液、经络肢体病，其中脾胃病占多数为 32.6%，其次分别为肺系病占 20.9%、肾系病占 16.3%、肝胆病占 14%、津液病占 7%、经络肢体病占 4.6%、心系病占 4.6%。

2) 西医病：400 例中涉及西医病 72 种，分属于 11 个系统，其中消化系统病占多数为 38.9%，呼吸系统占 13.9%，泌尿系统占有 13.9%，循环系统占 11.1%，神经系统占 8.3%，血液、内分泌等系统也占一定比例。炎变病种占 59.7%，病种例数占 81.2%。

(4) 烟酒嗜好：在重点调查 201 例慢性胃病中呈湿热证者 86 例，其中嗜烟酒者 76 例(88.4%)；非湿热证者 115 例，其中嗜烟酒者 59 例(51.3%)，两证比较，统计学有显著差异($P<0.01$)，可见湿热证与嗜酒关系密切。

(5) 末梢血象：263 例未有规律性变化。

2. 湿热证与慢性胃炎关系的研究

(1) 一般资料：经胃镜和病理活检确诊的慢性胃炎 399 例，其中属于慢性浅表性胃炎 206 例(51.6%)，慢性萎缩性胃炎 193 例(48.37%)；湿热证 209 例(53.38%)，脾虚证 190 例(47.62%)。

(2) 胃炎类型：209 湿热证中慢性浅表性胃炎居多为 142 例占 67.94%；190 脾虚证中慢性萎缩性胃炎居多为 126 例占 66.3%。两证经 χ^2 检验，具有显著差异($P<0.01$)。

(3) 胃炎活动：观察的 98 例慢性胃炎，其中 60 例湿热证中活动性炎症 50 例占 83.3%，38 例脾虚证中活动性炎症 8 例占 21.1%。两证经 χ^2 检验，具有显著差异($P<0.01$)。

(4) Hp 感染：观察的 199 例慢性胃炎，其中 HP 阳性占 53.27%、湿热证占 52.3%。119 例湿热证中 Hp 阳性 83 例占 69.75%，80 例脾虚证中 Hp 阳性 23 例占 28.75%。两证经 χ^2 检验，具有显著差异($P<0.01$)。

(5) 免疫功能：①T 淋巴细胞亚群，湿热证与 T 淋巴细胞亚群的关系经 t 检验发现，两组的 OKT3、OKT4、OKT4/OKT8 均比正常组低，而脾虚证组更低，与湿热证相比，统计学有显著差异($P<0.01$)。②淋巴细胞转化率，湿热证与淋巴细胞转化率的关系见表 1-4-6。经 t 检验，两组的淋巴细胞转化率均比正常组低，而脾虚证组更低，与湿热证相比，统计学有显著差异($P<0.01$)。③免疫球蛋白，湿热证与免疫球蛋白的关系见表 1-4-7。经 t 检验发现，湿热证组 IgG 非常显著高于正常组和脾虚证组；各组间 IgM、IgA 无显著差异。④补体，

湿热证与补体的关系见表 1-4-7。经 t 检验，湿热证组 C3 显著高于脾虚证组，与正常组比无显著差异；脾虚证组显著低于正常组；各组间 C4 比较有显著差异。⑤CIC，湿热证与 CIC 的关系经 t 检验，湿热证组 CIC 非常显著地高于正常组和脾虚证组。

表 1-4-6 湿热证与 T 淋巴细胞亚群、淋巴细胞转化率的关系($\bar{x}\pm s$)

组别	OKT3	OKT4	OKT8	OKT4/OKT8	淋巴细胞转化率
正常组	64.34±5.49 (n=60)	44.23±5.66 (n=60)	31.16±5.16 (n=60)	1.41±0.19 (n=60)	70±5 (n=32)
湿热证组	59.20±7.73* (n=55)	38.57±4.60* (n=55)	30.61±5.89 (n=55)	1.30±0.28*## (n=55)	62.2±7.6*## (n=50)
脾虚证组	55.69±6.84* (n=39)	30.62±5.05* (n=39)	31.23±5.86 (n=39)	1.02±0.30* (n=39)	56.2±7.8## (n=39)

注：* 与正常组相比，$P<0.05$；## 湿热证与脾虚证比较，$P<0.01$。

表 1-4-7 湿热证与免疫球蛋白、补体的关系(g/L，$\bar{x}\pm s$)

组别	例数	IgG	IgM	IgA	C3	C4	BF	CIC
正常组	40	10.7±1.9	1.7±0.4	1.3±0.4	1.2±0.1	0.6±0.1	0.2±0.1	4.3±20
湿热证组	55	12.9±5.1#	1.6±0.6	1.4±0.6	1.3±0.5##	0.6±0.2	0.3±0.1#	7.02±4.08#
脾虚证组	34	0.9±4.7*	1.8±0.6	1.5±0.6	1.0±0.5##	0.6±0.3	0.4±0.1*	3.94±1.78

注：* 与正常组比较，$P<0.05$；湿热证与脾虚证组比较，# $P<0.05$、## $P<0.01$。

(6) 红细胞中的 ATP

1) 红细胞膜 Na^+-K^+-ATPase 活性酶活力单位：1 mg 膜蛋白所含 Na^+-K^+-ATPase 在 37℃条件下，1 h 水解 ATP，产生 1 μmol 磷为 1 个单位[1 U=1 μmol/(mg·h)]。湿热证与红细胞膜 Na^+-K^+-ATPase 活性的关系见表 1-4-8。经 t 检验发现，胰岛素刺激后，增高的有正常组和湿热组，而湿热证组增高更多，统计学显著差异($P<0.01$)；脾虚证组有显著差异。各组间比，基础状态，湿热证组高于正常组和脾虚证组，均有显著差异($P<0.01$)，脾虚证组与正常组比无显著差异；胰岛素刺激后，湿热证组亦高于正常组和脾虚证组，均有显著差异($P<0.01$)，脾虚证组低于正常组，有显著差异($P<0.01$)。

2) 红细胞中 ATP 含量[ATP 含量单位：μmol/(mg·h)]：湿热证与红细胞中 ATP 含量的关系经 t 检验发现，胰岛素刺激后，增高的有正常组和湿热组，统计学均有显著差异($P<0.01$)，脾虚证组无显著差异；湿热证组与正常组比，统计学无差异，但均高于脾虚证组，统计学均有显著差异($P<0.01$)；脾虚证组低于正常组，统计学有显著差异($P<0.01$)。

表 1-4-8 湿热证与红细胞中 ATP 含量的关系($\bar{x}\pm s$)

组别	例数	Na^+-K^+-ATPase		ATP	
		基础	刺激后	基础	刺激后
正常组	30	1.19±0.40	1.61±0.49	0.18±0.06	0.23±0.08
湿热证组	32	1.50±0.47**##	1.99±0.51**##	0.19±0.06##	0.27±0.09##△△

（续表）

组别	例数	Na^+-K^+-ATPase		ATP	
		基础	刺激后	基础	刺激后
脾虚证组	70	1.11±0.69	1.11±0.69**	0.12±0.11**	0.13±0.11**

注：** 与正常组比较，$P<0.01$；## 湿热证组与脾虚证组比较，$P<0.01$；△△胰岛素刺激后湿热证组与脾虚证组比较，$P<0.01$。

(7) 24 h 尿 17-羟皮质类固醇含量：32 例湿热证组的含量为(7.46±2.27) mg，70 例脾虚证组的含量为(5.24±1.71) mg，30 例正常组的含量为(7.78±2.06) mg。湿热证与正常组比，统计学无差异；脾虚证均低于湿热证和正常组，统计学有显著差异($P<0.01$)。

(三) 讨论

1. 湿热证的临床意义

从福建省内 18 所医院内科的初步临床调查看，400 例湿热证中涉及中医病 43 种，分属 7 个系统；西医病 72 种，分属于 11 个系统；可见湿热证在临床的广泛性。中医传统理论认为“湿热”的中心病位在“脾胃”，因脾为湿脏、胃为燥腑，“湿热”易在脾胃滋生和盘踞，所以湿热证临床常同时见有脾胃症候。这次临床调查显示，脾胃湿热证标准的 4 个主症中，虽然有 2 个主症直接与脾胃消化系统病有关，但还有 2 个主症在脾胃非消化系统病中亦可出现，所以 400 例脾胃湿热证的 43 种中医病中脾胃系统病虽然占首位(32.6%)，但非脾胃系统病合起来占近 2/3；西医病 72 种中消化系统也居第一(占 38.9%)，然非消化系统病也占近 2/3。再一次表明，中医“脾胃”同消化系统关系密切外，与其他系统(尤其是呼吸、泌尿系统)也有重要和一定的关系。这种关系的揭示，必将对中医“脾胃”的实质有进一步的认识。

2. 湿热证与炎症的关系

在 400 例湿热证中，属炎症性病变的有 43 种；399 例慢性胃炎中，属湿热证的有 209 例(占 52.38%)，其中慢性浅表性胃炎占 67.94%，在这 67.94%中活动性占 83.3%，可以肯定地认为，湿热证与炎症关系十分密切，尤其是以循环障碍，渗出为主的炎症急性期和亚急性期，从中展示了清热祛湿法在抗炎中的重要作用。

3. 湿热邪气与 Hp 感染

中医传统理论认为湿热的形成，有外感湿热邪气和内伤饮食不节两种基本原因。清代章虚谷明确指出：“湿热之邪，始虽外受，终归脾胃”。本资料 119 例湿热证慢性胃炎中，Hp 阳性占 69.75%，与同病脾虚证相比，统计学有显著差异($P<0.01$)，这与国内学者的报道基本相近。“邪气”在中医病因学里包含着致病微生物，具有传染性。其中之一的“湿热邪气”的发病特点是隐匿性、渐进性和反复性，这与 Hp 感染的胃病临床表现也很近似。虽然传统中医学当时无法确定邪气中的细菌，但远在 500 年前，已有胃病可有外来“湿热邪气”传染所引起的认识。湿热证是慢性胃炎的中医病理类型之一，它除与外感“湿热邪气”密切相关外，饮食(包括嗜好)内伤也可引起，本调查表明，慢性胃炎湿热证与嗜烟酒关系密切。研究数据：慢性胃炎(199 例)Hp 阳性占 53.27%、慢性胃炎(199 例)湿热证占 52.3%，湿热证 Hp 阳性占 69.75%，表明湿热邪气-慢性胃炎-湿热证相互之间的关系。“湿热”既是病因之一，又是病理类型，它适宜 Hp 的生长、繁殖。舌苔黄腻、口苦黏，都是湿热证的主症，这可能与

Hp 在牙斑可以检出有关。从所报道的实验和临床研究结果看，对 Hp 抑制作用较强和临床清除、根除较好的中药是苦寒清热的大黄、黄连、黄芩，以及祛湿化浊的槟榔、厚朴等。湿热证的治法是清热祛湿，以上两组药常配伍使用。临床用清热祛湿法治疗脾胃湿热证胃炎，以及清除或根除 Hp 感染效果显著，除对 Hp 有直接抑杀作用外，改变胃内“湿热”环境，使 Hp 难于生长、繁殖。要根除胃病的 Hp 感染，口腔卫生也不可忽视。

4. 湿热证的免疫反应

中医文献里有“脾为之卫”“脾旺不受邪”和“内伤脾胃，百病由生”等记述，表明“脾胃”有抗病能力，具有免疫功能。现代研究表明脾气虚证细胞免疫功能呈低下状态，可为之佐证。湿热证是慢性胃炎患者机体对致病因素综合反应的一种病理表现，包括局部和周身，这种反应表现着邪气盛、脾胃功能活动亢进的邪正相争亢奋状态，属实证。主要表现为体液免疫的 IgG 增高，B 因子增多，反映着湿热证患者机体正启动各种生理防御功能，包括血液中的球蛋白和补体与邪抗争的现象。有研究报道慢性肝炎湿热证血清 IgG 显著增高；而脾虚证也呈血中 B 因子增高，似与“虚中有实候”有关。湿热证 CIC 显著升高，且与血清 IgG 增高呈相关。还有研究报道湿热型家兔模型血清中的 CIC 亦显著升高，可视为 CIC 是湿热在体内的病理产物，这种产物又导致炎症的发展。

5. 湿热证与红细胞膜 Na^+-K^+-ATPase、红细胞中 ATP 含量、24 h 尿 17-羟皮质类固醇含量的关系研究

据研究，细胞膜 Na^+-K^+-ATPase 的活性正常，是维持细胞物质能量、水液代谢及各项生理功能的一个重要因素。中国中医研究院基础理论所报道在脾气虚大白鼠模型，发现红细胞膜 Na^+-K^+-ATPase 活性明显低于正常对照组，进而影响了机体的能量代谢和水运化。为探索慢性胃炎脾胃湿热证与 Na^+-K^+-ATPase 活性的关系，笔者进行了红细胞膜与慢性胃炎黏膜两者 Na^+-K^+-ATPase 活性相关性预试验，结果红细胞膜和慢性胃炎黏膜的 Na^+-K^+-ATPase 活性在基础状态下呈正相关，且在胰岛素刺激后也呈正相关。用胰岛素做刺激试验应考虑到脾气虚证患者有不耐负荷反应，而脾胃实证（脾胃湿热证）患者是否有相反的反应。有报道称胰岛素对钠泵有刺激作用，结果 Na^+-K^+-ATPase 活性在生理剂量胰岛素作用下，比基础状态明显升高，这种酶活性增高的程度可以判断酶分子转换率提高的情况；红细胞中 ATP 含量的变化对酶的活性有重要影响，即细胞内 ATP 浓度升高，可使 Na^+-K^+-ATPase 的磷酸化速度加快，从而导致 Na^+-K^+-ATPase 活性的增高。Ginanist 等报道，糖皮质激素能直接激活 Na^+-K^+-ATPase 和亚基的遗传基因，增加细胞内 mRNA 的量，从而从细胞水平调节酶分子的数量，故同时检测以上各项指标。结果：湿热证组的红细胞膜 Na^+-K^+-ATPase 活性，在胰岛素刺激后，显著高于基础状态；在基础状态和胰岛素刺激后，显著高于正常组和脾虚证组（$P<0.05$ 或 $P<0.01$）。该组的红细胞中 ATP 含量，在胰岛素刺激后，显著高于基础状态（$P<0.01$）；在基础状态和胰岛素刺激后，与正常组比均无显著差异，与脾虚证组比显著增高（$P<0.01$）。24 h 尿 17-羟皮质类固醇含量，与正常组比均无显著差异，然与脾虚证组比非常显著增高（$P<0.01$）。以上表明湿热证存在着组织细胞物质能量代谢的亢进状态，也包含着间接反映胃黏膜因炎症而出现的物质能量代谢水平的增高，而酶分子转换率无明显增高和数量无明显增加。笔者对慢性胃炎的类型与 Na^+-K^+-ATPase 活性的关系做了分析，湿热证中慢性浅表性胃炎占 65.62%，而慢性浅表性胃炎组中，仅基础状态红细胞膜 Na^+-K^+-ATPase 活性比正常组显著增高，与湿热证的基础和刺激后红细胞膜

Na^+-K^+-ATPase 活性均显著增高($P<0.01$)不尽相同，这可能因湿热证这种病理变化，除胃黏膜的炎性病变外，还包含着全身反应。可见中医的证与西医的病，有层次、范围的不同。湿热证的治疗宜采用清热祛湿法，其中的苦寒药如大黄能泄降，现代药理研究它对钠泵有抑制作用；但不宜补，有人发现人参等能使 ATP 活性增高。从中可以看出，中医证、理、法相应的意义。

脾胃湿热理论的应用与研究

脾胃湿热是中医脾胃理论的重要内容，是临床常见的脾胃实证。朱丹溪说“六气之中，湿热为病，十居八九”。根据初步调查，它涉及中医脏腑、津液、经络等7个系统的43种疾病，分属于西医的消化、呼吸、泌尿等11个系统的72种急慢性疾病。所以对脾胃湿热理论的研究，将更全面地理解中医脾胃的含义及其实质，更好地指导临床治疗。

一、脾胃湿热的症候调查与辨证标准

根据对各系统病400例调查，脾胃湿热的临床表现的结果：症状29种，舌、脉14种。

症状例序是：胃脘闷胀（91.8%）、食欲不振（91%）、小便异常（78.8%）、大便异常（71.8%）、口苦黏（65.5%）、口渴（49.8%）、头重如裹（34%）、右胁胀痛（27%）、咳嗽（23.8%）、嗜睡（23.3%）、胸闷（28.8%）、耳鸣（19%）、身重（18.3%）、咽喉痛（17.8%）、吐水（15.3%）、泛酸（15%）、多痰（14.8%）、寒热（14.5%）、关节重痛（14.5%）、小腹胀（12.5%）、黄疸（12.3%）、无汗（11.8%）、带下（10%）、目眢（10%）、肛灼（10%）、水肿（10%）、便吐血（10%）、湿疹（10%）、口舌溃疡（10%）。

舌象例序是：苔黄腻（100%），质淡红（57.5%）、偏红（37.3%）、偏淡（5.2%）、夹瘀（23.3%），形正常（64%），偏胖（17.5%）、齿痕（11%），偏瘦（7.5%）。

脉象例序是：滑（40.8%）、弦（31.8%）、细数（12.5%）、缓（9.5%）。还有涩、结、代、促。

因此，笔者修订了脾胃湿热证辨证标准，提出主症：①舌苔黄腻（轻：舌根黄腻或全舌薄黄腻；中：全舌黄腻；重：全舌厚黄腻）；②胃脘闷胀（轻：食后闷胀；中：经常闷胀；重：胀痛）；③食欲不振（轻：减1/3；中：减1/2；重：减2/3以上）；④大便溏（轻：每日1次；中：每日2次；重：每日3次）。次症：①小便淡黄或黄；②口苦黏；③口渴喜温饮；④身热不扬；⑤舌淡红或红；⑥脉滑或弦、细、缓。兼症：①肌肤见水肿，身重，湿疹，脓疱疮；②筋骨见关节重着或肿痛；③扰窍见头重如裹，耳鸣，目眢，咽痛，喉肿，口舌溃疡；④蒙神见但欲寐，神志时清时昧；⑤熏肺见胸闷，咳嗽，多痰；⑥蒸肝胆见右胁胀痛，黄疸；⑦注下焦见小腹闷胀，带下黄白，肛门灼热。舌红苔黄腻干，脉数，口干苦喜饮，小便黄，大便干为热偏胜；舌淡红或淡，苔白腻披黄，脉缓，口苦而淡，小便清，大便软或溏为湿偏胜。

脾胃湿热证判断标准为主证①为必备，再加1个主症、1个次症或1个兼症即可。湿热偏胜的判断标准为舌象必备，再加2个症状方是。

二、脾胃湿热理论的临床应用

脾胃湿热的形成基本由外感湿热邪气和内伤饮食不节等引起，但与个体素质也有一定关系。由于湿热之邪盘踞中焦脾胃，且相互交蒸，所以可蒸上、旁达、流注其他脏腑，或经络、筋节、肌肤、诸窍等。因其邪含阴阳两性，故一般起病较慢，传变较缓，病势缠绵，症状矛盾，可寒热化，不易速愈，呈隐匿性、渐进性和反复性的特点。治疗大法以清热祛湿为主。代表方有三仁汤、甘露消毒汤、王氏连朴饮、黄芩滑石汤、薏苡竹叶散、达原饮、白虎加苍术汤等。

脾胃湿热在临床涉及面广，除常见于消化系统病外，其他系统病也不鲜见，如呼吸系统、泌尿系统感染，神经症，心肌梗死，白塞病，高脂血症，风湿病，糖尿病，痛风，肿瘤，带下，皮肤病，眼结膜炎，鼻窦炎，中耳炎等。现举5例治验，以供临床之用。

1. 热蕴湿伏引起的高热验案

患者，女，46岁。发热畏寒1周，服中西药未解。体温39.6℃，微汗稍畏冷，口干苦，喜少饮，脘闷呕恶，头重身痛，小便淡黄，大便干结。舌尖红，苔黄腻浊满舌，脉弦数。白细胞 $6.8\times10^{9}/L$，中性粒细胞68%，淋巴细胞28%，嗜酸粒细胞4%。证属热蕴湿伏，治当泄热化浊。方选达原饮加减：青蒿、大黄、知母、黄芩、半夏、厚朴各10 g，槟榔、草果、白芍各6 g，甘草3 g。服2剂，大便得通，汗出热降（体温38.4℃），呕恶见平*，口尚苦，苔转黄干，脉尚弦数。热减湿化，改用蒿芩清胆汤加减，2剂后热除而愈。

2. 湿热内聚引起的房颤验案

患者，男，72岁。患冠心病10多年，因发现右颈部多个淋巴结肿大，住某医院确诊为恶性淋巴肉瘤Ⅳ期A组，在实施化疗方案第10个疗程中出现心悸、气促。心电图示心房颤动、完全性右束支传导阻滞。经用西药单硝酸异山梨酯，中药补心丹加苦参片治疗10天无效。症见心悸、胸闷、气短、口苦干、喜少饮、夜寐时差、多梦、不知饥、纳呆、痰白黏、小便淡黄（每晚3次）、大便干；舌暗红、苔黄腻厚浊，脉细弦数涩。辨为湿热内聚，痰瘀阻络。治用辛开苦降，清热化浊，消痰通络法。方选瓜蒌汤合温胆汤、达原饮化裁：瓜蒌、生扁豆、苦参片、干竹茹、焦山楂、神曲各15 g，半夏、厚朴、石菖蒲各10 g，槟榔、草果各4.5 g，生薏苡仁、白茯苓各30 g。服2剂，苔净、悸平、痰除、便软、知饥欲食、脉细弦不数，心电图示尚有缺血改变。改用健脾益肾、祛痰化瘀剂续服，继行化疗，2个月未见房颤再发。

3. 湿热内蒸引起的自汗验案

患者，男，62岁。因着凉后，少咳痰白，畏冷多汗。外诊服过桂枝汤、黄芪五物汤、玉屏风散等固表调和剂，则冷甚、汗更多。来诊时症呈畏冷，汗出如洗，咽痒则咳痰白，口少干，不喜饮，知饥纳少，小便淡黄，大便偏软；舌暗红苔黄腻，脉细弦。此乃湿热内蕴，蒸迫汗出，治宜清化湿热。药用茵陈、连翘、厚朴、佩兰各10 g，生扁豆15 g，白豆蔻4.5 g，黄连3 g，生薏苡仁30 g，射干6 g。服药2剂，汗少转黏，畏冷作罢，苔转薄黄腻，但咳频痰黏。守方加杏仁、浙贝母各6 g，继服3剂。汗止，纳香，咳平，苔净而愈。

4. 湿阻化热引起的胃溃疡验案

患者，男，34岁。嗜酒，胃脘部饥痛反复发作已3年。胃镜诊断为胃窦部小弯溃疡0.8 cm×0.6 cm，活动A期。经呋喃唑酮、山莨菪碱等治疗1个月未愈。住某中医医院用黄芪建中汤加乌贝散治疗，胃脘痛明显减轻，但口苦、泛酸未减，4周后复查胃镜，溃疡仍未愈合。来诊症见胃脘闷痛，嗳气，口苦黏，心烦寐差，饥不欲食、泛酸、时吐清水，小便淡黄，大便稍溏；舌淡红，苔白腻浊根黄，脉弦细。证属中焦湿阻，气滞化热。治当化浊、理气、清热。方用达原饮加减：茵陈、苍术、半夏、菖蒲、厚朴各10 g，黄柏、槟榔、炒白芍各6 g，草果4.5 g。共服3剂，苔转薄白腻根黄，泛酸、吐水已止。照方去槟榔、苍术、草果、半夏，加白蔻4.5 g，

---

* 即呕恶平复。

生扁豆 15 g,赤芍、僵蚕各 10 g。续服 4 周后复查胃镜,溃疡已愈合。

5. 湿热血瘀引起的糖尿病验案

患者,女,64 岁。发现糖尿病 2 年,经服格列齐特、消渴丸、降糖舒等药治疗 1 年,尿糖(++~+++)。来诊时,口苦黏,喜温饮,善饥纳差,夜寐欠安,四肢乏力,小便欠清,大便成形;舌暗红,苔黄腻,脉细涩。空腹查血糖 12.95 mmol/L,尿糖(+++)。此为湿热中阻,气滞血瘀,无以化津。治宜清化、舒络、散瘀。方选二妙丸合萆薢分清饮加减:萆薢 30 g,苍术、菖蒲、佩兰叶、丝瓜络、玫瑰花、生蒲黄、卷柏各 10 g,黄连 3 g,合欢皮、茯苓各 15 g。每天 1 剂,控制饮食,连服 1 周。复查尿糖(++),小便少清,泡沫见少,夜寐转安,舌、脉如前。守方去茯苓、合欢皮,加茵陈 10 g,荔核 15 g。再服 1 周,尿糖(+),小便转清,口不苦黏,苔转薄黄腻。照方续服 2 周,复查血糖 5.18 mmol/L,尿糖(-)。嘱照方续服 10 天。

三、脾胃湿热证的研究

400 例脾胃湿热证的分析表明,慢性胃炎居首位,因而对它做了重点研究。观察慢性胃炎脾胃湿热证与脾胃气虚证有关指标的变化,并与正常组对照,经统计学处理有显著性意义的结果如下。

1. 脾胃湿热证组

慢性浅表性胃炎、活动性胃炎占多数(分别为 67.94%、83.3%);Hp 感染率高(69.75%);胃酸分泌增高(46.67%);迷走神经兴奋性增高为主;免疫功能表现为 T 淋巴细胞亚群(OKT3 为 67%、OKT4 为 95%、OKT4/OKT8 为 87%)多数正常,淋巴细胞转化率也多数正常(占 68%),免疫球蛋白 IgG 显著增高[(12.9±5.1) g/L,正常组(10.7±1.9) g/L],补体 C3[(1.3±0.5) g/L]高于脾胃气虚证组[(1±0.5) g/L],BF[(0.3±0.1) g/L]高于正常组[(0.2±0.1) g/L],CIC 显著增高[(7.3±5.3) OD*,正常组为(4.1±1.4) OD];红细胞膜 Na^+-K^+-ATPase 活性,基础和胰岛素刺激后,均显著增高[脾胃湿热证组基础为(1.5±0.47) OD,刺激后(1.991±0.51) OD;正常组基础为(1.19±0.4) OD,刺激后(1.61±0.49) OD];红细胞中 ATP 含量,基础和胰岛素刺激后,均高于脾胃气虚证组[脾胃湿热证组基础为(0.19±0.06) OD,刺激后(0.27±0.09) OD;脾胃气虚证基础为(0.12±0.11) OD,刺激后(0.13±0.11) OD];24 h 尿 17-羟皮质类固醇含量[(7.46±2.77) mg]正常[正常组(7.78±2.06) mg]。

2. 脾胃气虚证组

慢性萎缩性胃炎、非活动性胃炎占多数(分别为 66.32%、78.9%);Hp 感染率(28.75%)低;胃酸分泌低酸(33.34%)较多;免疫功能表现为 T 淋巴细胞亚群(OKT3 为 61.5%、OKT4 为 56.4%、OKT4/OKT8 为 61.5%)大多数低下,淋巴细胞转化率(62.5%)多数低下,免疫球蛋白 IgG[(8.9±4.7) g/L]低下,补体 C3[(1±0.5) g/L]亦低正常组[(1.2±0.1) g/L],BF[(0.4±0.1) g/L]显著增高,CIC[(4.1±3) OD]正常;红细胞膜 Na^+-K^+-ATPase 活性,基础[(1.11±0.69) OD]正常,胰岛素刺激后[(1.11±0.69) OD]较正常组低;红细胞中 ATP 含量,基础[(0.12±0.11) OD]和胰岛素刺激后[(0.13±0.11)

---

* OD 表示某一物质在某一个特定波下的吸光度。

OD]均低，正常组基础为(0.18±0.06) OD；24 h 尿 17-羟皮质类固醇含量[(5.24±1.71) mg]低下。

四、体会

(1) 证在一定的情况下是机体对各种病因的综合反应。脾胃湿热证既有感染、炎症(活动期)为基础，又有神经、内分泌、免疫、代谢等反应。

(2) 中医脾胃的含义包括一定的组织、器官、系统；特有的病理现象；疾病发展过程的中间型。

(3) 脾胃湿热证与脾胃气虚证是机体不同的病理反应，前者呈亢进状态，后者呈减弱表现，有着不同的病理基础。

(4) 清热祛湿方、药的作用是多效应的，所以对它的药理研究应多方位、多层次地进行。

(5) 脾胃理论的研究应从临床入手，病证结合，虚实对比，多指标探索。若有治疗结果的反馈、验证，则能更好地说明问题。

脾胃湿热证研究的初步揭示

脾胃湿热(简称湿热)是中医脾胃理论的重要内容,也是临床常见的脾胃实证,为了进一步了解该证临床的表现及意义,完善辨别标准,探讨它的现代病理学状态。笔者进行了临床研究,包括症候、与各系统疾病关系的调查;重点病的多指标实验等[设脾胃气虚证(简称脾虚证)和正常人做对照]。现将初步揭示的情况介绍如下。

1. 脾胃湿热证是一种病理现象,具有广泛的临床基础,与炎症性疾病关系密切,尤与活动性炎症相关性明显

在福建省东西南北中18所中医医院内临床调查400例发现,湿热证涉及的中医病有胃痛、胁痛、黄疸、痞满、水肿、眩晕、痹证、便血、咳嗽、泄泻等43种,分属于脾胃、肺、肾、肝胆、津液、经络肢体、心等7个系统;西医病有慢性胃炎、十二指肠溃疡、急慢性肝炎、慢性胆囊炎、肝胆结石、慢性气管炎、慢性肾炎、慢性结肠炎、高血压、胃溃疡等72种,属消化、呼吸、泌尿、循环、神经、代谢、血液、结缔组织、内分泌、免疫、骨关节等11个系统。观察399例慢性胃炎中属湿热证的慢性浅表性胃炎占67.94%;另98例慢性胃炎的湿热证中,活动性炎症占83.33%;58例慢性浅表性胃炎中,湿热证属重度炎症的占53.12%。65例结肠慢性炎症性疾病中,湿热证亦示炎症较广泛且重(表1-4-9、表1-4-10)。

表1-4-9 湿热证、脾虚证与慢性胃炎炎症状况(1)/例

组别	例数	类型		例数	状态		例数	病理报告炎症程度		
		慢性浅表性胃炎	慢性萎缩性胃炎		活动性	非活动性		轻	中	重
湿热证组	209	142 (67.94%)	67 (32.06%)	60	50 (83.33%)	10 (16.67%)	32	6 (18.75%)	9 (28.13%)	17 (53.12%)
脾虚证组	190	64 (33.68%)	126 (66.32%)	38	8 (21.05%)	30 (78.95%)	26	16 (57.69%)	7 (21.86%)	4 (15.38%)

注:湿热证组与脾虚证组比较,P均<0.01。

表1-4-10 湿热证、脾虚证与慢性胃炎炎症状况(2)/例

组别	例数	充血	黏液多	水肿	血管不清	粗糙	糜烂	出血点
湿热证组	34	34 (100%)	22 (64.71%)	30 (88.24%)	34 (100%)	21 (61.76%)	23 (67.65%)	19 (55.86%)
脾虚证组	31	10 (32.26%)	31 (100%)	25 (80.65%)	31 (100%)	15 (48.39%)	12 (38.71%)	4 (12.9%)

注:湿热证组与脾虚证组比较,充血、黏液多、出血点$P<0.01$;糜烂$P<0.05$;其余均无统计学意义。

2. 脾胃湿热证是Hp赖以生存的体内环境,且该证的Hp产毒素占优势

在199例慢性胃炎中,湿热证组的Hp感染率占75%;另58例慢性浅表性胃炎中,湿热证

组的血清 Hp 细胞毒素(CagA)、空泡毒素(VacA)抗体的阳性率分别占 87.5%、71.86%,且Ⅰ型菌占多数。Hp 的Ⅰ型菌是 CagA、VacA 均阳性;Ⅱ型菌则两抗体均阴性(表 1-4-11)。

表 1-4-11 湿热证、脾虚证与 Hp 感染、血清抗体及 CagA、VacA 表达分型/例

组别	Hp 感染	血清抗体		CagA、VacA 表达分型		
	阴性	CagA	VacA	Ⅰ型	Ⅱ型	Ⅲ型
湿热证组	83(69.75%)	28(87.50%)	23(71.86%)	23(65.63%)	4(11.5%)	5(15.63%)
脾虚证组	23(28.75%)	15(57.69%)	13(50%)	7(26.92%)	11(47.86%)	8(30.77%)

注:湿热证组与脾虚证组比较,除 CagA、VacA 表达分型为Ⅲ型外,其余 P 均<0.01。

3. 脾胃湿热证是胃肠慢性炎症性病变潜在癌变的信号

在 58 例慢性浅表性胃炎中,湿热证组的胃窦黏膜细胞增殖明显,凋亡细胞比正常人组多,与脾虚证组相近,增殖指数与凋亡指数呈正相关,而两者比值低;65 例慢性炎症性肠病中湿热证组的抑制因子(p16)表达低,而生长因子(TGF-α)的表达高,两者也呈正相关(表 1-4-12、表 1-4-13)。

表 1-4-12 证与慢性浅表性胃炎窦黏膜细胞增殖指数、凋亡指数及比值($\bar{x}\pm s$)

组别	例数	增殖指数(LI)	凋亡指数(AI)	AI/LI
湿热证组	32	26.28±3.85**	12.57±2.36**	0.47±0.12**
脾虚证组	26	18.36±4.31** ##	13.98±3.67##	0.71±0.25**
正常人组	12	3.84±2.13	2.57±1.29	0.83±0.32

注:** 湿热证组与脾虚证组或正常人相比,P<0.01;## 脾虚组与正常人相比,P<0.01。

表 1-4-13 证与结肠慢性炎症病肠黏膜细胞的抑制因子、生长因子表达/例

组别	例数	P16(+)	TGF-α(+)
湿热证组	34	6(17.65%)*	18(52.94%)#
脾虚证组	31	13(41.94%)*	8(25.81%)#
正常人组	11	7(63.64%)	1(9.09%)

注:* 湿热证组与正常人组比较,P<0.05;# 脾虚证与正常人组比较,P<0.05。

4. 脾胃湿热证是机体对病因应答呈亢进性、失调性组织和功能的综合病理反应

(1) 在局部,胃肠黏膜炎症明显、活动性多、程度重、Hp 感染率高、胃窦黏膜细胞增殖指数明显、与凋亡指数呈正相关,而两者比值低,结肠黏膜细胞抑制因子表达少,生长因子表达多,胃黏膜 T 淋巴细胞亚群增强 60 例,分别为 CD3(379.93±117.99)个/mm²、CD4(180.28±58.48)个/mm²、CD8(195.16±68.86)个/mm²、CD4/CD8(0.97±0.31)个/mm²;脾虚证组 38 例,分别为(398.27±134.26)个/mm²、(179.93±58.48)个/mm²、(224.57±70.59)个/mm²、(0.82±0.22)个/mm²;正常人 30 例,分别为(270.59±89.27)个/mm²、(135.99±60.21)个/mm²、(147.06±44.29)个/mm²、(0.92±0.27)个/mm²。湿热证组与正常人相比,除 CD4/CD8 的 P>0.05 外,余 3 项无显著性差别(P 均<0.01);与脾虚证组比,CD8 较低(P<0.05)、CD4/CD8 较高(P<0.01),余 2 项无显著性差异(P>

0.05)；体液免疫各项指标均较强[60 例，IgG(1 526.99±419.72)个/mm^2、IgA(2 517.99±646.71)个/mm^2、IgM(872.66±372.32)个/mm^2；脾虚证组 38 例，IgG(1 261.94±405.19)个/mm^2、IgA(1 956.75±43.29)个/mm^2、IgM(690.31±274.05)个/mm^2；正常人组 30 例，分别为 IgG(943.60±342.21)个/mm^2、IgA(1 501.73±363.67)个/mm^2、IgM(560.55±241.87)个/mm^2。湿热证组与脾虚证组、正常人组相比，P 均<0.01]；树突状细胞(dendritic cell，DC)明显增多 50 例，(148.10±69.35)个/mm^2；脾虚证 38 例(122.15±70.93)个/mm^2；正常人组 30 例(75.13±55.71)个/mm^2。与正常人组相比，P<0.05；胃酸分泌明显增高 30 例，占 46.67%；脾虚证组 28 例，低酸占 33.34%。

(2) 在周身，迷走神经兴奋性增高为主；24 h 尿-17 羟皮质类固醇(17-OHCS)含量正常 32 例，(7.46±2.77)mg；脾虚证组 70 例，(5.24±1.71)mg；正常人组 30 例，(7.78±2.06)mg。与脾虚证相比，P<0.01；与正常人组相比，P>0.05。外周血的 T 淋巴细胞亚群基本正常 60 例，分别为 CD3(63.20±8.77)%、CD4(39.28±7.55)%、CD8(23.73±4.99)%、CD4/CD8(1.72±0.45)%；脾虚证组 38 例，分别为 CD3(65.55±7.55)%、CD4(37.21±7.71)%、CD8(27.92±7.96)%、CD4/CD8(1.45±0.5)%；正常人组 30 例，分别为 CD3(62.6±6.96)%、CD4(39.07±4.73)%、CD8(25.13±5.84)%、CD4/CD8(1.62±0.36)%。与正常人组比，各项 P>0.05；与脾虚证组比，CD4/CD8 较高，而 CD8 较低，P<0.01。淋巴细胞转化率 68%正常(50 例，脾虚证组 32 例，62.5%低于正常)；体液免疫中仅 IgG 增高[60 例，(12.83±3.97)g/L；与正常人组 30 例的(10.39±2.23)g/L 比较，P<0.05；与脾虚证组 38 例的(65.55±7.55)比较，P>0.05；CIC 明显增高[60 例，(7.02±4.08)OD]；与脾虚组 38 例的(3.94±1.78)OD 和正常人组 30 例的(4.3±2)OD 比较，P 均<0.01；补体 C3 增高[54 例，(1.3±0.5)g/L]；与脾虚证组 34 例的(1±0.5)g/L 比较，P<0.01；与正常人 40 例(1.2±0.1)g/L 比较，P>0.05；BF 亦增高[54 例，(0.3±0.1)g/L]；与正常人组 72 例的(0.2±0.1)g/L 比较，P<0.01；与脾虚证组 34 例的(0.4±0.1)g/L 比则低，P<0.01。红细胞膜 Na^+-K^+-ATPase 活性，基础和胰岛素刺激后均增高 32 例，基础(1.5±0.47)OD、刺激后(1.99±0.51)OD；脾虚证组 70 例，基础(1.11±0.69)OD、刺激后(1.11±0.69)OD；正常人组(30 例)基础(1.19±0.4)OD、刺激后(1.61±0.49)OD。与脾虚证组和正常人相比，基础和刺激后，P 均<0.01；红细胞 ATP 含量，基础和胰岛素刺激后亦均增高 32 例，基础(0.19±0.06)OD、胰岛素刺激后(0.27±0.09)OD；脾虚证组 70 例，基础(0.12±0.11)OD、胰岛素刺激后(0.13±0.11)OD；正常人组 30 例，基础(0.18±0.06)OD、胰岛素刺激后(0.23±0.08)OD。与脾虚证组比，基础与胰岛素刺激后，P 均<0.01；与正常人组比，基础与胰岛素刺激后，P 均>0.05。

5. 脾胃湿热的主要证候有 5 种，黄腻苔是判断的主要依据

临床调查 400 例中有 29 种症状，14 种舌、脉。

症状例序：胃脘胀痛(91.75%)、食欲不振(90%)、小便淡黄或黄浊(78.75%)、大便稀溏或干(71.75%)、口苦黏(65.5%)、口渴(49.75%)、头重如裹(34%)、右胁胀痛(27%)、咳嗽(23.75%)、嗜睡(23.25%)、胸闷(20.75%)、耳鸣(19%)、身重(18.25%)、咽喉痛(17.75%)、吐水或沫(15.25%)、泛酸(15%)、多痰(14.75%)，寒热(14.5%)、关节重痛(14.5%)、小腹胀(12.5%)、黄疸(12.25%)、无汗(11.75%)、带下黄或白(9.15%)、目昏(7.5%)、肛门灼热(7%)、水肿(5.25%)、便吐血(3%)、湿疹(2%)、口舌生疮(0.5%)。

舌象例序：苔黄腻（100%），质淡红（57.5%）、偏红（37.25%）、偏淡（5.25%）、夹瘀（23.25%），形正常（64%），偏胖（17.5%）、齿痕（11%），偏瘦（7.5%）。

脉象例序：滑（40.75%）、弦（31.75%）、细数（12.5%）、缓（9.25%），还有涩、结、代、促。

因此，笔者修订了脾胃湿热证辨证标准，提出主症：①舌苔黄腻（轻：舌根黄腻或全舌薄黄腻；中：全舌黄腻；重：全舌厚黄腻）；②胃脘胀或痛（轻：食后胀；中：经常胀；重：胀痛）；③食欲不振（轻：减1/3；中：减1/2；重：减2/3以上）；④小便（轻：淡黄；中：黄；重：黄浊）；⑤大便溏（轻：每日1次；中：每日2～3次；重：每日＞4次。次症：①口苦黏；②口渴喜温饮；③身热不扬或恶寒发热；④舌淡红或红；⑤脉滑，或弦、细、缓。兼症：①溢肌肤（水肿、肢倦、白痦、湿疹、脓疱疮）；②着筋骨（肢麻、筋急、关节重着或重痛）；③扰清窍（头重如裹、耳鸣、目瞀、咽痛、喉肿、口舌溃疡）；④蒙心神（欲寐、神志时清时昧）；⑤熏肺脏（胸闷、咳嗽、多痰）；⑥蒸肝胆（右胁胀痛，黄疸）；⑦注下焦（小腹胀或痛，大便黏滞或夹脓血、肛门灼热、小便欠清、带下黄白）。热偏盛：舌红、苔黄腻干，脉数，口干苦喜饮，小便黄，大便干；湿偏盛：舌淡红或淡，苔白腻披黄，脉缓，口苦而淡，小便清，大便软或溏为湿偏胜。脾胃湿热证判断标准：主证①为必备，再加1个主症、1个次症或1个兼症即可。湿热偏胜的判断时舌象必备，再加2个症候。

6. 体会

（1）证是一种病理表现，是机体对病因的综合应答，具有不同的范围、层次和水平。脾胃湿热证是消化系统活动性炎症疾病的主要反应，但与其他系统疾病也有一定关系，表现在炎症渗出、功能失调、分泌紊乱和代谢障碍等病理变化。

（2）脾胃湿热证既有局部组织病理变化，又有周身功能病理反应，同样的病存在不同的证。依证论治，确能调整全身、改善局部，这是中医学一大贡献，改变了单因论和线性思维，为多元医学的建立奠定了基础。

（3）实证与虚证是病理的相对反应，具有动态性。实证呈亢奋状态，虚证呈减弱表现，但实证可见虚候，虚证可见实候。

（4）中医的脾胃与消化系统关系密切，但与其他系统也有关系。中医脾胃在生理意义上包括了一定的器官和组织，在病理意义上反映了某些现代疾病的病理变化、发展过程的中间型或病情中等程度。

（5）证的现代研究，要以整体与局部、宏观与微观、功能与形态、机体与环境相结合的思想为指导，以探索新的病理概念、发现新的发病机理为目标，在阐明中创新。

“脾胃湿热”的诊治思路和用药经验

“脾胃湿热”是临床常见的脾胃实证。随着地球气候的转暖、生活水平的提高、饮食结构的变化和药物的滥用，本病证已呈上升趋势，不仅东南之地罹患者众，而且西北之域也渐增多。它可出现于各个系统的许多疾病，而与消化系统疾病密切相关。由于其病邪的特殊，所以给临床诊治带来一定的难度。现就杨老对“脾胃湿热”的诊治思路和用药经验总结如下。

(一) 脾胃湿热病因病机

1. 病因

(1) 外因：湿热的邪气、气候、环境和诸虫。

(2) 内因：饮食失节、思虑过度、劳倦好药或脾胃素弱等。

2. 病机

(1) 病位在脾、胃，因脾主湿属阴脏，胃主燥归阳腑，“湿热之邪，始虽外受，终归脾胃”，因“同类相召”(清·章虚谷语)。饮食等内伤或脾胃素弱可使脾胃功能失调而湿热蕴生。

(2) 病理含阴阳两性，可呈湿热并重，或湿偏重，或热偏重。

(3) 常滞气机，久可伤络。因湿为阴邪易滞气，气为血帅，久则络瘀。

(4) 湿热可以从化。因人体阳气旺而偏热重，阴气盛而偏湿重，还可热化、寒化，甚至耗气、伤阳，损阴、亏血。

(5) 能蒸上、旁达或注下。湿热盘踞中焦，可上蒸扰窍、蒙神、熏肺；旁达肝胆、筋节、肌肤；下流膀胱、前后阴、女子胞等。

(二) 脾胃湿热临床特征

1. 起病缓慢

病程或潜伏期较长，呈渐进性。

2. 症状矛盾

例如，知饥不欲食；口渴不喜饮；发热脉缓；大便溏而不畅，或先干后溏；舌苔腻而黄等阴阳两性同见之症候。

3. 缠绵反复

病情常可反复和复发。

(三) 脾胃湿热辨别标准

详见“脾胃湿热证”的辨别标准的规范。

(四) 脾胃湿热治疗

1. 治疗思路

(1) 实行五结合，统观定从治：五结合即病与证、整体与局部、宏观与微观、功能与组织、机体与环境的结合。病包括主病与并存病。全面了解，审明主次，形成总观，决定从治。

（2）脾胃是重点，勿忘它脏腑：脾胃湿热证病位在脾、胃，当然是治疗的重点。要调理好脾胃化谷与运化、升清与降浊之能，但勿忘脾胃与其他脏腑的关系，首先是肝、胆与肠，其次是心、肺，还有肾、膀胱及女子胞。

（3）辨明实与虚，方能立补泻：湿热证当然属实证，应该用泻法，但也有兼见气虚、血弱、阳衰、阴亏等，还有因脾虚失运，导致湿阻热生等，应分清主次缓急，而立先泻、先补，或补泻兼用、补泻兼施。

（4）清化为总则，尚需别偏重：清热祛湿是治疗脾胃湿热证的总则，但临床有湿热并重、湿偏重、热偏重的不同，应细辨而施治。

（5）微观局部变，中医理论识：对于微观、局部的病理变化，用中医理论进行认识，然后结合宏观、整体的辨证，确定治法用药。

（6）发扬综合法，饮食要讲明：中医对脾胃湿热证的治疗，除汤药口服、灌肠外，还有针灸、外敷、推拿、按摩等其他方法。按病、证、症结合拟定治疗方案。此外，饮食、劳作宜忌，一定要讲明白，方可收事半功倍之效。

2. 用药经验

（1）选方：①湿热并重，用自拟方清化饮（茵陈、白扁豆、黄连、厚朴、佩兰、白豆蔻、薏苡仁等），或甘露消毒丹、二妙丸加减、黄芩滑石汤。②热重于湿，用连朴饮、白虎加苍术汤。③湿重于热，用三仁汤、藿朴夏苓汤、黄连平胃散、达原饮等。④湿热黄疸，用茵陈蒿汤、茵陈五苓散。⑤湿热蒙神，用菖蒲郁金汤。⑥湿热白痞，用薏苡竹叶散。⑦湿热发热，用新加香薷饮、黄连温胆汤、达原饮。⑧湿热下痢，用白头翁汤。⑨湿热带下，用止带方。

（2）用药：①祛湿芳、温、渗，清热苦、甘、咸，即祛湿有芳化、温化和渗化，湿邪蒸上焦，宜芳香化湿，如藿香、佩兰等；湿邪阻中焦，当温燥化湿，如白蔻、草果等；湿邪注下焦，应淡渗化湿，如薏苡仁、通草等。清热有苦寒、甘寒和咸寒之别，苦寒清热燥湿，如黄芩、黄连等，是首选药；若化热见燥伤阴，当用甘寒，如金银花、蒲公英、知母，或咸寒，如石膏、寒水石等。湿热痢、泄，还可清敛，如仙鹤草、地榆炭等。②化湿必理气，当明寒与温。祛湿当加理气，气行湿易化。然理气药性有寒温。湿偏重，当选厚朴、陈皮等燥湿理气；热偏重宜用枳壳、枳实等清热理气。③气滞常血瘀，应知“活”或“化”。气为血之帅，气滞可致血瘀，所以理气还须注意配用祛瘀。然祛瘀有活血（如赤芍、当归、丹参）和化瘀（如三棱、莪术、桃仁）之分，且还有凉血（如牡丹皮、赤芍、西红花）与温血（如当归、莪术、红花）之别，当依证选用。④调中分升降，伤食知谷肉[①]。胃宜降，脾宜升，脾胃升降失调，胃气上逆当和之、降之，半夏、生枇杷叶、旋覆花、干竹茹可选；脾气下陷或清气失升，应升之、提之，升麻、葛根、桔梗、荷叶可用。伤谷食加麦芽、谷芽；伤肉食加山楂、莱菔子；其他可选神曲、鸡内金。⑤便秘有虚实，宜酌攻、补、调。湿热化热结腑，可用凉下，如大黄、番泻叶、虎杖等；湿浊结腑当温通，如草果、厚朴合大黄等；虚秘则重用生白术、苍术等；气秘则调，选木香、杏仁等。⑥咽为胃之窍，细察热、瘀、痰。湿热上熏常致咽痛或痒或梗[②]等感觉，当细察咽部：红为热、暗红为瘀、滤泡为痰或痰瘀交阻，可分别加用马勃、木蝴蝶、蟛蜞菊、茜草、赤芍、射干、桔梗等。⑦健脾有温平，需补审何虚。健

① 伤食知谷肉：患伤食时要分清是吃多肉类损伤还是吃多谷类食物而致。

② 即咽部有异物梗阻感。

脾药性多温，故能燥湿，所以白扁豆、苍术、白术为常用药；然化燥伤阴，当选山药甘平润胃养脾。兼见虚证，可伍补药，但要注意补而不滞，以免湿阻、燥热，还需别气虚加生黄芪、绞股蓝；血虚加鸡血藤；阴虚加玉竹、玄参或白芍合甘草甘酸化阴；阳虚加炮附子等。⑧乘侮它脏腑，必配用相应法。肝郁气滞，当加疏肝理气，如柴胡、香附、川楝子等；扰心失眠，应合芳化安神，如合欢皮配茯苓等；还夹有肾虚阳浮、湿热内困而阳不煦卫等的出现，当审证加药。⑨伴有寒热作，辨清病位、病性。伴有畏冷发热症状，要辨清在表、在里或半表半里，以及湿热偏重等。表卫证用藿香正气散等；半表半里证选蒿芩清胆汤或达原饮等；里湿热证依湿热轻重，选择甘露消毒丹等。

（五）几点体会

（1）脾胃湿热的治疗用何方法，都要十分注意它的“运化”功能，中病即止，勿病轻药重、病重药轻，勿妄利、妄消或妄攻。有时宁可再剂*或分服，也不用重剂或顿服伤“运”。

（2）脾胃湿热的形成，“以湿致热”“以热致湿”或“湿热共致”，历代医家有不同见解。从临床治疗分析，杨老倾向于“以湿致热”，古方的配伍也证实这点，多祛湿少清热。

（3）本病的治疗难点是“湿”或“浊”，表现舌苔厚浊，用吴又可达原饮有效，但也有失效，路在何方？仍需再探。还有是湿热兼虚，多为气虚，也有阴虚、阳虚和血虚，补虚常影响化湿热，也有补后湿热方解，但必须细酌选药、配伍、用量、服法、剂型等。

（4）本病证在治疗过程中难速愈、易反复，这是因它具有“阴阳两性”的病理状态所决定，所以用方、选药，需守或换，应认真审定。

（5）治疗脾胃病，药可直达病所是利；然每日需进饮食，使胃肠不得闲，所以饮食的调理和宜忌十分重要。当然起居、作息、情趣的调摄，也不可忽视。

---

* 即再次依原方服用的意思。

久泄脾胃湿热证的免疫组织化学研究

现代研究表明,中医脾胃与人体免疫功能关系密切。笔者在前期慢性胃炎脾胃湿热证研究基础上,再行研究久泄(慢性结肠炎)脾胃湿热证的微观变化,旨在更全面地认识中医脾胃湿热证的现代病理学内涵。现将结果报告如下。

一、资料与方法

1. 对象

所有病例均来源于2000年1月至2001年1月间福建省第二人民医院和福建省人民医院消化内科住院和门诊患者。符合久泄选择标准及中医辨证分型标准者可纳入。排除标准参照文献。根据以上原则,选择久泄患者65例,其中男34例、女31例,年龄20~65(44.02±10.93)岁,病程4.51±2.31年。中医辨证为脾胃湿热证34例、脾胃气虚证31例。

正常对照组:11例,源自福建省第二人民医院无慢性腹泻史、必要的常规检查正常,行胸透、心电图、血常规、尿常规、大便常规、血糖、肝功能等理化检查,心、肝、脾、肺、肾、内分泌等主要脏器未发现明显的器质性病变的体检者。其中男5例、女6例,平均年龄(42.12±9.31)岁。各组受试者年龄和性别构成情况见表1-4-14。

表1-4-14 各组性别和年龄构成情况

组别	例数	性别		年龄(岁)				
		男	女	20~29	30~39	40~49	50~59	60~65
脾胃湿热组	34	16	18	3	5	7	9	10
脾胃气虚组	31	18	13	1	6	8	11	5
正常对照组	11	5	6	1	2	4	2	2
合计	76	39	37	5	13	19	22	17

注:经 χ^2 检验,三组间具有可比性。

2. 方法

(1) 结肠镜检查:所有受试者均无结肠镜检查禁忌证,术前2~3天进少渣半流或流质饮食,当天禁食早餐,检查前晚清洁肠道。由专人给受试者行结肠镜检查,并有专人负责记录肠镜所见。

在检查过程中,正常对照组在乙状结肠(距肛门20 cm)部位活检,实验组取炎症明显部位活检,每例取3~6块组织,经Lillie液[①]固定,石蜡包埋,5 μm连续切片,进行苏木精-伊红染色及P16*、转化生长因子-α(TGF-α)免疫组织化学染色。苏木精-伊红染色的标本除用于病理学检查外,并在高倍镜下(10×40)进行计数,每个标本计数5个视野的单个核细胞,

* 该实验方法由实验公司提供,无法追溯。

然后求出其平均值及标准差。

(2) P16、TGF-α免疫组织化学染色:所用试剂(抗 P16 及抗 TGF-α)均为多克隆抗体,由武汉博士德生物工程公司提供,工作浓度均为 1∶50;Biotin Go anti Mo IgG 由福州迈新生物技术开发公司提供;AP/SP,BCIP/NBT 均由丹麦 DAKO 公司提供。

切片脱蜡入水。按照 Everbroech 等方法进行抗原修复,以后再按试剂说明书进行。参照 Shimizu 等的评分方法。每张切片均观察整体染色情况,选择 5 个有代表性的区域,每区计算 200 个细胞。阳性细胞数计分:阳性数≤5%为 0;阳性数>5%且≤35%为 1;阳性数>35%且≤70%为 2;阳性数>70%为 3。阳性强度计分:不着色为 0、弱着色为 1、强着色为 2。阳性分级:以上两项相加,0=(-)、2=(±)、3=(+)、4=(++)、5=(+++);+~+++为阳性,-~±为阴性。

3. 统计学处理方法

数据以 $\bar{x} \pm s$ 表示,计量资料用 t 检验,计数资料用 χ^2 检验,所有数据均在 SPSS 10.0 统计软件进行处理。

二、结果

1. 久泄脾胃湿热组和脾胃气虚组的结肠镜检查情况

久泄脾胃湿热组和脾胃气虚组的结肠镜检查情况见表 1-4-15。

表 1-4-15 久泄脾胃湿热组和脾胃气虚组结肠镜检查情况/例

组别	例数	充血	黏液多	水肿	血管不清	粗糙	糜烂	出血点
脾胃湿热组	34	34 (100%)	22 (64.7%)	30 (88.2%)	34 (100%)	21 (61.8%)	23 (67.7%)	19 (55.9%)
脾胃气虚组	31	10 (32%)**	31 (100%)**	25 (80.6%)	31 (100%)	15 (48.4%)	12 (38.7%)*	4 (12.9%)**

注:脾胃气虚组与脾胃湿热组比较,* $P<0.05$、** $P<0.01$。

2. 三组肠黏膜苏木精-伊红染色单个核细胞计数比较

肠黏膜苏木精-伊红染色单个核细胞计数脾胃湿热组为(32.83±7.01)个/视野,明显高于脾胃气虚组(17.71±4.79)个/视野及正常对照组(14.09±5.09)个/视野(均 $P<0.01$)。

3. 三组 P16、TGF-α的表达情况

脾胃温热组、脾胃气虚组、正常对照组三组 P16、TGF-α的表达情况见表 1-4-16。

表 1-4-16 脾胃温热组、脾胃气虚组、正常对照组 P16、TGF-α表达情况

组别	例数	P16			TGF-a		
		阳性	阴性	阳性率	阳性	阴性	阳性率
脾胃湿热组	34	6	28	17.65%	18	16	52.94%
脾胃气虚组	31	13	18	41.94%**	8	23	25.8%**
正常对照组	11	7	4	63.64%*	1	10	9.09%**

注:与脾胃湿热组比较,* $P<0.05$、** $P<0.01$。

4. P16和TGF-α的相关性分析

运用Spearman法，将76例受试者肠黏膜P16、TGF-α染色强弱次序，分别由阴性到阳性编上等级，分析两个指标之间的相关性及相关程度大小。df①=74，计算得γs②=0.346 1，$P<0.01$。P16与TGF-α相关。

三、讨论

1. 结肠镜像对久泄辨证论治的价值

脾胃湿热证与脾胃气虚证有截然不同的结肠镜像(表1-4-15)。脾胃湿热证常处于泄泻病机化的早期，为邪实正不虚，湿热侵及肠道，扰乱气血运行，而表现为一系列邪气盛的实证，如腹痛、里急后重明显，甚则便下脓血，故结肠镜像可见受累肠黏膜弥漫性炎症，病变程度以中重度为多见，可见黏膜充血水肿明显，黏膜表面粗糙，肠壁质脆易出血或易接触出血，黏液血性分泌物增多，病变广泛可累及全结肠，甚至涉及回肠末端，肠管清洁度差。而脾胃气虚证由于病情日久迁延，正气已虚，患者常呈现虚弱之象，结肠镜像可见黏膜色泽苍白、血管网纹理不清，肠腔常出现狭窄。因此，在治疗上，属脾胃湿热证应以清热解毒利湿为主；而脾胃气虚证则应以健脾益气为主。

2. 结肠黏膜单个核细胞计数与久泄不同证型的关系

从结果中可以看出，久泄脾胃湿热单个核细胞计数明显高于脾胃气虚证及正常对照组($P<0.01$)。但脾胃气虚证、正常对照组的统计学无差异($P>0.05$)。这与杨老等研究认为脾胃湿热具有感染基础，尤与炎症的活动性关系更为密切结果相符。有研究发现，在久泄活动期，大量中性粒细胞和单核细胞离开血流穿透血管壁进入炎性病变的肠黏膜及黏膜下组织，引起炎症反应。炎症反应是由炎性细胞、炎症递质等多因素作用的结果。引起久泄的病因不明、发病机制不清，可能是多因素作用于遗传易感人群，使肠免疫过度亢进而导致肠黏膜损伤，但这种过度亢进是否是特异的抗原刺激或免疫调节异常所致目前还不清楚。

3. P16与久泄中医证型的关系

P16蛋白是由*P16*基因编码的，*P16*基因是细胞周期蛋白依赖性激酶抑制因子，又称为肿瘤抑制因子(*MTS1*)或*CDKN2*基因，它对细胞周期的负调控作用尤为重要。肿瘤抑制基因的主要功能是在细胞增殖周期的整个关键环节上对细胞分裂和生长进行适当抑制，使细胞按正常程序性周期分裂、生长和死亡，防止细胞周期失控变为无限制扩增、分裂、生长，最终向肿瘤发展和转化。有大量研究证实大肠癌组织中存在P16蛋白缺失和突变，且P16蛋白在大肠癌癌细胞的增殖和分化中起重要的调控作用。从本文可以看出，久泄常见的脾胃湿热证、脾胃气虚证及正常对照组中P16表达有明显差异，脾胃湿热证中P16的表达显著低于脾胃气虚证及正常对照组($P<0.05$)。分析认为久泄脾胃湿热证可能引起P16表达缺失、结肠黏膜细胞增殖周期发生紊乱，向恶变方向发展，具体原因有待进一步的研究。

4. TGF-α与久泄中医证型的关系

TGF是具有刺激细胞从贴壁依赖性生长转变为贴壁非依赖性生长的一类具有转化作

① df，即df(x，y)，表示两站点之间的危险系数。

② γs，为等级相关系数，表示其相关程度大小。

用的生长因子，分 α、β 两种。TGF-α 可促进细胞的生长，对许多正常细胞具有转化作用。有研究发现，TGF-α 与胃肠道慢性疾病关系密切，在炎症、损害修复中其促上皮组织增生，可使细胞发生转化，具有潜在的致癌危险，并在肿瘤中高度表达。本实验从结肠黏膜 TGF-α 表达情况可以看出，脾胃湿热证明显高于脾胃气虚证及正常对照组($P<0.05$)。可以推测久泄患者脾胃湿热证由于特殊的病理状态(如免疫亢进等)，影响细胞的正常分裂周期，促使正常细胞发生不正常的转化，细胞过度分裂修复肠上皮以对抗病变的发展，导致 TGF-α 表达在脾胃湿热证阳性率明显升高；而脾胃气虚证因免疫功能低下，机体不能启动的免疫反应下调，TGF-α 在肠黏膜阳性率较低；正常对照组由于肠黏膜屏障完整，TGF-α 在肠黏膜阳性率甚低。梁卫江等探索了慢性胃病、胃癌中 TGF-α 和 Cyclin E 表达与脾证分型的关系，结果发现不同脾证分型的胃黏膜病理组织表达 TGF-α 和 Cyclin E 显著不同，两者的阳性率均在脾胃湿热型最高，脾阴虚型次之，寒湿困脾和脾气(阳)虚型较低；两者的表达存在显著的相关关系，结论认为胃癌癌前病变患者如属于脾胃湿热和脾阴虚证型，将可能有更高的致癌危险；胃癌患者如属于这两种证型，可能有更高的恶性程度。本研究结果与其有相似之处，故在临床上应警惕久泄患者中医辨证为脾胃湿热证者。

5. TGF-α 和 P16 相关性分析

TGF-α、P16 在细胞增殖分化中起着不同的作用。P16 作为细胞周期的负调控基因，TGF-α 则促进细胞生长。本研究表明，P16、TGF-α 两者之间存在着相关性($P<0.01$)。脾胃湿热证表现为 P16 明显降低，TGF-α 则明显升高，表明 P16 降低为脾胃湿热证 P16 表达缺失，使结肠黏膜细胞增殖周期发生紊乱，病变向恶变发展，TGF-α 促进上皮细胞增殖，两者一升一降，使病变失控，难以痊愈；而脾胃气虚证则可见 P16 表达较高，TGF-α 则降低，可见两证之间有不同的微观基础。脾胃湿热证比脾胃气虚证更有恶化之可能。临床上对久泄脾胃湿热证的患者要有更高的重视程度，应采取更积极的治疗措施。

脾胃湿热与胃癌前病变炎-癌转化机制的关系简析

胃癌前病变(precancerous lesions of gastric cancer，PLGC)是在慢性萎缩性胃炎(chronic atrophic gastritis，CAG)的基础上伴有异型增生的病理学概念，是正常胃黏膜发生炎-癌转化进程的重要病理阶段。“炎-癌转化”是组织细胞受炎症微环境影响，发生恶性转化的动态认知过程的概括，与基于整体观念、重视疾病传变的中医病机理论相契合。炎症微环境的产生与持续存在，是胃癌前病变“炎-癌转化”的重要基础。多项研究表明，脾胃湿热病机与炎症水平密切相关，湿热病邪可通过多种途径诱导炎症微环境的产生。中医药可通过调控炎症因子及相关炎症信号通路，有效阻断或逆转胃癌前病变的进程，但胃癌前病变证候演变规律，以及干预时机、疗效评价等方面的研究仍有待完善。本文通过比较脾胃湿热病机与胃癌前病变炎-癌转化的病因认识、致病特点和致病过程，探讨胃癌前病变脾胃湿热证病机与炎-癌转化之间的内在联系，整合中西医优势，为胃癌前病变临床分阶段辨治提供新的思路。

一、胃癌前病变炎-癌转化机制概述

慢性萎缩性胃炎是炎-癌转化经典模型之一，根据Correa假说，肠型胃癌沿着“慢性炎症→萎缩性胃炎→萎缩性胃炎伴肠化→异型增生→胃癌”的“炎-癌链”转化，胃癌前病变是正常胃黏膜向胃癌转化的关键一环。慢性炎症长期作用，大量炎症细胞、炎症因子及其释放的炎症介质充斥于组织中，形成一种适合肿瘤细胞生长的“土壤”，即炎症微环境。炎症微环境与胃癌前病变发生、发展关系密切，有学者构建胃肠肿瘤的多种小鼠模型，证实通过激活环氧合酶2(COX-2)/前列腺素E2(PGE2)途径和Toll样受体(TLR)/髓样分化蛋白88(MyD88)信号转导通路诱导形成的炎症微环境，是胃癌前病变向早期肿瘤转化的必需条件。炎症微环境一方面可持续激活炎症信号通路，直接损伤细胞，从而诱导脱氧核糖核酸(DNA)损伤和致癌突变，如信号转导及转录激活因子3(STAT-3)可直接诱导TLR2基因在胃上皮细胞中转录和过表达，破坏胃上皮细胞的增殖、凋亡平衡，诱导癌变；另一方面可通过影响细胞代谢，形成低氧、低灌注的组织微环境，破坏免疫平衡，促进肿瘤微血管生成，参与诱导胃癌形成及转移扩散过程。临床研究也证实，长期服用抗炎药(如阿司匹林或COX-2选择性抑制剂)，可有效降低包括胃癌在内的多种恶性肿瘤的发生。因此，早期、有效、安全控制炎症反应及促进其在胃癌前病变中的消退，有可能是防治胃癌的新的研究方向。

二、从病因病机学探讨脾胃湿热与胃癌前病变炎-癌转化的关系

脾胃湿热是指湿热内蕴，中焦气机升降失常，脾湿胃热互相郁蒸所致的一类病证。其病机认识起源于《黄帝内经》，书中论述了单独“湿”“热”邪气与“脾”“胃”之间的关系，如《素

问·奇病论》篇言:“常食膏粱厚味,生湿蕴热,伤脾碍胃”。朱震亨基于先前医家的认识,在《丹溪心法治要》中提出“脾胃湿热”一词,云:“若脾胃湿热之毒,熏蒸清道而上,以致胃口闭塞,遂成禁口证”。湿热病邪致病隐匿,病势缠绵难愈,易阻遏气机、伤津耗气、迫血动血,蒸上流下,弥漫三焦,且易生变。通过对炎症微环境作用于胃癌前病变炎-癌转化过程的分析。笔者认为,脾胃湿热病机与胃癌前病变炎-癌转化过程密切相关,主要体现在病因认识、致病特点与致病机制这三方面。

(一) 病因认识

脾胃湿热与胃癌前病变炎-癌转化在病因上存在高度一致性,两者均受不良生活方式(熬夜、缺乏运动等)、环境污染(工业毒物、辐射、粉尘等)、心理压力过大、过度劳累和饮食不节等因素影响。现代医学认为,不规律饮食、进食过量含亚硝酸盐食品、嗜食煎炸食品、嗜烟酗酒、Hp 感染,以及抑郁焦虑等负面情绪因素,均与胃癌前病变恶性转化关系密切,这与古代医家的观点近似。例如,叶桂在《湿热论》中提出:“酒肉里湿素盛”,《顾氏医镜》亦云:“烟为辛热之魁,酒为湿热之最”。Hp 感染归属于中医学中的外感六淫邪气,临床常见症状有胃脘痞胀、大便稀溏、口苦、口臭、舌红苔黄腻等。有学者认为,Hp 具有湿热邪气的致病特点,Hp 感染是脾胃湿热证的重要病因之一;Hp 相关性胃病中,脾胃湿热证的胃黏膜病理改变在炎症程度、肠化及异型增生程度方面,也较其他证型更为严重。不良生活习惯及 Hp 感染可导致脾胃气机升降不利,脾失健运,津液内停,湿热内生;情志不畅则可引起肝气不舒,郁而乘土,脾土郁滞,久生湿热。因此,脾胃湿热病机理论与胃癌前病变炎-癌转化存在相似的病因认识。

(二) 致病特点

脾胃湿热与炎症微环境均具有诱发癌变、易伤正气及流注他脏的致病特点。湿为阴邪,易伤阳气,热为阳邪,灼伤阴液。湿热致病,湿热相搏,日久伤正,由实致虚,正虚邪踞,邪毒积变,酝生癌毒,正如《医宗必读·积聚》所云:“积之成也,正气不足,而后邪气踞之”。越来越多的证据表明,在肿瘤发生的过程中,炎症微环境的持续存在与发展可触发免疫抑制,导致机体免疫功能下降。同时,炎症微环境可促进更多的免疫细胞募集,产生活性氧(reactive oxygen species, ROS)和活性氮(reactive nitrogen species, RNS)抵抗感染,这一进程可导致增殖细胞 DNA 损伤,细胞代谢发生变化。当其反复发生时,可进一步诱导永久性基因组改变,从而导致肿瘤发生,这与脾胃湿热证存在免疫异常、组织细胞代谢异常的现代研究结果相一致。而炎症微环境中聚集的核转录因子-κB(NF-κB)、STAT-3 等炎性转录因子,可直接触发上皮-间质转化(epithelial-mesenchymal transition, EMT),从而刺激肿瘤的转移扩散。此过程也与湿热毒邪攻上蒙下,从脾胃本脏延伸到人体各个形体官窍的流注过程相似。

(三) 致病机制

脾胃湿热与炎症微环境通过长期积累,可影响机体内环境,降低人体抗病能力,最终导致肿瘤的发生。湿为重浊之邪,其性黏腻、停滞,伤人多隐匿,易导致病程绵长,迁延不愈。脾喜燥恶湿,胃喜润恶燥,脾胃因湿热久踞而病,则脾失运化,胃失通降,气滞湿阻,从而使得湿热更甚。同时，脾之本虚与湿热之邪实相互影响，迁延日久，可使脏腑功能失调，气、血、津液代谢失司，人体正气虚衰。而炎症微环境刺激肿瘤细胞增殖、抑制细胞凋亡并促进突变的过程也需长期积累。在慢性炎症过程中，营养素、氧气和代谢物质受到聚集的各种炎症细胞、免疫细胞及致病体相互竞争的影响，可导致组织微环境发生重大变化。这些变化可将适应性代谢状况转变为低灌注、低氧等不利的代谢状况，损害人体正常免疫反应，从而导致肿瘤相关性炎症反应持续进行，进一步形成促瘤炎症微环境。

三、脾胃湿热病机转化是胃癌前病变炎-癌转化的内在机制

中医学重视对疾病病机的认识，正如李时珍《本草纲目》记载："欲疗病，先察其源，先候病机"，又如张介宾《类经》云："机者，要也，变也，病变所由出也"，均表明疾病的预防、发生和发展的关键在于病机的变化。胃癌前病变临床证候及病机错综复杂，目前国内尚缺少胃癌前病变诊治的中医专家共识意见。脾胃湿热是胃癌前病变临床常见的辨证分型，有研究显示脾胃湿热证占胃癌前病变证型的 30%～34%，且具有较高的癌变倾向。脾胃湿热病机传变，总体上具有"外感湿热，内外相引，湿热久稽，正气日衰，瘀热渐生"的趋势。持续存在的炎症是肿瘤的重要发病机制之一，但并非所有的慢性炎症都会导致肿瘤的发生，且目前炎-癌转化的具体致病机制尚未明确。脾胃湿热病机和胃癌前病变炎-癌转化在病因、致病特点和致病机制上存在一定相似性。有学者认为，脾胃湿热以炎性病变为主，促炎因子在脾胃湿热的病证转化中发挥了重要作用。纵向对比脾胃湿热病机转化，可从新的角度上理解胃癌前病变炎-癌转化机制，为临床分阶段辨治提供新思路。

(一) 外感湿热，伤及胃络，转化暗伏

脾为中土，与长夏相通应，易感湿热外邪。外感湿热毒邪，早期常无明显临床症状，但湿浊困脾，热伤津液，胃津亏损，日久则导致胃络失养，使得正常胃黏膜逐渐向异常增殖转变。脾胃湿热作为胃癌前病变炎-癌转化的重要始动因素，及早干预、祛除外感湿热毒邪，对预防炎-癌转化具有重要意义。早期辨治，除关注舌脉、症状变化外，可结合内镜下胃黏膜炎症情况（如淋巴细胞、巨噬细胞浸润程度）、血清学炎症指标[如肿瘤坏死因子-α（tumor necrosis factor-α，TNF-α）、白细胞介素（interleukin，IL）23、IL-6 等]、免疫组化指标（如 CD3+、CD4+等）等判断 PLGC 病变程度，检测胃黏膜炎症强度，以便更好地评估治疗时机、疗程。辨治应注重多因素机体调节，以预防肿瘤炎症微环境的形成为主要原则；临床治疗以祛除病因（如根除 Hp、调整不良生活习惯）、调理湿热体质为主要方向；中药干预多以清、化、渗、利等祛邪方法为主。

(二) 脾胃内伤，邪胜正衰，转化始生

《素问·评热病论》篇云："邪之所凑，其气必虚"，《脾胃论》亦云："脾胃虚，则湿土之气溜于脐下"，脾胃湿热的产生与脾胃虚弱密切相关。杨老认为，脾胃虚弱是脾胃湿热产生的内在病因，临证中随着湿热渐清，本虚渐显，中、后期当注重扶正健脾。清化湿热多使用苦寒、香燥之品，应警惕治疗时药源性伤津耗气，组方用药可酌增芦根、玉竹等养阴清热之品，人参、黄芪等补气健脾之品。脾胃是后天之本，气血生化之源，湿热中阻，脾胃病久，正气亏虚，

机体抗邪无力，则疾病易向恶性发展，从而推动胃癌前病变炎-癌转化的进程。因此，脾胃内伤、邪胜正衰是胃癌前病变炎-癌转化的基础，中医治以清热利湿的同时勿忘扶正健脾。

（三）瘀热渐生，邪毒致变，转化进展

气为血之帅，血为气之母，气血关系密切，湿阻气滞，日久必然导致血络瘀阻。叶桂在《临证指南医案》中指出："初病湿热在经，久则瘀热入络"，又认为"凡气既久阻，血亦应病"，《医林改错·方叙》亦云："气无形不能结块，结块者必有形之血"，疾病后期，湿热积聚体内，伤及脾胃，气虚津伤、血脉不利。气虚则推动无力，津亏则无以充养，血脉不利则瘀热内生、胃络痹阻。虚实相因，邪毒致变，疾病进展，最终积聚生癌。临证辨治时当注重把握核心病机，祛邪而不伤正，清化湿热同时需佐以调气舒络之品。程若东等基于 Logistic 回归模型发现，胃癌前病变胃黏膜病理变化与中医证型存在一定相关性，脾胃湿热证多发生于疾病早期，脾胃虚弱证对肠上皮化生的影响强度较大，而胃络瘀血证对异型增生的影响强度较大。研究发现，脾胃湿热证主要见于轻度萎缩-轻度肠上皮化生，脾胃虚弱证、胃阴不足证多见于中度萎缩-中度肠上皮化生，胃络瘀阻证以重度萎缩-重度肠上皮化生更为常见。文献研究证实，脾胃湿热证多见于慢性萎缩性伴肠上皮化生阶段，胃络瘀阻证和脾胃阳虚证多见于慢性萎缩性伴上皮内瘤变阶段。研究结果虽有不同，但均提示湿热见于早期，瘀血则见于后期。因此，胃癌前病变炎-癌转化过程与脾胃湿热病机转化规律较为一致，脾胃湿热病机转化可能是疾病由慢性炎症向肿瘤转变的内在机制之一。

四、小结

现代医学已充分认识到炎症与胃癌前病变发生、进展关系密切，并基于炎-癌转化机制积极探索精准化治疗方案，但目前仍缺乏有效的干预措施。中医药在延缓、阻断，甚至逆转胃癌前病变的发生、发展上具有独到之处。笔者认为脾胃湿热病机学说与胃癌前病变炎-癌转化具有相似的病因认识、致病特点和致病机制，胃癌前病变炎-癌转化过程与脾胃湿热病机转化规律较为一致。因此，针对胃癌前病变炎-癌转化的不同阶段，应采取不同干预措施。如在炎症早期，应重视及早干预，治疗以清热祛湿等祛邪手段为主；至后期，则应注意顾护脾胃及多邪并存情况。此外，应注意判断脾胃湿热是作为主要病机还是作为始动因素或次要矛盾，论治时应针对疾病不同时期，以及湿热偏颇、邪正盛衰等有所侧重。探索中医药如何及时、有效干预和阻断胃癌前病变炎-癌转化进程，仍有待未来更多设计严谨的临床研究证实。

从湿热理论辨析炎-癌转化机制

自从炎-癌转化的概念提出以来，学者们逐渐认识到持续性炎症与肿瘤的发生、发展有着不可分割的联系。大量研究表明，肿瘤中的炎症细胞及炎性介质具有促进肿瘤的生长、进展及免疫抑制的作用。持续性炎症又称为非可控性炎症(nonresolving inflammation，NRI)，NRI无法从抗感染、修复损伤模式进入稳定可控的状态，将会对机体造成持续的伤害，在这一过程中可产生大量炎症细胞，并释放IL、趋化因子(chemokine，CCL)、TNF等炎性细胞因子，形成炎症微环境并诱发细胞恶性转化，最终触发肿瘤的发生。例如，慢性胃炎与胃癌、慢性病毒性肝炎与肝细胞癌、慢性胰腺炎与胰腺癌、慢性溃疡型结肠炎与结肠癌等，都是炎-癌转化的经典模型。炎-癌转化的过程极其复杂，随着西医对其机制研究的日益加深，中医对于炎-癌转化的论述也日渐增多，且对炎-癌转化有着独特的理解。本文从中医湿热理论辨析炎-癌转化的发病机制，以期阐明湿热病机在肿瘤及癌前病变病情进展过程中的重要作用。

(一) 炎-癌转化的中医病理机制

机体发生持续存在、无法消退的慢性非可控性炎症时，炎性细胞持续不断地产生活性氧、活性氮，破坏正常细胞DNA。细胞DNA的损伤是炎症与肿瘤的一个重要连接点，由于炎性成分的持续存在，诱导正常细胞DNA损伤、原癌基因突变，超出DNA的自我修复能力，炎症甚至可以影响DNA损伤修复系统，持续累积的突变将导致肿瘤形成，炎症细胞通过分泌多种生长因子、炎症因子维持肿瘤细胞的生长、促进肿瘤无节制的增殖与转移。在炎-癌转化的过程中，细胞上皮-间质转型(epithelial-mesenchymal transition，EMT)机制是关键，EMT进一步增强了肿瘤细胞的侵袭、迁移能力，某些炎性细胞因子如IL、TNF-α、转化生长因子(transforming growth factor-β，TGF-β)等，都是活化EMT的关键转录因子，诱导了EMT机制的启动，推进炎-癌转变的进程。肿瘤细胞及其周围的免疫细胞炎性细胞与附近区域内的细胞间质、微血管等生物分子等形成了肿瘤微环境(tumor microenvironment，TME)。核因子激活的B细胞的κ-轻链增强(NF-κB)、信号转导与转录激活因子(STAT3)是联系炎症和癌症之间的重要枢纽因子，肿瘤微环境通过介导复杂的炎症细胞信号通路活化NF-κB、STAT3等转录因子，STAT3和NF-κB的激活和相互作用在控制肿瘤细胞与其微环境发挥了关键作用，当其被激活，将调控致癌基因的表达，抑制免疫反应，诱导多种细胞因子、趋化因子和血管生成因子的表达，调控肿瘤血管生成及肿瘤的生长、侵袭和转移，加速肿瘤的发展进程。肿瘤微环境使肿瘤所处的环境如同一个“温床”，舒适的环境使得肿瘤细胞迅速“孵化”，并使其迅速增殖，侵袭机体，造成无法逆转的损伤。肿瘤微环境的重要作用，提示肿瘤的治疗不应是一味破坏或抑制肿瘤细胞自身，而更应该针对肿瘤所处的微环境，破坏肿瘤生长的“温床”，使其无法继续存活、增殖。

炎症是指组织细胞发生不同程度的损伤、充血、渗出、变性、血管坏死或增生栓塞，伴有代谢功能改变、循环障碍、血流变异等过程。急性炎症的病理改变为充血、渗出和水肿；慢性炎症的病理改变为增生、变性和坏死。结合中医"取类比象""推演络绎"的思维,急性炎症多为实邪侵袭,故其核心病机为邪气内聚,多为热毒、寒毒;慢性炎症多为内邪阻滞,故其核心病机为癥瘕积聚,多为血瘀、痰凝。血瘀、痰凝积聚,则生结节、癥瘕,契合于肿瘤多为增生结节、慢性、易复发的特性,故中医常从消癥散结、活血化瘀等角度治疗肿瘤。炎症的恶性转化是一个极其复杂的过程,有学者将炎症恶化的病因病机概括为"正虚邪盛",机体正气亏虚时,因外感邪毒,内伤七情、饮食等形成湿、痰、瘀等病理产物积聚,阻滞气血运行,邪气的长期存在,持续加重瘀滞,夹杂浊邪,伤络腐肉,最终发生恶变。《医宗必读·积聚》云"积之成也,正气不足,而后邪气踞之",可见癥瘕积聚从根本上是因正虚,邪气长久盘踞而形成。炎症的恶性转化,正虚是起因,浊毒瘀滞是关键,肿瘤炎症环境为背景,炎症环境提示着邪气的持续存在,若肿瘤炎症环境不能改善,邪毒久留,持续的炎症刺激使恶化进程不能得到遏制。

(二)炎症微环境与湿热邪气

1. 炎症微环境及其与中医理论的联系

炎症微环境是肿瘤微环境的重要组成部分,炎症微环境的持续存在,是肿瘤复发、耐药、转移的重要原因,是肿瘤恶化的重要推手,伴随着肿瘤发病的全程,明确炎症微环境的本质及其与中医理论的关联,对于以湿热理论治疗肿瘤具有重要意义。机体发生慢性炎症时,大量的炎症细胞如中性粒细胞、淋巴细胞、巨噬细胞及其分泌的炎症细胞因子、趋化因子等炎症介质构成炎症微环境,细胞因子是细胞间联系的主要介质,这类物质的持续产生改变了细胞周围的正常环境,形成一个调控网络,最终导致细胞的恶化,形成肿瘤。此时,炎症微环境持续存在并发挥作用,形成肿瘤微环境,由于肿瘤细胞经常过度表达促炎介质,包括细胞因子、趋化因子、蛋白水解酶等,协助肿瘤炎症微环境的构建,癌症又进一步促进炎症的发展,形成一个恶性循环,使炎症持续存在,继续促进肿瘤血管生成、转移、降低机体对放疗和化疗药物的敏感性等。此外,炎症微环境的一大特征为免疫抑制,巨噬细胞——炎症微环境中的最主要炎症细胞,在炎症微环境中相关细胞因子的作用下,转变为具有免疫抑制作用的M2表型肿瘤相关巨噬细胞(tumor-associated macrophage, TAM),诱导肿瘤细胞产生免疫耐受,抑制抗肿瘤的免疫应答。同时,肿瘤炎症微环境的髓源性抑制细胞(myeloid-derived suppressor cells, MDSCs)、调节性T细胞(Treg)等炎症免疫细胞,与TAM共同决定着炎症微环境免疫抑制状态的建立与维持,这些炎症免疫细胞对促进肿瘤的侵袭与转移起到了关键性作用。免疫调节与中医理论中正气抵御外邪的过程密切相关,机体通过免疫系统抵御外邪,当免疫功能处于抑制状态时,外邪如入无人之境,侵袭机体而致病,中医称其为正气不足,邪气内侵,故中医学者以正气虚、邪气实来概括癌病的根本病机。西医学对肿瘤疾病的研究早已达到基因水平,基因诊断与治疗技术一直是生物医学的研究热点,研究视角也越来越深入微观。然而,大量医学研究发现,即使是强有力的癌基因也并不足以形成肿瘤,只有在某些特殊条件与环境下,经过十分复杂的机制和步骤,才能使正常细胞发生恶化,学者们由此逐渐认识到炎症微环境在肿瘤的发生发展中起到的重要作用,这种从点到面、从病变局部到整体环境的认识,在中医学中得到了充分体现。例如,中医历来就有的整体观,且中医论治肿瘤时,常从多靶点、多系统角度进行辨证论治,在改善机体整体环境的同时,也改变了肿瘤所处的环境,当然包括炎症微环境这一关键因素。上文说道,肿瘤微环境是一个"温床",为肿瘤提供了一个舒适的生存环境,那么,炎症微环境则可以看作肿瘤的"营养供给",

肿瘤所需要的主要养分如各种细胞因子、炎性介质等，几乎都由炎症微环境提供，从而为肿瘤的生长铺路。肿瘤炎症微环境已经成为西医学研究的一大热点，因此，运用中医理论对肿瘤炎症微环境进行详细的阐释与分析，有助于丰富和发展肿瘤炎症微环境的中医病因病机学说。

2. 湿、热邪气胶着难解是炎症微环境持续存在的重要因素

六淫中湿、热邪气致病最广，临床也最为常见，朱丹溪就有“六气之中，湿热为病，十居八九”之论。湿性重浊、黏滞且易阻气机；热邪，火也，炎热向上，耗气伤津。由于湿热邪气的致病特点与炎症密切相关，许多学者从湿、热角度研究论述炎症的发生，证实机体感受湿、热邪气时常常会表现出炎症反应和炎症细胞的浸润。有研究发现，湿热证型患者血中 C 反应蛋白（C-reactive protein，CRP）、外周血红细胞沉降率（erythrocyte sedimentation rate，ESR）等炎症指标可明显增高。王氏等通过构建温病湿热证小鼠模型，结果提示湿热证小鼠均出现了相关炎症因子水平的改变，如干扰素-γ（INF-γ）、TNF-α 等炎性因子水平明显升高。湿邪致病病势本就缠绵难愈，当合并感受热邪时，病势更剧、病情更加复杂。清代著名温病学家叶天士就有“热得湿而热愈炽，湿得热而湿愈横”之说，可见湿热证是较为特殊、复杂的临床证候，治疗时更为棘手。既往研究发现，湿热证候人群之所以出现炎症因子的高表达，是因为湿热环境可使肠道内毒素向血液中迁移，侵入人体后通过诱生内源性致热原（endogenous pyrogen，EP），以 TNF-α、IL-1 最为重要，作用于下丘脑发热中枢，导致发热等炎性相关症状的出现。大量研究证明，湿、热邪气均与炎症关系密切，不同程度上导致炎症的发生发展，且湿性重浊黏腻，加之热邪煎熬津液，耗气伤血，使病邪及病理产物更加胶着难祛，由此推断，湿、热之邪是炎症微环境始终持续存在、难以改善的重要因素。从湿、热邪气两方面揭示炎症微环境持续存在的病因病机，能更深入地理解炎-癌转化的机制，从而指导临床实践。

（三）湿热与炎-癌转化

1. 湿热邪气成毒是促进炎-癌转化的重要致病因素

历代医家在长期实践中，逐渐创立了癌病的毒邪致病学说。上文已经阐明了湿热邪气与炎症的发生发展密切关联，而湿热邪气的持续存在，将进一步促进炎症向肿瘤转化的进程。当湿热日久，邪气淫溢，杂糅痰浊、瘀血等病理产物，则成“邪毒”，尤在泾《金匮要略心典》有云：“毒者，邪气蕴结不解之谓。”张介宾在《景岳全书》又云：“或以血气结聚，不可解散，其毒如蛊。”指出毒邪结聚时，不易消散，如同蛊毒一般盘郁结聚，一旦成病，病情凶险，难以痊愈。故当湿、热邪气过盛、过强时，则易聚集成毒，损伤机体，使机体组织发生不可逆转的异变，导致癌变，《中藏经·论痈疽疮肿》中记载：“痈疽疮肿之所作也，皆五脏六腑蓄毒不流则生矣。”说明癌病是因大量毒邪蓄积不去而成，具有浸渍脏腑、根深错节之性。毒邪致病学说认为毒邪多有猛烈、流窜、易变、顽固等特点，故癌毒具有进展迅速、易于转移、并发症多、根深难治等性质。局部炎症微环境形成后，湿热环境为背景，炎症长期存在，其持续的刺激是一个量变的过程，当刺激到一定的程度将引起质变，形成肿瘤，这是一次从量变到质变的进程。同样，湿热邪气转化为毒邪的过程，也经历了从量变到质变的飞跃。因此，基于毒邪致病的学说可推断，湿热邪气→毒邪、炎症→癌这两种转化之间可能存在某种因果关系，湿热成毒可能是导致炎症最后转化为癌病的重要因素，在炎-癌转化的过程中发挥了重要的作

用。同时，湿热邪毒因为其“黏腻胶结”的特性，致病更加特殊化、复杂化。

2. 湿热作为始动因子参与了炎-癌转化全程

从古至今，大多医家认为痰、瘀蓄积是癥瘕积聚形成的重要病机，故多从痰、瘀论治，但由中医理论可知，湿热与痰、瘀有着密切关系，如《医贯·郁证论》云：“气郁而湿滞，湿滞而成热，热郁而成痰。痰滞而血不行，血滞而食不消化，此六者相因而为病者也。”可见湿热为病，可变生痰瘀。此外，因“痰”是津液输布失常、水湿凝聚而成，本质上也属湿邪，且有“癌多挟湿”的说法，可见湿、热、痰、瘀本就同起一源，在癌变开始之初，湿热则作为致病的始动因子，推动病变。有研究认为，“湿热伏邪”是癌变的始动因素，贯穿全程；并且指出，在肿瘤形成的过程中，痰浊、瘀血作为枢纽因子而发挥作用，最后形成湿、热、痰、瘀互结之象，而成癌毒。这不仅与历代医家认为癌病的本质为“痰、瘀”的认识相合，更追本溯源，指出癌病以“湿热伏邪”为起因，进一步完善了中医对肿瘤病机演变的认识。因湿热本身及痰浊、瘀血等病理产物，都极易阻滞气血，使络脉失和、正气不至，故当机体局部发生炎症时，炎症因子大量产生，炎症长久不愈，变生他病。现代研究从分子机制层面表明，湿热证候可通过炎症、免疫反应、胃肠道微生态、异常代谢等环节促进肿瘤发生与转移，提高肿瘤的易感性，大量湿热动物模型研究也证实了湿热对肿瘤的促进作用。还有研究发现，湿热证结肠癌小鼠发生肝脏转移的发生率、肿瘤微血管数量均明显增高。进一步实验表明，湿热证结肠癌小鼠的血管内皮生长因子（vascular endothelial growth factor，VEGF）、基质金属蛋白酶（matrix metalloproteinase，MMP）表达水平明显升高，表明湿热能够促进结肠癌的生长和转移，且其机制可能与湿热上调 VEGF、MMP 表达有关。其中，VEGF 作用于肿瘤，在血管生成，促进内皮细胞增殖、侵袭和迁移中发挥核心作用，而 MMP 是降解细胞外基质（extra cellular matrix，ECM）的主要酶类，还可促进肿瘤血管的生成，MMP 的表达与促进肿瘤细胞侵袭和转移的炎症程度密切相关，炎症因子将提高 MMP 的表达水平，进一步增加肿瘤的侵袭和转移能力，由此得到了一条关于湿热、炎、癌三者关系的清晰思路：湿热环境→炎症因子高表达→MMP 表达水平提高→肿瘤侵袭、转移。

此外，有观点认为细胞黏附分子可能是湿热邪气致病的分子机制之一。研究表明，湿热证患者均存在细胞间黏附分子 1（intercellular cell adhesion molecule-1，ICAM-1）的高表达，且与炎症程度呈正相关。黏附分子能参与炎症反应和肿瘤扩散转移等，在肿瘤转移过程中，由黏附分子介导的肿瘤细胞与宿主细胞的黏附力增加起到了关键作用。因湿热致病最易黏滞的特点与黏附分子的功能相合，可以推断出湿热参与肿瘤的转移与扩散，而黏附分子可能是其分子机制之一。因此，在炎-癌转化的复杂机制中，湿热不仅促进炎症的发生发展，维持炎症微环境的长期存在，还能化生邪毒，最终导致癌变，并且在肿瘤形成后，通过各种复杂的分子机制，参与肿瘤的转移与扩散。由此可得出结论，湿热参与了炎-癌转化的全过程，是促进炎-癌转化的重要病因病机。

（四）讨论与展望

西医学已经充分认识到炎症与肿瘤及癌前病变关系密切，中外学者基于炎-癌转化机制，积极探索精准化的干预措施，如靶向炎症介质、转录因子、调节免疫抑制及阻断炎-癌转化信号通路等，但目前多数疗效还是不理想。那么，针对炎-癌转化机制，有无在中医理论指导下的中医中药干预措施呢？中医药具有副作用小、多靶点作用机制等优势，中医药在肿瘤防治中具有巨大的潜力。通过本文的论述，笔者挖掘了新的中医临床思路：湿热作为炎症、肿瘤重要的诱导因子，高度参与了炎-癌转变的各个重要过程，这个过程伴随着湿热邪气对机体产生的多种复杂影响。因此，在论治炎-癌转化的过程中，应注重湿热邪气的关键作用。同时，炎-癌转化是一个动态变化的病理过程，应针对炎-癌转化的不同阶段，采取相应的干预措施。如炎症期，可借助中医体质学说，重视湿热体质调理；若已进展为恶性肿瘤，在抗肿瘤的同时，更应积极地改善机体湿热环境，以延缓疾病进展、提高抗肿瘤疗效。此外，应注意到湿热邪气对不同体质患者，以及不同脏腑的影响并非如出一辙。对较少受湿热邪气侵扰的脏腑，湿热虽可能参与炎-癌转化的过程，但更多的是作为其他重要病理过程的始动或兼杂病因；对易感湿热邪气的脏腑，如胃、肠、膀胱等，湿热邪气可发挥更为全面、更为重要的病理作用，论治时应兼顾病位、有所侧重。因此，未来研究应以湿热理论作为切入点，多维度进一步探讨炎-癌转化的中医病理机制，确立从湿热论治炎-癌转化的治疗原则，并根据病变所在的不同阶段、不同脏腑的病机特点，进一步构建完善的治疗体系，为中医临床辨治提供重要的理论依据及论治准则。

溃疡性结肠炎脾胃湿热证患者 MUC 基因的相关蛋白及三叶肽表达的研究

溃疡性结肠炎(ulcerative colitis, UC)是一种病因未明的肠道炎性病变,国外学者一般认为溃疡性结肠炎是包括感染在内的环境因素作用于具有多基因缺陷的易感倾向个体,诱发异常免疫反应而导致疾病。

MUC 蛋白是一类由上皮细胞分泌的高分子量的糖蛋白,它是黏液凝胶的主要组成成分,是一组高度糖化的不同糖蛋白的总称。它主要起到细胞保护、黏性维持、细胞识别作用。人的结肠黏蛋白是被至少含 21 个基因的家族所编码的,其成员有 MUC1～MUC8,其中包括 MUC5B 和 MUC5AC。黏蛋白命名与其相应的基因一致,正常结肠中最主要的是 MUC2。溃疡性结肠炎是包括感染在内的多种因素作用于具有多基因缺陷的易感倾向个体,诱发异常免疫反应而导致疾病。肠黏膜上有大量杯状细胞,分泌各种黏液蛋白;在肠发生炎症时,蛋白结构发生改变。

肠三叶因子(intestinal trefoil factor, ITF),即三叶因子 3(trefoil factor 3, TFF3)是 1991 年发现的小分子蛋白质,由 59 个氨基酸残基构成,相对分子质量约为 6 700,属于三叶肽家族。肠三叶因子(ITF/TFF3)是一种胃肠道黏膜修复因子,在胃肠道的保护和修复过程中发挥着重要的作用。有报道认为 TFF3 在溃疡性肠炎中表达增强,它通过与 MUC2 形成稳定的胶状复合物,抵抗胃肠道反流、蛋白酶降解和机械损伤。另外,ITF 还能控制杯状细胞内黏液颗粒中糖蛋白的组装,影响黏蛋白的分泌和功能。

中医学认为,本病归属“泄泻”“痢疾”“休息痢”等范畴,现称“大瘕泄”;并且认为本病病位在肠,涉及脾、胃、肾。病因病机为先天禀赋不足,后天脾胃功能不健,在此基础上感受外邪(以湿邪为主),饮食不节或忧思恼怒等致脾胃损伤,传导失司,水湿内停,湿邪郁久化热或化寒,壅滞肠间,与气血搏结,损伤肠络,血腐肉败,化为脓血而下。病程日久,正虚邪恋,形成本虚标实,寒热错杂之证。溃疡性结肠炎的中医辨证分型,临床上各个医家不尽相同,可以分为脾胃湿热、脾胃虚弱、气滞血瘀、肝郁脾虚、气血亏虚、脾肾阳虚六型,其中脾胃湿热、脾胃虚弱两型为临床最常见证型。而总结福建省第二人民医院几年来的溃疡性结肠炎病例,脾胃湿热证则占 2/3 以上。中医在对溃疡性结肠炎辨证分型的基础上,以中医理论指导,积累了丰富的经验,填补了国内外治疗溃疡性结肠炎的空白,更好地体现了中医药治疗常见病、疑难病的优势。

因此,笔者运用免疫组化法分析 MUC2、MUC5AC 核心抗原及三因子家族(TFF1、TFF3)的分布与表达,探讨 MUC 基因及相关蛋白在溃疡性结肠炎湿热证患者中的作用,揭示其临床病理意义,在中医辨证分型基础上为溃疡性结肠炎的临床诊断提供可能的客观指标;并可能为溃疡性结肠炎提供一种新的治疗途径。

一、资料与方法

(一) 一般资料

收集溃疡性结肠炎病例 61 例,其中脾胃湿热证 36 例,其中男 20 例、女 16 例,平均年龄

42.8±9.86 岁。脾胃虚弱证 25 例，其中男 14 例、女 11 例，平均年龄 47.75±13.34 岁。收集 15 例健康体检者作为正常对照组，其中男 8 例、女 7 例，平均年龄 45.67±9.67 岁。

（二）检测方法

本实验采用免疫组织化学—标记抗生物素蛋白链菌素—生物素法：组织块经 AAF 固定液固定后在梯度酒精中逐级脱水、二甲苯透明、浸蜡、包埋、切片，石蜡切片厚度为 3 μm。切片经二甲苯脱蜡，梯度酒精入水后，PBS 漂洗（3 min×2①），抗原热修复（MUC5AC 不需要）、喷气 90 s 后冷却，蒸馏水冲洗 2 次，PBS 漂洗（3 min×2），加 3% H_2O_2 室温放置 10 min，以阻断过氧化物酶。流水冲洗 5 min，PBS 缓冲液漂洗（3 min×3）。滴加正常非免疫性动物血清置湿盒中室温平衡 20 min。不洗，除血清，加第一抗体②，置湿盒中 4°C 过夜。第二日取出湿盒，室温平衡 10 min，PBS 漂洗（5 min×4），除 PBS，加第二抗体③，置湿盒中室温放置 30 min。PBS 漂洗（4 min×2），除 PBS，加链亲和素表记的辣根过氧化物酶（HRP-streparidin），置湿盒中室温放置 30 min，PBS 漂洗（2 min×3），除 PBS，滴加 DAB 显色液，显色时间均为 5 min，流水冲洗终止显色反应，梯度酒精脱水，吹干组织片后二甲苯透明，中性树胶封片。实验中 PBS 代替第一抗体作阴性对照。实验中主要试剂购自北京中杉金桥生物技术有限公司及武汉博士德生物工程有限公司。

（三）结果判断方法

染色结果判断标准：在高倍显微镜视野下，每张切片任取 5 个视野进行阳性细胞计数，每个视野随机计数 100 个细胞，计算细胞阳性率（%），每张玻片的阳性率取不同视野阳性率的平均值。腺体细胞浆出现棕黄色物质为阳性染色，根据阳性细胞所占比例分为阳性细胞≤5%或细胞无棕色颗粒与背景一致为“－”；阳性细胞≤30%为“＋”；30%＜阳性细胞≤60%为“＋＋”；阳性细胞＞60%为“＋＋＋”。根据阳性细胞染色强度分为阴性为“－”、弱阳性为“＋”、阳性为“＋＋”、强阳性为“＋＋＋”。

（四）统计学分析

应用 SPSS13.0 统计软件，统计方法采用列联表 χ^2 检验和 Spearman 等级相关分析进行统计学分析，$P<0.05$ 为有统计学意义。

二、结果

（一）脾胃湿热组、脾胃虚弱组与正常对照组的 MUC2 阳性表达情况分析

脾胃湿热组、脾胃虚弱组与正常对照组的 MUC2 阳性表达情况分析结果见表 1-4-17。

---

① 即漂洗 2 次，每次 3 min。以下同。

② 指能和非抗体性抗原特异性结合的蛋白。

③ 指能和抗体结合的抗体。

表 1-4-17　三组 MUC2 阳性表达情况比较

等级	脾胃湿热组		脾胃虚弱组		正常对照组	
	例数	占比	例数	占比	例数	占比
－	1	2.8%	0	0	0	0
＋	7	19.4%	3	12%	0	0
＋＋	15	41.7%	17	68%	2	13.3%
＋＋＋	13	36.1%	5	20%	13	86.7%

注：经 Ridit 检验，脾胃湿热组与脾胃虚弱组比较：$t=0.409$，则 $P>0.05$，差异无统计学意义；脾胃湿热组与正常对照组比较：$t=-4.58$，则 $P<0.01$，有显著差异；脾胃虚弱组与正常对照组比较：$t=-5.128$，则 $P<0.01$，有显著差异。

（二）脾胃湿热组、脾胃虚弱组与正常对照组的 MUC5AC 阳性表达情况分析

脾胃湿热组、脾胃虚弱组与正常对照组的 MUC5AC 阳性表达情况分析结果见表 1-4-18。

表 1-4-18　三组 MUC5AC 阳性表达情况比较

等级	脾胃湿热组		脾胃虚弱组		正常对照组	
	例数	占比	例数	占比	例数	占比
－	13	36.1%	11	44%	13	86.7%
＋	23	61.9%	14	56%	2	13.3%
＋＋	0	0	0	0	0	0
＋＋＋	0	0	0	0	0	0

注：经 χ^2 检验，脾胃湿热组与脾胃虚弱组比较：$\chi^2=0.385$，则 $P>0.05$，差异无统计学意义；脾胃湿热组与正常对照组比较：$\chi^2=8.9$，则 $P<0.05$，差异有统计学意义；脾胃虚弱组与正常对照组比较：$\chi^2=0.544$，则 $P<0.05$，差异有统计学意义。

（三）脾胃湿热组、脾胃虚弱组与正常对照组的 TFF1 阳性表达情况分析

脾胃湿热组、脾胃虚弱组与正常对照组的 TFF1 阳性表达情况分析结果见表 1-4-19。

表 1-4-19　三组 TFF1 阳性表达情况比较

等级	脾胃湿热组		脾胃虚弱组		正常对照组	
	例数	占比	例数	占比	例数	占比
－	33	91.7%	25	100%	2	13.3%
＋	3	8.3%	0	0	4	26.7%
＋＋	0	0	0	0	9	60
＋＋＋	0	0	0	0	0	0

注：经 χ^2 检验，脾胃湿热组与脾胃虚弱组比较：$\chi^2=0.771$，则 $P>0.05$，差异无统计学意义；脾胃湿热组与正常对照组比较：$\chi^2=26.648$，则 $P<0.01$，有显著差异；脾胃虚弱组与正常对照组比较：$\chi^2=28.27$，则 $P<0.01$，有显著差异。

(四) 脾胃湿热组、脾胃虚弱组与正常对照组的 TFF3 阳性表达情况分析

脾胃湿热组、脾胃虚弱组与正常对照组的 TFF3 阳性表达情况分析结果见表 1-4-20。

表 1-4-20　三组 TFF3 阳性表达情况比较

等级	脾胃湿热组		脾胃虚弱组		正常对照组	
	例数	占比	例数	占比	例数	占比
−	18	50%	14	56%	2	13.3%
+	8	22.2%	7	28%	4	26.7%
++	10	27.8%	4	16%	5	33.3%
+++	0	0	0	0	4	26.7%

注：经 χ^2 检验，脾胃湿热组与脾胃虚弱组比较：$\chi^2=0.213$，则 $P>0.05$，差异无统计学意义；脾胃湿热组与正常对照组比较：$\chi^2=4.533$，则 $P<0.05$，差异有统计学意义；脾胃虚弱组与正常对照组比较：$\chi^2=5.444$，则 $P<0.05$，差异有统计学意义。

三、讨论

(一) MUC2 在溃疡性结肠炎肠黏膜上皮细胞的表达意义及表达情况

MUC2 是一种分泌性黏蛋白，由于其广泛表达于肠黏膜中，因此被称为肠黏蛋白，对肠道具有保护和润滑作用。本实验中，MUC2 主要定位在细胞质，阳性表达部位主要在结肠腺体上皮和黏膜上皮。溃疡性结肠炎患者无论是脾胃湿热组，还是脾胃虚弱组 MUC2 的表达均较正常对照组减少，提示 MUC2 与溃疡性结肠炎发病关系密切，在溃疡性结肠炎的发生、发展中占有重要地位，其表达水平可能有助于病情活动性的观察与判断，可以作为评价病情活动性的指标之一。但 MUC2 在溃疡性结肠炎中的具体作用机制尚不十分清楚，MUC2 在溃疡性结肠炎中活化及调节过程，以及对炎性因子表达调控的具体过程等均有待于进一步研究。

(二) MUC5AC 在溃疡性结肠炎肠黏膜上皮细胞的表达意义及表达情况

黏蛋白 MUC5AC 定位于染色体 1lp15.3～1lp15.5 上(与 MUC2、MUC5B、MUC6 在同一位点)。从人胃 cDNA 文库克隆到的 MUC5AC 长约 16.6 kb，编码 5525 个氨基酸长度的肽链，有 17 个主要的区域构成，其中 9 个编码富含半胱氨酸的区域(Cysl-9)，此区显示出 MUC5AC 与 MUC2、MUC5B 的相似性。该基因编码 MUC5AC 分泌型黏蛋白，其完全重复序列(VNTR)是 TISTISAP。MUC5AC 存在于正常气管支气管、胃、胆囊上皮、子宫内膜上皮等部位。正常时 MUC5AC 主要表达于胃黏膜的表面，又被称作胃型黏蛋白，MUC5AC 与 MUC2 一样同属于胶状的黏蛋白，在正常的大肠黏膜中几乎不表达，但在大肠腺瘤和腺癌中常见不同程度的阳性表达。

MUC5AC 与溃疡性结肠炎的相关性分析，国内外学者在此方面的报道极少。本实验研究中，无论溃疡性结肠炎脾胃湿热组或脾胃虚弱组 MUC5AC 的表达均较正常对照组增加，

统计学有差异($P<0.05$),提示了MUC5AC的表达与溃疡性结肠炎的发生、发展存在一定的联系,但其具体的作用机制目前仍尚不清楚。

(三)TFF1在溃疡性结肠炎肠黏膜上皮细胞的表达意义及表达情况

TFF1又称乳腺癌相关肽,它与TFF2(即解痉多肽)和TFF3构成三叶因子家族(trefoil factor family, TFF)。TFF1主要表达于胃表面及胃小凹上皮细胞,也存在于十二指肠Brenner腺和大肠杯状细胞中。胃液和尿液中亦可检测到TFF1。正常情况下,TFF1在肠杯状细胞中有少量表达,各种应激状态导致胃肠道黏膜损伤时,黏膜细胞合成TFF1增加,促进黏膜的修复。在此过程中,TFF1表达持续增高,可能导致细胞生长和代谢紊乱。有研究表明,TFF1表达在正常组织、伴不典型增生的溃疡性结肠炎和结肠癌中进行性增高。

本实验中,溃疡性结肠炎无论是脾胃湿热组还是脾胃虚弱组TFF1的均为低表达,其中脾胃虚弱组不表达,与TFF1的正常分布及相关文献报道较为符合,TFF1在脾胃湿热组的阳性表达为8.3%,考虑该部分患者为溃疡性结肠炎同时伴有不典型增生;而正常对照组中TFF1的阳性表达率高达86.7%,与既往相关报道TFF1在正常结肠黏膜不表达或低表达相矛盾,有待今后进一步的研究。另外,本实验中,溃疡性结肠炎脾胃湿热的部分表达与脾胃虚弱组的低表达是否可以说明溃疡性结肠炎脾胃湿热组容易发生或伴有不典型增生,且溃疡性结肠炎属于癌前病变,那是否又可以说明溃疡性结肠炎脾胃湿热组较易向结肠癌转化,需进一步实验加以研究。同时,TFF1在结肠癌组织中异位表达,而正常结肠黏膜和不伴有异常增生的溃疡性结肠炎组织中不表达,提示其可作为结肠癌的组织学诊断指标和溃疡性结肠炎患者的组织学检测指标,并作为观察疗效的指标。若能如此,可为溃疡性结肠炎的追踪观察提供检测标志物。

(四)TFF3在溃疡性结肠炎肠黏膜上皮细胞的表达意义及表达情况

TFF3属TFF之一,是一类较新的肠黏膜保护因子,在肠黏膜的保护和修复中起重要作用,且与溃疡性结肠炎的发病有着密切的关系。TFF3是由胃肠道黏液细胞分泌的一种小分子肽,主要存在于肠道。TFF3不仅可以与黏液糖蛋白结合协同发挥黏膜保护作用,还能驱动上皮细胞迁移,快速修复损伤黏膜,保持其完整性。

本研究实验结果表明,溃疡性结肠炎脾胃湿热证及脾胃虚弱证病例TFF3的阳性表达均较正常对照组下降,呈局灶性表达,分布在杯状细胞及部分间质中,黏膜溃疡的部分TFF3表达缺如,与临床上的相关报道相符,提示TFF3在溃疡性结肠炎中的表达下调可能促进溃疡的形成,延缓损伤修复。但到目前为止,对溃疡性结肠炎患者ITF表达减少的原因和意义仍不十分明确。由于收集的溃疡性结肠炎例数有限,TFF3的阳性表达是否在溃疡性结肠炎的急性期明显下降而在恢复期有所上升,有待今后的进一步试验加以研究;此外,溃疡性结肠炎的脾胃湿热证TFF3的阳性表达较脾胃虚弱证稍高,但两者间无显著性差异。由于此方面的研究在国内尚属首次,有待进一步的研究进行分析;同时文献有报道用TFF3来治疗胃黏膜损伤,Tan等研究发现,TFF3通过与肠上皮细胞表面的黏液糖蛋白结合,促进一氧化氮(NO)生成,提高黏膜血流量,进而增加胃肠黏膜的防御功能。Babyalsky等更直接证实三叶因子对胃黏膜的保护作用。口服大鼠TFF2或大鼠TFF3可减轻无水乙醇、吲哚美辛对胃黏膜的损伤,且其保护作用呈剂量依赖和时间依赖。Poulson等则发现皮下注射 TFF3 有保护胃黏膜的作用，且更有意义的发现是产生同样保护效果的皮下注射所需的剂量远低于口服所需要的剂量，提示可能有受体的存在。这是否提示在溃疡性结肠炎的发病过程中可以用 TFF3 来进行治疗，如果结果是肯定的，将为溃疡性结肠炎的临床治疗提供一个新的治疗途径。

四、存在的问题

由于时间有限，经验不足，本研究仍存在一些问题。例如，由于临床收集到病理报告为正常者十分困难，因此本研究所选正常对照组中，有 6 例病例病理是轻度结肠炎，其中还有部分病理报告为黏膜慢性炎症，对实验结果可能造成一定的影响。在所收集的溃疡性结肠炎病例中，由于例数有限未进行溃疡性结肠炎的分期、分型、分度，因此对溃疡性结肠炎的分析尚不够全面，待今后继续收集病例以完善结果的分析。

糖尿病与中医脾胃的关系

糖尿病是一种常见而难治的内分泌代谢性病，其分布遍于全世界，并呈逐渐增多趋势，西方国家发病率高达5%～8%，我国发病率约2.5%。与国外发达国家相比虽然并不高，但由于人口众多，患病的绝对人数却居世界之首。我国对糖尿病的认识，早在《黄帝内经》已有记载。数千年来一直叫作消渴病(也称消渴、渴病、肺消、消瘅)。发病机制被认为阴津亏损、燥热偏胜，以阴虚为本、燥热为标的本虚标实证。病位在肺、脾、肾，治疗从肺、胃、肾论治。随着对糖尿病认识的深入，突破了传统消渴病的看法，糖尿病与中医脾胃功能障碍的密切关系，已越来越为广大学者所关注。

(一) 历代名医对脾与消渴病的认识

传统医学认为"脺为脾之副脏，名为散膏"。脺指就是胰脏。自明清开始，已经注意到从脾论治。例如，李梃重补脾、周慎初主养脾、费伯雄倡化痰利湿等。张志聪在《本草崇原》中论述："有脾不能为胃行其津液，肺不能通调水道，而为消渴者。"认为脾为阴脏而主升，体阴而用阳，与胃共同踞中焦，同主人体吸收、消化功能。饮食入胃，经脾胃腐熟，其精微部分经脾升清，上输心肺，散布营养周身，即所谓居中央而畅四方，即散精作用。它是对脾运化精微、津液，灌溉机体各部分功能的高度概括。脾为后天之本，为人体后天阴精来源所在，是津液运输的主要器官。脾脏健旺则人体阴津生化无穷。而消渴病属于津液不足，起因在于脾病。张锡纯也认为，消渴起于中焦，是因"脺病累及于脾也"。他的治疗糖尿病名方玉液汤、滋脺饮，就是以此而创的。施今墨也有"补脾气以助运化之功……气复阴回，糖代谢即可随之恢复正常"的论述。他的名药对：黄芪伍山药、苍术配玄参，就是这种学术思想的体现。也有学者提出根据调查统计，提出饮食不节湿阻中焦、郁怒伤肝乘脾、久思伤脾是糖尿病发病的几大原因，认为理脾法是治疗糖尿病的重要内容。

笔者认为糖尿病的中医理论认识的变化是符合客观实际的，是必然的。

(1) 消渴病病机探讨：脾主运化，散精于肺，脾胃功能发生障碍时，脾不散精，致使水谷精微不能营养周身。血糖者即饮食所化之精微，脾失运化，血中之糖就是不能输布脏腑营养四肢。脾主湿、主生化和运化，有升清、行津、敛津的作用；胃主燥、主纳、主化谷，有降浊的功能。若脾虚失运，不能输布水谷精微，以及脾胃湿热交蒸升降无能，水谷精微下注则小便味甘；水谷精微不能濡养肌肉，可见形体日渐消瘦；胃燥热则耗津，故口渴喜饮，善饥欲食。

(2) 糖尿病流行病学研究：糖尿病流行病学研究中发现，大多数的糖尿病(约74.4%)存在于人群中而未被发现，仅有25.6%的人被医师告知患有糖尿病。农村情况尤为突出，约95%以上的糖尿病患者患病而未被诊断。城市中，未被诊断者也超过半数。以往中医对糖尿病的认识，主要以临床出现"三消"症状为依据，而现在对糖尿病的诊断是以实验室诊断为依据。近年新发现的糖尿病患者，多是在健康体检时才发现患有本病。因此，传统的从肺胃肾论治已无法指导临床实践，要在糖尿病的中医治疗中取得突破性进展，需要辨病与辨证相结合。

(3) 糖尿病相关伴随症状：据报道，糖尿病患者食管压力测定可见蠕动波减弱，食管收缩速度减弱，下食管括约肌压力下降。食管钡餐可见食管扩张，排空延缓和自发的收缩。还有许多关于糖尿病胃肠功能障碍的文献报道，曾以"糖尿病性胃肠病""糖尿病性胃麻痹""无症状性胃潴留"等术语命名。临床表现为消化不良、厌食、恶心、顽固性呕吐、上腹胀满、疼痛、鼓胀、便秘和腹泻等症状。上述表现从中医病机分析正是由脾胃运化功能障碍所致。

(二) 未来展望

糖尿病脾胃虚实证患者胰岛素分泌功能及胰岛素敏感性如何？是否存在胰岛素受体和(或)受体后缺陷？其病理是否存在规律性变化？尚待进一步研究。调理脾胃的方药是否具有增加胰岛素的分泌，减少葡萄糖在肠道吸收，增加胰腺分泌胰岛素，增加靶细胞上胰岛素受体数量，增加胰岛素的敏感，减少对胰岛素的抵抗，减少胰岛素的对抗激素胰高糖素，增加细胞的葡萄糖转运因子，增加糖的无氧酵解及不依赖胰岛素的代谢等功效？将是下一步研究的方向。

对脾虚证现代研究的几点认识

对脾虚证的现代研究，从临床到实验室都做了大量工作，积累了丰富经验，取得了很大进展，提高了中医学术水平，促进了中医学向现代科学方面的发展。但中医的脾与其他中医脏象理论一样，具有多种含义，并且要在人身上，才能得到充分体现，所以临床研究显得特别重要。下面就脾虚证的临床研究，谈几点粗浅认识。

1. 明确含义

中医脾的原有理论和现代研究都已充分表明它是一个多功能的单位，各种功能之间，既有联系，又有区别；既体现生理，又反映病理。临床应用已涉及 8 个科、9 个系统的 167 种中西医病症，表明了除与消化系统密切外，与其他各个系统都有一定关系。

2. 澄清意义

脾理论的临床意义，既表现一定的病位（细胞、组织、器官、系统）的病变程度，又反映某些病理过程和特定的病理现象。例如，慢性肝炎脾气虚证的肝细胞变性和纤维组织增生；慢性胃炎脾虚证的浅表性胃炎为多，脾肾虚证则萎缩性胃炎居多；气管炎、肾炎、糖尿病等疾病都有肺-脾-肾过程；分泌物的量多、色白、质稀，以及疮口色白和久不收敛等。

3. 求同别异

脾虚证是中医的病理概念。它在不同的西医病中的表现具有各自的特点。例如，胃病的食欲不振、纳后脘闷；肠病的大便溏泄；气管炎的痰多、稀白；肾炎的水肿和食欲不振，或水肿兼大便溏稀；妇科的带下；外科的疮面色白、分泌物稀等，它们之间可能有共同的病理基础，但应该注意发现不同的脾虚表现特点，以丰富和完善脾虚证的辨证标准。

4. 分级量化

中医传统的辨证标准，以描述性、定性为多，缺乏程度和量的概念，这不利于科学研究和治疗对比。应该对主症做轻、中、重的分级或量的表达，以利于观察、对比和分析，也为建立符合中医学术特点的疗效标准创造条件。

5. 从虚求实

从临床上看，单纯脾虚证者极少，而因虚致实和虚实相兼者为多，笔者拟选“脾虚生痰湿”“脾虚精失敛”为题，从临床试验入手，选择适当病种，建立相应指标，通过治疗反馈，进行研究。

6. 团结合作

脾虚证的研究，北京、广州等已取得很大成绩，但从经验上说，采用团结合作的方法，将加速这方面的研究。为此，建议成立全国脾虚证研究协作组，由北京、广州牵头，按不同的脾理论，分设若干课题组，每组分临床和实验室结合进行。

中医脾虚病与情绪紧张和免疫功能

一、脾虚病的内涵

1. 脾的含义

脾在中医学里属“后天之本”，具有供养营养物质、造血、统血、调节水液、藏意、卫外、肌肉运动等功能，与消化系统关系密切，同呼吸、造血、泌尿、神经、内分泌、免疫等系统也有一定关系。

2. 脾虚病

脾虚病是指脾各种功能不足和消退而产生的一系列临床证候的一类病证。

二、脾虚病的临床表现

脾虚病的临床表现主要为食欲不振、胃胀、泄泻、水肿、多痰、贫血、出血、失眠、疲乏、易感冒、内脏下垂、低血压、白细胞减少、高血脂、低热、糖尿、自主神经功能失调、带下等。

三、脾虚病与情绪紧张

情绪紧张是精神呈急迫严重的状态，属中医七情的范畴。七情是情志活动的总称。情绪紧张可导致脾虚，主要变现以下两种形式。

1. 肝犯脾

中医学肝的生理功能有疏泄(能帮助脾的运化功能)、谋虑(一种精神活动)，所以肝有病，在情绪上是急躁、紧张和发怒，则影响消化、吸收功能，中医谓之“肝犯脾”，致使脾虚。现代研究表明，这种现象常呈交感神经兴奋，而使副交感神经抑制，致肠胃功能紊乱、运动和分泌功能失调。

2. 心失养

中医学中“心主神明”，具有大脑活动的功能，维持这种功能要靠脾的供养，叫作“脾养心”。如果脾虚则心神失养，则出现食少、便溏、失眠、多梦、情绪慌张(紧张)等。

四、脾虚病与免疫的功能

中医学的脾有卫外功能，卫就是防御、保卫的意思，卫外既是抵御外邪(包括细菌、病毒等外来可使致病的物质)。现代研究表明，脾虚患者常呈免疫功能异常，主要表现在体液免疫中免疫球蛋白 IgG(血清)降低和 IgA(唾液)升高；细胞免疫功能减弱，如 T 淋巴细胞总数和功能、T 细胞亚群中 Th 体细胞、巨噬细胞的吞噬活性、自然杀伤细胞(NK 细胞)的杀伤力和结合活性等。

五、脾虚病的治疗

药物治疗根据脾虚的临床不同表现，分析虚的性质，选用相应方药。

（1）脾气虚弱：神疲乏力，食少，便溏，舌淡苔白，脉细弱。治宜健脾益气。代表方为四君子汤、参苓白术散。

（2）脾血不足：面色萎黄，食少，便溏，舌淡苔白，脉细弱。治宜健脾养血。代表方为八珍汤。

（3）脾阳虚衰：形寒肢冷，腹痛喜温，神倦肢冷，食少便溏，舌淡苔滑，脉沉细而弱。治宜温阳健脾。代表方为理中汤。

（4）脾阴虚损：食少腹胀，口干不饮，便溏或秘，舌红少苔，脉细数。治宜养脾益阴。代表方为养真汤。

（5）脾虚水泛：水肿肢乏，食少便溏，舌淡苔白，脉沉缓。治宜健脾利水。代表方为五皮饮。

（6）脾虚痰盛：痰多质稀，食少便溏，神疲肢乏，舌淡苔白腻，脉细滑。治宜健脾化痰。代表方为六君子汤。

（7）脾虚失血：出血色淡，面㿠肢乏，食少便溏，舌淡苔白，脉细弱。治宜健脾摄血。代表方为当归补血汤。

（8）脾虚气陷：内脏下垂或脱肛，神疲肢冷，食少便溏，舌淡苔白，脉细弱。治宜健脾升气。代表方为补中益气汤。

（9）脾虚胃弱：易感冒，多汗畏冷，食少便溏，舌淡苔白，脉细弱。治宜健脾固卫。代表方为玉屏风散。

（10）脾虚肝郁：食少便溏，胁痛易怒，口苦嗳气，舌淡红苔薄白，脉细弦。治宜健脾疏肝。代表方为四君子汤合四逆散。

六、提高免疫功能的补脾方药

（1）四君子汤：可促进巨噬细胞的吞噬功能，提高淋巴细胞转化率和促进抗体形成细胞等作用，并有促进 DNA、RNA 的合成使细胞分裂加速，使萎缩胸腺结构恢复正常的作用。

（2）补中益气汤：对淋巴细胞转化率有促进作用，能增强网状内皮系统的吞噬功能。

（3）黄芪建中汤：能提高淋巴细胞转化率和 IgG。

以上药物的免疫功能作用主要见表 1-4-21。

表 1-4-21　药物的免疫功能作用

	巨噬细胞吞噬功能	免疫球蛋白形成	淋巴细胞转化	干扰素诱生
黄芪	增强	促进	促进	诱生
党参	增强	—	促进	—

（续表）

	巨噬细胞吞噬功能	免疫球蛋白形成	淋巴细胞转化	干扰素诱生
人参	增强	—	促进	—
白术	增强	—	促进	—
山药	增强	—	促进	—
茯苓多糖	增强	促进	—	—
甘草	增强	促进	—	—

注：—代表无意义。

胃炎脾虚证患者和脾虚证小鼠外周血中T细胞亚群的比较研究

脾胃为后天之本，在生理、病理和临床诊治方面有重要作用，故脾虚证的研究引起了人们的重视。为了探讨脾虚证的发病机制，近年来人们用不同的方法建立脾虚动物模型。虽然人们对脾虚动物模型是否代表脾虚人仍有不同看法，然而利用动物模型研究中医的基本理论，仍是我国医学科学发展的一个重要方面。本文用T细胞亚群作为观察指标，比较研究了慢性萎缩性胃炎脾虚证患者和脾虚小鼠模型外周血中T细胞亚群的变化。

一、试验和方法

1. 慢性萎缩性胃炎脾虚证患者

患者11例，年龄24～47岁之间，平均年龄37.64岁，男性8例，女性3例。脾虚的标准按照1986年5月在郑州修订的中医虚证辨证标准。15例年龄、性别相当的正常人作为对照组。被检者，抽取静脉血1 mL，肝素抗凝，用淋巴细胞分层液分离淋巴细胞，将细胞悬液滴在明胶处理过的玻片上，空气干燥后，丙酮固定5 min，放4℃冰箱保存。

2. 动物

ICR雄性小鼠60只，体重20～22 g，购自上海动物中心，在福建省第二人民医院动物房喂养。动物分对照组、脾虚组和脾虚复健组。每组动物在实验前称体重测体温，在实验过程中每隔5天测1次体温、称1次体重。体温测试用半导体温度计置入小鼠腹股沟处3 min。对照组20只，每日灌服生理盐水0.3 mL，脾虚组40只，按照胡彩钦等的方法造模，每日腹腔注入利舍平0.1 mL(0.03 mg)，共10天。其中20只取其眼球血0.5～1 mL，肝素抗凝，按照上述方法制成细胞涂片，放4℃冰箱备用。其余20只小鼠为脾虚复健组，停止注射利舍平，代之每日灌服健脾汤0.3 mL(含生药1 g)，共10天。健脾汤成分有党参、白术、茯苓、甘草、山楂肉、麦芽、谷芽、半夏。动物处死前，取其眼球血，分离出淋巴细胞后，制成细胞涂片，固定后，放4℃冰箱保存。每组动物结束后，将动物处死，取出胸腺和脾脏，分别称其重量，计算各组动物胸腺和脾脏重量的平均值(mg)，再除以每组动物体重平均值(g)，求出脾脏或胸腺的系数。

3. 试剂

抗人的T细胞抗体：CD3(总T细胞)、CD1(辅助性T细胞)、CD8(抑制性T细胞)。抗小鼠的T细胞抗体：Thy1.2(总T细胞)、LyT2(抑制性T细胞)、L3T4(辅助性T细胞)均为美国B.D.产品，生物素标记的羊抗鼠血清为Sigma公司产品。生物素标记的马抗体小鼠的IgG和ABC盒试剂均为VectooLab产品。利舍平为广州侨光制药厂产品。

4. 免疫细胞学染色法

按照Hsu的ABC间接法进行，1%甲基绿复染细胞核。图片在油镜下观察，总T细胞、辅助性T细胞和抑制性T细胞分别计数200个，求出阳性率及每组动物的平均数和标准差。

二、结果

1. 各组动物体重和体温的比较

脾虚组动物的体重和体温与对照组相比均有下降，脾虚组小鼠表现出现纳呆、消瘦、四肢无力、动作迟缓呈匍匐状、拱背、毛失去光泽、便溏、畏寒、动物多挤在一起。经过健脾汤复健后，上述症状逐步改善，体温和体重逐渐恢复(表 1-4-22)。

表 1-4-22　对照组、脾虚组和脾虚复健组小鼠体重和体温变化($\bar{x}$±s)

实验天数	对照组(20 只)		脾虚组(40 只)	
	体重/g	体温/℃	体重/g	体温/℃
1	22.68±1.52	36.67±1.02	23.5±1.73	36.67±1.02
5	27.05±3.32	36.52±0.88	23.86±6.67	35.05±0.7
10	33.75±3.66	36.76±0.51	22.94±2.86	34.84±1.06
实验天数	对照组(20 只)		脾虚复健组(20 只)	
	体重/g	体温/℃	体重/g	体温/℃
15	34.63±2.04	37.04±0.21	24.24±1.87	36.08±0.72
20	35.13±3.31	36.8±0.37	29.13±1.31	36.75±0.21

2. 各组动物胸腺系和脾系数的比较

脾虚组小鼠不仅体重和体温下降，而且胸腺和脾的系数也低于对照组。灌服健脾汤后，随着体温和体重增加，两种系数也逐步增加(表 1-4-23)。

表 1-4-23　对照组、脾虚组和脾虚复健组小鼠胸腺系数和脾系数的比较

组别	脾系数[脾平均重量(mg)/体重平均重量(g)]	胸腺系数[胸腺平均重量(mg)/体重平均重量(g)]
对照组(20 只)	37.1(110/29.15)	2.36(69.6/29.45)
脾虚组(40 只)	2.09(18/22.91)	1.01(23.2/22.91)
脾虚复健组(20 只)	4.15(121/29.13)	2.19(63.75/29.13)

3. 各组动物外周血 T 细胞亚群的比较

阳性细胞反应在质膜上，呈棕黄色，外观呈环状。对照片阴性。脾虚组小鼠总 T 细胞及辅助性 T 细胞较对照组明显下降，但抑制性 T 细胞无变化。健脾汤灌服后总 T 细胞和辅助性 T 细胞均有回升(表 1-4-24)。统计学结果显示，对照组与脾虚组，或脾虚组与复健组的总 T 细胞和辅助 T 均有显著差异(P<0.01)，但三组间的抑制性 T 细胞差异无统计学意义(P>0.05)。

表 1-4-24　对照组、脾虚组和脾虚复健组小鼠外周血 T 细胞亚群的比较(%,$\bar{x}$±s)

组别	抗体			
	Thy1.2	L3T4	LyT2	L3T4/LyT2
对照组(20 只)	62.2±6.3	45±4.32	25.8±5.63	1.74

（续表）

组别	抗体			
	Thy1.2	L3T4	LyT2	L3T4/LyT2
脾虚组(40只)	42.28±4.99	29.14±7.74	27.14±3.8	1.07
脾虚复健组(20只)	55.11±7.75	36±6.68	27.57±5.7	1.31

从表1-4-24可知，三组辅助性T细胞与抑制性T细胞的比值，对照组为1.74、脾虚组为1.074，而复健组为1.31。

4. 正常人与慢性萎缩性胃炎脾虚患者外周血T细胞及其亚群的比较

除抑制性T细胞外，慢性萎缩性胃炎脾虚患者的总T细胞和辅助性T细胞均低于正常人，而且有显著性差异($P<0.05$)。正常人辅助性T细胞和抑制性T细胞比值为1.63，而脾虚患者下降为1.35。t检验结果见表1-4-25。

表1-4-25　正常人和慢性萎缩性胃炎脾虚患者外周血T细胞亚群的比较($\bar{x}\pm s$)

抗体(CD)	正常人(15例)	脾虚患者(11例)
CD3	71±7.9	60.64±11.1**
CD4	45.7±5.56	38±10.25*
CD8	27.9±6.51	28.18±7.01#

注：脾虚患者与正常人相比，** $P<0.01$、* $P<0.05$、# $P>0.05$。

三、讨论

以上实验证实了用利舍平诱发小鼠脾虚模型，体重减轻、消瘦、皮毛无光、体温下降、畏寒、食欲下降、便溏、活动减少等一系列症状。这与用厚朴、大黄、枳实所造的驴脾虚模型相似。经过四君子汤或健脾汤复健后，体重均能逐步增加，体温逐步回升。这可能由于健脾益气方改善了脾虚动物机能的紊乱，如增加摄食，改善胃肠功能，提高能量代谢等。关于脾虚动物是否能正确反映中医临床辨证的脾虚患者，有待进一步证实；然而从症状来看，两者有很多相似之处，如慢性腹泻、食欲不振、全身乏力、畏寒等症状。因此，笔者认为利用脾虚模型研究脾虚的发病机制是有一定意义的。

脾虚动物模型的免疫学报道甚少，个别报道了脾虚驴细胞免疫和体液免疫均显示下降。脾虚患者E-玫瑰花环试验也低于正常人。本文结果显示，不论脾虚患者或脾虚小鼠的总T细胞和辅助性T细胞与对照组比较均明显下降，统计学也有显著性差异。有意义的是抑制性T细胞不论脾虚患者或小鼠均保持稳定，无明显波动。经过健脾汤复健后小鼠，虽然辅助性T细胞有明显回升，但抑制性T细胞不变。这与胃癌脾虚患者CD8增高的结果不同。在疾病状态下，机体免疫调节功能下降，内部环境失去了维持机体免疫应答和相对平衡的能力，引起了辅助性T细胞和抑制性T细胞细胞比值的失常。辅助性T细胞和抑制T细胞细胞比值的增高和下降，可能与疾病的发病机制不同有关。因此，笔者认为脾虚动物和慢性萎缩性胃炎脾虚患者辅助性T细胞下降，而抑制性T细胞不变，是否能作为慢性萎缩性胃炎脾虚证的一项诊断的免疫指标，有待积累更多的资料。

脾虚动物驴的各种脏器(包括胸腺、脾脏)的重量均明显下降。这与脾虚小鼠体重下降，且胸腺、脾脏重量下降的结果一致。健脾汤复健后小鼠，由于食欲增加，蛋白质摄入量随之增加，从而促进了各个器官细胞增殖功能，所以胸腺、脾脏重量均有增加。李秋莲等报道四君子汤对萎缩性胸腺有恢复功能，如促进 RNA 和 DNA 的合成，促使细胞分裂加快，从而使胸腺恢复正常。王叔兰报道脾虚驴的淋巴器官经过中药治疗后细胞增殖幅度增大。从脾虚组和复健组小鼠外周血中 T 细胞的数量来看，也反映出复健组小鼠外周血中 T 细胞来自胸腺。Chandra 等报道营养不良所致的胸腺组织学改变与外周血 T 细胞绝对值是一致的。过去报道和笔者的实验均证明健脾汤和四君子汤等中药能够促进小鼠胸腺和脾脏内淋巴细胞的增殖作用，从而使外周血中的 T 细胞数目增加。然而健脾汤通过哪些环节促进细胞分裂还不清楚，不过健脾汤内包括一些消导药，如山楂肉、麦芽、谷芽、陈皮等可能有助于脾虚小鼠消化、吸收功能的恢复，增加蛋白质和其他成分的摄取，在此基础上，免疫功能得以逐渐恢复。因而，笔者认为中医脾虚证除与消化、内分泌、造血系统有关外，其发病机制与免疫也有密切关系，特别是 T 细胞亚群的功能紊乱。

慢性胃炎脾气虚证患者胃窦黏膜内 EGF 和 TFF1 表达的意义

近年来，有关慢性胃炎脾气虚证的内涵，研究者们在生理、生化、免疫等方面做了较多的探索，其中有关细胞因子的作用备受关注。笔者拟用免疫细胞化学的方法探讨脾气虚证患者胃黏膜内表皮生长因子(epidermal growth factor, EGF)和三叶因子 1*(trefoil factor 1, TFF1)的表达及其意义。目的是筛选中医证型的客观指标，为指导慢性胃炎的诊疗提供客观依据。

一、资料与方法

1. 病例选择

正常对照组 5 例(男 3 例、女 2 例)，平均年龄 30 岁，中医辨证无寒热虚实症候，并排除其他疾病，舌质淡红，苔薄白而润者。脾气虚组和脾胃湿热组选择慢性浅表性胃炎病例，根据福建省中医脾胃学术委员会于 1992 年制定的辨证标准进行辨证。脾气虚组 32 例(男 18 例、女 14 例)，年龄 18～65 岁，平均 43.3 岁，其中 Hp 阳性 10 例；脾胃湿热组 20 例(男 14 例、女 6 例)，年龄 18～58 岁，平均 31.2 岁，其中 Hp 阳性者 16 例。

2. 切片制备

胃镜活检标本，均取自胃窦部黏膜，用 Lillie 固定液固定，常规脱水，二甲苯透明，石蜡包埋。切片厚 41 μm，黏片用 0.1%的多聚赖氨酸处理的载玻片，苏木精-伊红染色做一般病理诊断。

3. EGF 和 TFF1 的表达

切片脱蜡入水，经抗原修复后下 3% H_2O_2 20 min 阻断内源性过氧化物酶；流水洗 5 min；滴加正常封闭羊血清，室温 20 min；去除多余血清后，分别滴加兔抗人 EGF 抗体(工作浓度 1∶100，由博士德公司提供)，或鼠抗人 TFF1 抗体(工作浓度 1∶100，由中山公司提供)，放 4℃冰箱过夜；次日取出，室温平衡 20 min；PBS 洗后，滴加 Biotin 标记的羊抗兔或鼠的 IgG 抗体(由迈新公司提供)，室温平衡 30 min；PBS 洗后，滴加 HRP 标记的链亲和素(由迈新公司)，室温平衡 30 min；PBS 洗后，用 DAB 显色，反应 10～15 min；流水洗后，酒精脱水，二甲苯透明，树胶封片。阴性对照切片用 PBS 代替第一抗体，其他步骤与实验切片相同。结果判断采用积分法，阴性为不表达(－)，淡黄色为低表达(＋)，黄色为中表达(＋＋)。

4. 统计学处理方法

采用 μ 检验。

---

* 三叶因子是一种分泌蛋白，在维持胃黏膜完整性及屏障功能中发挥重要作用。

二、结果

1. 各组 EGF 和 TFF1 的表达

脾气虚组与脾胃湿热组中 EGF(+)比较差异有统计学意义、TFF1(+)比较差异无统计学意义,但脾气虚组的绝对值仍高于脾胃湿热组(表 1-4-26)。

表 1-4-26　各组 EGF 和 TFF1 的表达

组别	例数	EGF			TFF1		
		−	+	++	−	+	++
正常对照组	5	0(0)	5(100%)	0(0)	0(0)	0(0)	5(100%)
脾气虚组	32	10(31.2%)	22(68.7%)*△△	0(0)	7(21.9%)	12(60.1%)	13(40.6%)*
脾胃湿热组	20	14(70%)	6(30%)##	0(0)	4(20%)	12(60.1%)	4(20%)△△

注:*脾气虚组与正常对照组比较,$P<0.05$;##脾胃湿热组与正常对照组比较,$P<0.01$;△△脾气虚与脾胃湿热组比较,$P<0.01$。

2. 脾气虚与脾胃湿热组中慢性胃炎 Hp 感染阳性率比较

脾气虚组 32 例中,有 Hp 阳性 9 例,占 28.1%;脾胃湿热组 20 例中,有 Hp 阳性 16 例,占 80%。两组 Hp 感染阳性率比较,差异有统计学意义($P<0.01$)。

三、讨论

1. 慢性胃炎脾气虚证与 EGF 和 TFF 表达的关系

资料显示脾气虚组患者和脾胃湿热组患者 EGF 和 TFF1 均低于正常对照组,而且差异有统计学意义(表 1-4-26)。两患者组间 EGF(+)比较,差异有统计学意义,TFF1(+)虽无统计学意义,但脾气虚组患者阳性率仍高于脾胃湿热组,反映了中医证型间的差异。脾气虚组 EGF 的表达高于脾胃湿热组患者的原因可能与后者 Hp 感染率较高有关,因为 Hp 产生的毒素能够抑制 EGF mRNA 的合成,并能影响 EGF 的功能。

TFF 是近年来发现的一种新型细胞因子,TFF 的家族是一个具有特定三叶结构域的胃肠家族,在哺乳动物中包括 3 个因子:TFF1、TFF2、TFF3,它们的功能不仅是在维护胃肠道黏膜的完整性方面起着重要作用,而且参与黏膜损伤后的修复过程,如胃溃疡时 TFF1 表达增强。李灿东等报道脾气虚证患者胃黏膜功能减退,凋亡细胞显著增加。至于脾气虚证患者 TFF1 表达的阳性率高于脾胃湿热证的原因,可能与脾气虚证患者黏膜损伤的程度较脾胃湿热证患者严重有关,并且与损伤黏膜的修复有关。

2. 脾气虚证与 Hp 感染的关系

陈芝芸等报道 Hp 感染与中医证型有明显相关性。笔者的资料也显示 Hp 与证型有密切关系,如脾胃湿热组 Hp 感染率为 80%,而脾气虚组 Hp 感染率仅为 28.1%,两者差异有统计学意义。这些都反映了中医证型间的差异和不同证型的特征,同时也符合中医对疾病转归的一般认识,即初期多实证、热证;后期久病必虚,久病入络的理论。

慢性胃炎中医脾肾虚证尿胃蛋白酶和17-OHCS测定结果分析

国内对慢性胃炎中医脾、肾虚证实质的研究，至今报道不多。一年来，笔者与福建省中医药研究所临床科室及福建省立医院内科消化组协作，对75例慢性胃炎患者做了日、夜尿17-羟皮质类固醇含量测定，结果报告如下。

一、一般资料

75例慢性胃炎患者系福建省立医院住院患者，其中男55例、女20例，所有患者均经纤维胃镜检查和胃黏膜活检确诊，无合并肾脏疾病。中医脾、肾虚证系根据中医临床辨证并经辨证治疗验证而确定。

1. 脾虚

上腹部痞满，食欲减退，或食后饱胀不适，喜按，嗳气，头晕，四肢乏力，口淡多涎，面色㿠白，大便溏，或质软解不畅，舌淡苔白，脉虚缓或微细无力。

2. 脾肾虚

除脾虚诸证外，兼有腰膝酸软，手足心热，小便清长，头晕耳鸣，咽干寐差。

75例患者中属脾虚组46例、肾虚组29例。正常对照组21例，其中男15例、女6例，选择没有胃、肠、心、肾及内分泌等疾病，一般健康状况良好者。检测期间不上夜班。

二、方法和结果

脾虚、脾肾虚组和对照组都进行日、夜尿胃蛋白酶活力和日、夜17-羟皮质类固醇24 h总量测定。早晨6时至晚上6时的12 h全部尿液为日尿，晚上6时至次晨6时的12 h全部尿液为夜尿。尿胃蛋白酶活力测定法基本按照Anson和Mirsky的方法，用牛血红蛋白作底物，用Folin酚试剂为显色剂。尿17-羟皮质类固醇测定方法用L Kornel改良的Poter-Silber显色法。测定结果如下。

正常组与虚证组各组测定数值经统计学处理的结果：①正常人和虚证各组患者各自的日、夜尿胃蛋白酶活力水平比较没有显著差异。②脾虚组46例患者日尿胃蛋白酶活力比正常组略呈偏高，但都无显著差异。③脾肾虚组的日、夜尿和24 h尿胃蛋白酶活力水平比正常组显著降低，其差异有统计学意义（$P<0.05$ 或 $P<0.01$）。④日尿胃蛋白酶活力方面，脾虚与脾肾虚相比，差异无统计学意义，夜尿和24 h尿胃蛋白酶活力在这两组间有显著差异（表1-4-27）。

表1-4-27　正常组、脾虚组和脾肾虚组尿胃蛋白酶活力(U)测定结果

组别	例数	平均年龄	日尿胃蛋白酶	夜尿胃蛋白酶	24 h尿胃蛋白酶
正常组	21	44.1	421±298	339±195	753±420

（续表）

组别	例数	平均年龄	日尿胃蛋白酶	夜尿胃蛋白酶	24 h 尿胃蛋白酶
脾虚组	46	41.4	328±223	359±256	687±403
脾肾虚组	29	43.8	254±195*	211±196*	465±315*

注：在 37℃情况下 1 mL 尿液中的胃蛋白酶每小时分解牛血红蛋白产生 1 mg 酪氨酸为 1 个单位（U）。*脾虚组、脾肾虚组与正常组相比，$P<0.05$，下同。

正常人和虚证组各组尿 17-羟皮质类固醇测定数值经统计学处理的结果：①三组的尿 17-羟皮质类固醇含量都是白天高于夜间（正常组 $P<0.05$，脾虚和脾肾虚组 P 均<0.01）。②脾虚组的日、夜尿及 24 h 总 17-羟皮质类固醇含量都略低于正常组，但无显著差异。③脾肾虚组的日、夜及 24 h 总尿 17-羟皮质类固醇含量均比正常组显著降低（脾肾虚组的日、夜及 24 h 总尿分别与正常组相比，$P<0.01$、$P<0.05$、$P<0.05$）。④日尿 17-羟皮质类固醇含量脾虚与脾肾虚的差异无统计学意义，夜尿及 24 h 尿的差异则有统计学意义（表 1-4-28）。

表 1-4-28　正常组、脾虚组和脾肾虚组尿 17-羟皮质类固醇含量

组别	例数	平均年龄	日尿 17-羟皮质类固醇/mg	夜尿 17-羟皮质类固醇/mg	24 h 尿 17-羟皮质类固醇/mg
正常组	21	44.1	4.87±1.41	3.43±1.06	8.3±2.24
脾虚组	46	41.4	4.36±2.27	3.1±1.35	7.46±3.23
脾肾虚组	29	43.8	3.67±1.57	2.39±1*	6.07±2.26*

注：*与正常组相比，$P<0.05$，差异有统计学意义。

三、讨论

测定尿液中的胃蛋白酶活力与直接测定胃液中的胃蛋白酶具有同样的临床价值，即可以衡量胃黏膜主细胞合成和分泌胃蛋白酶的功能状况。尿 17-羟皮质类固醇则直接反映机体中肾上腺皮质醇和肾上腺皮质激素的代谢水平。

从对正常人和慢性胃炎患者所测尿胃蛋白酶活力和尿 17-羟皮质类固醇含量的结果可以看出如下内容。

（1）正常人胃黏膜主细胞的功能在昼夜之间没有显著差别，在慢性胃炎，无论是脾虚组或脾肾虚组，胃黏膜主细胞的功能都没有打乱这种昼夜规律。同样，正常人尿 17-羟皮质类固醇排出量存在着极其明显的昼夜差别规律（$P<0.05$）；而慢性胃炎，无论病情发展到哪个阶段，仍然保持着这种昼夜差别规律。

（2）脾虚组日尿及 24 h 尿胃蛋白酶活力比正常对照组略低，而夜尿胃蛋白酶却比正常对照组略高，无显著性差异。另外，脾虚组的日、夜及 24 h 尿 17-羟皮质类固醇含量虽也略低，但与正常对照组无显著性差异。这说明脾虚患者胃黏膜主细胞和肾上腺皮质及其它们的调节系统的功能变化不大。临床上，虽见患者有上腹痞满、食欲减退、大便溏等胃肠蠕动紊乱，消化功能偏低等证候，但这些虚损尚未明显涉及胃黏膜主细胞和肾上腺皮质的功能。

这提示机体这时仍处于代偿阶段。从胃镜和胃黏膜活检所确诊的情况也能说明这一点，46例脾虚患者中浅表性胃炎(26例)占多数，余下20例虽是萎缩性胃炎，但胃黏膜大多呈轻至中度萎缩。

(3) 脾肾虚是在脾虚的基础上机体进一步亏损所导致的。本文所测29例脾肾虚患者中有25例属萎缩性胃炎，胃黏膜均呈中度萎缩。其余4例虽西医诊断为浅表性胃炎，但病程都在5年以上，原来身体素质都比较差，因此脾肾虚组所测日、夜和24 h尿胃蛋白酶活力水平，以及17-羟皮质类固醇排出量均显著低于正常，说明中医"久病伤肾"的理论是有物质基础的。

此外，通过慢性胃炎患者尿17-羟皮质类固醇与尿胃蛋白酶的相关分析得知，日尿17-羟皮质类固醇与日尿胃蛋白酶$r=0.2868$，$P<0.05$；夜尿17-羟皮质类固醇与夜尿胃蛋白酶$r=0.1635$，$P<0.05$；24 h尿17-羟皮质类固醇与24 h尿胃蛋白酶$r=0.2635$，$P<0.05$。这说明两者存在一定的正相关关系。

根据国外报道有许多试验证据表明，类固醇激素能极其容易地穿过质膜进入所有细胞，并与细胞质中的特异受体结合，组成激素-受体复合物，进而在细胞内产生广泛的作用。这些作用影响着细胞内许多物质的合成，如rRNA、mRNA、蛋白质、酶、ATP等，同时还影响着Ca^{2+}、Mg^{2+}、Na^{+}等离子的摄取和分布等。肾上腺皮质激素作为一组重要的类固醇激素，同样具有上述所有功能，并必然在一定程度上影响着胃黏膜主细胞合成和分泌胃蛋白酶原的功能。也就是说，肾上腺皮质功能下降也会在一定程度上降低胃黏膜主细胞的功能。这可以说明中医"肾为胃之关"的理论，肾阳对脾胃的影响从17-羟皮质类固醇与尿胃蛋白酶的正相关关系上得到反映。

利用以上6个数据作逐步判别分析得以下两个公式：$y_1=-4.054+1.958\times$夜尿17-羟皮质类固醇$+0.005457\times$夜尿胃蛋白酶；$y_2=-3.108+1.535\times$夜尿17-羟皮质类固醇$+0.00302\times$夜尿胃蛋白酶。患者的具体数值代入以上两个公式：若$y_1>y_2$，则判为脾虚；$y_2>y_1$，则判为肾虚，说明脾虚与脾肾虚最主要的不同是夜尿17-羟皮质类固醇与夜尿胃蛋白酶的不同。

鉴于脾肾虚组日、夜尿17-羟皮质类固醇排出量均显著下降，说明脾肾虚下丘脑-脑下垂体-肾上腺皮质轴的功能降低到相当程度，这可能是慢性胃炎患者长期负氮平衡，慢性损耗的结果。这提示机体处于明显的失代偿阶段。

另根据中医临床见证，慢性胃炎的虚证，不论是脾虚还是脾肾虚，均以气虚为主，典型的阴虚和阳虚很少见。这一特征是否与胃黏膜主细胞和肾上腺皮质的功能始终保持与正常相似的昼夜规律这一特点有关，值得进一步探讨。

此外，尿胃蛋白酶和尿17-羟皮质类固醇测定结果在中医邪实辨证(如气滞与血瘀、湿阻与热郁)中未见规律性变化，故未列入本文讨论，但也说明这两项指标是反映本虚的，与邪实的关系不大。

第五章 温病宜分时温、瘟疫和温毒三类,再按湿热、温热辨治

20世纪70～80年代,杨春波主要从事温病学和流行性乙型脑炎(简称乙脑)证治的研究,提出温病的分类,应依据临床发病特点,便于辨治。他综合分析以往温病学的分类有7种方法,这些方法对认识温病和指导临证都有一定的意义,但存在着混乱的现象。他认为,首先应按临床发病的特点,分为时温(四时温病)、温疫、温毒三种。时温是由四时温邪所引起的温病,由于四时温邪性质的不同,所以发病时有不同的临床表现,但传里后的变化则基本相同,宜分为温热时温(风温、春温、暑温、温燥、冬温)和湿热时温(湿温、伏暑)两类。温疫是由感受杂气、戾气、厉气等特殊邪气所引起,具有强烈传染性和易暴发流行的温病,一年四季均可发生,常见于久旱、酷热和湿雾瘴气的时节,或饥荒、兵乱之后。发病急剧,病势险恶,传变迅速。病理过程以怫热内炽,溢经传变为特征。病变部位相对稳定,多在于胃,也可盘踞募原或怫郁三焦,充斥表里,可分湿热疫和温燥疫两种。温毒是由感受温毒邪气所引起的一类温热时毒温病,多发于冬春季节,起病急骤,病势较重,传染性强,易于流行;临床以局部红、肿、热、痛,甚则溃破糜烂,或发斑疹为特征;常表现为气、营、血的病理变化,包括有大头瘟、烂喉痧、缠喉风、痄腮等。

温热为阳邪,所以起病较急、传变较快、变化较多,且呈热势盛、阴津伤、易动风、常陷营的病理反应,病变以肺、胃为重心;病理过程有着卫、气、营、血的演变。湿热含阴阳两性之邪,湿为阴邪、热为阳邪,两种不同属性邪气同时侵入而发病,所以起病较缓、传变较慢、病势缠绵、容易反复、可伤阳气;常表现症状矛盾、偏热偏湿、易发白㾦,可热化寒化;病变以脾、胃为中心;病理过程呈上焦、中焦、下焦的变化。

1. 时温的治疗

(1) 温热病:①卫分证。治疗以辛凉解表为原则。证候类型有风热在卫证,方如银翘散;燥热在卫证,方如桑杏汤。②气分证。治疗以清泄里热为原则。证候类型有胸热证,方如栀子豉汤;肺热证,方如麻杏石甘汤;胃热证,方如白虎汤;肠热证(腑实证),方如调胃承气汤;肠热下利证,方如葛根芩连汤。③营气证。治疗以清营透热为原则。证候类型有营热证,方如清营汤;气营两燔证,方如清营白虎汤;热闭心包证,方如清宫汤合安宫牛黄丸。④血分证。治疗以凉血散血为原则。证候类型有血热动血证,方如犀角地黄汤;热瘀闭窍证,方如犀地清络饮合安宫牛黄丸;血热蓄血证,方如桃核承气汤;血热阴虚证,方如黄连阿胶汤。⑤肝风作动证。治疗以平肝息风为原则。证候类型有热甚动风证,方如羚角钩藤汤;阴虚动风证,方如二甲复脉汤、三甲复脉汤等。

(2) 湿热病:①上焦湿热证。治疗以清热透湿为原则。证候类型有湿邪困卫证,方如藿朴夏苓汤;寒湿包暑证,方如新加香薷饮;表里湿热证,方如藿朴夏苓汤;湿热阻络证,方如清络饮。②中焦湿热证。可上蒙心窍,外蒸肌腠,内熏肝胆,下注膀胱。治疗以清热化湿为原则。类型有湿重于热证,方如三仁汤;湿热并重证,方如甘露消毒丹;热重于湿证,方如连朴饮。③下焦湿热证。有偏湿和偏热两端。治疗以清热利湿为原则。证候类型有湿蒙溺闭证,方如菖蒲郁金汤等;膀胱湿热证,方如八正散。④湿热变证。湿热蕴蒸日久,可导致化火,也可寒化。湿热化火,治同温热温病;湿热寒化,则每见于病的后期,由于湿甚阳微所致。

2. 温疫的治疗

温疫的治疗具有针对病因、专方专药、直达病所、主动攻邪和侧重气分等特点。湿热疫治以清热化浊,方如达原饮;温燥疫治以清热凉血,方如清瘟败毒饮。

3. 温毒的治疗

温毒的治疗以清热解毒为原则。大头瘟用普济消毒饮;烂喉痧用凉营清气汤;缠喉风用清瘟败毒饮;痄腮用普济消毒饮。

此外,杨老对"痰"的定义与分类,提出"痰"都是有形的,只是"显"与"隐"之别。"显痰"(能见、能听),如咳痰、吐痰、痰鸣;"隐痰",只能"意测",通过其他痰象进行推定,如"痰迷心窍""舌苔腻浊"或兼"咽间痰鸣"。痰不宜分"无形""有形",这才能与湿、饮、水相别。

温病证治

一、总论

温病是指感受四时温热之邪所引起的各种外感急性热病的总称，具有起病急、热象较盛、传变迅速、易于伤阴劫液、逆传心包、动风痉厥的临床特点。

(一) 病名考证

温病名出自《黄帝内经》。如《素问·六元正纪大论》篇曰："初之气，地气迁，气乃大温，草乃早荣，民乃厉，温病乃作……"，又名"温""热病"，亦称"伤寒"。《难经》曰："伤寒有五，有中风，有伤寒，有湿温，有热病，有温病"，其后三者，皆属温病。《伤寒论》将误治之温病称"风温"。《肘后备急方》以感受温邪热毒者称"温毒"。《千金要方》称"黑骨温病"等。《伤寒直格》以四时天气定名：春曰温病，夏曰热病。《医学入门》将长夏受暑，秋后发病者，称"伏暑"。《医门法律》以秋季伤于时温，称"秋燥"。《温疫论》以"四时感温"命名，称"春温""夏温""秋温""冬温"，其中具有传染性的，称为"瘟疫"。《临症指南医案》以时令主气定名，称"风温""湿温"。《温病条辨》补充了"暑温"。又以邪踞部位命名，称"上焦温病""下焦温病"；结合六经定名，如称太阴风温、温热、温疫、冬温、太阴温病、手太阴暑温、两太阴暑温、手厥阴暑温、太阴伏暑、太阴湿温、阳明燥证、阳明温病、阳明温毒、阳明暑温、阳明湿温、少阴温病等。

(二) 病因病机

温病有新感温病与伏气温病之分。如感受四时不同的温热病邪而发病者称新感温病；如人体冬不藏精便致正气虚怯，在春天易感受外邪而来温者称伏气温病。《素问·金匮真言论篇》所谓："夫精者，身之本也。故藏于精者，春不病温"。有关四时季节的温热之邪，《温病条辨·上焦篇》论述颇详："风温者，初春阳气始开，厥阴行令，风夹温也。温热者，春末夏初，阳气弛张，温盛为热也温疫者，厉气流行，多兼秽浊，家家如是，若役使然也。湿毒者，诸温夹毒，秽浊太甚也。暑温者，正夏之时，暑病之偏于热者也。湿温者，长夏初秋，温中生热，即暑病之偏于湿者也。秋燥者，秋金燥烈之气也。冬温者，冬应寒而反温，阳不潜藏，民病温也。温疟者，阴气先伤，又因于暑，阳气独发也。"指出了四时不同性质的温邪侵袭人体而导致各种温病的发生。

1. 温病的发病与传变。

《温热经纬·叶香岩外感温热篇》说："温邪上受，首先犯肺，逆传心包。"肺合皮毛，主一身之表，又肺位居高，故温邪之入，首先犯肺，肺受邪后有顺传和逆传的不同，其顺传《温病条辨·中焦篇》认为："上焦病不治，则传中焦，胃与脾也；中焦病不治，则传下焦，肝与肾也。终上焦，始下焦……"叶香岩以温邪传变，重视卫气营血的循序相传，如《温热经纬·叶香岩外感温热篇》认为"大凡看法，卫之后方言气，营之后方言血"的论述，即上焦肺卫病渐次传于气分，然后传营血，由卫气入营血，按浅深层次传变。其逆传为肺卫之邪，径自内陷心包，使疾病出现了急剧的转变，病邪不传气分，而迅传心包营分，故称“逆传”。

温为阳邪，热变最速，易于伤阴劫液，致人阴水枯涸。邪热鸱张，内灼阳明，则成气分大热或胃家实证；热逼营分，则斑疹隐隐；热扰神明，则神昏谵妄；热极生风，则抽搐痉厥；热逼血分，则迫血妄行为吐衄、便血、溲血等。

温病有伏气和新感之异。《素问・热论》说：“凡病伤寒而成温者，先夏至日为病温，后夏至日者为病暑。”《素问・阴阳应象大论》说：“冬伤于寒，春必病温”，都指出了感邪而不即发病，邪伏体内，逾时复由内而外发的一种温病，即后世所称的伏气；外感温邪而即病者为新感。清代医家一般把春温、伏暑、温毒等归纳在伏气温病范围内，具有伏热深重，变幻多端，由里达表的病理特点；风温、暑温、秋燥则为新感温病，初感即见表证，由表入里的病理特点。

2. 四时温病的病因病机

（1）风温：乃轻清燥热之阳邪，初起多袭肺卫，肺热熏蒸则清肃失司，阴液受劫。顺传则由肺卫而入阳明气分，逆传则内陷心包。

（2）暑温：暑为火热之邪，传变急速，初起发病多迳入阳明胃，所谓“夏暑发自阳明”。暑邪易耗伤元气，劫烁阴液，故人体极易出现气阴两伤之证。暑又常兼湿邪，而成暑温夹湿之证。暑邪入心营，则见神昏谵语。

（3）湿温：湿为重浊阴邪，与热相合则黏腻难以速解，病程较长。其证每以湿热困阻三焦，并以脾、胃为主，叶香岩所谓：“气病有不传血分而邪留三焦，亦如伤寒论中少阳病也。”“人体阳气旺则随火化而归阳明，阳气虚则随湿化而归太阴”。热重于湿，其病机侧重在阳明胃肠；湿重于热，则病机侧重于太阴脾土。湿温留恋三焦，病情每致缠绵，如湿邪化燥，深入营血，每致便血、谵妄。

（4）秋燥：初起多袭肺卫，致肺经津气干燥；如传入阳明胃肠，多成津枯肠燥之证；如传入下焦，每伤肝肾之阴，致水不涵木，虚风妄动。

（5）春温：伏暑则伏邪在里，内热炽盛而病情更为严重，其病机主要在邪伏气营，由里出表或热陷心包而致动风痉厥。

（三）温病分类

温病之分类颇为繁复，以时序分，最为常见，如《伤寒直格・伤寒总评》的温病、热病，湿病；《温疫论》的春温、夏温、秋温、冬温；《临证指南医案》的风温、湿温等。《温病条辨》以三焦为纲分类温病，又以新感和伏气来分类的，如风温、暑温、秋燥为新感温病；春温、伏暑、温毒等为伏气温病。

（四）辨证要点

1. 首先当按时令和症状分清四时不同性质的温病

（1）风温：是发生于冬春两季的温热病，初起以发热、微恶寒、咳嗽、微渴等肺卫见证为特征。在病变中易于出现红疹外透、痰热喘急等证。

（2）春温：是发生于春季的伏气温病，以热变急骤，症情严重，初起即见热炽、燥渴、心烦、溲赤等里热证候为特点，其证热邪多在气营分，而见胃肠、胆、心包等热炽表现。

（3）暑温：是发生于夏季的急性热病，以壮热、烦渴、汗多等阳明内热证为特点，且发病急，传变速。初起往往即见阳明热炽，如恶热、心烦、头痛、燥渴、面赤、气粗、多汗等。易消耗元气和阴液，令人气阴两伤。暑温夹湿，则多见胸痞身重，溺短多汗，不甚渴饮等证。

(4) 湿温：是发生于夏秋雨湿较盛季节的温病。初起以身热不扬、头痛恶寒、身重脘痞、不渴苔腻为主证。其特点是传变较慢，病势纠缠，易发白瘔。

(5) 伏暑：是发生于秋冬的伏气温病。其特点是初病似感冒，但里有暑热见证，后则但热不寒，入夜为剧，大便多溏而不畅，胸腹痞闷灼热，热势炽重，且又缠绵。

(6) 秋燥：是发生于秋令的外感热病。其特点是初起邪在肺卫，而见咽干、鼻燥、燥咳、皮肤干燥、便结等津气干燥症状。

2. 其次须结合卫气营血辨证和三焦辨证决定治疗用药

(1) 卫气营血的辨证要点：①邪在卫分，症见发热恶寒，头痛咳嗽，微渴，无汗或少汗，脉浮数，苔薄白，舌质红等。②邪在气分，症见壮热，不恶寒，渴饮多汗，气粗喘咳，便秘，脉洪大或沉实有力，苔黄燥或焦黑有芒刺等。③邪在营分，症见心烦不寐，时有谵语，身热夜甚，口渴不甚，脉细数，舌质红绛等。④邪在血分，症见神昏谵妄，躁扰发狂，动风痉厥，斑疹，吐衄，便血，溲血，舌质深绛等。

(2) 三焦辨证要点：①上焦证候，主要包括肺经及心包经的病变。温邪袭肺，外则卫气被郁，内则肺气失宣，症见发热、恶寒，无汗或少汗，微渴，咳嗽，苔薄，舌尖红，脉浮数等症；表邪入里，邪热壅肺，则见身热汗出，口渴气粗，苔黄，脉数等症。温邪内陷心包，则神明无主，见神昏谵语，舌质红绛等。②中焦证候，主要指脾、胃两经病变。邪入中焦，从燥化则见发热，恶热，烦渴引饮，面赤气粗，便秘，溲赤，苔黄等症；从湿化则见身热不扬，胸闷脘痞，泛恶困倦，肢重苔腻等症。③下焦证候，主要包括肝、肾两经的病变。热邪耗伤肾阴则见心烦不寐，身热，手足心热，口燥，咽干，脉虚数等症；肾水不足则水不涵木，木失所养则虚风妄动，可见瘛疭、肢厥、手足蠕动等症。

(五) 治疗原则

《温热经纬·外感温热篇》指出："在卫汗之可也，到气才可清气，入营犹可透热转气……入血就恐耗血动血，直须凉血散血……"具体治疗方法有解表、清热、化湿、通下、养阴、开窍、息风等。

解表有辛凉解表和微辛宣解等。前者适宜于温邪袭肺，肺热明显者；后者宜于卫表阻遏，无汗而微恶风者。清热法在温病治疗中运用较多，有清气、清营、凉血之分。在清气中，温热上炎，肺气郁阻者，宜轻宣清气；气分大热者，宜辛寒清气；热毒炽盛者，宜苦寒清热。在清营中，气分之热未罢，营分之热又起者，可用透热转气、清营泄热法；气营两燔者宜气营双清法。在凉血中，血热毒盛者，宜凉血解毒；血热瘀结者，宜凉血散血。化湿法中，湿浊中阻者，可用芳香化浊；湿热阻困者，可用淡渗利湿；湿热中阻，胃失和降者，宜辛开苦降法。开窍法中，心包热炽者，宜清心开窍；痰浊蒙闭者，宜豁痰开窍。养阴法中，肺胃之阴津亏乏者，宜甘寒养阴；肝肾之阴液消涸者，宜咸寒滋阴。息风法中，肝木鸱张者，宜清肝息风；虚风妄动者，宜滋阴息风。通下法中，邪热炽盛者，宜清热泄下；热壅腑实者，宜苦寒急下；挟滞便结者，宜导滞通腑；液涸肠燥者，宜增液通下；瘀结腑实者，宜导瘀破结。

(六) 病证鉴别

温病须与疫病、痉病等作鉴别。温病大多呈散在发病，温疫则有强烈的传染性，可延门阖户引起流行。在某些症状方面，温疫与一般温病亦有不同，《疫病篇·论疫与伤寒似同而异》指出："疫证初起，有似伤寒太阳阳明证者，然太阳阳明头痛，不至如破，而疫则头痛如劈，沉而不能举。伤寒无汗，而疫则下身无汗，上身有汗，唯头汗更盛……有似少阳而呕者，有似太阴自利者。少阳之呕，胁必痛，疫证之呕，胁不痛，因内有伏毒，邪火干胃，毒气上冲，频频而作。太阴自利，腹必满，疫证自利，腹不满，大肠为传送之官，热注大肠，有下恶垢者，有旁流清水者，有日久数十度者，……"可供临床参考。

温病的动风惊厥与一般痉病亦不同。温病的动风惊厥在病邪深入营血，扰动肝风后始见痉厥；而痉病初起即可出现颈项强直，角弓反张等症，可由病邪侵入经络，津液不足，筋失濡养或风、寒、湿、痰、火邪等壅滞经络所致。

温病患者宜注意保存阴液，食物宜清淡，忌食辛辣燥热之品，以免耗伤津液。

现代医学中多种发热性疾病，包括大叶性肺炎、肠伤寒、猩红热、流行性脑脊髓膜炎、流行性乙型脑炎等很多疾患，均可参照温病辨证施治。

二、各论

（一）风温

风温是感受风热邪气所引起的一种新感温病。病变主要在肺。临床特点是转变较速，初起有发热，微恶风寒，咳嗽，口微渴等肺卫证候。《温热经纬·陈平伯外感温病篇》曰："风温为病，春月与冬季居多，或恶风或不恶风，必身热，咳嗽，烦渴，此风温证之提纲也"。

1. *病名考证*

风温病名出《伤寒论》，但所述为温病误用辛温发汗后引起邪热更盛，津液损伤的病证。《伤寒论·辨太阳病脉证并治上》曰："太阳病，发热而渴，不恶寒者，为温病。若发汗已，身灼热者，名风温"。叶天士明确提出风温属新感温病。《通俗伤寒论》称"风温伤寒"，又名"风温兼寒""风寒包火"，认为有新感和伏邪两种。《张氏温暑医旨》则认为有"温邪误汗""两感""感时令风邪"三种。《时病论》亦主风温为两感之变，而春季新感温病则称"风热"。《重订广温热论》中的"风温"，又称"风火"，也指两感为病，而新感风温即陆九芝所称的"小风温""小风热"。现代的温病学著作把风温列为新感温病的范畴。

2. *病因病机*

本病是春季感受风热邪气。肺居上焦，首先受病。《温热经纬·叶香岩外感温热篇》曰："温邪上受，首先犯肺……"邪气入侵，必伤肺卫，如果邪热内传，可顺传于胃；也可逆传心包。《温热经纬·叶香岩外感温热篇》王孟英按语："由上焦气分以及中下二焦者，为顺传；惟包络上居膻中，邪不外解，又不下行，易于袭入，是以内陷营分者，为逆传也"。若邪犯厥阴，易见热甚动风。

3. *辨证施治*

本病初起主要表现为发热，恶风，咳嗽，口微渴或有咽痛等肺卫证候。邪热顺传于胃，多呈阳明热盛证象；温邪逆传心包，则见昏愦、谵妄等神志证候。后期常表现肺胃阴液耗伤之象。在病变过程中常可出现外发红疹，以及痉厥动风，痰热喘急等症，在辨证时必须注意。风温病应与春温、冬温鉴别，参见本章"春温"条及"冬温"条。

4. 治疗

《素问·至真要大论》有“风淫于内，治以辛凉，佐以苦甘”的记载。初起邪在肺卫，应辛凉宣；邪传气分，则宜辛寒清热，或苦寒攻下；内陷心营，则必需清营透热，或清心开窍；兼见热甚风动，应配以凉肝息风；后期肺胃阴虚，宜甘寒清养肺胃之阴。《温热经纬·叶香岩三时伏气外感篇》曰：“此证初因发热喘嗽，首用辛凉，清肃上焦……若色苍热胜烦渴，用石膏、竹叶辛寒清散，……若日数渐多，邪不得解，芩连凉膈亦可用；至热邪逆传膻中，神昏目瞑，鼻窍无涕洟，诸窍欲闭，其势危急，必用至宝丹或牛黄清心丸；病减后余热，只甘寒清养胃阴足矣。”

(1) 邪袭肺卫：症见发热，微恶风寒，头痛，无汗或少汗，咳嗽，或胸闷胸痛，口微渴，舌尖边红，苔薄白，脉浮数。此为风温邪袭肺卫，卫气被郁，肺气失宣、温热伤津。治宜辛凉解表，宣肺泄热。方用桑菊饮、银翘散。

(2) 热郁胸膈：症见身热，心烦懊侬，坐卧不安，舌苔微黄，寸脉盛。此乃热入气分，扰郁胸膈。治宜清宣透热。方用栀子豉汤。

(3) 热灼胸膈：症见身热不已，烦躁不安，胸膈灼热如焚，唇焦咽燥，口渴或便秘，舌红苔黄，或黄白欠润，脉滑数。此为胸膈热焚，腑气不通。治宜清泄膈热。方用凉膈散。

(4) 痰热结胸：症见面赤身热，渴欲凉饮，饮不解渴，得水则呕，胸脘痞满，按之疼痛，大便秘，苔黄滑，脉滑数。此为胸脘痰热，津不上承，胃失和降。治宜清热化痰，和胃开结。方用小陷胸加枳实汤。方中用黄连清热；瓜蒌宽胸化痰；半夏化痰和胃止呕；枳实降气开结。

(5) 热壅于肺：症见身热汗出，烦渴咳喘，或胸闷胸痛，痰黏不爽，舌红苔黄，脉数。此乃肺热津伤，气机失畅。治宜清热宣肺。方用麻杏甘石汤。

(6) 肺热腑实：症见痰热壅盛，喘促不宁，便秘潮热，苔黄腻或黄滑，脉右寸实大。此为痰热阻肺，肺气失降，热结肠腑。治宜宣肺化痰，泄热通下。方用宣白承气汤。方中以杏仁、石膏清热宣肺；瓜蒌清肺化痰；大黄泄热通下。

(7) 肺热发疹：症见身热，咳嗽，胸闷，肌肤红疹点，舌红苔黄，脉数。此为热郁肺经，波及营络。治宜宣泄肺热，凉营透疹。方用银翘散去豆豉，加细生地黄、牡丹皮、大青叶、玄参凉营解毒。

(8) 阳明胃热：症见高热多汗，面赤心烦，渴喜冷饮，苔黄而燥，脉洪大。此乃胃热炽盛，津液灼伤。治宜清热生津。方用白虎汤。

(9) 阳明腑实：症见日晡潮热，时有谵语，大便秘结或纯利稀水，腹部胀满硬痛，舌苔黄燥，甚则灰黑而燥，脉沉有力。此为热结肠腑，腑气不通，神明被扰。治宜攻下泄热。方用调胃承气汤。

(10) 肠热下利：症见身热，咳嗽，口渴，下利，肛口灼热，苔黄，脉数。此为肺胃邪热，下注大肠。治宜清热止利。方用葛根黄芩黄连汤。

(11) 热陷心包：症见身热，神昏谵语，或昏愦不语，肢厥，舌蹇而绛，脉数。此乃热闭心包，神明失灵。治宜清心开窍。方用清宫汤送服安宫牛黄丸。如动风痉厥用紫雪丹；如兼痰浊用至宝丹。清宫汤中犀角清心热；玄参心、莲子心、麦冬清心滋液；竹叶卷心、连翘心泄热。安宫牛黄丸、紫雪丹、至宝丹均能清心开窍，而安宫牛黄丸优于清热解毒；紫雪丹兼能泄毒息风；至宝丹长于豁痰化浊。

(12) 窍闭腑实：症见身热神昏，肢厥便秘，腹部按之硬痛，口渴欲饮，饮不解渴，舌绛而蹇，苔黄燥，脉沉数有力。此为阴液灼伤，窍闭腑实。治宜清心开窍，急下存阴。方用牛黄承气汤。方中安宫牛黄丸清心开窍，生大黄苦寒通腑。

(13) 热极动风：症见身热，手足瘛疭，口渴，苔黄，脉弦数。此由热邪极盛，劫液伤筋，肝风内动。治宜凉肝息风。方用羚角钩藤汤。

(14) 肺胃阴伤：症见身热未净或无热，干咳或稍有黏痰，口燥而渴，舌红苔干，脉细数。此为邪热退而未尽，肺胃阴伤。治宜滋养肺胃阴津。方用沙参麦冬汤。方中以沙参、麦冬、天花粉、玉竹滋养肺胃阴津；扁豆、甘草和养胃气；桑叶清透邪热。

(二) 春温

春温是指发生于春季的一种伏气温病。病变部位主要在里。临床特点起病急，病情重，变化多，病程长和发病即见高热，口渴，心烦，溲赤或神昏、发斑等里热阴伤证候。

1. 病名考证

春温病名见《儒门事亲》。嗣后为多数温病学家所循用。《通俗伤寒论》称“春温伤寒”，又名“客寒包火”“冷温”。《伤寒指掌》邵评“有伏气和新感两种”。《增补评注温病条辨》王按“风温”亦曰“春温”。《重订广温热论》又名“春时晚发”。现代的温病学著作都已确认春温是伏气温病的一种。

2. 病因病机

本病由于冬令时人体精气失于固藏，感受寒邪，伏藏于里，郁久化热，至春阳气动泄，伏热外发；或因再感时邪引动伏热而发病。《素问·生气通天论》篇曰：“冬伤于寒，春必病温。”《金匮真言论》曰：“夫精者，身之本也，故藏于精者，春不病温。”《温热逢源·详注灵枢素问伏气化温诸条》阐述说：“冬伤于寒，正春月病温之由，而冬不藏精，又冬时受寒之由也。”《温热逢源·伏温从少阴初发证治》又说：“其发也，有因阳气内动而发者，亦有时邪外感引动而发者。”而其伏邪部位，有王叔和“藏于肌肤”；巢元方“藏于肌骨”；柳宝诒“伏于少阴”；俞根初“立于少阳募原”“发于少阴血分”；陆九芝“发于阳明”等说。

3. 辨证要点

由于感邪有轻重，正虚有微甚，分析归纳其临床表现，则有发于气分和发于营分、血分之别。发于气分，少阳可见寒热往来，或但热不寒，口苦溲赤；发于气分，阳明则呈壮热口渴，兼腑实则便秘唇燥；发于营分，可见舌绛心烦，身热夜甚，或热闭心包，神昏谵语；发于血分，则显发斑，吐衄。由于春温系伏热为患，故最易伤阴；热伏阴伤，易见热盛动风。后期多致肝肾阴虚。如时邪引发，则必兼表证。

4. 病证鉴别

春温病应与风温病鉴别。风温病是春、冬两季感受风热病邪之新感温病；春温病是冬感于寒，郁而化热，春发于外，或新感引动伏热之伏气温病。风温病至后期可表现肺胃阴伤之象；而春温一发病即可出现伤阴证候。

5. 治疗

本病以清热养阴为原则。例如，《温热逢源·详注难经伏气发温诸条》说：“治伏气温病，当步步顾其阴液。”热在气分，宜清热养阴；热在营分，应清营透热；热盛动血，须凉血清热；热极动风，应凉肝息风；肝肾阴虚，宜滋肾养肝；如兼表证，则清里解表。《温热经纬·叶香岩三时伏气外感篇》说：“春温一证……，苦寒直清里热，热伏于阴，苦味坚阴，乃正治也……若因外邪先受,引动在里伏热,必先辛凉以解新邪,继进苦寒,以清里热。"《医学衷中参西录·春温》说:"兼阴虚者,当其发表,清解,降下之时,皆宜佐以滋阴之品。"春温的治疗可以分为以下类别。

(1) 气热兼表:症见发热恶寒,头痛而渴,心烦溲赤,舌尖红,苔黄,脉浮数。此为时邪引动气分伏热。治宜表里双解。方用葱豉桔梗汤加黄芩。

(2) 营热兼表:症见发热恶寒,头痛,无汗或少汗,心烦,咽喉干燥,舌红,苔薄白而干,脉浮细而数。此为时邪引动营分伏热,营阴已损。治宜滋阴解表。方用加减葳蕤汤。

(3) 热郁少阳:症见寒热往来,热多寒少,口苦而渴,胸胁闷痛,呕恶溲赤,苔黄略腻,脉弦而数。此为伏邪外发,阻滞少阳三焦。治宜清泄少阳。方用蒿芩清胆汤。

(4) 少阳胆热:症见发热不恶寒,口苦而渴,心烦,小溲短赤,舌红苔黄而干,脉弦数。此乃热在少阳胆经,津液受伤。治宜清热坚阴。方用黄芩汤。

(5) 胃热阴伤:症见壮热汗出,口渴喜饮,心烦唇燥,溲赤,舌红,苔黄干,脉数。此为邪伏阳明胃经,阴液见伤。治宜清热养阴。方用仙露汤。药以石膏、连翘大清胃热;玄参、粳米滋养阴液。

(6) 腑实阴液虚:症见发热,腹满,便秘,口干唇裂,舌苔焦燥,脉沉实。此乃腑实未去,阴液已伤。治宜滋阴通下。方用增液承气汤。若实邪已去,仅阴液亏损,而致肠燥便秘者,则用增液汤,以滋阴润燥。

(7) 腑实气液虚:症见发热,腹满,便秘,口干咽燥,倦怠少气,苔黄或焦燥,脉沉弱或沉涩。此为腑实未去,正气阴液已伤。治宜益气养液通下。方用新加黄龙汤。以人参、甘草扶补正气;大黄、芒硝泻热软坚;麦冬、生地黄、玄参、当归滋阴润燥;海参滋补阴液,咸寒软坚;少佐姜汁宣通气滞。

(8) 热在心营:症见身热夜甚,心烦躁扰,甚则时有谵语,咽干,口反不甚渴饮,舌质红绛,无苔,脉细数。此为营阴素虚,邪热入营,耗阴扰神。治宜清营泄热。方用清营汤。如热闭心包,则应清心开窍,亦可用清宫汤和安宫牛黄丸、至宝丹等。

(9) 热盛动血:症见高热躁扰,甚或昏狂谵妄,斑疹显露,或吐血、衄血、便血、溲血,舌质深绛,脉细而数。此乃邪伏血分,扰其心神,血热妄行。治宜凉血解毒。方用犀角地黄汤。

(10) 气营(血)两燔:症见高热口渴,烦躁不宁,或肌肤发斑,甚则吐血、衄血等。舌绛苔黄,脉细数或洪数。此为气血分热炽,心营被扰,血热妄行。治宜气营(血)两清。方用玉女煎加减。如见发斑,则用化斑汤;如见吐衄等,则用白虎汤合犀角地黄汤。

(11) 血热瘀结:症见发热夜甚,少腹坚满疼痛,小便自利,神志如狂,或清或乱,舌紫绛而暗,脉沉实。此乃血分热盛,瘀结下焦。治宜攻下泄热,活血逐瘀。方用桃仁承气汤。

(12) 热盛动风:症见身热壮盛,头晕胀痛,手足躁扰,甚则瘛疭,狂乱痉厥,舌红苔燥,脉弦而数。此乃肝经受灼,热极生风,清空受扰,神明失安。治宜凉肝息风。方用羚角钩藤汤。

(13) 阴虚火炽:症见身热,心烦不得卧,舌红苔黄,脉细数等。此为热伤肾阴,心火亢盛。治宜滋阴清热。方用黄连阿胶汤。

(14) 肾阴虚损:症见身热不甚,久留不退,手足心热甚于手足背,口干,舌质干绛,甚则紫暗而干,或神倦,耳聋,脉象虚大。此为热邪久羁,肝肾阴伤,虚热未尽。治宜滋养阴液。方用加减复脉汤。方中以地黄、阿胶、白芍、麦冬滋养肝肾之阴;炙甘草扶正;麻仁润燥。

(15) 虚风内动:症见手足蠕动,甚则瘛疭,心中憺憺大动,神倦脉虚,甚或时时欲脱,舌绛苔少，脉细数。此为肾阴虚损，肝筋失养，虚风内动。治宜滋阴息风。方用三甲复脉汤。取加减复脉汤滋养肝肾之阴，加牡蛎、鳖甲、龟甲等三甲潜阳息风。如兼见时时欲脱，则用大定风珠。取三甲复脉汤滋阴息风；加鸡子黄血肉有情之品，以增强滋阴息风之效；五味子补阴敛阳，以防厥脱之变。

(16) 邪留阴分：症见夜热早凉，热退无汗，能食形瘦等。此乃余邪留伏营阴，灼耗阴液。治宜滋阴透邪。方用青蒿鳖甲汤。取青蒿芳香透邪；鳖甲滋阴搜邪；牡丹皮、生地黄凉血养阴；知母清热生津。

(三) 湿温

湿温是指由感受湿热邪气所引起的一种新感温病。多发生于气温较高、雨湿较多的夏秋季节。病变主要在脾、胃，临床以发热不扬，传变较慢，病势缠绵，病程较长，湿热互阻为特点。初起多见身热，有汗不解，身重肢倦，胸脘痞闷，口渴不喜饮，苔腻，脉缓等证。湿温病有一定的传染性。《尚论后篇》："湿温包括疫证在内，湿温至盛，长幼相似则疫矣"。

1. 病名考证

湿温病名出《难经》。而在《黄帝内经》已有"溽暑湿热相搏"等记述。《温热条辨》称"湿热"；《通俗伤寒论》称"湿温伤寒"，又名"湿温兼寒"；《温热经纬》曰："既受湿又感暑也，即是'湿温'。亦有湿邪久伏而化热者。"

2. 病因病机

湿温是由于外感湿热邪气所引起，但与脾胃内伤有密切关系，如内湿素盛者，暑热入侵，易于留者而成湿温病。《温热经纬·薛生白湿热病篇》曰："太阴内伤，湿饮内聚，客邪再至，内外相引，故病湿热。"本病四时均可发生，而以夏秋间为多见，且与地域有关。《温病条辨·湿温》曰："湿温者，长夏初秋，湿中生热。"《温热经纬·陈平伯外感温病篇》曰："东南地卑水湿，湿热之伤人独甚。"湿为阴邪，其性重浊腻滞，与热相合，蕴蒸不化，胶着难解，故起病较缓，传变多慢，病势缠绵，病程较长。《温病条辨·湿温》曰："湿为阴邪，自长夏而来，其来有渐，且其性氤氲黏腻……故难速已。"《温热经纬·薛生白湿热病篇》曰："夫热为天之气，湿为地之气，热得湿而愈炽，湿得热而湿愈横。"由于脾恶湿、胃恶燥，故湿热致病，多在脾、胃。且因湿热之多少和中气之强弱，而有胃热偏胜或脾湿偏胜的不同表现。《温热经纬·薛生白湿热病篇》曰："湿热病属阳明、太阴经者居多，中气实则病在阳明，中气虚则病在太阴。"章虚谷说："外邪伤人，必随人身之气而变……今以暑湿所合之邪，故人身阳气旺，即随火化而归阳明；阳气虚，即随湿化而归太阴也。"

3. 辨证要点

湿温初起，由于湿遏卫阳，故有卫分证表现，但为时甚短，且多伴有中焦气分见证。《温病条辨·湿温》曰："湿温病……上焦最少，病势不甚显张，中焦病最多。"由于湿为阴邪，热为阳邪，两种不同性质的邪气同时侵入，易在中焦脾胃盘踞蕴蒸，故可上蒙清窍，蕴毒咽嗌，外蒸肌腠，内熏肝胆，下注膀胱，临床上有神蒙、咽肿、白㾦、黄疸、抽搐、溺赤等证。如果热甚化火，可有腑实和营血证出现；倘若湿从寒化，可见水湿停留之证。病至后期，常表现正虚邪恋或胃气未醒，脾虚不运等证。

4. 病证鉴别

湿温应与暑温鉴别。湿温一年四季均可发病。夏秋季较为多见；暑温主要发病于夏季。

湿温是感受湿热之邪且以湿邪为主；暑温因夏令雨湿较多，故每挟湿，但仍以暑热为主。所以湿温发病慢，传变缓，病程长；而暑温发病急，传变速，易伤津耗气。湿温和暑温的病变部位均在中焦脾胃，但湿温病以脾湿为显，而暑温病以胃热为重。以上几点可资鉴别。

5. 治疗

本病以清热化湿为原则。若单用清热或仅化其湿，皆非所宜。《温病条辨·湿温》曰："徒清热则湿不退，徒祛湿则热愈炽。"若湿偏重，以祛湿为主，兼以清热；热偏重，以清热为主，兼以祛湿。可依各个阶段的不同表现，应用芳香化浊、淡渗利湿、苦寒清热等治法。湿温病初起，忌用发汗、攻下、滋阴等法。《温病条辨·湿温》曰："汗之则神昏耳聋，甚则目瞑不欲言；下之则洞泄；润之则病深不解。"

(1) 湿遏卫气：症见恶寒少汗，身热不扬，午后热象较显，头重如裹，身重肢倦，胸闷脘痞，苔白腻，脉濡缓。此为湿困肌卫，热处湿中，气机不宣，清阳不升。治宜芳香宣化。若表湿较甚，用藿朴夏苓汤。以藿香、豆豉宣透肌表之湿；杏仁宣肺利气，使湿易化；厚朴、半夏、豆蔻仁苦温燥湿；猪苓、赤苓、泽泻、薏苡仁淡渗利湿，使表里之湿，内外分解。若里湿蕴热，用三仁汤，宣畅气机，清利湿热。

(2) 湿遏膜原：症见寒甚热微，身痛有汗，手足沉重，呕逆胀满，舌苔白厚腻浊，脉缓。此为湿邪秽浊，阻遏膜原，阳气郁而不伸。治宜疏利透达，用雷氏宣透膜原法。药以厚朴、槟榔、草果疏利湿浊；黄芩稍清湿中蕴热；甘草和中；藿香、半夏宣化湿浊；生姜味辛以助透达，使膜原开达，湿化热清。

(3) 湿阻中焦：症见身热不扬，脘痞腹胀，恶心欲呕，口不渴，或渴不欲饮，或喜热饮，大便不爽或溏泄，苔白腻，脉濡缓。此为湿阻脾胃，湿中蕴热，气机被郁，升降失职。治宜燥湿化浊。方用加减正气散。如脘腹胀满，大便不爽，用一加减正气散。药以藿香梗芳香化浊；厚朴、陈皮、大腹皮理气化湿；杏仁宣肺利气；神曲、麦芽醒脾胃之气；茵陈、茯苓渗利湿邪。如脘闷便溏，身痛苔白，用二加减正气散。以藿香、厚朴、陈皮芳香化浊；防己、茯苓皮宣泄经络之湿；豆卷、薏苡仁、通草渗利湿邪，以实大便。如苔黄腻，脘闷，用三加减正气散。药以藿香梗、厚朴、陈皮芳化湿浊；滑石、茯苓皮渗湿泄热；藿香叶透泄郁热；杏仁宣利肺气，以使湿热俱化。如苔白滑，脉缓，用四加减正气散。药以藿香梗、厚朴、陈皮、茯苓理气化湿；草果温运脾阳；山楂肉、神曲助中运之力。如脘闷，便泄，用五加减正气散。药以藿香梗、陈皮、厚朴、大腹皮理气化湿；苍术燥湿健脾；谷芽苏醒脾运；茯苓淡渗利湿，使脾运得健，湿热得泄，则便泄自愈。

(4) 中焦湿热：症见发热汗出不解，口渴不欲多饮，脘痞呕恶，心中烦闷，便溏色黄，小便短赤，苔黄腻，脉濡数。此为中焦湿热俱盛，相互交蒸，气机阻滞，泌别失职。治宜化湿清热。方用王氏连朴饮。药以黄连、栀子清热燥湿；厚朴、半夏化湿降逆；菖蒲、豆豉芳化透热；芦根清热化湿，兼能生津。

(5) 三焦湿热：症见寒热起伏，胸闷脘痞，腹胀呕恶，口苦溲赤，苔黄腻，脉滑数。此为湿热留恋三焦，气化失司，痰热内阻，升降失调。治宜分消走泄。方用温胆汤加黄连、碧玉散。药用温胆汤能清化痰热，宣展气机，降逆和胃，加黄连燥湿清热；碧玉散泄热利湿。若呕恶不止，汤水难进，此为湿热阻胃，气逆不降。药先用黄连、紫苏叶等分煎汤，呷下即止；以黄连清胃之湿热，紫苏叶降上逆之气。

(6) 湿热交结：症见汗出热解，继而复热，口渴不喜饮或不多饮，身重痛，苔薄黄而滑，脉缓。此为湿热之邪交结不解，蕴蒸脾胃，阻滞气机。治宜清化湿热。方用黄芩滑石汤。药以黄芩、滑石、茯苓皮清利湿热；豆蔻仁、腹皮理气化湿；猪苓、通草淡渗利湿。

(7) 湿热蕴毒：症见发热口渴，脘痞腹胀，肢酸倦怠，咽肿，溺赤，或身目发黄。苔黄而腻，脉象濡数。此为湿热交蒸，郁阻气分，蕴毒于上，留蓄于下，或熏蒸于肌肤。治宜化湿清热，解毒利咽。方用甘露消毒丹等方。

(8) 湿热蒙窍：症见发热不甚，朝轻暮重，神识昏蒙，似清似昧，或时清时昧，时或谵语，舌苔黄腻而浊，脉滑而数。此为气分湿热郁蒸不解，酿成痰浊，蒙蔽心窍。如果痰热壅盛，进而窜营闭窍，则为舌绛苔浊，昏迷不醒。治宜清热利湿，豁痰宣窍。方用菖蒲郁金汤。以鲜菖蒲、郁金芳香宣窍；山栀子、连翘、菊花、牡丹皮、牛蒡子、竹叶清泄邪热；滑石分利湿邪；竹沥、姜汁清化痰热；玉枢丹化浊开窍。若偏热重者，可配服至宝丹；如偏湿浊者，可用苏合香丸。

(9) 湿热发痉：症见四肢牵引拘急，口噤，颈项强直，甚则角弓反张。若湿重于热者，兼有胸闷，发热不扬，渴不多饮，小便不利，苔白腻或微黄，脉弦劲；如热重于湿，则有壮热烦渴，斑疹，自利，或神昏痉厥，舌焦红，脉弦劲而数等证；若湿热化燥，则发痉撮空，神昏谵妄，或大便不通，舌质红绛，苔干黄起刺，或转黑色，脉弦细数。湿重于热的痉病，因湿热之邪侵入经络脉隧中；或湿热弥漫三焦，蒙蔽清窍所致。治宜宣化湿热，通络解痉。方用三仁汤加丝瓜络、钩藤、忍冬藤、地龙、桑枝等。初起可加藿香、佩兰等芳香化浊，或甘露消毒丹加减。热重于湿的痉病，因湿热充斥表里三焦，郁久化火，伤阴入营，肝风内动所致。治宜清热化湿解毒，息风止痉。用药宜大剂量犀角、羚羊角、生地黄、玄参、金银花露、紫草、金汁、鲜菖蒲、竹沥等味，并送服紫雪丹。湿热化燥伤阴，厥阴风火内动致痉，治宜泻热救阴，开窍息风。用药宜犀角、羚羊角、连翘、生地黄、元参、钩藤、银花露、鲜菖蒲、至宝丹等味。若大便不通者，宜用增液承气汤送服安宫牛黄丸；并可加用止痉散等方，参见“痉病”条。

(10) 湿热蒙上阻下：症见热蒸头胀，呕逆神迷，小便不通，渴不多饮，舌苔白腻。此为湿热浊邪困闭于里，上蒙清窍，中困胃气，下阻膀胱。治宜先芳香开窍，用苏合香丸。继淡渗分利，用茯苓皮汤。药以大腹皮利水行湿，茯苓皮、生薏苡仁、猪苓、白通草淡渗利湿；淡竹叶清泄郁热。

(11) 湿热发瘖：症见发热身痛，汗出不解，胸脘痞闷欲呕，白瘖见于胸腹等处，苔黄滑腻。此为湿热留恋气分不解，郁蒸肌表而发。治宜清泄湿热。方用薏苡竹叶散。药以竹叶、连翘清热透邪；白蔻仁芳香理气化湿；薏苡仁、滑石、茯苓、通草淡渗分利。

(12) 湿热发黄：症见身目俱黄，脘痞纳呆，肢乏溲赤，苔黄而腻。此为脾胃湿热蕴郁熏蒸，胆汁不循常道而致外溢。治宜清利湿热。方用连翘赤小豆饮。药以连翘、山栀子清泄里热；天花粉生津；豆豉透邪；通草、赤小豆渗利湿邪。送服保和丸。

(13) 热重于湿：症见壮热面赤，口渴欲饮，身重脘痞，苔黄微腻，脉象滑数。此为阳明热盛，兼太阴脾湿。治宜清热化湿。方用白虎汤加苍术。

(14) 余邪蒙绕：症见身热已退，脘中微闷，知饥不食，苔薄腻。此为湿热已解，余邪未尽，气机不畅，胃气未醒。治宜宣气醒胃，清涤余邪。方用五叶芦根汤。药以藿香叶、薄荷叶、鲜荷叶、枇杷叶、佩兰叶轻宣气机，芳香醒胃；芦根、冬瓜仁清涤湿热余邪。

(15) 湿温变证：湿热蕴蒸日久，可导致化火，也可化寒。湿热化火，可出现便血，是为热迫于下，阴络损伤所致。至于湿热化寒，多见于病的后期，如出现水肿，乃因湿盛阳微所致。

①便血:症见身灼热烦躁,便下鲜血,舌质红绛。此为湿热化火,燔灼血分,迫血下行。治宜凉血止血。方用犀角地黄汤,加紫草、鲜侧柏。如若便血过多,阳虚气脱,症见便血不止,面色苍白,汗出肢冷,舌淡无华,脉微细。此为便血过多,阴损及阳,导致阳虚气脱。急予益气固脱,养血止血。先服独参汤,继服黄土汤。②水肿:症见形寒神疲,心悸头晕,面浮肢肿,小便短少,苔白舌淡,脉沉细。此属寒化之证,为湿热解后,阳气虚衰,水湿停留所致。叶天士云:“湿热一去,阳亦衰微。”治宜温阳利水,方用真武汤。

(四) 暑温

暑温是指发生于夏季,因感受暑热邪气所引起的新感温病。主要病变在阳明气分。临床以发病急,传变速,热势甚,以及易伤津、耗气、挟湿为特点。起病即见壮热,烦渴,多汗等证候。

1. 病名考证

暑温病名见《温病条辨》。在这之前,凡在夏季发生的热性病,《黄帝内经》有“病暑”“热中”“伤暑”等称;《难经》曰“热病”;《金匮要略》谓之“暍”“中热”。但其中“病暑”和“热病”,均指冬寒夏发之伏气为病。嗣后,历代医学家对暑、热、暍,提出了各种见解。例如,《诸病源候论》以伏气称暑,暴感曰暍;《千金翼方》称静得中暑,动患中暍,但《内外伤辨惑论》指出“皆与阳明中热白虎汤证相似”;《类证活人书》分脉盛为热病,脉虚为中暑,热病又名“晚发伤寒”;《证治准绳》则认为“中暍、中暑、中热名虽不同,实一病也”。以上均属“暴中暑热”,又名“新中暑病”,而伏气热病又称“晚发”。《温热暑疫全书》指出“冬月伏气,与暑月中热同治”,《温热经纬・叶香岩三时伏气外感篇》则统称为“暑热证”;《通俗伤寒论》谓“热病兼暑”;《温病条辨》分春末夏初为“温热”,正夏之时暑病偏于热者为“暑温”;《增补评注温病条辨》王孟英按语中明确指出:“夫冬伤于寒……夏至后发者曰热病……在内经亦曰暑……仲景……曰暍者,盖暑暍者,皆热之谓也。”对暑的含义,也有不同的认识,有的主湿热为暑。如《医门法律・热湿暑三气门》说:“热蒸其湿是为暑,无湿则但为干热而非暑也。”《温病条辨・原病篇》也说:“热盛则湿动,热与湿搏而为暑也。”又说:“伏暑、暑温、湿温,证本一源。”有的主火热为暑。《温热经纬・叶香岩三时伏气外感篇》中王孟英按语说:“论暑者,须知为天上烈日之炎威,不可误以湿热二气并作一气始为暑也,而治暑者,须知其挟湿为多焉。”“或云暑必兼湿者,亦误也。暑与湿原是二气,虽易兼感,实非暑中必定有湿也。”王氏这种既确定暑属火热之性,又指出暑多挟湿的观点,是符合临床实际的。《温热逢源・附注仲景暴感暑热证治各条》柳宝诒按语也说:“古人自暑日暍热,皆属火气为病,不兼湿也。”现代的许多温病学著作,对发生在夏季的外感热性病,都取吴鞠通“暑温”之名。用叶天士“暑热证”和王士雄“暑多挟湿”的观点,把暑温定义为是发生在夏季的一种新感温病。

2. 病因病机

暑温病的发生,是由于夏季感受暑热邪气,而人体正气不足,是导致暑热内侵的重要因素。《素问・生气通天论》曰:“在天为热,在地为火,其性为暑。”《内外伤辨惑论》曰:“暑热者,夏之令也,人或劳倦饥饿,元气亏乏,不足以御天令亢热,于是受伤而为病。”暑为阳邪,系火热之气,传变迅速,所以多不见卫分症状而迳入气分,起病即呈阳明气分证。《温热经纬・叶香岩三时伏气外感篇》曰:“夏暑发自阳明。”由于暑性酷烈,易伤正气和津液,所以常出现气伤津耗或津气欲脱的危重证候。又因暑性炎热,热极生风,风煽火炽,易入心营,或燔灼血分,肝风内动。暑热易兼湿邪,故有暑温挟湿之证。若因乘凉饮冷太过,暑湿之邪为寒邪所遏，则成暑湿兼寒之证。本病后期常呈邪热渐解，津气未复，而出现津气两虚或余邪留恋等证。

3. 辨证施治

《伤暑全书》说："暑病首用辛凉，继用甘寒，终用甘酸敛津。不必用下。"此为主治法则。初起暑伤气分，阳明热盛者，治以辛寒清气，泄热涤暑。如暑热伤津，则治宜甘寒，以清热生津；若暑热虽去，而津气大伤的，当以甘酸之品，益气敛津；若暑热内传心营，则须清心凉营，化痰开窍；若热搏血分，则凉血止血；肝风内动，应凉肝息风；后期余邪未清，气阴未复的，当以益气养阴，清泄余热；暑热若兼湿邪，治当清暑利湿。若暑湿兼寒，又当清暑，祛湿散寒。

(1) 暑热在胃：症见壮热心烦，头痛且晕，面赤，气粗，口渴汗多，苔黄燥，脉洪大。此为暑热燔灼阳明，熏蒸于上，迫泄于外。治宜清暑泄热。方用白虎汤。如兼见背微恶寒，脉大而芤者，为多汗伤气耗津。治宜清热益气。方用白虎加人参汤。

(2) 暑伤津气：症见身热息高，心烦溺黄，口渴自汗，肢倦神疲，脉虚无力。此为暑热内郁，气津伤甚。治宜清暑益气生津。方用清暑益气汤。药以西洋参、石斛、甘草、粳米益气生津；黄连、知母、竹叶、荷叶梗、西瓜翠衣清热涤暑。

(3) 气津欲脱：症见身热减退，汗出不止，喘喝，脉散大。此乃正气伤甚，不能固摄津液，而致气虚欲脱。治须补气敛津。急用生脉散。

(4) 暑伤心肾：症见身热烦躁，消渴不已，舌红绛，苔黄燥。此为暑热久稽，肾阴被灼，心火亢盛。治宜清心滋肾。方用连梅汤。药以黄连清心泻火；阿胶、生地黄滋肾养阴；麦冬甘寒生津；乌梅味酸，与苦相合能泄热，与甘相合能化阴。

(5) 暑伤肺络：亦称"暑瘵"，见《伤暑全书》。症见骤然咯血，衄血，咳嗽气粗，头目不清，灼热烦渴，舌红苔黄，脉弦数。此为暑热伤肺，络伤血溢，肺失肃降，热熏清窍。治宜清暑泄热，凉血止血。方用犀角地黄汤合银翘散加减。药以犀角地黄汤凉血解毒，清络止血；银翘散去豆豉、荆芥、薄荷，加黄芩、茅根、侧柏叶以清泄肺热，凉血止血。

(6) 暑热动风：亦称"暑风"，见《温病条辨》。症见灼热，四肢抽搐，甚或角弓反张，牙关紧闭，神迷不清，或喉间痰壅，脉弦数。此为暑热炽盛，肝风内动，风火相煽，闭窍生痰。若猝然痉厥，则名"暑痫""暑痉"等。治宜清热息风。方用羚角钩藤汤，甚则用止痉散。若兼见热闭心窍，则用清营汤，加紫雪丹，以清营泄热，开窍息风。

(7) 暑入心营：症见灼热烦躁，夜寐不安，时有谵语，甚或昏迷不语，舌红绛，脉细数。甚则热闭心包，如猝中暑热，蒙闭清窍，热郁不达，《医学入门》称"暑厥"。此为暑热入营，灼伤营阴，扰乱心神。治宜凉营泄热，清心开窍。方用清营汤。如热闭心包，则清心开窍，急用安宫牛黄丸类。骤然昏厥者，可配合针刺救治。以苏醒神志，清泄邪热。

(8) 暑入血分：症见灼热躁扰，斑疹密布，色呈紫黑，吐血，衄血，神昏谵妄，舌绛苔焦。此为暑热火毒极盛，燔灼血分，蒙闭心包。治宜凉血解毒，清心开窍。方用神犀丹合安宫牛黄丸。神犀丹中以犀角、金汁、金银花、连翘、玄参、黄芩、板蓝根凉血解毒；生地黄、紫草、豆豉凉血透斑；天花粉生津止渴；石菖蒲芳香开窍；合安宫牛黄丸，以助开窍醒神之效。

(9) 暑温兼湿：症见壮热烦渴，汗多溺短，脘痞身重，脉洪大。此为阳明热盛，兼太阴湿阻。治宜清热化湿。方用白虎汤加苍术。若症见身热面赤耳聋，胸脘痞闷，下利稀水，小便短赤，咳痰带血，不甚渴饮，舌红赤，苔黄滑。此为暑热挟湿弥漫三焦，蒸于上则清窍闭阻，肺络受伤；阻于中则脾胃失健；结于下则泌别失职。治宜清热利湿，宣通三焦。方用三石汤。

药以石膏、竹茹清泄中焦邪热；滑石、寒水石、通草清利下焦湿热；金银花、金汁涤暑解毒；杏仁宣开肺气，使气化则湿化。

（10）暑湿兼寒：症见发热恶寒，头痛无汗，身体拘急，脘闷心烦，舌苔薄腻。此为暑湿内蕴，寒邪外束。治宜疏表散寒，涤暑化湿。方用新加香薷饮。

（五）伏暑

伏暑是指因感受暑湿邪气，而至秋冬发病的一种伏气温病，有邪伏气分和营分之分。临床以发病急骤，病势深重，反复缠绵为特点。初起呈恶寒壮热苔腻，继则寒热往来而多不规则，后则但热不寒，入夜尤甚，大便多溏而不爽等证候。

1. 病名考证

古代无“伏暑”病名。《素问·生气通天论》有“夏伤于暑，秋为痎疟”的记载，后世有人认为“痎疟”即伏暑，或是伏暑的一种表现。至《太平惠民和剂局方》始见有“伏暑”一词，但无症因脉治的论述。《证治准绳》定病名为“伏暑”。因伏暑发病时间的不同，又有各种不同的名称，如《通俗伤寒论》称“伏暑伤寒”“伏暑晚发”。《伤寒指掌》称“晚发”。《温热经纬》称“秋月伏暑”。《时病论》另有“秋时晚发”“冬月伏暑”等名。

2. 病因病机

伏暑病的发生，是因先受暑湿邪气，留伏体内，后为秋冬时邪所诱发。《通俗伤寒论·伏暑伤寒》曰：“夏伤于暑，被湿所遏而蕴伏，至深秋霜降及立冬前后，为外寒搏动而触发。”而暑湿邪气之所以能潜伏体内，与人的正气盛衰有关。《温病条辨·伏暑》曰：“长夏盛暑，气壮者不受也……其不即病……气虚者也。”邪伏部位，有《医学入门》的“三焦肠胃之间”说；有《临证指南》的气分、血分说；有《通俗伤寒论》的募原、营分说；还有《温病条辨》的骨髓、分肉之间说等。综其所说，可以分为邪伏气分和营分两端，而以气分为多。《重订通俗伤寒论·伏暑伤寒》曰：“盖暑温内留，多潜于三焦膜络之间，外与皮肉相连，内与脏腑相关。伏暑传膜外溃，从皮肉而排泄者，气分病多；入络内陷，从脏腑而中结者，营分血分病多，阴分亦不少。”邪伏气分为轻，邪伏血分为重；病发于秋为轻，病发于冬为重。《通俗伤寒论·伏暑伤寒》曰：“邪伏募原，而在气分者，病轻而浅；邪舍于营，而在血分者，病深而重”。《温病条辨·伏暑》曰：“霜未降而发者稍轻，霜既降而发者则重，冬日发者尤重。”由于时邪引发，所以初起必兼卫表证候。邪在气分募原，则呈少阳如疟见症；转入中焦脾胃，多表现热重湿轻之候；如有积滞，则显暑湿挟滞之变。邪在营血分之变，也与其他温病相同。

3. 辨证施治

伏暑病的治疗，以解表、清里、祛湿为原则。《重订通俗伤寒论·伏暑伤寒》曰：“余治伏暑内发，新凉外束……，皆以辛凉泄卫法解外，外解已，而热不罢，伏暑即随汗而发，必先审其上中下三焦，气营血三分随证用药。”所以气分兼表宜解表清暑化湿；营分兼表须解表清营泄热；表邪已解，暑湿郁于少阳气分，宜清泄少阳，分消湿热；转入中焦脾胃，热重湿轻，治当清胃热化脾湿；暑湿挟滞郁于肠腑，则用苦辛通降。若暑湿化火入营，而见邪闭心包、热盛动血或动风者，其治疗与其他温病邪入营血相同。

（1）气分兼表：症见头痛，全身酸痛，恶寒发热，无汗，心烦口渴，小便短赤，脘痞，苔腻，脉濡数。此为暑湿发于气分兼表之证。治宜解表清暑化湿。方用银翘散加味。银翘散辛凉解表；杏仁宣肺利气化湿；滑石、薏苡仁、通草清暑渗湿。若里湿化热，心烦，口渴较甚者，可用黄连香薷饮。药以香薷、厚朴、扁豆解表涤暑和中化湿，加黄连清心除烦。

(2) 营分兼表：症见发热微恶寒，头痛少汗，口干而不甚渴饮，心烦，舌赤少苔，脉浮细而数。此为暑湿化燥，发于营分兼表之候。治宜解表清营泄热。方用银翘散加生地黄、牡丹皮、赤芍、麦冬。药以银翘散辛凉解表；牡丹皮、赤芍凉营泄热；生地黄、麦冬清营滋液。

(3) 邪郁少阳：症见寒热似疟，口渴心烦，脘痞，身热午后较甚，入暮尤剧，天明得汗诸症稍减，但胸腹灼热始终不除，苔黄白而腻，脉弦数。此为暑湿之邪郁于少阳气分，枢机不利，湿热交蒸。治宜清泄少阳，分消湿热。方用蒿芩清胆汤。

(4) 胃热脾湿：症见壮热烦渴，汗多溺短，脘痞身重，脉洪大。此为暑湿转入中焦，胃热盛兼脾湿之证。治宜清热化湿。方用白虎汤加苍术。

(5) 邪滞肠腑：症见胸腹灼热，呕恶，便溏不爽，色黄如酱，苔黄垢腻，脉濡数。此为暑湿蒸郁，兼挟积滞，阻于肠腑，胃气上逆。治宜导滞通下，清热化湿。方用枳实导滞汤。药以大黄、枳实、厚朴、槟榔推荡积滞，理气化湿泄热；山楂、六曲消导和中；黄连、连翘、紫草清热解毒；木通利湿清热；甘草调和诸药。本证常因湿热积滞胶黏，滞着于肠道，非一次攻下即能使病邪排净，必要时可再行攻下，但制剂宜轻，不宜重剂猛投。

(6) 热在心营，下移小肠：症见发热日轻夜重，心烦不寐，口干渴不欲饮，小便短赤热痛，舌绛等。此为暑湿化火，入营烁阴扰神，并移热于小肠。治宜清心凉营，清泻火腑。方用导赤清心汤。药以生地黄、麦冬、牡丹皮清营滋液；茯神、莲子心、朱砂染灯芯清心热以宁心神；木通、竹叶、益元散、童便，清导小肠之热。

(7) 热闭心包，血络瘀滞：症见发热夜甚，神昏谵语，漱水不欲咽，舌绛无苔，望之若干，扪之尚润，或紫晦而润等。此为暑湿化火入营，闭阻心窍，热瘀阻络。治宜清营泄热，开窍通瘀。方用犀地清络饮。本方系犀角地黄汤加味组成，以犀角地黄汤凉血散血；加桃仁、茅根活血凉营；连翘、灯心草清心泄热；菖蒲、竹沥、姜汁涤痰开窍。亦可加用安宫牛黄丸，以助清心开窍之力。

(六) 秋燥

秋燥是秋季感受燥邪所引起的一种新感温病。病变部位主要在肺经。临床以燥象明显、病情较轻、传变较少为特点。初起邪在肺卫即有咽干、鼻燥、咳嗽少痰、皮肤干燥等津干气燥见证。

1. 病名考证

秋燥病名出《医门法律》。但早在《黄帝内经》已有“燥”“燥气流行”等记载。嗣后，《素问玄机原病式·六气为病》谓：“厥阴所至……由风胜湿而为燥。”《医学正传·燥证论》有“风热燥甚，怫郁在表”的记述。《医学入门》又明确提出“燥分内外”“燥有表里不同”。历代医家对秋燥的性质有不同认识。《通俗伤寒论》称“秋燥伤寒”，并提出有“燥凉”和“燥热”，即为“风燥”和“温燥”之分。《医门法律》主属热。《医征》主属寒。《温病条辨》认为燥可有寒化和热化。《温热经纬》提出本气为凉，标气为火。现代的温病学著作，都分为“温燥”和“凉燥”两种。

2. 病因病机

秋燥病的病因是感受秋天燥邪。《医门法律·秋燥论》曰：“秋月天气肃而燥胜。”但与人的正气盛衰有关。《温热经纬·叶香岩三时伏气外感篇》曰：“秋令感伤，恰值夏月发泄之后。”秋燥之气，易伤手太阴气分或伤肺卫阴分并易于化火，说明夏日炎热，汗出津伤，表卫气虚，至秋易受燥邪。燥邪有偏温、偏凉两种。《通俗伤寒论·秋燥伤寒》曰：“秋深初凉，西风肃杀，感之者多病风燥，此属燥凉，较严冬风寒为轻；若久晴无雨，秋阳以曝，感之者多病温燥，此属燥热，较暮春风温为重。”由于燥邪易伤津液，而肺居上焦，其性喜润，所以燥邪上受，则肺津先伤。《素问·阴阳应象大论》曰：“燥胜则干。”《温热经纬·叶香岩三时伏气外感篇》曰：“燥自上伤……肺气受病。”故病起即见肺卫燥证。《温病条辨·秋燥》曰：“其由于本气自病之燥证，初起必在肺卫。”如果燥邪化热传里，则干燥之象更显，可呈肺胃阴伤，或肠燥，或阴虚腑实，甚则肝肾阴津受伤等。《时病论·秋燥》曰：“燥气侵表，病在乎肺，入里病在肠胃。”

3. *辨证施治*

秋燥的治疗以滋润为主。《素问·至真要大论》曰：“燥者润之。”《临证指南医案》曰：“上燥治气，下燥治血”可作为治疗秋燥先后之大法。本病初起，有燥凉、燥温的不同，故《温热经纬》说：“治分温润、凉润二法。”治燥慎用苦寒，因苦能化燥，有损阴液。《温热经纬·叶香岩三时伏气外感篇》曰：“更有粗工亦知热病，与泻白散加芩、连之属，不知愈苦助燥，必增他变。”

(1) 温燥邪伤肺卫：症见发热，微恶风寒，头痛，少汗，咳嗽痰黏而少，咽干鼻燥，口渴，苔薄白而干，舌边尖红，右脉数大。此乃温燥初起，邪在肺卫，肺津受伤之候。治宜辛凉甘润，轻透肺卫。方用桑杏汤。

(2) 凉燥邪伤肺卫：症见发热头痛，恶寒较重，无汗，鼻鸣而塞，咳嗽不爽，咯痰清稀，唇燥咽干，口不作渴，苔薄白而干，舌质淡红，脉浮紧不数。此为凉燥邪气伤及肺卫。治宜辛散苦润。方用杏苏散。

(3) 燥热化火，清窍不利：症见耳鸣，目赤，龈肿，咽痛，口渴，尿黄，苔微黄而干，舌尖边红，脉数。此乃上焦气分燥热，化火扰及清窍。治宜轻清宣透上焦燥火。方用翘荷汤。药以薄荷辛凉清头目；连翘、栀皮、绿豆衣清其燥火；甘草、桔梗利咽止痛。

(4) 燥热伤肺，肺阴亏损：症见发热，咽干鼻燥，干咳无痰，气促胸痛，心烦口渴，苔薄白燥干，舌尖红赤，脉数。此乃燥邪化热入里，灼伤肺之阴津，肺失清肃，气机不畅。治以清肺润燥养阴。方用清燥救肺汤。

(5) 肺胃阴伤：症见身热不甚，干咳不已，口燥而渴，舌红苔少，脉细而数等。此乃燥热灼伤肺胃阴津。治宜甘寒滋润，清养肺胃。方用沙参麦门冬汤。胃阴伤甚，可用五汁饮或玉竹麦门冬汤，以加强生津养液，润燥止渴；脾胃虚者，加生扁豆；气虚者，加人参。

(6) 肺燥肠热：症见喉痒干咳，继则咳甚痰黏带血，血色鲜红，胸胁牵痛，腹部灼热，大便泄泻，色黄肛灼，苔薄舌红，脉细数。此乃燥热化火，灼伤肺络，热移大肠。治宜清热止血，润肺清肠。方用阿胶黄芩汤。药用甜杏仁、桑白皮、甘蔗润肺生津；阿胶养血止血；芍药、甘草酸甘化阴、缓急止痛；黄芩清肺和大肠之热；车前草导热下行兼能止泻。

(7) 肺燥肠闭：症见咳嗽痰唾不爽，胸腹胀满，便秘，苔白腻而少津，脉细而滑。此乃肺受燥伤，气机失畅，布津无能，肠失濡润。治宜肃肺化痰，润肠通便。方用五仁橘皮汤。方中松子仁、郁李仁、桃仁、柏子仁均能润燥滑肠；甜杏仁既能润肺化痰，又能滑肠通便；蜜炙橘红行气除胀，润而不燥，使肺润气降津布而便通。

(8) 腑实阴伤：症见便秘，腹胀，身热，时作谵语，苔黑干燥，脉滑而细数。此乃燥热内结，液伤气滞，邪扰神明。治宜滋阴通下。方用调胃承气汤加鲜首乌、鲜生地黄、鲜石斛等。

(9) 燥燔气血：症见发热，口渴，烦躁不安，或吐血、衄血，舌绛苔黄，脉细数。此乃阳明气分燥热未解，而又传入营血。治宜气血两清。方用玉女煎加减。方中石膏、知母清气分之热；玄参、生地黄、麦冬凉血养阴。

(10) 燥伤肝肾之阴：症见昼凉夜热，干咳或不咳，苔剥舌红，脉弦细而沉。此乃燥热久伤肝肾之阴，甚则虚风内动。治宜滋肾养肝，潜镇息风。方用三甲复脉汤，甚则用大定风珠。久虚难愈者用专翕大生膏。专翕大生膏用乌骨鸡、鲍鱼、海参、羊腰子、猪脊髓、阿胶、鸡子黄等血肉有情之品和地黄、白芍、枸杞子、沙苑子以滋补肝肾；人参、麦冬、五味子益气养津；三甲* 介类滋阴潜阳；茯苓、芡实、莲子健脾养胃。

(七) 冬温

冬温是冬季感受风热邪气所引起的一种新感温病。病变部位主要在肺。临床表现初起以发热，恶寒，咳嗽，痰黄，口渴等肺热兼表证为特征。病理变化和传变规律，与风温病相似，但易伤津液而又易兼见表寒之证。

1. 病名考证

冬温病名出《伤寒论序例》。《通俗伤寒论·伤寒兼证》有“冬温伤寒”“客寒包火”“冷温”等称，并提出有新感和伏气两种，如“冬初晴暖，气候温燥……，吸受其气，首先犯肺，复感冷风而发者，此为新感，病浅而轻；若冬温引动伏暑内发者，此为伏气，病深而重。”薛瘦吟认为属伏气温病，如“伏暑伏气，即秋温冬温病。”现代新编的《温病学》，则将冬温合在风温病下同述。

2. 病因病机

冬温是由于冬季应寒反暖，阳不潜藏，阴精耗伤，或素体不足，复感非时之暖，即冬季感受风热邪气而致病。《温热暑疫全书·附冬温》曰：“冬时有非节之暖，未至而至，即为不正之气，独冬不藏精之人，肾气外泄，腠理不固，温气袭人，感之为病，此为冬温。”《温病条辨·上焦篇》曰：“冬温者，冬应寒而反温，阳不潜藏，民病温也。”

3. 辨证要点

其有单纯感受非时之暖和感受非时之暖后新寒重束两种。前者主要表现为风热表证，与风温病相同；后者主要表现为风热兼表寒。至于邪热传里，则与风温病相似，有顺传的胃热、腑实等证；也有逆传的心营诸证。由于阴精耗伤，所以易见津伤，后期多呈肺胃阴虚之证。

4. 病证鉴别

冬温应与伤寒和伏暑鉴别，因为冬季亦有伤寒和伏暑的发生。而伤寒乃感冬令之寒邪，冬月伏暑为长夏受暑湿，逾期而发，里热重而兼湿，可资鉴别。冬温亦应与风温鉴别。风温在春季及冬季感受风热病邪而成。若冬令气候反常，应寒反温，感受风热病邪，因发于冬季亦可称为冬温，这一点冬温和风温的含义相同。而冬温发于冬季，冬天寒冷，发病时常兼有表寒证，而风温则无，可资鉴别。

5. 治疗

治疗与风温病相同，以辛凉宣肺为主。兼寒束于外而表寒重者，则清热散寒。邪热传

---

* 三甲：生牡蛎、生鳖甲、生龟甲。

里，按其顺传、逆传的不同，分别应用清热、通下；或凉营、开窍等法。后期肺胃阴伤，则宜清养肺胃之阴。一般可分以下几类。

（1）肺卫寒重热轻：症见头痛身疼，发热恶寒，口微渴，无汗，鼻流清涕，咳嗽气逆，舌尖边红，苔薄白，脉浮紧而数。此为风热兼寒，袭肺束表，肺气失宣而津伤。治宜辛凉宣肺解表。方用葱豉桔梗汤加味。以葱白、豆豉、薄荷、桔梗辛散外邪；连翘、山栀子、甘草、淡竹叶清热；加瓜蒌皮、川贝母清痰肃肺。

（2）肺卫热重寒轻：症见发热，微恶风寒，头痛少汗，口微渴，咳嗽，胸闷而烦，舌尖边红，苔薄白，脉浮数。此为风热邪袭肺卫，卫气被遏，肺气失宣，热邪伤津。治宜辛凉解表，宣肺泄热。方用银翘散。

（3）肺热偏重：症见身热口渴，咳嗽痰黄，胁痛气粗，舌红苔黄而燥，脉滑数。此为风热犯肺，肺气失宜，热灼津伤。治宜清透泄热。方用轻清透解，桑菊饮加石膏清泄里热；贝母、郁金、枇杷叶宣肺化痰。

（4）邪热壅肺：症见发热，恶寒，无汗，烦渴，咳嗽气喘，舌红，苔黄白兼见，脉浮数。此为邪热壅肺，肺气失于宣肃，热灼津伤。治宜清热宣肺。方用麻杏石甘汤。

（5）胃热偏重：症见身热汗出，口渴而烦，呛咳胸闷，舌红苔黄而燥，脉洪数。此为肺胃热甚，阴津灼伤。治宜清热坚阴，轻宣肺气。方用白虎汤加黄芩、山栀子、连翘清肺胃之热；杏仁、桑叶轻宣肺气。

（6）胃热腑实：症见日晡潮热，时有谵语，大便闭结，舌红苔黄燥。此为温邪化火，内结肠腑，阴伤神扰。治宜通下泄热养阴。方用调胃承气汤通下泄热，加鲜生地黄、鲜何首乌养阴增液。

（7）邪陷营血：见本章“风温”条证治。

（8）肺胃阴伤：见本章“风温”条证治。

温病分类的探讨

温病的分类，是历代医家热烈讨论的学术问题。由于分类反映着学术的发展，也反映着医家的认识，更重要的是科学的分类，具有指导临床实践的意义。所以研究温病的分类，必将加深对温病学说的理解，也将澄清一些混乱的问题，以利于继承和发扬。由于水平有限，如不妥或错误之处，望予批评指正。

一、温病分类的演变

在《黄帝内经》里，把外感热性病分为“温病”和“暑病”，它们都隶属于广义伤寒之下，而温病仅指在春季发生的热性病。《素问·热论》说：“今夫热病者，皆伤寒之类也。”又说：“凡病伤寒而成温者，先夏至日者为病温，后夏至日者为病暑。”《素问·六元正纪大论》说：“气乃大温……，温病乃作。”《素问·阴阳应象大论》说：“冬伤于寒，春必病温。”这里暑病为伏邪之变，而温病有新感和伏邪两患。《难经·五十八难》明确指出：“伤寒有五，有中风、有伤寒、有湿温、有热病、有温病”。其中有三种属热性病。《伤寒论》《金匮要略》有温病误治之变的“风温”和中热的“暍”等新称。《伤寒论·序例》分“不即病”者为温病和暑病；“更感异气”的为“风温”“温毒”；“非其时而有其气”的为“时行”和“冬温”，孕育着伏邪、新感和两感的发病思想。《诸病源候论》指出“暑病者，热重于温也”，表明了热病即暑病的观点。可见自战国时代至秦汉晋隋时期，虽然诸热性病归属于广义伤寒，但已有温病、暑病（热病）、湿温、风温（误治和两感）、暍、温毒、冬温、疫等八种之分，而温病是指春季之患，且多被列为伏邪之发。

《千金方》有肝、心、肺、肾、脾等五脏温的病名，这种以脏腑划分外感病的立法，诚难实用。《外台秘要》的温病门，已包括有温热、冬温、温毒、温毒发斑等病，温病的内涵开始扩大，并有“温”新名。《太平惠民和剂局方》《儒门事亲》，增有“伏暑”和“春温”病名。《伤寒选录》虽然也接受温病限指春病的观点，但正式提出了“伏气温病”和“新感温病”的分类，从而把温病从伤寒中摆脱出来，极大地促进了温病学说的发展。《温疫论》认为“热病即温病也，又名疫”，且“四时皆有”，除春、冬两温外，还提出“夏温”和“秋温”病名，并列风温、湿温为兼感之患。虽然仍继承伏邪为温的理论，但主张把温、热、疫统一起来，且扩大为一年四季均可发生。《医门法律》以“冬伤于寒”“冬不存精”和“既伤于寒又不存精”，来分为温病的“阳明外达太阳病”“少阴病”和“太阳、少阴两感病”，这种用虚实来划分的方法，正如柳宝诒所评说的：“如果冬不藏精，别无受寒之事，则其病为纯虚，与温病何涉”。被誉为新感温病代表作的《温热论》，则分为风温和湿温，而《温热经纬·叶香岩三时伏气外感篇》则分有春温、风温、暑热、暑厥、湿热、秋燥等病。这是首次用温热为名，对新感和伏邪温热性外感病进行分类。然在温病学说兴起的清代，《通俗伤寒论》仍把各种温热性病，列为“伤寒兼证”；《伤寒指掌》则归为“伤寒类证”，可知《黄帝内经》理论影响之深。而正式用温病统一概括新感和伏邪、温热和湿热各种外感急性病，则始见于《温病条辨》，如“温病者，有风温、有温热、有温疫，有温毒、有湿温、有暑温、有秋燥、有冬温、有温疟。”把狭义的温病丰富成为广义的温病。而王孟英也主张用温病(春温)、热病(暑、暍)、风温(冬温)等病，把温疫、温毒、温疟分开，又把温病限为冬病春发之患。雷少逸则用“时病”，来统一概括四时的伤寒和温病，他在《时病论》中引《黄帝内经》理论，分为“冬伤于寒，春必病温”“春伤于风”“夏伤于暑”“夏伤于暑，秋必痎疟”“秋伤于湿”等进行叙述，提出“风热”“秋暑”等名。这表明温病从唐代开始，含义已见扩大，至明清时期，已成为义广而自成体系的各种外感急性热性病的总称，分类也随之多样。

新中国成立后的温病学著作，基本采用吴鞠通以温病病名为统的主张和它的分类方法，并吸取叶天士和王孟英的一些分类意见。例如，中医学院试用教材《温病学讲义》(1964 年)，则按《温病条辨》分类，删温热、温疟，增春温、伏暑，并把冬温合在风温中同述。后来改写的《温病学》(1979 年)，则把温疫合在各种温病之中。《温热纵横》则分为温热病和湿热病两种。正在编写的《中医内科学》(“中国医学百科全书”)，又分为温病、温疫和温毒三类。

综上所述，温病的分类是随着温病学说的发展而变化，而温病分类的演变又促进了温病学说的发展。从众多的分类方法看来，可归纳为七种。①从一年四季分：有春温、夏温、秋温、秋暑、冬温；②从时令主气分：有温病、热病和风温、暑温、暑热、湿温、秋燥；③从发病类型分：有新感温病、伏气温病；④从病邪性质分：有温热温病、湿热温病；⑤从临床特点分：有温疫、温毒、温病；⑥从五脏分：有肝温、心温、肺温、肾温、脾温；⑦从虚实分：有阳明外达太阳温病(实)、少阴温病(虚)和太阳少阴两感温病(虚实)。除后两种外，其他各种分类方法对认识温病和指导临床都有一定意义。

二、温病分类存在的问题

以上前五种的分类方法，虽然有它的一定意义，但都未能科学地反映温病的内容，有的还存在着混乱现象。如按一年四季和时令主气分，对认识不同季节气候的影响，对治疗用药，都有重要参考意义，但它们入里后的传变过程基本相同，若按其分类，势必出现许多不必要的重复；若按发病的类型分，虽然能及早判断病位深浅、病情轻重、转化趋势，以及确定初起是发表或清里的不同治则，但如按卫气营血和三焦认真辨证，则同样可以达到这些目的；若按病邪性质分，可以对两类不同性质温病的临床特点、病理变化有个基本认识，对临床辨证用药具有原则性指导意义，但无法反映各种温病的病理特征和四时气候的影响；若按临床特点分，能对温病的不同特征、病情病势、传变规律有个明确概念，但对病邪的性质，以及与四时气候的关系，则模糊不清。此外，还有一名多义、一义多名的混乱现象。如风温病，《伤寒论》所述的是伏邪误治之变；《伤寒论序例》称的是“更遇于风，变为风温”；《温疫论》指的是“温病夹外感之兼证”；《伤寒选录》所论的春温，实为新感风温之病；《温热经纬・叶香岩三时伏气外感篇》则始称：“风温者，春月受风，其气已温”，才明确是一种新感温病；但《通俗伤寒论》认为有新感和伏邪两种；《时病论》也认为是新感引动伏邪之病，而其所述的“风热”，却与新感风温病相似；《张氏温暑医旨》则提出有“温邪误汗”“两感”和“感时令风邪”三种。可见同为风温病，却有误治、伏邪、新感、两感的不同含义；同为新感风温证，而有春温、风温、风热的不同名称。再如，同样在暑天发病的暑热温病，也有热病、暑暍、暑热、夏温、暑温等不同的名称。鉴于以上存在的问题，温病的分类有做新探讨的必要。

三、温病分类之我见

温病的分类要从临床实际出发，要有利于辨证和治疗。首先应该按临床发病的特点，分为时温（四时温病）、温疫、温毒三种；其次在每种温病下，按病邪的性质分温热和湿热两类；再次在每类下，按卫气营血或三焦分别辨证。这样分类，既可掌握各种温病的基本特征、病理特性和传变规律，又可避免不必要的重复和病名众多、含义不清的纠葛，才能较全面、较合理地反映温病的全貌，以利于教学、科研和医疗。至于统称问题，以往曾有用伤寒、温热、温疫或温病的不同意见，近来也有用外感病（与伤寒合并）的主张。考虑到客观存在着这类的外感急性热性病，虽然有不同的临床发病特点和不同的病邪性质，但都以热偏胜为共同的病理基础；温与热不过是邪的轻重、病的浅深和起病的快慢不同而已，“温为热之渐，热为温之极”（《温病条辨》），所以应以温病为统称，才能包括和反映这类的外感热性病，且已被近代医家所公认。与伤寒合并都归属于外感病问题，从外感病的辨证来看，或且是可取的，但应该看到：伤寒与温病不单是证的不同，更重要的是病的不同。基于以上的认识，试做如下简述。

（一）温病

温病是由感受温热或湿热各种邪气所引起的，以急性发热、热象偏盛为主要特征的多种外感病的总称。其临床表现因温热邪气引起的：起病较急、传变较快、变化多、易伤津；由湿热邪气引起的：起病较缓、传变较慢、病势缠绵、可伤阳气。温病包括有明显季节的“时温”、易引起流行的“温疫”和局部红肿热痛的“温毒”等三种。现将各种温病的临床特点和治疗原则，分述如下。

1. 时温

这是由四时温邪所引起的温病，与时令季节密切相关，一年四季均可发生。《温热经纬·陈平伯外感温病篇》说：“外感不外六淫，民病当分四气。”《时病论》说：“夫四时有温热，非瘟疫之可比，如春令之春温风温，夏令之温病热病，长夏之暑温，夏末秋初之湿温，冬令之冬温。”由于四时温邪性质的不同，所以起病时有不同的临床表现，但传里后的变化基本相同。时温可分为温热时温和湿热时温两类。

（1）温热时温：是由风热、暑热、燥热或伏热等温热邪气所引起的四时温病，包括风温、春温、暑温、温燥、冬温等病。一年四季，气温偏高时均可发生。由于温热为阳邪，所以呈热势盛、阴津伤、易动风、常陷营的病理反应。病变以肺、胃为重心。病理过程表现着卫、气、营、血的变化。治疗以清热为总则。《素问·至真要大论》说：“治热以寒”“热者寒之”。忌辛温发汗、淡渗利尿，慎用滋补和苦寒药。

1）卫分证：主要特征是发热和恶寒同时出现，少汗，脉浮。治疗以辛凉解表为原则。证候类型有风热在卫证、燥热在卫证。

2）气分证：主要特征是发热较盛而不恶寒，口渴喜饮，苔黄，脉数有力。治疗以清泄里热为原则。证候类型有胸热证、肺热证、胃热证、肠热证（腑实证）、胆热证。

3）营分证：主要特征是发热夜甚，口干不甚渴饮，斑疹隐现，烦躁或神昏，舌红绛，脉细数等。治疗以清营透热为原则。证候类型有营热证、气营两燔证、热闭心包证、心热移肠（小肠）证。

4）血分证：主要特征是发热，躁扰昏狂，斑疹透露，舌色深绛，以及出血倾向等。治疗以“凉血散血”为原则。证候类型有血热动血证、热瘀闭窍证、血热蓄血证、血热阴虚证。

5）肝风作动证：主要特征是手足蠕动或抽搐，甚则角弓反张等。治疗以平肝息风为原则。证候类型有热甚动风证（胃热动风、腑实动风、营血动风等）、阴虚动风证。

（2）湿热时温：是由湿热、暑湿等邪气引起的四时温病，包括湿温、伏暑等病。常发生于气温较高、雨湿较多的季节，如夏秋间和暑季多雨之天。由于湿为阴邪，热为阳邪，两种不同属性的邪气同时侵入而发病，所以常表现症状矛盾、偏热偏湿、易发白㾦，可热化寒化。病变以脾胃为中心。湿热时温的主要病理变化，除热外就是气机郁阻和水湿滞留，所以病理过程呈上焦、中焦、下焦的变化。《难经·三十一难》说：“三焦者，水谷之道路，气之所终始也”。治疗以清热和祛湿为总则。《素问·六元正纪大论》说：“湿淫所胜……，以苦燥之，以淡泄之”“湿化于天，热反胜之，治以苦寒”；《温病条辨》说：“徒清热则湿不化，徒祛湿则热愈炽”。忌大汗和滋阴，慎用通下。

1）上焦湿热证：主要特征是恶寒发热，身热不扬，头身重痛，胸闷脘痞，纳呆不饥，苔腻脉濡。治疗以清热透湿为原则。证候类型有湿邪困卫证、寒湿包暑证、表里湿热证、湿热阻络证。

2）中焦湿热证：主要特征是发热汗出不解，午后为甚，口渴不喜饮，脘痞呕恶，便溏溲赤，苔黄腻，脉濡数。中焦湿热蕴蒸，可上蒙心窍、外蒸肌腠、内熏肝胆、下注膀胱。治疗以清热化湿为原则。证候类型有湿重于热证、湿热并重证、热重于湿证。

3）下焦湿热证：主要特征是小便不利，苔腻。它有偏湿和偏热两端。治疗以清热利湿为原则。证候类型有湿蒙溺闭证、膀胱湿热证。

4）湿热变证：湿热蕴蒸日久，可导致化火，也可寒化。湿热化火，也可出现胃热、腑实、肝风，以及陷营、动血等证，治疗与温热温病相同，而便血则为湿热病化火后常见之变证。至于湿热寒化，则每见于病的后期，由于湿甚阳微所致。

2. 温疫

温疫是由感受杂气、戾气、疠气等特殊邪气所引起的，具有强烈传染性和易暴发流行的温病。一年四季均可发生，常见于久旱、酷热和湿雾瘴气的时节，或饥荒、兵乱之后。《温疫论》说：“夫疫者，感天地之戾气也，戾气者，非寒非暑，非暖非凉，亦非四时交错之气，乃天地别有一种戾气”；又说：“然此气无象可见，况无声无臭”。《寒温条辨》说：“得天地疵疠旱潦之气，其流毒更甚于六淫”。《疫疹一得》说：“疫症者，四时不正之疠气”。临床表现：发病急剧、病势险恶、传变迅速。病理过程以怫热内炽，溢经传变为特征。如吴又可说：“时疫以邪在内，内溢于经，经不自传”；杨栗山也说：“温病怫热内炽，溢于经也”；余霖说：“毒既入胃，势必亦敷布于十二经”，“敷布”也是溢经之一种形式。病变部位相对稳定，多在于胃，也可盘踞募原，或怫郁三焦，充斥表里。吴又可说：“邪自口鼻而入……，内不在脏腑，外不在经络，舍于夹脊之内……，即《针经》所谓横连募原是也。胃为十二经之海，十二经皆都会于胃……凡邪在经为表，在胃为里，向内传，则邪留于胃家。”杨栗山说：“由口鼻而入，直从中道，流布三焦”，余霖说：“胃为十二经之海……，毒既入胃，势必亦敷布于十二经，戕害百骸……”

温疫的治疗具有针对病因、专方专药、直达病所、主动攻邪和侧重在气分等的特点。吴又可说：“是知因邪而发热，但能治其邪，不治其热，而热自已”，所以他用大黄祛邪治本，如“三承气功效俱在大黄，余皆治标之品也”。他创组的达原散，有直达巢穴，使邪气溃散，速离募原的功效；余霖则重用石膏，直清胃热，“先捣其窝巢之害”而诸经之火自平；杨栗山重视黄芩、黄连、黄柏、大黄等，亦是针对体内怫郁之邪气，他所组之升降散，也是为解除中焦“清浊相干，气滞血凝”而设。他们组方稳定，用方不多。又可首用达原，继用承气；余霖之清瘟败毒饮，“不论始终，以此方为主”；杨栗山虽有十五方，但组方原则基本相同，升降散为其总方。还有“一病只须一药之到，而病自已，不烦君臣佐使，品味加减之劳矣”的思想；还指出：“大凡客邪贵乎早逐，乘人气血未乱，肌肉未消，津液未耗，患者不至危殆，投剂至掣肘，愈后亦易平复。欲为万全之策者，不过知邪之所在，早拔去病根为要耳。”还说：“邪在气分则易疏透，邪在血分恒多胶滞”。治疗以清里、泄热、解毒为原则。证候类型有湿热疫证、暑燥疫证。

3. 温毒

温毒是由感受温毒邪气所引起的一类温热时毒温病，多发于冬、春季节。起病急骤，病势较重，传染性强，可发流行。临床以局部红肿热痛，甚则溃破糜烂，或发斑疹为特征。常表现为气、营、血的病理变化。症见突然寒战高热，头痛恶心，烦躁口渴，苔黄，舌红绛，脉洪数，继而出现头面红肿，或颐肿，或咽喉肿痛白腐，或发斑疹等。温毒包括有大头瘟、烂喉痧、缠喉风、痄腮等。治疗以清热解毒为原则。

对温热病运用卫气营血辨证施治的研究

卫气营血成为一种辨证论治的法则应用于临床，是清代温病学家叶天士创始的。叶氏在仲景《伤寒论》六经辨证的启示下，运用了卫气营血进行对温热病的辨证，创立了“卫之后方言气，营之后方言血，在卫汗之可也，到气才可清气，入营犹可透热转气，入血就恐耗血、动血，直须凉血散血”的学说，这在当时温病流行而用《伤寒论》治法无效的情况下起了极大的作用，同时也丰富了祖国医学的辨证内容。从各地临床报道看来，卫气营血辨证是最能反映外感热性病的发病规律。几年来各地对流行性乙型脑炎、流行性脑膜炎、急性肺炎、肠伤寒、麻疹等应用它来辨证施治取得很好的效果，也足以说明。所以笔者认为有进一步探讨其规律性的必要，以便更好地指导临床。笔者在 1959 年、1960 年分别在福清、仙游两地治疗流行性乙型脑炎、流行性脑膜炎时，曾经进行对卫气营血辨证法的研究，现将笔者所观察的一些现象介绍于下，仅供参考。

一、观察方法

笔者先按章虚谷的分型法（卫分：发热微恶寒；气分：不恶寒而恶热，小便色黄；营分：脉数，舌绛；血分：舌深绛，烦扰不寐或夜有谵语）为标准进行归类，然后进一步观察各型的症状特征。同时观察了各型的白细胞变化，以探讨血象变化与各型的关系。

二、观察结果

观察 199 例（其中春季温病 103 例，夏秋季温病 96 例；春季温病大多数为流行性脑膜炎，夏秋季温病大部分为乙型脑炎），其中属卫分型的 22 例（占 11.04%），气分型 68 例（占 34.17%），营分型 40 例（占 20.1%），血分型 9 例（占 4.52%）。此外，还有病在半表半里的，笔者称之为“卫气综合型”共 38 例（占 19.11%），也有邪在卫分，递传心包或新感引动伏邪的，称为“卫营综合型”共 22 例（占 11.04%）。

（一）各型主要症状

从 199 例临床观察结果来看，卫分型中以发热、恶寒为数最多，其次为头痛，再次为舌白苔、脉浮数、颈硬。卫气综合型中以头痛、寒热往来、呕吐、小便黄为数最多，其次为颈硬、舌苔黄白、脉弦数、嗜睡、抽搐。气分型中以发热、头痛、呕吐、苔黄为多，其次为颈硬、小便黄、大便秘、嗜睡、昏迷、抽搐、烦躁。卫营综合型中以恶寒、发热、昏迷、颈硬、舌绛为多，其次为呕吐、脉细数、头痛、嗜睡。营分型中以高热、昏迷、呕吐、颈硬、舌绛、脉细数为多，其次为肢冷、烦躁、抽搐。血分型中以高热、脉细、出血、颈硬、昏迷、舌绛为多，其次为抽搐、肢冷。

（二）各型白细胞数

卫分型白细胞总数大部分在$(6.1 \sim 10) \times 10^9/L$之间。卫气综合型也同样在$(6.1 \sim 10) \times 10^9/L$之间为多，但已有向$(11 \sim 15) \times 10^9/L$间发展的趋势。气分型大部分在$(11 \sim 15) \times 10^9/L$之间。卫营综合型则上升在$(16 \sim 25) \times 10^9/L$之间为多。营分型和血分型也多停留在$(16 \sim 25) \times 10^9/L$间。

三、讨论

（一）温热病的临床分型

温热病的临床分型一般多分为卫、气、营、血四型。但根据199例观察结果，其中有38例（占19.1%），症状表现寒热往来、头痛、呕吐、舌苔黄白、脉弦数，用治邪在卫分之“汗”法和邪在气分之“清”法，均难奏效。后经研究认为系邪在“半表半里”，采用俞根初《通俗伤寒论》之清解少阳和叶天士《温热论》之分消上下等法，而获得满意效果。有22例（占11.04%）卫分症状仍在，而即见神昏谵语、舌绛、肢厥等症（《温热论》谓之“逆传心包”）和新感引动伏邪或营分伏邪挟有新感的，卫营症状同时兼见，经用“透解外邪，兼清里热”之法，而效果亦佳。所以，笔者认为温热病除卫、气、营、血四型外，必须增加“卫气综合型”（前者邪在半表半里的病例）及“卫营综合型”（后者卫营症状同时兼见的病例）两型。

（二）卫、气、营、血各型的临床主要症状

叶氏的《温热论》没有具体说明，章虚谷所说的症状也过于简略。就笔者所观察199例的结果来看，卫分型除恶寒、发热外，头痛、舌白苔、脉浮数、颈硬等亦占多数。气分型，不但表现不恶寒而恶热、小便色黄，而头痛、呕吐、舌黄苔、颈硬、大便秘、昏迷亦为主要症状。营分型，除舌绛、脉细数外，高热、昏迷、呕吐、颈硬亦较多数。血分型，不但有舌深绛、烦扰不寐或夜有谵语，而高热、脉细、出血、颈硬、昏迷、抽搐、肢冷亦为常见。

（三）白细胞是人体抗病能力的一种，应属中医学“正气”的范畴

从199例情况来看，白细胞数表现的多少，常可以象征患者“正气”的盛衰及“病邪”的轻重，临床有参考价值。从各型的白细胞变化来看，白细胞数是随着温病由浅入深、由轻到重的发展而增加，这可作为上述可以象征患者正气盛衰及病邪轻重的证明。

四、小结

本文为对温热病的卫、气、营、血辨证结合临床经验，做进一步的探讨。先按章虚谷的分型归类，进行观察各型的特征，同时也观察各型的白细胞变化。观察结果认为：①在全数病例中有19.11%是邪在卫与气之间，须用卫、气同治之法；有11.04%是卫营症状同时兼见，必须透卫、清营兼施。因而提出温病的临床分型，除卫、气、营、血四型外，应增卫气综合型及卫营综合型两个类型。②据临床症状分析各型的主要症状。卫分型：恶寒、发热、头痛、舌白

苔、脉浮数、颈硬;气分型:不恶寒、发热、小便黄、头痛、呕吐、舌苔黄、颈硬、昏迷、大便秘;营分型:舌绛、脉细数、高热、昏迷、呕吐、颈硬;血分型:舌深绛、烦扰不寐、夜有谵语、高热、脉细、出血、颈硬、昏迷、抽搐、肢冷。③白细胞的变化与各型的病情也颇符合,它显示了病邪的深浅与病情的轻重。即卫分型的白细胞数轻度增加,气分型中等度增加,营血分型的白细胞重度增加。总之,这不过是笔者对温热病卫气营血辨证的某些方面的研究,不能算全面的探讨,同时限于水平,如有主观片面之处,希提出批评指正。

温病壮热、昏谵、厥脱的辨证和治疗

壮热、昏谵、厥脱是温病中常见的危重症，临床处理不当，容易危及生命。温病学对这些危重症有系统的理论认识和丰富的治疗经验。现结合笔者临床的点滴经验和体会，参考有关文献，做如下分述。

一、壮热

壮热，不仅呈体温高，而且热势壮盛。如面红肌灼、恶热心烦、口渴溲赤、苔黄干、脉洪数等，反映着邪盛气旺津伤的病理特性，是邪在气分的主要表现。由于热盛能损伤阴津，且易动风、陷营、迫血，还可导致气脱、阳衰，所以对壮热的治疗，是温病中极为重要的问题。“热”是邪正相争的一种体现，但过热或热过久反会伤正气，所以应急降温是必要的，然需选择有利于正气抗邪的降温措施。壮热的治疗关键在于消除病因，必须分析引发壮热的不同原因，区别对待。温病常见的壮热如下。

(一) 微寒壮热

这是微恶寒而热壮盛的热型。这有两种情况：一是卫气同病。可由外邪从卫传气，卫轻气重；或新邪引动伏热，气热兼感而发病。《通俗伤寒论》曰：“伏气温病，感冷风搏引而发；或天时温暖，感风寒郁而暴发，一为伏气，一为新感”。临床表现为微寒壮热，无汗或少汗，口渴喜饮，小便黄，舌尖边红，苔薄白干或薄黄，脉浮数。新感起病，必先见畏冷发热之卫分证，然后传气，则显微寒壮热之卫气证；新感引动伏气为病，起病即见微寒壮热之气热兼卫证。起病有缓有急，然都表现气分热甚、卫分被郁的病机，治疗均宜清热解表，方如银翘白虎汤。一是里热怫郁。由于伏热于里，蒸郁于表而成。《寒温条辨》曰：“在温病，邪热内攻，凡见表证，皆里证郁结，浮越于外也，虽有表证，实无表邪。”又说：“温病以清里为主，时热除，而表证自解矣”。临床亦见壮热微寒，无汗或少汗，口渴喜饮，小便短赤，但兼有心烦，舌红苔黄而干，脉滑数或洪数等。治宜大清里热，方如白虎汤，或新加白虎汤。卫气同病与里热怫郁的鉴别主要在舌、苔、脉。卫气同病治宜清里热兼解表；里热怫郁治宜清里热而表自除。

● 杨春波验案简举

案 1：风温——卫气同病(流行性感冒)

患者，男性，20 岁。发病 2 日，发热稍畏冷，头痛，口渴喜饮，周身酸痛，少汗，咽痛，小便淡黄，舌淡红苔白干，脉浮滑数，咽红，体温 40.5℃，血常规示白细胞计数正常。治宜清里解表。处方银翘白虎汤加减。药用金银花、连翘、板蓝根各 15 g，荆芥、薄荷、桔梗、牛蒡子、羌活各 6 g，生石膏 60 g，芦根 20 g，甘草 3 g，温服，配背部、四肢刮痧，日 2 剂。第 2 天微汗出、寒热平，咽尚痛，继治 3 天而愈。

案 2：乳蛾——温毒蕴伏肺胃(化脓性扁桃体炎)

患者，男性，18 岁。起病 1 日，服药后汗出热稍减，继而复寒，壮热不已，咽喉疼痛，口干喜饮，小便短赤，大便2日未解，舌红苔黄干，脉弦数。体温39.4℃，两侧扁桃体肿大，右侧有脓点，血常规示白细胞计数17.5×10^9/L，中性粒细胞百分比89%。此为温毒蕴伏肺胃，里热怫郁肌表。治宜清热解毒、凉咽轻透。处方：元参、金银花、蒲公英、板蓝根、连翘各15 g，鱼腥草30 g，僵蚕、桔梗各6 g，蝉蜕、甘草各3 g。日2剂。第2天，热退，咽痛减，脓点消失，调治后痊愈出院。

（二）憎寒壮热

憎寒壮热，即恶寒甚热亦盛的热型。此由湿热之邪，伏于募原所致。临床见憎寒壮热，日晡益甚，头痛身痛，舌红苔白如积粉，脉不浮不沉而数。《温疫论》曰："邪自口鼻而入，则其所客，内不在脏腑，外不在经络，舍于伏脊之内，去表不远，附近于胃，乃表里之分界，是为半表半里，即《针经》所谓横连募原也。"又说："邪气盘踞于膜原，内外隔绝，表气不能通于内，里气不能达于外，……宜照达原饮本方也。"如服达原饮后，舌苔变黄，并见胸膈满痛，大渴烦躁者，为湿热之邪，内传阳明，逐渐化燥，阻塞胃府，而募原之邪，仍然锢结未解，可用达原饮加大黄，以疏透募原，攻下积热。

● 医家验案简摘：湿热郁遏，传里腑实案（病毒感染）

患者，男性，寒热起病已20天，用过四环素、激素、普鲁卡因青霉素、氯霉素等，体温仍在38～39℃之间，午后逐渐上升，夜间高达39℃。入院后畏寒发热，继而出汗，伴口苦，咽干，头晕，恶心呕吐，纳少，口渴喜冷饮，胸腹胀满，大便秘结，脉弦滑，舌胖大，苔黄褐厚腻，舌质被覆盖看不清。相关理化检查未见明显异常。此为湿热郁遏，传里腑实，方予达原饮加大黄，服药1 h后，排出燥屎；2剂后，又排便2次，诸症感减，体温下降为37.8℃，口不渴尚苦而干，原方去大黄，续服2剂，体温正常。

（三）但热不寒

但热不寒，即壮热持续不退，无畏寒的热型，是邪入气分的典型表现。此热型有肺热、胃热、腑实，或兼营、兼血的不同。

(1) 肺热证：临床表现高热汗出，口渴喜饮，咳嗽气喘，痰黄稠，或呈脓样，而气腥味臭，舌红苔黄厚，脉浮洪或滑数。《温病条辨·上焦篇》："脉浮洪，邪在肺经气分也，舌黄，热已深；渴甚，津已伤也；大汗，热逼津液也，面赤，火炎上也……"治宜清热宣肺，方如麻杏石甘汤。

● 医家验案简摘：风温——邪热壅肺（大叶性肺炎）

患者，女性，15岁。高热汗出，咳嗽咯血痰，胸痛气急，口干渴，溲黄便结。体温40℃，左肺呼吸音明显减弱，语音震颤增强，叩诊呈浊音。胸部X线透视：左下心膈角处有大片密度增高影、不均匀。白细胞计数、中性粒细胞百分比、淋巴细胞百分比升高，舌红苔黄，脉浮数，右寸洪数。治宜宣肺平喘，清热解毒，方用麻杏石甘汤加减，每日分4次服，同时静脉滴注消炎注射液。第2天，热退脉和，肺部听诊如前，原方续服。第8日后，症状、体征消失，胸透检查见原病灶基本吸收，白细胞计数下降，翌日病愈出院。

(2) 胃热证：临床表现高热恶热，心烦汗出，渴喜冷饮，苔黄燥，脉洪大。《温病条辨·中焦篇》："温邪之热，与阳明之热相搏，故但恶热也。"治宜大清阳明气热，方用白虎汤。如兼见背微恶寒，脉大而芤，此为热甚，汗多伤及气液，宜清热益气生津，方如白虎加人参汤。这与里热怫郁，浮越于表之微寒壮热有别，在于汗之有无或多少，以及脉之虚实。如兼见脘痞身重，舌苔黄腻，此为热甚挟湿，治宜清热化湿，方如白虎加苍术汤。

● 杨春波验案简举：热痹——阳明气热(风湿热)

患者，男性，24岁。3日前畏冷发热，咽痛，两踝红肿热痛，小便短赤，大便偏干，舌红黄腻，脉弦数。体温39.8℃，咽红，辅助检查示白细胞计数11.5×10^9/L，中性粒细胞百分比80%，血沉74 mm/h，抗“O”960 U。此乃阳明气热，夹湿阻络，治宜清热舒络祛湿，方用白虎汤加减。药用生石膏、忍冬藤各60 g，薏苡仁、桑枝、卤地菊各30 g，知母12 g，防己、牛膝、山栀子、威灵仙各9 g，日2剂。第2天，热降痛减，照原方增损续服5天，体温正常，关节肿痛基本消失，改用清热通络养阴之剂，调理4天，各项检查正常出院。

(3) 腑实证：临床表现高热，午后为甚，大便秘结或纯利稀水，而肛口灼热，腹胀满痛而拒按，舌红苔黄厚干或灰黑起刺，脉沉实而数。《温疫论》曰：“大便闭结者，疫邪传里，内热壅郁……结粪一行，瘀热自除，余证悉去。”又说：“热结旁流者，以胃家实，内热壅闭……，宜大承气汤，得结粪而利止。”治宜苦寒泻下，方如调胃承气汤。如兼见口干唇裂，舌红苔焦燥者，此为阴液亏损，应滋阴通下，方用增液承气汤。

● 杨春波验案简举：阳明腑实(急性胆囊炎)案

患者，女性，40岁。2日前伤肉食后，腹满胀痛，伴微寒发热，继则壮热不已，汗出，口苦渴欲呕，小便短赤，大便秘结。体温40.3℃，脉弦数有力，舌尖边红苔黄厚。未见明显黄染，右上腹压痛明显，墨菲征阳性。辅助检查示白细胞18.5×10^9/L，中性粒细胞百分比80%。治宜清里通下，药用生大黄、连翘、神曲、茵陈各15 g，芒硝、黄芩、枳实各9 g，山栀子8 g，薄荷、木香、半夏各6 g，山楂10 g，1剂。服药后，大便得通，腹满痛悉减，热势下降，小便短赤而痛。照原方去芒硝，减大黄，加车前草，1剂，2日。第4天，体温38.2℃，腑实已解，余热未清，改用和解法。第7天，热退清，纳香欲食，白细胞计数正常，调治2天，痊愈出院。

(4) 气营(血)证：临床表现高热口渴，烦躁不宁，舌绛苔黄，或肌肤发斑，甚者吐血等。《增补评注温病条辨》叶霖按：“此节气血两燔，必兼脉数舌绛，烦扰不寐，热血伤及营血形证”。《温病条辨》曰：“气血两燔，不可专治一边”，宜气营(血)两清，一般可用玉女煎加减；如见发斑，宜化斑汤；如见吐衄，则用白虎汤合犀角地黄汤，或清瘟败毒饮。

● 医家验案简摘

案1：气营两燔(流行性乙型脑炎)案

患者，女性，9岁。神识昏糊不清，谵语不休，两手不时乱动，呼之能视，尚能吞咽，脉沉数，舌红苔黄。病在气营之间，治以透热转气，佐以芳开解毒定惊，中、下午各一剂。当晚10时，身热40.3℃，烦躁不安，谵语不休，抽搐2次，腹满便秘，急予牛黄散、羚羊角冲服，并给清营解毒通腑。第2天，大便2次，热降至39.4℃，诸症稍减，宗前法，去通下药，日3剂。第3日，昨夜体温又40℃，今晨渐降至38.7℃，神识不清，但能吞咽，原方续服，日2剂。第4日，体温正常，神清痴呆不语。营血余热未清，宗前法佐以活络为治。后按恢复期治疗，月后恢复期症状基本消失而出院。

案2：气血两燔(流行性出血热)案

患者，男性，26岁。第6病日，恶寒壮热(39～40℃)，“三痛”明显，呕吐频繁，牙龈出血，全身乏力，尿少2天。血压50/30 mmHg，两腋下及胸部有散在出血点，软腭可见散在出血点。舌质瘀暗苔薄黄，脉沉细，各项检查符合出血热诊断。此为热毒内陷，内闭外脱，治用出血热导泻汤加生脉汤。4 h 后，血压基本稳定，24 h 排尿 420 mL。第 7 病日，血压 150/100 mmHg，但吐得严重，瘀斑增多，舌绛少苔，脉沉弦，已 8 h 无尿，5 天未解大便。改用凉血化瘀，养阴攻下。服药后排尿 50 mL，大便未解，用理气活血通下剂保留灌肠。4 h 后，排黑色稀水便 620 mL，排尿 100 mL，续服前方，又大便 3 次，排尿 3 次 590 mL。第 12 病日进入多尿期，而后痊愈出院。

(四) 降温问题

中医并没有绝对禁用降温，其实他有多种的方法，如置泥地、放山洞、睡蕉叶、卧竹床、躺沙床、滚红泥、涂井泥、癞蛤蟆置脐、吴茱萸粉敷足心等。即使是冰块，《本草纲目》也有“伤寒阳毒，热盛昏迷者，以冰一块置腹中良”的记载。问题是要根据邪正斗争的状况，选择应用，如有表卫证，则不宜用冷敷，以免影响导邪外出，但可以用温水擦浴；如无表卫证，而且里实壮热证，则各种冷敷均可应用。由于发热，中医认为是正气抗邪的表现，所以降温不主张过急、过猛、过低。过急，必然出现热反跳；过猛、过低，常损伤正气，而出现气脱、阳衰，或后遗症丛生的局面。

二、昏谵

昏谵，即神昏和谵语，是邪犯心包，神明失灵的临床表现。《难经》曰：“入心为言……，故知肺邪入心，为谵妄语也。”章虚谷说：“内经言，心为一身之大主而不受邪，受邪则神去而死，凡言邪之在心者，皆心之包络受之。”昏谵要区别前、后期的不同：前期（温病的急性期）多为实证、闭证，有痰迷心窍、热闭心包，瘀热阻窍、表郁窍闭，湿热蒙蔽、浊扰神明等；后期（温病的恢复期）属虚证，为神明失养所致，须辨证治疗。

(一) 痰迷

痰迷，就是痰迷心窍。《杂病源流犀烛・六淫门》曰：“盖由痰气逆冲，心主被障，故昏不知人。”《温热论》：“平素心虚有痰，外热一陷，里络就闭。”又说：“津亏湿热熏蒸，将成浊痰蒙蔽心包也。”由于热熬津液，或湿热蒸腾而成痰，迷阻于心窍，则神明失灵。临床常表现深度昏迷，并伴有高热、痉厥、痰鸣，舌绛苔黄浊，脉滑数。见于热邪或湿热之邪，深入气营、营血阶段。治宜清热凉营，豁痰开窍。方用清营汤化服局方至宝丹。

● 医家验案简摘：痰热蒙闭心窍（摘自《王孟英医案》）

吴香孝廉三令媛，患感，证交三十五日，昏痉谵语，六昼夜不交睫，旬日不沾米饮，脉弦滑而微数，齿不能开，舌红润而卷苔垢，二便不秘。疏以犀角、石菖蒲、贝母、朱砂、竹沥、竹叶、竹黄、竹茹、知母、天花粉、玄参、旋覆花、丝瓜络、苇茎、金银花、鳖甲，调下紫雪丹。黑矢下而神气渐清，痰嗽不爽，右脉滑搏，用竹叶石膏汤加减，4 剂渐安。

(二) 热闭

热闭，即是热闭心包。《温病条辨・中焦篇》曰：“神识不清，热闭内窍者……”《温热经纬・陈平伯外感温病篇》曰：“风温证，热渴烦闷，昏愦不知人，不语如尸厥，脉数者，此热邪内蕴，走窜心包络。”由于热邪内陷心包，清窍闭阻，则神明失灵。临床表现中度昏迷，且伴有高热、烦躁、谵语，舌绛苔焦黄，脉数。也见于热邪传气营或营血阶段。治宜清心滋液，泄热开窍。方用清宫汤合安宫牛黄丸。

● 医家验案简摘：暑温案——气营两燔，热陷心包（病毒性脑炎）

患者，女性，22 岁。病毒性脑炎高热昏迷入院，西药治疗未效，体温 40℃，抽搐，神昏，牙关紧闭，多汗，口臭，大便失禁而臭，舌绛而謇，苔黄腻而干，脉弦数有力。治以清营透热，清心开窍。方用清营汤加减送服安宫牛黄丸。翌日，体温稍下降，抽搐次数减少，照方续服。第 3 天，大便已解。第 8 天后，体温降至 38℃以下，神志渐清，能笑，喉间有痰，胸背部见红色疹点，夜间仍热，舌红苔白黄垢而干，脉弦滑略数。治仍清热开窍外，辅以豁痰祛湿，宣通经络。第 20 天后神清。

（三）瘀阻

瘀阻，就是瘀热阻闭心窍。何秀山说："热陷包络神昏，非痰迷心窍，即瘀塞心孔。"由于营分受热，血络瘀阻，而闭塞心窍。临床见发热夜甚，神昏谵语，舌深绛无苔，望之若干，扪之尚润，或紫晦而润，脉沉涩等。常出现在邪犯营血阶段。治宜清营泄热，开窍化瘀。方用犀地清络饮，亦可加用安宫牛黄丸。

● 医家验案简摘：热郁肺气，气脱血瘀案（急性弥漫性血管内凝血）

患者，男性，17 岁。发病 2 天入院，诊断为胃肠型肺炎，感染性休克，经抗休克及抗生素联合治疗。12 h 后无好转，血压 50/30 mmHg，神志不清，呼吸急促困难，口唇指甲发绀加重，呕吐陈旧性胃内容物，皮下出血青紫，指压前胸骨皮肤苍白，压痕 5 秒消失，舌尖紫暗发青，脉微细欲绝，白细胞计数 40.6×10^{9}/L，凝血象明显延长。治宜清热宣肺、益气化瘀，方用清肺汤、升压汤及血府逐瘀汤加减。每 2 h 1 剂，48 h 后神清，血压正常。第 5 天凝血象已恢复正常，急性弥散性血管内凝血治愈，肺部阴影消失痊愈出院。

（四）表闭

表闭，即是邪郁卫表，心窍闭阻。《疫诊一得》说："心之气，出于肺而为声，窍因气闭，气因毒滞，心迷而神自不清，窍闭而声不出矣。"《蒲辅周医案》曰："表邪郁闭，卫气不通，肺气不开，以致神昏。"又说："凡六淫外邪，表闭证多见此候，若不详审，误作邪入心营，进清营、清宫者有之，进牛黄、至宝者有之，则诛伐无过，徒伤正气，表闭终不解除，而成内闭之危，临床宜慎思之。"由于邪热犯肺，卫气郁闭，心窍被阻，致使神机失灵。临床表现为高热无汗，喘急气促，昏不知人，抽风时作，唇绀面赤，舌红苔白，脉浮数。可见于邪在卫气阶段。治宜解表清热，宣肺开闭。方如麻杏石甘汤加减。

● 医家验案简摘：温邪郁闭（腺病毒肺炎），（摘自《蒲辅周医案》）

患者，男性，3 个月。高热无汗喘已 5 天，西药处理 2 天未效，请蒲老会诊。高热（40℃以上），灼热无汗，喘促气急，胸高膈扇，昏迷抽风，唇绀面赤，舌红苔白，脉浮数。此为风温犯肺，卫气郁闭。治宜凉解之剂以解表开闭，方用加味麻杏石甘汤，结合洋地黄化、补充血浆、输液及氧气吸入等。二诊：抽风减少，皮肤微润，苔转薄黄，余症如前，原方增损续服。三诊：热渐减，喘渐平，昏志渐清，抽风止，但咳嗽痰多，苔稍退舌红减，脉数。后用泄热降气化痰之剂，兼调和肺胃，痊愈出院。

(五) 湿蒙

湿蒙，即湿热蒙蔽清窍。《温病条辨·中焦》注："湿之中人也，首如裹，目如蒙，热能令人昏，故神识如蒙，此与热邪直入包络，谵语神昏有间"；《温病条辨·下焦》又说："湿温久羁，三焦弥漫，神昏窍阻，少腹硬满，大便不下，宣清导浊汤主之"。由于气分湿热蕴郁不解，蒸腾蒙蔽清窍，致使神机不运。临床表现为身热不扬，朝轻暮重，头重痛如裹，轻度昏迷或昏睡，神识昏蒙，似清似昧，或时清时昧，时或谵语，身热不扬，头重痛如裹，舌淡红苔黄腻，脉濡滑。多见于湿热流连气分阶段。治宜清热利湿，豁痰宣窍，方用菖蒲郁金汤。如神昏，少腹硬满，大便不下，此为湿温久稽，郁结下焦，治宜苦辛淡法，方用宣清导浊汤；如热蒸头胀，身痛呕逆继则小便不通，神识昏迷，舌白渴不多饮，此为湿热困阻表里经络三焦，心窍受闭，先宜宣窍清热，急以牛黄丸，继用茯苓皮汤渗淡浊湿。

● 医家验案简摘：暑湿内闭，清窍蒙蔽(乙型脑炎)，(摘自《蒲辅周医案》)

患者，女性，3 岁。发病 6 天，用过紫雪、至宝等药未效。现神昏，不能吞咽，汗出不彻，两目上吊，双臂抖动，腹微满，大便日 2 次，足微冷，脉右浮数，左弦数，舌淡红，苔白腻微黄。此乃暑湿内闭，清窍蒙蔽。治宜通阳开闭，方用加味三仁汤。送服局方至宝丹，分服 3 h 1 次。复诊汗出热降，神清，原方加减续服。药后 3 天，身汗未断，痱疹布满，双脸微肿，仍嗜睡，体温正常。治以清热和胃调理善后，痊愈出院。

(六) 浊扰

浊扰，即浊扰神明。《温病条辨·上焦》注："有邪搏阳明，阳明太实，上冲心包，神迷肢厥……，当从下法。"陆九芝说："从来神昏之病，皆属胃家。"何秀山说："胃之支脉，上络心脑，一有邪火壅闭，即堵塞其神明出入之窍，故昏不识人，谵语发狂……"由于热结胃腑重而久，致使浊邪上扰神明。临床表现为轻度昏迷或昏睡，神识时昏时清，而多谵语，伴见高热日晡益甚，大便秘结，腹胀满而痛，舌红苔黄厚而干或起芒刺，脉沉实。常见于邪热留于气分阶段。治宜逐浊通下，泄热宣窍。方用调胃承气汤合紫雪丹。

● 医家验案简摘：热结胃腑，熏灼心包(乙型脑炎)

患者，8 岁，入院已旬日，高热昏迷，颈强痉厥，谵妄搐搦，腑垢 1 周未行，腹硬满，头汗出，苔微黄厚腻，脉沉实而数。急泻阳明有形之滞，佐以清热化湿、平肝息风。方用调胃承气汤加味，2 剂一日服完。翌晨，排臭秽焦黄宿垢 4 次，神志渐清。原方减硝黄续进，3 日后症情稳定，自动出院。

(七) 神虚

神虚，即神明失养，元神大亏，神机不运。《温热经纬·薛生白湿热病篇》第 28 条认为："恶候皆平，独神思不清，倦语不思食，溺数，唇齿干，胃气不输，肺气不布，元神大亏"。《温病条辨·下焦》篇曰："热邪久羁，吸烁真阴……，神倦瘛疭，脉气虚弱，舌绛苔少，时时欲脱者，大定风珠主之"，又说："暑邪久热，寝不安，食不甘，神识不清，阴液元气两伤者，三才汤主之"。由于邪热灼津耗气，使阴虚血衰气弱，以至神明失养。临床表现为神识昏蒙不清，时作循衣摸床，语言郑声或失语，气怯面皖，舌淡或暗淡少苔，脉细弱或细数无力。多见于邪入血分的肝肾两虚阶段。治宜滋肾补肝，益气养神。方如三甲复脉汤、大定风珠或三才汤等。

● 杨春波验案简举：心神失养，虚风作动（乙型脑炎恢复期痴呆症）

患者，女性，12岁。极重型乙型脑炎患者经中西医抢救治疗，热退痉止，但痴呆、失语、神识不清、手足颤动、低热、纳呆、小便淡黄、大便干燥、舌红少苔而干、脉虚数。治宜滋阴养神，醒窍息风，方用大定风珠加丹参、竹叶心、九节菖蒲、地龙干；配合针刺、按摩等治疗。1个月后，神清能语，痊愈出院。

三、厥脱

厥脱是气脱阳衰的临床表现，属于虚证范围。厥指神愦肢冷；脱为汗出息微。徐灵胎对《临证指南医案·脱》说："脱之名惟阳气骤越，阴阳相离，汗出如油，六脉垂绝，一时急迫之症，方名为脱。"；《类经》曰："厥者，逆也，气逆则乱，故忽为眩仆脱绝，是为名厥……，最为急候。后世不能详察，但以手足寒热为厥，又有以脚气为厥者，谬之甚也。"温病厥脱是由邪热伤阴耗气极盛，或徒然亡阴失血，而急致阳衰气脱骤变而成。现分气脱和阳衰论治如下。

（一）气脱

气脱的临床表现为气短息微，或点头息气，或气短不能续，汗出神倦，或汗出如油，面皖神昏，舌淡红而干少苔，脉微欲绝或散大，是由热盛大量伤津耗气而成。《温病条辨》说："喘喝欲脱，汗多脉散大。"又说："汗涌、鼻扇、脉散，皆化源欲绝之征兆也。"治宜益气固脱，方如生脉散、参蛤散等。若舌赤用加减生脉散，即生脉散加生地黄、牡丹皮，以养阴凉血；若汗多可加龙骨、牡蛎，以敛阴液；神识不清，尚可加少许冰片、麝香，或六神丸，以宣发气机，通窍醒神。针灸对气脱有效。灸治可选膻中穴，用艾炷灸至结痂，然后用纱布覆盖。针疗宜用电针，主穴有太冲、内冼、涌泉、人中、会阴；配穴有足三里、合谷，每次取主穴1～2个、配穴1个。以太冲、人中、涌泉、足三里效果较明显。

● 杨春波验案简举：暑温——气脱（流行性乙型脑炎呼吸衰竭）

患者，女性，12岁。流行性乙型脑炎极重型伴右下肺不张，经气管切开后，积痰得以抽引。翌日中午，突作抽搐，面色苍白，呼吸息微，时作断续，汗出如珠，舌淡而干，脉细而弱。此为中枢性呼吸衰竭，西药仍给脱水剂外，加洛贝林，但未能改善。急煎生脉散加龙骨、牡蛎、六神丸，鼻饲，同时电针强刺激人中、涌泉、足三里，选连续波。6 min后，呼吸增强，头汗见少，面色好转，改用断续波，维持40 min，呼吸平衡，去电针，终于痊愈出院。

（二）阳衰

阳衰的临床表现为神愦昏晕，面色苍白，四肢厥冷，恶冷倦卧，额有冷汗，舌淡苔白，脉沉细而微。这是温病的一种转化症，多见于温病亡阴失血之后，或自湿温病湿胜阳微而来，由于阴寒内盛，阳气衰微所致。《素问·厥论》曰："阳气衰于下，则为寒厥。"治宜回阳救逆，方如四逆汤，参附龙牡汤或升压汤。此外，针灸对回阳救脱也能奏效。

● 医家验案简摘：阳虚欲脱（腺病毒肺炎），摘自《蒲辅周医案》

患者，男性，1岁半。腺病毒肺炎，入院第6天，体温突降，两足发凉，呼吸微弱，昏迷仍深，脉沉弦细无力，舌上少津。此为阴津既伤，阳气欲脱，急以回阳救脱，用参附汤加菖蒲。当夜四肢渐温，由昏迷嗜睡转为微烦，痰能咳出。改用生津益气之法，调理5天，痊愈出院。

热传营，舌不尽绛

舌诊在温病的诊断上，具有特殊的价值。它不仅可以提示病位、病性，还可以判断病的转归和预后。这在各种温病书中都有大量的记述，而较详尽的首推叶天士的《温热论》。但温病与中医学其他的内容一样，既具有宝贵经验的一面，又有经验不完全的一面，所以通过临床的系统观察，来验证前人的理论和经验，是继承发扬祖国医学的重要方法。

叶天士在《温热论》中说："再论其热传营，舌色必绛"。他指出温病邪热传入营分，其舌质一定是深红色而无苔的。笔者在流行性乙型脑炎的中医药治疗过程中，系统观察了舌象的变化。为了避免输液和药物的影响，以入院时的舌象和症状为标准。两年共观察52例昏迷的乙脑患儿。结果：淡红舌39例，淡舌9例，红舌4例，而无一例绛舌。但在恢复期中，却有63%左右呈绛舌。初步表明，绛舌在流行性乙型脑炎这种温病中，主要是反映阴液耗伤，未能提示邪热入营。所以对温邪入营的判断主要还是靠症状；而舌诊只是一种参考，不要刻板于叶氏的"必"字。当然，这或许是流行性乙型脑炎这种暑热温病的特性。因为暑为酷烈之邪，内传迅速，邪已犯入心包而营阴未伤；也可能是叶天士当时所观察的温病，主要还不是流行性乙型脑炎这种温病，所以邪热尚甚，营阴已伤。有人可能会提出，昏迷是心包的病变，不能等同于营分。但从经验得知，邪入营不一定侵犯心包，而邪入心包则必然犯营，所以从热犯心包的昏迷症状来观察绛舌的出现，还是有意义的。

此外，笔者还发现，流行性乙型脑炎患儿如果舌质变淡，往往是正气虚弱的最早征象，接着脉也从实象变成虚象，这时很快就会出现气脱或阳衰(呼吸或心力衰竭)，正如叶天士所说的"暑伤少阴，传变最速。"再者，舌苔的变化可以提示病情的轻重和预后、转归。一般是薄苔、干苔主热，示病轻，病程较短，预后较好，后遗症少；厚苔，特别是腻苔，主挟湿，多为病重，病程较长，预后较差，后遗症多；薄转厚，干转腻，为病有转重的趋势，反之则为好转的征象。

综上所述，舌诊对温病的诊断，有的具判断意义，有的仅供参考。对前人的经验，既要注意继承，又要细心体察，求有所发现，有所前进，以促进中医学术的不断发展。

论暑温

暑温是暑病的一种。它发生于夏季，是因感受暑热邪气所引起的新感温热温病。病变重心在胃。临床以发病急、传变速、热势甚，以及易伤津、耗气，常挟湿为特点。起病即见发热、烦渴、多汗等症。

“暑温”病名出《温病条辨》。在这之前，凡在夏季发生的热性病，《黄帝内经》有“暑”“热中”“伤暑”等称；《难经》曰：“热”；《金匮要略》谓之“暍”，但其中“暑”和“热病”，均系冬寒夏发之伏气为病。所以历代医学家对病暑、热、暍，提出了各种的见解。如《诸病源候论》以伏气为暑，暴感曰暍；《此事难知》称伤暑有二：动而伤暑，静而伤暑；《类证活人书》分脉盛为热病，脉虚为中暑，把热病又叫“晚发伤寒”；《证治准绳》则认为中暍、中暑、中热是一个病，均属暴中暑热，又名“新中暑病”，而伏气热病又称“晚发”；《温疫论》有“夏温”病名；《温热经纬·叶香岩三时伏气外感篇》统称为“暑热”；《通俗伤寒论》则叫“热病兼暑”；《温病条辨》却分“春末夏初为温热，正夏暑病偏于热者为暑温”；《温热经纬》有“外感热病”之名；《时病论》认为：“其名暑温，比暑热为轻”等。以上不同的分类和名称主要反映着新感和伏气两种观点，其实暑、热、暍的临床表现一样，治法亦相同。正如王孟英所指出：“夫冬伤于寒……，夏至后发者曰热病……，在内经亦曰暑……，仲景……名曰暍者，盖暑暍者，皆热之谓也”。周扬俊说：“冬月伏气，与暑月中热同治”。此外，由于病情的轻重和发病的成因，以及症状的不同，又有繁多的名称，如冒暑、伤暑、中暑、常暑、动暑、静暑、阴暑、阳暑、伏暑、暑风、暑瘵、暑湿、暑痿、暑厥、暑痧、暑咳等。对暑的定义，也有不同的认识，这在温病学说发展的清代，尤为突出。有的主温热为暑，如《医门法律·热湿暑三气门》说：“热蒸其湿是为暑，无湿则但为干热而非暑也”，《温病条辨·原病篇》也说：“热盛则湿动，热与湿搏而为暑也”，还说：“伏暑、暑温、湿温，证本一源”；有的主火热暑，如《温热经纬·叶香岩外感温热篇》王士雄按：“暑乃天之热气……，纯阳无阴”；《温热逢源·附注仲景暴感暑热证治各条》柳宝诒按：“古人曰暑曰暍曰热，皆属火气为病，不兼湿也”。但王士雄还提出“暑多挟湿”的观点，他在《温热经纬·叶香岩三时伏气外感篇》按中说：“论暑者须知为天上烈日之炎威，不可误以湿热二气并作一气始为暑也，而治暑者须知其挟湿为多焉。”对叶天士“暑必兼湿”提出异议，在同篇按中说：“或云暑不兼湿者亦误也，暑与湿原是二气，虽易兼感，实非暑中必定有湿也。”王孟英这种既确定暑属火热之性，又指出暑多挟湿的观点，是符合临床实际的。

暑温病的发生是夏季感受暑热邪气而成。《时病论·夏伤于暑大意》说：“夏伤于暑者……，其时天暑地热，人在其中，感之皆称暑病”。而人体正气不足，是导致暑热内侵的重要因素。李东垣说：“暑热者，夏之令也，人或劳倦饥饿，元气亏乏，不足以御天令亢热，于是受伤而为病”。暑为阳邪，系火热之气，传变迅速，所以多迳入气分而无卫分过程，起病即见阳明气分证。《素问·生气通天论》说：“在天为热，在地为火，其性为暑”；《温热经纬·叶香岩三时伏气外感篇》说：“夏暑发自阳明”，由于暑性酷烈，易伤正气和津液，所以常出现气伤津耗或津气欲脱的危重证候。《温热经纬·叶香岩三时伏气外感篇》又说：“暑伤气分……，汗则耗气伤阴”。又因暑性炎热，热极生风，风煽火炽，易入心营，或燔灼血分，肝风作动。《温热经纬·叶香岩三时伏气外感篇》王士雄按：“暑是火邪，心为火脏，邪易入之故”。《温热经纬·叶香岩三时伏气外感篇》说：“暑热邪伤，初在气分，日多不解，渐入血分……”暑热易兼湿邪，故有暑温挟湿之证。《温热经纬·叶香岩三时伏气外感篇》王士雄按：“暑令湿盛，必多兼感”。若因乘凉饮冷太过，暑湿之邪为寒邪所遏，则成暑湿兼寒之证。正如《温热经纬·薛生白湿热病篇》所说：“暑月乘凉饮冷，阳气为阴寒所遏”。本病后期常呈邪热渐解，津气未复，而出现津气两虚或余邪留恋等证。

关于暑温病的治疗，《伤暑全书》中张凤逵说：“暑病首用辛凉，继用甘寒，终用甘酸敛津”。初起暑伤气分，阳明热盛者，治以辛寒清气，泄热涤暑；如暑热伤津，则治宜甘寒，以清热生津；若暑热虽去，而津气大伤，当以甘酸之品，益气敛津。若暑热内传心营，则须清心凉营，化痰开窍；若热搏血分，则凉血止血；肝风作动，应凉肝息风。后期余邪未清，气阴未复的，当以益气养阴，清泄余热。暑热若兼湿邪，治当清暑利湿。如《明医杂著暑病证治》说：“治暑之法，清心利小便最好”。若暑湿兼寒，又当以清暑祛湿散寒。

暑温病的证治可分以下 3 种。

(一) 暑温本证

1. 暑热在胃

症见壮热心烦，头痛且晕，面赤气粗，口渴，汗多，苔黄燥，脉洪大。治宜清暑泄热。方用白虎汤；如兼见背微恶寒，脉大而芤者，则宜清热益气，方用白虎加人参汤。

2. 暑伤津气

症见身热息高，心烦溺黄，口渴，自汗，肢倦神疲，脉虚无力。治宜清暑益气生津。方用王孟英清暑益气汤。

3. 气津欲脱

症见身热减退，汗出不止，喘喝欲脱，脉散大。治须补气敛津。急用生脉散。

4. 暑伤心肾

症见身热烦躁，消渴不已，舌红绛，苔黄燥。治宜清心滋肾。方用连梅汤。

(二) 暑温变证

1. 暑伤肺络，亦称“暑瘵”

症见骤然咯血、衄血，咳嗽气粗，头目不清，灼热烦渴，舌红苔黄，脉弦数。治宜清暑泄热，凉血止血。方用犀角地黄汤合加减银翘散。

2. 暑热动风，亦称“暑风”

症见灼热，四肢抽搐，甚或角弓反张，牙关紧闭，神迷不清或喉间痰壅，脉弦数。治宜清热息风。方用羚角钩藤汤，甚则用止痉散。若兼见热闭心窍，则用清营汤，加紫雪丹，以清营泄热，开窍息风。

3. 暑入心营

症见灼热烦躁，夜寐不安，时有谵语，甚或昏迷不语，舌红绛，脉细数。治宜凉营泄热，清心开窍。方用清营汤，以清营泄热。如热闭心包，则清心开窍，急用安宫牛黄丸类。骤然昏厥者，可配合针刺救治，以苏醒神志，清泄邪热。

4. 暑入血分

症见灼热躁扰，斑疹密布，色呈紫黑，吐血、衄血，神昏谵妄，舌绛苔焦。治宜凉血解毒，清心开窍。方用神犀丹合安宫牛黄丸。

（三）暑温兼证

1. 暑温兼湿

（1）暑湿困阻中焦：症见壮热烦渴，汗多溺短，脘痞身重，脉洪大。治宜清热化湿。方用白虎汤加苍术。

（2）暑湿弥漫三焦：症见身热面赤耳聋，胸脘痞闷，下利稀水，小便短赤，咳痰带血，不甚渴饮，舌红赤，苔黄滑。治宜清热利湿，宣通三焦。方用三石汤。

2. 暑湿兼寒

症见发热恶寒，头痛无汗，身体拘急，脘闷心烦，舌苔薄腻。治宜疏表散寒，涤暑化湿。方用新加香薷饮。

第六章 “肾虚阳越”是更年期的基本病机

肾藏精、主蛰是人体的“先天之本”。《素问·上古天真论》云:“女子七岁,肾气盛……二七而天癸至,任脉通,太冲脉盛,月事以时下,故有子……七七,任脉虚,太冲脉衰少,天癸竭,地道不通,故形坏而无子也”“丈夫……二八,肾气盛,天癸至……五八,肾气衰……八八,天癸竭,精少,肾藏衰……”肾含阴阳,互为制约。慢性胃炎患者若肾虚失藏,肾阳失约而上越,则并见上半身烘热、心悸或失眠,治以经验方益肾潜阳汤(黄精、漂白术、黄连、生龙骨、生牡蛎、李根皮、菟丝子、生白芍、淫羊藿、益智仁、炙甘草等)加减。

胃痞病伴绝经前后诸证的典型验案如下。

患者,李某,女,54 岁。

[初诊] 2005 年 12 月 16 日。

病史:反复胃脘痛 3 年,经中西医治疗效不显。胃脘胀痛不舒,时泛酸,口干苦,知饥纳可,心悸,寐差,腰膝酸软,时畏冷烘热,小便清利,大便成形;月经 18 岁初潮,出现经期延迟,量少,已年余;舌暗红,苔薄黄,脉细缓。胃镜示慢性浅表性胃炎伴糜烂,Hp(+)。

诊断:胃痞,绝经前后诸证。

辨证:脾肾两虚,阳越扰神。

治疗:健脾益肾,潜阳安神,调气疏络

处方:益肾潜阳汤加减。药用:黄精、茯苓、龙骨、牡蛎各 15 g,李根皮 12 g,漂白术、菟丝子、淫羊藿、枳壳、白及、赤芍各 10 g,砂仁、琥珀各 4.5 g,黄连、炙甘草各 3 g。10 剂,每日 1 剂。

[二诊] 药后畏冷、烘热、汗出除,酸止,口稍苦,胃胀痛、腰酸见减,心尚悸,寐差,知饥纳可,因伤食而大便不成形,守上方去赤芍、白及,加首乌藤 20 g、仙鹤草 15 g、地榆炭 10 g,以加强安神及清敛实便。14 剂。

[三诊] 药后胃无胀痛,悸平寐安,知饥纳可,偶晨起肠鸣,大便软,每日 1 次,舌淡红,苔薄黄,脉细缓。上方去首乌藤、茯苓、琥珀,加山药 15 g 以强脾收功。

[按语] 本则为异病同证之治。因病久则脾胃气滞,故胃脘胀痛、泛酸、大便溏;年过五十,天癸将绝,肾气不足阳失藏潜,而出现时畏冷、烘热、汗出和口苦、心悸及腰膝酸软。治当健脾益肾、潜阳安神、调气疏络。方中黄精、白术、菟丝子、淫羊藿、砂仁、炙甘草健脾益肾,龙骨、牡蛎潜阳,茯苓、琥珀安神,黄连降火,李根皮、枳壳调气,赤芍、白及舒络生肌,使之脾胃得健、虚阳得潜、气滞得舒、络瘀得散,故 10 剂效彰。仙鹤草合地榆、茯苓配琥珀,乃杨老常用的治热泄和失眠的药对,用之常效。

女性慢性胃炎合并更年期综合征(肾虚阳浮证)患者临床研究

笔者在治疗慢性胃炎中发现,有些患者伴有更年期综合征,单从慢性胃炎论治,效果不显。后经辨证分析,这些患者除存在着慢性胃炎的脾虚(或兼肾虚)、气滞(或并血瘀)、热郁(或夹湿)外,普遍见有肾虚和虚阳上浮症状;在治疗中还发现,这些患者的气滞、热郁,用理气清热药效差,而潜阳药效著。随后,对这类患者改用健脾益肾、潜降浮阳法治疗,效果非常满意。为了研究这种证的现代医学机制,更好地指导临床,进一步提高疗效水平。笔者着重从神经内分泌这个角度进行探索,现将初步结果报告如下。

一、资料与方法

1. 诊断标准

(1) 慢性胃炎的诊断标准:参照《中药新药临床研究指导原则》第二辑。

(2) 更年期综合征的诊断标准:参照《中药新药临床研究指导原则》第三辑。

(3) 肾虚、虚阳上浮证标准(简称肾虚阳浮证):分主症、次症进行描述。

主症:①知饥纳差或食后脘闷,大便溏或软;②月经紊乱,量少或绝经;③面红趾冷,烘热汗出;④头晕耳鸣,四肢乏力,腰酸膝软,夜尿2次以上;⑤心悸而烦,寐差或多梦;⑥舌淡或淡红、苔薄白或微黄,脉细或弱。

次症:①晨起眼、面、指肿胀感;②背畏寒、身时热;③晨起口苦或干,但不喜饮或喜少饮;④胃脘闷胀或痛,得嗳气则舒;⑤性急,易怒;⑥舌暗红或瘀。

判断时,主症①、②、④、⑥必备,加主症⑤,或加次症①或②;或加主症⑥和次症①或次症②均可。

(4) 中医各系统分类:参照《实用中医内科学》。

(5) 病例纳入标准:通过临床检查,确诊为慢性胃炎合并更年期综合征肾虚阳浮证的女性患者。

(6) 病例排除标准:慢性胃炎合并女性更年期综合征兼见心、肝、肾等脏器严重病变,其他内分泌疾患及服用性激素、肾上腺皮质激素者,不作为研究对象。

2. 正常对照组标准

经详细体检及胸透,心电图,血、尿、粪常规,血糖,肝肾功能等理化检查,胃、肠、肝、心、肾等主要脏器未发现明显器质性病变,且无肾虚阳浮证表现者。

3. 研究对象

(1) 肾虚阳浮证组:共85例,平均年龄51.47±7.19岁,其中慢性浅表性胃炎39例、慢性萎缩性胃炎46例。月经情况:初次月经15.95±1.98岁,经期4.81±1.63天;41例末次月经47.93±4.47岁;末次至初次平均31.82±4.52年;平均病程2.81±3.79年。

(2) 正常对照组:女性共30例,平均年龄52.68±8.08岁,均来源于福建省第二人民医院健康体检者。月经情况：初次月经 15.68±1.80 岁，经期 4.79±1.81 天；15 例末次月经 48.2±4.61 岁；末次至初次平均 32.52±4.71 年。

上述两组间经方差齐性检验，无显著性差异。

4. 观察内容

(1) 临床证候：症状、舌脉。

(2) 实验室指标：①血清雌二醇(E2)和血清多巴胺-β-羟化酶(DBHase)测定，即所有受试者均于上午空腹取肘静脉血，分离血清同时作 E2 和 DBHase 测定。E2 采用放射免疫法测定。^3H-E_2 试剂盒由上海申华试剂开发公司提供，用 Backman LS-7800 液体闪烁计数器测定比放射性，单位 pg/mL；血清 DBHase 采用 Nagatsu T 等的方法测定。仪器用上海第三分析仪器厂生产的 752 型紫外分光光度计，在 330 nm 采用 1 cm 石英比色杯，以蒸馏水作空白对照测定 CD 值，血清 DBHase 测定管取血清 30 mL 为宜，同一份标本进行重复试验回收率达 98.6%±2.7%，酶活力单位为每毫升血清置 37℃保温 1 h，分解酪胺产生的 β-羟酪胺，经过碘酸钠氧化，生成 1 μg 分子的 β-羟苯乙醛，为 1 个单位[μmol/(mL·h)]。②24 h 尿 17-羟皮质类固醇(17-OHCS)测定，采用改良的 Poter-Silber 显色法，单位 mg/24 h。

5. 统计方法

计量资料用 t 检验，直线相关分析采用最小二乘法。

二、结果

1. 慢性胃炎合并女性更年期综合征的证候表现及其出现频率

共有 43 种症状和 17 种舌、脉象。症状以月经紊乱、烘热、脘腹胀痛、头晕、心悸、多梦、口干、腰酸、嗳气、畏寒、夜尿、肿胀感为多，均占 45%以上，亦常见失眠、汗出、口苦、便溏、健忘、胸闷、纳差、乏力(占 30%～36%)。舌质以淡红色为多(62%)，其次为暗红色(22%)、红色极少；舌形正常者多(56%)，齿痕有一定比例(24%)，舌苔白多于黄，以白干、薄黄为多；脉呈细象，以细弱为多，依次兼弦、缓和数。

2. 慢性胃炎合并女性更年期综合征症状与中医各系统的关系

每例出现的症状计算，85 例肾虚阳浮证共计 1 269 症次(表 1-6-1)，涉及肾系(22.06%)、脾系(21.99%)较多，其次为阳虚(14.42%)、心系(11.82%)、津液(11.51%)、肝系(8.59%)等(表 1-6-1、表 1-6-2)。

表 1-6-1　慢性胃炎合并女性更年期综合征症状与中医各系统的关系

	肾系	脾系	心系	肝系	肺系	气血	津液	阴阳	
								阴虚	阳虚
症状	280	279	150	109	57	60	146	5	183
占比	22.06%	21.99%	11.82%	8.59%	4.49%	4.73%	11.51%	0.39%	14.42%

表 1-6-2 两组血清 E2、尿 17-OHCS、血清 DBHase 水平比较($\bar{x}\pm S$)

组别	例数	E2/(pg/mL)	尿 17-OHCS/(mg/24 h)	DBHase/[μmol/(mL·h)]
肾虚阳浮组	85	9.3±6.74*	5.13±3.28*	13.68±9.65**
正常对照组	30	20±9.8	7.32±2.2	8.20±8.57

注：与正常对照组比较，* $P<0.05$、** $P<0.01$。

3. 慢性胃炎合并女性更年期综合征肾虚阳浮证血清 E2、尿 17-OHCS 和血清 DBHase 的变化

肾虚阳浮证组 E2 明显低于正常对照组($P<0.01$)，24 h 尿 17-OHCS 明显低于正常对照组($P<0.01$)，DBHase 明显高于正常对照组($P<0.05$)，见表 1-6-2；且血清 E2 与血清 DBHase 呈非常显著负相关($P<0.01$)。

三、讨论

1. 慢性胃炎中医证的表现

笔者做了 112 例的临床调查，其中慢性浅表性胃炎和慢性萎缩性胃炎各 56 例，呈虚实兼见的病理特征。从虚证分析，有脾虚和脾肾两虚；从实证分析，有气滞、血瘀、湿阻、热郁。据姚石安统计，女性更年期综合征有 8 个证型。其中阴虚占 70%～75%，阴阳两虚占 15%，其他证约占 15%；而慢性胃炎合并女性更年期综合征的中医证候，文献未见报道。笔者的 85 例调查结果显示均有脾肾虚，同时还涉及心、肝、肺，累及气血、津液和阴阳，总观为脾肾阳虚、阳浮于上，呈红舌者 1 例，便溏、畏冷、脉细无力，实亦阳浮的表现，少见阴虚之证。《景岳全书》说："两肾皆属命门""而命门为精血之海，脾胃为水谷之海，均为五脏六腑之本。然命门为元气之根，水火之宅。五脏之阴气，非此不能滋；五脏之阳气，非此不能发。而脾胃为中州之土，非火不能生。"又说："命门有火候，即元阳之谓也，即生物之火也……使真阳不发于渊源，则总属无根之火矣……凡善治此者，惟从其性……则相求同气，而虚阳无不归元矣，故曰：甘温除火热，正此之谓也。"这里说明了脾肾之间的关系，也叙述了"无根之火"之病机及甘温可使虚阳归原之法。明代汪绮石《理虚元鉴》对虚火进一步阐述说："何谓诸火可补火？火者虚火也，谓动于气而未著于形。其始也，易开易降，倏有倏无；其继也，尽有燎原之势，或面红颊赤，或眩晕厥冒，种种不同，而皆可以温润补肾之剂，收其浮越，引而归于性根命蒂(即命门)之中，为此者补之可也。"这些理论足以说明肾虚阳浮证之病因病机。笔者用健脾温肾、潜降浮阳之合剂治疗奏效，亦得实践证明。可见慢性胃炎合并女性更年期综合征的肾虚阳浮证有它的理论依据和临床基础。

2. 肾虚阳浮证血清 E2 和尿 17-OHCS 的变化

肾虚阳浮证的主固是肾虚，肾藏精，含先天和后天之精，由肾阴肾阳化生而成。这里的肾虚主要是阳虚，由于阴阳互根，所以肾阳虚必损及肾阴，从而影响精的生成和闭藏，使阳失下守而上浮。《素问·金匮真言论》说："夫精者，生之本也"，就是说肾精是人体生殖、生长和发育的根本保障。《素问·上古天真论》精辟阐述了肾气与天癸的关系，这肾气就是精的功能之一；在女性，包含着卵巢的功能，所以选测了血清 E2。结果表明，肾虚阳浮证组的 E2 明

显低于年龄相近的正常对照组，与文献报道的女性更年期肾虚证组 E2 低下相一致。

尿 17-OHCS 排出量反映着肾上腺皮质合成和分泌肾上腺皮质激素的能力，它的降低已被多数学者认为是肾虚的指标。本文 85 例肾虚阳浮证组，24 h 尿 17-OHCS 排出量，明显低于年龄相近的正常对照组，进一步证明了这项指标对肾虚判断的意义是卵巢激素中雌激素的一种，具有促进女性器官发育，维持副性征的作用，它能周期性地刺激子宫内膜，使之出现月经；肾上腺皮质激素对糖的利用，脂肪和蛋白质的分解及合成，水盐代谢的调节，以及促进淋巴细胞和胃酸、胃蛋白酸的分泌、抗过敏、抗炎症等作用，对性激素的分泌也有影响。但这两种激素都受下丘脑、垂体的调控，形成了下后脑-垂体-肾上腺皮质轴和下丘脑-垂体-性腺轴，所以 E2 和尿 17-OHCS 都低下，也反映这个轴的功能失调或低下。临床实践证明，用补肾药物治疗，不但可以减轻或消除“肾虚”症状，而且能提高 E2 或尿 17-OHCS 分泌水平。笔者于 1990 年曾发表“慢性胃炎虚证的临床研究”，表明脾肾虚证组的尿 17-OHCS，均比正常对照组、脾虚证组低。观察 101 例中女性占 56 例，年龄在 27～67 岁，其中 40～44 岁占 44.78%，有肾虚而无虚阳上浮证。可以认为本研究的尿 17-OHCS 低下主要反映肾虚，与阳浮无关。

3. 肾虚阳浮证血清 DBHase 的变化

交感神经节后纤维主要以去甲肾上腺素为神经递质作用于效应器，酪氯酸从血液进入神经元，在酪氨酸羟化酶的催化下生成多巴再经多巴脱羧酶催化生成多巴胺。多巴胺进入囊泡，经 DBHase 催化转变成去甲肾上腺素；后者与 ATP 和嗜铬颗粒蛋白结合，贮存于囊泡，在神经冲动到达神经末梢时，通过胞裂外排使递质释放，起到生物学效应。血清中 DBHase 主要由交感神经末梢囊泡通过胞裂作用释放后进入血液，所以测定血清 DBHase 可反映交感神经功能状态。

女性更年期综合征存在着以交感神经功能亢进为主的自主神经功能紊乱，但紊乱的表现有多样性。本研究的对象呈肾虚阳浮证，主要表现上热下寒的征象，检测血清 DBHase 的结果，明显高于年龄相近的正常对照组，表明是以交感神经亢进为主的自主神经功能紊乱。

4. 肾虚阳浮证与 DBHase 的相互关系

本研究显示，血 E2 与 DBHase 呈明显的负相关，即 E2 低，DBHase 高；E2 高，DBHase 低。肾虚阳浮证组 E2 明显低于正常对照组；而 DBHase 明显高于正常对照组，表明雌激素与交感神经有着直接的相互关系。

近年来的实验研究证明，在雌性动物，生理剂量的 E2 对脑黑质和纹状体的多巴胺能神经元释放多巴胺具有明显的刺激作用；研究显示雌激素能加强脑纹状体及脑垂体多巴胺受体的效应。生理及药理学研究表明，多巴胺在中枢神经系统作为抑制性神经递质，对交感神经有抑制作用。

由此可见，外周组织与中枢神经系统存在雌激素-多巴胺能神经-交感神经效应体系，这一体系参与女性神经性腺功能。

女性更年期由于肾气渐衰，出现性腺和肾上腺皮质功能明显低于正常人；由于性腺功能减退，雌激素水平降低，导致雌激素-多巴胺神经-交感神经效应体系调节失调。一方面 DBHase 增高，使去甲肾上腺素增加：另一方面中枢神经系统多巴胺对交感神经中枢抑制作用减弱，因而出现了交感神经功能偏亢的“浮阳”症状。可见“肾虚”与“阳浮”之间存在着明显的内在联系，“肾虚”是“阳浮”的基础。

附 “肾虚阳越证”临床观察卡[①]

【医院】________________

【组别】中、西

【住院号】________

【姓名】____

【性别】男、女

【年龄】____

【籍贯】____

【职业】____

【民族】____

【婚】已、未

【单位】____________

【住址】________

【就诊时间】________年____月____日

【主诉】____________________

【病程】________年____月____日

【现在症】

(1) 头晕(动、静;立、卧;有时、经常;轻:不影响工作,中:影响工作,重:不能工作)。

(2) 耳鸣(左、右;动、静;有时、经常)。

(3) 记忆力(正常、远近[②]、减退)。

(4) 眼(涩、花)。

(5) 鼻(气热)。

(6) 口(干:夜、常。苦:晨、常。渴:喜、不喜;温、凉。涎:多、少。淡、酸、麻、涩、碱、甜、灼热感)。

(7) 齿(浮、摇)。

(8) 咽(痛、干、痒、梗、灼)。

(9) 口水多、流涎。

(10) 痰(白、黄,稀、黏、稠)。

(11) 腰(酸;痛:脊柱、肌肉:左、右;动、静;喜捶、不喜捶;轻:弯腰正常,中:弯腰受限,重:不能弯腰)。

(12) 膝软(动、静)。

(13) 性(强、中、差,____次/月)。

(14) 遗精(梦、无梦,____次/周)、早泄、阳痿。

(15) 心(悸;烦;动、静;有时、经常)。

(16) 胸(闷;痛;左、右;喜叹、不喜叹)。

---

① 本表格横线及表格部分可直接填写,其余部分可根据情况勾选。

② 远近:记近事、记远事。

(17) 睡(____ h/d，嗜、深、浅、早醒)。

(18) 梦(有时、经常)。

(19) 短气(动、静)。

(20) 乏力(动、静)。

(21) 脘、腹(闷；胀；痛；定位、不定位；饥、夜、饱①；喜按、不喜按；喜嗳气)。

(22) 嗳气(时、常；饥、饱)。

(23) 泛酸(时、常；烧心)。

(24) 恶心、呕吐(水、沫、痰、苦、酸、腐、血、物)。

(25) 纳食(知饥、善饥、少饥、不饥；好、亢、呆、差②；减：1/3、1/2、2/3)。

(26) 肠鸣(时、常；饥、饱；卧、立)。

(27) 矢气(时、常；臭、不臭)。

(28) 畏冷、畏热。

(29) 低热(全、时、潮、午后、夜③)。

(30) 烘热(面、颈、身；胸、腹、背；上肢、手，下肢、足；昼、夜)。

(31) 汗(自汗、盗汗；时、常；黄、稀、黏；面、颈、胸、腹、背、腋、手、足)。

(32) 肿胀感(面、指、趾、小腿，动、静)。

(33) 关节、肌肉(酸、重、痛、抽动；定、游)。

(34) 皮肤(痒、麻、蚁)。

(35) 气上冲(脘、胸、咽)。

(36) 小便(清、浑；淡黄、淡红、黄、红；长、短、频、痛、沥，____次/夜)。

(37) 大便(正常、溏、稀、黏液、泡沫、血丝；初干后软、结、秘；黄、白、黑；早、上、下、晚，____次/日)。

(38) 性毛____岁。

(39) 其他____。月经：首____岁，末____岁；周期：初 3 年____天，发病前____天，经期____天，量(纸____包)，色(红、淡、暗、块)，痛(前、中、后)；乳房发育____岁；白带(经前、后、两经中；无、少、多；清、浊；黏、稠；白、黄、赤)；卵巢切除____岁(左、右)。

【其他检查】

(1) 身高____米。

(2) 体重____千克(增、减、旧)；消瘦、肥胖(腹、腰、臀)、正常。

(3) 神(得神、少神、失神、假神)。

(4) 发(黑、黄、白；润，燥；粗、细；密、稀；斑、秃：前、顶、后)。

(5) 面(红润、颧红、暗晦、萎黄、痤疮、粟疹、老斑④)。

(6) 眉(柳、刀；密、稀；粗、细)。

① 饥、夜、饱：指脘腹不适发生的时间，即饥饿时、入夜时、饱腹时。
② 好、亢、呆、差：好为正常；亢为过于旺盛；呆为食欲一般；差为不欲饮食。
③ 全、时、潮、午后、夜：全为 24 h 都有低热；时为有时发作；潮为固定时间发作，如潮水一般；午后为下午；夜为晚上。
④ 老斑：指老年斑。

(7) 眼(眶黑、老环[①])。

(8) 耳(长____ cm、宽____ cm;厚、薄;垂沟[②])。

(9) 唇(淡红、淡白、鲜红、暗红、瘀斑,裂、痂、脱)。

(10) 龈(肿、萎)。

(11) 舌:质(淡红、淡白、绛红、鲜红、暗红、尖红、边红、褐点、瘀斑、紫,润柔、干瘪[③]),形(正常、瘦、胖;裂:齿印;颤抖;歪斜;难伸;缩,背脉:细、粗、弯),苔(白、黄、灰、黑;干、润、腻、滑、浊;薄、厚;少、无、剥)。

(12) 咽(红、滤泡[④])。

(13) 扁桃体(Ⅰ、Ⅱ、Ⅲ)。

(14) 甲状腺(左、右;Ⅰ、Ⅱ、Ⅲ;软、硬)。

(15) 指甲(淡红、淡白、暗红、白斑;光滑、粗糙)。

(16) 脉(浮、中、沉、缓、迟、数、疾、结、代、促、细、弦、涩、滑、紧;有力、无力,____次/分)。

(17) 皮肤(紧、松;斑、疹;红、褐)。

(18) 乳头(大、中、小;陷;红、褐、黑)。

(19) 乳晕(____ cm,棕、黑)。

(20) 乳毛、乳汁(白、红、黄)。

(21) 乳房(左、右;丰满、下垂、萎缩;形:____,级:____,肿块:____ cm;软、坚、痛、可移动动、固定)。

(22) 胸毛____。

(23) 腋毛(少、中、多)。

(24) 下腹中线毛____。

(25) 其他____。

【男科】

(1) 阴茎(大、中、小)。

(2) 睾丸(正常、小)。

(3) 阴毛(无、少、多;黑、棕、白)。

【女科】

(1) 阴毛(无、少、多;黑、棕、白;男型、女型)。

(2) 大、小阴唇(正常、短小;肥大、萎缩;红、褐),阴蒂(正常、小、大)。

(3) 阴道(通畅、狭窄,皱襞:弹性、萎缩、干燥、湿润、薄、炎症、疼痛;分泌物:少、中、多,清、稀、稠)。

---

① 老环:指老年衰老皮肤下垂。

② 垂沟:指有沟痕。

③ 干瘪:指萎软无生机。

④ 红、滤泡:指色红、滤泡增生。

(4) 宫颈(小、中、大;柔、硬;光[①];糜:轻、中、重;黏液量____毫升;明、浊、拉丝度[②]____cm);宫体(小、大,位置____、活动度____、压痛、腔长____cm)。

(5) 附件(左____、右____)。

【诊断】

病名:中医:____________;西医:____________ 证型:____________

证候:脾虚、肾虚、心虚、肝虚、肺虚,气虚、血虚、阳虚、阴虚,阳越(上、外)、气滞、血瘀、湿阻、热郁、痰聚、水着。

【治疗】

中、西、疗程____天;副反应________;疗效:治愈、显效、进步、无效。

【检测】血压____mmHg;心率____次/分,心电图____,B超____。

【点温[③]】印堂____,中冲:左____,右____。

【检验检查】骨密度____,自主神经(交感:一、±、+,副交感:一、±、+),血糖____,尿糖____,CPT____ TTT____,尿素氮____,肌酐____,尿17-OHCS____,尿T____,尿E2____,多巴胺β-羟化酶____,AESH____,LH____ V____,尿蛋白____、尿白细胞____,尿红细胞____;白细胞____,红细胞____,血红蛋白,____X线____,阴道角化细胞:正常、减少;钙____,磷____;免疫:OKT3____,OKT4____,OKT4/OKT8____淋巴细胞转化率[④]____。

治疗观察

填表人:________

内容	治疗前	一周	二周	三周	四周	三个月	半年	一年
	_月_日	_月_日	_月_日	_月_日	_月_日	_月_日	_月_日	_月_日
头晕	一±+	一±+	一±+	一±+	一±+	一±+	一±+	一±+
心悸								
睡眠	_h/d	_h/d	_h/d	_h/d	_h/d	_h/d	_h/d	_h/d
腰酸								
烘热								
畏冷								
趾冷								
汗出								
眼睑肿感								
指胀								

① 光:表示宫颈壁是否光滑。
② 拉丝度:分泌物拉丝程度表示黏稠稠度。
③ 点温:指某点的温度。
④ 这些及上面的英文无法追溯,可能只能作为当时那个年代的一种印记。

（续表）

内容		治疗前	一周	二周	三周	四周	三个月	半年	一年
		__月__日	__月__日	__月__日	__月__日	__月__日	__月__日	__月__日	__月__日
咽塞感									
口感									
纳食		+－↑↓	+－↑↓	+－↑↓	+－↑↓	+－↑↓	+－↑↓	+－↑↓	+－↑↓
泛酸									
脘胀									
嗳气									
小便									
大便									
阴道干									
舌象									
脉象									
血压									
点温	印堂								
	中冲								

注：表中+－表示多、少；箭头表示增加减少趋势。

第七章 “痰”系有形之邪，宜按“显”“隐”分

“痰”是一种病理产物，传统分“有形”与“无形”两类，但为了与“湿邪”“水邪”“饮邪”相区别，杨春波提出宜分“显痰”与“隐痰”。“显痰”能见、能听，为咳痰、吐痰、痰鸣；“隐痰”只能臆测，通过其他痰象进行推定，如“痰迷心窍”“舌苔浊腻”等。“痰”的产生与肺、脾密切相关，古有“脾为生痰之源”“肺为储痰之器”等说，然《景岳全书·杂证谟》云：“五脏之病。虽俱能生痰，然无不由乎脾肾，盖脾生湿，湿动则为痰；肾主水，水泛亦为痰。”据文献统计，因“痰”引发的病症有百余种，故应予以重视和研究。

谈“脾为生痰之源”

“脾为生痰之源”是中医脾胃理论的重要内容之一，但至今尚未进行系统的研究。

“痰”在中医发病学里占有重要位置，有“百病多由痰作祟”的说法，特别是一些疑难病症，常与“痰”相关。“痰”的生成，虽然历代医家有不同的见解，但作为“运化”“主湿”的脾，始终是论“痰”的中心。“痰”传统分有形和无形两类，有形之痰可见、可闻、可触及；无形之痰则随处流注。然笔者认为痰应该是有形的，才能与湿、水、饮相别，其实不是“有形”与“无形”之分，而是“显”与“隐”之差，所以应分为“显痰”与“隐痰”。当然这还需对它的含义、病因病机、论断、辨证、治疗、方药等，从文献、理论及临床，进行系统的研究方能确定。下面就痰病的诊断依据和辨证标准，提出初步意见，供同道讨论时参考。

痰病（症）的诊断依据和辨证标准（试用）：“痰”是一种黏状的病理产物，为有形的致病因子。它在中医发病学里占有重要位置，有“百病多由痰作祟”的说法，特别是一些疑难病症，常与“痰”密切相关。“痰”的生成，主要由脾的运化不足或失调、受阻所导致，即“脾为生痰之源”。“痰”的临床表现，有显痰和隐痰之分，显痰可见、可闻、可觉、可触；隐痰则随处流注、凝聚，可出现于临床各科、各系统的病症。为了探讨“脾为生痰之源”的临床意义和现代含义，总结诊治“痰”的经验和有效方药，特别订本标准，以作为本研究会临床协作研究的依据。

一、诊断依据

1. 主症

(1) 分泌物呈黏状。

(2) 痰鸣音。

(3) 肿块质软、可移动，局部无热、不红。

(4) 舌体胖大，舌苔厚腻（浊）后润滑。

(5) 肥胖（体重超过标准体重 10%以上。标准体重测算：身高－体重＝标准体重）。

2. 次症

(1) 鼾声、嗜睡或困盹。

(2) 皮肤、头发油垢明显。

(3) 咽部中似有物梗阻，吞时不利，时消时现。

(4) 厌油腻、厚味食品。

判断：凡具备主症(1)～(4)之一者即可成立；主症(5)兼有次症 1 条者方可成立；次症具有 2 条以上者，亦可成立。

二、分类标准

1. 寒痰

分泌物色白(或夹灰黑点)、质黏偏稀或呈泡沫样,量较多、易排出;痰鸣音清,肿块较硬而充实,可压痛,喜近温①,口淡,喜热食,纳少,畏冷,小便色清。舌淡或淡红、舌体胖,苔白腻或白滑,脉缓或细或沉滑。

2. 热痰

分泌物色黄(或白)、质黏而稠,量较多,不易排出,痰鸣音浊;肿块较软,欠充实,有压痛,喜近凉②,口苦而干,喜饮冷,纳呆,小便黄或欠清,大便偏干或秘结。舌红苔黄腻或黄浊,脉弦滑或数。

三、辨证分型

"痰"属实候,但"痰"的生成有不同原因和病机,所有又有各种不同的虚、实兼症,必须依据"痰"的常见证型进行确定,供作协作研究之据。

1. 实痰

(1) 痰浊壅肺:胸闷、咳嗽喘促,喉中痰鸣,痰多或白或黄,或稀或稠,苔腻,脉滑。

(2) 痰阻中焦:胃脘堵闷,嘈杂不饥,泛吐痰涎,头目眩晕,肢体沉重,或腹泻便夹黏液或白冻,肠鸣,苔腻,脉濡滑。

(3)痰郁(瘀)互结:心悸失眠,易怒善惊,或胸痛脘闷,喜太息,或精神失常;或突然昏仆,呕吐痰涎;或进食发噎;或咽喉不利,似有物梗阻,吐之不出,咽之不下;或发瘿瘤瘰疬痰色。舌红或瘀暗、苔厚腻或黄或白,脉弦滑。

(4)风痰闭阻:口眼㖞斜,半身不遂,肢体麻木或突然昏仆,不省人事,喉中痰鸣,苔厚腻,脉弦滑。

2. 虚痰

(1) 肺虚痰恋:咳喘日久,动则益甚,痰稀或黏,或自汗畏寒,易于感冒,或潮热盗汗、颧红,舌淡红或红,苔薄白或少,脉细滑无力或细数。

(2) 脾虚痰盛:纳呆恶心,泛吐痰浊,神疲乏力,面色萎黄不泽或虚浮,腹胀便溏挟冻,舌淡红或淡、苔腻,脉细缓无力。

(3) 肾虚痰泛③:久病痰喘气促,呼多吸少,动则更甚,痰多而稀薄,头晕耳鸣,畏冷喜温,腰膝酸软,或跗肿,或晨泻,或夜尿频多,舌淡苔白或腻,脉沉细无力。

四、鉴别诊断

痰与湿、水、饮均为津液、气血生化或输布失常的病理产物,虽然常相兼为患,但病的状

① 喜欢靠近温暖的地方。

② 喜欢靠近凉快的地方。

③ 即肾气主水,肾气虚则水饮内停,痰饮上泛。

态和治疗方法不同，所以须进行鉴别。

（1）湿：质稀、量少，可随处流注。临床表现以分泌物清稀、重着或重痛、苔腻，无聚结为特点。

（2）水：质稀、量多，常积留于皮肤、胸腹等空隙处。临床以浮肿、积水为特点。

（3）饮：质偏黏，量稍多，可停着于胸腹和四肢。临床常表现胸脘胀满或痛，咳唾、转侧增剧，四肢着痛等。

研究会组织的“脾为生痰之源”的学术研讨会，仅是福建省系统的研究“痰”的开端，希望通过交流，能够从中得到启迪，以开拓思路，深入研究。

杨春波辨痰论治

“脾为生痰之源，肺为贮痰之器”出自清代李用粹《证治汇补·痰症》，指出脾系痰证的病机及治疗的根本。这一命题的提出，实际是《黄帝内经》对脾胃病理，尤其是脾运化水湿功能异常的高度概括。据此，杨老于20世纪80年代提出“痰皆有形”及“大脾胃”概念的理论。

一、痰的产生

《素问·经脉别论》说：“饮入于胃，游溢精气，上输于脾，脾气散精，上归于肺。”《灵枢·营卫生会》说：“人受气于谷，谷入于胃，以传于肺，五脏六腑皆以受气。”《黄帝内经》中的这两段论述从生理方面论述了水谷的输布路径，这条通路在生理情况下输布水谷精微，而在病理情况下亦可成为输布痰饮的通路。该段经文是“脾为生痰之源”理论的源头。《素问·六元正纪大论》中有“太阴所致，为积饮痞隔”的论述。中医学认为，脾主运化水谷水湿，若脾气虚衰，或脾胃升降功能失常，运化功能减弱，水谷精微与水液不能得以正常运化，则聚而为痰。诚如张景岳说：“脾家痰证属虚者，为土衰不能运水所致；属实者，为湿滞太过，或饮食太过使然。”

二、痰的概念

中医有“百病多由痰作祟”的说法，说明了痰的多变性。例如，元代王圭论“痰形”曰：“一切男女大小，素禀痰疾，其候往往不同，其状各各奇异，头面四肢、胸背、腹胁、内外，为病百般，皆痰形不一所致。”明代龚廷贤在《寿世保元》中云：“痰者，病名也。有流于经络皮肤者，有郁于脏腑支节者，游溢遍身，无所不至。痰气既盛，客必胜主；或夺于脾之大络。壅气则倏然仆地，此痰厥也。升于肺者，则喘急咳嗽。迷于心者，则怔忡恍惚。走于肝，则眩晕不仁，胁肋胀满。关于肾，则咯而多痰唾。流于中脘，则吐泻而作寒热。注于胸，则咽膈不利，眉棱骨痛。入于肠，辘辘有声。散于胸背，则揪触一点疼痛。或塞于手足，或背痹一边，散则有声，聚则不利，一身上下，变化百病。”这些都说明了痰的多变性，正因为其多变，故而很难给“痰”下定义。

杨老认为痰是一种黏状的病理产物，为有形的致病因子。其主要是由脾的运化不足或失调、受阻所导致，即“脾为生痰之源”。痰在临床的表现，有显痰和隐痰之分。显痰可见、可闻、可觉、可触；隐痰则随处流注、凝聚，可出现于临床各科、各系统的病证。

三、痰的诊断标准

杨老早年即应用主次症的方法来定义痰的诊断标准。

1. 主症

(1) 分泌物呈黏状。

(2) 痰鸣音。

(3) 肿块质软、可移动,局部无热、不红。

(4) 舌体胖大,舌苔厚腻(浊)后润滑。

(5) 肥胖。

2. 次症

(1) 鼾声、嗜睡或困盹。

(2) 皮肤、头发油垢明显,喉中似有物梗阻,吞时不利,时消时现。

(3) 厌油腻、厚味食品。

判断:凡具备以上主症(1)~(4)之一者即可成立;主症(5)兼有次症 1 条者方可成立;次症具有 2 条以上者,亦可成立。

四、痰的鉴别

痰与湿、水、饮均为津液、气血生化或输布失常的病理产物,虽然常相兼为患,但病的状态和治疗方法不同,所以要进行鉴别。

(1) 湿:质稀、量少,可随处流注,临床表现以分泌物清稀、肢体关节重着或重痛、苔腻,无聚结为特点。

(2) 水:质稀、量多,常踞留于皮肤、胸腹等空隙处,以浮肿、积水为特点。

(3) 饮:质偏黏、量稍多,可停着于胸腹和四肢,临床常表现为胸脘胀满或痛,咳唾、转侧增剧,四肢着痛等。

五、痰的分类

从痰的类型而言,中医学把痰分为“有形之痰”和“无形之痰”,认为有形之痰可见、可闻、可触及;无形之痰则随处流注。杨老则认为,痰为阴邪,阴成形,阴成病邪,必为有形,故而痰应该是有形的,这样才好与湿、水、饮相鉴别,至于其所谓“有形”与“无形”之分只是受视觉的限制而言。随着医学发展,尤其是现代诊疗设备的运用,一些古人看不见的,现在都可以借助设备看见,故而杨老提出痰应分为“显痰”与“隐痰”。

但从性质而言,痰本性虽为阴邪,但临床中却因为痰性黏滞易化热,故而临床中痰的性质常有寒热之别,把痰分为寒痰和热痰两大类比较符合临床,并且对寒痰、热痰的诊断做了具体明晰的描述。

(一) 寒痰

分泌物色白(或夹灰黑点),质黏偏稀,或呈泡沫样,量较多,易排出,痰鸣音清;肿块较硬而充实,可压痛;喜温,口淡,喜热食,纳少,畏冷,小便色清,舌淡或淡红、舌体胖,苔白腻或白滑,脉缓或细或沉滑。

(二) 热痰

分泌物色黄(或白),质黏而稠,量较多,不易排出,痰鸣音浊;肿块较软,欠充实、有压痛,喜凉，口苦而干，喜饮冷，纳呆，小便黄或欠清，大便偏干或秘结，舌红，苔黄腻或黄浊，脉弦滑或数。

六、痰的辨证分型

对于痰的分类，因为角度方法不同而异。例如，从所挟邪气上分为风痰、寒痰、热痰、火痰、燥痰、气痰、食痰、痰瘀等；又如从部位上分胃痰、上膈痰等。另外，清代何梦瑶还有痰在身、痰在皮毛、痰在头、痰在额、痰在目、痰在耳轮、痰在鼻、痰在口、痰在面、痰在颈项、痰在四肢、痰在心胸、痰在脊、痰在两胁、痰在腰肾、痰在二便等分类。杨老则认为，分类过细杂乱反而不宜临床掌握推广。他认为痰属实候，但痰的生成有不同原因，又有虚、实兼见之证，必须依据痰的常见证型进行确定。

（一）实痰

1. 痰浊壅肺

胸闷、咳嗽喘促，喉中痰鸣，痰多或白或黄，或稀或稠，苔腻，脉滑。

2. 痰阻中焦

胃脘堵闷，嘈杂不饥，泛吐痰涎，头目眩晕，肢体沉重，或腹泻便夹黏液或白冻，肠鸣，苔腻，脉濡滑。

3. 痰郁(瘀)互结

心悸失眠，易怒善惊，或胸痛脘闷，喜太息，或精神失常；或突然昏仆，呕吐痰涎；或进食发噎；或咽喉不利，似有物梗阻，吐之不出，咽之不下；或发瘿瘤瘰疬；舌红或瘀暗、苔厚腻或黄或白，脉弦滑。

4. 风痰闭阻

口眼㖞斜，半身不遂，肢体麻木或突然昏仆，不省人事，喉中痰鸣，苔厚腻，脉弦滑。

（二）虚痰

1. 肺虚痰恋

咳喘日久，动则益甚，痰稀或黏；或自汗畏寒，易于感冒；或潮热盗汗、颧红，舌淡红或红，苔薄白或少，脉细滑无力或细。

2. 脾虚痰盛

纳呆恶心，泛吐痰浊，神疲乏力，面色萎黄或虚浮，腹胀便溏夹冻，舌淡红或淡、苔腻，脉细缓无力。

3. 肾虚痰泛

久病痰喘气促，呼多吸少，动则更甚，痰多而稀薄，头晕耳鸣，畏冷喜温，腰膝酸软，或跗肿，或晨泻，或夜尿频多，舌淡苔白或腻，脉沉细无力。

七、痰的治疗

对于痰的治疗，历代医家经验丰富。清代林佩琴所著《类证治裁》中对痰病证治有系统阐述。根据风痰、寒痰、湿痰、燥痰、火痰、食痰、老痰、顽痰等不同性质治疗；根据痰在脾、痰在肺、痰在心、痰在肾、痰留胁下、痰滞经络、痰入四肢等不同位置治疗；根据痰滞气逆、痰迷心窍等不同演变治疗。而杨老推崇丹溪翁，认为从脾胃生理、痰的来源角度看，应该从脾胃治痰。《丹溪心法》认为："实脾土，燥脾湿，是治痰之本法也。"故而处方用药多以燥湿健脾为主，推崇二陈汤，用作基本方，临床加减变化。

健脾清热化瘀消痰可消散胰腺囊肿

1991年春节，杨老回仙游县枫亭镇老家探视，一位亲戚的朋友闻讯求诊，诉："患胰腺脓肿，住县医院月余未效，要求中医诊治。"检查报告示尿淀粉酶从2 400 U降至500 U；B超示胰体、尾囊肿2个，大小分别为5.7 cm×6.4 cm、11.5 cm×8.5 cm，厚度0.3 cm×0.4 cm。具体病例如下。

林某，男，40岁，干部。

[初诊] 症见脘腹部胀痛、拒重按，知饥、纳可，寐安，口干苦，头晕肢乏，小便淡黄，大便时溏。舌淡红暗，苔黄根腻干，脉细缓。

诊断：胰腺囊肿。

辨证：脾虚湿热、血瘀气滞证。

治法：健脾清化，行气散瘀。

处方：党参、白扁豆、金银花、败酱草各15 g，薏苡仁30 g，丹参12 g，枳实、赤芍各10 g，砂仁、木香各4.5 g，黄连4 g，甘草3 g。10剂。

[二诊] 脘腹痛减，大便正常，舌脉如前，守方续服10剂。

[三诊] 诸症基本消除，苔转黄薄腻；B超复查示囊肿小者已消，大者6.4 cm×3.7 cm；尿淀粉酶(－)。原方再服10剂。

[四诊] 左上腹不舒，多痰，舌脉如前。遵上方加化痰散结，方改：党参、败酱草各15 g，薏苡仁30 g，黄精、丹参各12 g，僵蚕、炮穿山甲、赤芍、白芍、枳实各9 g，砂仁4.5 g，甘草4 g。10剂。药尽服后，B超复查示胰大小正常，未见占位性病变。

[按语] 胰腺囊肿分有真囊肿和伪囊肿两类，前者少见，后者多见。本案例应属胰腺伪囊肿，因尿淀粉酶高，可知由胰腺炎所致。一般认为，相当部分的急性伪囊肿积液病例在6周之内经保守治疗可以消退；如果在此期内囊肿大小不变，以后自行消散的机会则很小。患者住院治疗月余未效，经中药健脾清化，散瘀消痰为主治疗，20天起效，40天囊肿消退。

第八章　中医治疗炎症有优势

炎症是现代医学的组织、病理概念，而中医学对它不仅有自己的理论认识和治疗方法，而且有特点和优势。中医学认为，炎症是人体“正”与“邪”阻抗的局部或周身的病理反应，可呈表里、寒热、阴阳、虚实等多样证的表现，而据此施以各种论治方法可以达到现代医学视角下消炎的作用。

炎症的中医认识和治疗

把握疾病中医宏观、整体规律的同时，探索微观、局部病理变化的中医认识，是发展中医学的重要内容。

炎症是一种局部的病理变化，但它又是最广泛的病理过程，在各种疾病中占有重要地位，许多疾病在临床现象上往往互相完全不同，却都以炎症为基础。西医应用抗生素、激素、免疫抑制剂、手术和对症处理等治疗，在某些方面取得了显著效果，但也存在不少问题，而对于慢性炎症的治疗，则缺乏理想的方法。对于炎症的全身反应和局部表现，可以按照中医的理论进行认识和治疗。中医治疗炎症具有以下优点：一是既能调整机体，又能作用局部；二是既能消除症状，又能消除炎症；三是既能消灭病原，又能清泄毒素；四是既能增强抗病能力，又能促进炎症后期修复；五是依据个体的差异和炎症过程的不同变化，采用相应的治法，从而最大程度减少副反应和后遗症，促进机体功能的恢复。临床和实验研究的资料表明，中医药的抗炎机制与西医药不尽相同。所以积极应用中医药治疗炎症，加强对中医药治疗炎症疗效机制的科学研究，将使中医药更好地用于临床的炎症治疗，进一步发展中医抗炎理论，从而促进中医学术的发展。为此，杨老对炎症的中医认识和治疗，做如下初步探讨，冀以批评指正。

一、炎症的基本概念

炎症是机体对有害因素所发生的反射性反应。这种反应既是机体和组织病理变化和机能障碍的过程，又是机体和组织防卫和修复的过程，是以局部为主的全身反应。引起炎症的原因，可分为理化作用的无菌性炎症和微生物引起的感染、毒性炎症两种。在局部表现出三种密切相关，又同时进行的病理运动形式，即组织营养不良（变质）、血液循环障碍（充血和渗出）、细胞成分的增殖（增生）。但在不同的组织、不同的阶段，炎症的反应具有不同的类型，有的以变质为主，有的以充血和渗出为主，有的则以增生为主。在变质性炎症中，又有变性和坏死之分；在渗出性炎症中，也有浆液性、纤维素性、化脓性、出血性之别；在增生性炎症中，也有普通增殖和特异性增殖的不同。变质性炎症好发于肝、肾、脑等实质性脏器。渗出性炎症的浆液性炎症则多发于皮肤、黏膜和浆膜；纤维性炎症见于大叶性肺炎、白喉等；化脓性炎症，如脓肿等；出血性炎症多见于烈性传染病。增殖性炎症有的以结缔组织增生为主，有的以实质细胞增生为主，可见于黏膜和内脏的慢性炎症。按照炎症的发展快慢和临床经过的长短，可分为急性炎症、亚急性炎症和慢性炎症三种。急性炎症一般以渗出为主；慢性炎症一般以增生为主；亚急性炎症既有渗出，也有增生。临床上在局部则呈红、肿、热、痛和功能障碍；在全身通过神经和体液机制，引起了继发性变化，如急性期可有畏冷、发热、头痛及白细胞增高等表现。

二、中医对炎症的认识

中医学虽然没有“炎症”这个名称，但对炎症却早有认识，它主要依据炎症的临床表现，做出自己的理论描述；有的则用取类比象的思维进行推演。例如，《黄帝内经》的“火郁之发……炎火行……故民病少气，疮疡痈肿，胁腹胸背面四肢䐜愤肿胀，疡疿……注下……，腹中暴痛，血溢，流注，精液乃少，目赤，心热，甚则瞀闷懊憹，善暴死。”用“火”的病理理论，来解释炎症的急性病症。《灵枢·痈疽》还对“痈肿”“脓”和“脓毒败血症”做这样的记述：“寒邪客于经络之中，则血泣，血泣则不通，不通则卫气归之，不得复反，故痈肿。寒气化为热，热胜则腐肉，肉腐则为脓；脓不泄则烂筋，筋烂则伤骨，骨伤则髓消……，经脉败漏，熏于五脏，脏伤故死矣。”指出炎症过程中的血循环障碍、渗出和组织坏死，以及引起脓毒败血症死亡的原因。《素问·病能论》对“胃脘痛”的形成云：“热聚于胃口而不行”；黄疸是“湿热相搏”。《伤寒论》《金匮要略》对结胸、肺痈、痰饮、黄疸等炎症做以下阐述：“病发于阳，而反下之，热入因作结胸”“阳气内陷，心下因硬，则为结胸”；肺痈为“热之所过，血为之凝滞，蓄结痈脓”“水走肠间，沥沥有声，谓之痰饮；饮后水流在胁下，咳唾引痛，谓之悬饮”“水在肺，吐涎沫”“瘀热在里，身必发黄”“身目为黄……以寒湿在里。”《诸病源候论》认为，唇部结肿是“邪气与血气相搏结”；舌肿是“热气留心，血气壅涩”；痰饮是“气脉闭塞，津液不通，水饮气停在胸府，结而成痰”；瘿是“气结所在”等，还具体叙述了急性炎症的红、肿、热、痛和寒热等症状。往后，在历代各科专著中都有进一步论述。例如，刘河间说：“凡人身上、中、下有块者，多是痰。”《医学入门》认为，“邪客于经络之中则血泣，血泣则不通，不通则卫气归之，不得复反，故肿，不通则痛。”“先痛后肿，伤乎血，先肿后痛，伤乎气，肿痛并攻，气血俱伤”。《疡科纲要》曰：“足部之疡，积湿蕴热，忽发红肿……，湿火若盛，化腐最易”；《医宗金鉴》曰：“血气不行，故名流注”；《外科起玄》曰：“黄水疮……，亦是脾经有湿热”等。由此可知，中医对炎症的认识，不仅对其临床表现有详细的表述，而且对炎症的局部病理变化也有一定的阐述，这种阐述则是用气、血、寒、湿、热、痰、水、饮等进行论理。中医的炎症性疾病则范围更广，可以说中医的痈肿、疮疡、疔毒、痈疽和大部分的伤寒、温病，以及其他实热证均属之。

综上所述，中医认为炎症一般是一种“火”象，具有炎上、发急、变多的特点，它可以伤经络、损血脉、灼津液、毁气阳、腐肌肉。由于邪气与正气相搏，产生火热之邪，则呈炎性反应。在局部，因邪热的灼阴、伤气或耗血、损阳，致使细胞变性或坏死；同时，血管遇热则张、血流遇热则速，或管张血瘀，血里的成分在热邪的作用下渗壁而出：质稀量少，呈弥漫状的为“湿”；质稀量多，呈聚积态的为“水”；质较浓、量较多的为“饮”；质稠的为“痰”；色红的则为“血”。这些渗出物瘀阻于肌腠，必进一步影响气血运行，加重气滞血瘀，一方面促进炎症的发展；另一方面更加重血瘀气滞，使组织细胞气血不足，加速它的变性或坏死。久之，则气血、阴阳耗伤愈甚，且气滞血瘀增剧，或呈痰瘀互结，则出现不同类型的增生。临床可表现红、肿、热、痛或白、肿、痛和各种分泌物，以及功能障碍、肿块等，可有热郁、寒凝、气滞、血瘀、湿阻、痰聚等分。在全身，初因火热怫郁于里，津液被灼伤，则呈畏寒发热或单热不寒，以及头痛、心烦、口渴喜饮、小便红少、大便干结、舌红苔黄、脉数等有表证无表邪的里热，或里实证。久则津耗、阴虚、气弱、血衰，可出现气阴两虚或气血两虚之证，甚则阳虚寒凝。如果患者素体虚弱或夹寒邪，起病反见阳虚寒凝或气虚热郁，或表寒、里热等证。可见中西医对炎症的认识，尽管理论不同，但对炎症机制的解释，则有不少相近之处。

三、炎症的中医治疗

中医对炎症的治疗，除主要依据全身反应的症状、舌脉，以及局部的状态，进行辨证论治外，还可结合炎症的病理变化，用中医理论去认识而加药。治疗方法，除内服药外，还可配合外敷药或其他疗法。

(一) 辨证

辨证就是辨别炎症反应的中医病理认识，可从以下三方面进行。

1. 辨周身

辨周身，即辨炎症反应的全身症状和舌脉。可用八纲、卫气营血、三焦、六经和脏腑等辨证标准，选用相应的治法。

2. 辨局部

辨局部，即辨炎症反应的局部表现，包括分泌物，有的尚需结合内窥镜进行别辨别。具体有寒凝、热郁、气滞、血瘀、湿阻、饮停、痰聚、水留、气虚、阳虚、血虚、阴虚等。

3. 辨炎变

辨炎变，即对局部组织的炎症病理变化，依据显微镜检查，进行中医理论认识。例如，变质，即组织营养不良，有气虚、阳虚和血虚、阴虚之异；增生，有气虚、阴虚、气结、血瘀、痰聚、寒凝等区别。

(二) 治疗

根据周身、局部和炎症的辨证结果，定法选用方药。常用的治法有下列 12 种。

1. 清热解毒法

清热可减轻充血和减少渗出，其中苦寒能燥湿，可制止血管壁的渗出；甘寒能化阴，有利于变质细胞的修复；解毒具有抗菌和消除有害物质（包括理化、微生物的毒素和炎症区的分解产物）的作用。清热解毒法适用于炎症的急性期，以渗出和变质为主的病理反应。临床表现实火者，常用药物：苦寒的黄连、黄芩、黄柏、栀子、龙胆草、苦参片、穿心莲、虎杖等；甘寒的紫花地丁、知母、淡竹叶、鸭趾草、金银花、蒲公英等；解毒的金银花、连翘、蒲公英、紫花地丁、板蓝根、败酱草、金荞麦、鱼腥草、野菊花等。

2. 活血化瘀法

活血具有扩张血管、加速血流、改善局部血液循环、促进渗出物的吸收和影响毛细血管通透性而减少渗出，以及增强吞噬能力的作用；化瘀则有抑制炎性肉芽肿、溶解血栓、降低血凝和软化血块、纤维化及抑制增生的作用。活血、化瘀均能加强或抑制免疫系统，适用于炎症的亚急性期、慢性期和急性期，以渗出、增生为主的病理反应，临床表现为血瘀的虚火、虚夹实或实火等证。常用药物：活血的茜草、川芎、当归尾、红花、泽兰、三七、赤芍、牡丹皮等；化瘀的丹参、三棱、莪术、乳香、没药、血竭、桃仁、水蛭、虻虫、土鳖虫、炮穿山甲等。

3. 宣散疏解法

宣散疏解法具有解除寒热、镇痉镇痛、增强循环、排除毒素的作用，适用于炎症的急性期和慢性期。临床表现有表证或阴寒证者。常用药物：辛温的麻黄、桂枝、羌活、独活、荆芥、薄荷、防风、白芷、紫苏叶等；辛凉的薄荷、浮萍、蝉蜕、桑叶、木贼、葛根等。

4. 息风燥湿法

息风具有镇静、脱敏、止痒的作用；燥湿具有制渗、减少分泌的作用。前者适用于炎症的急性期或慢性期，出现过敏或体液免疫过强者。常用药物：蝉蜕、地肤子、蒺藜、防风、钩藤、浮萍、麻黄、细辛等。后者则适用于炎症急性期呈浆液性渗出者。常用药物：苍术、藿香、佩兰、蚕沙、白术、石菖蒲、半夏、草果等。

5. 通下攻里法

通下攻里法具有排毒、诱导、调整体液循环的作用，适用于炎症急性期的充血、渗出明显者。常用药物：大黄、番泻叶、芒硝、芫花、大戟、牵牛子等。

6. 利湿逐水法

利湿逐水法具有排泄渗出物的作用，适用于渗出物已经形成的病理反应。轻则用淡渗利湿，常用药物：芦根、白茅根、茯苓、猪苓、车前子、通草、薏苡仁、泽泻；重则用逐水，常用药物：牵牛子、甘遂、大戟、芫花、商陆等。

7. 行气化滞法

气滞是功能障碍的现象。行气化滞法具有推动血液循环和促进功能恢复，以及解痉止痛的作用。适用于炎症引起的功能障碍，以及神经末梢受到渗出物的压迫和分解产物的刺激所引起的疼痛。常用药物：陈皮、青皮、香附、厚朴、木香、乌药、枳实、降真香等。

8. 软坚散结法

软坚散结法具有溶解纤维素物、软化结缔组织，增加血管弹性和防止细胞脂化的作用。“坚”是成纤维细胞和血管细胞增生的结果；“结”是纤维性渗出物没有被吸收的异物，谓之“痰结”。本法适用于炎症的慢性期以增生为主的病理反应，以及急性期纤维素性渗出为主的炎症。常用药物：软坚的鳖甲、黄药子、夏枯草、牡蛎、山楂、鸡内金、昆布、海藻等；散结的浙贝母、山慈菇、半夏、浮海石、桔梗、贝母、竹沥、天竺黄、莱菔子等。

9. 敛收固涩法

敛收固涩法具有软化渗出物和制止渗出的作用，敛收药味多酸，有利于软化、吸收和制渗，即“酸能收”；固涩药多为炭性或矿类，可以减少腺体分泌。本法适用于以浆液性、出血性、卡他性等渗出为主的炎症。常用药物：收敛的五味子、覆盆子、乌梅、五倍子、石榴皮、诃子、桑螵蛸、儿茶、山茱萸等；固涩的赤石脂、地榆炭、乌贼骨、龙骨、牡蛎、侧柏炭、炮姜炭、明矾等。

10. 托脓排毒法

托脓排毒法具有增强渗出，促进破溃和旺盛局部新陈代谢，排除坏死脱落组织的作用。常用药物：皂角刺、炮穿山甲、白芷、黄芪尖等。

11. 温阳益气法

温阳具有强心和反射性兴奋血管运动中枢、自主神经，以及促进全身和局部血液循环的作用；益气具有增强生理功能，旺盛新陈代谢，兴奋细胞活力，促进变性细胞复原和提高血清总蛋白，增强免疫功能的作用。温阳适用于全身机能低下，渗出性炎变的静脉扩张期，局部是暗红色或紫色，或不红不热而痛的阴性脓疡。常用药物：炮附子、肉桂、淫羊藿、鹿茸、巴戟天、仙茅、补骨脂、菟丝子、茴香、鹿角霜等。益气适用于身体虚弱，局部吸收和破溃困难，或溃后不易愈合的慢性炎症。常用药物：人参、黄芪、党参、太子参、炙甘草等。

12. 补血滋阴法

补血具有刺激造血器官，促进造血功能，改善全身营养状况和增强免疫功能、滋养健壮的作用。常用药物：熟地黄、当归身、何首乌、枸杞子、红枣、桑椹、阿胶、鸡血藤、龙眼肉等。滋阴具有增加细胞营养，促进变性细胞复原和活跃肾上腺皮质功能及调节体液代谢的作用，适用于有细胞变性的急慢性炎症。常用药物：沙参、麦冬、天冬、玄参、生地黄、玉竹、石斛、女贞子、旱莲草、龟甲、黄精等。

以上十二法，前十法是祛邪，后二法为扶正，应用时可根据炎症的不同病理反应和临床表现选用。一般来说，急性期的实火证，以清热解毒为主，佐以养阴、行气、活血或利湿、化痰，如清营汤、清瘟败毒饮、清胃散、龙胆泻肝汤、小陷胸汤、普济消毒饮、大黄牡丹汤、仙方活命饮、如意金黄散等；慢性期之虚夹实证，以温阳或补气或养血为主，佐以活血化瘀、软坚化结，如化癥回生丹、鳖甲煎丸、如圣散、阳和汤、当归补血汤等；亚急性之虚火证，以活血化瘀为主，佐以清热、益气、养阴、敛收，如益气聪明汤、养阴清肺汤、六味地黄汤、知柏地黄汤、犀角地黄汤等。

口腔溃疡的中医研究概况

口腔溃疡的现代中医研究主要在临床，着重于治疗，也有实验。临床通过症候和检测指标的分析，探讨中医认识，揭示发病机制。治疗有药物和针灸。药物治疗分有内服、局敷和穴位贴敷(穴位注射)。内服药有分证论治、固定方治(或加减)两种。由于口腔溃疡的病因复杂，有原发、有继发；病情轻重不一，有初发、复发、单发、多发等，所以中医的理论认识和治疗方法则丰富多样。现作如下综述。

(一) 理论探讨

对于口腔溃疡的形成，有不同的中医理论认识。统计 10 篇文章，有主火者：含心、胃、脾、肝、胆、肠和冲任等实火说，以及有土虚相火、脾虚阴火、肾虚浮火、阴虚内热等虚火说；有主虚者：含阴虚，包括心、肺、脾、胃、肝、肾等阴虚；也有气虚，多指脾、胃和肾。尚有阳气，常属脾或肾等说。此外，还有湿热、湿阻、痰聚、寒凝、气滞、血瘀等学说。对一些证，进行了现代科学探索，发现气虚证的甲皱微循环呈血流较慢、流量较少、血管纤细、血色淡红、毛细血管轮廓模糊、血管周围的渗出和出血点多见等微循环障碍的表现，经益气或益气化瘀的治疗，可随口腔溃疡的愈合而改善；在微量元素的检测中，发现脾虚证、阴虚证的血锌含量均低于实热证。口腔溃疡患者与正常人相比，血锌均值较低，血铜均值正常，铜锌比值较高；免疫功能的初始 T 细胞(naive T cell, Tn)明显降低、抑制性 T 细胞(T suppressor cell, Ts)明显升高和 IgG、IgA，以及补体 C3 的含量明显降低，经益气养阴、清热解毒的口腔溃疡散治疗，可获恢复正常或明显提高，也有报告淋巴细胞转化率均值低，而 IgA、IgG、IgM 的均值高，经分证治疗后，除 IgA 外，其余可接近或达到正常人水平；血清 IL-2 受体水平高，经雷公藤多苷治疗后，可获纠正等。

(二) 治疗观察

1. 口服用药

(1) 分证论治：即辨证分型论治，有二至六证型不等。

1) 二证治：如屠永等分实证 78 例，用导赤散加减，局部涂祛腐散(硼砂、雄黄、煅人中白、蒲黄、黄柏、青黛、甘草、薄荷、明矾、冰片)；虚证 220 例，用知柏地黄汤加减，局部抹养阴生肌散(上方去硼砂、雄黄、煅人中白、明矾，加石膏、龙胆草)。298 例中，痊愈 219 例(73.49%)。愈合时间：轻者 2～3 天，重者 10 天。

2) 三证治：如华季良分阴虚内热型 147 例，用滋阴清热为主；脾虚湿热型 236 例，用健脾清热利湿为主；其他型 117 例，参照以上两型施治。500 例中显效占 45.6%。

3) 四证治：如潘忠堤等分肾阴虚证，用六味地黄汤；脾胃虚寒证，选附子理中汤；心脾积热证，用凉膈散；狐惑，选甘草泻心汤加减。176 例中，痊愈(症状消失，溃疡愈合)75 例(42.61%)；对照组 112 例(华素片含服，草珊瑚液漱 12，维生素 B_1 口服，有的在局部麻醉下行硝酸银烧灼)，痊愈 16 例(14.29%)，两组对比，$P<0.01$。疗程均是 25 天。

4) 五证治：如彭世桥分心火证，用导赤散；胃火证，用清胃散；阴虚证，用甘露饮；气虚证，用补中益气汤；阳虚证，用附子理中汤等加减。局部撒愈疡散(炉甘石、青黛、儿茶)。76 例，3～12 天全部愈合，随访 1 年未复发者 29 例(38.16%)。

5) 六证治：如刘书翰分心火上炎，小肠实热型，用导赤散合泻心汤；心阴虚型，用天王补心丹；胃火炽热型，用清胃散或玉女煎；胃阴虚型，用甘露饮；肾阴虚型，用六味地黄丸；肝郁型，用逍遥散等加减。105 例中有效 81 例(77%)。

此外，任祥保还分脾胃阴虚、心阴虚、肝肾阴虚、胃肠积热、心火上炎、肝胆实热、脾虚湿困、肝郁气滞八种证型及更年期施治。共计治疗 1 267 例，痊愈 386 例、显效 309 例，合占 54.85%。属实与属虚各占 42.86%，虚实相兼占 14.28%。实证中主要是心热、胃热、肝胆热；虚证多属阴虚，其中肾阴虚多见，其次为胃阴虚、心阴虚，及其相兼的肝肾阴虚、脾胃阴虚等，气虚、阳虚极少，属脾或肾；虚实相兼有阴虚内热、脾虚湿困或湿热。从证型有明确例数分析，885 例中虚夹实占 43.84%，纯实证占 39.32%，纯虚证占 3.62%，其他占 13.22%。可知口腔溃疡涉及心、脾、肝、肾和胃、肠、胆等脏腑，系全身性疾病在局部的表现。

(2) 固定方治(或加减)：依医家的不同理论认识，用一法、一方或再加减的方法进行治疗，有采用古方和自拟验方两类。①古方方面：陈荣昆用甘露饮治疗 120 例，痊愈 100 例(6～12 天，溃疡愈合)。王桂珍等用当归六黄汤加味治疗 116 例，10 天疗程，愈(症状消失，溃疡愈合，半年未复发)82 例(70.69%)。尉凯滨等用六君子汤加减治疗 130 例，服药 6～30 天，愈(溃疡愈合，症状消失)84 例(64.25%)。李宁鸿等用导赤清胃汤(导赤散合清胃汤)治疗 98 例，愈(溃疡愈合，症状消失)55 例(56.15%)；设对照组(口服核黄素、牛黄解毒片，局部涂抹锡类散)63 例，愈 21 例(33.3%)，两组对比 $P<0.01$。黄疏斌等用二仙汤加减治疗 210 例，20 天疗程，愈(1 周内溃疡愈合，1 年未复发)147 例(70%)。②自拟验方方面：王军等用清热泄火、凉血通便方(升麻、当归、生地黄、黄连、牡丹皮、丹参、石膏、竹叶、木通，便秘加大黄)治疗 201 例，15 天疗程，愈(症状消失，溃疡愈合，1 年未复发)180 例(90%)。王永信用口疮饮(小蓟、白及、生地黄、当归、胡黄连、石菖蒲、半夏、竹茹、陈皮、甘松、茯苓)治疗 153 例，愈 146 例(95.4%)，随访 3 个月至 1 年，复发 11 例(7.5%)。张振贡等用清疮汤(太子参、砂仁、炙甘草、山楂、连翘、黄柏、黄连、竹叶、半夏、山药、知母、玄参)治疗 200 例，显效(2 天痛消，4 天溃疡愈合)50 例(25%)。随访 1～3 年的 120 例中，有 116 例未复发(96.67%)。郑启仲等用苍倍汤(苍术、五倍子、黄柏、仙鹤草、地骨皮、黄芪)治疗 120 例，愈(1 年未复发)76 例(63.33%)；对照组(左旋咪唑)60 例，愈 11 例(18.33%)，两组对比，$P<0.01$。疗程均为 3 个月。李光用引火归原方(肉桂、炒黄柏、炒黄连、玄参、砂仁)为主治疗 50 例，显效 40 例(80%)。共计治疗 1 398 例，痊愈 940 例，显效 40 例，合占 70.1%。10 个方中清热泻火和清热养阴各占 3 方、温肾清火 2 方、健脾化痰和清热敛涩各 1 方。

2. *局部用药*

局部用药，即在口腔溃疡面直接用药治疗，有粉剂、膜剂和漱剂 3 种。

(1) 粉剂：如张荣用珍黛散(珍珠、青黛、梅片、牛黄、滑石等)治疗 319 例，显效 196 例(61.44%)。吴宝水用消溃散(青黛、紫花地丁、山豆根、蒲公英、黄芩、五倍子、冰片)治疗 400 例，3 日内愈合者 320 例(80%)。郭玉祥等用喉康散(补中益气汤加桂枝、巴戟天、熟地黄、川断、枸杞子、牛膝、扁豆、茯苓、薏苡仁、苍术等)治疗 123 例，痊愈率占 10.6%；对照组(抗生素、维生素 C 和维生素 B_2 口服，1/5 000 呋喃西林漱口)123 例，痊愈率仅 0.8%，两组对比，$P<0.01$。疗程均3天。路绪文等用炉甘散(炉甘石、甘草、冰片为主)治疗319例；对照组(维生素B_1、维生素B_2、维生素C、甲硝唑等口服)154例，3日内痊愈率分别为57.99%、6.49%，两组对比$P<0.01$。平均痊愈时间分别为3.71天、7.42天。李淑清用溃疡散(人工牛黄、西月石*、血竭、冰片)治疗416例，显效(1～2天痛止，5天溃疡愈合)320例(76.92%)。共计治疗1 577例，痊愈518例、显效516例，合占65.57%。5个方基本以清热敛涩为主，有的兼化瘀、燥湿、化痰、解毒、凉血、生肌，仅个别为健脾益肾、养血祛湿。

(2) 膜剂：如马莜荷等用口腔溃疡膜(雄黄、青黛、梅片、石膏等)治疗200例，显效170例(85%)。实验表明，该药膜对金黄色葡萄球菌、白色葡萄球菌、甲型溶血性链球菌、乙型溶血性链球菌，均有明显抑制作用。蔡秀仪等用养阴生肌散药膜(牛黄、青黛、龙胆草、蒲黄、黄柏、雄黄、生甘草、梅片等)治疗62例；设对照组(穿山甲药膜)24例。两组均系浅表溃疡，面积分别为(3.03±1.41) mm、(3.68±1.78) mm，具可比性($P>0.05$)。结果：治疗组中显效(1～3天，溃疡愈合，疼痛消失)31例(50%)、有效(4～5天，溃疡愈合、疼痛消失)18例(29%)、愈合时间(4.3±2.7)天；对照组中显效7例(29.20%)、有效3例(12.5%)、愈合时间5.8±2.8天。两组对比，$P<0.005$。由上可见，养阴生肌散药膜对虚、实各证口疮均有效。徐萍等用复方白及膜(肿节风、三七、板蓝根、冰片等)治疗100例，显效37例。抑菌实验显示该药膜对金黄色葡萄球菌敏感，对大肠埃希菌有抑制作用，对绿脓假单胞菌的作用轻微。刘挺立等用冰硼贴片治疗364例，48 h以内愈者占88%；对照组(冰硼散)112例，48 h愈者仅占19.64%。两组相比，$P<0.01$。动物实验亦表明，该药膜较药粉疗效优，且能缩短疗程。侯卫等用金银花膜与维生素、草珊瑚、呋喃西林(含漱)两组对照，每组各治疗60例。结果：痊愈(1～3天，溃疡愈合，疼痛消失)者，前者为30例(50%)，后者4例(6.7%)。共计治疗786例，痊愈350例、显效238例，合占74.81%。5个膜剂以清热兼解毒或敛涩为主，有的兼生肌，燥湿或化瘀。观察表明，制膜用的纤维素，具有减少刺激、缓释药物、黏附疮面的作用，可缩短疗程、提高疗效。

此外，还有用含漱或含服的方法治疗。如许鉴魁用茵陈水煎含漱治疗43例，均在3～4天内愈合；刘成华等用口康液(苦参、黄芩、五倍子、甘草、明矾)含漱治疗204例，愈(溃疡愈合，症状消失，1年未复发)178例(87.3%)；沈建平用蜂胶片治疗因放化疗所致的口腔溃疡300例，2周为1个疗程，愈(溃疡愈合)273例(91%)。共计治疗547例，痊愈494例，占90.31%。

3. 穴位治疗

取一定穴位，施于针、灸或注药、敷药等治疗。如徐以经用针刺玉枕穴治疗100例，依脾胃积热、阴虚火旺、中气不足不同证，采用不同手法。结果痊愈，其中针2次者62例、5次者33例、7次者5例。周荣波用灸脐治疗104例，痊愈92例(灸1～2次者58例，3次以上者30例)占88.46%，无效12例占11.54%。卢爱文用穴位注射维生素B_{12}方法，治疗300例，设中药口服对照组85例。结果：痊愈者，穴位注射维生素$_{12}$ 294例(98%)，中药口服对照组52例(61.18%)。方法：心(胃)火上炎型，穴取心俞、足三里，对照药选金银花、连翘；虚火上炎型，取心俞、三阴交穴，对照药用知柏地黄汤。汪俊著等用耳针治疗100例，其中痊愈57例、显效33例。周爱生用大黄、吴茱萸、胡黄连、天南星研粉调贴双侧涌泉穴，5天为一个

* 现代指中药硼砂。

疗程，治疗 256 例，痊愈（溃疡愈合，疼痛消失）147 例。

由于病情轻重不同，治疗时间各异，疗效标准不一。仅从痊愈率看，口服用药的分证论治为 42.61%～100%；固定方治为 18%～100%。局部用药的粉剂 38%～100%；膜剂 50%～88%；漱剂 87.3%～100%，穴位治疗 36%～100%。各种疗法相差幅度极大，所以各种疗效统计的结果仅供参考。但可以看出，中医治疗口腔溃疡的内容丰富、方法多种，口服用药基本以清热养阴为主，局部用药多为清热敛涩，至于口服的全身调整与局部的直接用药，以及穴位等的优劣及其作用，尚需做合理的设计、科学的对比、严密的观察和远期的随访，方能做出判断。

（三）展望

口腔溃疡的病因复杂，发病机制多样，病情轻重不一，涉及的中医理论亦广，用各种中医方法治疗，都获得较好的疗效，且复发率亦低，展示了中医治疗的优势。但中医疗效的提高，还须赖于对本病中医理论的进一步研究，首先要搞好对各类口腔溃疡的中医症候学调查，确定证的表现和分类及其转化，然后进行多角度、多层次的微观探索，揭示新的中医发病机制，为中医治疗提供新的理论依据。各种治疗方法的观察，要严密设计，依各类型的口腔溃疡，分组随机对照，多指标判断，要符合中医学术的要求，进而研究方药的最优组合，并探索它的作用机制，相信中医对口腔溃疡病研究必有丰硕成果。

胃炎与热的关系

胃炎是胃黏膜因各种原因引起的炎性变化，即组织营养不良(变质)、血循环障碍(充血或渗出)和细胞成分的增殖(增生)。它有急性和慢性之分，前者多以渗出为主，后者一般以增生为主。热是炎症反应的一种表现，在局部主要呈充血；在全身可有发热、口渴、食入即吐或口苦，尿黄，便干、苔黄，脉数等症侯，可见于胃炎的全过程，而急性胃炎常显实热，慢性胃炎多呈虚热。实热可夹湿(浆液性渗出)兼痰(纤维素性或化脓性渗出)，甚则灼络血溢(出血性渗出)，虚热有气虚(脾气虚或脾肾气虚，变质)兼湿热(充血、渗出)和阴虚(胃阴虚或肾阴虚—变质)兼燥热(充血、固有腺减少)之别。而气滞和血瘀在实热或虚热中均可同见，但实热多见气滞(血循环和功能障碍)，虚热则以血瘀(血循环障碍和增生)为主。这是我们进行慢性胃炎中医证、型的现代病理基础研究的初步发现，当然还有其他病理生理的变化。这表明胃炎西医病理涉及中医的脾、胃、肾；气、阴、血；湿、热等，而脾胃是病变的中心，热则是普遍存在的一种证象。

福建省依据中医理论对急、慢性胃炎临床表现的宏观认识和以上的微观认识，以宏观辨证为主，结合微观辨证进行论治。急性胃炎分胃热气滞和脾湿热蕴两型。前型症见胃脘闷痛、拒按，呕吐，口苦，纳呆，小便黄，大便干结，舌尖红、苔黄，脉弦数或滑数。胃黏膜呈红、肿(血循环障碍、充血)。治以清热和胃、疏肝理气为主。方选小陷胸汤合四逆散加减。药用：黄连 4.5 g，瓜蒌、白芍各 15 g，菊花、枳实、半夏各 10 g，柴胡、马勃、牡丹皮各 6 g，姜竹茹 12 g，甘草 3 g。脾湿热蕴型症见脘腹闷胀而痛、拒按，呕恶不食，口苦而淡，肠鸣，小便淡黄，大便溏稀，舌淡红、苔白腻兼黄，脉濡缓或细缓。胃黏膜呈红、肿，黏液增多(充血、水肿、渗出)。治宜清化湿热、和胃理气。方用平胃散合四七汤加味。药用：苍术、川厚朴、紫苏梗、陈皮、半夏各 9 g，茯苓、生扁豆各 12 g，黄连 3 g，砂仁 4.5 g，佩兰 6 g，薏苡仁 15 g。慢性胃炎分气虚(脾气虚或脾肾气虚)湿热(气滞血瘀)和阴虚(胃阴虚或肾阴虚)燥热(气滞血瘀)两型。气虚湿热型症见胃脘闷胀或闷痛，痛可引两胁或彻背，得嗳气或矢气则舒，纳少或食后脘胀益甚，口苦，喜温食，头晕，肢乏，大便溏软，或兼有腰酸、耳鸣、夜尿频多，舌淡红偏淡或夹暗，有浅齿印，舌苔薄黄腻，脉细缓无力。胃黏膜红白相间，红相多于白相，水肿明显，黏液斑增多。治宜健脾益肾、理气活血、清化湿热。方选枳实消痞丸加减。药用：党参、白术、枳壳、炙黄芪、淫羊藿、白芍各 10 g，茯苓 12 g，柴胡、当归各 6 g，黄连 3 g，砂仁 4.5 g，炙甘草 3 g。阴虚燥热型症见胃脘闷胀或灼痛，口燥咽干，喜少饮，饥不欲食，头晕、肢乏或兼有腰酸膝软，夜尿频多，大便燥干，舌红或兼瘀暗、苔少或薄黄，脉细数或细弦数无力。胃黏膜红白相间，白相多于红相，胃黏膜变薄，血管透见，分泌物减少。治应养胃滋肾、疏气活血、清热育阴。方用沙参麦冬汤加味。药用：北沙参、玉竹、麦冬、生黄芪、枸杞子、牡丹皮、佛手干、白芍各 10 g，白花蛇舌草、蒲公英、生山药各 15 g，木蝴蝶 6 g，甘草 3 g。

总之，笔者的体会：①热在胃炎中，全身表现功能亢进，局部呈充血。治疗时，热兼湿宜用苦寒药，既清热又燥湿；热兼燥则用甘寒药，清热而勿伤阴。②舌苔对胃炎的诊断很重要，只要有黄苔，都可适量加用清热药。③治胃炎热证，必须依证加用其他药，如理气清热、活血清热、补气清热、养阴清热等,会获得更好疗效。④热在胃炎中是普遍存在的证象,但不等于炎症。这种热可兼脾虚、肾虚、气虚、阴虚、气滞、血瘀、湿阻等不同反应,所以治疗不能一概用清热法,仍需依宏观和微观的辨证而论治。⑤中药治疗胃炎的作用除调整、改善全身症状外,对局部炎变也有促进修复的功能。其可能的机制:益气养阴,能改善组织细胞的变性;理气活血,可促进微循环障碍的恢复、调整胃肠的功能;清热祛湿,能减轻充血、渗出和清除病理产物;健脾益肾,既可制渗,又能增强组织细胞的活力和改善其变性。益气养阴、健脾益肾,还有促进胃肠消化、吸收和改善胃肠运动,以及提高免疫功能,强壮体质的作用。

慢性胃病脾胃湿热患者外周血T淋巴细胞亚群的观察

祖国医学中脾与现代免疫学的关系已日益引起广大学者的兴趣和关注。许多研究表明脾与机体的免疫功能有着密切的关系。但目前的研究多局限于对脾虚的免疫功能观察，而脾胃湿热方面则尚缺报道。本文就30例慢性胃病脾胃湿热患者进行T淋巴细胞亚群观察，现报告如下。

一、材料与方法

1. 研究资料来源

(1) 脾胃湿热组：辨证标准参照福建省脾胃学说研究会1991年制订标准。主症：①舌苔黄腻；②胃脘、胸脘或脘腹痞闷；③口苦而黏；④食欲不振。次症：①舌质红或淡红，体胖齿印；②口渴不喜饮或喜热饮；③脉濡缓或濡数；④大便溏。判断：主症①为必备。具备2个主症、1个次症即可诊断为脾胃湿热证。

按以上标准选择经胃镜检查及病理确诊的慢性胃病患者30例，其中男性18例、女性12例。其中慢性浅表性胃炎5例、慢性萎缩性胃炎4例、十二指肠溃疡并胃炎8例、十二指肠溃疡2例、胃癌1例。

(2) 健康对照组：选择经体检合格的正常健康者60例，其中男性33例、女性27例。

2. 检测方法

(1) 试剂：OKT3、OKT1、OKT8单克隆荧光抗体(由卫生部武汉生物制品所提供)淋巴细胞分离液，比重为1.077±0.002(由上海试剂二厂提供)，Hank's液及无Ca^{2+}、Mg^{2+}的Hank's液*自配，其中所用试剂均为分析纯。

(2) 仪器设备：水平式离心机(Lxy-I型)，尼康多功能显微镜。

(3) 检测方法：采用OKT单克隆抗体直接荧光法。取静脉血5 mL，肝素抗凝+肝素浓度为每毫升20～30 U，分离提取淋巴细胞，并用无Ca^{2+}、Mg^{2+}的Hank's液洗涤2次，后将细胞浓度调至5×10^8/mL，取此细胞悬液50 μL加入相应的OKT单克隆荧光抗体50 μL，混匀后置4℃ 30 min，取出洗涤3次，制片，镜检，观察淋巴细胞200个。根据其中荧光的细胞数目，计算荧光阳性细胞的百分率。

二、结果

1. 慢性胃病脾胃湿热患者与健康对照组的T淋巴细胞亚群检测结果

慢性胃病脾胃湿热患者与健康对照组的T淋巴细胞亚群检测结果见表1-8-1。

---

* Hank's液为平衡盐溶液之一。

表 1-8-1　脾胃湿热患者与对照组外周血 T 淋巴细胞亚群对比($\bar{x}\pm s$)

	例数	OKT3	OKT1	OKT8	OKT1/OKT8
正常对照组	60	63.34%±5.94%	44.23%±5.66%	31.16%±5.16%	1.41%±0.19%
脾胃湿热组	30	57.07%±7.46%	37.70%±4.9%	30.00%±5.68%	1.29%±0.28%
t		4.52	5.36	0.97	2.40
P		<0.01	<0.01	>0.05	<0.05

2. 统计学分析

结果表明，脾胃湿热患者与正常对照组相比，OKT3、OKT1 显著减少，OKT8 绝对值无明显变化；和脾胃湿热组比 OKT3 增加，OKT1/OKT8 比值明显降低。

三、讨论

不同的 T 淋巴细胞亚群表面抗原不同，相应功能也不同。OKT3 是 T 细胞抗原受体相关联的一种 T 细胞表面膜抗原，它能识别全部人外周血 T 淋巴细胞。OKT1 即辅助性 T 细胞，有细胞因子活性，能固定补体，对其他免疫细胞起辅助、诱导的作用。如 B 细胞在受到外界抗原刺激后必须有辅助性 T 细胞辅助才能分化成浆细胞，产生抗体。OKT8 即抑制性 T 细胞，它能抑制其他免疫活性细胞包括辅助性 T 细胞的活性。它对机体的免疫反应发挥抑制、约束作用。辅助性 T 细胞和抑制性 T 细胞两者相互诱导、相互制约所形成的 T 细胞网络，对机体免疫应答的调控和维持免疫稳定具有重要作用。一般说来，OKT3 细胞高低代表总的细胞免疫功能的强弱；OKT8 细胞的降低、OKT1 细胞及其与 OKT8 细胞比值的增高均提示细胞免疫功能的增强；而 OKT8 细胞的增高，OKT1 细胞及其与 OKT8 细胞比值的降低，则提示细胞免疫功能的降低。

本实验结果显示，脾胃湿热组 OKT3、OKT1 显著低于正常对照组，OKT1/OKT8 比值明显低于对照组，而 OKT8 与正常对照组无显著差异。即 T 细胞总数及辅助性 T 细胞显著降低，抑制性 T 细胞绝对值不变，导致 OKT1/OKT8 比值明显下降。以上说明脾胃湿热患者主要是由于 OKT3、OKT1 降低导致 T 细胞网络免疫平衡状态失调，引起免疫功能低下。同时本研究发现炎症性胃病为多，占 90%，表明湿热是炎症表现症型之一。

《金匮要略》云“四季脾旺不受邪”，意味着胃肠功能强壮及机体抵抗力强而不会受病邪侵害，因为“脾为后天之本”“脾主运化”，脾胃吸收运化良好则体强(免疫力强)胃壮。湿是中医病邪，分有内湿、外湿，特点是重浊黏滞，亲和力强，易与热相结，脾胃欠旺时能受到外湿干扰，似如 Hp 等损害胃肠而发生炎症性胃肠疾病。本文 30 例中有 27 例是胃炎症性疾病，Hp 感染率占 46.7%，这与危北海教授的一篇研究报告的脾胃湿热型 Hp 阳性率最高的结论一致。《素问・宣明五气论》曰：“脾恶湿”，说明脾胃受邪后影响运化功能，运化失常，内湿产生。笔者从脾胃湿热患者外周血 T 淋巴细胞亚群观察，发现该型患者 T 细胞总数和辅助性 T 细胞下降，OKT1/OKT8 比值下降，出现 T 细胞免疫低下及 T 细胞网络失调现象。笔者认为，脾胃湿热既是病因又是病理，受邪的 30 例中 90%出现炎症性胃病并免疫功能低下及失调。本文资料提示“脾旺不受邪”“脾恶湿”提法有一定的科学性。

健脾理气清热化瘀是治疗慢性胃炎的基本法

慢性胃炎从病理学上分，有慢性浅表性胃炎和慢性萎缩性胃炎两类。前者又有单纯性、糜烂性和出血性之分；后者也有A型（胃体萎缩为主）、B型（胃窦萎缩为主）和AB型（胃体胃窦萎缩程度相似）之别。但临床表现无特异可辨，且浅表性与萎缩性常相间并见。临床研究结果表明，慢性胃炎与中医学的“痞证”很相近，特称之为“胃痞”，呈“虚中夹实”的特点。涉及的中医要素有脾、胃、肾、肝、心、气、血、阴、阳、湿、热、寒等，而以脾、肾、肝、气、血、阴、湿、热为多。浅表性胃炎多呈脾虚、肝郁、气滞、湿热；萎缩性胃炎常现脾肾虚、血瘀、湿热或燥热。所以治疗用健脾理气、清热化瘀为基本法，选李东垣枳实消痞丸为主方；浅表性胃炎合四逆散，萎缩性胃炎合右归饮；然后再依证加减。

通过134例慢性胃炎（浅表性胃炎56例、萎缩性胃炎50例、浅表萎缩性胃炎28例）治疗观察，疗程平均63.46天，结果：显效占41.04%，进步占54.48%，其中浅表性胃炎显效占46.43%，进步占50%；萎缩性胃炎显效占34%，进步占60%；浅表萎缩性胃炎显效占42%，进步占53.57%。初步认为，中医药治疗慢性胃炎对局部具有保护胃黏膜，改善炎变，调整胃的分泌和运动功能；对全身可增强体质和提高免疫功能等作用；对Hp也有杀灭能力。

【病例】李某，女，29岁。患胃病5年多。临床表现胃脘闷胀而痛，纳后尤甚，定位拒重按，嗳气较频，每日20余次，恶心，口淡多涎，晨起口稍苦，不知饥，纳少，仅能进半流质饮食，肠鸣，便溏，小便淡黄，头多梦，气短，头晕，心悸，腰膝酸软；月经延期，量少，质淡稍暗，带下少；精神不振，面唇欠华，中脘有压痛；体温36.8℃，心肺（一），肝右肋下1 cm、质软，脾未触及；舌淡尖稍红、苔薄白腻根稍黄，脉细缓无力，指末稍冷。B超检查示慢性胆囊炎。胃镜诊断示慢性浅表性合并萎缩性胃炎。病理示胃窦中度萎缩性胃炎。证属脾虚及肾，气滞血瘀湿阻蕴热。治宜健脾益肾，理气化瘀，清化湿热。方用加味枳实消痞丸增损治疗：党参、黄芪、白术、枳实、白芍、莪术、延胡索、菟丝子、淫羊藿各10 g，砂仁4.5 g，黄连、炙甘草各3 g，日1剂，分2次口服，3个月症状消失，舌脉正常，复查胃镜的病理报告为浅表性胃炎，胃酸从治疗前（餐后）3.9 mmol/L恢复到10.85 mmol/L；24 h尿胃蛋白酶从256.3 U上升为318 U；24 h尿17-羟皮质类固醇从10.8 μmol恢复到14.33 μmol；血红蛋白从90 g/L上升为105 g/L；体重从36.5 kg增加为39 kg。随访2年，病情稳定。

健脾清化散瘀为主治疗隆起糜烂性胃炎的疗效观察

隆起糜烂性胃炎(raised erosive gastritis, REG)又称为疣状胃炎、痘疹样胃炎等,目前发病率相对较高,可能具有高度癌变倾向,但对隆起糜烂性胃炎的病因及发病机制的认识尚不清楚,因此治疗上亦缺乏统一的方案及疗效判定标准。现代医学的药物治疗主要为抗Hp、制酸、保护胃黏膜治疗,但部分隆起糜烂性胃炎病灶常持续存在,不易消退,对于病情较重的成熟型疣状胃炎,多用激光、高频电凝、氩等离子体凝固术(argon-plasma coagulation, APC)、射频消融、热极、微波等内镜下介入治疗,但缺乏对照与随访,疗程不十分肯定。而近年来中医药治疗通过有效的中医辨证论治取得了较好的临床疗效,笔者以“健脾益气、清热化湿、化瘀散结”立法,采用“健脾清化散瘀饮”口服治疗隆起糜烂性胃炎患者,并与单纯口服兰索拉唑+复方谷氨酰胺颗粒的西医组比较,用以评定健脾清化散瘀饮治疗隆起糜烂性胃炎的临床疗效。现报道如下。

(一) 资料与方法

1. 临床资料

选取福建中医药大学附属第二人民医院2010年1月至2011年12月消化内科门诊确诊为隆起糜烂性胃炎患者80例。中医组40例(男22例,女18例),平均年龄51.34±9.04岁;幽门螺杆菌阳性(快速尿素酶试验)22例;平均病程75.23±76.64年。西医组40例(男27例,女13例),平均年龄51.4±12.24岁;幽门螺杆菌阳性(快速尿素酶试验)23例;平均病程89.29±98.45年。两组性别、年龄、病程比较无显著性意义($P>0.05$),具有可比性。

2. 诊断标准

(1) 胃镜诊断标准:参照2000年井冈山会议《全国慢性胃炎研讨会共识意见》及2006年上海共识会议《中国慢性胃炎共识意见》制定为胃窦和/或胃体黏膜见圆形隆起、中央脐样凹陷、充血,伴有或不伴有糜烂。

(2) 病理诊断标准:参照2006年上海共识会议《中国慢性胃炎共识意见》。计算密度程度时要避开淋巴滤泡及其周围的小淋巴细胞区。

1) 慢性炎症:根据黏膜层慢性炎症细胞的密集程度和浸润深度分级,以前者为主。

正常:单个核细胞每高倍视野不超过5个,如数量略超过正常而内镜下无明显异常,病理可诊断为基本正常。

轻度:慢性炎症细胞较少并局限于黏膜浅层,不超过黏膜层的1/3。

中度:慢性炎症细胞较密集,不超过黏膜层2/3。

重度:慢性炎症细胞密集,占据黏膜全层。

2) 萎缩:萎缩程度以胃固有腺减少各1/3来计算。

轻度:固有腺体数减少不超过原有腺体的1/3。

中度:固有腺体数减少介于原有腺体1/3~2/3之间。

重度:固有腺体数减少超过2/3,仅残留少数腺体,甚至完全消失。

3)肠化

轻度:肠化区占腺体和表面上皮总面积1/3以下。

中度:肠化区占腺体和表面上皮总面积1/3～2/3。

重度:肠化区占腺体和表面上皮总面积2/3以上。

(3)Hp感染诊断标准:参照2007年庐山《第三次全国幽门螺杆菌感染若干问题共识报告》,即胃黏膜组织快速尿素酶试验阳性,可诊断Hp现症感染。

(4)中医证候诊断标准:参照2002年《中药新药临床研究指导原则(试行)》、福建省脾胃学说研究会制定的标准及2003年中国中西医结合学会消化系统疾病专业委员会制定的《慢性胃炎中西医结合诊治方案》。

1)脾虚湿热证

主症:①舌质淡;②胃脘隐痛;③胃部喜按、喜暖;④大便稀溏;⑤乏力;⑥胃脘胀满;⑦苔黄腻;⑧舌质红;⑨胃脘胀痛;⑩口苦;⑪恶心呕吐。

证型确定:具备上述主症①～⑥中的2项加⑦～⑪中的2项或舌苔黄厚或腻。

2)胃络瘀阻证

主症:①胃脘痛有定处,不喜按或拒按;②大便潜血阳性或黑便;③舌质暗红或紫暗,有瘀点。

次症:①胃痛日久不愈;②胃黏膜充血肿胀,伴瘀斑或出血点;③脉弦涩。

证型确定:具备主证2项或主证第1项加次证2项。

3. 纳入标准

①年龄>18岁且<70岁的患者;②符合西医隆起糜烂性胃炎诊断标准者;③符合中医脾虚湿热夹瘀证辨证标准者;④签署进入研究知情同意书者。

4. 排除标准

①18岁以下或70岁以上患者,妊娠或哺乳期妇女;②合并心血管、脑血管、肝肾和造血系统等严重原发性疾病、精神病患者;③伴有胃溃疡或十二指肠溃疡者。

5. 剔除标准

①未按规定用药,无法判断疗效;②资料不全等影响疗效和安全性判定者;③发生严重的不良事件、并发症或特殊生理变化,不宜接受继续治疗(发生不良反应者应记入不良反应统计)。

(二)治疗及观察方法

1. 治疗方法

(1)一般治疗:消除焦虑、紧张等精神因素,戒烟酒,纠正不良生活和饮食习惯。

(2)中医治疗:中医组治以健脾益气、清热化湿、化瘀散结,拟健脾清化散瘀饮(经验方)加减。基本方:党参15 g、茵陈9 g、醋鳖甲18 g(先煎)、茯苓15 g、白术9 g、炙甘草3 g、陈皮9 g、姜半夏9 g、厚朴9 g、黄连3 g、砂仁6 g(后下)、扁豆15 g、莪术9 g、丹参15 g。每剂水煎服,分早晚服用,疗程3个月。

1)随证加减:兼肝郁者加柴胡6 g、香附6 g等;兼虚寒者加干姜3 g、桂枝3 g等;兼气滞者加木香6 g、枳壳9 g等;兼食滞者加麦芽15 g、谷芽15 g、神曲12 g等;兼阴虚者加沙参12 g、麦冬10 g等;兼胃气上逆者加竹茹9 g、旋覆花6 g(包煎)等;兼中气下陷者加升麻9 g、柴胡6 g等。

2)兼症加药:反酸、吞酸、烧心、嘈杂者加海螵蛸30 g、煅瓦楞子15 g;失眠、多梦者加琥珀 3 g、茯神 30 g、龙骨 30 g(先煎)、牡蛎 30 g(先煎);便秘者加大黄 3 g(后下)、火麻仁 15 g;泄泻、便溏者加仙鹤草 15 g、地榆炭 15 g、煨诃子 6 g。

(3) 西医治疗:西医组予以口服兰索拉唑片15 mg,每日 2 次;复方谷氨酰胺颗粒 0.67 g,每日 3 次,疗程 3 个月。

(4) 两组中 Hp 阳性者均予兰索拉唑 15 mg,每日 2 次;胶体果胶铋 0.2 g,每日 2 次;克拉霉素 0.5 g,每日 2 次;呋喃唑酮 0.1 g,每日 2 次,疗程 7 天。

2. 观察指标

(1) 主要临床症状:腹胀、腹痛、反酸等的变化,每个月观察一次并记录,予症候量化表评分,见表 1-8-2。

表 1-8-2 症候量化表

主要症状	量化等级		
	轻(1 分)	中(2 分)	重(3 分)
腹胀	每天偶有胃脘胀满,多在进食后,每日持续<1 h	常有胃脘胀满,或餐后经常发生,日持续 1~2 h	持续胃脘胀满,每次>2~3 h
上腹痛	每天偶胃脘疼痛,1 h 内可自行缓解,轻微可以忍受	经常发生胃脘疼痛,持续 1~2 h,明显,不影响正常生活	疼痛持续,严重,影响正常生活,需服药后以缓解
反酸	每天偶反酸,每日<5 次	常反酸,每日 5~9 次	频繁反酸,每日≥10 次

(2) 胃镜检查:观察黏膜隆起糜烂治疗前后的变化。

(3) 黏膜组织学检查:治疗前于隆起糜烂处钳取胃黏膜组织 3 块;治疗后若隆起未消失者,尽量于原部位隆起糜烂处钳取胃黏膜组织 3 块;若隆起消失者,于胃窦距幽门 2~3 cm 的大弯钳取胃黏膜组织 2 块,以上活检均要求深达黏膜肌层。观察治疗前后黏膜炎症程度、萎缩程度、肠化程度及异型增生程度的变化情况。

(4) 安全性观察:一般体格检查项目,血、尿、大便常规,肝功能[谷草转氨酶(AST)、谷丙转氨酶(ALT)],肾功能[尿素氮(BUN)、血肌酐(Cr)]及心电图,以上项目全部病例均予治疗前后各检测 1 次。

(三) 疗效标准

1. 中医症候及病理疗效判定标准

中医症候及病理疗效判定标准参照 2003 年中国中西医结合学会消化系统疾病专业委员会制定的《慢性胃炎中西医结合诊治方案》。

(1) 治愈:主要症状消失,活检组织病理证实慢性炎症好转达轻度,腺体萎缩、肠化和异型增生恢复正常或消失。

(2) 显效:主要症状消失,活检组织病理证实慢性炎症、腺体萎缩、肠化和异型增生恢复正常或减轻达 2 级度以上。

(3) 有效:主要症状明显减轻,活检组织病理证实慢性炎症减轻 1 个级度以上,腺体萎缩、肠化和异型增生减轻。

(4) 无效:达不到有效标准之病例,或恶化者。

2. 胃镜疗效判定标准

胃镜疗效判定标准分别对胃镜下隆起糜烂的情况加以统计,计算改善等级。

(1) 治愈:胃镜下隆起糜烂较治疗前消失。

(2) 显效:胃镜下隆起糜烂较治疗前减少≥2/3。

(3) 有效:胃镜下隆起糜烂较治疗前减少≥1/3,<2/3。

(4) 无效:胃镜下隆起糜烂较治疗前减少<1/3 或增多。

3. 根除 Hp 疗效判定标准

(1) 成功:疗程结束后 12 周,快速尿素酶试验阴性。

(2) 失败:疗程结束后 12 周,快速尿素酶试验阳性。

(四) 统计方法

结果分析及数据处理,采用 SAS9.13 软件。

(五) 结果

1. 两组患者性别、年龄、病程情况比较

两组患者性别、年龄、病程情况比较见表 1-8-3。

表 1-8-3 两组患者性别、年龄、病程情况比较

组别	性别		年龄/岁	病程/月
	男/例	女/例		
中医组	22	18	51.34±9.04	75.23±76.64
西医组	27	13	51.4±12.24	89.29±98.45

注:两组比较,经 χ^2 检验,性别 $P=0.2512$;经 t 检验,年龄 $P=0.9917$,病程 $P=0.4931$。

2. 两组患者 Hp 感染及根除情况比较

两组患者 Hp 感染及根除情况比较见表 1-8-4。

表 1-8-4 两组患者 Hp 感染及根除情况比较/例

组别	例数	治疗前 Hp 阳性(感染率)	治疗后 Hp 转阴(根除率)
中医组	40	22(55%)	9(40.9%)
西医组	40	23(57.5%)	4(17.4%)

注:两组比较,经 χ^2 检验,治疗前感染率 $P=0.8217$,治疗后根除率 $P=0.0819$。

3. 两组患者症状积分比较

两组患者症状积分比较结果见表 1-8-5。

表 1-8-5 两组治疗前后评分比较($\bar{x}\pm s$)

组别	例数	上腹痛		腹胀		反酸	
		治疗前	治疗后	治疗前	治疗后	治疗前	治疗后
中医组	40	0.85±0.8	0.28±0.45	1.03±0.97	0.30±0.56	0.43±0.68	0.23±0.42

（续表）

组别	例数	上腹痛		腹胀		反酸	
		治疗前	治疗后	治疗前	治疗后	治疗前	治疗后
西医组	40	1.03±0.95	0.45±0.6	0.58±0.68	0.15±0.36	0.33±0.53	0.05±0.22

注：①腹痛疗效方面：经 t 检验，两组治疗前评分 $P=0.375\,3$，治疗后评分 $P=0.143\,5$；经配对 t 检验两组内治疗前后评分，差异均有统计学意义（$P<0.000\,1$）；经协方差分析，组间差异无统计学意义（$P<1.000\,1$）。②腹胀疗效方面：经 t 检验，两组治疗前评分 $P=0.019$，治疗后评分 $P=0.161\,4$；经配对 t 检验两组内治疗前后评分，中医组 $P<0.000\,1$，西医组 $P=0.000\,3$，差异均有统计学意义；经协方差分析，组间差异无统计学意义（$P=0.928\,8$）。③反酸疗效方面：经 t 检验，两组治疗前评分 $P=0.462$，治疗后评分分布 $P=0.023\,8$；经配对 t 检验两组内治疗前后评分，中医组 $P=0.009\,6$，西医组 $P=0.000\,4$，差异均有统计学意义；经协方差分析，组间差异有统计学意义（$P=0.018$）。

4. 两组治疗前后胃镜检查疗效比较

两组治疗前后胃镜检查疗效比较见表 1-8-6。

表 1-8-6　两组治疗前后胃镜检查疗效比较(例)

组别	例数	治愈	显效	有效	无效
中医组*	40	27(67.5%)	6(15%)	0(0)	7(17.5%)
西医组	40	18(45%)	11(27.5%)	1(2.5%)	10(25%)

注：与西医组比较，平均疗效经 Cmh-χ^2 检验，$^*P=0.134\,3$；治愈率经 χ^2 检验，$^*P=0.042\,5$。

5. 两组治疗前后病理检查疗效比较

两组治疗前后病理检查疗效比较见表 1-8-7。

表 1-8-7　两组治疗前后病理检查疗效比较(例)

组别	例数	治愈	显效	有效	无效
中医组*	40	11(27.5%)	13(32.5%)	11(27.5%)	5(12.5%)
西医组	40	4(10%)	16(40%)	9(22.5%)	11(27.5%)

注：与西医组比较，平均疗效经 Cmh-χ^2 检验，$^*P=0.061\,9$；治愈率经 χ^2 检验，$^*P=0.045$。

6. 安全性分析

本研究共完成 80 例，在 45 例患者抗 Hp 治疗期间，有 4 例患者出现不良反应包括恶心（2 例）、头晕（1 例）、腹泻（1 例），均能坚持服完疗程。试验结束后各组患者的血、尿、大便常规，肝肾功能及心电图均未见异常。服用中药期间均未出现不良反应。

7. Hp 根除率（转阴率）与胃镜治愈率的关系

Hp 根除率（转阴率）与胃镜治愈率的关系见表 1-8-8。

表 1-8-8　Hp 根除率(转阴率)与胃镜治愈率的关系

		胃镜治愈		
		是	否	合计
Hp 转阴	是	9	4	13
	否	16	16	32
合计		25	20	45

注：Spearman 相关系数为 0.175 41，$P=0.249\,1$，不能认为两者相关。

（六）分析与讨论

隆起糜烂性胃炎属中医学“胃脘痛”“胃痞”等病证范畴。笔者在前期研究中，对 333 例隆起糜烂性胃炎患者进行中医证候学问卷调查发现，隆起糜烂性胃炎中医临床辨证出现实证、虚证、虚实夹杂证三种。实证以脾胃湿热证多见，占总例数的 12.91%；虚证以脾胃虚弱证为主，占总例数的 18.92%；虚实夹杂证以脾虚湿热证为主，占总例数的 24.32%。各证型组中夹瘀证组占 36.64%。因此，笔者认为，脾虚湿热夹瘀证为隆起糜烂性胃炎的主要证型及基本的病理变化，故隆起糜烂性胃炎的治疗应以“健脾益气、清热化湿、化瘀散结”为主。笔者在临床实践过程中，不断总结并自拟“健脾清化散瘀饮”，以期通过健脾益气、清热化湿、化瘀散结，改善隆起糜烂性胃炎患者临床症状，消除局部隆起及糜烂，改善病理情况等。健脾清化散瘀饮以党参健脾益气，茵陈清热化湿，鳖甲化瘀散结为君药；白术、茯苓、扁豆健脾燥湿，砂仁、厚朴行气燥湿，黄连清热化湿，莪术、丹参活血化瘀共为臣药；陈皮、半夏、甘草清热行气化痰为佐药。诸药合用，共奏健脾益气、清热化湿、活血化瘀之效。另外，隆起糜烂性胃炎病机复杂，证候变化多端，故其治法不可拘于一隅，仍需要随症加减用药。

笔者从临床研究观察：症状方面，中医组、西医组对患者腹痛、腹胀、反酸均有不同程度的改善。但除反酸外，组间疗效比较无显著性差异（$P>0.05$），应考虑健脾清化散瘀饮以健脾益气、清热化湿、化瘀散结为原则，针对隆起糜烂性胃炎的病变特点，加以施治，和西医组予以制酸、保护胃黏膜治疗之法，均能减轻大多数患者的临床症状，改善其生活质量。

而对胃镜下治愈率及病理治愈率比较，中医组优于西医组（$P<0.05$），可见中药重视整体观念、辨证论治、扶正祛邪而达到治疗目的，有效促进隆起糜烂的治愈。

不良反应方面：本研究共完成 80 例，在西药抗 Hp 治疗期间，有 4 例患者出现不良反应包括恶心、头晕、腹泻。服用中药期间均未出现不良反应。目前隆起糜烂性胃炎发病机制不明，给临床诊治带来了困难；另外，因为西药治疗所带来的不良反应，给患者及医生带来了另一种负担，而中药具有毒副作用低的特点。

此外，隆起糜烂性胃炎的病因及发病机制尚不清，有多种学说：①Hp 感染学说；②高酸分泌学说；③免疫学说；④胆汁反流等。其中 Hp 感染学说是公认的最重要的发病机制之一，但笔者通过观察 Hp 根除率与胃镜治愈率的关系，探讨隆起糜烂性胃炎的发病与 Hp 的关系。研究表明：Hp 根除率（转阴率）与胃镜治愈率无明显相关性，具体机制有待进一步探索。

综上所述，笔者采用的“健脾清化散瘀饮”谨守病机，标本兼顾，以健脾益气，清热化湿、化瘀散结之法立方，与制酸、保护胃黏膜为主治疗的西医组相比，中医药及西医组均能有效的改善患者的临床症状，且中医组在胃镜治愈率及病理治愈率方面与西医组相比，具有更显著的优势，且临床使用安全，毒副作用少，具有良好的临床疗效。

白虎汤加减治急性风湿性关节炎

患者蔡某，男，24 岁，2004 年 5 月 20 日门诊。

［初诊］患者 3 日前畏冷发热，咽痛，关节酸痛，今加重。症见发热汗出，口渴，喜冷饮，周身疼痛，两踝关节红肿热痛，小便短赤，大便偏干；咽红，舌红、苔黄腻，脉弦数。体温 39.8℃。白细胞计数 11.5×10^9/L，中性粒细胞百分比 80%，血沉 74 mm/h，抗“O”960 IU/mL。

诊断：急性风湿性关节炎。

辨证：阳明气热夹湿阻络证。

治法：清热佐祛湿舒络。

处方：白虎汤加减（生石膏、忍冬藤各 60 g，薏苡仁、桑枝、卤地菊各 30 g，知母 12 g，防己、牛膝、栀子、威灵仙各 9 g）。4 剂，日 2 剂。

［二诊］翌日，热降痛减，照原方增损继服 5 天，体温正常，关节肿痛基本消失。改用清热通络养阴之剂，调理 4 天，各项检查正常而愈。

［按语］本例湿热痹患于春夏之交，因外感风湿热邪，由表入里，窜络着节，犯入阳明气分。来诊时证呈气热为主兼湿阻，故高热汗出、身痛踝红，舌红苔黄腻等。治当大清气热为主，兼祛湿、疏风、通络。方中石膏、知母、卤地菊、栀子清热泻火，薏苡仁，防己清热利湿，忍冬藤、桑枝、威灵仙疏风通络，牛膝舒筋逐瘀，使之热清、湿除风息、络畅。4 剂后复诊，又 5 剂病除，改用清络养阴善后，再 4 剂而愈。

临证经验

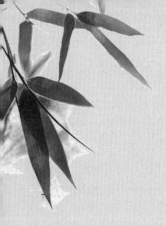

第九章　针、药能救急

呼吸、循环衰竭等危急重病症，针刺、中药有独特的救治作用。杨老在20世纪70年代的流行性乙型脑炎抢救过程中，有2例呼吸衰竭、3例循环衰竭经西药救治无效，而转用针刺配合中药抢救后转危为安，特摘取2例记录如下。

针、药能救急相关医案

一、呼吸衰竭案

患者，邱某，女，12 岁。1971 年 8 月 16 日，住院。

病史：高热、昏迷、抽搐 2 日。诊断为流行性乙型脑炎极重症。证属气营两燔、邪陷心包、肝风作动。经中西医综合治疗，3 日后高热降、抽搐少，仍昏迷，于下半夜体温又升高至 40℃，抽搐又生，且出现呼吸困难。胸部 X 线片示右下肺不张，经气管切开后，积痰得以抽引，但痰多抽频，气管黏膜受损，经鼻饲牛黄抱龙丸后，痰量明显减少，呼吸通畅平稳。而翌日中午突作抽搐，呼吸不规律时断续。诊断为中枢性呼吸衰竭，西药除了给以脱水剂等外，不断加量呼吸兴奋药洛贝林，但未能改善。改用纯中医方法救治。

症候：抽搐，面色苍白，呼吸息微，时作断线，汗出如珠。舌淡而干，脉细而弱。

辨证：肺气欲绝，乃因暑邪迳气陷心动风，使肺津大耗气欲脱之故。

治法：补气养津固脱。

处方：生脉饮加味（西洋参 15 g，生龙骨 15 g，生牡蛎 15 g，麦冬 10 g，五味子 10 g，六神丸 10 粒）。

生脉饮另炖，生龙骨、生牡蛎先煎，共 50 mL，调化六神丸，先鼻饲 15 mL，余分 4 次，每 2 h 再饲 1 次；同时用电针强刺激人中、涌泉、足三里，选连续波。

转归：6 min 后，呼吸增强，头汗见少，面色好转。电针改用断续波，减轻刺激，维持 40 min，呼吸平稳，去电针。

这时再用洛贝林等西药，患者有反应。

二、循环衰竭案

患者，刘某，男，2 岁，浙江省龙泉市人。

症候：发病第 8 天，热退后，脉转微弱，渐至消失，嘴唇及四肢青紫呈花纹状。

处方：给鼻饲生脉散加玉竹、六神丸。

转归：3 h 后脉象转细微，口唇、指甲、四肢青紫转红润，6 h 后脉转有力，循环逐渐恢复正常。

[按语]《温病条辨》有“津气耗伤过甚，气少不足以息，故喘喝欲脱”“汗涌、鼻扇、脉散，皆化源欲绝之征兆也”等记述，为中医治疗流行性乙型脑炎中枢性呼吸衰竭提供理论依据。

方用生脉饮之西洋参大补肺气，麦冬润肺生津，五味子敛肺滋肾，生龙骨、生牡蛎潜阳固脱，配六神丸借其香窜之气，宣发肺气且能强心；加之电针用补法，刺督脉之人中、足少阴肾经的涌泉、足阳明胃经的足三里，因督脉总督一身之阳经，肾为气之根、胃为肺之母，使之肺气复、肺津固而司开阖之能。正由于中药、针刺的使用,使机体改善了对洛贝林等西药的正反应。由此可见,中医疗法在垂危病症的救治中具有独特作用。此外,生脉饮、玉竹、六神丸亦有强心、改善微循环的作用。

第十章　高热审表里

中医学认为“发热”是人体正邪抗争的表现，“高热”则表示正邪均盛、交战激烈的反应，由于邪性及人体体质各有不同，则呈不同的“热证”，当相宜而治。中医称“高热”为“热甚”，有表卫热、半表半里热、里热，气分（肺、胃）-营分（心、血）-血分（肝、肾）等分而治之。

发热的中医认识及治疗

发热指体温超出正常的标准，包括高热、中热和低热，是临床，特别是呼吸系统中常见的症状。对它的治疗，说易也易，说难也难，因与病相关，有的病虽确诊，但不一定都有效；有的治疗有效，但副反应很大，所以发热的治疗仍须认真对待和积极研究。

中医学认为，发热是邪气与正气相抗争的反应，最早记载于《素问》谓之“身热”，此后历代医家均有论述，证治经验非常丰富。总之，因有外感、内伤之分；性有属虚、属实之别。外感发热多由六淫或疫疠等邪气所致；内伤常是饮食、劳倦、七情、诸虫等，使之脏腑、气血、阴阳失调而作。治疗则依证而施。方法多样，现依中医文献和临床经验，做以下分述，供参考。

一、辨别要领

1. 明时令

发病的季节与气候状态。

2. 判病势

缓起或骤发，变化态势。

3. 知发时

发热出现或加重的时间。

4. 识病位

病位在表、在里、在半表半里，以及三焦、气、营、血、脏腑等。

5. 审病因

病因有六淫、疫疠、毒邪、饮食、劳倦、七情、禀赋等。

6. 别病性

病性有风、寒、湿、热，气虚、血虚、阴虚、阳虚等。

7. 析病机

求证之本，分析证形成的机制，求其成证的本质。

二、分类证治

(一) 恶寒发热

恶寒与发热同时出现，是表卫证的特征，多因外邪所致，亦可里热内郁而作。常见有以下诸证。

1. 风寒束表(表寒)

恶寒发热无汗，头身关节或痛，口不苦渴，小便清白，大便正常；舌淡红、苔薄白，脉常浮。

治以辛温解表。方如荆防败毒散等。

2. 风热袭卫(表热)

发热畏寒微汗,口干喜饮,头或痛,咽干,小便淡黄,大便或干;舌尖边红、苔薄白干或少黄苔,脉浮数。治以辛凉解表。方如银翘散等。

3. 湿邪困表(表湿)

恶寒发热无汗,头胀身重而痛,口淡且黏,小便清白,大便或溏;舌淡红或胖兼齿痕,苔白薄腻,脉或浮濡。治以芳化透解。方如藿香正气散等。

4. 湿热郁卫(表湿热)

恶寒少汗,身热不扬,午后为甚,头身重倦,或胸脘闷胀,口苦喜温饮,小便淡黄,大便或溏黏欠畅;舌淡红,苔黄薄腻,脉或濡数。治以芳透清利。方如藿朴夏苓汤合三仁汤加减。

5. 暑湿兼寒

高热恶寒无汗,头身重着,脘闷心烦,口渴喜温饮,小便短黄,大便或溏;舌淡红或红、苔黄腻干,脉数。治以清暑利湿、疏解表寒。方如新加香薷饮合六一散等。

6. 表寒里热

高热恶寒无汗,口渴喜饮,头身疼痛,小便黄,大便或干;舌尖红,苔黄干,脉浮数。治以清里解表。方如银翘白虎汤等。

7. 里热怫郁

发热畏寒汗出,口干渴喜凉饮,心烦或咽痛,小便量少,大便或干;舌尖边红、苔黄干,脉数。治以清里热。方如黄连解毒汤等。

(二) 寒热往来

恶寒与发热交替出现,是半表半里证的特征。

1. 寒郁(热)少阳

寒热往来,或汗出热解,胸胁不舒,口苦不渴,欲呕纳差,小便清白,大便正常;舌淡红、苔薄白或根少苔,脉弦。治以辛泄少阳。方如小柴胡汤加减等。

2. 热阻(痰)少阳

寒热往来,或汗出热解,胸胁不舒。口苦而渴,或呕痰涎,小便黄少,大便正常;舌淡红或尖边红,苔黄腻干,脉常弦数或滑。治以清解少阳。方如蒿芩清胆汤加减等。

3. 膜原浊热

憎寒壮热,起伏不定,汗出不解。口苦黏不渴,胸闷呕恶,头重痛烦躁,小便或淡黄,大便或干;舌红、苔厚浊披黄,脉或弦滑。治以化浊清热护阴。方如达原饮加减等。

(三) 单热不寒

单发热不恶寒,是里热的特征。

1. 气分热

(1) 肺热壅盛:壮热咳嗽,痰黄喘促或汗出,口渴喜凉饮,小便黄少,大便或干;舌淡红或红、苔黄干,脉多滑数。治以清热宣肺。方如麻杏石甘汤加减等。

(2) 胃热炽盛:壮热汗出,口渴引饮,口臭心烦,小便黄少,大便或干;舌淡红或红、苔黄干,脉应滑数或洪大。治以清胃养津。方如白虎汤加减等。

(3) 肠热内结:发热午后甚,或汗出,大便秘,腹胀,口苦渴喜饮,烦躁或谵语,小便短赤;舌淡红或红、苔黄或厚而干,脉应沉数。治以凉下调气。方如大承气汤加减等。

(4) 脾胃湿热:发热午后甚,汗出稍退旋而又盛,口苦渴不喜饮或喜温饮,胸脘不舒,纳呆欲呕,身目或黄或肤见白,小便黄,大便或溏;舌淡红或齿印、苔黄腻,脉或濡数。治以清热祛湿。方如王氏连朴饮加减等。

(5) 大肠湿热:发热口苦腹痛,泄泻色黄或下痢脓血,肛门灼热,或里急后重,小便黄少;舌淡红、苔黄腻,脉应滑数。治以清化凉血。方如黄芩汤加减等。

(6) 膀胱湿热:发热口苦,尿黄或赤、频急或痛,小腹拘急,大便或干;舌淡红或红、苔黄腻干,脉应濡数。治以清热利湿。方如八正散加减等。

2. 气营热

壮热口渴喜饮,心烦不宁,小便黄,大便或干;舌绛、苔黄干,脉数。治以清热凉营。方如玉女煎加减等。

3. 气血热

壮热口渴喜饮,鼻血、齿血或吐血,肌肤红斑,小便黄少,大便或干;舌绛、苔黄干,脉常细数。治以清热凉血。方如化斑汤加减等。

4. 营分热

发热夜甚,口干渴不甚饮,心烦或谵语,皮肤红疹,小便黄,大便或干;舌绛、少苔,脉细数。治以凉营清热。方如清营汤加减等。

5. 血分热

发热或夜甚,口干不渴,鼻血,齿血或吐血,红斑密布,小便短赤,大便或干;舌深绛无苔,脉应细数。治以凉血清热。方如犀角地黄汤加减等。

(四) 低热

低热可出现于午后或夜间,是余邪未尽或正已亏虚的特征。

1. 湿热未尽

午后低热微汗,口少苦黏,脘中微闷,知饥纳少,小便淡黄,大便或溏;舌淡红、苔薄腻少黄,脉应濡。治以清化疏络。方如清络饮加减等。

2. 阴虚内热

午后或夜间低热无汗,手足心热,口干不渴,小便黄少,大便干结;舌红或裂、少苔,脉细数。治以滋阴清热。方如青蒿鳖甲汤加减等。

3. 气虚热郁

午后低热汗出,头晕肢乏,气短懒言,口苦不渴,知饥纳少,小便清白,大便溏软;舌淡、苔薄白少黄,脉细弱。治以补气祛热。方以补中益气汤加减等。

4. 瘀血内热

入夜或午后发热,口干不喜饮,身痛定处或有肿块,小便淡黄,大便或干;舌暗红或青紫或瘀点斑、苔少,脉涩。治以化瘀清热。方如血府逐瘀汤加减等。

此外,阳虚、血虚肝郁之烘热,常是浮越之热,而无体温升高。

三、其他治法

(1) 针剂治疗。

(2) 中成药治疗。

(3) 外治。

(4) 降温冷敷。

四、体会

(1) 中医治疗发热有优势，参时、因人、依证而治，方法多用，有效、价廉、副作用少，西医病未确诊亦可施治。

(2) 依热型、重舌象、参脉诊、护脾胃。

(3) 寒易解、热可清、湿难化。

(4) 注意饮食、防病复。

(5) 寒温可统一，新感、伏邪当深研，主在“透”法的意义及应用。

谈“有表证而无表邪”

寒热并作，是表证的主要特点，这是医所周知的。不同的外邪可以引起各异的表证，也是医所熟悉的。但表证皆因表邪所致，则其不尽然！

1973年春，杨老下放农村时，晚间来一位李姓34岁畏寒壮热的患者，诉起病已2日，自服解热药汗出而寒热未已。今热甚寒增，口渴无汗，咽痛溲赤。查其舌红苔黄，六脉俱数，咽部潮红，两侧扁桃体Ⅱ度肿大，见有脓点。此为乳蛾，虽热毒蕴伏肺胃，但表证仍在。治以辛凉解表法，予银翘散加减。处方：荆芥4.5 g、金银花12 g、连翘10 g、桔梗6 g、薄荷3 g、牛蒡子10 g、竹叶10 g、豆豉10 g、芦根15 g、马勃4.5 g、甘草3 g，嘱日进2剂，每4 h一服。结果诸证依旧，反添心烦。此证治相合，药量亦不轻，不仅无效，且里热更炽，扰及心神？后想起《寒热条辨·表证》之说：“在温病，邪热内攻，凡见表证，皆里证郁结，浮越于外也，虽有表证，实无表邪”“温病以清里为主，里热除，而表证自解矣。”遂改用大剂清热解毒药，直清里热毒浊，方以五味消毒饮为主。处方：金银花15 g、黄芩6 g、鱼腥草20 g、连翘10 g、卤地菊15 g、芦根12 g、射干6 g、马勃4.5 g、甘草3 g，日进2剂，药后反见汗微出，热锐减，寒作罢。照原方稍增损，续服3日而愈。

此后，凡治热淋、肺热、暑热等里热见表证者，杨老均用直清里热之法取效，较先表后里或表里同治之法尤捷。当然，所谓凡表证，皆里热之说，亦有所偏，但它提出了表证有因里热所致的新观点，为前人所未备。由于里热怫郁，浮越于外，而使阳气不能达表的表证；与外邪郁表，卫气被遏的表证，病机截然不同，治法当然有别，故辨证还需审因，当谓之“有表证，无外邪”为妥。然里热与外邪所致的表证，临床究何鉴别？里热怫郁与里热外感，又何审别？杨老的经验全在舌脉辨之。里热表证，必舌红苔黄脉数；外邪表证，则舌淡红或尖边红，苔必白，脉多浮象；里热兼感，则苔常黄白相夹，脉数兼浮。清代喻昌说：“医之为道，非精不能明其理，非博不能至其约。”诚是。

辨证论治暑病高热6例

1981年仲夏，福州地区气候暴热，又遭台风袭击，外感病中高热者颇多，笔者运用暑病理论辨证施治疗效颇佳。现选6例不同证治的病例，介绍如下。

一、寒邪包暑

陈某，男，64岁。高热3日未解。患者在烈日下劳动后，跳入河中沐浴，又遇台风大雨淋袭，当晚即感畏冷发热，头痛无汗、口渴烦躁，前医用香薷饮合柴葛解肌汤加减，未效。延余赴诊时，仍畏冷发热(体温39.8℃)，无汗，口干渴喜饮，心烦不安，头痛，周身关节疼痛，四末梢冷，小便短赤，大便2日未解，舌尖红苔根黄厚而干，脉浮紧数。此为暑热内侵，寒邪外束。宜清暑散寒两解为治。方用大青龙汤合天水散加减。药用：麻黄6 g，桂枝4.5 g，生石膏60 g，羌活6 g，知母8 g，天水散15 g(包煎)。每日2剂，每4 h 1服。服头煎药后，未见汗出，烦躁亦甚，此为邪未得越之故；服第2剂头煎药后，方见遍体汗出。翌日复诊，寒罢热退(体温38.4℃)，心烦已除，周身尚酸楚，口仍干渴，小便淡黄，大便已解，舌尖红苔黄干，脉转浮数。寒邪已解，暑热见减，治更清暑养津为宜。方用白虎汤合天水散加玉竹。药用：生石膏30 g，知母9 g，玉竹9 g，天水散15 g(包煎)。每日1剂，续服2日而愈。

二、暑郁少阳

陈某，男，16岁。高热4日未退。患者游泳后即发畏冷发热、头痛无汗，经用四环素、解热片、吗啉胍和肌内注射庆大霉素等治疗无效。现稍畏冷而发热，午后为甚(体温39.8℃)，入夜稍减(体温38.2℃)，喷嚏少汗，口苦欲呕，渴而不喜多饮，小便短赤，大便偏干，舌淡红苔根黄厚腻，咽、眼结膜均呈红色，脉弦稍数，白细胞总数及分类均正常。此为暑热夹湿，治不中邪，郁于少阳。治以宣解清化。方用香薷饮合蒿芩清胆汤加减。药用：蝉蜕3 g，香薷9 g，青蒿12 g，黄芩9 g，板蓝根15 g，碧玉散10 g(包煎)，半夏8 g，干竹茹15 g，陈皮4.5 g，菊花9 g。日进2剂，每4 h 1次。翌日，诉服药后周身汗出，然热反甚，清早即呈高热(体温39.4℃)，但感周身舒适，精神好转。此为邪热外越之象，守方去香薷，续服1剂，加肌内注射柴胡注射液2 mL，当晚热渐降，至22时，体温37.2℃。第3日诸症悉减，但咽尚红而痛。用蒿芩清胆汤加清热利咽药，续服2日，而愈。

三、热盛气伤

蔡某，男，32岁。发热畏冷5天，经某医院用西药多次发汗治疗，热未减而汗出如洗。检查：白细胞5.7×10^9/L，中性粒细胞百分比62%，淋巴细胞百分比38%，外斐反应(Weil-Felix reaction)阴性。现发热午后为甚(体温39.9℃)，汗出畏风，口渴喜饮，常作呕恶，夜烦难寐，不知饥纳呆，咳嗽痰白而黏，面容消瘦，神疲肢乏，小便短赤，大便5日方解，便质正常，舌尖缘红，苔黄厚干布满全舌，脉濡数，四肢末梢冷。此为暑热内侵、寒邪外束，今犯重表、强汗之误，致卫虚气伤、暑热益盛、内传三焦。拟用益气清解为治。方选王氏清暑益气汤合蒿芩清胆汤加减。药用：太子参15 g，干竹茹10 g，黄连4.5 g，杏仁9 g，半夏6 g，荷叶8 g，石斛9 g，青蒿9 g，碧玉散10 g(包煎)，黄芩6 g，西瓜翠衣30 g，乌梅2枚(去仁)。服2剂。第3日二诊，精神好转，呕吐时有，稍知饥而欲食，腻转薄黄腻，脉细有神，余症如前。此正气见复，邪热见却。守方去石斛、乌梅，改黄连为6 g、黄芩8 g、竹茹12 g，冀重用苦寒，以挫暑势。续服2剂。第5日三诊，精神继续好转，知饥纳增，但仍高热未减，汗出畏风，且口渴益甚，心烦难寐，舌尚红、苔转薄黄干，脉细略数。此正气虽复，但苦寒过甚反伤阴津，而助暑邪鸱张，治宜用益气生津、甘寒清暑。方选竹叶石膏汤加减。药用：皮尾参9 g，黄连4.5 g，半夏8 g，麦冬9 g，生石膏4 g，知母8 g，淡竹叶9 g，甘草3 g，荷叶9 g，西瓜翠衣30 g，生枇杷叶9 g，青蒿9 g。服2剂。第7日四诊，热降(午后体温38.3℃)，渴减汗少，呕吐已平，尚咳嗽痰白黏，夜能安寐，小便尚短赤，大便正常，舌转淡红，苔根黄厚稍干，脉细缓。此为暑热渐清，气津续复，守前方减量续治。药用：皮尾参8 g，生石膏30 g，半夏8 g，竹叶9 g，杏仁9 g，生枇杷叶9 g，麦冬9 g，黄连3 g，地骨皮15 g，知母6 g，甘草3 g。服3剂。第10日五诊：热解(体温36.7℃)，诸症已除，唯咳嗽痰白黏，舌淡红苔薄黄，更用益气养肺汤为治，方选沙参麦冬汤加减，服药3剂而愈。

四、腑实阴虚

谢某，女，77岁。发热起病20多天，服西药后热解后复又热。现发热午后为甚(体温39.1℃)，口干喜饮，胸闷而烦，知饥纳呆，腰酸胁痛，左下腹胀痛，大便5日未解，时转矢气，小便淡红而难禁，舌红少苔，根苔腻浊，脉左细右弦。血液检查见白细胞总数8.5×10^9/L，中性粒细胞百分比79%，淋巴细胞百分比21%；尿液检查见蛋白少许，白细胞阳性，红细胞极少。此为古稀之年，肾液已损，暑热内结，更灼阴津，虽结于下，而扰于上，故仿增液承气法，而用凉膈散加减。药用：生地黄15 g，枳实8 g，连翘15 g，大黄9 g(后下)，薄荷4.5 g，冬瓜仁30 g，淡竹叶9 g。每日1剂，连服2日。服药后，大便得通，日解3次，气味秽臭，热解。复诊时体温37.2℃，口尚干喜饮，纳食见增，舌红少苔，脉细而数，邪尽阴虚未复，用育阴养胃法，选沙参麦冬汤加减。药用：北沙参12 g，玉竹9 g，麦冬9 g，荷叶6 g，生山药12 g，生地黄10 g，谷芽9 g，粳米30 g，甘草3 g。每日1剂，连服3日，以善其后。

五、热蕴湿浮

苏某，女，46岁。发热畏冷已1周，服中西药未解。现高热(体温39.6℃)，微汗稍畏冷，口干苦喜少饮，脘闷呕恶，头重身痛，小便淡黄，大便干结，舌尖红苔黄腻浊满舌，脉弦数。此为暑热内侵，湿邪蒸动，遏阻募原。治宜清热化湿，开达募原，方选达原饮加减。药用：青蒿9 g，黄芩8 g，半夏8 g，川厚朴8 g，槟榔6 g，草果6 g，天水散15 g(包煎)。每日1剂。复诊时发热稍减(体温39.1℃)，余症如前，大便未解。温热内结，治宜通下祛邪。守前方去天水散，加大黄9 g，甘草3 g。服1剂。服药后大便得通，汗出热降(体温38.4℃)，呕恶见平，口尚苦，苔转黄干，脉尚弦数，热减湿化，改用清解少阳法，方选蒿芩清胆汤加减，2剂热除而愈。

六、暑入血室

王某，女，48岁。畏冷发热(体温38.5～39.2℃)，无汗已5天。开始用抗生素、解热剂未减，改请中医诊治，用过桂枝汤合玉屏风散，畏冷虽减但热依然；更方柴葛解肌汤，仍热无汗；又用桂枝汤合玉屏风散加附子、干姜，仍畏冷发热，且声轻哑，月经提早一周而至，量少不畅。来诊时暮热(体温39.2℃)早凉，无汗而退，稍感畏冷，口稍干而不苦渴、喜温饮，咳嗽痰黄而稠，声音稍哑，不知饥不欲食，两腿酸软无力，小便短少(得长则舒)，大便软，舌前干无苔，舌质偏红稍暗，根苔黄稍腻，脉细略数。此为暑热夹寒、误治之变，热入血室寒邪留卫。治宜清暑透营，散寒宣解。方选蒿芩清胆汤加减。药用：香薷4.5 g，蝉蜕3 g，青蒿10 g，黄芩6 g，半夏6 g，陈皮6 g，干竹茹10 g，杏仁9 g，牡丹皮9 g，天水散10 g(包煎)。日服2剂，每4 h 1次。复诊时，微汗出热见降(体温38.3℃)，经血见多，声音已复，咳嗽痰黄易咯，纳食尚差，右肋下不舒，小便见长，大便未解，舌转淡红，苔转薄黄腻，脉细而静。表气已通，内热得减。守前法加用清泄肺热药鱼腥草12 g，日续服2剂。三诊时，热解寒罢(体温37.2℃)，月经量适中，大便已解但不畅，咳嗽痰尚黄，又伤食后脘闷不舒，口干不喜饮，四肢乏力，舌质红，苔薄腻，脉细无力。此为邪解气虚，食复壅热。治宜益气清络，消食健运。方用健脾丸合清络饮增减而愈。

1例暑湿兼寒、伤食、乳蛾、喉痹合病之治

患者，林某，女，61岁。

［初诊］2012年6月28日门诊。

病史：患者因暴晒衣被后口渴饮凉品及食物，后又在空调中着冷，即畏冷、发热、咽痛，服银翘感冒片未效。

症候：畏冷发汗，少汗，头身酸楚而痛，口苦渴喜温饮，涕黏咽痛痰黄，少知饥不欲食，入夜寐差多梦，小便短少而黄，大便正常欠畅；舌淡红暗，苔黄腻干，脉细数。

查体：体温38.6℃；咽红，扁桃体双侧Ⅱ°肿大，见脓点。

辅助检查：白细胞计数15×10^9/L，其中中性粒细胞百分比88%。

诊断：暑湿兼寒、伤食、乳蛾、喉痹合病（暑犯胃热结咽，食滞湿寒束表证）。

治法：解表清热，消食利湿。

处方：荆芥、防风、马勃4.5 g，鱼腥草20 g，六一散、板蓝根、卤地菊、麦芽、谷芽各15 g，山楂、赤芍各12 g，黄芩10 g，桔梗、浙贝母、羌活各6 g。4剂，每日2剂，分4次服；配服双黄连口服液2支，每日4次；新癀片日5片，开水化，漱咽。

［二诊］药后多汗、寒罢、热除，口干少苦，咽痛减，但少咳嗽痰尚黄，脘不舒，少饥纳尚差，寐差（夜4 h）多梦，小便淡黄，大便欠畅；舌淡红稍暗、苔转薄黄腻，脉细缓；咽少红，扁桃体见小，脓点尽。

治法：清热祛痰，开胃安神。

处方：鱼腥草、薏苡仁各15 g，茵陈10 g，黄芩、桔梗各6 g，马勃4.5 g，麦芽、谷芽各15 g，白扁豆、焦山楂各12 g，厚朴6 g，砂仁4.5 g，茯苓、合欢皮各15 g，琥珀4.5 g，赤芍10 g。4剂，每日1剂、分2次服；配新癀片漱咽续用。

［三诊］口伤冷食。咽不痛稍痒，痰少黄，知饥欲食，寐好转（夜5 h）少梦、时心悸，小便黄少畅，大便溏泄，每日1～2次；舌如前、苔薄黄根腻，脉细缓；咽少红、扁桃体无肿大。

辅助检查：白细胞计数正常。

治法：清热祛湿，理脾安神。

处方：黄精、鱼腥草各15 g，白扁豆12 g，黄芩4.5 g，桔梗6 g，六一散10 g，琥珀4.5 g，茯苓15 g，合欢皮15 g，仙鹤草15 g，地榆炭10 g，砂仁4.5 g，赤芍10 g。5剂，每日1剂；配肠胃康胶囊，2粒，每日3次，餐前30 min吞服；新癀片续漱咽。药尽，诸症悉除。

［按语］本例因暑热挟咽兼表寒又伤食扰神，故用鱼腥草、卤地菊、板蓝根、黄芩、六一散清暑热，荆芥、防风、羌活解表寒，桔梗、马勃、浙贝母利咽化痰，山楂、麦芽、谷芽消食积，赤芍凉血络；配用双黄连口服液加重清热之功和新癀片漱咽，系表里双解、整体局部合治之法，故药尽剂表寒除热解、咽蛾治愈，后加理脾安神而获全功。

产后高热伴胎盘残留案

患者,唐某,女,26 岁(体重 62 kg,身高 1.72 m)。

[初诊] 2010 年 11 月 1 日会诊。

主诉:产后高热不退半月余。

病史:患者于 2010 年 10 月 11 日因双胎妊娠(31 周+2 天)、先兆早产住院,行外阴切开,先后引产、助娩 2 女婴,因胎盘滞留并粘连施清宫术未尽,产妇一般情况渐差,经促宫缩、抗感染 8 天后,做第 2 次清宫术,但仍有胎盘残留(7.5 cm×5.7 cm),行甲氨蝶呤胎盘局部注射术后,出现寒战、高热(41.1℃)。心肺听诊(—),宫底脐下一指,无压痛,阴道分泌物呈黄色脓性,血培养检出大肠埃希菌。西医诊断:①脓毒血症;②妊娠 34 周;③胎盘残留部分植入;④宫内重度感染;⑤产后出血;⑥贫血。西医予亚胺培南、阿米卡星抗感染,胸腺肽增强免疫,小剂量血浆、悬红细胞、白蛋白支持营养,阴道冲洗等治疗。但仍高热、病重,遂请中医会诊治疗。

症候:下夜畏冷,继则高热(39~40℃)汗出,口苦,喜温饮,欲呕,少知饥、不欲食,小腹胀痛,小便淡黄量少,大便干结难排。阴道分泌物黄浊,神清体倦,面色欠华,舌淡暗、苔黄腻干,脉沉细弦数无力。

辅助检查:白细胞计数 14.08×10^9/L,粒细胞百分比 80.14%,红细胞百分比 3.19×10^{12}/L,血红蛋白 87 g/L,C 反应蛋白 119 mg/L,血 β-HCG 569.9 mIU/mL;子宫彩超示 8.9 cm×9.3 cm×10 cm;宫内实性肿块(胎盘植入)7.5 cm×5.7 cm。

中医诊断:①产后发热(脓毒血症,宫内重度感染);②胎盘植入(残留)。

辨证:热毒血瘀、营亏气虚、积浊内阻。

治法:养血补气、清瘀解毒、消食和胃。

处方:党参 15 g,当归 10 g,金银花 15 g,败酱草 15 g,薏苡仁 20 g,青蒿 10 g,黄芩 10 g,赤芍 10 g,桃仁 6 g,炒莱菔子 15 g,瓜蒌 30 g,煮半夏 10 g,干竹茹 10 g,厚朴 6 g。3 剂,每日 1.5 剂,水煎分 3 次(4 h)1 服。注意饮食宜忌。

西药给予美罗培南、阿米卡星、胸腺肽、地塞米松等续用。

[二诊] 2010 年 11 月 3 日,药尽剂后,体温降至 38℃,因食补热又高至 39.4℃,且不知饥、便溏,苔厚浊。治法:清热化浊、消食祛瘀。处方:茵陈 10 g,生扁豆 12 g,苍术 6 g,黄芩 6 g,青蒿 10 g,薏苡仁 15 g,草果 4.5 g,槟榔 4.5 g,佩兰 10 g,厚朴 6 g,焦山楂 10 g,益母草 10 g,鸡血藤 10 g,炒地榆 10 g,仙鹤草 15 g。1 剂,分 2 次服。

[三诊] 2010 年 11 月 4 日,症呈午后发热(36.8~38.4℃)畏冷汗出,口干苦不喜饮,尚不知饥、时欲呕,头时痛,寐差,气稍促,小便黄,大便末溏,阴道分泌物尚浊黄;面、胸部现白痦、淡红疹,舌转淡红稍暗、苔根黄腻干稍厚,脉沉细弦少数无力。辅助检查:白细胞计数 9.33×10^9/L,粒细胞百分比 64.8%,红细胞计数 3.6×10^{12}/L,血红蛋白 97 g/L;C 反应蛋白 44.7 mg/L,血 β-HCG 215.28 mIU/mL(2010 年 11 月 1 日检查:白细胞计数 14.08×10^9/L,红细胞计数 3.19×10^{12}/L,血红蛋白 87 g/L)。治法:养血补气、调胃清化。处方:党

参 10 g，鸡血藤 12 g，焦山楂 10 g，麦芽 15 g，谷芽 15 g，神曲 10 g，厚朴 6 g，白蔻 4.5 g，制半夏 10 g，青蒿 10 g，黄芩 6 g，金银花 15 g，败酱草 15 g，薏苡仁 20 g，益母草 12 g，3 剂，分 2 日服，法如首诊。

［四诊］2010 年 11 月 6 日，药后知饥欲食，寐安，疹、瘖消尽，小便淡黄，大便成形，阴道分泌物转黄不浊，但午后尚有低热（37.4～37.6℃），头晕肢乏，时欲呕，口少苦；舌淡红稍暗、苔薄黄少腻，脉细少弦、重按无力。治法：益气养血、清解和胃。处方：党参 12 g，鸡血藤 12 g，柴胡 10 g，黄芩 6 g，姜半夏 10 g，干竹茹 10 g，生扁豆 12 g，枳壳 10 g，冬瓜子 15 g，薏苡仁 20 g，炒莱菔子 12 g，败酱草 15 g，益母草 10 g，鲜金线莲 10 g，3 剂。

［五诊］2010 年 11 月 15 日，热解呕平，知饥欲食，阴道分泌物色淡黄量少，但寐差、口尚苦；苔黄腻，脉细缓。治法：益气养血、清热祛瘀，佐化浊安神。处方：党参 15 g，当归 6 g，鸡血藤 15 g，黄芩 4.5 g，败酱草 15 g，冬瓜仁 15 g，薏苡仁 20 g，生扁豆 12 g，茯苓 15 g，合欢皮 15 g，琥珀 4.5 g，茵陈 10 g，白蔻 4.5 g，厚朴 6 g，3 剂，每日 1 剂，分两次于上午 10 时、夜 8 时服。

2010 年 11 月 19 日～2010 年 12 月 30 日，又共计 8 诊，服药 39 剂，主治胎盘残留，用清热祛湿、化瘀的清化消癥汤（自拟方）为主，时因伤食而加理脾消食或理气祛浊等药。处方：清化消癥汤加减。败酱草 15 g，生薏苡仁 30 g，黄连 3 g，三棱 10 g，莪术 10 g，赤芍 10 g，当归 10，益母草 10 g，桃仁 6 g，甘草 3 g，每日 1 剂，水煎分 2 次，上、下午服。

药尽剂后，残留胎盘化消。复查彩超：子宫复原，胎盘植入消失（原胎盘植入 7.5 cm×5.7 cm），阴道分泌物尽，知饥欲食，寐安，二便、舌苔正常，脉缓，经至。体重 69.5 kg（初诊 62 kg）。

［按语］本案系分娩术后感染性高热和残余胎盘植入子宫。热属湿热郁于“膜原”；植入子宫属“癥”。由于产后出血后，证呈“虚实相兼”，所以治则是“补虚泻实”。

第一阶段：用养血补气（党参、当归）；热呈寒热往来、汗出、苔黄腻，仿蒿芩清胆汤（青蒿、黄芩、半夏、竹茹）合薏苡败酱散（薏苡仁、败酱草）加金银花，以清热祛湿、解毒排脓；赤芍、桃仁化瘀；莱菔子主消食消肿且助瓜蒌化痰、通便。

第二阶段：主治胎盘植入，用清化消癥汤，共服 42 剂而化消。

本案在西医诸法枉效后，经过中医整体调理、辨证论治得以痊愈，这是中医内消法的优势。

第十一章 脾胃湿热之治，宜祛湿、清热、理气、舒络

杨老认为脾胃湿热的形成，由外感湿热邪气和内伤饮食不节引起，与个体素质也有一定的关系。湿热之邪盘踞中焦脾胃、相互交蒸，可以上蒸熏肺、蒙神、扰窍，亦可下注肾、膀胱、前后阴、女子胞，还可旁达肝胆、筋节、肌肉等。因其邪含阴阳两性，故一般起病较慢、传变较缓、症状矛盾、病势缠绵、不易速愈；可偏湿、偏热、寒化、热化；常滞气、能阻络，具有隐匿性、渐进性和反复性的特点。临床表现主要有舌淡红或红或兼齿痕、苔黄腻；胃脘闷胀，食欲不振，小便淡黄或黄，大便或溏。此外，还可有口苦黏，口渴喜温饮，或身热不扬，脉缓细，或弦滑；也可以有水肿、身重、湿疹、脓疱疮等肌肤的表现；关节重着或肿痛等筋骨的表现；头重如裹、耳鸣、咽痛、喉肿、口舌溃疡等扰窍的表现；或但欲寐；神志时清时寐等蒙神的表现；或胸闷、咳嗽、多痰等熏肺的表现；或右胁胀痛、黄疸等蒸肝胆的表现；或腹闷胀、阴部痒、带下黄白、肛门灼热等注下焦的表现。

治疗以祛湿清热为主，佐以理气舒络。杨老创有经验方清化饮，由茵陈、白扁豆、黄连、厚朴、白豆蔻、佩兰、薏苡仁、赤芍等组成。而临证加药，须知祛湿有芳化（藿香、佩兰）、温化（白豆蔻、草果）、渗化（薏苡仁、通草）三法，若成浊（苔厚腻浊），当加草果、槟榔、厚朴；清热用苦寒药（黄连、黄芩）、化热则选甘寒（金银花、蒲公英）或咸寒（石膏、寒水石）。应注意：①祛湿需加理气药，因湿邪易阻滞气机，热偏重用枳实、枳壳等；湿偏重选厚朴、陈皮。②气滞常致络阻血瘀，稍加通络化瘀药，分别选活血的赤芍、丹参、当归；化瘀的三棱、莪术、桃仁等，其中还需注意药的温凉之性。③调中分升降：降气药选半夏、生姜或生枇杷叶、旋覆花、干竹茹等；升气药有升麻、葛根、桔梗、荷叶等。④消食中有消谷类的麦芽、谷芽，消肉类的山楂、莱菔子，其他有神曲、鸡内金等。⑤大便溏泄或夹黏液，可加仙鹤草、地榆炭等。⑥大便不通，须当分热秘、湿闭、气滞或脾虚、阴伤等而加药。⑦夹虚证，当审气损、阴伤、血亏或阳弱用药，注意补勿太过以免留邪。⑧乘侮它脏：如肝郁、扰神等，当加疏肝、安神之品。⑨兼有表卫或半表里证，更需加解表或调和而治。此外，古方的三仁汤、甘露消毒汤、王氏连朴饮、黄芩滑石汤、薏苡竹叶散、达原饮、白虎加苍术汤等亦可选用。更需明白，湿热之邪不能速愈，且多反复，遣方用药须多守。

杨老的经验方清化饮已广泛应用于脾胃湿热证。在临床观察清化饮治疗慢性胃炎74例（浅表性伴萎缩26例、伴糜烂9例、伴肠化9例、伴不典型增生3例、伴胆汁反流2例），对照组36例甘露消毒饮（浅表性伴萎缩4例、伴糜烂3例、伴肠化2例、伴胆汁反流2例），疗程1个月，疗效结果显示治疗组优于对照组（$P<0.05$），对舌苔的改

善，治疗组亦优于对照组（$P<0.01$）。黄腻苔刮取物进行细菌培养及病理检查，结果提示细菌均以干燥奈瑟菌占优势，病理均为鳞状上皮细胞。清化肠饮（清化饮加仙鹤草、地榆炭）合灌肠方（败酱草、白蔹、黄连等）治疗溃疡性结肠炎 33 例，对照组 30 例口服巴柳氮钠及灌肠，疗程 8 周。结果：治疗组完全缓解 11 例、显效 14 例、好转 6 例、无效 2 例，总有效率 94.9%；对照组完全缓解 6 例、显效 7 例、好转 12 例、无效 5 例，总有效率 83.3%（$P<0.05$）。不良反应率：治疗组 0、对照组 33.3%（$P<0.05$）。典型案例如下。

陈某，女，34 岁。

［初诊］2009 年 9 月 15 日。

病史：胃病 6 年，屡治无效，症呈胃脘闷胀，口稍苦，知饥纳少，头晕眼花，四肢易乏，小腹不舒，小便淡黄，大便质正常欠畅、每日 2～3 次；舌淡红暗，苔薄黄根腻干，脉细缓无力。消瘦（体重 41 kg，身高 1.6 m）。X 线钡餐造影示胃下垂（小弯 4 cm*）；胃镜示慢性萎缩性胃炎（病理示窦小，中度萎缩）。

诊断：胃缓、胃痞。

辨证：脾虚气陷、湿热滞瘀证。

治法：健脾升气、清化湿热、理气化瘀。

处方：清化饮加绞股蓝 15 g，莪术 10 g，葛根 10 g，枳壳 10 g，杏仁 6 g，每日 1 剂；胃乐宁每次 1 片，每日 3 次。14 日。

［二诊］药后诸症悉减，纳食好转。因伤辛食，胃脘时痛引脐周，嗳气，口稍苦，夜寐差（4～5 h），咽干痰白黏，小便仍淡黄，舌脉同前。遵上法加和胃安神药，守方加半夏 9 g，茯苓 15 g，琥珀 4.5 g；胃乐宁续用；配新癀片漱咽。14 日。

［三诊］伤食水果，胃脘入夜灼痛、引背，善饥纳少，口不苦，咽不干，无嗳气，寐好，二便如前；苔薄黄根转稍腻，脉仍细缓无力。守方去琥珀、茯苓、半夏，加海螵蛸 10 g。14 日。

［四诊］又伤食。头晕肢乏，胃脘灼热，知饥欲食，口苦嗳气，夜寐 4～5 h，有梦，心悸，小便黄；苔根又黄腻。体重 47 kg。仍用清化饮加绞股蓝 15 g，龙骨 15 g，牡蛎 15 g，茯苓 15 g，枳壳 9 g，莪术 9 g，半夏 9 g，葛根 6 g，琥珀 4.5 g。21 日。

共服 63 剂，诸症、舌苔基本消除。X 线钡餐造影示胃炎；胃镜示慢性萎缩性胃炎（病理示窦小，轻度萎缩）。

* 即胃小弯下垂至髂嵴连线下 4 cm。全书同解释。

"脾胃湿热"的诊治思路和用药经验

"脾胃湿热"是临床常见的脾胃实证。随着地球气候的转暖、生活水平的提高、饮食结构的变化和药物的滥用,本病证已呈上升趋势,不仅东南之地罹患者众,而且西北之域也渐增多。它可出现于各个系统的许多疾病,且与消化系统疾病密切相关。由于其病邪的特殊,所以给临床诊治带来一定难度。现就笔者的肤浅认识及诊治体会,与同道共商榷。

一、脾胃湿热病因病机

(一) 病因

(1) 外因:湿热的邪气、气候、环境和诸虫。

(2) 内因:饮食失节、思虑过度、劳倦好药或脾胃素弱等。

(二) 病机

(1) 病位在脾、胃,因脾主湿属阴脏,胃主燥归阳腑,"湿热之邪,始虽外受,终归脾胃",因"同类相召"(清代章虚谷语)。饮食等内伤或脾胃素弱可使脾胃功能失调而湿热蕴生。

(2) 病理含阴阳两性,可呈湿热并重,或湿偏重,或热偏重。

(3) 常滞气机,久可伤络;因湿为阴邪易滞气;气为血帅,久则络瘀。

(4) 可以从化:因人体阳气旺而偏热重,阴气盛而偏湿重,还可热化、寒化,甚至耗气、伤阳,损阴、亏血。

(5) 能蒸上、旁达或注下:湿热盘踞中焦,可上蒸扰窍、蒙神、熏肺;旁达肝胆、筋节、肌肤;下流膀胱、前后阴、女子胞等。

二、脾胃湿热临床特征

(1) 起病缓慢:病程或潜伏期较长,呈渐进性。

(2) 症状矛盾:如知饥不欲食;口渴不喜饮;发热脉缓;大便溏而不畅,或先干后溏;舌苔腻而黄等阴阳两性同见之症候。

(3) 缠绵反复:常可反复和复发。

三、脾胃湿热辨别标准

详见"脾胃湿热证"的辨别标准的规范。

四、脾胃湿热治疗

（一）治疗思路

（1）实行五结合，统观定从治：五结合即病与证、整体与局部、宏观与微观、功能与组织、机体与环境的结合。病包括主病与并存病。全面了解，审明主次，形成总观，决定从治。

（2）脾胃是重点，勿忘他脏腑：脾胃湿热证病位在脾、胃，当然是治疗的重点。要调理好它们化谷与运化、升清与降浊之能，但勿能忘却脾胃与其他脏腑的关系，首先是肝、胆与肠，次则心、肺，还有肾、膀胱及女子胞。

（3）辨明实与虚，方能立补泻：湿热证当然属实证，应该用泻法，但也有兼见气虚、血弱、阳衰、阴亏等，还有因脾虚失运，导致湿阻热生等，应分清主次缓急，而立先泻、先补，或补泻兼用、补泻兼施。

（4）清化为总则，尚需别偏重：清热祛湿是治疗脾胃湿热证的总则，但临床有湿热并重、湿偏重、热偏重的不同，应细辨而施治。

（5）微观局部变，中医理论识：对微观、局部的病理变化，用中医理论进行认识，然后结合宏观、整体的辨证，确定治法用药。

（6）发扬综合治法，饮食要节制：中医对脾胃湿热证的治疗，除汤药口服、灌肠外，还有针灸、外敷、推拿、按摩等其他方法。应依证、症需要结合采用。此外，饮食、劳作的宜忌，一定要讲明白，可收事半功倍之效。

（二）用药经验

1. 选方

（1）湿热并重：用自拟方清化饮（茵陈、白扁豆、黄连、厚朴、佩兰、白豆蔻、薏苡仁等），或甘露消毒丹、二妙丸加减、黄芩滑石汤；热重于湿：连朴饮、白虎加苍术汤；湿重于热：三仁汤、藿朴夏苓汤、黄连平胃散、达原饮等。

（2）湿热黄疸：茵陈蒿汤、茵陈五苓散。

（3）湿热蒙神：菖蒲郁金汤。

（4）湿热白瘖：薏苡竹叶散。

（5）湿热发热：新加香薷饮、黄连温胆汤、达原饮。

（6）湿热下痢：白头翁汤。

（7）湿热带下：止带方。

2. 用药

（1）祛湿芳、温、渗，清热苦、甘、咸：祛湿有芳化、温化和渗化，湿邪蒸上焦，宜芳香化湿，如藿香、佩兰等；湿邪阻中焦，当温燥化湿，如白蔻仁、草果等；湿邪注下焦，应淡渗化湿，如薏苡仁、通草等。清热有苦寒、甘寒和咸寒之别，苦寒清热燥湿，如黄芩、黄连等，是首选药；若化热见燥伤阴，当用甘寒，如金银花、蒲公英、知母或咸寒石膏、寒水石等。湿热痢、泄，还可清敛，如仙鹤草、地榆炭等。

（2）化湿必理气，当明寒与温：祛湿当加理气，气行湿易化。然理气药性有寒温。湿偏重，当选厚朴、陈皮等燥湿理气；热偏重宜用枳壳、枳实等，清热理气。

(3) 气滞常血瘀，应知“活”或“化”：气为血之帅，气滞可致血瘀，所以理气还须注意配用祛瘀。然祛瘀有活血（如赤芍、当归、丹参）和化瘀（如三棱、莪术、桃仁）之分，且还有凉血（牡丹皮、赤芍、西红花）与温血（当归、莪术、红花）之别，当依证选用。

(4) 调中分升降，伤食懂谷肉：胃宜降，脾宜升，脾胃升降失调，胃气上逆当和之、降之，半夏、生枇杷叶、旋覆花、干竹茹可选；脾气下陷或清气失升，应升之、提之，升麻、葛根、桔梗、荷叶可用。伤谷食加麦芽、谷芽；伤肉食加山楂、莱菔子；其他可选神曲、鸡内金。

(5) 便秘有虚实，宜酌攻、补、调：湿热化热结腑，可用凉下，选大黄、番泻叶、虎杖等；湿浊结腑当温通，选草果、厚朴合大黄等；虚秘重用生白术、苍术等；气秘则调，选木香、杏仁等。

(6) 咽为胃之窍，细察热、瘀、痰：湿热上熏常致咽痛或痒或梗等感觉，当细察咽部：红为热、暗红为瘀、滤泡为痰或痰瘀交阻，可分别加用马勃、木蝴蝶、蟛蜞菊、茜草、赤芍、射干、桔梗等。

(7) 健脾有温平，需补审何虚：健脾药性多温，故能燥湿，所以白扁豆、苍术、白术为常用药；然化燥伤阴，当选山药甘平润胃养脾。兼见虚证，可伍补药，但要注意补而不滞，以免阻湿、燥热，还需气虚加生黄芪、绞股蓝；血虚添鸡血藤；阴虚加玉竹、玄参或白芍合甘草甘酸化阴；阳虚添炮附子等。

(8) 乘侮它脏腑，配用相应法：肝郁气滞，当加疏肝理气，如柴胡、香附、川楝子等；扰心失眠，应合芳化安神，如合欢皮配茯苓等；还夹有肾虚阳浮、湿热内困而阳不煦卫等的出现，当审证加药。

(9) 伴有寒热作，辨清病位、病性：伴有畏冷发热症，要辨清在表、在里或半表半里，以及湿热偏重等。表卫证用藿香正气散等；半表半里的选蒿芩清胆汤或达原饮等；里湿热证，依湿热轻重，选甘露消毒丹等。

五、体会

(1) 脾胃湿热的治疗无论用何方法，都应十分注意它的“运化”功能，中病即止，勿病轻药重，病重药轻，勿妄利、妄消或妄攻。有时宁可再剂或分服，也不用重剂或顿服伤“运”。

(2) 脾胃湿热的形成，是“以湿致热”“以热致湿”或“湿热共致”，历代医家有不同见解。从临床治疗分析，笔者倾向于“以湿致热”，古方的配伍也证实这点，多祛湿少清热。

(3) 本病的治疗难点是“湿”或“浊”，表现舌苔厚浊，用吴又可的达原饮有效，但也有失效，路在何方？仍需再探。还有是“湿热”兼虚，多为气虚，也有阴虚、阳虚和血虚，补虚常影响化湿热，也有补后湿热方解，这必须在选药、配伍、用量、服法、剂型等方面细酌。

(4) 本病证在治疗过程中难速愈、易反复，这是因它具有“阴阳两性”的病理状态所决定，所以用方、选药，需守或换，应认真审定。

(5) 治疗脾胃病，药可直达病所是利，然每日需进饮食，使胃肠不得闲，所以饮食的调理和宜忌十分重要。当然起居、作息、情趣的调摄也不可忽视。

杨春波教授辨治脾胃湿热临证法要

杨春波，男，1934年出生。福建中医药大学附属第二人民医院名誉院长、教授、博士生导师；世医第5代传人；第三届国医大师；第二、四、六批全国老中医药专家学术经验继承工作指导老师；福建省首届名中医。享受国务院特殊津贴。他主要从事消化系统疾病及脾胃湿热证研究；主参编学术著作20部，发表论文116篇；主持科研课题16项；获中国中西医结合学会科学技术奖三等奖、福建省科技进步奖二等奖、福建省医药卫生科技进步奖一等奖多项；世界中医药联合会消化病委员会首届会长、名誉会长，名中医传承工作委员会顾问，中华中医药学会脾胃病分会、中国中西医结合学会消化系统疾病专业委员会顾问；《世界中医药》《中国中西医结合消化杂志》《世界华人消化杂志》等顾问、总顾问。

杨老是脾胃病名家，从事消化系统疾病临床、教学、科研研究多年，对脾胃湿热证有较深入的研究。杨老将湿热理论由外感温病引入内伤脾胃，整理并创建了系统的脾胃湿热理论体系，广泛应用于临床，临证经验丰富，兹将其治疗脾胃湿热中的一些法要机窍，述于此与同道共享。

一、祛湿热应从三焦分利

杨老认为湿热产生于中焦脾胃，在五脏六腑系统中，与湿息息相关的只有脾胃，如《脾胃论》言："脾胃虚，则湿土之气溜于脐下"。《仁斋直指方论·总论·五脏所主论》指出："在天为湿，在地为土，在人为脾，惟脾则主湿"；《脉因证治·肿胀》指出："脾土转输失职，胃虽受谷，不能运化精微，聚而不散，隧道壅塞，清浊相混，湿郁于热，热又生湿"。而湿热之邪虽产生于中焦，但是可以上蒸扰窍而出现目糊、耳鸣诸症，如李东垣之聪明益气汤症；可以上蒸扰神而出现首如裹，头昏蒙，如程国彭的半夏白术天麻汤症；可以上蒸熏肺而出现咳嗽咳痰气喘气促，如吴鞠通的上焦宣痹汤症等；也可以下注大肠引起大便黏腻、排便不爽，如吴鞠通的宣清导浊汤；下注膀胱引起尿频、尿急、尿痛，以及下注外阴引起的股癣、阴癣、女子带下等，如局方之八正散、四妙散之类。另外，湿热也可以旁达四肢引起关节疼痛不利，困阻肌肉，引起全身酸痛不适，如吴鞠通的宣痹汤症；亦可熏蒸肝胆，诱发黄疸，如张仲景的茵陈蒿汤症、魏之琇的甘露消毒丹症。因此，杨老认为治疗湿热应该区别湿热在上焦、中焦、下焦，在其上者，因而越之，上焦如羽，选用清热透湿为主，兼以芳香开窍，如薛生白上焦方之藿香叶、薄荷叶、鲜稻叶、鲜荷叶、枇杷叶、佩兰叶等；在其中者，畅而达之，治中焦如衡，当以清热化湿为主，兼以调平寒热润燥，如半夏、厚朴、草果、槟榔、黄芩、黄连、藿香、佩兰等；而湿热下注下焦，则需引而竭之，下焦如权，以清热利湿为主，兼以通下泻浊，如黄柏、薏苡仁、萹蓄、通草、槟榔、大黄、蚕沙等；除以上所述三焦分治之外，一方之中亦有三焦或两焦共治者，如《温热经纬·薛生白湿热病篇》第9条"脘中微闷，知饥不食，乃湿邪蒙扰上焦"；第10条"汗出，胸痞，口渴舌白，为湿伏中焦"在处方中也是上、中二焦同用的。另外，对于湿热之邪，弥漫三焦者，一方之中又有上、中、下三焦同治，如三仁汤，或一方之中清、化、燥、渗诸法同用者如杨老之经验方清化饮(茵陈、白扁豆、黄连、白豆蔻、薏苡仁、佩兰)。

二、化湿热须佐调气舒络

杨老在总结湿热病的致病特点时认为湿热可以滞气阻络。他认为湿性黏滞重浊,易阻滞人体气机,导致气机升降出入异常,胃气不降则脘闷、嗳气、恶心、呕吐,脾气不升则便溏、纳呆、神倦、肢懒、乏力,因此在清热化湿的方剂中,根据辨证常加枳壳、厚朴、枇杷叶、瓜蒌、荷叶、薄荷叶等调理气机升降的药物;而气血关系密切,湿阻气滞,必然带来血络的郁滞,导致脘痛、舌暗、面部褐斑等,在用药上,杨老常加减应用赤芍、白芷、丹参、三七等药物,尤其赤芍活血通络,化瘀止痛,凉血消肿,其药可直入血络,活血不留瘀、祛邪不伤正。另外,赤芍、白芍本为同体,因炮制而不同,赤芍又兼白芍之柔肝养阴之效,一体同用。正是认识到调气舒络在湿热治疗中的重要作用,因此在临证处方中,除了衡量热重、湿重外,杨老还特别注意配方中气药、血药的搭配及用量,无气之湿为一潭死水,古潭不波,难以撼动,而在行气药基础上加入一点血络药物,瘀散则气畅,郁除则热退,有画龙点睛、锦上添花之妙。

三、除湿热当辨寒化热化

《医宗金鉴·伤寒心法要诀》言:“人感受邪气虽一,因其形藏不同,或从寒化,或从热化,或从虚化,或从实化,故多端不齐也。”对于湿热为病,多从寒热从化,如《温热经纬·薛生白湿热病篇》首条注文中即言:“湿热病属阳明、太阴经者居多,中气实则病在阳明,中气虚则病属太阴。”也就是说患者身体盛壮,阳明火盛,则湿热易从热化,而出现口干、口苦、苔黄、便秘,甚至壮热烦渴,临证中杨老或用黄连苦寒直折,或用石膏、蒲公英甘寒清热,或用大黄釜底抽薪,或用连翘、栀子清解郁热。而对于面白形削之人,太阴本虚,则湿热易从寒化,出现乏力、便溏、形寒、怕冷、口淡不渴等症状,临证中杨老常加白扁豆、炒白术、白豆蔻、益智仁等温中除湿之品,温而不燥,补而不滞,寓泻于补,标本兼治。

四、清湿热尤恐耗气伤津

清热化湿法是治疗脾胃湿热证最常见、最基础的方法,而临证中又因为部位及邪热偏重而有所不同,如湿在上者,常配伍芳香去浊之品,如藿香、佩兰、紫苏叶、草果,而芳香之药本性香燥,易伤阴耗气。湿在中焦者,常伍苦寒燥湿之品,如黄芩、黄连、连翘、栀子、苦参、龙胆草等,苦寒药清热同时,易化燥伤阴;中焦湿热亦有用温中燥湿者,如半夏、干姜等,而温燥之药本身极易损津伤液。而湿热蕴结下焦者,常伍淡渗利湿之品,如茯苓、泽泻、薏苡仁、萹蓄、土茯苓、车前等,然淡渗之药,利水化湿伤阴。因此,杨老在应用化湿药物的同时,时时警惕药物的副作用,预防药源性耗气伤津,在清热化湿药物配伍中,杨老常加白芍、甘草,酸甘化阴,既不助邪,又防伤正;在苦寒燥湿药配伍中,减少杨老处方苦寒药物的剂量,如黄连只用3～4.5 g取其性寒清热,同时配伍甘寒药物,如蒲公英、白花蛇舌草等既达到清热目的,又防苦燥伤阴;对于湿重阻滞,口干苔厚不欲饮者,杨老常用利湿生津之品,如芦根、天花粉等;而对于阴津已伤、津液已耗者,则佐用石斛、玉竹、沙参、麦冬、枸杞子等养阴清补之品,而少用熟地黄、天冬、山茱萸、龟甲、鳖甲等滋腻厚重之药，唯恐助湿敛邪加剧病情。

五、防湿热则宜补气健脾

《素问·评热病论》云“邪之所凑，其气必虚”，对于脾胃湿热的产生，脾胃虚弱是内在病因，如《温热经纬·薛生白湿热病篇》中言“太阴内伤，湿饮停聚，客邪再至，内外相引，故病湿热”。随着人们生活水平的提高，饮食结构发生了极大的改变，膏粱厚味、斛酒饮料、烧烤辛辣，加之西方之热煎油炸、生食冰饮等因素，极大地损伤了脾胃功能，脾虚则湿聚，胃伤则热积，脾胃损伤则湿热内生，故而预防湿热的产生主要在于饮食的节制，即未病先防须从饮食入手。而对于罹患湿热病症的患者，在治疗后期当湿热解除后，善后巩固，愈后防复，则当以扶正健脾为主，脾盛而湿不生。在临证中随着湿热渐清，本虚渐显，用药上杨老常增损黄芪、党参、漂白术等健脾扶正之药物，当有余湿留滞时杨老常喜用绞股蓝替代党参补而不滞；当出现不知饥纳少时，杨老每加麦芽、谷芽、神曲、山楂等开胃消积之药物；而对于出现烘热汗出、腰酸、夜尿频等肾虚症候时，杨老常从肾论治，脾肾同调，加用黄精、山药等清补之品，以扶正善后，巩固疗效。

薛生白《湿热论》鲜药观探骊

鲜药是指在中医药理论指导下未经任何干燥加工处理的新鲜动、植物药，直接用于治疗疾病的“原生药材”，其在临床运用具有悠久的历史。早在新石器时代就有“神农尝百草”的传说，通过品尝鲜草，总结能治疗疾病的中药，最早的文献资料可追溯至《五十二病方》，其中记载运用新鲜草药的叶与根，通过咀嚼成糊用于治疗创伤。经过2 000多年的临证实践与经验总结，历代医家一直喜用鲜药组方治病，尤其是对热证、表证、急证等方面的治疗，疗效显著。现代研究发现，鲜药色味醇厚质润，保持了自身的天然活性，其中活性成分具有量丰、优质、效快的特点，但在制作干药过程中会导致有效成分不同程度的损失。正是因为其具有独特的疗效，古往今来常可见到医家对鲜药的应用与研究。

《湿热论》是清代著名温病学家薛生白的代表作，是治疗湿热病的专著，全书虽仅论35条、6 000余字，列举中药97味，但对于湿热病的论治条分缕析，字字珠玑，踵事增华，对温病理论进行创新性的补充与开拓性的发展。纵观薛生白《湿热论》的方药，可看出其在治疗湿热病时常应用鲜药，所创五叶芦根汤等经方更是多以鲜药组成。对此，本文筛选了薛生白《湿热论》中具有代表性的鲜药，探研其治疗湿热病的鲜药观，深入了解鲜药的性味归经、科属信息、功效应用等方面，归纳出其对鲜药的认识与运用，以期更好地指导临床应用。

一、鲜药的性味归经

《神农本草经·序列》云：“药有酸咸甘苦辛五味，又有寒热温凉四气”，这是对药物四气五味最早的概括。每味鲜药都有四气五味的不同，每味药又有各自的归经，因而也具有不同的治疗作用。在《湿热论》的基础上，以“鲜”“汁”“露”“叶”为检索词进行初步检索，并结合药物的来源与经文内容，共筛选出29味鲜药（由于“金汁”以粪便原浆为原料且需存放一段时间后使用，故予以剔除），包括鲜芦根、西瓜汁、甘蔗汁、银花露、冬瓜仁、生地汁、生何首乌、猪肤、鲜稻根、生甘草、鲜莲子、生谷芽、生黄芪皮、鲜竹叶、生山栀子、猪胆皮、枇杷叶、鲜荷叶、鲜地龙、鲜菖蒲、薄荷叶、紫苏叶、佩兰叶、生姜汁、藿香叶、鲜稻叶、芫荽、大豆黄卷、方诸水*。本文药物性味归经以薛生白《湿热论》原著为主，并参照《中药学》与《中药大辞典》，进行整理。

1. 鲜药的四气五味分析

将29味鲜药进行四气五味分析，结果发现薛生白使用鲜药的性以寒、温为主，味以甘、辛、苦为多。鲜药中最常用的是味甘性寒者，有鲜芦根、西瓜汁、甘蔗汁、银花露、冬瓜仁、方诸水；味辛性温者，有生姜汁、藿香叶、鲜稻叶、芫荽、紫苏叶。性寒可清热养阴，性温能扶阳逐湿。味甘能补、能和、能缓，辛能散、能行，苦能泄、能燥、能坚。甘寒泻热存阴，辛温解表除湿，甘温益气扶中，辛甘发散透湿，苦寒燥湿泻火，辛寒散热生津，辛苦散湿泄热，和合之妙，

---

* 方诸水，又称明水。方诸是一种大蚌的名字。月明之夜，捕得方诸，取其壳中贮水，清明纯洁，即是方诸水。

贵乎相成，见表 2-3-1、表 2-3-2。由此可反映出薛生白运用鲜药治疗湿热病以“清热”“祛湿”为基本原则的特色，同时可以看出其尤善运用甘药，湿热病重点在中焦脾胃，甘味属土，多用甘药可调脾胃，由此可见薛生白重脾胃之匠心，也体现出其“不得犯胃”的学术思想。

表 2-3-1 《湿热论》中所用 29 味鲜药性味分布

性味	鲜药
甘，寒	鲜芦根、西瓜汁、甘蔗汁、银花露、冬瓜仁、方诸水
甘，平	鲜稻根、生甘草、大豆黄卷
甘，温	生谷芽、生黄芪皮
甘，苦寒	鲜生地汁
甘苦涩，微温	生何首乌
甘涩，平	鲜莲子
甘辛淡，寒	鲜竹叶
甘，凉	猪肤
辛，温	生姜汁、藿香叶、鲜稻叶、芫荽、紫苏叶
辛苦，温	鲜菖蒲
辛，凉	薄荷叶
辛，平	佩兰叶
苦，寒	生山栀子、猪胆皮、枇杷叶
苦涩，平	鲜荷叶
咸，寒	鲜地龙

表 2-3-2 《湿热论》中所用鲜药四气、五味统计结果

四气	频数	五味	频数
寒	12	甘	16
温	8	辛	9
平	6	苦	7
凉	2	涩	3
微温	1	淡	1
		咸	1

2. 鲜药的归经分析

将 29 味鲜药进行归经分析，发现归经于肺、胃、脾经者居多。这从侧面说明湿热病主要责之于中焦脾胃，诚如《湿热论》有言：“湿热病属阳明、太阴经者居多”。再有《湿热论》云：“湿热之邪，从表伤者十之一二，由口鼻入者十之八九”，湿热初起多犯肺卫，故多选用肺经药物，可开宣肺气，透邪出表，予湿热之邪以去路，起到“启上闸，开支河”的作用。湿热病总以脾胃为病变中心，脾为太阴己土，胃为阳明戊土，两者位居中央，共同斡旋三焦气机，三焦气机宣畅，使上焦得通，津液得下，胃气因和，因此治疗湿热病当以调理脾胃为要。由此可以看出，薛生白顾护中焦脾胃、斡旋三焦枢机在湿热病治疗中的重要地位，见表 2-3-3、表 2-3-4。

表 2-3-3 《湿热论》中所用 29 味鲜药归经分布

归经	鲜药
肺、胃	鲜芦根、芫荽、甘蔗汁、枇杷叶
肺、脾、胃	生姜汁、藿香叶、佩兰叶
肺、脾	鲜稻叶、生黄芪皮、紫苏叶
肺、肝	薄荷叶
肺、脾、小肠	冬瓜仁
肝、胆、肺、大肠	猪胆皮
肝、脾、膀胱	鲜地龙
肝、肾、心	生何首乌
肝、肾	方诸水
肝、胃	鲜稻根
心、肺、脾、胃	生甘草
心、肺、三焦	生山栀子
心、肺、胃	银花露
心、肝、脾	鲜荷叶
心、肝、肾	生地黄汁
心、脾、肾	鲜莲子
心、胃	鲜菖蒲
心、胃、膀胱	西瓜汁
心、胃、小肠	鲜竹叶
脾、胃	生谷芽
脾、胃、肝	大豆黄卷
肾	猪肤

表 2-3-4 《湿热论》中所用鲜药归经统计结果

归经	频数	归经	频数
肺	16	小肠	2
胃	15	膀胱	2
脾	13	大肠	1
心	10	三焦	1
肝	9	胆	1
肾	5		

二、鲜药的科属信息

根据《中国中药资源》对25味植物类中药(因方诸水、地龙、猪肤、猪胆皮属于动物药物，故予剔除)进行科属分类。结果发现,《湿热论》中鲜药使用主要是以禾本科与唇形科植物中药为主,其中禾本科有生谷芽、鲜稻根、鲜稻叶、鲜芦根、鲜竹叶5种中药,唇形科有薄荷叶、藿香叶、紫苏叶3种中药。禾本科的5味中药结合四气五味、归经分析,性以温为主,味以甘为主,归经以脾、胃经为主,这从另一方面反映出薛生白顾护中焦脾胃的学术思想,见表2-3-5、表2-3-6。

表2-3-5 《湿热论》中所用25味植物类鲜药科属信息

中药名词	科属	中药名词	科属
薄荷叶	唇形科	西瓜白汁	葫芦科
藿香叶	唇形科	生姜汁	姜科
紫苏叶	唇形科	生山栀子	金鸡纳亚科
生黄芪	蝶形花科	佩兰叶	菊科
生甘草	蝶形花科	生何首乌	廖科
大豆黄卷	豆科	枇杷叶	蔷薇科
生谷芽	禾本科	银花露	忍冬科
鲜稻根	禾本科	芫荽	伞形科
鲜稻叶	禾本科	鲜莲子	睡莲科
鲜芦根	禾本科	鲜荷叶	睡莲科
鲜竹叶	禾本科	鲜菖蒲	天南星科
甘蔗汁	禾亚科	生地汁	玄参科
冬瓜仁	葫芦科		

表2-3-6 《湿热论》中所用鲜药科属频数分析

科属	频数	科属	频数
禾本科	5	菊科	1
唇形科	3	廖科	1
蝶形花科	2	蔷薇科	1
葫芦科	2	忍冬科	1
睡莲科	2	伞形科	1
禾亚科	1	豆科	1
姜科	1	天南星科	1
金鸡纳亚科	1	玄参科	1

三、鲜药在《湿热论》中运用

纵观29味鲜药于《湿热论》中的应用，如藿香叶、薄荷叶、佩兰叶、鲜稻叶、鲜荷叶等，气味芳香轻清，质地轻扬，故透热开郁之效良。生地黄汁、甘蔗汁、西瓜汁等，汁液多津，质地柔润，救阴存液之功盛。生姜汁辛香开泄，可驱散湿热余邪。方诸水味甘性寒，可滋阴生津、除烦定心。鲜稻根、芦根质地轻且形状中空，具有清热养阴生津的作用。猪肤、猪胆皮为猪科动物猪的皮肤和胆，猪肤甘凉善于清肺，可降肺气，浮火归根；猪胆皮苦寒，能清胆热余邪，使魂藏于肝，夜能入寐。鲜药可透热除湿而无伤津耗液之嫌，养阴充液而无滋腻碍胃之弊，薛生白临证治疗湿热证主证及变证时，常采用鲜药以收良效。

1. 伤表症

第3条为湿热之邪困于阳明之表，阳明之表即肌肉也，卫气不能达于阳明之表，邪正相争，故见汗出、恶寒、发热；困于肌肉关节，故见身重、关节疼痛。对于此症不可独用解表之法，理应分消，当以鲜荷叶、藿香叶等轻清之品宣透于上，因质轻入上焦透达肺中，发散寒热之邪，佐大豆黄卷清热透表、除湿利气，兼以滑石、茯苓、通草等渗湿于下。

2. 上焦症

第9条为湿热已解，因其余邪蒙蔽清阳，胃气不舒，薛生白用鲜稻叶、藿香叶、薄荷叶、鲜荷叶、枇杷叶等极轻清之品，宣上焦阳气，调畅肺胃气机，宣降有序，使得全身气机得以恢复如常，正所谓“大气一转，其气乃散”，湿热余邪随之透散于外。

第31条为湿热证初起，湿热之浊邪蒙闭上焦，症见口渴、脘闷、懊恼等，此为实证，不可投轻剂，应用生山栀子、豆豉涌泄之剂，引胃脘之阳，开心胸之表。

3. 痉厥症

第4条提及湿热化风为痉，侵入经络脉隧，乘入阳明则口噤，窜入太阴则拘急，理应息风通络，选用鲜药地龙清热定惊、通络搜风。

第5、6、7条论述了湿热之邪化燥生火，充斥表里三焦，邪气由气分陷入营血分，症见壮热烦渴、斑疹、神昏、痉厥等，用药独以清阳明之热，救阳明之液为急要，用大剂量金银花露芳香祛湿，方诸水、鲜生地黄汁泄热救阴，鲜菖蒲开窍醒神。

第35条提及胃津亏损，热邪内扰，出现谵语、昏不识人、两手搐搦等，也属于痉厥之例，宜用鲜生地黄汁、鲜芦根、生何首乌、鲜稻根等甘凉鲜品润下存阴。

4. 呕吐症

第15条论述了湿热证四五日，见口大渴，干呕不止，舌光如镜等症，湿热伤胃之津液，胃气不降而上逆，胆随胃逆，胆火上冲，此为木乘阳明，胃津受劫之故，薛生白选用鲜汁药物如西瓜白汁、鲜生地黄汁、甘蔗汁，磨服郁金、香附、乌药等味，以诸汁滋养胃阴，辛香散胆之气逆，寓香散于滋补之中，香散而不耗津，滋阴而不壅滞，磨服不用煎者，取其气不散之义。

第17条提到湿热证呕吐不止，此为肺胃不和，胃热移肺，以紫苏叶通降顺气，独善其长，如薛生白所言“投之立愈，以肺胃之气，非苏叶不能通也”。

5. 其他病症

第24条提到湿热十余日后，症见下利、尺脉数、口渴、心烦等，此为热邪直侵少阴之阴，肾水不足，阴火充斥，宜仿猪肤汤凉润之法。猪为水畜，其津液在肤，取其肤可滋肾之液，除上浮之虚火，水升火降，上热自除而下利自止。

第32、33条论述了湿热毒邪深入营分，走窜欲泄，导致“热入血室、上下失血或汗血”，药以大剂量金银花露清热解毒、生地黄凉血养阴，配合犀角解毒定惊，运用凉血解毒之剂以救阴而泻邪，邪解而血自止。

四、薛生白鲜药使用特点分析

1. 顾护脾胃，斡旋三焦

湿热病之根本在于脾胃内伤。脾为太阴之脏，湿土同气，中焦脾阳充足则水湿得化，中阳虚损则水湿不化而生内湿，外之湿热再至，内外相合，故病湿热。薛生白对脾胃的重视可从其用药反映出来，从上文统计结果不难看出，用药以归脾、胃经居多，以补脾胃之不足；同时性味以寒温、甘辛苦为主，甘温之药能补中升阳，甘寒之品充液滋阴；辛开、甘和、苦降，辛味升散而宣通肺气，甘味护中而气机调畅，苦味下行而利水渗湿，一宣一和一渗，齐头共进，气机通则三焦畅，湿邪祛则热亦清。

2. 养阴保津，鲜药为先

湿热病为二邪相合，热邪为湿邪所遏，不能外透则热伤阴液，阴伤则内热盛，因此有“热得湿则热愈炽”之说。对此在用药方面，薛氏主要是以鲜药来滋阴生津，此类药物主要是新鲜的汁液或是动物组织，具有质润多汁、力大效捷、药材新鲜、服用方便等优点。临床主要针对胃阴不足、胆火上冲，可用生地黄汁、西瓜汁、甘蔗汁，热炽三焦可用方诸水、金银花露，湿热劫灼肾阴以猪肤滋肾泄热等。同时这些鲜药主要以甘寒药物居多，不但养阴且不滋腻碍胃，还可促进脾胃运化，起到“留一份阴液，便有一份生机”的效果。

3. 用药精专，轻重得宜

薛生白在运用鲜药治疗湿热病时施药巧灵，同时在药物的剂量上轻重得宜。临床上善选用鲜药的叶、皮、汁入药，取其专所长。叶类如薄荷叶、鲜荷叶、佩兰叶等用其质地轻扬、气味轻薄之性，发挥透邪散湿之功。皮类鲜品善于行走浅表，皮入肺经，如生黄芪皮可发表除湿，猪胆皮可润肺清热。汁类如生地黄汁、西瓜汁等质润液多，养阴生津尤佳。药物剂量轻到分不及钱，当湿热伤表或蒙闭上焦时，剂量相对轻，所谓“轻可去实也”；湿热之邪犯入营血，化火生燥时，药物剂量相对较重，达到救阴而泄邪的目的。

4. 药食同源，就地取材

薛生白居于江南水乡，药食同源的鲜药品种繁多，物美价廉，质润多津，可就地取材。方诸水，即“活蚌水”，将活河蚌剖开收集其体内的分泌物，清代赵学敏《本草纲目拾遗》又称之为“蚌泪”，河蚌生于水中，味寒性甘，擅长滋阴生津，止渴除烦。西瓜汁、甘蔗汁可作为果蔬榨汁服用，治疗湿热病热重于湿证，意在用甘润之汁以顾护津液，正所谓热病“存津为第一要务”。此外，还有大豆黄卷、鲜稻根、鲜莲子等，这些鲜品均体现了中药廉、简、便、验之优，尤其治疗温病时，鲜药有着干药无法替代功效，诚如《神农本草经》有言：“生者尤良”。

5. 炮制精妙，别具一格

薛生白在《湿热论》中，介绍了几种鲜药的特殊炮制方法，构思巧妙，独具匠心。金银花不用水煎而用蒸馏而成“银花露”，充分发挥了金银花清灵芳润的特性，透热转气功效尤甚。生地黄汁、西瓜汁等诸汁药磨服木香、香附等诸香药，滋养胃阴又疏通气机，使得养阴而不滋腻。以白术治湿，不用煎而用糯米汤泡，既养阴不碍湿，又燥湿不伤阴；既巧妙，又周致。以生姜汁制酸枣仁，既能宁心安神，又能祛除湿热余邪。由此看出，薛生白用药独具巧思，知其所长，善于通过炮制、煎服方法来避其所短，可谓是“知药善任”。

五、鲜药使用的现实意义

我国应用鲜药的历史悠久，资源比较丰富，结合张昭等的数据，采用传统方法应用的常用中草药中，有22%以上主要以鲜品入药。鲜药在临床上传统使用方法与普通中药饮片不完全相同，鲜药含有大量的自然汁、丰富的天然活性物质成分，故部分鲜药比干药气味更浓，汁液更多，清热祛湿、化浊解毒之力更强，轻解宣疏之效更佳，凉血散血之功更捷，滋养阴液之用更速。鲜药的使用方法主要包括直接煎煮法、汁液内服法、蒸露法、捣烂外敷法等，在临床上多应用于治疗重症、急证、血证、热病及皮肤外科疾病等病证，其疗效在某些方面明显优于中药干品。因此，应该加大对鲜药科研的支持力度，尽快将鲜药研发纳入发展计划，重视鲜药的保存、制取工艺，这既关系到提高临床疗效，保持中医药学术优势，又关系到我国药用资源的可持续发展和实现中医药现代化。

六、小结

笔者通过对薛生白《湿热论》应用鲜药的性味、归经、主治病症等进行综合分析，发现薛生白治疗湿热病时，在运用鲜药上既继承温病学派“存津液”的特点，又具有顾护中焦脾胃、斡旋三焦气机的个人特色。鲜药在中医临床应用历史悠久，历代医家积累了丰富的宝贵经验，随着中药种植、鲜药保存及制取工艺技术的发展，应进一步重视与普及鲜药的运用，为临床治疗手段提供有力的支持。

清化饮治疗慢性胃炎脾胃湿热证疗效观察

证是对机体特定阶段病理变化的概括，是中医治疗的依据。脾胃湿热证是慢性胃炎常见的实证，由于它含有阴阳两性，且黏着、缠绵，所以难以速愈，还常反复。清化饮是杨老治疗脾胃湿热证的经验方，笔者用于治疗慢性胃炎脾胃湿热证，设甘露消毒饮为对照，并重点观察舌苔的变化以进一步观察其疗效。

一、材料和方法

1. 研究对象

110例观察病例均来源于2001年10月至2003年4月就诊福建省第二人民医院脾胃病专科门诊或住院符合慢性胃炎诊断及中医辨证为脾胃湿热证的患者，随机分为治疗组74例和对照组36例。治疗组中，男性37例，女性37例；年龄最小19岁，最大69岁，平均43.88±9.96岁；浅表性胃炎伴萎缩26例、糜烂9例、肠化9例、不典型增生3例、胆汁反流2例；治疗前黄腻苔分级，轻度28例、中度34例、重度12例。对照组中，男性21例，女性15例；年龄最小20岁，最大67岁，平均43.31±12.39岁；浅表性胃炎伴萎缩4例、伴糜烂3例、伴肠化2例、伴胆汁反流2例；治疗前黄腻苔分级，轻度14例、中度17例、重度5例。两组病例行电子胃镜及胃黏膜病理活检均在治疗前1个月内完成。两组年龄比较，$t=0.2408$，$P>0.05$；舌苔比较，$u=0.2049$，$P>0.05$。两组治疗前胃黏膜病理比较，除萎缩外，有显著差异（$u=2.5646$，$P<0.01$）；糜烂、肠化、不典型增生、胆汁反流差异无统计学意义（$P>0.05$）。

2. 诊断标准

（1）中医诊断标准：参照国家药品监督管理局《中药新药临床研究指导原则》中治疗湿热蕴脾证的临床研究指导原则，并结合福建省脾胃学会制订的标准。黄腻苔的诊断参照《中医诊断学》规划教材并按舌苔厚薄及分布情况分级。黄腻苔主要涉及的证型为脾胃湿热证，具体诊断如下。

1）主症：①舌苔黄腻；②脘腹胀闷；③食少纳呆；④口渴少饮；⑤大便溏而不爽。

2）次症：①口苦而黏；②恶心欲呕；③小便淡黄或黄；④肢体困重；⑤身热不扬或汗出不解；⑥舌淡红或红；⑦脉滑数或濡数。

判断：主症3项（舌象必备），或主症2项（舌象必备）加次症2项，即可诊断。

舌苔分级：①正常：薄白苔；②轻度：舌根黄腻；③中度：薄黄腻满舌；④重度：黄腻满舌。

（2）西医诊断标准：参照2002年《全国慢性胃炎研讨会共识意见》。

（3）纳入标准：①符合中医脾胃湿热证辨证标准者；②符合西医慢性胃炎诊断标准者。

（4）排除标准：①合并心血管、脑血管、肝肾和造血系统严重原发性疾病患者或精神病患者；②实验前2周服用过抑酸药物、糖皮质激素、非甾体类抗炎药和抗生素者；③近1周内舌、口、咽局部病变者；④妊娠或哺乳期妇女。

3. 观察方法

治疗组服用清化饮，每次 20 mL，每日 3 次，餐前半小时口服；对照组服用甘露消毒饮，每次 20 mL，每日 3 次，餐前半小时口服。服药期间忌食生冷、油腻、煎炸、辛辣之品及酒、浓茶等。两药均由福建省第二人民医院中药制剂室提供。患者于上午就诊时用消毒棉签刮取舌苔，然后置入消毒试管中送检。舌苔刮取物细菌培养，即将舌苔标本接种血平皿、中国蓝平皿和巧克力平皿，血平皿、中国蓝平皿置一般培养箱，巧克力平皿置 CO_2 培养箱（35℃），培养 24 h 后菌落观察及鉴定。舌苔刮取物病理检查，即将送检标本置室温下自然阴干，入 95%乙醇固定 15～20 min，取出标本于通风处风干，常规 HE 染色、上胶、封片，显微镜下观察。疗程均为 1 个月，疗程期间每周观察记录黄腻苔及临床症状、体征变化情况。

4. 疗效标准

（1）临床痊愈：黄腻苔及临床症状、体征消失。

（2）显效：黄腻满舌苔减为轻度，临床症状、体征明显改善。

（3）有效：黄腻苔减轻 1 级，临床症状、体征均有好转。

（4）无效：黄腻苔未减轻，临床症状、体征均无明显改善，甚至加重。

5. 统计方法

数据用 $\bar{x} \pm s$ 表示，率的比较用 μ 检验，等级资料比较采用 Ridit 分析，两样本均数的比较用 t 检验。

二、结果

1. 治疗组治疗前后舌苔比较

治疗组治疗前后舌苔变化有显著性差异。治疗前后比较结果见表 2-3-7。

表 2-3-7　治疗组治疗前后舌苔比较

	例数	舌苔分级/例			
		正常	轻	中	重
治疗前	74	0	28	34	12
治疗后	74	1	64	8	1

注：数据经统计学处理，$u=5.6194$，$P<0.01$，舌苔前后有显著差异。

2. 对照组治疗前后舌苔比较

对照组治疗前后舌苔变化无差异。治疗前后比较结果见表 2-3-8。

表 2-3-8　对照组治疗前后舌苔比较

	例数	舌苔分级/例			
		正常	轻	中	重
治疗前	36	0	14	17	5
治疗后	36	0	21	13	2

注：数据经统计学处理，$u=1.6573$，$P>0.05$，舌苔前后差异无统计学意义。

3. 治疗组和对照组治疗后舌苔比较

经治疗后治疗组舌苔变化明显优于对照组。结果见表 2-3-9。

表 2-3-9　治疗组和对照组治疗后舌苔比较

组别	例数	舌苔分级/例			
		正常	轻	中	重
治疗组	74	1	64	8	1
对照组	36	0	21	13	2

注：数据经统计学处理，$u=2.6767$，$P<0.01$，舌苔前后有显著差异。

4. 治疗组和对照组疗效比较

经治疗后，治疗组疗效优于对照组，有统计学意义。结果见表 2-3-10。

表 2-3-10　治疗组和对照组疗效比较

组别	例数	疗效/例			
		临床痊愈	显效	有效	无效
治疗组	74	1	24	35	14
对照组	36	0	3	25	8

注：数据经统计学处理，$u=2.01$，$P<0.05$，舌苔前后差异无统计学意义。

5. 舌苔刮取物细菌培养

治疗前 35 例，治疗后复查 15 例，均以干燥奈瑟菌占优势，其次为草绿色链球菌、表皮葡萄球菌、金黄色葡萄球菌。

6. 舌苔刮取物病理检查

舌苔刮取物病理检查 45 例，均为鳞状上皮细胞。

三、讨论

1. 脾胃湿热证与慢性胃炎的关系

脾胃湿热证是慢性胃炎常见的实证，如 399 例慢性胃炎中，属脾胃湿热证 209 例（占 52.38%）。近年来，国内学者多从慢性胃病入手，对脾胃湿热证进行研究。

2. 黄腻苔是脾胃湿热证最重要的体征

中医学认为舌苔是散布在舌体上面的一层苔垢，由脾蒸胃气上潮，凝于舌面所生。清代章虚谷云："脾胃为中土，邪入胃则生苔"，脾胃同居中焦，一脏一腑，胃为水谷之海而主受纳，脾为胃行其津液而主运化。脾气升，升则运化；胃气降，降则受纳。外感湿热邪气或内伤酒食不节，肥甘厚腻，酿成湿热，内蕴脾胃，湿热阻滞，可影响脾胃的正常功能，湿热熏蒸上达致舌苔黄腻。

3. 清化饮治疗慢性胃炎脾胃湿热证具有良好的疗效

清化饮由茵陈、黄连、厚朴、薏苡仁、赤芍等组成。方中茵陈味苦性微寒，以其善能清热利湿为君药；辅以苦寒之黄连清热燥湿；配以辛温之厚朴，化湿理气除满；薏苡仁利水渗湿而健脾；佐以赤芍以清热凉血，散瘀止痛。全方药性平和，药味精，药量轻，寒温并用，共奏清热化湿、理气活血之功能。甘露消毒饮功效利湿化浊，清热解毒，主治湿热并重之证。研究结果显示，清化饮治疗慢性胃炎脾胃湿热证临床疗效显著，与对照组比较具有显著性差异，黄腻苔治疗前后比较及治疗后黄腻苔与对照组比较均有显著性差异。

4. 本研究存在的问题

①临床痊愈率不高，而且治疗组有 1 例，对照组有 7 例舌苔由治疗前中度转为治疗后重度，这反映了湿热之邪致病缠绵难愈、反复发作的特点，也可能因疗程偏短所致。②治疗后未行胃镜复查，无法判断是否随着脾胃湿热证的清除，慢性胃炎的胃黏膜红白相及病理也随之而改善。③目前对清化饮治疗脾胃湿热证的现代机制不甚清楚，有待于今后作进一步的研究。

清化湿热为主治疗湿热型溃疡性结肠炎的临床研究

溃疡性结肠炎发病机制尚未探明，无特异性疗法，复发率较高。且部分患者有癌变倾向。杨老在临床实践中以清化湿热为主法，自拟清化肠饮方口服及灌肠Ⅰ号方灌肠治疗溃疡性结肠炎，取得较好疗效。笔者选取病位在左半结肠、病情属轻-中度的患者，并与巴柳氮钠口服加保留灌肠作对照，评定清化湿热法治疗湿热型溃疡性结肠炎临床疗效，现报告如下。

一、资料与方法

1. 临床资料

63例均来源于福建省第二人民医院门诊及住院患者。参照文献诊断标准确诊。随机分为两组，治疗组33例，其中男17例、女16例；年龄43.06±11.45岁；病程59.61±75.37个月；病情轻度5例、中度28例。对照组30例，其中男13例、女17例；年龄41.2±12.41岁；病程51.33±81.79个月。两组临床资料比较差异无统计学意义（$P>0.05$），具有可比性。

2. 治疗方法

治疗组给予清化肠饮（由茵陈、厚朴、生扁豆等组成，加水浸泡后，用中药自动煎药机煎液取汁，真空包装，每包100 mL，储存于冰箱），每日1剂，每剂100 mL，分早晚2次服用；并予灌肠Ⅰ号方（由败酱草、白蔹、黄连等组成，加水浸泡后，用中药自动煎药机煎液取汁，真空包装，每包100 mL，储存于冰箱）。采用16～18号一次性硅胶导尿管，药液温度接近肠腔温度，一般38～40℃，要求患者左侧卧位，将备好的肛管插入肛门约20 cm，用50 mL注射器吸取药液，缓慢分次注入。100 mL药液完全灌入后抬高臀部10～15 min，再卧床（平卧）休息30 min以上。

对照组予巴柳氮钠（奥瑞欣，赤峰蒙欣药业有限公司），每次1.5 g，每日3次，饭后2 h服用；并予巴柳氮钠片研成粉末加0.9%氯化钠配成0.022 5 g/mL混悬液，每袋100 mL，治法同治疗组。两组均以4周为1个疗程，治疗2个疗程，复查，比较两组疗效。

3. 观察指标

主要临床症状：腹泻、腹痛、黏液脓血便、里急后重及舌象。

实验室检查：大便常规加潜血检查、肠镜及病理检查，治疗前后各做1次。

4. 疗效评定标准

总体疗效及肠镜疗效判定标准参照危北海的《溃疡性结肠炎中西医结合诊治方案（草案）》。临床证候疗效判定标准参照李乾梅的《中医消化病诊疗指南》。组织学分级及判定标准参照江学良的《溃疡性结肠炎》。

5. 统计学处理方法

当计量资料为正态分布时以$\bar{x}\pm s$表示，采用t检验；等级资料用Radit检验。

二、结果

1. 两组治疗后主要症状变化比较

两组治疗后主要症状变化比较结果见表 2-3-11。

表 2-3-11 两组治疗后主要症状变化比较/例

症状	治疗组						对照组					
	例数	完全缓解	显效	好转	无效	有效率	例数	完全缓解	显效	好转	无效	有效率
腹泻	31	17	10	3	1	96.8%	30	16	9	4	1	96.7%
腹痛	29	10	12	5	2	93.1%	28	6	7	10	5	82.1%
黏液脓血便	28	12	12	2	2	92.9%	26	8	4	10	4	84.6%
里急后重	23	8	10	3	2	91.3%	21	4	5	6	6	71.1%
舌苔	33	20	3	9	1	97%	30	9	3	11	7	76.7%

注：与对照组比较，$P<0.05$，差异有统计学意义。

2. 两组治疗后大便常规异常变化比较

治疗组 33 例中治疗后大便异常完全缓解 10 例、显效 12 例、好转 10 例、无效 1 例，总有效率 97%；对照组 30 例中治疗后大便异常完全缓解 6 例、显效 5 例、好转 16 例、无效 3 例，总有效率 90%。两组总有效率比较差异有统计学意义（$P<0.05$）。

3. 两组治疗后肠镜加病理组织学疗效比较

治疗组 33 例中治疗后肠镜及病理组织改善完全缓解 9 例、显效 9 例、好转 11 例、无效 4 例，总有效率 87.9%；对照组 30 例中治疗后大便异常完全缓解 8 例、显效 7 例、好转 10 例、无效 5 例，总有效率 83.3%。两组总有效率比较差异无统计学意义（$P>0.05$）。

4. 两组总体疗效比较

治疗组 33 例中总体疗效完全缓解 11 例、显效 14 例、好转 6 例、无效 2 例，总有效率 94.9%；对照组 30 例中治疗后大便异常完全缓解 6 例、显效 7 例、好转 12 例、无效 5 例，总有效率 83.3%。两组总有效率比较差异有统计学意义（$P<0.05$）。

5. 两组不良反应比较

治疗组 33 例中未出现用药后的不良反应；对照组 30 例中出现上腹部不适 4 例、恶心 3 例、烧心 3 例，不良反应发生率为 33.3%，两组不良反应发生率比较差异有统计学意义（$P<0.01$）。试验结束后两组患者的血尿常规、粪常规、肝肾功能、心电图和胸透检查均未见异常。

三、讨论

溃疡性结肠炎在祖国医籍中虽没有此病名，但其临床表现与泄泻、痢疾等病证相似。因所下之物如涕如脓、黏滑垢腻，排出澼澼有声，故《黄帝内经》称之为“肠澼”。因其病程长久而缠绵，时愈时发，《诸病源候论》称为“久痢”“休息痢”。

传统理论认为六淫邪气皆可致泻，但以湿邪为主。临床中以湿热最为常见，脾主运化，胃主受纳，若长期饮食失调，久病缠绵，常致脾胃虚弱，以致受纳水谷和运化精微等功能障碍，水谷停滞致清浊不分，混杂而下，遂见泄泻。另外，脾胃虚弱，不能运化水湿，以致水湿内停，聚而为饮为痰，蕴而生热。故脾胃内伤，常可兼见湿热而成泄泻。久病必瘀，气虚、气滞、寒凝、热灼等皆可使气血凝滞，壅滞肠腑，进而败腐内溃成疡。而溃疡成后，更加阻滞气血，出现腹部痉挛疼痛、痛处固定不移等症候；此外，湿邪聚而为痰，阻滞经脉气血更加重瘀血，三者之间关系密切，尤当注意。现代医学对溃疡性结肠炎发病主要体现在炎症方面。局部的炎症是各种原因引起的炎性变化，包括组织变性或坏死、血循环障碍和细胞增生。炎症有急性与慢性之分，前者以渗出为主；后者一般以增生为主。从中医的角度来认识炎症，热是炎症反应的一种表现，在局部主要表现为充血；在全身可有发热、口渴、口苦、尿黄、便干、苔黄、脉数等症侯。而对于炎症的局部组织病理变化，可以借用现代科学的技术，进行中医理论认识，使中医的辨证进入微观世界以完善中医对炎症的辨证。急性炎症常显实热，亚急性炎症多实兼虚，慢性炎症常显虚热；实热可夹湿（浆液性渗出）兼痰（纤维素性或化脓性渗出），甚至灼络血溢（出血性渗出）；虚热有气虚（变质）兼湿热（充血、渗血）和阴虚（变质），兼燥热（充血）。而气滞血瘀在实热和虚热中均可见到，即贯穿疾病前后。

笔者以清热化湿为主，兼化痰、理气散瘀，自拟清化肠饮方及灌肠Ⅰ号方来治疗或延缓溃疡性结肠炎的发生发展，以期通过清热祛湿、化痰，减轻充血、渗出和清除病理产物；理气散瘀，促进微循环障碍的恢复。通过调整机体整体与作用局部有机的结合，以达消灭病原、清除炎变、加速恢复、减少后遗症等目的。清化肠饮以茵陈、黄连等清热化湿为君药；生扁豆健脾燥湿等为臣药；诸药合用，共奏清化湿热，理气散瘀之效。灌肠Ⅰ号方以败酱草、白蔹等清热化湿为君。全方寒热并用、升降有序，温而不助热、寒而不伤阳、活而不伤络，共奏清热利湿、理气散瘀、化痰之功效。通过临床治疗观察，该组方药可明显地保护和修复肠黏膜，有效地改善临床症状，从而达到标本兼治，恢复肠道的正常功能。

笔者研究治疗组以清化肠饮方口服配合灌肠Ⅰ号方灌肠治疗溃疡性结肠炎疗效确切。对于腹痛、里急后重、舌苔的改善，大便常规及临床总体疗效等，治疗组明显优于对照组（$P<0.05$）；而腹泻、肠镜及病理改善情况，两组差异无统计学意义。在关于溃疡性结肠炎中医药研究进展的综述过程中，灌肠部分用药频率以清热、敛涩为主，故考虑是否在用药过程中收敛药物的量不够而未能达到最佳的涩肠止泻的效果。例如，在收涩的药物方面增加用量，是否能达到最佳的用药配伍以提高其疗效，有待临床进一步验证。同时该病易反复发作，易受各种内、外因素刺激而诱发，如情志、饮食、气候等，肠黏膜损害仍可再次发生。笔者研究用药的疗程较短，不能进一步说明其远期疗效。故实际临床应用中应连续用药至少3个疗程，并注意跟踪，定期复查肠镜，方能获取更为确切的疗效依据。

清化肠饮对脂多糖诱导的人结肠上皮细胞 NF-κB 激活的影响

炎症性肠病(inflammatory bowel disease, IBD),包含有克罗恩病(Crohn's disease, CD)和溃疡性结肠炎,均为慢性复发性的胃肠道疾病,其病因尚未明,缺乏长期有效的治疗。临床上以减轻其症状为主,近年来中医药对炎症性肠病治疗已引起国内外学者的重视与认可,作为替代性治疗。

细菌脂多糖(lipopolysaccharide,LPS)作为革兰氏阴性细菌外膜的主要成分,被认为是导致炎症性肠病的重要危险因素之一。脂多糖能通过对核转录因子如核转录因子-κB(nuclear factor-kappa B, NF-κB)进行免疫相关信号的转导,进而激活 Toll 样受体 4(toll-like receptor 4,TLR4),并与之进行直接互动,使促炎细胞因子如肿瘤坏死因子-α(tumor necrosis factor-α,TNF-α)、IL-6 和 IL-8 表达;而通过抑制 NF-κB 通路可能是治疗炎症性疾病一种思路。

清化肠饮是杨老治疗溃疡性结肠炎的有效经验方,由仙鹤草、黄连、地榆、赤芍、白豆蔻、厚朴、茵陈等药物组成,具有清热化湿、健脾益气的作用。清化肠饮被应用于临床治疗溃疡性结肠炎,并取得了良好的疗效。本实验以脂多糖刺激人结肠上皮细胞 Caco-2 作为一个体外的炎症模型,以期评价清化肠饮的抗炎作用并探讨其抗炎机制。

一、材料与方法

1. 细胞株

人结肠上皮细胞 Caco-2,购自美国菌种保藏中心。

2. 药物

清化肠饮由干仙鹤草 220 g,黄连 33 g,地榆 100 g,赤芍 110 g,白豆蔻 56 g,厚朴 110 g,茵陈 110 g,佩兰 110 g,薏苡仁 220 g,白扁豆 110 g,茯苓 220 g 组成,药材由福建省第二人民医院中药房提供。用沸水煎煮 3 次,然后合并煎液,煮沸浓缩至 1 000 mL,使其药物浓度为 1.4 mg/mL,分装灭菌。

3. 主要试剂

TNF-α ELISA 试剂盒购自美国 Invitrogen 公司;人 IL-8 ELISA 试剂盒(BD Biosciences Pharmingen)、Dulbecco 改良的 Eagle 培养基(DMEM)、小牛血清(fetal bovine serum, FBS)、青霉素-链霉素、胰蛋白酶-EDTA 均购自美国 Invitrogen 公司;血清型 O55:B5 大肠杆菌的脂多糖购自美国 Sigma-Aldrich 公司;抗体免疫印迹法检测细胞信号转导,购自美国富康公司;所有的其他化学品,除非另有说明,均从美国 Sigma Chemicals 公司购买。

4. 主要仪器

分光光度计(ELX800,购自美国宝特有限公司)。

5. 方法

(1) 细胞培养:将细胞(通道 20~40)接种在含 10%(v/v)热灭活小牛血清、1 000 mg/L

的葡萄糖，50 U/mL 青霉素和 50 mg/L 链霉素的 DMEM 完全培养液内，置于 37℃、5% CO_2 饱和湿度孵育箱内培养。细胞单层贴壁生长，至 85%～90%融合时进行传代培养。Caco-2 细胞通常培植 3 天后达到融合，融合后 18～20 天分化成肠样细胞。将完全分化的细胞用于实验。实验当天，除去培养基，并用 0.5%小牛血清的 DMEM 培养液将细胞洗涤 2 次。

(2) TNF-α、IL-8 检测：采用酶联免疫吸附测定(enzyme linked immunosorbent assay, ELISA)。完全分化的 Caco-2 细胞(融合后 20 天)在 24 孔板中分别用 0 μg/mL、5 μg/mL、10 μg/mL、50 μg/mL 浓度的清化肠饮进行孵育 1 h 后再用脂多糖刺激 24 h。实验设置阴性对照，即对最低浓度 0 μg/mL 和最高浓度 50 μg/mL 的清化肠饮孵育 1 h 后不用脂多糖刺激。实验结束后，离心分离细胞培养介质，待 3 000 r/min，10 min 后，收集上清液。用 TNF-α ELISA 试剂盒和人 IL-8 ELISA 试剂盒，按操作说明分别测定 TNF-α、IL-8 水平。将所有样品进行检测，一式三份，在 450 nm 处读取吸光度。

(3) 评估细胞活力：采用 3-(4,5-二甲基吡啶-2-基)-2,5-二苯基溴化物(MTT)比色法检测完全分化的 Caco-2 细胞(融合后 20 天)在 96 孔板中用(0 μg/mL、5 μg/mL、10 μg/mL、50 μg/mL)浓度的清化肠饮治疗 24 h。即将 MTT 100 μL(0.5 mg/mL)在磷酸盐缓冲剂(PBS)中后加入到各孔中，再将样品置于 37℃条件下培育 4 h。蓝紫色结晶甲瓒(Formazan)可溶解于二甲亚砜(dimethyl sulfoxide, DMSO)100 μL 中。使用分光光度计在 570 nm 处读取吸光度。

(4) 抑制性卡巴蛋白(inhibitory kaba protein, IκB-α)、磷酸化抑制性卡巴蛋白(phoshorylated inhibitory kaba protein, p-IκB-α)、核转录因子 p50(nuclear transcription factors p50, p50)、核转录因子 ReIA(nuclear transcription factors ReIA, ReIA)等蛋白表达：采用 Western blot 分析完全分化的 Caco-2 细胞(融合后 20 天)在 6 孔板中用各浓度的清化肠饮预孵育 1 h 后，再用脂多糖刺激 30 min。在实验结束时，将细胞用冰冷的 PBS 洗涤。然后将细胞用含有蛋白酶和磷酸酶抑制剂混合物(protease and phosphatase inhibitor, PI)的细胞裂解缓冲液裂解。细胞裂解物以 10 000xg 在 4℃下进行离心 10 min 后收集上清液，研究 IκB-α、p-IκB-α 蛋白的表达。要确定 NF-κB 核易位，制备核提取：在裂解前，用低渗缓冲液，培养细胞并允许其在 4℃膨胀。然后将细胞在 300xg 条件下沉降 10 min。除去上清液，并用 2 倍体积的新鲜低渗缓冲液加 PI 混合物取代。细胞在 Dounce 匀浆器(10～15 击)中进行匀浆，并加入蔗糖恢复缓冲。细胞核沉淀在 14 000xg，离心 1 min。除去上清液后，用裂解缓冲液将沉淀再悬浮。总裂解物或核提取物中的蛋白质浓度用 BCA 进行量化。相当量的蛋白质，在 12%SDS-PAGE 中凝胶和电吸。将 PVDF 膜用 5%脱脂牛奶封闭，在 4℃下整夜探测 IκB-α、p-IκB-α、p50、ReIA 和 β-肌动蛋白(1∶1 000)兔抗①，然后用增强化学发光法检测配对的 HRP 偶联碱性磷酸酶标记山羊抗兔②。

(5) 统计学方法：采用 SPSS 11.5 软件包对数据进行分析，计量资料采用 $\bar{x} \pm s$ 表示，采用 Student t 检验和单因素方差分析。$P<0.05$ 为差异有统计学意义。

---

① 兔抗指兔单克隆抗体。

② 抗兔指针对兔 IgG 抗体。

二、结果

1. 不同浓度清化肠饮在脂多糖诱导后对 TNF-α、IL-8 表达水平比较

与阴性对照比较，脂多糖刺激能诱导 Caco-2 细胞 TNF-α 和 IL-8 的释放（$P<0.05$），并呈剂量依赖性（$P<0.05$），见图 2-3-1、图 2-3-2。

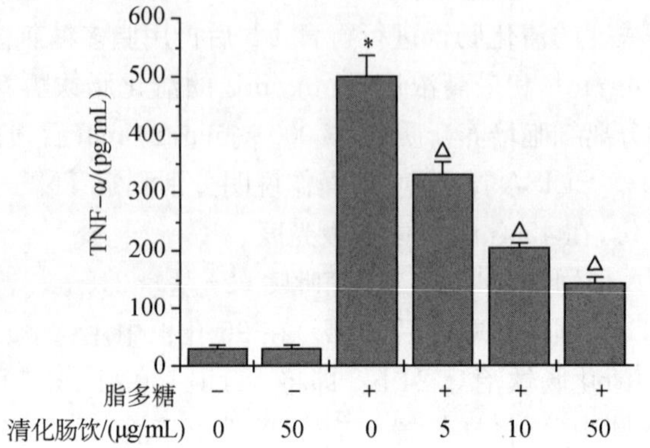

图 2-3-1　不同浓度清化肠饮在脂多糖诱导后 TNF-α 表达水平比较

*与未给予脂多糖刺激清化肠饮 0 μg/mL、50 μg/mL 比较，$P<0.05$；△与清化肠饮 0 μg/mL 比较，$P<0.05$。共三组

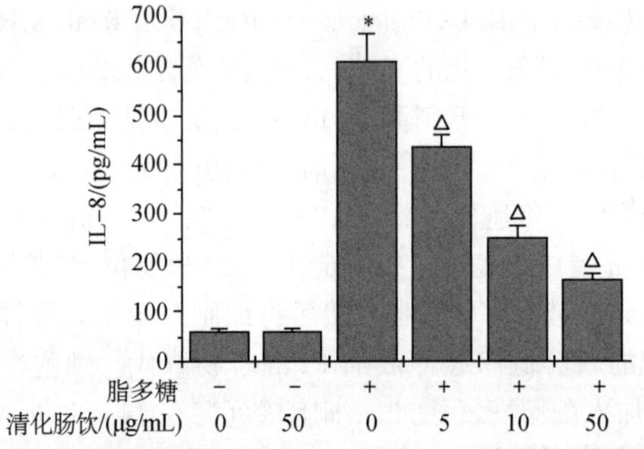

图 2-3-2　不同浓度清化肠饮在脂多糖诱导后 IL-8 表达水平比较

*与未给予脂多糖刺激清化肠饮 0 μg/mL、50 μg/mL 比较，$P<0.05$；△与清化肠饮 0 μg/mL 比较，$P<0.05$。共三组

2. 不同浓度清化肠饮对 Caco-2 细胞存活率的影响

0 μg/mL、5 μg/mL、10 μg/mL、50 μg/mL 不同浓度清化肠饮对 Caco-2 细胞存活率无明显影响，各浓度间比较，差异无统计学意义（$P>0.05$），见图 2-3-3。

3. 清化肠饮对脂多糖诱导的肠上皮细胞 NF-κB 通路相关蛋白的影响

清化肠饮可抑制脂多糖刺激后的 IκB-α 的磷酸化，p-IκB-α 的表达情况随着清化肠饮

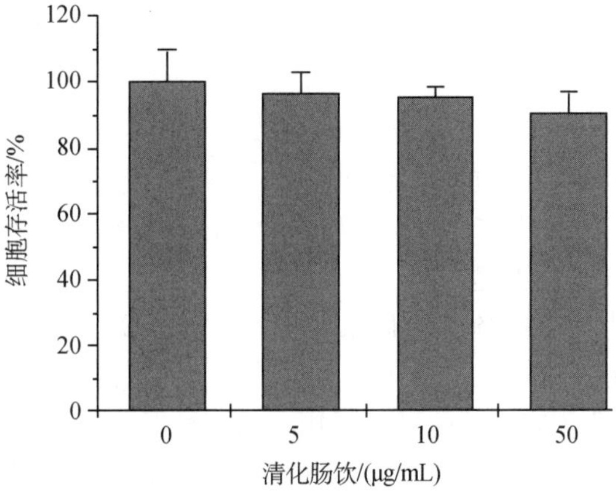

图 2-3-3 不同浓度清化肠饮对 Caco-2 细胞存活率的影响

浓度增加而下降($P<0.05$),IκB-α 则无明显变化($P>0.05$),见图 2-3-4、表 2-3-12。p50、ReIA 的表达水平随着清化肠饮浓度的增加而下降($P<0.05$),而呈剂量依赖性。

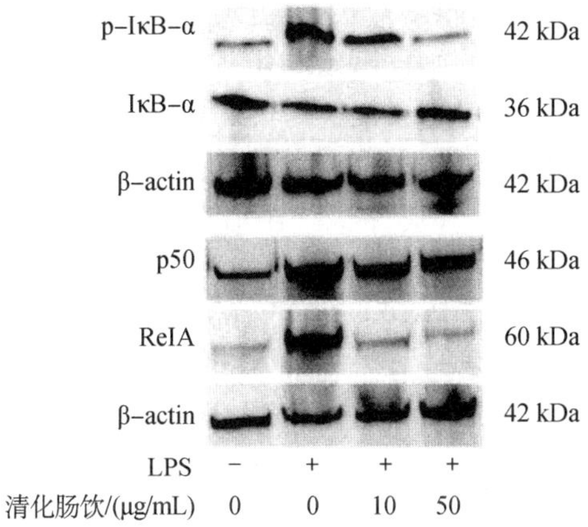

图 2-3-4 清化肠饮对脂多糖诱导的肠上皮细胞 NF-κB 通路相关蛋白的影响

表 2-3-12 清化肠饮对脂多糖诱导的肠上皮细胞 NF-κB 通路相关蛋白的影响($\bar{x}\pm s$)

清化肠饮/(μg/mL)	脂多糖	肠上皮细胞 NF-κB 通路相关蛋白			t	P
		p-IκB-α/IκB-α	p50/β-actin	ReIA/β-actin		
0	−	0.314±0.052	0.868±0.114	0.171±0.043	5.58	0.027
0	+	2.145±0.103**	3.094±0.219**	0.817±0.120**	10.61	0.000
10	+	1.038±0.204△	2.013±0.147△	0.496±0.089△	4.70	0.015
50	+	0.581±0.061▲	1.006±0.532▲	0.212±0.015▲	14.92	0.044

注:** 与未给予脂多糖刺激、清化肠饮 0 μg/mL 比较,$P<0.01$;△与清化肠饮 0 μg/mL 比较,$P<0.05$;▲与清化肠饮 10 μg/mL 比较,$P<0.05$。表中 P 取的是小数点后三位。

三、讨论

炎症性肠病多引起肠道和肠道外症状，易复发，治疗难度大，同时与结肠癌的发病率有一定关系，严重损害患者的生活质量。有研究认为首先由于肠上皮屏障被感染、毒素和药物等因素破坏，导致大量抗原侵袭肠组织，进而诱发遗传易感宿主的黏膜免疫反应；其次这种免疫调节失衡，可能激活其他细胞因子、炎症介质等活性分子的作用，使得炎症过程被逐级放大和延长，最终体现为炎症性肠病的临床表现和病理损伤。溃疡性肠病作为炎症性肠病的主要形式，是慢性肠道炎症反应的结果。由于其确切的病因目前尚未完全了解，因此尚未见长期有效的治疗。近几年来中医药已广泛用于炎症性肠病的治疗。清化肠饮治疗炎症性肠病，已在临床上取得较好疗效，其抗炎活性的具体分子生物学机制尚不明了。

IL-8 和 TNF-α 作为促炎细胞因子，在炎症性肠病的发病机制中发挥着重要的作用。本实验研究通过脂多糖刺激的人结肠上皮细胞 Caco-2 建立体外炎症模型，发现不同浓度清化肠饮呈剂量依赖性地降低 TNF-α 和 IL-8 分泌。Toll 样受体是一类模式识别受体(pattern recognition receptor，PRR)，能特异性地识别病原微生物进化中保守的抗原分子，即病原体相关分子模式(pathogen-associated molecular pattern，PAMP)。炎症反应是受 Toll 样受体(toll-like receptor，TLR)严格调控。不同的 TLR 识别不同的 PAMP，如 TLR4(8-10,26-29)就是脂多糖的一种特定的配体。激活的配体结合后，Toll 样受体通过核转录因子(如 NF-κB)转导免疫相关的信号。NF-κB 参与炎症性肠病肠道免疫调节的生理过程，特别是在炎症反应方面。在未受刺激的细胞中，NF-κB 与一类被称为 IκB(inhibitor of NF-κB)的抑制蛋白结合在一起，被“囚禁”在细胞质中；然而，当细胞受到病理刺激，IκB 在 IκB 激酶(IκK)的作用下发生磷酸化而降解，与 NF-κB 解离，从而迅速由细胞质移位到细胞核，与多种基因的启动子部位 κB 位点结合，促进相应基因转录，进而释放各种致炎因子，从而引起炎症反应。本研究采用 Western blot 分析发现，在 Caco-2 细胞中清化肠饮能够以剂量依赖的方式抑制 IκB-α 的磷酸化和 NF-κB 核移位，p-IκB-α 和 ReIA 的表达水平随着清化肠饮剂量的增加而降低，p50 的表达水平随着清化肠饮剂量的增加而增高，提示清化肠饮能够抑制脂多糖介导的 NF-κB 信号通路的激活。

清化饮对大白鼠慢性浅表性胃炎的试验研究

慢性胃炎(包括浅表性胃炎、萎缩性胃炎和肥厚性慢性胃炎)是临床上消化系统常见病、多发病。研究表明,幽门螺杆菌(Hp)的感染是其发病的主要病因之一。本研究采用给大白鼠应用酒精+去氧胆酸钠+Hp灌胃感染等复合因素综合法,造成慢性浅表性胃炎模型,观察清化饮的防治作用,为该药的临床应用和进一步的新药开发,提供药效学的试验依据。

一、试验材料

1. 动物

大白鼠,雄性,SD品系140只,体重140～150 g,由上海西普泰-必凯实验动物有限公司供应,清洁级,实验动物质量合格(NO. 0024072)。

2. 试验药品

清化饮(煎剂)500 mL/瓶,50瓶,瓶装消毒封口,棕咖啡色混悬液,试验时充分摇匀。每毫升含生药2.48 g(批号:20021225),由福建省第二人民医院提供。

3. 其他

(1) Hp菌株:NCTC11637。

(2) 去氧胆酸钠(sodium deoxycholate, Mw 414.6):粉剂,10 g/瓶,进口分装,中国医药(集团)上海化学试剂公司供应(批号:F200210518)。

(3) 药用95%乙醇:福州道山制药厂供应(批号:20030102)。

(4) 甘露消毒丸:30 g/瓶,福州全象中药制药有限公司生产(批号:20021102)。

二、试验方法

1. 动物造模

动物购进后适应性饲养1周,按体重分组。除正常对照组外,其余6组动物,第1个月每隔5天,第2个月每隔7天,给60%乙醇0.8 mL/100 g体重灌胃,并以0.21%(5 mmol/L)去氧胆酸钠溶液作饮水供动物饮用,第3～6个月以5 mmol/L去氧胆酸钠液和30%乙醇作为饮水,每隔7天交换一次,饮去氧胆酸钠期间,第1天、第5天给60%乙醇2 mL/只灌胃,以加强刺激胃黏膜。第4.5个月起,3～7组加Hp感染。

Hp感染方法:除正常对照组和慢性胃炎组(1～2组)外,其余5组(3～7组)动物禁食12～14 h(过夜),5% $NaHCO_3$ 溶液2 mL/只,灌胃,30 min后给新鲜配制Hp菌液(10^{10}CFU/mL)1.5 mL/只,灌胃,4 h后才给食,每周1次,连续4次。

2. 组和剂量

(1) 正常对照组:12只,不造模,等量常水(1.08 mL/100 g体重),灌胃。

(2) 慢性胃炎组:22只,造模(饮用酒精+去氧胆酸钠)* +等量常水(1.08 mL/100 g体重),灌胃。

(3) 慢性胃炎+Hp感染组:21只,造模+Hp感染+等量常水(1.08 mL/100 g体重),灌胃。

(4) 慢性胃炎+Hp感染+清化饮高剂量组:21只,造模+Hp感染+清化饮(1.08 mL/100 g体重),灌胃,含生药26.8 g/kg,相当于临床剂量20倍。

(5) 慢性胃炎+Hp感染+清化饮中剂量组:21只,造模+Hp感染+清化饮一倍稀释液(1.08 mL/100 g体重),灌胃,含生药13.4 g/kg,相当于临床剂量10倍。

(6) 慢性胃炎+Hp感染+清化饮低剂量组:21只,造模+Hp感染+清化饮再倍稀释液(1.08 mL/100 g体重),灌胃,含生药6.7 g/kg,相当于临床剂量5倍。

(7) 慢性胃炎+Hp感染+阳性对照组:21只,造模+Hp感染+甘露消毒丸36%(1.08 mL/100 g体重),灌胃,含生药3.6 g/kg,相当于临床剂量10倍。

各组均于造模开始时灌胃给药。每日1次,连续6个月。

3. 体征观察

每天观察动物外观,行为活动,舌苔(黄腻),粪便(溏),纳呆嗜卧,食欲,饮水(每天测量饮水量和饲料消耗量)等变化。每周称体重1次,并按体重计算酒精和药量,灌胃给药。

4. 测定指标

实验周期为6个月。于第4次Hp感染8天后,禁食12 h后,断头处死大白鼠,皮肤常规碘酒+酒精消毒,无菌操作取胃。

(1) 尿素酶试验:无菌操作,取胃窦部组织做成匀浆,用Hp快速诊断试剂盒(福建三强生物化工有限公司出品,批号:20020501)测定,呈现黄色为阳性。

(2) 涂片菌检Hp:取胃组织与布氏肉汤研磨,涂片,自然干燥后,用1%碱性复红染色,镜检Hp。

(3) Hp培养:另取研磨胃组织匀浆0.2 mL接种,微需氧(10%CO_2、5%O_2、85%N_2混合气体)37℃,72 h培养,取出再做尿素酶测定和革兰氏染镜检。

5. 病理组织学检查

取胃组织,用10%甲醛溶液固定,石蜡包埋切片,苏木素-伊红染色,检查病理变化。

三、试验结果

1. 一般情况观察结果

各造模组动物给60%乙醇灌胃后出现蹒跚酒醉样步履。造模1周起饮水量明显减少,第2周体重明显减轻,毛松,肌软,嗜卧,偶有溏便,舌苔白。给清化饮3个剂量组动物的一般情况与疾病模型+Hp感染组相似,无明显的差别。实验期间各组均有少数动物死亡,解剖发现肺实变、胃肠胀气等病变。结果见表2-3-13。

---

* 以下造模方法与此相同。

表 2-3-13 清化饮对大白鼠慢性浅表性胃炎动物一般情况的影响

组别	剂量	动物数(只)		体重(g, $\bar{x}\pm s$)	
		开始时	结束时	开始时	结束时
正常对照组	等量常水 10.8 mL	11	10(1)	138±6	534±55$^{\triangle\triangle}$
慢性胃炎组	等量常水 10.8 mL	22	19(3)	138±13	358±64$^{\triangle\triangle}$
慢性胃炎+Hp 感染组	等量常水 10.8 mL	21	15(6)	140±14	322±72
慢性胃炎+Hp 感染+清化饮高剂量组	生药含量 26.8 g/(kg·d)	21	19(2)	141±14	370±66
慢性胃炎+Hp 感染+清化饮中剂量组	生药含量 13.4 g/(kg·d)	21	17(4)	137±12	356±54
慢性胃炎+Hp 感染+清化饮低剂量组	生药含量 6.7 g/(kg·d)	21	17(4)	139±15	375±77
慢性胃炎+Hp 感染+阳性对照组	生药含量 3.6 g/(kg·d)	21	17(4)	138±12	388±75

注:①()系实验期间动物死亡数。②△△与正常对照组比较,$P<0.01$。

2. 胃组织匀浆 Hp 检测

胃组织匀浆 Hp 检测结果见表 2-3-14。

表 2-3-14 清化饮对大白鼠慢性浅表性胃炎+Hp 感染胃组织匀浆 Hp 检测率的影响

组别	剂量	动物数/只	尿素酶阳性/只	涂片阳性/只	胃匀浆培养阳性/只
正常对照组	等量常水 10.8 mL	10	0	0	0
慢性胃炎组	等量常水 10.8 mL	19	2	2	0
慢性胃炎+Hp 感染组	等量常水 10.8 mL	15	12	12	8
慢性胃炎+Hp 感染+清化饮高剂量组	生药含量 26.8 g/(kg·d)	19	6*	4**	1**
慢性胃炎+Hp 感染+清化饮中剂量组	生药含量 13.4 g/(kg·d)	17	7	3**	0**
慢性胃炎+Hp 感染+清化饮低剂量组	生药含量 6.7 g/(kg·d)	17	6*	6*	1**
慢性胃炎+Hp 感染+阳性对照组	生药含量 3.6 g/(kg·d)	17	6*	4**	1**

注:经 χ^2 检验,与慢性胃炎+Hp 感染组比较,* $P<0.05$、** $P<0.01$。

试验结果表明,清化饮 3 个剂量组对慢性胃炎伴 Hp 感染有明显的抗感染作用。

3. 病理组织学检测结果

清化饮对大鼠慢性胃炎药效学试验胃黏膜组织学检查如下。

(1) 制片:沿胃小弯至幽门剪取 3 mm×10 mm 的全层胃壁组织一块,用 10%甲醛溶液固定，石蜡包埋切成 5 μm 厚的组织片，苏木素-伊红染色，封片。

（2）观察：光镜下观察前胃至幽门全层胃壁，对胃黏膜病变做出综合评分。病变判断标准与计分方法如下。

1）炎细胞浸润："＋"表示在胃黏膜表层或底部有少许散在的炎细胞；"＋＋"表示黏膜各层有较多炎细胞。

2）增生："＋"表示腺管结构轻度不规则，排列紊乱或疏密不均；"＋＋"表示腺管结构不规则，大小形态不整，呈分枝状，排列紧密。

3）变性及间质充血水肿："＋"表示散在病变；"＋＋"表示灶性病变。

炎细胞浸润"＋""＋＋"分别记 2、4 分，变性、增生、间质充血水肿分别按"＋""＋＋"记 1、2 分。每只动物病变记分之和为该只动物病变得分。

病变得分数据以$\bar{x}$±s 表示，用 SPSS10.0 进行方差统计分析。结果见表 2-3-15。

表 2-3-15　清化饮对大鼠实验性慢性浅表性胃炎胃部病理变化表

组别	动物数/只	炎细胞/只		变性/只		增生/只		间质水肿充血/只		病变评分($\bar{x}$±s)
		＋	＋＋	＋	＋＋	＋	＋＋	＋	＋＋	
正常对照组	10	7	0	0	0	0	0	9	0	2.3±0.95
慢性胃炎组	19	14	5	0	19	4	0	17	2	5.84±0.95
慢性胃炎＋Hp 感染组	15	6	9	0	15	6	0	11	2	6.6±1.3
慢性胃炎＋Hp 感染＋阳性对照组	16	11	5	3	13	4	0	15	0	5.59±1.12
慢性胃炎＋Hp 感染＋清化饮低剂量组	16	10	6	0	16	5	0	14	1	6.06±1.18*
慢性胃炎＋Hp 感染＋清化饮中剂量组	17	12	5	5	12	4	0	15	0	5.41±1.18**
慢性胃炎＋Hp 感染＋清化饮高剂量组	19	15	4	9	10	3	0	11	1	4.79±1.36

注：与慢性胃炎＋Hp 感染组比较，* $P<0.05$、** $P<0.01$。慢性胃炎＋Hp 感染组与慢性胃炎组比较，虽然在统计上无显著差异（$P>0.05$），但在观察组切片中发现慢性胃炎＋Hp 感染组中的部分大鼠炎症明显比慢性胃炎组重（淋巴细胞数量增多，病变范围更加广泛）。

观察结果显示，除正常组外，其余各组胃黏膜均见不同程度淋巴细胞浸润，间质水肿充血，上皮细胞变性坏死。胃炎病模型组和慢性胃炎＋Hp 感染组的胃黏膜炎症表现明显，而清化饮高剂量和中剂量组与慢性胃炎＋Hp 感染组比较，病变明显减轻。

四、讨论和小结

当前，对慢性胃炎的治疗尚缺乏较为理想的药物，研制疗效好，复发率低，不良反应少的新的中药，仍是防治该病的主要方向之一。本研究采用复合因素诱发大白鼠慢性活动性浅表性胃炎，观察了清化饮对慢性胃炎的防治作用。本研究造动物模型时，采用低浓度(5 mmol/L，而文献报道都用 20 mmol/L)去氧胆酸钠＋酒精长期服用(6 个月)损伤胃黏膜的防御功能，再反复多次(次/周×4 次)连续大剂量 Hp 活菌(10^{10}CFU 1.5 mL/只)空腹灌胃感染造模，经细菌学和病理组织学检测证明，此病理模型的大白鼠胃黏膜既有 Hp 感染，又有典型的慢性活动性浅表性胃炎的病理变化，是一种适用于防治慢性浅表性胃炎药物药效试验的动物模型。试验结果证明，清化饮 26.8 g/(kg · d)和 13.4 g/(kg · d)(指生药含量)，分别相当于临床用量的 20 倍和 10 倍剂量，具有明显的抗 Hp 感染和减轻大白鼠慢性活动性浅表性胃炎病理变化的防治作用。该药由黄连、苍术、茵陈等清热化湿的中药组成的复方，已在医院内长期应用，证明对慢性浅表性胃炎(脾胃湿热型)具有疗效好、副反应小的优点。本研究的试验结果进一步为该药的临床应用和新药开发提供了药效学试验依据。

杨春波辨治湿热秘验案举隅

慢性便秘是消化系统的一种常见病，以排便频次减少、排便时间延长、粪质干硬或粪质不结但排出困难，甚需手法辅助通便为特征的疾病。《便秘中医诊疗专家共识意见(2017)》将便秘分为热积秘、寒积秘、气滞秘、气虚秘、血虚秘、阴虚秘、阳虚秘，虽提及“湿秘”，但并未将“湿秘”作为单独证型列出，亦无对其辨治的详细论述，对“湿热秘”的论述更是鲜见。我国福建、广东等东南沿海地区，气候炎热多雨，加之现代饮食习性改变，临床上“湿热秘”并不鲜见，湿与热胶着，致使湿热疾患缠绵难愈。

杨春波系全国第三届国医大师、福建省名中医，对湿热证的辨治有独到见解。杨老认为内外湿热之邪能壅塞脾胃，继而下注肠腑，大肠气机受阻，进而出现大便黏腻、排便不畅等症状。现结合验案1则介绍杨老辨治湿热秘的经验，以飨读者。

一、病案举例

患者，男，22岁。

[初诊] 2020年2月28日。

主诉：反复排便困难3年余。

病史：数年前即出现排便不畅，时症状尚为轻浅，未予重视及就诊。3年前症状逐渐加重，大便数日一行，排便费力，逐渐影响日常生活，间断自服酵素辅助通便，服药后可日行5～6次，排便后伴胃脘不适，疲乏明显。后寻求中药治疗，前医多治以清泻胃肠实热之法，效果不显，徒增胃脘不适。

症候：粪便难以排出，排便费时费力，每次排便约30 min，四五日一行，粪质初硬后软，色黄、质黏、味臭，胃脘胀闷不适，嗳气，纳差，欠知饥，口干渴，神疲乏力，四肢困重，情绪焦躁，夜眠尚可，小便短赤。

查体：舌暗红，苔黄腻干，脉弦滑数。

诊断：湿热秘。

辨证：脾虚湿热，兼气滞、络瘀、阴伤。

治法：益气清化，佐运脾、理气、散瘀、养阴。

处方：太子参15 g，绞股蓝10 g，生白术12 g，黄连3 g，麦芽15 g，谷芽15 g，砂仁(后下)3 g，赤芍10 g，茵陈蒿10 g，莱菔子12 g，萹蓄10 g，枳壳10 g，炙甘草3 g，7剂，水煎服，日1剂，早晚饭后分服。

[二诊] 2020年3月6日，药后排便不畅感较前减轻，二三日一行，粪质偏干，胃脘胀闷稍减，知饥，纳寐尚可，小便黄。舌质暗红，苔黄腻，脉弦滑数。续予前法，守上方去绞股蓝、麦芽、谷芽、茵陈蒿、莱菔子，加瓜蒌10 g，续予14剂。

[三诊] 2020年3月24日，药后脘痞便秘之症均减轻，排便不爽，一二日一行、粪质偏软而不黏，疲乏，纳尚可，夜寐差、易醒，小便调。舌质暗红，苔黄稍腻，脉滑，沉取无力。治法：

健脾益气，清化安神。守上方去生白术、瓜蒌、萹蓄，加党参 10 g，白扁豆 12 g，茯苓 10 g，火麻仁 15 g，白芍 10 g，首乌藤 20 g，再服 14 剂。

[四诊] 2020 年 5 月 15 日，服上方 14 剂，诸症得缓，停药 1 月余，饮食不加节制，进食过多辛辣厚腻之品，则排便困难复见，二日一行、质软不易排出、味臭，周身疲乏，困倦，溲黄。舌红稍暗，苔薄黄腻，脉滑稍数，沉取无力。治法：健脾益气，清化散瘀。守上方去首乌藤、党参、火麻仁，加黄芪 10 g，瓜蒌 10 g，茵陈蒿 10 g，薏苡仁 10 g，予 14 剂，并嘱规律起居，节制饮食，调畅情志，戒烟酒。

[五诊] 2020 年 6 月 5 日，药后排便通畅，二三日一行，余症皆瘥，此后守方加减治疗 2 月余，以巩固疗效。

[按语] 本案患者主要症状为反复排便困难，可归属“便秘”范畴，结合其粪质形态及排便过程，考虑属“湿热秘”。患者青年男性，本应为“肾气平均，筋骨劲强”之体，然望其形体瘦弱，精神疲惫，又问诊知其素嗜烟酒，加之前医误诊而屡投苦寒清泄之剂，故知其脾虚之体，复因药食不当，“虚虚实实”，而致脾胃益虚，湿热壅盛之处境，正如《温热经纬·薛生白湿热病篇》中所言：“太阴内伤，湿饮停聚，客邪再至，内外相引，故病湿热。”因此，本案“湿热秘”非仅湿热一端，结合舌象及脉症，杨老认为其更有脾虚、气滞、络瘀，甚则阴伤之象。素体脾虚，加之湿热氤氲，随脾胃之气升降而上蒸下注，如随胃气下降而下传大肠及膀胱，故见排便困难、小溲短赤；湿热上蒸，热灼津液，蒙扰心肝，故性急烦躁；加之脾虚失运，津不上承，口舌失濡，故口干不解、苔黄腻而干。《素问·五脏别论篇》云：“所以然者，水谷入口，则胃实而肠虚，食下，则肠实而胃虚，故曰实而不满，满而不实也”，胃肠结构生理相连，肠腑通降作用更是胃气下降的延伸与直接体现，故肠腑不通，湿热壅滞不去，复上扰中焦，加之前医误投寒凉之剂，败坏脾胃，故见胃脘胀闷不舒、嗳气、胃纳欠佳。脾虚不运日久，已耗气伤血，更因脾胃清阳受湿热困遏，而致气血不能布达肢体官窍，故见神疲乏力、四肢困重。由是可见，本病病位在胃、肠，涉及肝、脾，病性属虚实夹杂，如有湿热、气虚、阴伤、气滞、络瘀、神扰等诸多环节。杨老认为，临证若遇此类病机复杂，证候广泛之病时，需紧抓当前症状的主要矛盾及与之有关的部分次要矛盾，而此案患者以便秘为主诉，究其直接原因乃为湿热阻滞大肠气机而致秘，但细究其根源是脾虚与湿热互为“推手”，相互影响所致。故治拟益气清化，散瘀，佐运脾、理气、散瘀、养阴。首诊方以味甘性微寒之太子参、绞股蓝为君药，共行健脾益气养阴之效。生白术味甘性柔，能燥湿健脾，助君药以杜生痰之源，又可调中焦气机以助排便；黄连苦寒，清热利湿，二药相配，共为臣药，功善清化益脾。患者当前因肠腑气机不通，牵及胃脘胀闷不适，故佐麦芽、谷芽运脾消胀，莱菔子下气除胀，三药兼助君臣以复脾运。砂仁理气化湿，赤芍清热化瘀，枳壳行气消胀，三药为杨老常用组合。杨老认为，久病湿热可致气滞络阻，临证用药重视气药、血药应用，以行调气清化舒络之功，使得瘀散气畅、湿去热除。萹蓄、茵陈蒿清热通利膀胱，可引湿热从小便分出。炙甘草为使药，调和诸药。

二诊时胃脘胀闷减、知饥、纳可，且见排便不畅感较前减轻，排便频率较前增加，粪质较前干结，说明脾运渐复，湿热胶固之邪似已有“分解”之象，故仍以健脾益气清化为法，守初诊方暂去绞股蓝、麦芽、谷芽、茵陈蒿、莱菔子；“气动则湿化”，故加瓜蒌理气畅腑，润肠通便。

三诊时诸症均有减轻，但仍排便不爽、粪质软而不黏，对比前后舌脉，考虑热邪渐退，但仍有湿邪留恋不去，故暂去凉遏之瓜蒌、萹蓄。杨老强调，湿热渐退之时本虚渐显，脉象沉取无力即是明证。故此时应注重扶助中焦脾胃，故当健脾运湿，以甘温健脾益气之党参易生白术，增强补益脾胃之效；加白扁豆、黄连共奏清化之功，亦防黄连苦寒伤胃；佐甘淡之茯苓，助君臣药健脾益气，兼淡渗利湿，引湿热从小便去；火麻仁甘温，润肠通便，兼补脾益胃；加白芍助赤芍调血，亦能养阴，以防清化太过；夜寐差，加首乌藤入血分，调血安神。

四诊时因患者饮食失制，致湿热复盛，此即“炉烟虽息，灰中有火”，故于前方基础上化裁。肢乏困倦为脾胃气虚，守上方去呆滞之党参，加甘温益气之黄芪，使补而不滞，兼利湿浊；加瓜蒌清热润肠通便，茵陈蒿清利湿热、薏苡仁淡渗利湿，二药并用分治湿热。

此后，以健脾清化之法巩固治疗 2 月余，诸症好转。

二、讨论

“湿秘”这一病名，最早见于宋代严用和《重辑严氏济生方·大便门·秘结论治》，“夫五秘者，风秘、气秘、湿秘、寒秘、热秘是也”，将便秘归为风、气、湿、寒、热五类，继而又提出便秘的治法：“燥则润之，湿则滑之，秘则通之，寒则温利之，此一定之法也。”湿邪致秘最早见于《素问·至真要大论篇》，“太阴司天，湿淫所胜……大便难”，指出湿邪是造成大便秘结的原因之一，但未能详述湿秘的具体治法。张介宾在《景岳全书》中提到湿邪致秘：“再若湿秘之说，则湿岂能秘？但湿之不化，由气之不行耳”，说明湿邪造成大便秘结的关键在于“气之不行”。危亦林在《世医得效方》中亦有载述：“肠胃有湿，大便秘涩”，提出以槟榔散、香苏散治疗湿秘。吴鞠通在《温病条辨·下焦》中言：“湿温久羁，三焦弥漫，神昏窍阻，少腹硬满，大便不下，宣清导浊汤主之”，提出治疗湿久郁结于下焦气分，闭塞不通的大便秘结之象，当运用宣清导浊汤以宣清湿浊、通利大便。诸多医家认为湿邪与肠腑糟粕相合、胃肠气机郁遏、大肠传道失司是湿秘的主要病因病机。外感湿热、内伤饮食皆可令湿热邪气客于中焦，下传肠腑，阻滞大肠气机，肠腑气机呆滞、传导失司，发为湿热秘。

杨老认为，气候、地域、饮食偏嗜、情志失调、药物等皆可令湿热邪气横犯脾胃，盘踞中焦，上蒸、下注、旁达于周身官窍，困滞气机，又可从寒化热化。湿热证候以脾虚为基，外合湿热，湿热不祛，中焦亦难以受补。以湿热而言，则湿为阴、热为阳，两者相互对立，难以一法攘除，须清化分消三焦部位湿热。湿热邪气最善困遏气机，常兼夹食滞、气滞、络瘀、神扰等多种证候，杨老临证辨治湿热秘时，强调要抓住大便黏腻、排便不爽、舌苔黄腻等重要舌脉症特征，且需综合地域、个体等差异，治疗上重视清化湿热治法应用，兼运脾、益气、调气、舒络、安神、养阴等。杨老临证辨治湿热秘偏脾虚不运，不知饥者，善用山楂、神曲、谷芽、麦芽助运脾和胃；偏气虚者，加党参、黄芪；偏阴损者则改用绞股蓝、太子参；偏气滞者，善用砂仁、枳壳、厚朴调气畅腑，使气动湿化；夹血瘀者，加赤芍入血分，敛血散血、舒络散瘀；兼神扰者，加合欢皮、茯神解郁安神，或以琥珀重镇安神；并阴伤者，常以黄精、玉竹滋养阴液；湿热兼表证时，可加香薷、葛根、藿香解表祛湿。杨老强调湿热为阴阳两端，其致病表现的临床症状相矛盾，又可耗气、损阴、伤阳、阻络、滞气，临证表现多变，皆应权衡思忖以治之。

国医大师杨春波治疗脾胃湿热阴损证经验

杨春波系全国第三届国医大师、脾胃病名家，临床善治脾胃湿热证。杨老在多年对脾胃湿热的研究及临床实践中发现，湿热之邪常可导致阴津损伤而成湿热阴损证，因其程度上不及阴虚明显，杨老命之阴损证，又因其病性矛盾，治疗难免掣肘，纯滋阴则助湿留邪，徒清利则阴分迭伤。杨老对于此类病证常能因病制宜，屡屡奏效。兹总结杨老治疗脾胃湿热阴损证的经验，以飨读者。

一、湿热阴损证的病因病机演化

1. 湿热本邪伤阴

杨老曾对福建地域特点与饮食习惯进行分析，发现湿热的产生有饮食及地域气候内外两方面因素，此即吴鞠通所言："湿之入中焦，有寒湿，有热湿，有自表传来，有水谷内蕴，有内外相合"。《素问·异法方宜论》言："东方之域……海滨傍水""南方者……阳之所盛处也……雾露之所聚也"，闽地处东南沿海，为"雾露所聚"之地，且常年气温颇高，火热弛张，湿与热相互交结侵犯人体，此为地域气候所致。且福建人嗜食海鲜、茶酒，过则损伤中焦，导致纳运失调，水谷不化进而酿生湿热之邪，此为饮食所致。两者共同导致福建患病人群多湿热。

在杨老看来，湿热既生，有湿偏盛、热偏盛及湿热皆盛之分，但均可导致阴液损伤，如《温病条辨·中焦篇》第43条述："湿之入中焦……其中伤也，有伤脾阳，有伤脾阴，有伤胃阳，有伤胃阴，有两伤脾胃……伤脾胃之阴者十居一二"。热偏盛及湿热皆盛者，热邪本就灼阴耗液，此易于理解；而湿盛者则通过阻滞气机，壅遏阳气，进而蕴热耗阴，或湿邪困阻脾胃，运化不及，影响阴分充养而受损。不仅如此，杨老观察发现，不少患者有过度劳累和熬夜等不良生活习惯，或兼有消渴，本就阴液不足，在此基础上再感受湿热，内外相合之湿热相互促进，损伤阴分，出现湿热阴损证。

2. 湿热致病伤阴

湿热之邪通过内外途径侵犯人体后，除湿热直接伤阴外，杨老亦注重湿热致病二次伤阴。例如，当湿热犯中，扰乱中焦气机，导致清阳不升，浊阴失降，可出现频繁呕吐，进而可进一步引起胃中津液丢失，出现消谷善饥、口干不多饮、舌红干少苔等胃阴虚证的表现。杨老认为湿热蕴于中焦可蒸盛迫津外泄而为汗，若汗出过多则可进一步导致津液丢失，出现口干、咽干、干咳、舌尖红等阴伤证的表现，正如叶桂言："救阴不在血，而在津与汗"，汗为阴液，止汗便是养阴，过耗则伤阴；湿热产生于中焦而可下注下焦，若湿热下趋肠腑，扰乱肠腑，导致便溏腹泻，而持续腹泻可进一步导致肠中阴津丢失，出现不知饥、纳呆腹胀、唇干红等脾阴虚证的表现；若湿热下注膀胱，可致尿频，日久可进一步引起津液损耗，出现潮热盗汗、腰酸、尿道口干涩等肝肾阴虚之证。

3. 湿热误治伤阴

杨老认为，治疗湿热的关键在于祛湿，而祛湿法一般有燥湿、渗湿、化湿等不同，但均有损阴之弊。如燥湿法有寒温之别，对于湿热证热盛者用寒苦燥湿之黄连、苦参、龙胆草，湿盛者则配伍辛温燥湿之苍术、草果、豆蔻，若药物用量过大，方药燥性突出，则燥湿的同时可以伤阴；渗湿法以泽泻、通草、薏苡仁之属为多，渗湿药多兼利水，渗利过度常导致津液过分流失而伤及阴液；化湿法则多用辛香走窜之藿香、佩兰、厚朴、砂仁之类，方中芳香药物过多堆砌使用则可化燥伤阴。另外，湿热壅遏气机，处方用药常配伍理气药，而药多辛温，如陈皮、防风、厚朴、半夏等，不仅如芳香之品化燥伤阴，而且温性助热耗阴，亦常有伤阴的情况出现。

不仅如此，由于湿热证候繁杂多怪，正如吴鞠通在《温病条辨·上焦篇》的三仁汤条文记述："头痛恶寒，身重疼痛……胸闷不饥，午后身热，状若阴虚，病难速已……汗之则神昏耳聋……下之则洞泄"，可见湿温病识证较难，导致误汗、误下，终致坏病。杨老亦认为，湿热病常有类似表证的表现，如身痛、恶寒，但此为湿热之邪壅遏阳气，使人体之阳外达受限而不能温分肉所致，倘若误用辛温的麻黄、桂枝等发汗解表，则可徒伤津液及助长热势，进一步损伤阴津；湿热中阻，胃脘满闷似有形之邪阻滞，若误用芒硝、大黄攻下，可致洞泄伤及阴津。另外，叶桂言："湿盛则阳微"，湿邪偏盛时可见困乏、怕冷等"虚寒"的表现，若妄用温补，可致热邪内蕴，进而伤阴。

二、湿热阴损证的审证及治疗

1. 审证

对于湿热证的审证判断，应以脾、胃为中心但不囿于脾胃，而应有整体观念。杨老总结出舌苔黄腻、胃脘闷胀、食欲不振、大便溏为主要症状表现，小便黄、口苦而黏、口渴喜温饮、身热不扬为次要表现，并可兼不同脏腑的症状，如泛溢肌肤则可见水肿、湿疹等；熏肺则可见胸闷、咳嗽；扰窍则头重、耳鸣、目眩；蒸肝胆则右胁胀痛及黄疸等。其中，舌苔黄腻是金标准，为湿热证必见之候。

而湿热伤阴所出现的阴损证，杨老临证时有肺阴伤、脾阴伤、胃阴伤、肾阴伤之别。其中肺阴伤以津液布散障碍为主，偶见肃降不及，症见咽干燥不适、口渴，或兼干咳、大便滞下；脾阴伤以运化不及为主，症为食欲减退、不知饥、纳后饱胀、口唇干红；胃阴伤以阳明中焦燥热多见，症见上腹轻度烧灼感、消谷易饥、干呕反酸、大便干、舌尖红；肾阴伤以滋养不足、阴虚阳浮为主，症见腰膝酸软、头晕、烘热汗出、颧红等。

临床上，阴损证候常为湿热之邪所蒙，不见上述典型表现，故在辨证过程中除结合上述症状，杨老更着重从舌象入手。他认为阴损本质为津液绝对的不足，故在舌象上必有相应体现。其典型舌象主要有以下三点：舌质粗、裂纹舌、苔不全(剥苔偏苔之属)，此三者可表明正阴不足的存在。裂纹舌、苔不全的表现众所周知，唯舌质粗鲜有记述，此乃杨老常用的特色舌诊，其表现因阴液不足，舌体失平润*所出现的舌体颗粒感(舌乳头)突出而干，呈现粗糙的状态，往往表现在舌尖，三者可单独或共同出现，以审阴伤。

2. 治疗

对于湿热证的治疗，杨老根据湿热的特性，结合多年临床经验，总结出清热化湿、淡渗利湿、芳香化湿、苦燥利湿、健脾利湿等诸多方法，曾将诸法合一，创造经验方清化饮(茵陈、黄

---

* 平润即平整、濡润。

连、佩兰、白扁豆、薏苡仁、赤芍、白豆蔻)，临床应用多在此基础上灵活加减。

正是因为湿热证有伤阴之虞，故而杨老在临证处方配伍药物的选择上时刻提防阴液耗伤。如对健脾益气药物的选择，杨老一般选择太子参益气兼能顾阴，阴虚重者常选西洋参，若湿热较重又确有气阴不足，需要补益者，杨老常选用绞股蓝补益而不助邪亦不伤阴；对于健脾化湿药物，杨老常选用白扁豆，健脾利湿而不伤阴，其中对于湿偏重者，选漂白术，健脾利湿，炒白术因其燥伤阴，除治疗泄泻时，鲜有应用；而对于温燥化湿药物苍术，杨老更是较少选用；对于淡渗利湿药物，常选用利湿热而不伤阴的药物，如薏苡仁、猪苓、芦根、天花粉等；对于寒苦燥湿药物，因其性寒能清，故为化湿方中必备配伍，又因其易化燥伤阴，杨老对苦寒药物每方仅用 1～2 味，且在药量上有所限制，如黄连用量不超过 3 g，黄芩用量不超过 4.5 g。对于湿热证热邪偏重者，杨老常在清化、芳化的基础上加一些甘寒之品，如蒲公英等，既能清热，又不化燥；对于湿偏重者，湿重黏滞，滋阴难免滞邪，芳香开浊之品又多燥，杨老则仿达原饮用白芍与甘草相配，取其酸甘化阴，以此制衡芳燥药物如草果、苍术等，可以避免香燥伤阴。

而对于阴液已经虚损而又有湿热的情况下，杨老秉承“间者并行，甚者独行”的治疗原则，在临床上区分湿热及阴虚偏颇，灵活调整药物的比重。杨老认为，湿热阴损之证本质是正虚邪实，单独扶正或祛邪难以两全其美，故杨老在处理湿热阴损证时，提出苦寒清化、甘淡(寒)补益的治疗思路，重点着眼于舌苔的厚薄，以此来判断湿热的盛衰，从而决定补阴的比重。如苔黄厚者为湿热邪盛，治以清化饮方为主，稍伍养阴药，补益的同时可防阴分进一步损伤，待后期苔退邪减，方可渐增补阴药；对于苔薄或少，属于阴损较明显者，杨老仍以清化饮为底方，减苦寒之茵陈及芳燥之佩兰以减少伤阴，而增甘淡渗湿或气阴同补之味；如茯苓、芦根、扁豆等防湿邪再生，在此基础上再加重补阴的力量，处方整体上逐步转以补阴。在具体搭配养阴药方面，杨老根据脏腑不同选药 1～3 味，如肺阴虚用沙参、麦冬，脾阴虚用山药，胃阴虚用玉竹、石斛，肾阴虚加黄精、枸杞子等；亦常搭配益气养阴之品，药物如绞股蓝、太子参等集动静于一体，可避免气动助热、阴静凝湿的缺点。就整体来说，杨老更注重脾阴与肾阴的补益，因肾阴是真阴之根，脾阴是后天生化之本，脾肾阴分充足，则余脏阴津便源头不断；且脾肾气化与人体津液代谢尤为密切，脾肾壮实则气达津化，湿邪易除，故杨老用太子参、黄精、石斛的频率更高。

三、验案举隅

患者，男，56 岁。

[初诊] 2021 年 4 月 12 日。

主诉：胃脘不适 3 月余。

现病史：患者 3 月前伤酒食后出现胃脘部闷胀不适，自行服用“多潘立酮”等有所改善，但多食即胀，现来就诊。

症候：胃脘不适，饱食后为胀闷，纳差，不知饥，口干喜凉饮，口不苦，眠可，大便 3 日 1 次，质中，小便可。舌淡红尖稍粗，稍裂，苔薄黄稍腻干，脉细弦缓。

辅助检查：2021 年 4 月 6 日电子胃镜示慢性萎缩性胃炎伴糜烂、胆汁反流。病理示胃窦小弯重度萎缩。

诊断:西医诊断为慢性萎缩性胃炎(重度);中医诊断为胃痞(湿热阴损、气血郁滞)。

治法:养胃清化、调气散瘀。

处方:茵陈 12 g,生扁豆 12 g,黄连 3 g,薏苡仁 15 g,莪术 10 g,佩兰 10 g,砂仁 4.5 g,赤芍 10 g,玉竹 10 g,枳壳 10 g,杏仁 6 g。10 剂,日 1 剂,水煎,早晚分服。

[二诊] 2021 年 4 月 26 日。服药后患者胃纳较前增加,知饥可,脘胀减轻,多食仍胃脘痞闷。现口干苦,夜寐浅(5~6 h),多梦,时有心悸,乏力,腰酸,大便 2 日一行,顺畅质软,夜尿 1 次。舌尖粗,质红,苔根少,脉细弦。

治法:养胃益肾、散瘀安神、清化补气。

处方:太子参 12 g,生扁豆 12 g,黄连 3 g,丹参 10 g,炙甘草 3 g,枳壳 10 g,砂仁 4.5 g,赤芍 10 g,琥珀 3 g,茯苓 10 g,北沙苑子 12 g。14 剂,日 1 剂,水煎,早晚分服。

[三诊] 2021 年 5 月 14 日。服上药后患者整体症状明显改善,舌转淡红苔薄,守方 14 剂善后。

[按语] 初诊时杨老认为,患者素有胃病,多食则胃脘胀闷不适,观其舌脉,考虑湿热蕴结中焦日久,内伤阴分,故以清化饮为主方,苦寒清化湿热,配以玉竹一味,既不碍湿热病邪的去除,又可防正阴的进一步受损。二诊时湿热之邪渐退,虚象尽显,故去苦寒之茵陈,存少量黄连续治湿热,转以甘淡补益、清化为主。初诊时无明显的兼夹症状,杨老认为湿热之邪蒙蔽疾病的显性症状,故参考舌象,辄投清化饮去除湿热蒙绕。二诊湿热邪减而显性症状外露,以虚证为主,故增补脾肾。在虚实夹杂诊治过程中,杨老始终把握阴虚及湿热的偏颇,灵活调整处方的主攻点,以收全效。

四、小结

综上所述,杨老对于湿热阴损证的审证及治疗用药思路有独特的见解,尤其是辨证的全面性、用药的精确性、配伍的灵活性值得我们学习并加以实践。

清化升气为主治疗胃缓合并胃痞案

陈某，女，34 岁。

［初诊］

主诉：胃脘胀闷 6 年余。

症候：胃脘闷胀，口稍苦，知饥纳少，头晕眼花，四肢易乏，小腹不舒，小便淡黄，大便质正常欠畅，2～3 日 1 次。

查体：舌淡红暗，苔薄黄根腻干，脉细缓无力，体形消瘦（体重 41 kg，身高 1.6 m）。

辅助检查：胃 X 线钡餐造影示胃下垂（小弯 4 cm）；胃镜示慢性萎缩性胃炎（病理示中度萎缩）。

中医诊断：①胃缓；②胃痞。

西医诊断：①中度胃下垂；②中度慢性萎缩性胃炎。

辨证：湿热瘀滞、清气失升。

治法：清化升气、理滞化瘀。

处方：清化胃饮加绞股蓝 15 g，葛根、莪术、枳壳各 10 g，杏仁 6 g，每日 1 剂；胃乐宁 1 片，每日 3 次。14 日。

［二诊］时隔 2 个月，因伤食，胃脘时痛引至脐周，嗳气，口稍苦，纳食好转，夜寐差（4～5 h），时常做梦，咽干痰白黏，小便淡黄，大便得畅，每日 3 次；舌脉如前。治宜清化益气，和胃安神，理滞散瘀。方用清化胃饮加绞股蓝、茯苓各 15 g，半夏、莪术、枳壳各 9 g，琥珀 4.5 g；胃乐宁续服；新癀片漱咽。14 日。

［三诊］伤食水果，胃脘入夜灼痛、引背，善饥纳少，口不苦，咽不干，无嗳气，寐佳，二便如前；苔薄黄根转稍腻，脉仍细缓无力。守方去琥珀、茯苓、半夏，加海螵蛸 10 g，葛根 6 g；胃得安 4 片，每日 3 次。14 日。

［四诊］又伤食，头晕肢乏，胃脘灼热、知饥不舒，口苦，嗳气，夜寐 4～5 h，有梦，心悸，小便黄，大便转正常，苔根又黄腻，舌脉如上；体重 47 kg。药仍用绞股蓝、龙骨、牡蛎、茯苓各 15 g，莪术、半夏各 9 g，葛根 6 g，琥珀 4.5 g；胃得安续配。21 日。诸症、舌苔基本消除。胃 X 线钡餐造影示胃炎；胃镜示慢性萎缩性胃炎（病理示轻度萎缩）。

［按语］胃缓、胃痞合病，主证呈脾胃两虚、湿热瘀滞、清气失升。治宜健中清化、升气祛痰，时佐安神利咽。方用自拟方清化胃饮增损。补气选绞股蓝不用党参，因前药味苦性寒，补而勿腻，还能清热燥湿。服药 63 剂，使 6 年的两种胃病效获一愈一彰，为异病同治之妙。

食管痺合并胃痞、胃疡、喉痹案

黄某，男，31岁。

[初诊]

主诉：夜间胃脘闷胀痛8年余。

症候：现胃脘闷胀痛、入夜明显，嗳气，口苦不喜饮，知饥纳可，稍畏冷，大小便正常；舌尖红质暗，苔薄黄根腻，脉细缓。

辅助检查：胃镜示食管炎、巴雷特食管病；慢性浅表糜烂性胃炎；十二指肠球部多发溃疡(A1期，最大直径1 cm，余为霜斑样)。

诊断：①食管痺；②胃络痛；③胃疡。

辨证：湿热滞瘀、胃失和降。

治法：清化和胃、理气疏络。

处方：自拟清化胃饮加半夏、竹茹、白及、王不留行各9 g，海螵蛸15 g，当归6 g，每日1剂，共7剂。配合胃得安片，每次4片，每日3次，共7日。

[二诊] 药后诸症显减，口尚干苦，嗳气已平，知饥欲食，小便淡黄，大便初干后溏，每日1次；舌转淡红暗，苔薄黄干，脉细缓。^{14}C呼气试验：Hp(++)。治法胃和湿化改健脾清热、理气化瘀。处方：党参、仙鹤草各15 g，漂白术、海螵蛸、枳壳、赤芍各10 g，当归6 g，砂仁4.5 g，黄连、炙甘草各3 g，14剂。配合克拉霉素250 mg，枸橼酸铋雷尼替丁350 mg，替硝唑500 mg，每日2次，10天。

[三诊] 伤食，胃脘入夜又痛引背，口干苦，咽干时欲呕，夜寐多梦心时悸，仍知饥纳佳，二便转正常；舌淡红，苔黄根又腻，脉细缓，咽红。改清化利咽，宁心安神为主治之。方用清化饮去芍药，加龙骨、牡蛎、王不留行、半夏、茯苓各10 g，当归、马勃各4.5 g，琥珀3 g，每日1剂。再配胃得安片口服如上。共14日。

[四诊] 服上药后诸症悉除，仅胃脘饥时不舒、时嗳气，舌淡红，苔转薄黄干，脉如前。治法又改健脾清热，和胃化瘀。处方：太子参15 g，漂白术、半夏、海螵蛸、枳壳、白及、赤芍各10 g，当归6 g，砂仁、马勃各4.5 g，黄连、炙甘草各3 g。胃得安片口服如上。共14日。

[五诊] 又伤凉食，诸症悉可，而苔又呈黄腻。又改清化饮加海螵蛸、白及各10 g，当归6 g，胃得安再配口服。14日。

[六诊] 因食油炸物品引起，口稍干苦，咽干痰黄，头晕肢乏，大便偏干；舌尖红，苔薄黄干，脉细略数。治法改养胃补气、清肺化饮。处方：生黄芪、生白术、枳壳、白及、瓜蒌、赤芍各10 g，黄芩、浙贝母、马勃、砂仁各4.5 g，炙甘草3 g；胃乐宁1片，每日3次，新癀片每日5片，凉开水化，漱咽每日3～4次。14日药后诸症均除，舌转淡红，苔薄稍光，脉弦。胃镜复查：十二指肠球炎、胆汁反流性胃炎、Hp(−)。

[按语] 本案呈脾胃虚实交替出现，且扰神蒸咽。治亦泻实补虚同用。以清化胃饮同清化调气为主泻实，健脾养胃为主补虚，依证论治，三病(食管痺、胃络痛、胃疡)同治而效。

从湿热论治复合胃疡合并胃痞案

钟某，男，31岁。

［初诊］2005年1月19日。

主诉：反复胃脘饥饿痛10年。

病史：胃病发作10年，中西药屡治未愈。

症候：胃脘部饥痛，得食稍舒，知饥纳少，口苦喜少温饮，寐可多梦，大便溏，每日2次，小便淡黄，舌红暗，苔黄腻，脉细缓。

辅助检查：胃镜示胃、十二指肠复合性溃疡A2（胃窦小弯侧、大弯侧多发溃疡，0.4 cm×0.6 cm；十二指肠球部0.4 cm）；病理示胃窦小弯处浅表胃黏膜间质中量慢性炎症及少量炎症细胞浸润；胃窦大弯处中度慢性萎缩性胃炎，腺上皮轻中度肠化，慢性胃溃疡改变。

中医诊断：①胃疡；②胃痞。

西医诊断：①复合性溃疡；②慢性萎缩性胃炎。

辨证：脾胃湿热、气滞血瘀、上扰心神。

治法：理脾清化、调气散瘀、佐以安神。

处方：清化胃饮加减（茵陈、佩兰、莪术、赤芍、地榆炭各10 g，白扁豆12 g，龙骨、牡蛎、茯苓、薏苡仁各15 g，仙鹤草20 g，厚朴花6 g，白豆蔻、琥珀各4.5 g，黄连3 g）。每日1剂，水煎2次，分别于上午、晚上服。10日。

［二诊］2005年1月29日，药后胃脘痛减，口少苦，尚多梦，大便成形，苔薄黄腻，余如前。效不更方，每日1剂，配胃乐宁，每次1片，每日3次。10日。

［三诊］2005年2月8日，药后胃脘时闷痛，知饥，纳可，寐安。因伤食大便又不成形，每日2～3次，舌淡红，苔黄质暗，脉细缓。守上方去龙骨、牡蛎、琥珀、茯苓，加仙鹤草20 g，地榆炭9 g，每日1剂；配服肠胃康，每次2粒，每日3次，10日。

［四诊］2005年2月18日，药后胃脘痛少，时不舒，知饥纳可，口苦，夜寐多梦，肠鸣，大便成形，每2日1行；苔又黄腻。复查^{14}C(－)。守上方去白扁豆、仙鹤草、地榆炭，加龙骨、牡蛎各10 g，琥珀3 g，茯苓15 g，苍术10 g，防风3 g，每日1剂。配服胃乐宁，每次1片，每日3次。10日。

［五诊］2005年2月28日，药后胃脘偶尔不舒，口不干苦，知饥纳可，寐尚可，多梦，时头晕，畏冷，肢冷，小便淡黄，大便1～3日1行；舌质淡红，苔薄根腻，脉细缓。现湿热显化，脾气虚见，故以健脾益气为主，佐以清化安神及理气散瘀。处方：绞股蓝15 g，生黄芪9 g，龙骨、牡蛎各9 g，琥珀3 g，茵陈15 g，白扁豆12 g，薏苡仁15 g，赤芍10 g，厚朴花6 g，佩兰叶9 g，白豆蔻4.5 g，莪术10 g。每日1剂。10日。

［六诊］2005年4月22日，复合溃疡已全部修复呈S期、浅表性胃炎；病理示中度浅表性胃炎。Hp(－)。症除晨起口苦、夜寐多梦和舌苔根黄腻干外，余均正常。守补泄同治，嘱饮食宜忌，照方续服20剂，以善其后。

［按语］本例除胃疡（复合溃疡）、胃痞（慢性萎缩性胃炎）外，还兼泄泻。患病已 10 年，但年轻，故呈脾胃湿热为主的诸症，方用清化胃肠饮加减：其中茵陈、黄连、薏苡仁清热利湿，白扁豆、佩兰、白豆蔻温燥化湿，厚朴花、莪术、赤芍理气散瘀，仙鹤草、地榆炭清热敛肠，龙骨、牡蛎、茯苓、琥珀宁心安神，使之湿化热清、气舒血畅、心本神安则病症除。胃乐宁系猴头菇制品，性平，有抗实验性胃炎和保护胃黏膜的作用；肠胃康胶囊由辣蓼、牛耳枫两药制成，功能清热温脾止泻。服药 44 剂，湿热证基本消除，显现脾气虚诸症，故改健脾益气为主治疗进 10 剂。共 54 剂。胃镜复查仅有中度浅表性胃炎、Hp（－）。

胃痞伴失眠案

江某，女，32岁。

［初诊］1978年6月17日，门诊。

症候：现胃脘胀痛彻背引肋，口稍苦，喜嗳气，知饥纳可，寐差多梦，头晕肢乏，小便清，大便偏干；舌淡红暗，苔浊厚披黄，脉细缓。

辅助检查：X线钡餐造影示胃炎。

诊断：胃脘痛。

辨证：脾胃浊热、肝郁络瘀、上扰心神。

治法：理脾温清、疏肝通络、宣窍安神。

［处方］达原饮加减。白扁豆12 g，苍术6 g，槟榔6 g，草果(分煎)4.5 g，厚朴8 g，黄连3 g，香附9 g，白芍、王不留行各10 g，茯苓12 g，僵蚕9 g，石菖蒲8 g。3剂。每日1剂，水煎分2次服。

［二诊］脘痛减，知饥欲食，多纳脘胀，口苦肋痛，心烦难寐，小便清、大便干；舌边稍红、苔稍黄腻，脉细缓。证属浊化热显，扰神络痹。治改清化温胆，安神祛痹。方用平胃散合温胆汤加减：苍术6 g，厚朴8 g，姜半夏9 g，茯苓、干竹茹各12 g，藿香8 g，瓜蒌15 g，木香、甘松各4.5 g，黄连3 g，木瓜、白芍各10 g。3剂。

［附记］她父亲来告，药后胃脘不痛，寐安，大便正常，苔净。

［按语］本案系湿浊蕴热之胃脘痛，痛在脾胃，涉肝扰神，故用白扁豆、苍术健脾祛湿，槟榔、厚朴、草果理气化浊，黄连燥湿清热，香附、白芍柔肝舒郁，王不留行活血络，石菖蒲、茯苓、僵蚕宣窍安神。3剂尽则浊化热减、肝舒络畅，故苔转薄、痛减。证呈热胜之象，改用平胃合温胆、燥湿、清胆、安神之剂。又3剂，诸症悉除。

清化肠饮加减治疗1例大瘕泄8年随访案

薛某，男，28岁。

［初诊］2005年1月3日。

主诉：大便溏稀3年，便血半个月。

病史：大便溏稀伴便血连年累月，以此为苦，饮食稍不适则腹泻加剧。

症候：大便溏夹黏液血便欠畅，每日2～4次，腹胀痛、肠鸣、矢气，口不干苦，知饥纳好，四肢乏力，小便淡黄；舌淡红稍暗、苔黄根腻浊，脉细弦缓。

辅助检查：血常规示白细胞计数5.4×10^{9}/L，中性粒细胞百分比46.3%，淋巴细胞百分比43%，血红蛋白计数168 g/L。血沉2 mm/h。癌胚抗原0.48 μg/L。免疫球蛋白G、免疫球蛋白A、免疫球蛋白M正常，补体C3 0.82 mg/L，补体C4 240 mg/L。胸部CT示双肺（一）。B超示肝右叶血管瘤。肠镜示回盲瓣溃疡1 cm×1.5 cm。

中医诊断：大瘕泄。

西医诊断：慢性溃疡性结肠炎。

辨证：湿热蕴肠、气滞络伤证。

治法：清热化浊、调气理血。

处方：清化肠饮加减。茵陈10 g，苍术9 g，黄连4.5 g，厚朴9 g，草果4.5 g，槟榔6 g，仙鹤草20 g，地榆炭10 g，赤芍、白芍各10 g，炒槐花10 g，薏苡仁30 g，当归6 g，浙贝母6 g，每日1剂，水煎服。配肠胃康胶囊，每次2粒，每日3次，餐前30 min，温开水送服，10天。

［二诊］药后大便成形较软，每日1～2次，腹胀痛除，但尚肠鸣、多矢气，口干不苦，知饥纳好，四肢尚疲乏，小便淡黄；舌淡红稍暗、苔转薄黄根腻，脉细弦。此为湿浊见化，热减血止，而脾气虚明显。治法改健脾益气，清化舒络。方改：党参10 g，生扁豆12 g，黄连3 g，仙鹤草20 g，地榆炭10 g，僵蚕9 g，赤芍10 g，丹参10 g，佩兰叶10 g，厚朴9 g，白豆蔻4.5 g，薏苡仁30 g，苍术6 g，茵陈10 g。10剂。后因饮食不节，伤食再发，均以上方加减调理20剂，肠镜复查：直肠炎（病理示距肛7 cm，黏膜慢性炎症）。随访8年未复发。

［按语］本例虽久泻3年，但年轻又嗜酒食，仍呈湿热蕴肠，气滞络伤之证，治当清热祛湿、调气理血。方中茵陈、黄连、薏苡仁合苍术、浙贝母清热祛痰湿，草果、槟榔、厚朴理气开浊，仙鹤草、地榆炭、炒槐花清敛止泻、止血，当归、赤芍和营理血，配肠胃康助清化之力，10剂获显效。随之脾气虚明显，当病久之故，治法改健脾益气，清化舒络。随证原方稍作加减，续服30剂，计治月余而症除疡痊愈，随访8年未复发。

证治1例初发型、重度大瘕泄的18年随访案

郭某，男，55岁，美籍华人。

［初诊］2006年3月30日。

主诉：反复排黏液便4个月，加剧10天。

病史：患者以反复排黏液便4个月，加剧10天为主诉入院。辗转国内外各医院，口服美沙拉秦等治疗效果差，遂慕名中医治疗。

症候：大便溏黏夹血丝，每日20余次，里急后重明显，无矢气，脘腹胀痛，不知饥纳呆，口干略苦不喜饮，日晡潮热（每日下午5点左右，体温38℃），稍畏冷，夜寐差，小便微黄欠畅；面红润，体壮实，舌红淡、苔全黄厚浊，脉弦滑偏数。

辅助检查：电子肠镜示溃疡性结肠炎（全结肠呈弥漫性充血糜烂，伴少许浅表溃疡）；病理示大肠黏膜可见大量急性慢性炎症细胞浸润。血常规：白细胞计数 7.5×10^{9}/L，红细胞计数 3.86×10^{12}/L，血红蛋白116 g/L，血沉112 mm/h；尿常规正常；大便常规：白细胞（++）、红细胞（++）、大便隐血（+），粪培养示无沙门菌属、志贺菌属生长；血生化检查：白蛋白32.4 g/L，丙氨酸氨基转移酶90 U/L，谷氨酰转肽酶8.5 U/L，葡萄糖9.96 mmol/L；免疫功能：免疫球蛋白G 17.6 g/L，补体C4 419 mg/L，CD8 15 mg/L；快速C反应蛋白9.45 mg/L；血沉122 mm/h，抗链球菌溶血素“O”（－）；类风湿因子（－）。6年前因胃出血，行胃次全切除术；2型糖尿病史，血糖控制自认尚好（一般空腹正常，餐后2 h在8～10 mmol/L）。

中医诊断：大瘕泄。

西医诊断：溃疡性结肠炎（初发型、重度）。

辨证：湿热积结、气滞络伤。

治法：清泄消积、补气理血。

处方：内服厚朴大黄汤和达原饮加减（茵陈10 g，苍术9 g，大黄6 g，厚朴9 g，黄芩4.5 g，草果4.5 g，槟榔6 g，赤芍10 g，薏苡仁15 g，佩兰9 g，神曲12 g，北山楂9 g，麦芽、谷芽各15 g，仙鹤草15 g）。日1剂。灌肠方：白头翁12 g，赤芍10 g，浙贝母2 g，黄连3 g，陈皮4.5 g，儿茶2 g，冰片0.3 g，仙鹤草30 g，败酱草15 g，甘草3 g。浓煎100 mL，保留灌肠30 min，每日1次；外敷：加味金黄散适量，调茶油敷脐部，每日1次，共7日。配复合维生素 B_2、双歧杆菌乳杆菌三联活菌片各2片，每日3次。嘱禁食辛辣、油腻食物和烟酒。

［二诊］2006年4月7日。药后诸症明显缓解，脘腹痛除，潮热解，里急后重减轻，大便次数明显减少，每日8～9次、转成形偏干有少许黏液血丝，偶有矢气，肛口灼热感，寐安，但口尚干苦、纳呆；舌淡红暗有齿印、苔转中部黄厚腻，脉细弦偏数。效不更方，守上法，内服、灌肠和外敷，继治7日。

［三诊］2006年4月15日。药后大便日6次、偏干无黏液，少许血丝，里急后重不明显，但仍口苦、不知饥而纳可，小便淡黄有泡沫；苔转黄腻。湿浊得开，有化热之势。上方去草果、佩兰、仙鹤草，加知母6 g，败酱草12 g，白豆蔻4.5 g；配保和丸6 g，日3次；灌肠药照旧；

去外敷药。7日。

［四诊］2006年4月22日。药后大便日7～8次，仅少许黏液，知饥纳好，口稍干苦，小便正常，但苔根黄厚腻。血常规(－)；血沉75 mm/h。方用清化肠饮加减：茵陈10 g，白扁豆12 g，苍术6 g，黄连4.5 g，厚朴9 g，槟榔6 g，草果4.5 g，赤芍12 g，薏苡仁20 g，仙鹤草15 g，藿香15 g。千喜片3片，每日3次。21日。

［五诊］2006年5月12日。药后大便成形日2～3次，无黏液、口不干苦，知饥纳好；苔根黄腻，脉细弦缓。2006年5月9日肠镜复查示升结肠、横结肠未见异常，降结肠距肛门38 cm以下、乙状结肠黏膜散在点状轻度充血糜烂，密布小息肉形成、表面轻度充血；直肠黏膜大面积持续点状充血水肿伴糜烂或溃疡，表面覆白苔少许血痂；病理示慢性炎症改变。证转：整体辨湿热见减、脾运得复、气滞已舒，血瘀尚存；局部辨痰热瘀交阻。治宜内服清化散瘀；肠灌清热化痰、活血散瘀等剂。内服上方加减：薏苡仁20 g，败酱草、赤芍各15 g，茵陈、白扁豆各12 g，厚朴、佩兰各9 g，当归、泽兰各6 g，黄芩、白扁豆各4.5 g，黄连3 g。灌肠剂：仙鹤草20 g，鱼腥草、赤芍各15 g，黄芩、炮穿山甲、僵蚕各9 g，白芷、甘草各4.5 g，六神丸10粒；先后稍作加减，共治70天。

［六诊］2006年6月25日。药后大便成形日2次，余症正常，而苔根尚黄腻。血常规、血沉、血生化、免疫功能正常或基本正常。肠镜复查：仅见乙状结肠肛门20～30 cm，黏膜轻度充血，一小片糜烂和散在息肉样隆起；病例呈慢性炎症改变。出院。

［随访］2007年4月至2014年7月，每年来医院复查：临床无肠道症状；肠镜均报告溃疡性结肠炎缓解期，降结肠至直肠黏膜散见假性息肉形成，病理示增生性息肉。

［按语］本案归属于中医湿热痢。由于湿热积结胃腑，使之气滞络伤扰神，故诸症丛生。方用大黄、黄芩清泻结热，茵陈、仙鹤草、薏苡仁清利止血，苍术、草果、佩兰燥湿化浊，厚朴、槟榔理气舒滞，赤芍、大黄散瘀通络，山楂、麦芽、神曲消积理血；灌肠方能清热理血，化痰调气，直达病所；敷脐之加味金黄散可清热理气舒络，上服、下灌、外敷使热除湿祛、积消浊化，气舒血顺。药后诸症渐减，这是主法。随后稍作加减，共治112天，症除病愈。

随访至今近18年未复发，虽临床无复发，但结肠黏膜炎症的完全消除，还需做间断治疗，尤其是中药灌肠。

清化理血治疗大瘕泄案

郭某，女，55 岁，护士，哈尔滨人。

[初诊] 2005 年 8 月 24 日。

主诉：反复大便次数增多伴脓血便 2 年。

病史：2 年来患者大便次数增多伴脓血便反复发作，先后就诊于省内外多家医院及中医药治疗未愈，近常因伤食又诱发。刻下：腹痛则便，便后痛减，大便溏夹脓血便，每日 2～3 次，不知饥纳差，口苦欲呕，小便黄。体壮实，舌淡红，苔薄黄根稍腻，脉细缓。

辅助检查：肠镜示直肠、乙状结肠黏膜弥漫性糜烂，蠕动正常，活检质软，余结肠黏膜充血水肿明显，大量分泌物，扩缩正常。诊断为溃疡性结肠炎；病理示（直肠）黏膜慢性炎，上皮糜烂，间皮充血及中性粒细胞浸润；大便常规示白细胞（＋＋＋），红细胞（＋＋＋），潜血呈强阳性。

中医诊断：大瘕泄。

西医诊断：溃疡性结肠炎。

辨证：湿热积滞、蕴成脓血。

治法：清化消食、凉血散血。

处方：白头翁汤合杨氏清化肠饮加减。方药：仙鹤草 30 g，薏苡仁 20 g，侧柏叶、地榆炭、焦山楂、赤芍各 12 g，当归 6 g，白头翁、炒槐花、佩兰叶各 10 g，厚朴 6 g，白豆蔻 4.5 g，黄连 3 g，麦芽、谷芽各 15 g，日 1 剂，分 2 次服。10 剂。

[二诊] 2005 年 9 月 5 日。药后口苦欲呕好转，知食纳可，泛酸，寐差多梦，腹痛，肠鸣，大便尚溏而脓血减少，每日 2～3 次，舌暗红，苔黄稍腻干，脉细缓。食滞已开，但热胜扰神，治法改清热凉血散血为主，佐以安神祛湿。

(1) 口服：白头翁 10 g，秦皮 9 g，苍术 9 g，莪术 12 g，龙骨、牡蛎各 15 g，琥珀 4.5 g，茯苓 15 g，黄芩 4.5 g，黄连 3 g，佩兰叶 10 g，赤芍 10 g，仙鹤草 30 g，炒蒲黄 10 g，地榆炭 12 g，10 剂。

(2) 灌肠方：鱼腥草 30 g，苦参片 9 g，赤芍 10 g，白及 10 g，侧柏叶 15 g，炒槐花 12 g，生薏苡仁 30 g，甘草 6 g，当归 6 g，10 剂。锡类散 1 支，每日 1 次。

[三诊] 2005 年 9 月 15 日。患者又伤食，胃脘时痛时胀，不知饥，纳少，晨起口苦，寐好多梦，大便脓血止，成形欠畅，每日 2 次，小便黄，舌暗红，苔黄腻，脉细弦缓。治法改清化消食、散瘀安神。口服方用杨氏清化胃饮加味。

(1) 口服：茵陈 10 g，苍术 6 g，白扁豆 12 g，黄连 3 g，厚朴 6 g，佩兰叶 9 g，龙骨、牡蛎各 10 g，琥珀 4.5 g，茯苓 15 g，莪术 10 g，薏苡仁 15 g，白豆蔻 4.5 g，合欢皮 12 g，神曲 12 g，麦芽、谷芽各 15 g，赤芍 10 g。14 剂。

(2) 灌肠方：败酱草 15 g，仙鹤草 30 g，黄芩 6 g，赤芍 12 g，当归 6 g，甘草 6 g，生薏苡仁 30 g，10 剂。锡类散 1 支。

[四诊] 2005 年 9 月 26 日。药后诸证好转，效不更方、药略有增减，坚持治疗半年。复

查肠镜示升结肠、横结肠、降结肠、乙状结肠黏膜未见明显异常，直肠黏膜见少量点片状糜烂。镜检诊断为溃疡性结肠炎。病理诊断示距肛 5 cm 处黏膜慢性炎。继以健脾清化巩固疗效。

［按语］清化肠饮是杨老的经验方：茵陈、黄连、佩兰叶清热化湿，苍术、生扁豆、茯苓、薏苡仁健脾燥湿，厚朴、白豆蔻行气燥湿，赤芍凉血活血，仙鹤草、地榆炭清敛止血，诸药合用，共奏理脾清化、行气收敛、凉血止血的功效。白头翁汤出自《伤寒论》，能清热解毒，凉血止痢，是治疗热毒痢疾的良方。本案患者因饮食不节，损伤脾胃，纳运失常，湿浊中阻，郁久化热，下注大肠，气滞血瘀，热蕴肉腐成脓，故见腹痛、大便次数增多、脓血便、不知饥纳差、口苦欲呕等症。方用清化肠饮、白头翁汤加减，合灌肠之治，而收效显著。

第十二章　从“痞”辨治慢性萎缩性胃炎，宜脾肾双补，兼清热祛湿、理气化瘀

为回答慢性萎缩性胃炎的中医认识为何，杨老首先进行了临床调查，他曾对153例慢性萎缩性胃炎进行了中医学调查，发现该病与中医之“痞病”近似，故提出中医病名为“胃痞”。这一观点在1987年全国中医内科学会第四次脾胃病学术会议上被采纳，1997年被国家行业标准《中医临床诊疗术语》确认，而后被广泛采用。该病的证的表现呈“虚实相兼”，虚证中脾虚多于肾虚、气虚多于阴虚；实证中气滞多于血瘀、湿阻多于热郁。脾肾气虚多与湿热相兼；胃肾阴虚常伴燥热：而气滞、血瘀则普遍存在，从而分为气虚（脾、胃）湿热（气滞血瘀）和阴虚（胃、肾）燥热（血瘀气滞）两个证型。153例中，气虚湿热型占79.74％，阴虚燥热型占20.26％。气虚湿热型的症见胃脘部闷胀或闷痛，定位喜稍按，可引两肋或彻背，得嗳气、矢气则舒，纳食减少或食后脘闷更甚，口苦、喜热食，头晕，肢乏，腰酸，耳鸣，溲清或夜尿频多，大便溏薄；舌淡红或夹瘀有齿印、苔白薄腻根黄，脉细无力。治以健脾益肾、理气化瘀、祛湿清热。方用创制的胃炎Ⅰ号（李东垣枳实消痞丸加黄芪、淫羊藿、莪术、当归、白芍、柴胡等）。阴虚燥热型的症见胃脘部闷胀或灼痛，定位喜轻按，口燥咽干、喜少饮，饥不欲食，头晕耳鸣，腰酸膝软，溲淡黄、夜多，大便燥干；舌红或夹瘀、苔少或薄黄，脉细无力。治以养胃滋肾、舒气化瘀、清热育阴。方用创制胃炎Ⅱ号（吴鞠通益胃汤加生山药、天花粉、枸杞子、五味子、佛手干、丹参等）。

杨老带领团队对慢性萎缩性胃炎的中医辨证分型治疗立题研究，研究共纳入128例慢性萎缩性胃炎患者，并排除其他系统疾病，住院治疗3个月。治疗分辨证治疗组（以下称中医组）93例，依以上两个中医证型分别予以服用胃炎Ⅰ号、胃炎Ⅱ号；西药对照组35例（维酶素、甲氧氯普胺、维生素E、维生素C、维生素B等），疗效判断用多指标等办法：含症候、胃镜像及其病理、胃分泌功能（胃酸、尿胃蛋白酶、血清胃泌素）和其他实验室指标（血常规、生化及17-羟皮质类固醇排泄量、血液流变学）综合评定疗效。从各项指标的恢复看，胃炎合剂不仅能促进胃黏膜病变和胃分泌功能的恢复，还能清除或减轻症状和改善体质，而且无毒性和副反应。结果显示，中医组综合疗效有效率为69.2％、对照组综合疗效有效率为38.2％，中医组疗效优于对照组（$P<0.05$），且中医组出院后1～4年（平均1年10个月），随访有效率达63.2％。

实验研究亦表明，胃炎Ⅰ号对Hp有一定抑杀作用，并对其抗原性和黏附性有一定影响。该药还可改善黏膜血供，使炎症明显减少，促进胃黏膜增厚修复。

【案例】李某,女,29岁。1980年4月26日住院。胃病5年多。现胃脘闷胀而痛、纳后明显、定位拒重按,嗳气频,每日20多次,恶心,口淡,多涎,晨起口苦,不知饥纳少,仅能进半流质饮食,头晕气短,心悸多梦,腰酸膝软,小便淡黄;肠鸣、便溏,精神不振,面色欠华,月经延期、量少质淡稍暗,带下少;舌淡红、苔薄白根稍黄;脉细缓无力,指末梢冷。胃镜和病理诊断为慢性萎缩性胃炎(胃窦大弯处中度萎缩)。

中医诊断为胃痞病。中医辨证属气虚(脾、肾)湿热(气滞血瘀)。治宜健脾益肾、清化理瘀。方用胃炎Ⅰ号治疗。

住院103天,症除,舌淡红苔薄,脉缓;复查胃镜和病理报告为慢性浅表性胃炎(胃窦大弯处浅表胃炎)。治疗前胃分泌功能等指标:胃酸(餐后)3.9 mg/h,尿胃蛋白酶原256.3 U/24 h,17-羟皮质类固醇3.91 mg/24 h,血红蛋白9 g,体重36.5 kg;治疗后胃分泌功能等指标:胃酸(餐后)10.85 mg/h,尿胃蛋白酶原318 U/24 h,17-羟皮质类固醇5.18 mg/24 h,血红蛋白10.5 g,体重39 kg。

慢性萎缩性胃炎中医证治研究

慢性萎缩性胃炎是一种较顽固难治的消化道疾病，且与胃癌的发生有一定关系，目前对它的病因和发病机制还不十分清楚，治疗也缺乏理想的方法。中医如何认识和治疗，是一个新的课题。现将笔者的研究结果，做以下分述，供同道参考。

全部慢性萎缩性胃炎患者均经纤维胃镜和胃黏膜活检确诊。胃镜和胃黏膜病理标准，参照1983年全国胃炎诊治座谈会纪要。中医辨证标准见本文后附表。

一、慢性萎缩性胃炎的中医认识

慢性萎缩性胃炎是以胃固有腺萎缩与分泌障碍为特征的胃黏膜炎症性病变。中医的认识必须依据中医的理论，从临床调查入手，笔者用中医传统的四诊方法进行。153例中，萎缩部位在胃体46例、胃窦60例、胃体并胃窦47例，其中轻度44例、中度70例、重度39例；伴肠腺化生67例(轻度33例、中度26例、重度8例)、不典型增生56例(轻度39例、中度16例、重度1例)。临床调查结果是如下。

(一) 症状出现

153例中，有22个症状，以胃痛、嗳气、肢乏、大便异常、口渴、口苦占多数。胃痛多在胃脘部，以闷痛、中等、定位、喜稍按为多，食欲多呈饥不欲食，口渴多喜热饮，大便则多稀溏，见表2-4-1、表2-4-2。

表2-4-1　慢性萎缩性胃炎不同症状占比(1)

症状	胃痛	脘胀	恶心	呕水	嗳气	泛酸	食欲失常	口苦	口渴	咽干	头晕
占比	81.7%	18.3%	23.5%	14.4%	79.7%	7.8%	49.1%	64.1%	64.1%	13.1%	47.7%
症状	心悸	寐差	气短	耳鸣	腰酸	肢乏	肠鸣	怕冷	尿黄	夜尿	大便异常
占比	43.1%	52.9%	19%	34%	53.6%	75.8%	44.4%	51.6%	52.3%	24.2%	67.3%

表2-4-2　慢性萎缩性胃炎不同症状占比(2)

症状	胃痛部位					胃痛性状					
	胃脘	胁肋	彻背	定处	无定处	闷	刺	隐	灼	拒按	喜少按
占比	69.3%	25.5%	26.8%	96.7%	3.3%	68.6%	7.8%	18.3%	5.2%	26.8%	53.7%

症状	胃痛程度		食欲失常			饮况		大便异常	
	轻	中	饥不欲食	不饥不食	不饥能食	不喜饮	喜热饮	干结	糖稀
占比	42.4%	57.6%	49%	15.4%	5.3%	36.6%	63.6%	22.2%	45.1%

（二）舌脉表现

舌质以瘀暗为多，舌苔以黄腻占多数；脉象多呈弦和细，见表 2-4-3、表 2-4-4。

表 2-4-3 舌象

舌的颜色		舌苔							舌质		
		干湿				厚薄			淡红	鲜红	瘀暗
黄白	白	腻	干	浊	润	薄	中	厚			
76.5%	23.5%	79.1%	8.5%	7.8%	4.6%	5.9%	83%	11.1%	39.2%	16.3%	44.4%

表 2-4-4 脉象

脉象	细		细弦			缓	结代
	缓	数	缓	数	迟		
	38.6%	7.8%	32.7%	12.4%	2.4%	4.6%	1.3%
合计	46.4%		47.5%			4.6%	1.3%

（三）证候分类

虚证中以脾虚和气虚占绝大多数，其次是肾虚、心虚，再次是阴虚、阳虚；实证中全部见气滞，依次是热郁、湿阻、血瘀、肝郁和寒凝，见表 2-4-5。

表 2-4-5 证候

虚证							实证					
脾虚	胃虚	肾虚	心虚	气虚	阳虚	阴虚	气滞	血瘀	热郁	湿阻	寒凝	肝郁
80.4%	2.9%	54.9%	40.5%	78.4%	2.6%	20.3%	100%	64.7%	87.6%	85%	8.5%	30.7%

（四）证型归纳

根据虚实证的关系（表 2-4-6），慢性萎缩性胃炎可归纳为气虚（脾气虚）湿热（气滞血瘀）和阴虚（脾胃阴虚）燥热（气滞血瘀）两型。153 例中，属气虚湿热型的 122 例，占 79.74%；属阴虚燥热型的 31 例，占 20.26%。从表 2-4-6 可以看出：气虚 120 例中，偏湿 63 例，占 52.5%（夹热 48 例，占 76.19%）；偏热 57 例，占 47.5%（夹湿 48 例，占 84.21%）；气滞为主 79 例，占 65.83%（夹瘀 40 例，占 50.63%）；血瘀为主 41 例，占 34.17%（全部夹气滞）。气阴虚 31 例中，偏湿 1 例，占 3.23%；偏热 30 例，占 96.77%（夹湿 8 例，占 26.6%）；气滞为主 16 例，占 51.61%（夹瘀 3 例，占 18.75%）；血瘀为主 15 例，占 48.39%（全部夹气滞）。气虚偏湿中，脾虚为主 34 例，占 61.82%；肾虚为主 21 例，占 38.18%；偏热中，脾虚为主 29 例，占 56.86%；肾虚为主 22 例，占 43.14%。气阴虚偏热中，脾胃虚为主 16 例，占 53.33%；肾虚为主 12 例，占 40%；未涉及脏腑 2 例，占 6.66%；偏湿 1 例为脾虚。这表明气虚无夹阴虚，而阴虚常兼气虚，气虚常湿热互见，气阴虚基本为热郁。偏湿以脾虚为多，偏热则脾肾虚均显；气虚多见于脾，气阴虚则脾胃肾相当。气滞多夹瘀，血瘀必气滞；气滞和血瘀均以气虚占绝对多数，并以脾气虚为主的多见。单纯脾虚占 33.99%，脾肾两虚占 54.25%，无涉及脏腑虚者占 10.46%，无虚证占 1.3%。展示阴虚是气虚的发展，肾虚是脾虚的累及，血瘀是气滞的增剧，燥热是湿热的阳化。可见湿热与燥热、气虚与气阴虚，是慢性萎缩性胃炎证的主要区别，而脾与肾、气滞与血瘀常互为兼见，故笔者分为以上两个证型。

表 2-4-6 虚证与实证关系例数

证候			湿阻			热郁		
			气滞（夹瘀）	血瘀（夹气滞）	（夹热）	气滞（夹瘀）	血瘀（夹气滞）	（夹湿）
气虚	脾		15(7)*	11(11)	(21)	7(4)	7(7)	(11)
	脾肾	脾为主	2(2)	6(6)	(7)	10(8)	5(5)	(13)
		肾为主	15(0)	3(3)	(17)	7(5)	6(6)	(13)
	肾		3(0)	—	(3)	6(1)	3(3)	(8)
	未及脏		8(2)	—	—	6(2)	—	(3)
气阴虚	脾胃		1(0)	—	—	6(2)	5(5)	(6)
	脾胃肾	脾胃为主	—	—	—	1(0)	4(4)	(2)
		肾为主	—	—	—	6(1)	6(6)	—
	未及脏		—	—	—	2(0)	—	—
无虚证			—	—	—	2(0)	—	—

* 代表脾气虚湿阻气滞例数是 15 例；脾气虚湿阻气滞夹瘀的例数是 7 例。表中数据做相同解释。

以上各种资料表明，慢性萎缩性胃炎涉及的中医理论主要有脾、肾、心、肝、血、阴、湿、热等。病理表现：气虚、脾虚和气滞、热郁、湿阻普遍存在；其次则是血瘀、肾虚和心虚；再次是肝郁、胃虚、阴虚，最后是寒凝和阳虚。病理规律：气虚＞阴虚；气滞＞血瘀；湿热＞燥热；脾虚＞肾虚。慢性萎缩性胃炎呈现着虚实同见，湿热相兼，滞瘀交错，气虚阴损，脾病及肾的病理特点。病机示意图见图 2-4-1。

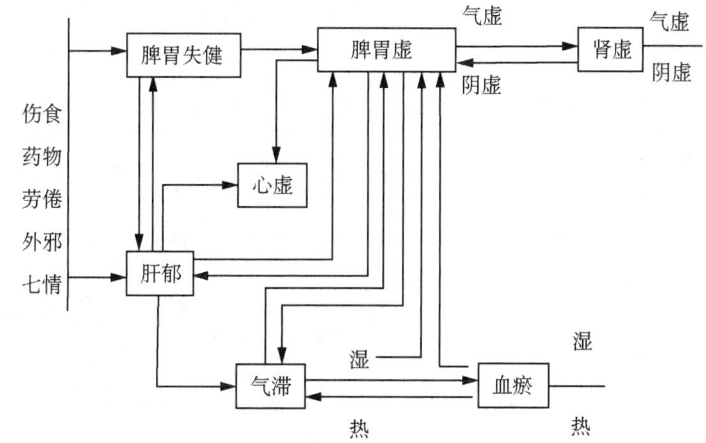

图 2-4-1 病机示意图

二、“证”的现代科学探索

笔者采用胃镜、胃黏膜活检、胃X线钡餐造影和胃液、血清胃泌素、尿胃蛋白酶，以及自主神经功能、肾功能、腺皮质功能、末梢血象等多指标方法，从形态、组织和病理生理等方面，对161例慢性胃炎(浅表性59例，占36.65%；萎缩性102例，占63.55%)的证进行探讨，现介绍如下。

(一) 胃镜和胃黏膜活检

胃镜和胃黏膜活检具有统计学意义，具体表现：气滞证浅表性胃炎较多，胃黏膜多呈水肿、黏液斑多；血瘀证腺体萎缩明显，非固有腺增生，肠腺化生，炎细胞浸润。气虚、脾虚胃黏膜无明显萎缩；气阴虚、脾肾虚则胃黏膜萎缩占多数。这表明气滞与血瘀、气阴虚、脾虚与脾肾虚，反映着病情的轻和重。

(二) X线检查(胃X线钡餐造影)

被检查的83例中，实证的热郁与胃黏膜光滑关系显著($P<0.05$)；虚证中，呈正常胃者60例(脾虚31例、脾肾虚29例)；无力型胃者19例(脾虚7例、脾肾虚12例)；高张力型胃者4例(脾虚3例、脾肾虚1例)。两组各型比较，无显著差异。

(三) 胃酸分泌的测定

以注射组织胺后最高峰的游离酸为准(无游离酸出现为无酸；30 U以下为低酸；30～90 U之间为正常酸；90 U以上为高酸)。接受胃酸检查的有90例，实证的湿阻高酸者多，热郁低酸者多；虚证的气阴虚较气虚。脾肾虚较脾气虚的胃酸分泌低，均有显著差异($P<0.05$)。这表明胃黏膜壁细胞的泌酸功能，热郁较湿阻、脾肾虚较脾虚差。

(四) 血清胃泌素测定

用中国科学院原子能研究所胃泌素放射免疫药箱，以RIA法(双抗体法*)测定。42例中，实证间未见明显差异，虚证的脾虚、脾肾虚两组均显著高于正常人组；而脾肾虚组又高于脾虚组，见表2-4-7。

表2-4-7　三组血清胃泌素、尿胃蛋白酶原及17-羟皮质类固醇含量比较($\bar{x}\pm s$)

组别	血清胃泌素/(pg/mL)		尿胃蛋白酶原/U				17-羟皮质类固醇/mg			
	例数		例数	日	夜	24 h	例数	日	夜	24 h
脾虚组	22	165.27±154	20	328±223	359±256	687±403	20	4.36±2.27	3.40±1.35	7.46±3.23
脾肾虚组	20	278.69±187	29	254±195	211±256	466±315	29	3.67±1.57	2.39±1	6.07±2.26

* 双抗体法：放射免疫分析法。

（续表）

组别	血清胃泌素/(pg/mL)		尿胃蛋白酶原/U				17-羟皮质类固醇/mg			
	例数		例数	日	夜	24 h	例数	日	夜	24 h
正常人组	34	99±26	21	421±298	339±195	753±420	21	4.87±1.41	3.43±1.06	8.30±2.21

注：脾虚组与脾肾虚组比较，血清胃泌素，夜、24 h 的尿胃蛋白酶原和 17-羟皮质类固醇 $P<0.05$。脾肾虚组与正常人组比较，血清胃泌素，日、夜、24 h 的尿胃蛋白酶原，日的 17-羟皮质类固醇 $P<0.05$；夜、24 h 的 17-羟皮质类固醇 $P<0.01$。脾虚组与正常人组比较，血清胃泌素 $P<0.05$。

（五）尿胃蛋白酶原（简称酶原测定结果）

检查 49 例（肾功能均正常）。虚证中脾虚组、脾肾虚组、正常人组三组各自日夜间差异规律，均无显著性差异；脾虚组的日间和 24 h 水平比正常人组均低，而夜间水平比正常人偏高，但都没有显著性差异；脾肾虚组的日间、夜间和 24 h 水平，都比正常人组显著降低，均有统计学意义；脾虚与脾肾虚两组相比，日间水平无显著性差异，而夜间和 24 h 的水平，却有显著性差异，见表 2-4-7。以上结果表明，脾虚和脾肾虚胃黏膜主细胞分泌功能的昼夜规律都未出现紊乱，胃黏膜主细胞功能脾虚证者略有降低、脾肾虚证者则明显降低。

（六）17-羟皮质类固醇含量

共检测 49 例（肾功能正常），虚证的 17-羟皮质类固醇含量，脾虚、脾肾虚及正常人组均表现为日间高于夜间，脾虚组的日间、夜间及 24 h 尿含量，都略低于正常人组，但无显著性差异；脾肾虚组的日间、夜间及 24 h 尿含量，均较正常人组显著降低；脾虚与脾肾虚两组的日间尿含量无显著性差异，而夜间和 24 h 的尿含量，则均有显著性差异，见表 2-4-7。这表明脾虚或脾肾虚仍保持着 17-羟皮质类固醇的昼夜差别规律。脾虚的肾上腺皮质及其调节系统的功能变化不大，机体处于代偿阶段；脾肾虚的下丘脑-垂体-肾上腺皮质轴的功能，降低到相当的程度，使机体处于明显的失代偿状态。

（七）自主神经功能测定

接受卧立-立卧心电图检测的 107 例中，呈立卧心率气滞证每分钟减少次数最多，表明以迷走神经兴奋为主，其他虚实证均无显著差异。

（八）末梢血象检查

白细胞总数$<4\times10^9$/L 者，脾肾虚组较脾虚组略多（$u=1.140\ 574$）；两组白细胞总数平均值虽都在正常范围，但脾肾虚组 5.4×10^9/L 较脾虚组 5.9×10^9/L 偏低，两组比较，差异无统计学意义。104 例患者中，血红蛋白<13 g/dL 者，脾肾虚组（56 例）较脾虚组（30 例）多（$u=1.639\ 31$）；两组平均值，脾肾虚组（11.19 g/dL）较脾虚组（11.71 g/dL）低，但差异无统计学意义。

（九）血液流变学

虽未做与不同证候的分析，但 124 例慢性胃病血液流变学检测的结果表明（与 66 名正常人组对比），慢性萎缩性胃炎除血沉外，其余7个项目均增高，居第二位。由此可见慢性萎缩性胃炎存在着比较严重的微循环障碍。

（十）血液流变学

以上结果表明，慢性萎缩性胃炎的证具有一定的现代病理生理和病理组织基础，虚证和实证对现代科学指标有一定选择性。气滞与血瘀、湿阻与热郁、气虚与气阴虚、脾虚与脾肾虚等，反映着胃黏膜炎变和胃分泌功能障碍或失调的程度，由脾及肾还表明从胃影响到其他系统的功能。

慢性萎缩性胃炎的脾虚或脾肾虚，主要表现气虚，而少见阳虚，所以尿胃蛋白酶活力和17-羟皮质类固醇，保持与正常人相似的昼夜规律。阳虚常呈这种规律的紊乱。国外有许多实验表明，类固醇激素能极易进入所有细胞，组成激素-受体复合物，进而在细胞内生产广泛的作用机制，影响着细胞内许多物质的合成。肾上腺皮质激素，作为一组重要的类固醇激素，在一定程度上影响着胃黏膜主细胞合成和分泌胃蛋白酶原的功能。本组检测的脾肾虚的尿胃蛋白酶活力降低者，17-羟皮质类固醇也同样下降，似可支持以上理论。这也说明中医“肾为胃之关”理论的意义。

血液流变学可以反映血液的灌注状态。胃的血液灌注直接影响胃黏膜的营养、新生和修复。慢性萎缩性胃炎血液流变学的异常，居四种胃病的第二位，表明存在着比较严重的微循环障碍，加之胃黏膜腺体的萎缩、肠化和细胞的增生，以及血管变异等，证明了临床表现血瘀证占64.17%的意义，提供了用活血化瘀药治疗慢性萎缩性胃炎的科学依据。

三、慢性萎缩性胃炎的中医治疗

治疗128例慢性萎缩性胃炎患者，全部收住院观察3个月，其中治疗组（中医组）93例，对照组（西药组）35例。

（一）一般资料

中医组93例，其中男性69例、女性24例；年龄22～63岁，平均年龄44.3岁；病程4个月～40年，平均病程10年6个月。对照组35例，其中男性26例、女性9例；年龄32～60岁，平均46.2岁；病程3个月至30年，平均9年8个月。中医组辨证为气虚湿热型65例、阴虚燥热型28例；对照组辨证为气虚湿热型27例、阴虚燥热型8例。经胃镜检查，中医组诊断为浅表萎缩性胃炎64例、萎缩性胃炎29例；对照组诊断为浅表萎缩性胃炎20例、萎缩性胃炎15例。

两组胃黏膜的萎缩部位和萎缩程度分布见表2-4-8。中医组伴肠腺化生43例（轻度21例、中度18例、重度4例）；对照组17例（轻度8例、中度6例、重度3例）。伴不典型增生者，中医组34例（轻度26例、中度8例）；对照组17例（轻度10例、中度6例、重度1例）。

表 2-4-8　两组胃黏膜萎缩部位和程度分布(例)

组别	总例数	萎缩部位			萎缩程度		
		胃体	胃窦	胃体并胃窦	轻度	中度	重度
中医组	93	30	33	30	22	41	30
对照组	35	13	16	6	10	19	6

在 128 例慢性萎缩性胃炎患者中，进行五肽胃泌素胃液分析 121 例。中医组测 86 例，其最大排酸量平均为 8.21±0.72 mEg/h；对照组测 35 例，平均为 12.81±1.59 mEg/h。128 例中测定尿胃蛋白酶原者 98 例，中医组测 66 例，日间平均为 262.06±17.61 U、夜间平均为 243.95±19.16 U、24 h 平均为 488.38±29.69 U；对照组测 32 例，日间平均为 247.80±22.64 U、夜间平均为 205.43±16.76 U、24 h 平均为 463.41±34.80 U。

以上各项临床指标，除胃液分析最大排酸量，中医组比对照组低，有显著差异($P<0.01$)外，余差异均无统计学意义($P>0.05$)，表明两组病情基本相近。

(二) 治疗方法

1. 中医组

中医组，气虚湿热型治以补气(健脾益肾)祛湿(清热)，理气活血，药用胃炎Ⅰ号片剂。该片剂由党参、黄芪、白术、淫羊藿、砂仁、黄连、枳实、莪术、甘草等组成，每片 0.5 克，每次 5 片，每日 3 次，于饭前 30 min 用开水冲服。阴虚燥热型治以养阴(润胃滋肾)清热，舒气活血，用胃炎Ⅰ号水剂。该水剂由北沙参、黄精、天花粉、生山药、枸杞子、牡丹皮、白芍、佛手干等组成，每次 30 毫升，每日 3 次，于饭前 30 min，用开水冲服。如证型转变，则改用相适应的胃炎合剂，或两种合剂配合应用，其比例视证情而定。

2. 对照组

对照组以维酶素为主，每次 5 片，每日 2 次。配服胃复安和维生素 E、维生素 C、维生素 B。选用硫糖铝、小檗碱、多酶片和山莨菪碱。

(三) 治疗效果

本文病例以胃黏膜病理为主，胃分泌功能为辅，参考症状、体质和舌象，以及其他实验室指标来综合评定疗效(疗效评定标准附后)。

有治疗前后各项指标资料，可供综合疗效评定者，中医组有 81 例、对照组有 34 例。中医组平均疗程为 127±12.1 天，对照组为 97.94±17.5 天。经统计学处理两组平均疗程无显著差异($P>0.05$)。治疗结果见表 2-4-9。中医组综合评定有效率为 69.2%，对照组为 38.2%，两组差异有统计学意义($P<0.05$)。

表 2-4-9　两组的综合疗效比较(例)

组别	总例数	疗效			
		显效	进步	稳定	加重
中医组	81	34(42%)	22(27.2%)	18(22.2%)	7(8.6%)
对照组	34	8(23.5%)	5(14.7%)	14(41.2%)	7(20.6%)

(四) 疗效分析

1. 临床疗效

显效为临床症状基本消失，饮食增加，舌象明显好转；进步为症状及饮食明显好转，舌象改善；无效是症状和舌象都无变化。中医组 93 例，治疗后显效 56 例，进步 35 例，无效 2 例，有效率为 97.9%；对照组 35 例，治疗后显效 13 例，进步 15 例，无效 7 例，有效率为 80%。中医组明显高于对照组($P<0.01$)。

2. 胃镜疗效

胃镜疗效分显效(呈浅表象)、进步(萎缩象缩小或改善)、无变化和加重。疗效结果见表 2-4-10。中医组有效率为 52.7%、对照组有效率为 34.3%，中医组疗效比对照组高($P<0.05$)。

表 2-4-10　治疗后两组胃镜疗效和胃黏膜萎缩疗效的比较

组别	总例数	胃镜疗效				胃黏膜萎缩疗效			
		显效	进步	无变化	加重	显效	改善	稳定	加重
中医组	93	40	9	40	4	45	23	18	7
对照组	35	7	5	18	5	10	6	11	8

3. 病理疗效

(1) 胃黏膜萎缩疗效：分显效(胃黏膜未见萎缩炎变)、改善(胃黏膜萎缩程度减轻 1～2 级/或胃体、胃窦有一处黏膜未见萎缩炎变)、稳定(无变化)和加重。中医组有效率为 73.1%，对照组为 45.7%，中医组疗效显著高于对照组($P<0.05$)，见表 2-4-10。

(2) 肠腺化生疗效：中医组治疗前有 43 例，治疗后肠腺化生消失 17 例、减轻 5 例、无变化 16 例、加重 5 例，有效率 51.2%；对照组 17 例，治疗后肠腺化生消失 5 例、减轻 0 例、无变化 9 例、加重 3 例，有效率为 29.4%。两组差异无统计学意义($P>0.05$)。

(3) 不典型增生疗效：治疗前中医组有 34 例，治疗后消失 20 例、减轻 3 例、无变化 9 例、加重 2 例，有效率 67.6%；对照组 17 例，治疗后消失 11 例、减轻 4 例、无变化 1 例、加重 1 例，有效率为 88.2%。两组差异也无统计学意义($P>0.05$)。

4. 胃分泌功能的恢复

(1) 胃酸分泌量：注射五肽胃泌素后测定胃液可滴定酸，以最大排酸量为准，<13.5 mEg/h 为低酸，>19.5 mEg/h 为高酸。中医组有治疗前后检查资料者 53 例，治疗前异常者 45 例(无酸 3 例、低酸 38 例、高酸 4 例)，治疗后有效者 32 例，占 71.1%；对照组 29 例，治疗前异常者 21 例(低酸 16 例、高酸 5 例)，治疗后有效者 9 例，占 42.9%。两组有效率比较有显著差异($P<0.05$)。

(2) 尿蛋白酶原：治疗前低于正常者，中医组日 8 例、夜 15 例、24 h 22 例；对照组日 2 例、夜 9 例、24 h 6 例。治疗后两组都恢复 3 日、夜的差异规律，其中中医组的日、夜和 24 h 尿胃蛋白酶原量，与治疗前比，均有显著差异($P<0.05$)；与对照组比差异无统计学意义($P>0.05$)，见表 2-4-11。

表 2-4-11 尿胃蛋白酶原恢复(U,$\bar{x}\pm s$)

不同时间治疗前后		中医组(8 例)	对照组(2 例)	P
日	治疗前	75.1±8.9	73.4±45	>0.05
	治疗后	255.6±57.5	176.6±22.3	<0.05
不同时间治疗前后		中医组(15 例)	对照组(9 例)	P
夜	治疗前	93±8.6	114.6±12.6	<0.01
	治疗后	213.4±32.6	141.7±17.5	<0.01
不同时间治疗前后		中医组(22 例)	对照组(6 例)	P
24 h	治疗前	257.6±12.7	234.9±39.2	<0.05
	治疗后	465.9±49.1	295.2±29	<0.01

(3) 空腹血清胃泌素:仅测中医组 58 例,其中减低 4 例、增高 27 例。治疗后胃泌素增高者下降,与治疗前相比,有显著差异($P<0.01$),见表 2-4-12。

表 2-4-12 中医组血清胃泌素治疗前后变化(pg/mL,$\bar{x}\pm s$)

	胃泌素治疗前后变化		
	减低	正常	增高
治疗前	60.3±2.1	96.6±2.5	227.6±21.1
治疗后	70.6±13.6	103.6±7.6	146.6±18

5. 其他实验室指标

(1) 17-羟皮质类固醇排泄量:中医组低于正常者 14 例,治疗后都恢复正常;对照组减低 4 例,治疗后无明显改变。

(2) 血液流变学:中医组检测 58 例、异常者 38 例,治疗后恢复正常 12 例;对照组检测 13 例、异常者 5 例,治疗后无 1 例恢复正常。

6. 胃电图观察

观察仪器采用合肥科仪厂研制的 EGG-IA 型单导胃电图仪。操作方法与计算参数按 1987 年全国胃电学术会议统一方法。观察中医组 28 例治疗前后胃电图变化。结果:餐前胃电频率与波幅,胃窦部和胃体部治疗前、后,总的比较均无显著差异,而胃电波幅低于正常者,治疗后显著升高(胃体部 $P<0.05$,胃窦部 $P<0.01$);波幅变化指数,胃窦部和胃体部高于正常者,治疗后均有显著下降($P<0.01$),见表 2-4-13。以上表明胃炎合剂对胃电波幅起着双向调节作用。

表 2-4-13 中医组餐前胃电波幅变化指数治疗前后情况($\bar{x}\pm s$)

	例数	治疗前	治疗后	指数下降幅度	P
胃窦部	28	0.429±0.141	0.304±0.134	0.125±0.185	<0.01
胃体部	28	0.434±0.14	0.285±0.085	0.149±0.085	<0.01

7. 证型、舌脉演变观察

(1) 证型:治疗前后不同证型例数变化见表 2-4-14。

表 2-4-14 治疗前后不同证型例数变化

	虚证				实证			
	脾虚	肾虚	气虚	阴虚	气滞	血瘀	湿阻	热郁
治疗前	79	54	65	28	92	53	56	70
治疗后	13	6	11	7	96	12	8	53

表 2-4-14 表明虚象明显好转,邪气也有减轻,但气滞、热郁仍较多。型的转变:气虚湿热型 65 例中,6 例完全正常(9.23%)、6 例尚有气虚(9.23%)、1 例出现阴虚(1.54%)、8 例仍气滞偏湿重(12.31%)、36 例转气滞热胜(55.38%,夹瘀 9 例)、8 例单纯气滞(12.31%);阴虚热郁型 28 例中,6 例阴未复(21.43%)、5 例见气虚(17.86%)、17 例滞热未尽(60.71%,其中夹瘀 3 例)。总的看来,气滞(74.19%)和热邪尚多(5.70%,其中夹瘀 12 例),其次是气虚(11.83%),再次是湿邪(8.6%)和阴虚(7.53%)。

(2) 舌象:治疗前后舌象的变化见表 2-4-15。

表 2-4-15 治疗前后舌象的变化

	舌质				舌苔						
	淡红	鲜红	暗红	瘀斑	白	黄	薄	厚	干	腻	浊
治疗前	12	28	33	20	23	70	69	24	28	55	9
治疗后	65	6	19	3	40	53	87	6	85	6	2

表 2-4-15 表明治疗后脾运得健,气阴见复,邪气显退。

(3) 脉象:治疗前后脉象变化见表 2-4-16。

表 2-4-16 治疗前后脉象的变化

	脉象			
	缓	细	弦	结代
治疗前	11	41	39	2
治疗后	13	52	28	0

表 2-4-16 提示治疗后胃气和顺,肝气得舒。

8. 毒副反应观察

中药组 39 例,在服药过程中未发现有不良反应,其中 54 例治疗后复查了心电图、肝功能,以及尿常规、尿肌酐,均无异常发现。这表明两个胃炎合剂都无毒性。

(五) 随访疗效

中医组出院后 1～4 年(平均 22 个月)前来复查胃镜和胃黏膜病理的共 38 例。结果保持原效 17 例,继续好转 7 例,加重 14 例。远期有效率 63.2%。

以上两组治疗病例是在病情相近、全部收住入院、疗程基本相同的条件下，进行治疗观察，具备可比性。疗效评定采用多指标方法，既可反映局部病变和全身情况的恢复，又能减少单项指标的误差，使疗效判断更为客观。分析无效和加剧的病例中，多在56岁以上，萎缩重度的多，并伴有2种以上并发病。

从各项指标的恢复看，胃炎合剂不仅能促进胃黏膜病变和胃分泌功能的恢复，还能消除或减轻和改善体质，且无毒性和副反应。其可能的作用机制：益气、养阴能改善组织细胞的变性；理气、活血可促进微循环障碍的恢复；清热、祛湿能减轻渗出和清除病理产物；健脾、益肾既可制渗，又能增强组织细胞的活力和改善其变性，从而促使胃黏膜炎变的恢复。另外，益气、养阴、健脾、益肾中药还有促进胃肠消化吸收和改善胃肠运动，以及提高免疫功能、强壮体质的作用；而且理气、活血尚可调整胃肠功能。这均有待药理实验的进一步研究。

四、胃炎合剂实验研究

胃炎合剂保护胃黏膜的动物实验和体外抑杀幽门弯曲菌（Campylobacter pylori，Cp）①实验研究的结果如下。

（一）保护胃黏膜动物实验

取雄性大鼠40头，体重250～330 g，用XWC-100AB型长图记录仪，分1个对照组和胃炎Ⅱ号合剂合方、拆方不同剂量的9个给药组进行比较，观察大鼠胃黏膜电位差（potential difference，PD）情况。结果：对照组（生理盐水）注入酒精后，PD急速下降，10 min后ΔPD最大值（24.5±2.9 mV）。给药组补气养阴高剂量组作用很强，给药后不同时间ΔPD值均在0.4～1.7 mV之间（$P<0.01$）。活血理气高剂量组的ΔPD均值在6.6～12.1 mV之间（$P<0.01$ 或 $P<0.05$）。两组高剂量都有意义地抑制酒精对胃黏膜的损伤作用，而两组低剂量组无这种作用。补气组和清热组的高剂量组或低剂量组，给药后20 min内均未显示出抑制作用。全方给药组这种抑制作用，明显优于各拆方组。这表明中药胃炎Ⅱ号合剂能抑制酒精引起的大鼠胃黏膜电位差下降，这种保护胃黏膜的作用，与所含的补气养阴、活血理气等中药有关。

（二）体外抑杀幽门弯曲杆菌试验

菌种6株，包括尿素迅速分解4株（Cp1、Cp3、Cp48、Cp70）、迟分解2株（Cp55、Cp8）。这6株对人“O”血球黏附性均阳性。用中药胃炎Ⅰ号合剂的原药液和原药液经适量酒精②处理后去鞣酸，分别做抑杀幽门弯曲杆菌试验，分琼脂稀释平板法和药液直接加入Cp株不同时间后观察生长法。结果：6株幽门弯曲杆菌在25%、50%中药中的血布氏琼脂上均无法生长。经过酒精处理后有4株，在12.5%药液中均无生长。初步表明，中药胃炎Ⅰ号合剂在体外对幽门弯曲杆菌有一定抑杀作用，并对幽门弯曲杆菌的抗原性与黏附性有一定的影响。

---

① 幽门弯曲菌，即幽门螺杆菌。

② 为当时实验公司提供，具体无法追溯。

五、讨论

临床调查表明，慢性萎缩性胃炎属中医内伤杂病的脾胃病范畴，与“痞证”很近似。例如，《伤寒论》说：“若心下……，但满而不痛者，此为痞”；《丹溪心法》说：“脾土之阴受伤，转运之官失职，胃虽受谷不运化，故阻自升，阴自降，而成天地不交之痞，清浊相混，隧道壅塞，郁而为热，热留为湿，湿热相生，遂成胀满”；《张氏医通》有“中焦热郁”“脾胃虚弱”致痞之说；《类证治裁》分有“伤寒之痞”“杂病之痞”；《医宗金鉴》还有“热痞”“寒热痞”“虚热水气之痞”“虚热客气上逆之痞”等的分类。这些论述，与临床资料基本相符，可称为“胃痞”。至于痛的问题，正像梅氏所说的“仲景所云痞证之但满而不痛是与结胸对举，以结胸之大痛而论，痞证之痛，则不足言了”，指出“心下痞有痛也有不痛者”。

“证”是中医治病的重要依据，也是中医临床医学的一大特点。一个病可以出现不同的“证”，不同的病却可有共同的“证”。它是建筑在整体观念上的中医病理诊断概念，但有一定的现代病理学基础，不仅有病理生理的基础，还有病理组织的基础，所以运用现代科学的知识和方法来阐明“证”的现代含义，将促进中医的现代化。

“证”是可变的，且临床表现很少是单一的，特别是慢性疾病，常表现虚实兼见、寒热交错，累及多脏，但慢性病的“证”表现相对比较稳定，有利于定型。所以，“证”的研究，应该从证候的系统调查入手，先辨证后定型，再经治疗验证，最后确定证型。

慢性萎缩性胃炎虽然是一种较顽固难治的消化道疾病，但是依据中医理论进行治疗，不但能改善慢性萎缩性胃炎患者的临床症状和体质，而且对萎缩的胃黏膜也有一定的恢复作用。这为治疗胃癌前期的增殖性病变提供了经验。用中医理论指导治疗炎性病变，不但有全身的调整作用，还能依据炎症的各种变化，选用中医的各种疗法，可加速炎性变的恢复，值得进一步探讨。

慢性萎缩性胃炎的中医治疗用药，要十分注意“脾”的病理特性。脾之虚，常以气虚为主，但气虚不复，可致阴损；而脾阴虚时，尚兼有气虚，所以补脾气勿过于温燥，补脾阴而勿过于黏腻，补脾阴时必须顾及补脾益气，以利于脾气旺而阴复，脾阴生而脾气转输。脾虚，因而气机升降失常，气机不畅即为气滞，气滞久则血瘀；脾胃失运，则滞热中阻，反阻气机，常表现为本虚标实。由于脾虚肝易横侮，或肝气郁滞而侮脾，所以对气滞证要做进一步分析。治疗上应在补中理气中，少佐疏肝，兼化湿热，但需注意理气不太过，以免耗气、伤血、灼阴；脾虚失统摄，可使血流脉外而成瘀，治也宜健脾化瘀，但破瘀药应少用，以免更伤由于脾虚所致之血的不足。总之，脾病常虚实夹杂，气阴相兼。

附1　中医辨证标准

1. 实证

(1) 气滞(肝郁)：上腹或连胁肋闷胀或胀痛，得嗳气或矢气则适，大便质软而不畅，脉应弦。

(2) 血瘀：上腹疼痛或刺痛，疼痛位置固定不移，彻背，拒按；或有反复出血史；舌质暗红或淡紫，或有瘀点(斑)，脉涩。

（3）湿阻：口淡多涎，小便清长，大便溏而欠畅。舌淡红苔白腻，脉多缓。

（4）寒凝：胃脘疼痛，喜暖喜热，泛吐清水，小便清长，大便溏薄。舌淡红苔白，脉常细。

（5）热郁：胃脘灼热，泛酸，嘈杂，口苦或干，喜少饮，小便淡黄，大便偏干。舌红苔黄或黄腻，脉数。

2. 虚证

（1）气虚：头晕，四肢乏力，懒言，短气，面唇欠华，小便清长，大便溏软。舌淡红或淡红偏淡，或兼齿印，苔薄白，脉细无力。

（2）阴虚：口干唇燥，喜少饮，小便淡黄，大便燥结。舌红或绛，无苔或少苔而干，脉虚数或细数。

（3）阳虚：畏寒，肢冷，口流清涎或泛吐清水，大便清稀、完谷不化。舌淡苔白，脉细无力或迟。

（4）脾虚：知饥或不知饥，食欲不振或食后脘闷不舒，稍喜按，肠鸣，大便溏软或稀薄。舌淡稍红，苔薄白，脉虚缓。

（5）胃弱：不知饥，不欲食，嗳气或恶心，脘痛喜按。舌淡红或红，苔薄白，脉细或缓。

（6）心虚：心悸，难寐或多梦。舌淡或淡红，脉细或细数无力，或结代。

（7）肾虚：头晕耳鸣，腰膝酸软，夜尿频或多，或小便难尽；或性功能减退，或无梦遗精。舌淡或淡红，苔薄白，脉细无力或迟。

每种病例先行辨证，然后定型。

附2　疗效综合评定标准

1. 显效

胃黏膜腺体未见萎缩炎变，肠腺或不典型增生无/或好转；胃分泌功能（一项即可，下同）正常或增加1倍以上；主要症状消失，体重增加或不变，舌象正常或明显好转；其他实验室指标接近正常，或明显好转。

2. 进步

符合以下一条即可。①胃黏膜腺体未见萎缩炎变，肠腺化生或不典型增生有好转；胃分泌功能无变化或退步；主要症状基本消失，体重增加或不变，舌象好转；其他实验室指标有进步。②胃体或胃窦一处黏膜腺体未见萎缩炎变/或腺体萎缩程度减轻1～2级，肠腺化生或不典型增生无变化；胃分泌功能有好转；主要症状、舌象的改善，体重增加或不变；其他实验室指标有进步。

3. 稳定

符合以下一条即可。①胃黏膜病理、胃分泌功能均无变化，症状、舌象和其他实验室指标有好转或无变化。②胃黏膜腺体萎缩减轻，肠腺化生或不典型增生加重；胃分泌功能、症状、舌象和其他实验室指标均无变化。

4. 加重

胃黏膜腺体萎缩加重；其他各项指标加重或无变化。

中医辨证分型治疗慢性萎缩性胃炎疗效总结

在总结辨证治疗慢性胃炎的基础上，进而对慢性萎缩性胃炎的中医证治立题研究。1984年初步报道了疗效观察。现将住院治疗的128例慢性萎缩性胃炎患者的疗效总结报告如下。

一、临床资料

1. *治疗对象和观察方法*

全部患者均经纤维胃镜和胃黏膜活检确诊（检查后3个月以内），排除其他系统疾病。治疗分辨证治疗组（以下称中医组）和西药对照组（以下称对照组）。

胃镜和胃黏膜病理标准依据1983年全国胃炎诊治座谈会会议记录。固有腺体萎缩减少1/3以内者为轻度；减少1/3～2/3者为中度；减少2/3以上者为重度。胃黏膜活检取胃体，胃窦的小弯、大弯，典型病灶各一处。

中医辨证先辨虚（气虚、阴虚、脾虚、肾虚）、实（气滞、血瘀、湿阻、热郁）证候，然后混合定型，分为气虚湿热型和阴虚燥热型。

2. *一般资料*

中医组93例，其中男69例、女24例；年龄22～63岁，平均44.3岁；病程4个月～40年，平均10年6个月。对照组35例，其中男26例、女9例；年龄32～60岁，平均46.2岁；病程3个月～30年，平均9年8个月。中医组辨证为气虚湿热型65例、阴虚燥热型28例；对照组辨证为气虚湿热型20例、阴虚燥热型15例。经胃镜检查，中医组诊断为浅表萎缩性胃炎64例、萎缩性胃炎29例；对照组诊断为浅表萎缩性胃炎20例、萎缩性胃炎15例，见表2-4-17。

表2-4-17　两组胃黏膜萎缩部位和程度分布

组别	总例数	萎缩程度			萎缩部位		
		轻度	中度	重度	胃体	胃窦	胃体并胃窦
中医组	93	22	41	30	30	33	30
对照组	35	10	19	6	13	16	6

两组胃黏膜的萎缩部位和萎缩程度分别见表2-4-17。中医组伴肠腺化生43例（轻度21例、中度18例、重度4例）；对照组17例（轻度8例、中度6例、重度3例）。伴不典型增生者，中医组34例（轻度26例、中度8例）；对照组17例（轻度10例、中度6例、重度1例）。

在128例慢性萎缩性胃炎患者中，进行五肽胃泌素胃液分析121例。中医组测86例，其最大排酸量平均为8.21±0.72 mEq/h；对照组测35例，平均为12.81±1.59 mEq/h。128例中测定尿胃蛋白酶原者98例，中医组测66例，日间平均为262.06±17.61 U、夜间平均为243.95±19.16 U、24 h平均为488.38±29.69 U；对照组测32例，分别为247.8±

22.64 U、(205.43±16.76)U、(463.41±34.8)U。

以上各项临床指标，除胃液分析最大排酸量中医组比对照组低外，有显著差异($P<0.01$)外，尿胃蛋白酶原、萎缩部位、萎缩程度等均无明显差异($P>0.05$)，表明两组病情基本相近。

二、治疗方法与结果

(一) 治疗

1. 中医组

气虚湿热型，治以补气(健脾益肾)祛湿(清热)，理气活血。方用胃炎Ⅰ号片剂，由党参、黄芪、白术、淫羊藿、黄连、枳实、莪术等组成，每片 0.5 g，每次 5 片，每日 3 次，于饭前 30 min 用开水冲服。

阴虚燥热型，治以养阴(润胃滋肾)清热，舒气活血。方用胃炎Ⅱ号水剂，由北沙参、黄精、生山药、枸杞子、牡丹皮、白芍、佛手干等组成，每服 30 mL，每日 3 次，于饭前 30 min，用开水冲服。如证型转变，则改用适应的胃炎合剂，或两种合剂配合应用，其比例视证情而定。

2. 对照组

对照组治疗以维酶素为主，每次 5 片，每日 3 次。配服胃复安和维生素 E、维生素 C、B 类维生素，如选用硫糖铝、小檗碱、多酶片和山莨菪碱。

(二) 治疗效果

本文病例以胃黏膜病理为主，胃分泌功能为辅，参考症状、体质和舌象，以及其他实验室指标来综合评定疗效。

(1) 显效：胃黏膜腺体未见萎缩炎变，肠腺化生或不典型增生无(或)好转；胃分泌功能(一项即可，下同)正常或增加 1 倍以上；主要症状消失，体重增加或不变，舌象正常或明显好转；其他实验室指标接近正常或明显好转。

(2) 进步：符合以下一条即可。①胃黏膜腺体未见萎缩改变，肠腺化生或不典型增生有好转；胃分泌功能无变化或退步；主要症状基本消失；体重增加或不变，舌象好转；其他实验室指标有进步。②胃体或胃窦一处黏膜腺体未见萎缩炎变/或腺体萎缩程度减轻 1～2 级，肠腺体化生或不典型增生无变化；胃分泌功能有好转；主要症状、舌象有改善，体重增加或不变；其他实验室指标有进步。

(3) 稳定：符合以下一条即可。①胃黏膜病理、胃分泌功能均无变化，症状、舌象和其他实验室指标有好转或无变化。②胃黏膜腺体萎缩减轻、肠腺化生或不典型增生加重；胃分泌功能、症状、舌象和其他实验室指标均无变化。

(4) 加重：胃黏膜腺体萎缩加重，其他各项指标加重或无变化；或恶化呈癌变者。

治疗前后各项指标资料可供综合疗效评定，中医组有 81 例，对照组有 34 例。中医组平均疗程为 127±12.1 天，对照组为 97.94±17.5 天。经统计学处理，两组平均疗程无显著差异($P>0.05$)。治疗结果见表 2-4-18。中医组治疗后评为显效 34 例、进步 22 例、稳定 18 例、加重 7 例；对照组分别为 8 例、5 例、14 例、7 例。中医组疗效较对照组为高($P<0.05$)。

表 2-4-18　两组的综合疗效比较/例

组别	总例数	综合疗效			
		显效	进步	稳定	加重
中医组	81	34(42%)	22(27.2%)	18(22.2%)	7(8.6%)
对照组	34	8(23.5%)	5(14.7%)	14(41.2%)	7(20.6%)

(三)疗效分析

1. 临床疗效

临床疗效分显效、进步、无效三级。以临床症状基本消失、饮食增加、舌象明显好转为显效;症状及饮食明显好转、舌象改善为进步;症状和舌象都无变化为无效。中医组 93 例,治疗后显效 56 例(60.2%)、进步 35 例(37.6%)、无效 2 例(2.2%);对照组 35 例,治疗后显效 13 例(37.1%)、进步 15 例(42.9%)、无效 7 例(20%)。中医组的临床疗效明显高于对照组($P<0.01$)。

2. 胃镜疗效

疗效分显效(呈浅表象)、进步(萎缩象缩小或改善)、无变化和加重四级。统计结果见表 2-4-19。中医组治疗后显效 40 例(43%)、进步 9 例(9.7%)、无变化 40 例(43%)、加重 4 例(4.3%);对照组治疗后显效 7 例(20%)、进步 5 例(14.3%)、无变化 18 例(51.4%)、加重 5 例(14.3%)。中医组疗效比对照组高($P<0.05$)。

表 2-4-19　治疗后两组胃镜疗效和胃黏膜萎缩病理疗效的比较/例

组别	总例数	胃镜疗效				胃黏膜萎缩病理疗效			
		显效	进步	无变化	加重	显效	改善	稳定	加重
中医组	93	40	9	40	4	45	23	18	7
对照组	35	7	5	18	5	10	6	11	8

3. 病理疗效

(1) 对胃黏膜萎缩的疗效观察:疗效分显效(胃黏膜未见萎缩炎变)、改善(胃黏膜萎缩程度减轻 1~2 级/或胃体、胃窦有一处黏膜未见萎缩炎变)、稳定(无变化)和加重四级。中医组治疗后显效 45 例(48.4%)、改善 23 例(24.7%)、稳定 18 例(19.4%)、加重 7 例(7.5%);对照组治疗后显效 10 例(28.6%)、改善 6 例(17.1%)、稳定 11 例(31.4%)、稳定 8 例(22.9%),见表 2-4-19。两组疗效比较有显著差异($P<0.05$)。

(2) 对伴肠腺化生的疗效观察:治疗前中医组伴有肠腺化生 43 例,治疗后消失 17 例、减轻 5 例、无变化 16 例、加重 5 例,有效率为 51.2%;对照组 17 例,治疗后消失 5 例、减轻 0 例、无变化 9 例、加重 3 例,有效率为 29.4%。中医组疗效较高于对照组,但经统计学处理,两组疗效无显著差异($P>0.05$)。

(3) 对伴不典型增生的疗效观察:治疗前中医组伴有不典型增生 34 例,治疗后消失 20 例、减轻 3 例、无变化 9 例、加重 2 例,有效率为 67.6%;对照组 17 例,治疗后消失 11 例、减轻 4 例、无变化 1 例、加重 1 例,有效率为 88.2%。两组疗效比较,无显著差异($P>0.05$)。

4. 胃分泌功能的恢复

(1) 胃酸分泌量：注射五肽胃泌素后测定胃液可滴定酸，以最大排酸量＜13.5 mEq/h为低酸，＞19.5 mEq/h为高酸。中医组有治疗前后检查资料者53例，治疗前异常45例(无酸3例、低酸38例、高酸4例)，治疗后有效32例(71.1%)；对照组有治疗前后检查资料者29例，治疗前异常21例(低酸16例、高酸5例)，治疗后有效9例(42.9%)。两组有效率比较，有显著差异($P<0.05$)。

(2) 尿胃蛋白酶原：福建省中医药研究所(现在的福建省中医药科学院)尿胃蛋白酶原正常值，日421±298 U，夜339±195 U，24 h 753±420 U。治疗前经测定低于正常者中医组日8例、夜15例、24 h 22例；对照组日2例、夜9例、24 h 6例。治疗后两组都恢复了日、夜的差异规律，其中中医组的日、夜和24 h尿胃蛋白酶原量，各以其治疗前后相比较，均有显著差异($P<0.05$)；而对照组则均无显著差异($P>0.05$)。

(3) 空腹血清胃泌素：本所空腹血清胃泌素正常值为99±26 pg/mL。仅测中医组58例，其中降低14例、增高27例。治疗后胃泌素增高者下降，与治疗前比较，有显著差异($P<0.01$)。

5. 其他实验室指标

(1) 17-羟皮质类固醇排泄量：中医组低于正常者14例，治疗后都恢复正常；对照组低于正常组4例，治疗后无明显改变。

(2) 血液流变学：中医组测58例，其中异常者38例，治疗后恢复正常12例；对照组测13例，其中异常者5例，治疗后无一例恢复正常。

(四) 随访疗效

中医组出院后1～4年(平均1年10个月)前来恢复查胃镜和胃黏膜病理的共38例，结果保持原效17例、继续好转7例、加重14例。远期有效率为63.2%。

三、讨论

慢性萎缩性胃炎临床分四型，气滞与血瘀常相关联，气虚多夹湿热，阴虚多兼燥热，为此笔者采用虚实混合定型，合并成现在的气虚湿热和阴虚燥热两型。根据临床观察，经治疗后虚证和湿邪基本消除，血瘀明显减少，而气滞、热郁常还存在。以上提示本病后期治疗需注意清热理气。

本研究在两组病情相近、全部收住院、疗程基本相同的条件下，进行治疗观察，具备可比性。疗效评定采用多指标方法，既可反映局部病变和全身情况的恢复，又能减少单项指标的误差，使疗效判断更为客观。从各项指标的恢复看，胃炎合剂不仅能促进胃黏膜病变和胃分泌功能的恢复，还能清除或减轻症状和改善体质，且无毒性和副反应。其可能作用机制：益气、养阴能改善组织细胞的变性；理气、活血可促进微循环障碍的恢复；清热、祛湿能减轻渗出和清除病理产物；健脾、益肾既可制止渗出，又能增强组织细胞的活力和改善其变性，从而促使胃黏膜炎变的恢复。另外，益气、养阴、健脾、益肾中药还能促进胃肠消化吸收和改善胃肠运动，以及提高免疫功能、强壮体质的作用；而理气、活血尚可调整胃肠功能。这均有待药理实验的进一步研究。

中药胃炎合剂治疗慢性萎缩性胃炎疗效观察

慢性萎缩性胃炎是一种较顽固难治的消化道疾病，且与胃癌的发生有一定关系，目前尚缺乏理想的治疗方法。本团队在总结中医药治疗慢性胃炎的临床研究中，发现中医药对萎缩性胃炎有一定的疗效，可使萎缩的胃黏膜有逆转的可喜苗头。1982 年 6 月～1983 年 5 月，本团队以中药胃炎合剂治疗了经纤维胃镜和胃黏膜活检确诊为慢性萎缩性胃炎 54 例，取得了较好效果，现报道如下。

一、临床资料

54 例中男 39 例、女 15 例。年龄 21～30 岁 4 例、31～40 岁 20 例、41～50 岁 20 例、51～60 岁 10 例。职业为干部 29 例、工人 23 例、农民 2 例。病程 1 年以内 8 例、1～5 年 16 例、6～10 年 13 例、10 年以上 17 例。

54 例均需经纤维胃镜和胃黏膜活检确诊。取胃体下部、胃窦中部（大、小弯）各 2～4 块标本进行胃黏膜活检。送检结果：萎缩部位在胃体者 15 例、胃窦 23 例、胃体并胃窦 16 例；萎缩程度中轻度 19 例、中度 22 例、重度 13 例。

二、治疗方法

1. 辨证及分型

（1）气滞：上腹或连胁肋闷胀或胀痛，嗳气或矢气则适，大便质软而不畅；脉多弦。

（2）血瘀：上腹部疼痛或痛如刺，痛位不移，痛连彻背，拒按，或有反复出血病史；舌质暗红或淡紫，或有瘀斑，脉见涩。

（3）湿阻：口淡多涎，或时吐清水、酸水，喜暖食，小便清长，大便溏；舌淡红，苔白腻或白，脉细或缓。

（4）热郁：胃脘灼热，泛酸，嘈杂，口苦或干喜少饮，小便淡黄，大便偏干；舌红，苔黄或黄腻，脉弦数或沉数。

（5）气虚：头晕，四肢乏力，懒言短气，面唇欠华，小便清长，大便溏软；舌淡或淡红偏淡，或兼齿印，苔薄白，脉细无力。

（6）阴虚：口干唇燥，喜少饮，小便淡黄，大便燥结；舌红或绛，无苔或少苔而干，脉虚数或细数。

（7）脾虚：知饥或不知饥，食欲不振，或食后脘闷不舒，稍喜按，伴肠鸣，大便溏软或稀薄；舌淡稍偏红，苔薄白，脉虚缓。

（8）肾虚：腰酸膝软，头晕耳鸣，夜尿频或多，或小便难尽；舌见褐色点，两尺脉弱。

按以上辨证标准进行综合定型。54 例中属气虚（指脾或脾肾气虚，下同）滞（指气滞，下同）湿（指湿阻，下同）夹热型 5 例；气阴虚（指脾或脾肾气阴虚，下同）滞热（指热郁，下同）夹湿型 14 例;气虚瘀(指血瘀,下同)湿夹热型 13 例;气阴虚瘀热型 13 例;气阴虚瘀热夹湿型 22 例。

2. 药物及用法

气虚滞湿夹热型和气虚瘀湿夹热型,内服胃炎Ⅰ号方治疗。处方:党参、黄芪、白术、枳实、淫羊藿、黄连、莪术等。此为一日量,制成片剂,分 3 次于饭前半小时内服。其功效为温脾益肾、理气行血、化湿清热。

气阴虚滞热夹湿型和气阴虚瘀热夹湿型,内服胃炎Ⅱ号方治疗。处方:沙参、黄精、丹皮、白芍等。此为一日量,水煎,分 3 次饭前半小时服。其功效为养胃益肾、理气活血、清热育阴。

54 例均先住院治疗观察 1 个月,然后由胃炎专科门诊继续服药观察治疗,每 1～2 周复诊 1 次,3 个月为 1 个疗程。治疗期间停服其他治胃药物。疗程结束后,进行胃镜、胃黏膜活检复查。

3. 治疗结果

(1) 临床疗效

1) 疗效标准:分显效、进步、无效 3 项。①显效:临床症状消失,饮食增加;②进步:临床症状及饮食明显好转;③无效:临床症状无改善。

2) 治疗效果:54 例经 1 个疗程(3 个月)治疗后,结果显效 29 例(53.7%)、进步 22 例(40.7%)、无效 3 例(5.6%),总有效率为 94.4%。其主要症状胃痛和胃脘闷胀的平均消失时间分别为 28 天、29.5 天,食欲改善平均 17.7 天,大便恢复正常时间平均为 17.8 天。

(2) 胃黏膜活检疗效

1) 疗效标准:分为显效、改善、稳定。①显效:萎缩性胃炎转为浅表性胃炎;②改善:萎缩性胃炎程度减轻,或胃体、胃窦处胃黏膜萎缩有一处转为浅表性胃炎;③稳定:萎缩病变无改变。

2) 治疗效果:本组病例中有 22 例患者随机接受纤维胃镜和胃黏膜组织活检,结果显效 6 例、改善 7 例、稳定 9 例。显效和改善占 59.1%(表 2-4-20)。

表 2-4-20　22 例萎缩性胃炎胃黏膜组织活检结果

疗效	总例数	萎缩部位			萎缩程度		
		胃窦	胃体	胃体并胃窦	轻度	中度	重度
显效	6	3	3	0	0	5	1
改善	7	4	1	2	2	3	2
稳定	9	2	2	5	4	1	4
合计	22	9	6	7	6	9	7

三、讨论

慢性萎缩性胃炎以往多被认为是由胃阴虚所致。近几年来,本团队发现萎缩性胃炎的症候都不同限度地涉及脾肾、气血、湿热等,很少出现单一的病理变化。临床多表现为虚实兼见、寒热交错的病理现象。

54 例分为气虚滞湿夹热、气阴虚滞热夹湿、气虚瘀湿夹热、气阴虚瘀热夹湿等四个证型。鉴于各型都有不同程度的脾虚、气滞血瘀、肾虚的表现，所以胃炎Ⅰ号方和胃炎Ⅱ号方都有健脾益肾、理气活血药，所不同的是有偏温偏凉之别。临床用药时的主要区别是气虚或气阴虚、湿夹热或热夹湿。凡辨证属气虚湿夹热者选用胃炎Ⅰ号方治疗，气阴虚热夹湿者选用胃炎Ⅱ号方治疗。

本组病例治疗后显效 29 例、进步 22 例，有效率为 94.4%。治疗后随机进行胃镜胃黏膜活检者 22 例，结果显效 6 例、改善 7 例、稳定 9 例，其中显效及改善者占 59.1%。这说明本方除能改善慢性萎缩性胃炎患者的临床症状外，对其萎缩的胃黏膜也有一定的逆转疗效。至于有关胃炎合剂的治疗作用机制，有待今后进一步探讨。

气虚而津无以化，阴亏而液难以生

——谈慢性萎缩性胃炎胃酸低乏的中医治疗

胃酸属于中医学“津液”范畴，它源于“脾胃”，又养着“脾胃”。“脾”得“津”方能“运化”，“胃”获“液”才可“化谷”，一脏一腑共司消化、吸收等功能；然“脾胃”还需“肾”的煦养。故“津”要靠“脾肾气”来“化生”，“液”需赖“胃肾阴”来“滋养”。若“脾肾气虚”则“津”无以“化”，“胃肾阴亏”而“液”难于“生”，遂出现胃酸低少或匮乏。慢性萎缩性胃炎是因胃黏膜炎症的长期存在，致使泌酸减少，慢性萎缩性胃炎(chronic atrophic gastritis)归属于中医“脾胃”病，但常累及“肾”。基本特征是“本虚标实”。临床调查慢性萎缩性胃炎153例，结果显示：“虚”主要是脾肾气虚(占79.74%)，也有胃肾阴亏(占20.26%)；“实”则有气滞、血瘀、热郁、湿阻等。在中医证治93例慢性萎缩性胃炎中，无酸3例、低酸38例，共计41例(占44.09%)，其中属脾肾气虚29例(70.73%)、胃肾阴亏12例(29.27%)。无酸3例中脾肾气虚1例、胃肾阴亏2例。萎缩部位：脾肾气虚组胃体16例(55.17%)、胃体窦13例(44.83%)；胃肾阴亏组则分别为8例(66.67%)、4例(33.33%)。萎缩程度：脾肾气虚组轻8例(27.59%)、中16例(55.17%)、重5例(17.24%)；胃肾阴亏组分别是1例(8.33%)、7例(58.33%)、4例(33.34%)。治疗分别用健脾益肾方(党参、黄芪、白术、茯苓、当归、莪术、枳实、菟丝子、砂仁、黄连、炙甘草、红枣等)和养胃滋肾方(太子参、山药、黄精、赤芍、天花粉、麦冬、石斛、蒲公英、佛手、枸杞子、五味子、甘草等)。住院观察3个月。胃酸恢复率：脾肾气虚组为70.73%、胃肾阴亏组62.18%，3例无酸者均恢复正常。

案1 施某，男，42岁。胃病6年多。胃镜示浅表伴萎缩性胃炎(病理示胃窦部重度浅表性胃炎、胃体部中度萎缩性胃炎)；胃酸分泌为0。症候：胃脘闷痛，知饥纳少，口淡少苦，头晕乏力，腰膝酸软，小便清长每夜2次，大便溏每日2次；舌淡红少暗、苔薄白，脉细无力。证属脾肾气虚滞瘀。治用健脾益肾方治疗3个月。胃酸恢复至10.5 mol/(L·h)；胃镜示浅表伴萎缩性胃炎(病理示胃窦轻度浅表性胃炎、胃体轻度萎缩)。症状基本消除。出院后，续服原方8个月。来院复查：症状消除，体重增加3 kg；胃镜示正常(病理示胃体浅表性胃炎)。胃酸[19.5 mol/(L·h)]正常。

案2 胡某，女，39岁。胃病10年。胃镜示慢性萎缩性胃炎(病理示胃窦轻度萎缩、胃体中度萎缩)；胃酸分泌为0。症状：脘闷时痛，善饥欲食，口干喜少饮，头晕耳鸣，腰膝酸软，小便淡黄，大便燥干；舌红暗、少苔而干，脉细数。证属胃肾阴亏热瘀。治用养胃滋肾方治疗3个月。胃酸[18.5 mol/(L·h)]恢复正常；胃镜示浅表伴萎缩性胃炎(病理示胃窦浅表性胃炎、胃体轻度萎缩性胃炎)；症除，舌质淡红少暗，脉细数。

案3 黄某，男，46岁。胃病8年。胃镜示萎缩性胃炎(病理示胃窦浅表性胃炎、胃体重度萎缩性胃炎)；胃酸分泌为0。症候：胃脘闷痛、时嘈杂感，口干唇燥，知饥欲食，腰膝酸软，小便淡黄，大便干结；舌红少暗、苔薄少黄，脉细数。证属胃肾阴亏热瘀。用养胃滋肾方治疗3个月。胃酸[14.5 mol/(L·h)]恢复正常；胃镜示浅表萎缩性胃炎(病理示胃体轻度萎缩性胃炎)；症状消除，舌脉正常。

胃酸测定采用注射五肽胃泌素后测胃液可滴定酸方法，以最大排酸量为准[mol/(L·h)]：0 为缺酸，<13.5 为低酸，13.5～19.5 为正常酸，>19.5 为高酸。

以上结果表明如下。

(1) 中医治疗的特点和优势，值得现代科学的探讨。

(2) 胃酸由胃黏膜壁细胞分泌，中医证治疗后，不仅泌酸功能获得恢复，由胃黏膜主细胞分泌的胃蛋白酶原低下也获得提高，而由胃窦 G 细胞分泌，已增高的胃泌素则降低；而且胃镜和胃黏膜病理获得改善，临床症候消除，体质增强等。这些均表明证治的作用是多方面、全方位的。

(3) 本病症的脾肾气虚与胃肾阴亏的病理基础似不相同，脾肾气虚组胃黏膜萎缩程度较轻，胃酸分泌量低多、缺少，胃液多较清稀；胃肾阴亏组萎缩较重，酸低多、缺也多，胃液常较黏稠。治疗后胃酸恢复率，两组也有差异。这提示胃肾阴亏证比脾肾气虚证病情较重。

(4) 慢性萎缩性胃炎病变中心在脾、胃，但多及肾、约有 70%，这可能与本病的病程长短、程度轻重有关。脾肾同治确能提高本病的疗效。此外，两个补虚方中都辅加清热或祛湿、理气和化瘀药，它们也发挥相应的作用。

消化病的中医治疗要坚持中医理论认识和辨证论治，在求索整体、宏观规律的同时，借用现代科技去揭示它的微观、局部变化，以推进中医学术的发展。

胃炎Ⅰ号颗粒治疗慢性萎缩性胃炎实验研究

临床所见的慢性萎缩性胃炎（慢性萎缩性胃炎伴有重度不典型增生或3型肠上皮化生，也称为胃黏膜癌前病变）主要是由于长期的饮食、饥饱失调等原因导致Hp感染，胃黏膜损伤，加之长期、反复的慢性炎症破坏胃黏膜腺体所致。通过多年的临床和实验研究，将慢性萎缩性胃炎辨证分型为（脾肾）气虚（气滞血瘀）湿热和（脾肾胃）阴虚（气滞血瘀）燥热。临床上以气虚湿热为多见，给予补肾健脾、清利湿热治疗。以党参、白术等组成胃炎Ⅰ号方，并以该方制成的颗粒治疗慢性萎缩性胃炎取得很好治疗作用。该项研究曾获得福建省科技进步奖。前期的研究表明，该方具有改善胃黏膜的血流供应，促进胃黏膜的再生和修复，并有一定的抑菌作用。

本研究通过在动物身上制造慢性萎缩性胃炎的模型观察疗效，为临床治疗和应用提供实验依据。

一、实验材料

（一）实验动物

清洁级SD雄性大鼠80只，4周龄，体重55～70 g（由福建省立医院实验动物中心提供）。

（二）化学诱变剂

化学诱变剂包括甲基硝基亚硝基胍（美国Fluka公司产品），每周用蒸馏水新鲜配制成1 g/L母液，避光冷藏保持，用时稀释成100 μg/mL，置于黑色饮水瓶中，自由饮用；雷尼替丁胶囊（由上海信谊药业生产），食用时制成0.03%的粉状饲料；胃炎Ⅰ号浸膏（每1 g浸膏含生药3 g，由福建省立医院制剂室生产）；40%乙醇。

二、实验方法

（一）造模方法

将大鼠随机分成模型组，正常对照组，胃炎Ⅰ号高、低剂量组，每组各20只大鼠，除正常对照组外，其余各组自由饮用100 μg/mL的MNNG溶液，每天更换，共20周，同时每周2次灌胃40%乙醇，每只2 mL，共10周。食用含0.03%雷尼替丁的饲料，并辅以饥饱失常。

（二）给药方法

实验第21周开始给药，给药时间10周。给药结束后，断头处死，迅速取出大鼠的胃，沿胃大弯剖开，用生理盐水冲洗。仔细观察并记录大鼠胃黏膜的形态和特征，肉眼病理变化，然后放入10%中性福尔马林固定液中固定，经固定的胃标本常规取材，石蜡包埋，切片和HE染色。进行病理学观察，大便胃黏膜异型增生和肠化生、萎缩按照全国胃癌防治研究协作组病理组1978年所制定的标准和大鼠解剖学特征进行诊断。

(三) 观察指标及测试方法

1. 体重变化

试验期间，每2周称体重1次，试验结束后比较各组动物体重变化。

2. 病理组织学观察

参照有关科研资料(养胃冲剂治疗慢性萎缩性胃炎的实验研究，上海中医药大学附属曙光医院)及文献，沿胃小弯自前胃至幽门取全肌层壁1块，用10%甲醛固定，常规石蜡切片，HE染色，并以光镜观察。炎症程度分4级(1～4分)；无炎症为1分；在胃黏膜表层或底部有少量散在的炎细胞为2分；在胃黏膜各部分均有较4倍镜下观察全层胃黏膜，每一切片取10个视野。根据每个视野的炎症分级数，按胃窦部、胃窦与胃体交界处、胃体部、前胃与腺胃交界处4个部位，取其平均值进行比较，以此反映药物对炎症的消除及抑制作用。

三、实验结果

(一) 对大鼠体重的影响

造模期间，造模组大鼠的体重比正常对照组显著降低(表2-4-21)。外观毛色干燥、无光泽，消瘦，烦躁，动物经药物治疗期间，各组动物的体重变化与模型组比较无显著性差异。

表2-4-21　大鼠造模前后体重变化($\bar{x}\pm s$)

组别	造模前/g	造模后/g			
		第4周	第6周	第8周	第10周
模型组	73±7	88±9.7	92±10	100±14	105±16
正常对照组	71±8.2	100±16	115±20	120±24	125±26

注：造模组动物80只，正常对照组动物20只。

(二) 大鼠胃黏膜病理组织学观察

1. 肉眼观察

正常对照组大鼠胃黏膜呈浅红色，表面平整光滑，附有较多的黏液、胃壁较厚，弹性较好。模型组大鼠的胃黏膜颜色比正常对照组浅，表面常附有疏松苔状物，胃壁较薄。有的可见黏膜下树状的血管。胃炎Ⅰ号组大鼠胃黏膜呈暗红色，或浅灰色，有的附有少量的苔状物。

2. 光镜检查

正常对照组黏膜上皮细胞完整，腺体排列规则，未见萎缩、变形和坏死等病理改变。固有膜、黏膜层、黏膜下层、肌层和浆膜层无水肿，无明显炎细胞浸润。浆膜未见异常。

模型组与正常对照组比较，上皮细胞部分完整，部分动物表层黏膜脱落。腺体呈不同程度的萎缩。部分腺体呈柱状、呈假复层，腺腔内可见分泌物。固有层可见较多的淋巴细胞、浆细胞、少数嗜酸性粒细胞及嗜中性粒细胞浸润。肌层增厚且厚薄不均匀，并向固有膜延伸。胃窦部、胃窦与胃体交界处、胃体部、前胃与胃腺交界处的固有膜炎细胞浸润。部分动物固有膜水肿，血管呈不同程度的扩张；胃窦部黏膜厚度、胃窦部和胃体部的肌层厚度均比正常对照组明显变薄。

胃炎Ⅰ号组与模型组比较，上皮细胞相对完整，细胞形态正常，腺体排列稍欠规整。固有层间少数淋巴细胞浸润。肌层略增厚，但厚薄较均匀。表层黏膜无脱落，腺体无明显萎缩；胃窦部、前胃与胃腺交界处固有膜中的炎细胞浸润显著减少。固有膜水肿较明显改善，血管扩张较模型组改善。胃窦部和胃体部的黏膜厚度和肌层厚度与模型组比有增厚趋势；肌层平滑肌萎缩明显改善。浆膜未见异常。

大鼠治疗前后胃黏膜各部位炎症程度比较见表 2-4-22。

表 2-4-22　大鼠治疗前后胃黏膜各部分炎症程度比较

组别	动物数	胃窦部	胃窦与胃体交界处	胃体部	前胃与胃腺交界处
正常对照组	20	1.08±0.15	1.06±0.27	1.17±0.14	1
模型组*	15	1.89±0.32	1.69±0.66	1.54±0.44	1.89±0.73
胃炎Ⅰ号小剂量组**	16	1.65±0.3	1.47±0.41	1.55±0.24	1.36±0.47
胃炎Ⅰ号大剂量组**	17	1.40±0.25	1.45±0.21	1.37±0.4	1.20±0.31

注：* 与正常对照组比较 $P<0.01$；** 与模型组比较 $P<0.01$。

四、讨论

慢性萎缩性胃炎以病程长、病情复杂、反复发作为特点。主要病理改变是胃黏膜变薄、腺体萎缩、胃黏膜失去了正常色泽变为灰白色，有略隆起的小红点或红斑，可因腺体萎缩、后腺窝增生或肠化生而致黏膜颗粒状隆起，皱襞粗大或形成息肉，如果伴有重度不典型增生或3型肠上皮化生也称为胃黏膜癌前病变。根据症状，一般归属于中医学“胃痞”范畴，病机多为脾胃虚弱，外邪侵袭，而至中虚，导致萎缩性胃炎，病程迁延则致气虚血瘀。

现代医学研究表明：慢性萎缩性胃炎存在着显著的高黏状态，从而影响了微循环灌注，加重了萎缩病变，通过活血化瘀法可改善血液流变状态，增加局部血供，有利于胃黏膜的转复，血液流变异常还与萎缩轻重程度呈正相关。胃炎Ⅰ号颗粒由黄芪、白术、当归等13味中药组成，方中黄芪、白术健脾益气，扶正祛邪，当归、莪术活血化瘀，增加胃黏膜血液供应，改善胃黏膜微循环，降低血液黏度，改善血流状态。白芍、甘草酸甘化阴，补脾益气，缓急止痛，全方合而成为温中健脾，活血化瘀，清热解毒之剂。

研究证明，该方能明显改善慢性萎缩性胃炎上皮细胞形态的异常及腺体的萎缩，使血管扩张得到恢复，胃黏膜炎症明显减少，使变薄的胃黏膜显著增厚至正常。其他相关研究表明，该方具有改善胃黏膜的血流供应，促进胃黏膜的再生及修复，并有一定的抑菌作用。这均提示该方为治疗慢性萎缩性胃炎的理想药物。

中药胃炎合剂对胃黏膜的保护作用

萧材东等研究了萎缩性胃炎和浅表性胃炎患者及健康成人的胃黏膜屏障功能。他认为多灶萎缩性胃炎患者仍有一定的基础 H^+ 分泌量,其 H^+ 净流出量减少和胃腔内 pH 上升,主要是由于胃黏膜屏障功能显著减退,使大量 H^+ 因反弥散而丢失。这指出通过改善胃黏膜屏障功能,减少反弥散,从而使 H^+ 净流出的比例增加,胃腔内 pH 得以下降,这可能是防治萎缩性胃炎的一条新途径。

胃黏膜的跨膜电位差(potential difference, PD)是用来表示黏膜完整性和黏膜功能特征的一项参数。酒精、胆汁等引起黏膜受损时 H^+ 反弥散异常增加,PD 迅速下降。受损黏膜恢复时,PD 又逐渐上升。PD 能灵敏地反映黏膜功能,所以适合于研究作用缓和的中药药理作用。

本文采用酒精引起 PD 下降的实验方法,研究胃炎合剂对胃黏膜的保护作用。同时进行拆方分析。

一、材料和方法

(一) 药物制备

胃炎合剂由 10 余种中药组成(表 2-4-23)。根据拆方研究的要求,将复方组成按中药分类法分类,分别制成水煎浓缩液,除去沉淀后贮冰箱备用。取等量 1、3、5、7 号药液混匀组成复方药液,为使复方药液中所含的每种中药与 2、4、6、8 号药液一致,没有去除由黄连与甘草、白芍、丹参相遇所产生的沉淀。

表 2-4-23　药物组成

组别	编号	成分及含量
补气组	1	黄芪 24 g/100 mL,山药 36 g/100 mL,甘草 12 g/100 mL
	2	黄芪 6 g/100 mL,山药 9 g/100 mL,甘草 12 g/100 mL
补血养阴组	3	白芍 40 g/100 mL,枸杞、沙参、麦冬、玉竹各 24 g/100 mL
	4	白芍 10 g/100 mL,枸杞、沙参、麦冬、玉竹各 6 g/100 mL
清热组	5	黄连 12 g/100 mL,天花粉 24 g/100 mL
	6	黄连 3 g/100 mL,天花粉 6 g/100 mL
活血理气组	7	丹参 36 g/100 mL,佛手、山楂各 24 g/100 mL,五味子 12 g/100 mL
	8	丹参 9 g/100 mL,佛手、山楂各 6 g/100 mL,五味子 3 g/100 mL
复方组	9	2、4、6、8 号药的总和

注:表中中药分类法参照崔树德主编的《中药大全》,黑龙江科学技术出版社,1989 年。

(二) 方法

SD雄性大鼠40头(由上海动物中心提供)体重250～330 g。实验前18 h禁食固体饲料，自由活动。经乌拉坦(1.25 g/kg，灌胃)麻醉后，结扎食管。从十二指肠向胃插入Y形套管。从套管的一个支管向胃体部引入琼脂——饱和氯化钾盐桥，作为胃内电极。从另一支管引入输液管作为清洗和给药管道。在腹腔内留置同样的琼脂作为胃内电极。电位差通过Ag-AgCl电极引入高阻抗放大器，放大后用HM-B型数字电压表(上海华阳电子仪器厂)显示。用XWG-100AB型长图记录仪(上海自动化仪表二厂)记录PD的动态变化。

胃腔洗净后，关闭流出道，通过输液管注入20 mL/kg的生理盐水。稳定后的电位差作为给药前PD值。放出生理盐水，注入10 mL/kg药液和10 mL/kg 40%乙醇的混合液。记录给药后20 min内PD值的变化。对照组以生理盐水代替药液。药物作用以给药前后PD值之差(ΔPD)表示。

(三) 实验设计

本文采用1个对照组和9个给药组的多组比较法；运用Bartlerr法检验方差齐性；运用Dunnottit检验法进行方差分析。

二、实验结果

实验数据经检验表明方差齐性，可以进行多组定量比较，结果见表2-4-24。对照组注入乙醇后，PD急速下降，10 min后ΔPD达最大值[(24.56±2.9) mV]。给药组中补血养阴中药高剂量组作用很强，给药后不同时间ΔPD均值在0.4 mV至1.7 mV之间($P<0.01$)，几乎完全抑制乙醇的损伤作用。复方组给药后ΔPD均值在−6.1 mV至6.4 mV之间($P<0.01$)，活血理气等中药高剂量组的ΔPD均值在6.6 mV至12.1 mV之间($P<0.01$或$P<0.05$)，都显示出抑制乙醇对胃黏膜的损伤作用。

补气和清热中药无论高剂量还是低剂量，给药后20 min内均未显示出抑制作用。

4号和8号药液没有抑制作用，与各自的高剂量级相比，说明作用与剂量有依赖关系。

三、讨论

动物实验证明，胃内灌注14%以上浓度的乙醇时可破坏胃黏膜屏障。黏膜损害程度直接与局部的乙醇浓度和接触时间的长短有关。乙醇能直接损伤黏膜细胞，在人体胃内灌注40%乙醇时，发现上皮细胞脱落率明显增加，黏膜上皮细胞能不断地合成和释放内源性前列腺素，这类物质有强烈的细胞保护作用，可以减轻或基本消除乙醇等物质造成的胃损伤。

表2-4-24 药物对乙醇引起PD值下降的抑制作用(M±SD)

组别	动物数	给药后不同时间的ΔPD/mV			
		5 min	10 min	15 min	20 min
对照组	8	22.2±4.2	24.5±2.9	24.2±3.1	23.7±3.5

（续表）

组别	动物数	给药后不同时间的 ΔPD/mV			
		5 min	10 min	15 min	20 min
编号 1 组	4	18.5±8.2	17.6±8.9	17.4±8.8	17.8±8.4
编号 2 组	3	30.6±8	31.1±8	31.8±8.2	31.9±8.4
编号 3 组	4	1.1±7**	1.2±6.4**	0.4±8.4**	1.7±8.1**
编号 4 组	3	20.2±33.7	18.6±4.1	18.2±5.44	18.2±7.2
编号 5 组	4	19.8±1	20.6±2.4	19.9±3.2	19.8±3.6
编号 6 组	3	21.9±12.7	25.1±8	25.8±7.2	27.2±6.7
编号 7 组	4	6.6±10.9**	9.9±8.8**	10.7±9.5*	12.1±8.1*
编号 8 组	3	31.3±6.8	32.2±5.3	31.8±5.6	31.5±6.1
编号 9 组	4	6.1±4.7**	6.2±4.2**	6.1±4**	6.4±4.4**

注：与对照组比较，* $P<0.05$、** $P<0.01$；** 与给药后不同时间的 ΔPD 比较，$P<0.01$。编号 1～9 组来自表 2-4-23 的分组。

胃炎合剂的方义是养阴、清热、疏气活血，治疗阴虚热郁型慢性萎缩性胃炎有效。临床研究认为萎缩性胃炎治疗后期，养阴、清热和疏气尤为重要。治疗后期，病变和细胞功能都趋向恢复，胃炎合剂中补血养阴和活血理气等中药保护胃黏膜使之不再遭受损伤可能是疗效机程中的一个重要方向。本文研究的养阴补血药与中医古方一贯煎有类似组成。一贯煎治疗萎缩性胃炎有一定效果。

胃黏膜屏障功能受黏膜上皮完整性、黏膜血流、黏液分泌状态、离子转运等多种因素影响。据报道，狗静脉注射吲哚美辛（1.5 mg/kg）后黏膜血流量下降，与 PD 下降呈正相关。黏膜血流下降，不能清除反弥散的 H^+，使黏膜内 pH 明显降低，产生酸中毒。反弥散的 H^+ 可刺激肥大细胞释放组胺等物质，导致糜烂和溃疡形成。此外，缺血、缺氧和能量供应减少使 HCO_3^- 分泌减少，黏膜上皮的线粒体功能降低，黏膜糖原贮存减少都使黏膜细胞易受损伤。本文的复方作用明显优于所给各类药的作用，提示补血养阴药与活血理气等中药配证有增效作用。因此，补血养阴和活血理气等中药抑制 PD 下降的机制及这两类药物的配伍作用都有待进一步研究。

中药“胃炎Ⅰ号”对幽门弯曲菌作用的研究

临床治疗曾用“胃炎Ⅰ号”，为了探讨该药物对幽门弯曲菌(Cp)的作用，特进行了系列实验，兹将结果报告如下。

一、材料与方法

1. 菌种来源

菌种 6 株，包括尿素迅速分解 4 株(Cp1、Cp3、Cp4、Cp70)，迟缓分解 2 株(Cp55、Cp8)，这 6 株对人“O”型血球黏附性均为阳性。

2. 药液

“胃炎Ⅰ号”(福建省中医药研究所和福建省立医院生产，批号:900410)。

3. 原药液抑杀菌试验

(1) 琼脂稀释平板法:将药液灭菌后，调 pH 至 6，加到 5%血布鲁氏菌血琼脂培养基内，使成 50%、25%、12.5%后，用 10^{-5}Cp 菌液划皿，然后置 37℃微厌氧下 48 h 后观察结果。

(2) 药液直接加入 Cp 株不同时间作用后观察生长情况:采用铺皿法计数。

(3) 取 Cp1、Cp48、Cp33 株，用 10^{-5} 菌液 0.1 mL 加到 5 mL 药液中，于作用 0 min、15 min、30 min、1 h、24 h，各吸 0.1 mL 铺皿，然后放 37℃微厌氧下培养 24 h 后铺皿，对 Cp 进行计数。

(4) 中药液经部分酒精处理后去鞣酸，对 Cp 株的抑杀作用，方法同前。

二、结果

6 株 Cp 在 25%、50%中药中的血布鲁氏菌血琼脂上均无生长。实验结果证明，经过酒精处理后有 4 株在 12.5%药液中均无生长。

三、“胃炎Ⅰ号”对 Cp 生物学性状影响

1. 对性状的影响

经药液作用后仍能生长的菌落涂片染色，镜检结果发现形态有所改变，大多呈短杆状和球状，与对照组有明显的区别。

2. 对生化反应的影响

经药液作用前后所生长的菌株生化反应两者完全一致:尿素阳性、氧化酶阳性、触酶阳性、1%马尿酸阳性、硝酸盐阴性。

3. 对抗原性的影响

本研究采用试管法(抗血清原效价 1∶160)。结果证明，药物作用前凝集价为 6 株约

1∶160;作用后5株1∶80,1株1∶40,有显著差异($P<0.01$)。

4. 对黏附性的影响

用0.5%人"O"血球0.05 mL与菌液0.05 mL直接作用1 h后观察结果。结果证明,药物作用前后黏附性有所改变。

四、讨论

综上结果,笔者初步认为中药"胃炎Ⅰ号"在体外对Cp株有一定抑菌作用,并对Cp株抗原性与黏附性有一定影响。

关于"胃炎Ⅰ号"对患者治疗上的意义,尚待进一步研究。

慢性胃炎Ⅰ号对T淋巴细胞IL-2、CSFs表达的影响

慢性胃炎Ⅰ号是临床治疗慢性浅表性胃炎或慢性萎缩性胃炎的经验方。目前已知脾阳虚和脾阴虚均存在免疫功能缺陷。本文旨在观察慢性胃炎Ⅰ号对脾(阳)气虚证大鼠脾条件培养液(splenic conditioned medium, SCM)中IL-2、集落刺激因子(colory stimulating factor, CSF)水平及小鼠肺条件培养液(lung-conditioned medium, LCM)中SCF活性的影响,探讨其调节机体免疫和造血功能的药理作用。

一、材料和方法

1. 动物及分组

Wistar大鼠,体重210～230 g;IcR小鼠,体重21～25 g,雄性,清洁级,均由上海实验动物中心提供。随机分为正常对照组(简称正常组)、脾(阳)气虚证模型组(简称模型组)和慢性胃炎Ⅰ号治疗组(简称治疗组),每组8只。

2. 药物与给药方法

慢性胃炎Ⅰ号:由党参9 g、黄芪9 g、黄连6 g、莪术6 g、淫羊藿6 g等组成,每毫升复方药液含生药1 g。

治疗组灌胃给药,正常组、模型组给等量蒸馏水。大鼠每次4 mL,每日2次,连续10天;小鼠每次1 mL,每日2次,连续7天。

3. 脾(阳)气虚证动物模型的制备

(1) 大鼠模型制备:利血平注射液用生理盐水稀释成0.5 mg/mL,剂量为每日0.1 mL,连续12天。

(2) 小鼠模型制备:利血平注射液稀释成40 μg/mL,剂量为每日0.1 mL,连续10天。

4. 脾条件培养液(SCM)制备

动物放血处死,无菌取脾,剪碎,轻磨,120目尼龙网过滤,0.83%Tris-NH_4Cl破坏红细胞,洗涤2次,经胎盘蓝染色测定细胞活率>95%,再以RPMI-1640培养液制成1×10^7/mL脾淋巴细胞悬液,加ConA 5 μg/mL,分装于25 mL方形螺口培养瓶中,置于含5%CO_2的潮湿大气中以37℃温育48 h,离心后收获上清液即为培养液(SCM),小瓶分装,−20℃保存。

5. ConA活化的小鼠脾淋巴细胞制备

每次无菌取6～8只小鼠脾脏,照上述方法制成5×10^6/mL脾淋巴细胞悬液,加ConA 10 μg/mL,混匀置25 mL细胞培养瓶中温育96 h。细胞用含10 mg/mL α-甲基甘露糖苷的Hank's液洗2次,含10%小牛血清的RPMI-1640洗1次,调节细胞浓度为2×10^6/mL,作为测定IL-2活性的反应细胞。

6. IL-2水平测定

取−20℃保存的各组SCM,分别做1/4、1/8、1/16、1/32倍稀释,分别用ConA活化的小鼠脾淋巴细胞测定其IL-2水平。用FJ-2017P型液体闪烁计数器测每分钟计数的脉冲数,

结果以 cpm 表示。

7. 肺条件培养液(LCM)制备

小鼠分别颈椎脱臼处死，无菌取双侧肺，用 Hank's 液洗去血液，每组小鼠的肺混合剪碎，按每只小鼠肺加 2 mL 培养液计算，加入含 10%马血清的 RPMI-1640 培养液，制成肺组织悬液，分装于 25 mL 方形螺口培养瓶中，置于含 5%CO_2 的潮湿大气中温育 7 天，离心收获上清液即为 LCM，-20℃保存。

8. 骨髓细胞悬液制备

取正常小鼠 8 只，无菌取双侧股骨，用 6 号针头吸培养液冲洗骨髓腔，混合骨髓细胞悬液过 4 号针头，以上述 RPMI-1640 培养液制成 3×10^6/mL 有核骨髓细胞悬液，作为测定 CSF 水平的反应细胞。

9. CSF 水平的测定

参照 IL-2 水平测定方法。

10. 统计方法

统计方法采用 t 检验。

二、结果

1. 慢性胃炎Ⅰ号对脾(阳)气虚证大鼠脾淋巴细胞产生 IL-2、CSF 水平的影响

慢性胃炎Ⅰ号对脾(阳)气虚证大鼠脾淋巴细胞产生 IL-2、CSF 水平的影响，见表 2-4-25、表 2-4-26。

表 2-4-25 各组大鼠脾淋巴细胞产生 IL-2、CSF 水平的测定($\bar{x}\pm s$)

组别	n	IL-2/cpm	CSF/cpm
正常组	8	7 732.68±1 545.41	2 556.94±745.90
模型组	8	5 463.00±2 071.87**	1 848.63±445.79**
治疗组	8	7 025.50±2 348.16△△	24 49.75±707.69△△

注：** 与正常组比较，$P<0.01$；△△与模型组比较，$P<0.01$(下同)。

表 2-4-26 各组大鼠混合脾淋巴细胞产生 IL-2、CSF 水平的测定($\bar{x}\pm s$)

组别	IL-2/cpm			
	1/4	1/8	1/16	1/32
正常组	6 674.5±784.18	8 876.5±2 762.67	6 766±158.39	5 999±1 930.4
模型组	5 876±738	6 665.5±1 274.91	6 659±691.5	5 640.5±2 059.8
治疗组	9 369±203.65	12 512±391.74	10 566.33±423.46	9 203±436.99
组别	CSF/cpm			
	1/4	1/8	1/16	1/32
正常组	4 154.5±327.39	5 570.5±1 557.76	5 508±1 575.43	4 247±991.36
模型组	1 480±123.04	2 316.5±232.64	2 144.5±17.68	1 809.5±627.5
治疗组	1 682.5±980.76	2 476±298.4	3 224±227.69	2 725.5±328.8

注：* 与正常组比较，$P<0.05$；△与模型组比较，$P<0.05$。

2. 慢性胃炎Ⅰ号对脾(阳)气虚证小鼠肺条件培养液中CSF水平的影响

慢性胃炎Ⅰ号对脾(阳)气虚证小鼠肺条件培养液中CSF水平的影响，见表2-4-27。

表2-4-27 各组小鼠在不同LCM稀释度中CSF测定($\bar{x}\pm s$)

组别	LCM稀释度(给药7天)/cpm			
	1/4	1/8	1/16	1/32
正常组	2 081.33±612.31	2 097.5±615.89	2 788±726.91	3 258.5±514.07
模型组	726±232.59	781.5±95.46	1 288.5±890.25	871±50.91
治疗组	2 240±496.27	2 485±241.96	2 775.5±485.78	3 533.5±764.38

(1) 结论：①在相同的稀释度中，治疗组CSF水平均远高于模型组小鼠，且高于正常组小鼠。②在同一组小鼠中，随着LCM稀释度的增加，CSF水平逐渐升高。

(2) 说明：在1/16 LCM稀释度模型组小鼠CSF水平显著升高，且高于1/32 LCM稀释度中CSF水平，可能由实验室误差或其他不可控因素引起的，该数据不能反映真实实验结果。

三、讨论

条件培养液(SCM)是获取研究用细胞因子的主要来源。淋巴细胞经受不同促有丝分裂原刺激，培养条件与时间不同，诱生的淋巴因子亦不一样。T淋巴细胞被激活后会分泌诸如IL-2、IL-3、IL-4、GM-CSF、IFN-γ等多种淋巴因子。SCM中IL-2、CSF共存，活化的T细胞会分泌IL-2、CSF和表达IL-2R；而肺组织在含马血清的SCM中则能自发性分泌、释放CSF。本文观察结果显示脾(阳)气虚证大鼠SCM和混合SCM中IL-2、CSF水平，以及LCM中CSF活性显著或明显低于正常对照组，且存在浓度依赖的量-效关系。鉴于IL-2与机体免疫应答及调控密切相关，CSF则为骨髓强烈的造血刺激因子，故提示脾(阳)气虚证机体免疫和造血功能两者均有缺陷。

基于健脾益肾、清热散瘀治则组方的慢性胃炎Ⅰ号能显著提升脾(阳)气虚证大鼠T淋巴细胞分泌IL-2水平，可通过促进活化T细胞分泌CSF或/及肺组织自发性释放CSF提升血循环中CSF水平或增强其活性，刺激骨髓造血过程，增加粒细胞系、单核/巨噬细胞系和红细胞系等血细胞的生成、成熟与释放，纠正脾(阳)气虚证低下或紊乱的造血功能。研究不仅印证了中医"生阳气、血自旺"，而且与"脾统血、脾生血"的理论亦相符。

方中党参、淫羊藿均有促进T淋巴细胞增殖及其分泌IL-2、CSF的作用。党参一方面促进IL-2产生，另一方面则抑制IL-2反应细胞的增殖，正、负反馈调节具有重要意义。黄芪能显著提升血虚小鼠淋巴细胞分泌IL-2，其对CSF生成的影响随浓度不一而异，0.3 g/mL时有促进作用，1 g/mL时则抑制之。黄连有抗炎、抗病毒作用，能影响体内IL的生成水平。上述中药的药理作用似可解释慢性胃炎Ⅰ号提升IL-2、CSF水平的原因。

慢性萎缩性胃炎虚证患者中医辨证治疗前后血清胃泌素的变化

《福州地区168例空腹血清胃泌素放射免疫测定结果分析》一文曾报道，血清胃泌素含量的高低可以作为慢性萎缩性胃炎分型的标志之一。因此，检测血清胃泌素对慢性萎缩性胃炎分型研究、指标治疗有一定的意义。在《对中医辨证分型慢性萎缩性胃炎患者空腹血清胃泌素变化的观察》一文中，脾虚22例胃泌素值为165.27±154 pg/mL，高于胃泌素正常值99±26 pg/mL（$P<0.05$）。脾肾虚20例的测定值更高，为278.65±187 pg/mL（$P<0.01$）。

本文系对慢性萎缩性胃炎经中医辨证分型为虚证患者辨证治疗前后的空腹血清胃泌素值含量进行动态观察。患者均采用中药治疗3个月疗程，其药方的配制主要依据慢性萎缩性胃炎寒热交错、虚实兼见、脾肾同及的特点进行。在治疗中停服一切其他药物。

一、资料和方法

1. 病例选择

本文检测61例病例（表2-4-28），其中正常对照组34例、慢性萎缩性胃炎27例。慢性萎缩性胃炎患者均由福建省立医院纤维胃镜（按1978年1月在南京召开的全国纤维内窥镜学术交流会所订的标准）和胃黏膜活检[分类标准按上海第一医院（现上海市第一人民医院）于1973年编的《实用内科学》]确诊。正常对照组是无消化道或其他系统疾病，并且无心、肝、肾、脾各脏见症的医务人员。

2. 辨证标准

由福建省中医研究所临床中医师依据中医理论，以及慢性萎缩性常有寒热交错、虚实兼见的临床特点。依据主要以症状和舌象为两个，并以脉诊为参考，进行判断和辨证分型。

（1）脾虚（包括气虚及气阴虚）：上腹部痞满，食欲减退，或得食后饱胀不适，喜稍按，多嗳气，头晕，四肢乏力，肠鸣，大便溏软或稀溏；舌淡或淡红偏淡，苔白，脉虚缓。

（2）脾肾虚（包括气虚及气阴虚）：除脾虚诸症外，兼见腰酸膝软，头晕耳鸣，小便清长，夜尿较长；舌淡或淡红，脉两尺弱。

3. 治疗方法

本组病例均先住院治疗，然后在门诊治疗观察，忌食刺激性食物，停服其他药物，服中药胃炎Ⅰ号、胃炎Ⅱ号进行。

4. 空腹血清胃泌素测定方法

采用中国科学院原子能研究所的胃泌素放射免疫药箱。药箱用干冰低温冷冻，由北京运来福州后立即移至－20℃低温冰箱中保持。医用γ谱仪型号为FJ-1901。取被检者的空腹血清0.1 mL，用RLA法（双抗体法）、^{125}I胃泌素强度2.5～3 μci*，比度＞200 μci/μg，放

* μci：微居里，一种放射性计量单位。

射性浓度约 10 μci/μg。本法稳定、灵敏、准确，易为患者接受。

二、结果

空腹血清胃泌素 34 例正常值 99±26 pg/mL，范围为 45～150 pg/mL，其中男性 22 例胃泌素值为 97±23 pg/mL，女性 12 例胃泌素值为 101±30 pg/mL，男女性别正常值相似，34 例正常人平均年龄 37 岁，范围 21～55 岁，其中各年龄组胃泌素值相似。

治疗前虚证患者 27 例，胃泌素均值为 210±130 pg/mL，经中医辨证论治，服用中药 3 个月后，胃泌素均值下降为 95±46 pg/mL。治疗前与治疗后相比，胃泌素均值显著下降($P<0.01$)，胃泌素又恢复正常水平。

其中脾虚 12 例治疗前胃泌素均值为 148±69 pg/mL，治疗后胃泌素均值下降为 86±22 pg/mL。脾肾虚 15 例治疗前胃泌素均值为 260±147 pg/mL，治疗后胃泌素均值下降为 101±57 pg/mL。两者治疗前与治疗后相比，胃泌素均值显著下降($P<0.01$)。结果说明，经中药治疗疗效显著(表 2-4-28)。

表 2-4-28　正常人与慢性萎缩性胃炎虚证患者中医辨证治疗前后血清胃泌素测定统计学结果

分类		例数	胃泌素均值	治疗前胃泌素均值(pg/mL，$\bar{x}\pm s$)	治疗后胃泌素均值(pg/mL，$\bar{x}\pm s$)	t	P
正常人		34	99±26	—	—	—	—
慢性萎缩性胃炎虚证	脾虚证	12	—	148±69	86+22	3.1	$P<0.01$
	脾肾虚证	15	—	260±147	101±57	3.9	$P<0.01$
	合计	27	—	210±130	95±46	4.42	$P<0.01$

注：经配对样本 t 检验，慢性萎缩性胃炎虚证的脾虚证患者治疗前后血清胃泌素相比可得 $t=3.1$，$P<0.01$，慢性萎缩性胃炎虚证的脾肾虚证患者治疗前后血清胃泌素相比可得 $t=3.9$，$P<0.01$，慢性萎缩性胃炎虚证患者总体治疗前后血清胃泌素相比可得 $t=4.42$，$P<0.01$。

慢性萎缩性胃炎 27 例中仅 12 人来进行胃镜复查和胃黏膜原位活检，其中 4 例结果稳定，另外 3 例慢性萎缩性胃炎由重度减为中度，中度减为轻度；5 例由慢性萎缩性胃炎转为浅表性胃炎。慢性萎缩性胃炎脾肾虚患者 15 例治疗前后胃镜和胃黏膜复查与血清胃泌素含量变化的关系结果见表 2-4-29。

表 2-4-29　慢性萎缩性胃炎脾胃虚患者 15 例治疗前后胃镜和胃黏膜复查与血清胃泌素含量变化的关系

姓名	治疗前胃泌素值/(pg/mL)	治疗后胃泌素值/(pg/mL)	胃镜和胃黏膜复查	
			治疗前	治疗后
陈某	510	110	慢性萎缩性胃炎	转浅表性胃炎
连某	200	100	慢性萎缩性胃炎	转浅表性胃炎
商某	330	100	慢性萎缩性胃炎重度	减中度
张某	250	70	慢性萎缩性胃炎轻度	转浅表性胃炎
郑某	220	150	慢性萎缩性胃炎中度	转轻度

（续表）

姓名	治疗前胃泌素值/(pg/mL)	治疗后胃泌素值/(pg/mL)	胃镜和胃黏膜复查	
			治疗前	治疗后
魏某	210	50	未复查	未复查
邱某	76	56	慢性萎缩性胃炎轻度	仍为轻度
李某	210	70	慢性萎缩性胃炎中度	仍为中度
郑某	240	60	慢性萎缩性胃炎中度	减轻度
林某	160	60	慢性萎缩性胃炎	转浅表性胃炎
吴某	520	130	未复查	未复查
严某	300	110	慢性萎缩性胃炎重度	浅表性胃炎
刘某	76	70	慢性萎缩性胃炎轻度	仍为轻度
林某	110	100	慢性萎缩性胃炎轻度	仍为轻度
除某	500	290	未复查	未复查

三、讨论

本文所列慢性萎缩性胃炎中医虚证患者与正常人的胃泌素值的测定，采用相同年龄、性别、病种的对照，其目的在于有利于比较，并排除年龄对胃泌素的影响。慢性萎缩性胃炎属于祖国医学“胃脘痛”“胃痞”，病情顽固，其中有些病例易致癌变，给患者带来痛苦和生命威胁。

胃泌素是一种重要的胃肠道激素，其浓度的变化是反映消化系统分泌和蠕动功能的重要指标之一。慢性萎缩性胃炎属于中医的脾、肾、气、阴、血、湿等理论，其中脾与消化系统的关系十分密切。因此，选用胃泌素作为一项客观指标是重要的，而且测定胃泌素只需0.1 mL血清，易被患者接受。

笔者测定空腹血清胃泌素正常值为99±26 pg/mL，而慢性萎缩性胃炎中医虚证患者的胃泌素值显著高于正常值，其中脾肾虚患者更为突出。这是因为脾肾虚患者除有脾虚诸症外，兼见腰酸膝软、头晕耳鸣、小便清长、夜尿较多等症，病情较脾虚患者更重。慢性萎缩性胃炎是一种反复发作的慢性疾病。中医理论认为“久病及肾”，脾肾虚患者已有肾虚的变化。脾肾虚患者胃泌素值增高，其病理是炎症病变大多数累及胃体和胃底，病症多以弥漫性为主，壁细胞遭受损害，泌酸能力降低，致使胃黏膜G细胞失去胃酸的抑制作用，胃泌素释放增多。

慢性萎缩性胃炎脾虚及脾肾虚患者经中药治疗3个月后，其胃泌素值又恢复到正常水平。胃泌素值的动态变化与中药有关，笔者根据中医“胃主纳”“宜降”“脾主运化”“喜燥”“宜升”的理论和脾、胃、肝、肾的密切关系，确定胃炎Ⅰ号、胃炎Ⅱ号两种合剂。胃炎Ⅰ号有温脾益胃、理气活血、散寒化湿的作用；胃炎Ⅱ号有养胃益肾、理气活血、清热育阴的作用。经3个月疗程后，27例患者都觉精神状态明显好转；疼痛、闷胀等临床主要症状消失，食欲增强，大便改善。由此可见，患者经治疗后，其疗效与血清胃泌素动态变化一致。

萎缩性胃炎目前尚被认为是一种不可逆的病理变化，而本文 27 例虚证患者服用胃炎中药治疗，似有促进胃黏膜再生或使胃黏膜不典型增生灶消失的效果。在药物治疗尚未取得普遍效果情况下，这对治疗萎缩性胃炎来说是个喜讯。这说明根据慢性萎缩性胃炎患者临床表现，运用四诊，辨别症候，进行中医分型，并针对不同类型予以中药治疗，采用健脾益胃、补气养阳、理气化瘀等法，可达到一定的显著疗效。

本文慢性萎缩性胃炎患者中医辨证治疗前后临床病情变化与胃镜和胃黏膜活检，以及空腹血清胃泌素动态变化较一致。这提示中医辨证论治、中药治疗理论是有科学根据的，具有生理、病理、药理的物质基础。本文提示血清胃泌素水平的高低对慢性萎缩性胃炎中医分型及指导中药治疗是一项良好的指标。

93 例慢性胃炎血清胃泌素检测结果分析

胃泌素是一种重要的胃肠道激素，有促进胃黏膜血流增多，黏膜上皮细胞中 DNA 和 RNA 合成加速、细胞代谢增快和泌酸泌酶增强的作用，还可以促进胃肠蠕动，松弛幽门括约肌，所以血清胃泌素浓度是反映消化系统分泌与运动功能的相对特异性指标之一。本文观察慢性胃炎患者的血清胃泌素水平，并探讨其与胃蛋白酶原的关系。

一、材料与方法

1. 病例选择

有胃部症状经纤维胃镜检查诊断并取胃体、胃窦黏膜各 2～4 块经病理确诊为慢性浅表或萎缩性胃炎者作为研究对象。共 93 例，其中男 67 例、女 26 例，男女之比为 2.58∶1，年龄 21～71 岁、平均 45.5 岁，诊断为慢性浅表性胃炎者 40 例、慢性萎缩性胃炎者 53 例。参考 Strickland 与 Glass 等分型方法又将萎缩性胃炎分为 A 型（胃体萎缩为主）18 例、B 型（胃窦萎缩为主）26 例和 AB 型（胃体胃窦萎缩程度类似）9 例，正常对照组系无消化道症状的健康工作人员 34 例。

2. 血清胃泌素检测方法

用中国科学院原子能研究所胃泌素放射免疫药箱。以 RIA 法（双抗体法）放射免疫测定空腹血清胃泌素。

3. 尿胃蛋白酶测定

按 Anson 和 Mirsky 方法测定日间 12 h、夜间 12 h 和日夜 24 h 的尿胃蛋白酶原，同时测尿肌酐，取尿肌酐正常的慢性胃炎 44 例（浅表性胃炎 15 例、萎缩性胃炎 29 例）与正常对照组 16 例进行比较。又将肾功能正常同时测有血清胃泌素和尿胃蛋白酶原的慢性萎缩性胃炎病例做回归方程计算其血清胃泌素和尿胃蛋白酶原间的相互关系。

二、结果

(1) 慢性浅表性胃炎和慢性萎缩性胃炎血清胃泌素均值都高于正常组，但与正常组比较，浅表性胃炎无显著性差异、萎缩性胃炎有显著性差异（表 2-4-30）。

表 2-4-30　93 例慢性胃炎血清胃泌素检测结果（$\bar{x}\pm s$）

组别	例数	胃泌素/(pg/mL)
慢性浅表性胃炎组	40	184.75±259.3
慢性萎缩性胃炎组	53	175.56±131
正常组	34	99±26

注：慢性浅表性胃炎组与正常组比较，$P>0.05$；慢性萎缩性胃炎组与正常组比较，$P<0.01$。

(2) 各型慢性胃炎萎缩性胃炎的血清胃泌素值以 A 型最高、B 型最低、AB 型居中，三型均值与正常组比较，其差异均有意义或有显著意义(表 2-4-31)。

表 2-4-31　慢性萎缩性胃炎分型的血清胃泌素水平($\bar{x}\pm s$)

组别	例数	胃泌素/(pg/mL)
A 型组	18	190±102.6
B 型组	26	162.8±144.9
AB 型组	9	182±150.1
正常组	34	99±26

注：A 型组与正常组比较，$P<0.01$；B 型组与正常组比较，$P<0.05$；AB 型组与正常组比较，$P<0.01$。

(3) 慢性胃炎各组尿蛋白酶原高于正常组，慢性萎缩性胃炎较慢性浅表性胃炎显著，但与正常组比较差异不显著(表 2-4-32)，血清胃泌素与尿蛋白酶原的相关分析用回归方程计算结果，各组均呈正相关，且有显著差异(表 2-4-33)。

表 2-4-32　慢性胃炎尿蛋白酶原($\bar{x}\pm s$)

组别	例数	尿蛋白酶原/U		
		日间 12 h	夜间 12 h	日夜 24 h
慢性浅表性胃炎组	15	422.4±389.9	409.9±415.6	832.4±793.3
慢性萎缩性胃炎组	29	534.0±463.2	570.7±878.1	1 105.4±1 289
正常组	16	414±295	242±193	757±471

注：在 37℃下 1 mL 尿液中的胃蛋白酶原分解血红蛋白产生 1 mg 酪氨酸为 1 个单位。各组与正常组比较，$P>0.05$。

表 2-4-33　慢性萎缩性胃炎血清胃泌素与尿蛋白酶原关系(18 例)

关系	回归方程*	r	P
血清胃泌素与日 12 h 尿蛋白酶原	$y=3.98x-8.6$	0.812 2	<0.01
血清胃泌素与夜 12 h 尿蛋白酶原	$y=8.75x-6.419$	0.870 1	<0.01
血清胃泌素与日夜 24 h 尿蛋白酶原	$y=12.7x-654.9$	0.872 5	<0.01

注：* 设胃泌素为自变量(x)，尿胃蛋白酶原为因变量(y)。

三、讨论

胃泌素由胃窦 G 细胞分泌，具有刺激壁细胞分泌胃酸的作用，而胃酸对胃窦 G 细胞又有较强的抑制作用，当 pH<3 时，胃泌素释放即可被抑制，所以胃酸和胃泌素之间存在着反馈抑制。胃酸的高低影响着胃泌素水平。本文慢性浅表性胃炎和慢性萎缩性胃炎血清胃泌素均值都高于正常值，但与正常组比较，慢性浅表性胃炎组差异无显著性统计学意义；而慢性萎缩性胃炎组则有非常显著的统计学意义。这说明慢性萎缩性胃炎因腺体萎缩，壁细胞数目减少，胃内慢性持续性低酸、反馈抑制障碍，而不能抑制胃泌素致使胃泌素过度释放，所以空腹血清胃泌素水平可以反映胃酸的高低，胃液 pH 的高低，也能间接估计壁细胞的数量

和泌酸能力，对慢性萎缩性胃炎的诊断及疗效判断有参考意义。

本组慢性萎缩性胃炎中，血清胃泌素以A型最高[(190.78±102.6)pg/mL]，B型最低[(162.8±144.9)pg/mL]，AB型介于两者之间[(182±150.1)pg/mL]。胃泌素水平与黏膜损伤部位有一定的相关，说明A型胃炎因胃体损伤较长、腺体萎缩，壁细胞破坏较为明显，胃酸分泌严重衰竭，可能胃内经常pH>3，致反馈抑制缺陷更加严重，胃泌素大量释放。而B型胃炎病变主要在胃窦P细胞、胃体损伤较轻、胃酸分泌中等减少，故胃泌素水平不如A型胃炎为高，所以测定血清胃泌素的升高程度，对估计胃黏膜损伤部位和程度有一定帮助。但胃泌素波动范围较大、各型胃炎之间存在交叉重叠现象，可能与G细胞分泌胃泌素复蛋白酶、迷走神经和胃窦扩张等因素影响有关。在判断结果时应加以考虑。

正常人胃主细胞所分泌的胃蛋白酶原，有1%进入血液，以酶原形式存在并由尿液排出，尿胃蛋白酶原的多少取决于血清胃蛋白酶原的含量。所以测定尿液中的胃蛋白酶原用以衡量胃主细胞功能，与直接测定胃液中的这种酶具有同样的临床价值，而血清胃蛋白酶原的高低直接与主细胞分泌有关，本组血清胃泌素与尿胃蛋白酶呈正相关，支持了胃泌素还有刺激胃主细胞分泌胃蛋白酶作用的理论，但是萎缩性胃炎黏膜萎缩、壁细胞数目减少、胃酸降低。为何胃主细胞分泌的胃蛋白酶并不减少，或反而有所增加，分析其原因可能与下列两个因素有关。一是胃主细胞位于胃黏膜腺体较深层部位，所以胃蛋白酶原的分泌可能正常或仅轻微减少，故与正常组比较无显著差异；二是萎缩性胃炎胃泌素增高刺激胃主细胞分泌该酶，故其水平与胃泌素正相关。因此，在胃酸低的萎缩性胃炎患者如尿胃蛋白酶原水平高于正常，可以设想是胃泌素过度释放对胃主细胞刺激的结果。

慢性胃炎胃液组胺测定结果分析

胃液中的组胺是由胃黏膜肥大细胞(mast cell)合成和分泌的一种具有生物活性的物质。在胃黏膜中,组胺能扩张胃黏膜小血管,增加血管通透性,改善局部血液循环,促进胃液分泌,它作为一种终末介质(final mediator)作用于胃壁细胞和胃主细胞,促进胃酸和胃蛋白酶的合成与分泌。

创伤、毒物、细胞溶解等多种因素均能促使肥大细胞释放组胺而引起局部或全身的病理反应。因此,测定胃液中的组胺,对研究胃部疾病无疑具有一定的临床及理论价值。本文就71例慢性胃炎患者胃液组胺测定结果进行初步分析,现将实验结果报道如下。

一、一般资料

71例慢性胃炎患者为慢性胃炎协作组的住院患者,其中男43名、女28名。所有患者均经纤维胃镜和胃黏膜活检确诊。正常对照组10名,男女各5名,均为福建省中医药研究院职工,选择没有胃、肠、心、肾等疾病,一般健康状态良好者。

二、试验方法

(一) 胃液组胺测定方法

胃液组胺测定方法系按照Man等所建立的方法。其原理是用柱层析将胃液中的组胺提取到盐酸溶液中,将溶液碱化,用正丁醇从中提取组胺,然后再使之回到水溶液与邻苯二甲醛缩合产生荧光物质,用HiTACHi公司的MPF-4型(日产)荧光分光光度计测定强度。

(二) 采集标本的方法

(1) 早晨空腹,吸弃残留胃液,然后计算时间,收集1 h内的全部胃液为基础胃液并测定其组胺含量为基础量。

(2) 肌内注射五肽胃泌素,按6 mg/kg体重计算剂量,然后继续收集1 h内的全部胃液,并测定其组胺含量为五肽胃泌素刺激后的胃液组织胺分泌量。

三、结果和讨论

1. 标准曲线

组胺含量在0.1～1.0 mg/mL范围内,荧光强度与浓度呈正比。

2. 基础和五肽胃泌素刺激后胃液和胃液组胺分泌量测定

正常人和慢性胃炎患者基础及五肽胃泌素刺激后的胃液量的测定数值经统计学处理,

结果:①正常人和患者刺激后的胃液分泌量明显高于基础量。②正常人与患者的基础胃液分泌量之间比较无显著差异。③五肽胃泌素刺激后的胃液分泌量,患者组明显低于正常组,其差异有统计学意义($P<0.05$),见表 2-4-34。

表 2-4-34 正常人和慢性胃炎患者胃液分泌量

组别	例数	平均年龄	基础胃液量/mL	五肽胃泌素刺激后胃液量/mL
正常对照组	10	40.7	94.71±39.37	184.14±52.18
慢性胃炎患者组	71	41.3	84.55±48.46	133.66±61.21

正常人和患者胃液组胺测定数值经统计学处理的结果:①患者组的基础胃液组胺浓度和排出量明显高于正常组(都是 $P<0.05$)。②刺激后的胃液组胺浓度,患者组显著高于正常组($P<0.01$),但两组间刺激后的胃液组胺分泌量则无显著差异,见表 2-4-35。

表 2-4-35 正常人和慢性胃炎患者胃液组胺分泌量及浓度

组别	例数	平均年龄	基础		五肽胃泌素刺激后	
			浓度/(nmol/L)	分泌量/(nmol/h)	浓度/(nmol/mL)	分泌量/(nmol/h)
正常对照组	10	40.7	0.86±0.35	76.34±25.38	0.82±0.31	143.90±60.42
慢性胃炎患者组	71	41.3	1.13±0.58	105.57±91.59	1.29±0.47	169.71±107.76

从对正常人和慢性胃炎患者所测胃液和胃液组胺分泌情况的结果可以看出:①正常人和慢性胃炎患者注射五肽胃泌素后胃液分泌量和胃液组胺排出量明显增加,这是胃黏膜的血液循环和分泌功能显著增加的结果。也可以说,胃泌素-组胺-血液循环-胃黏膜分泌功能效应。②在基础情况下,慢性胃炎患者胃液组胺含量明显高于正常人,表明慢性炎症引起胃黏膜组胺分泌增加,这是胃黏膜组胺的分泌功能对胃黏膜慢性炎症的一种病理反应。这种反应将有利于改善胃黏膜的血液循环,有利于病变部位的修复。根据内源性组织胺的生物活性,患者组基础胃液的分泌量也相应增加,但所测结果患者组基础胃液量与正常组相同;五肽胃泌素刺激后患者组胃液组胺分泌量与正常相同而胃液分泌量明显低于正常组,提示胃泌素-组胺-血液循环-胃黏膜分泌功能效应在患者组明显降低,证明慢性胃炎患者胃黏膜的血液循环和分泌功能有一定程度的障碍。

慢性萎缩性胃炎虚实证的临床研究

中医治疗慢性萎缩性胃炎(chronic atrophic gastritis)有较好疗效,辨证是关键。以往慢性萎缩性胃炎对"证"的研究,多从单纯虚证或实证的角度进行探讨,而临床实际表明,慢性萎缩性胃炎多虚实夹杂。为了提高中医治疗慢性萎缩性胃炎的疗效,本团队采用多学科、多指标的方法探讨慢性萎缩性胃炎虚实证的现代病理学含义及其相互的关系。现将结果介绍如下。

一、资料与方法

(一) 研究对象和方法

238 例患者均经胃镜和胃黏膜活检确诊,皆由有经验的医师先进行中医辨证,然后检测各项指标。

(二) 诊断和辨证标准

慢性萎缩性胃炎诊断标准依据 1983 年全国胃炎诊治座谈会纪要。虚实证标准参照 1989 年全国中医内科学会脾胃组修订的胃脘痛诊断、疗效标准。

(三) 一般资料

238 例患者中 133 例为住院患者,105 例为门诊患者,其中男性 162 例、女性 76 例。年龄 20～60 岁。病程:1～30 年,其中 1～3 年者 61 例、4～10 年者 95 例、11～30 年者 82 例。

(四) 观察项目

1. 虚实证之间的关系

①虚证与湿热、气滞血瘀,气滞血瘀湿热的关系;②慢性萎缩性胃炎症状与虚实证的关系。

2. 病理学指标

病理学指标主要包括胃黏膜萎缩程度、肠化生和不典型增生情况,具体通过以下内容描述。

(1) 部位:体部(A)、窦部(B)、窦体部(AB)。

(2) 程度:分轻、中、重。

3. 胃黏膜对酶标凝集素的反应

酶标凝集素包括刀豆素(concanavalin A, ConA)、花生素(peanut agglutin, PNA)、双花扁豆素(dolichos biflorus agglutinin, DBA)。

4. 胃液分析(组胺法)

胃液主要分析空腹和餐后的胃酸量、pH 值的游离酸量。

5. 胃黏膜 Hp 感染率

采用 HpUT 快速诊断法。试剂盒由福建省三强生物制品有限公司提供。

6. 免疫学指标

免疫学指标包括淋巴细胞转化率、T 淋巴细胞亚群(CD3、CD4、CD8)、免疫球蛋白(IgG、IgA、IgM)。

7. 血液流变学指标

血液流变学指标包括全血黏度、血浆黏度、血沉,红细胞压积、全血还原黏度、血沉、方程 K 值、纤维蛋白原、红细胞电泳。

8. 生物化学指标

生物化学指标血清胃泌素、17-羟皮质类固醇,血清甘油三酯(TG)、血清胆固醇(TC)、血清高密度脂蛋白胆固醇(HDL)、HDL-C/TC、脂质过氧化物(lattice-preferred orientation, LPO)、超氧化物歧化酶(superoxide dismutase, SOD)、α1-抗胰蛋白酶(α1-AT)、*N*-乙酰神经氨酸(*N*-acetylneuraminic acid, NeuAc)。

9. 末梢血象

白细胞、红细胞、血小板计数、血红蛋白测定。

(五) 统计方法

等级分组的计数资料,采用 Ridit 检验;非等级的计数资料,采用 χ^2 检验或 u 检验;计量资料呈正态分布,采用 F 检验及 t 检验。

二、结果

(一) 虚实证的关系

经 u 检验,脾肾虚兼湿热与脾虚相比无显著性差异;脾肾虚兼气滞血瘀显著多于脾虚。本组 238 例临床表现症状 22 个,其中全身症状 13 个,如肢乏、口渴、腰酸、头晕等,多为虚象;局部症状 9 个,如胃痛、嗳气、大便异常,多呈实证。

(二) 虚实证与现代病理学的关系

经 χ^2 检验,实证中,气滞血瘀的萎缩程度明显重于气滞,A 型(胃体萎缩为主)和 AB 型(胃体胃窦程度类似)萎缩显著多于脾虚。虚证中,不典型增生程度脾肾虚显著低于脾虚;不典型增生部位,脾肾虚以 A 型、B 型(胃窦萎缩为主)为多,脾虚以 B 型、AB 型为多。

(三) 虚实证与酶标凝集素的关系

经 Ridit 检验,在胃窦部,脾肾虚的 PNA 染色程度显著轻于脾虚。

(四) 虚实证与胃酸的关系

经 F 检验,虚实各证的餐前、餐后游离酸均低于正常对照组($P<0.01$)。实证中湿阻>湿热>热郁($P<0.05$)。

(五) 虚实证与 Hp 感染的关系

经 χ^2 检验，虚证中脾肾虚的 Hp 感染率显著低于脾虚。

(六) 虚实证与免疫学指标的关系

虚实证与免疫学指标的关系见表 2-4-36。

表 2-4-36　虚实证与免疫学的关系($\bar{x}\pm s$)

指标	正常对照组	虚证		实证				
		脾虚	脾肾虚	气滞	气滞血瘀	湿阻	热郁	湿热
淋巴细胞转化率/%	67.5±3.83 (13)	58.9±7.75** (17)	56.8±11.83** (11)	56.5±8.77** (23)	57.4±10.14** (1)	54 (8)	60.6±7.25** (24)	56±10.35** (30)
CD3/%	71±7.9 (24)	67.6±7.4 (16)	67.75±3.46 (25)	68.16±8.38 (19)	66.63±4.45* (4)	69.29±5.74 (14)	67.93±7.64 (25)	66.6±7.11 (15)
CD4/%	45.7±5.56 (24)	440.2±7.87* (16)	40.8±7.11* (25)	39.7±6.85* (19)	39.89±8.82* (4)	43.5±6.45 (14)	39.21±9.01* (25)	37.65±9.75* (15)
CD8/%	27.9±6.51 (24)	30.9±7.97△ (18)	25±10 (25)	29.78±7.55 (19)	30.44±5.57 (4)	28±3.58 (14)	28.93±13.09 (25)	26.74±11.1 (15)
IgG/(g/L)	12.1±2.3 (13)	18.2±3.99** (17)	15.98±5.12** (11)	15.45±3.9** (23)	16±4.75** (1)	16.4 (8)	15.5±3.44** (24)	16.23±4.7** (32)
IgA/(g/L)	2±0.67 (13)	2.48±0.76 (17)	2.11±1.29 (11)	2.16±1.07 (23)	1.98±1.06 (1)	2.3 (8)	1.64±0.77 (24)	2.19±1.14 (30)
IgM/(g/L)	1.3±0.4 (13)	1.82±0.8* (17)	1.52±0.58 (11)	2.18±1.03** (23)	1.58±0.74 (1)	1 (8)	1.66±1.03 (24)	1.89±0.82** (30)

注：与正常对照组相比，* $P<0.05$、** $P<0.01$；△与脾肾虚组相比，$P<0.05$。()内为例数。

经 F 检验，LCT、CD4 各证均显著低于正常对照组；IgG 各证均高于正常对照组($P<0.01$)；IgM 脾虚、气滞和湿热均显著高于正常对照组。

(七) 虚实证与血液流变学的关系

经 F 检验，虚实各证(湿阻例数少未参与统计)在血液的浓、黏、聚、凝状态方面，基本上显著高于正常对照组($P<0.05$ 或 $P<0.01$)。在各证间，血沉除脾肾虚组显著快于脾虚组外，余均无显著性差异。

(八) 虚实证与生化指标的关系

1. 血清胃泌素

经 F 检验，除热郁外，各证均显著或非常显著高于对照组。

2. 17-羟皮质类固醇

经F检验，脾肾虚的夜尿和24 h 17-羟皮质类固醇，气滞血瘀、热郁和湿热均显著低于正常对照组。

3. TC、TG、HDL-C/TC

各证TC均显著高于正常对照组，虚证中脾肾虚显著低于脾虚。各证TG均非常显著低于正常对照组。女性脾肾虚、气滞血瘀高密度脂蛋白胆固醇（HDL-C）显著低于正常对照组。虚、实各证间HDL-C/TC无显著差异。

4. 脂质过氧化物

脾肾虚、气滞与热郁的脂质过氧化物（LPO）均显著高于正常对照组；虚证中脾肾虚显著高于脾虚；实证中热郁显著高于湿热。

5. 超氧化物歧化酶（SOD）、α1-AT、TSA

虚实各证间及各证的SOD、α1-AT、TSA与对照组比较无显著差异。

（九）虚实证与末梢血象的关系

经F检验，白细胞、红细胞和血小板计数及血红蛋白量，各证均显著或非常显著低于正常对照组。虚证中，白细胞计数，脾虚显著低于脾肾虚；红细胞计数，脾肾虚显著低于脾虚。

三、讨论

（一）虚证的现代病理学特征

中医学认为"不足者为之虚"。从慢性萎缩性胃炎虚实证的现代病理学研究结果看，大部分功能表现为虚证，其特征表现：①胃酸分泌功能显著减弱；②造血功能低下；③细胞免疫功能减弱；④合成代谢减弱。中医认为"久病及肾"。本研究证明了该观点，即脾虚较脾肾虚为轻，脾肾虚则为脾虚的进一步发展。两者的区别如下。①血红蛋白量、红细胞计数、CD8、HDL-C、TG，胃黏膜不典型增生程度、17-羟皮质类固醇：脾肾虚较脾虚为低，说明脾肾虚较脾虚的造血功能、细胞免疫功能、合成代谢能力和肾上腺皮质功能更为低下。②Hp感染率：脾肾虚较脾虚低。这可能是由于Hp有一个最适宜的生态环境，而脾肾虚证的胃内环境如胃黏膜细胞表面黏液层可能减少较多等，改变了Hp最佳生态环境，使之暴露于胃酸之中，造成了Hp感染率的下降，说明了脾肾虚的萎缩程度较脾虚重。③PNA的染色程度：脾肾虚低。PNA属于凝集素，PNA主要与胃小凹上皮细胞、壁细胞及增生的胃小凹上皮细胞和上皮细胞结合，因此脾肾虚染色程度低有两种可能：一是脾肾虚胃小凹上皮细胞和壁细胞萎缩程度重；二是脾肾虚胃黏膜上皮细胞和胃小凹上皮细胞增生程度轻。具体是前者还是后者，或两者皆有，尚需进一步研究。④脂质过氧化物（LPO）、血沉：脾肾虚为高，说明脾肾虚较脾虚清除自由基能力差，病情重。

（二）实证的现代病理学研究特征

从慢性萎缩性胃炎虚实证的现代病理学结果看，其特征表现：①胃分泌功能紊乱，表现在血清胃泌素水平增高。②体液免疫功能亢进，表现在IgG和IgM增高。③血液呈高黏、浓、凝、聚状态。④分解代谢增强，表现为 TG 增高。⑤中医学认为气滞血瘀为气滞的进一步发展。本研究证明了这一点，主要表现在气滞血瘀较气滞胃黏膜萎缩程度重、血沉快、17-羟皮质类固醇低。⑥湿阻较湿热和热郁为轻：胃酸分泌功能，湿阻＞湿热＞热郁，提示湿与胃酸关系密切。血清胃泌素水平不同，湿阻＞湿热＞热郁，表明热郁的 G 细胞、壁细胞的萎缩程度很重。⑦LPO 不同，热郁最高，说明热郁的代谢紊乱。一方面机体的代谢增强，自由基产生增强；另一方面清除自由基的能力下降，表现在 SOD 没有伴随着自由基的增高而增高。⑧17-羟皮质类固醇表现为热郁＜湿热＜湿阻。

（三）虚实证的关系

本资料表明：①湿热与脾关系密切；血瘀与肾关系密切；肾虚则气血失煦而致血瘀。②虚愈甚、邪愈重；邪愈重、虚愈甚，形成恶性循环。③慢性萎缩性胃炎以虚为主。本组资料表明 75％的慢性萎缩性胃炎患者，其病程在 3 年以上；其病机呈虚中夹实，与有关文献是相吻合。

中医辨证分型对慢性萎缩性胃炎患者空腹血清胃泌素变化的观察

从《福州地区168例空腹血清胃泌素放射免疫测定结果分析》一文看到，血清胃泌素水平的高低可以作为慢性萎缩性胃炎分型的标志之一。因此，检测血清胃泌素对于萎缩性胃炎分型研究、指导治疗有一定的意义。

辨证分型是根据疾病的临床表现，运用四诊，辨别症候，把它分为若干型，针对不同型开展研究，探讨其病因的实质，对中西医结合是有重要价值的。笔者用现代核医学放射免疫测定对慢性萎缩性胃炎的中医辨证患者进行空腹血清胃泌素研究。其结果初步说明辨证分型是有物质基础的。因此，本文为中医理论的研究增加一点新的资料。

一、资料与方法

(一) 病例选择

本文检测76例，其中正常对照组34例(男22例、女12例)，慢性萎缩性胃炎42例。慢性萎缩性胃炎均由福建省立医院消化科潘秀珍副主任医师等纤维化胃镜和胃黏膜活检确诊。正常对照组是无消化道或其他系统疾病，并且无肝、肾、脾各脏见证的医务人员。

(二) 中医辨证标准

本文病例经西医临床确诊为萎缩性胃炎着同时进行中医辨证分型。杨老从分析每例实证和虚证入手，并经治疗验证按以下标准分型。

1. 实证

(1) 气滞湿阻：上腹部或连肋闷胀，嗳气或失气则舒，口淡不渴，吞酸，大便不畅或溏；舌质淡红，苔白腻或白，脉弦滑或沉细。

(2) 气滞热郁：上腹部或连肋闷胀，或胀痛，嗳气或失气则舒，脘中烧灼而烦，泛酸，口干苦、喜少饮，小便淡黄，大便偏干；舌质红，苔黄或黄腻，脉弦数或沉数。

(3) 血瘀湿阻：上腹部疼痛而胀，或痛如刺，定位不移，彻背拒按，时吐清涎，大便溏稀；舌质暗红或淡紫，或有瘀斑，苔白腻或白，脉细带涩。

(4) 血瘀热郁：上腹部烧灼而痛，或痛如刺，定位不移，彻背拒按，有反复吐血或黑便史，口燥、干喜饮，小便淡黄，大便燥结或干；舌尖鲜红或红绛，舌体紫暗或瘀点，苔燥或黄燥，脉细数或弦数。

2. 虚证

(1) 脾虚：上腹部痞满，食欲减退，或得食后饱胀不适，喜稍按，多嗳气，头晕，四肢乏力，口淡多涎，面色皖白，大便溏，或质软解不畅；舌淡苔白，脉虚缓或微细无力。

(2) 脾肾虚：除脾虚诸证外，兼见腰膝酸软，手足心热，小便清长，头晕耳鸣，咽干寐差。

3. 方法

本文测定系采用中国科学院原子能研究所的胃泌素放射免疫药箱，药箱用干冰低温冰冻，由北京运来福州后立即移至－20℃低温冰箱中保存，医用 r 谱型是为 FJ-1901。取被检者的空腹血清 0.1 mL，用 RIA 法（双抗体法）^{123}I 胃泌素强度 2.5～3 uci，比度＜200 uci/mg，放射性浓度约 10 uci/mL，各样品管中加入的^{123}I-SHGI-17 的量＜0.01 uci。

二、结果

空腹血清胃泌素 34 例正常值为（99±26）pg/mL，其中男性 22 例，胃泌素值为（97±23）pg/mL；女性 12 例，胃泌素值为（101±30）pg/mL。男女正常值相似，平均年龄 37 岁，范围 21～55 岁，其中各年龄组胃泌素值相似。

慢性萎缩性胃炎中医辨证分型患者 42 例，其胃泌素值显著升高，为（217.59±179）pg/mL，与正常组相比有显著差异（$P<0.01$），平均年龄 39 岁，范围 22～58 岁。慢性萎缩性胃炎患者与正常人平均年龄及年龄范围相同。

1. 实证

（1）气滞湿阻型 6 例胃泌素值为（115.33±71）pg/mL，与正常值大致相似。

（2）气滞热郁型 14 例胃泌素值（214.28±199）pg/mL。

（3）血瘀湿阻型 8 例胃泌素值为（204±145）pg/mL。

（4）血瘀热郁型 14 例胃泌素值为（277.5±194）pg/mL，其胃泌素值均显著高于正常值（$P<0.01$），其中血瘀热郁型胃泌素值最高，但在统计学上只高于气滞湿阻型（$P=0.01$）。

2. 虚证

（1）脾虚 22 例胃泌素值为（165.27±154）pg/mL，高于正常组（$P<0.05$）。

（2）脾肾虚 20 例胃泌素值为（278.69±187）pg/mL，与正常组相比有显著差异（$P<0.01$）。脾虚与脾肾虚相比，胃泌素值差异有统计学意义（$P<0.05$），见表 2-4-37。

表 2-4-37　慢性萎缩性胃炎中医分型患者空腹血清胃泌素测定结果

分类			例数	平均年龄	胃泌素值（pg/mL，$\bar{x}\pm s$）	与正常组比	不同证型比较
正常组			34	37	99±26	—	—
慢性萎缩性胃炎患者组	实证	1. 气滞湿阻	6	33	115.33±71	$P>0.05$	1∶2（$P>0.05$） 1∶3（$P>0.05$） 1∶4（$P=0.01$） 2∶3（$P>0.05$） 2∶4（$P>0.05$） 3∶4（$P>0.05$） 5∶6（$P<0.05$）
		2. 气滞热郁	14	35	214.28±199	$P<0.01$	
		3. 血瘀湿阻	8	45	204±145	$P<0.01$	
		4. 血瘀热郁	14	42	277±194	$P<0.01$	
	虚证	5. 脾虚	22	35	165.27±154	$P<0.05$	
		6. 脾肾虚	20	44	278.65±187	$P<0.01$	

三、讨论

本文所列慢性萎缩性胃炎患者与正常组的胃泌素值的测定，采用相同年龄的对照，为了排除不同年龄对胃泌素结果分析的影响。慢性萎缩性胃炎属于祖国医学“胃脘痛”“脘痞症”，病情顽固。其中有些病例易致癌变，常给患者带来痛苦和生命威胁。北京中国人民解放军总医院分析其中医病理演变过程为脾胃素虚，肝木克脾，遂即出现肝胃不和之症，土壅木乘，患者易产生湿盛困脾，日久阳气受戕，出现脾胃虚弱之证，这种转归已属血分受伤之象，一般病情较重。

胃泌素是一种重要的胃肠道激素。胃泌素浓度的变化是反映消化系统分泌和蠕动功能的重要指标之一。慢性萎缩性胃炎涉及中医的脾、肾、气、阴、血、湿等理论，其中脾与消化系统的关系十分密切。因而选用胃泌素作为一项客观指标十分必要。根据本研究测定空腹血清胃泌素正常值为(99±26) pg/mL，慢性萎缩性胃炎中医辨证分型患者胃泌素值显著高于正常值。1973 年 Strickland 首先将血清胃泌素水平的高低作为萎缩性胃炎分型的标志之一，并认为壁细胞抗体（parietal cell antibody, PCA）阳性为 A 型，血清胃泌素水平高；PCA 阴性为 B 型，血清胃泌素水平低。

从实证中可以看到，只有气滞湿阻型患者胃泌素值与正常值基本相似。其患者病情较轻，只有上腹部或肋闷胀、舌质淡红等症状。气滞热郁型患者胃泌素显著高于正常值；也高于气滞湿阻型，但差异无统计学意义，因患者的症状基本相似，只是气滞热郁型患者兼有脘中烧灼感而烦、口干少饮、大便偏干等症状。血瘀湿阻型患者胃泌素值显著高于正常值，而与其他各型相比，在统计学上基本相似。血瘀热郁型胃泌素值显著高于正常值，与气滞湿阻型相比，胃泌素值有显著差异。此型患者病症已发展为脘痛彻背拒按，或有反复吐血或黑便史，已转归为血分受伤之象，病情比较严重。

从虚证中可以看到，脾虚型胃泌素值高于正常值，脾肾虚型胃泌素值更高，两型相比有显著差异，因为脾肾虚患者除有脾虚诸症外，兼见腰膝酸软，手足心热，小便清长，头晕耳鸣，咽干，寐差等症，病情比较严重。其胃泌素增高的原因主要是炎症病变累及胃体、胃底，病灶多以弥漫性为主，壁细胞遭受损害，泌酸能力降低，总酸缺乏，致使胃黏膜 G 细胞失去胃酸的抑制作用，导致胃泌素释放增高。

由此可见，慢性萎缩性胃炎中医辨证分型中病变由轻到重，与胃泌素含量变化相一致，这说明辨证分型是有科学依据、有物质基础的。

中医药治疗萎缩性胃炎专家座谈会纪要

1991年9月11～13日，由中医杂志社发起召开的全国中医药治疗萎缩性胃炎专家座谈会在青岛海军疗养院举行。座谈会邀请了近20名专门从事慢性萎缩性胃炎研究的中医药研究人员，集中讨论了3个议题：萎缩性胃炎中医药治疗评估、萎缩性胃炎辨证分型讨论、萎缩性胃炎的较科学的疗效标准。

与会代表一致认为，全国开展中医药治疗慢性萎缩性胃炎的工作已有十几年，并取得了较大的进展，在此项研究中发扬了中医中药的特点与优势，其疗效超过西医西药，但目前研究工作中还存在着一些亟待解决的问题。中医杂志社能在此时发起召开这次会议，是非常及时和重要的。经过3天紧张而热烈的讨论，代表们取得了不少一致意见，并畅谈了各自的看法和建议。

一、慢性萎缩性胃炎中医药治疗的评估

与会专家对中医中药治疗慢性萎缩性胃炎的疗效做了比较客观的评估，代表们着重对下列3个问题展开了热烈的讨论。

(一) 中医中药治疗慢性萎缩性胃炎的疗效是肯定的，慢性萎缩性胃炎是完全可以逆转的

与会代表们一致认为中医中药治疗慢性萎缩性胃炎的疗效是肯定的，慢性萎缩性胃炎是完全可以逆转的。十多年来全国各医院通过中医中药治疗慢性萎缩性胃炎取得了显著的疗效，从各类杂志已发表的100多篇论文、数千病例的临床观察情况来看，其临床症状有效率在70%～90%、胃镜有效率在70%左右、病理有效率在50%～70%。最近某些单位通过严密观察，其病理有效率可高达78%左右。这些资料充分证明中医中药治疗慢性萎缩性胃炎疗效是确切的。虽然在活检时，取样的定位可能存在着不稳定性，给判断疗效会带来一定的影响，但是不可能100多篇论文都存在这种偶然性。况且某些单位还设立了西药对照组，两者的疗效经统计学处理存在着显著差异，这也有力地证明了中医中药疗效的可靠性。与会代表报道了以多种检测手段对中医中药治疗慢性萎缩性胃炎前后做了对比观察。例如，胃分泌功能测定、免疫功能检测、胃电图检查等，均提示以上指标与慢性萎缩性胃炎的疗效呈正相关，随着临床及病理疗效的改善，以上检测指标也得到了相应的改变。从不同侧面证明了中医中药治疗慢性萎缩性胃炎的有效性。

(二) 中医中药治疗慢性萎缩性胃炎可以获得痊愈

与会代表围绕这一问题展开了热烈的争鸣。经过讨论，大家一致认为，通过中医中药的治疗，慢性萎缩性胃炎是可以获得痊愈的，应该承认这是有客观依据的。与会代表的论文中也有好几篇提到了治愈率，即使某些未提及治愈率的论文，其中都有一些病例经中医中药治

疗后，由慢性萎缩性胃炎转变为慢性浅表性胃炎。大家认为应该看到这是中医中药的优势所在，过去所谓慢性萎缩性胃炎是不可逆转的传统看法，应该加以纠正。会上也有不少专家提出，对于慢性萎缩性胃炎的治愈还应持慎重态度，从严掌握。

（三）目前存在的问题

与会代表认为，虽然中医中药治疗慢性萎缩性胃炎取得了无可非议的疗效，但是也应该看到笔者的工作还存在一些不足之处，为了使世界都公认中医中药治疗慢性萎缩性胃炎疗效的可靠性，必须进一步完善笔者的工作。专家们提出以下几点。

(1) 疗效标准还不统一，没有规范化：如病理疗效标准，有的以好转两个级差*为显效，有的好转一个级差为显效。特别是痊愈的标准更不统一，因此治愈率相差很悬殊，从2.6%～38.5%不等。

(2) 重度慢性萎缩性胃炎的疗效还不够理想：与会代表们认为，重度慢性萎缩性胃炎为癌前病变，目前虽然从现有随访资料看慢性萎缩性胃炎转变为胃癌者为数甚少，但其显效率较低。今后的课题应从高的起点开始，着重攻克癌前病变(包括重度肠腺化生及重度不典型增生)。

(3) 目前尚未发现对 Hp 具有确切临床疗效的中药：虽然某些单位做了一些中药的筛选工作，发现三七、厚朴、党参、乌梅、延胡索、大黄、黄连、桂枝对 Hp 均有不同程度的敏感，但目前尚未见有临床观察报道。

(4) 少数慢性萎缩性胃炎患者，无明显自觉症状，但其病理改变可能较重，因此给中医宏观辨证带来一定的困难。

(5) 目前尚未见到通过慢性萎缩性胃炎动物模型观察中医中药疗效的报道。

与会代表们认为，这一工作对于评估中医中药治疗慢性萎缩性胃炎疗效的可靠性，具有极其重要的价值。

二、辨证分型问题

与会专家一致认为，“证”是中医学术特点在临床的体现。慢性萎缩性胃炎虽然病变表现在胃黏膜，而与其他器官、系统息息相关；再加患者的年龄、性别、病程、嗜食、地域、病变部位、病变程度及体质等的不同，临床就有各种症候表现，所以必须进行辨证。准确的辨证，是有效治疗的基础，中医对慢性萎缩性胃炎的治疗，除注意局部病变外，更重视全身的调整，可见辨证的重要意义。由于本病是一种慢性疾病，病机变化缓慢，有利于分型。关于慢性萎缩性胃炎的辨证分型已经摸索十余年了，但各单位对慢性萎缩性胃炎的病因、病机、症候等认识不尽相同，因此，有分二型、三型的，也有分四型、五型的，还有分六型、八型的，但也有不分型的。有人统计了 96 篇中医药治疗慢性萎缩性胃炎的文献资料，共 7 496 例患者，辨证共有 23 个证型。可见现在证型繁多，一方面体现了中医学术界的争鸣局面，另一方面也说明存在一些问题。分析其原因：一是缺乏统一的辨证标准；二是包罗了并存病症；三是把病理过程，也作为型来分。现在是删繁就简、由博返约的时候。分型应精练扼要，更要切合临床，使

---

* 级差应指轻、中、重或＋、＋＋等表示病理严重程度的等级。

于掌握，利于科研。经过充分讨论，专家们认为，从研究来说，必须排除其他合并病症，选慢性萎缩性胃炎或兼有浅表性胃炎为对象，以临床实际表现为依据，进行先辨证后定型。一个型可以是一个证，也可以是几个证，要正确反映临床实际的类型，勿唯书而唯实。大家认为，慢性萎缩性胃炎的病变中心在脾、胃，与肝、肾关系密切，病机特点是虚中夹实。部分代表认为，慢性萎缩性胃炎的辨证可分为脾胃气(阳)虚和脾胃阴虚两种，每种可兼夹寒凝、热郁、湿阻、痰聚、食滞和气滞、血瘀等证。为了有利于治疗前后的分比和疗效判断，每证中的主症，以分为轻、中、重三级为宜。与会者提出，要注意治疗过程证型演变的观察，每位患者至少进行入院、出院两次的证型确定。至于宏观辨证与微观变化的关系，以及无症可辨的微观辨证，专家们希望继续探讨，以积累更多资料，再做微观辨证标准的讨论。

三、关于中医中药治疗慢性萎缩性胃炎的疗效标准和疗效的判断问题

根据与会专家提供的资料和当前国内其他材料来看，中医药治疗慢性萎缩性胃炎的总有效率一般为70%～90%，但痊愈率很不一致，有的不设痊愈项。他们是根据国外或传统的看法，认为慢性萎缩性胃炎是“不可逆转的”或“不可治愈的”。但也有不少资料根据各自的临床观察和实验研究，认为应用中医中药治疗确有治愈的，但治愈率相差很大，从2.6%至23.7%不等，甚至有个别资料报道治愈率高达38.5%。疗效标准除设痊愈外还设有显效、有效(进步、好转)、无效、加重(恶化)等项，但各单位均不一致。

关于判断疗效的依据，大多数资料是根据临床症状和体征(脉象和舌苔)、胃镜检查所见黏膜象和胃黏膜活检诊断等进行分析判断，也有的加上胃分泌功能、细菌学检查、免疫学检查或微量元素检查等。

关于疗程有分3～6个月为一疗程，治疗期1～3个疗程不等，即治疗3～18个月而进行复查判断疗效，因此有必要对疗效标准和如何判断问题组织研讨和统一认识。

专家们参考了1952年10月《全国慢性胃炎的诊治问题座谈会所拟定的标准(试行方案)》、1983年“全国胃炎诊治座谈会纪要”，1984年7月辽宁中医学院、江西中医学院和河北中医学院关于萎缩性胃炎研究协作会议拟定的标准和1989年11月在南昌由中西医结合会消化疾病专业委员会制定的《慢性胃炎中西医结合诊断、辨证和疗效标准(试行方案)》，并结合自己的临床经验和实验结果，与会代表们认为在肯定中医中药疗效的基础上，为了便于临床观察的统一，研究工作深入一步和所得结果(特别是痊愈病例)更有说服力，必须对疗效的判断制定相对统一的参考标准。同时提出在目前的情况下，由于胃镜检查和活检取材的技术原因(如复查部位的不易同位)，对痊愈病例的确定要采取慎重和稳妥的态度，经与会专家反复研究推敲，提出以下意见。

(一) 判断疗效的依据

1. 主要依据

(1) 临床症状和体征：根据症状和体征的严重程度，可以以“+”“++”“+++”分为轻、中、重三级。

(2) 胃镜所见黏膜象：主要是萎缩性胃炎或萎缩性合并浅表性胃炎，不包括其他疾病(如消化性溃疡、胃癌等)并有的萎缩性病变，并说明部位(胃窦、胃体、胃底)、范围(局灶性、

弥漫性)、程度(轻、中、重)。

(3) 黏膜活检病理诊断:萎缩性病变或萎缩性合并浅表性病变、肠上皮化生和不典型增生等,并分别判断轻、中、重程度。

2. 其他参考依据

其他参考依据如胃分泌功能(测定基础胃酸分泌和最大胃酸分泌)和细菌学检查(幽门螺杆菌)等。

(二) 疗效标准

多数代表认为,疗效标准可以分为五级,即痊愈、显效、好转(进步)、无效、加重。痊愈指近期(临床)痊愈,主要临床症状和体征消失或恢复正常;胃镜黏膜象正常或转变为浅表性胃炎;黏膜活检显示,腺体萎缩性病变消失或转为浅表性病变。对判断为痊愈的病例应复查2～3次,才可最后确认为痊愈。但部分代表认为,为慎重起见,不设痊愈项,可以把这类病例放在显效项中为妥。对显效项,与会代表们强调,胃镜黏膜象和黏膜活检,应明显好转,中、重度者应降1～2级。多数代表认为,无效和加重可以分别设项,因为慢性萎缩性胃炎是慢性进行性病变,经中医药治疗后,即使症状、体征未改善,胃镜象和活检无改善,但未加重,也说明中医药可以阻止其恶化。

(三) 观察疗程

以3个月为1个疗程,轻度者观察1个疗程,中度或重度者可观察2～3个疗程。

(四) 随访和复查

对所观察病例至少随访6个月至1年,随访期并进行胃镜和黏膜活检复查至少一次,对痊愈病例复查2～3次仍保持痊愈标准所列诸项状态者可最终确定为"痊愈"。

这次会议得到当时国家中医药管理局科技司的大力支持,并派员参加座谈会。与会专家就今后中医药治疗慢性萎缩性胃炎的研究工作的协调、组织、攻关、科研资金支持等问题,向国家中医药管理局科技司提出许多好的建议和设想。最后,与会代表们一致认为,这次专家座谈会对今后中医药治疗慢性萎缩性胃炎的临床和科研工作必将起到积极的促进作用。

与会代表还广泛交流了各自治疗慢性萎缩性胃炎的经验。有的代表提出,调整脾胃、调节升降为重要治则;还有的代表提出,应遵循"脾以守为补,胃以通为补,肝以散为补"的治则。多数代表认为,在临床遣方用药时,于各型辨证方药中适当加入活血化瘀药物,可以提高疗效。许多代表还介绍了各自的经验方,如胃萎康冲剂、萎胃安冲剂、胃炎冲剂、胃康胶囊、摩罗丹、三九胃泰、人参香茶片、养胃冲剂、温胃冲剂等。

反流性胃炎中医药治疗研究概述

由于十二肠液的长期和持续向胃内反流，因其含有胆汁、肠液和胰液等碱性液体，致损伤胃黏膜屏障而发生的胃黏膜炎变。引起十二指肠液反流的原因有功能性和器质性两类，前者多由幽门括约肌功能不全所致；后者常因十二指肠溃疡的瘢痕牵拉，或胃部分切除的幽门不存在而成。本病的中医药治疗从资料分析，基本思路有分证型治、基本方治和固定方治三种。

1. 分证型治

王和天等统计文献 551 例，分以下几个证型施治，其序是：肝胃不和(23.59%)；湿热中阻合胆胃不和(9.44%)；肝郁脾虚合寒邪犯胃、胃阴不足(各占 8.89%)；肝气犯胃合胃失和降(8.71%)，肝郁脾虚(7.99%)，脾胃虚寒(6.9%)，脾胃虚弱(5.63%)，胆胃郁热、寒热错杂合中焦虚损(各 5.44%)，热淫肝胆(5.08%)，寒热夹杂(3.45%)，阴气不足(0.36%)，湿热内蕴(0.18%)，实证占 55.9%，虚实兼证 22.32%，虚证 21.78%。治疗主要方剂有四逆散、小柴胡汤、半夏泻心汤、柴胡疏肝散、旋覆代赭汤、一贯煎等。愈显率平均 67.2%。

2. 基本方治

如加味清胃散(清胃散加石膏、蒲公英)依证加药，治疗 112 例；小柴胡合旋覆代赭汤，随证加减治疗 100 例；柴胡红藤汤(柴胡、甘草、红藤、枳壳、代赭石、白芍、厚朴、旋覆花、川楝子)治疗 86 例；柴胡疏肝散加减(柴胡疏肝散去香附、川芎、甘草，加半夏、白术、延胡索、川楝子、木香、黄连)随症加药，治疗 61 例；通降安胃汤(代赭石、牡蛎、半夏、大黄、莪术、黄连、蒲公英、柴胡、厚朴、陈皮、白芍、炙甘草)依证、理加药，治疗 56 例。合计 415 例，有效率 60%。从实治 60%，虚实合治 40%。用药规律：清热(22.92%)，疏肝(18.75%)，降逆(16.67%)，理气、散瘀(各占 12.5%)，健脾(8.33%)，敛涩(4.17%)，补气、养阴(各占 2.08%)。

3. 固定方治

如季占发等用舒肝和胃方(柴胡、香附、枳壳、瓜蒌皮、白芍、沉香、旋覆花、半夏、黄连、砂仁、贝母、川芎、三棱、莪术)治疗 331 例。郑晓光等用调胃冲剂(代赭石、旋覆花、半夏、苦参、黄连、柴胡、川楝子、丹参等)治疗 200 例；龙祖宏等用调胃降逆胶囊(四君子汤加紫苏梗、枳实、川楝子、延胡索、砂仁、白及、竹茹、蒲公英)治疗 70 例。桑梅用六味安消胶囊(大黄、木香、山柰、寒水石、碱花、诃子)治疗 65 例。杜忠华用平胃汤(二陈汤合左金丸，加柴胡、黄芩、大黄、浙贝母、薏苡仁、黄芪)治疗 50 例。中药组合计 716 例，有效率占 78.07%；设有西药对照组 143 例，有效率 34.27%。中药组从实治亦占 60%，从虚实合治也占 40%。用药规律：清热(18.87%)，疏肝、降逆(各占 13.21%)，理气(11.32%)，散瘀(9.43%)，温寒、健脾(各占 7.55%)，祛湿、敛涩(各占 5.66%)，化痰、益气(各占 3.77%)。

以上中医药治疗总计 1 682 例，有效率占 68.42%。从实治占 58.63%，从虚实合治 34.1%，从虚治仅占 7.26%。用药以清热、疏肝、降逆、理气、散瘀和健脾为主。中医药对本病的治疗，既能消除或改善十二指肠液反流、胃黏膜炎症和症候，又可恢复体质，具有综合作用。

动物胆汁反流性胃炎模型中药治疗实验：倪克中等的胃康冲剂1号（柴胡、枳壳、白芍、紫苏梗、旋覆花、夏枯草等），能通过调整胃肠功能，去除胆汁反流病因而消除炎症。杨鸿等的柴芩平胃胶囊（柴胡、黄芩、枳实、陈皮、山楂、半夏等），对大鼠残胃炎模型，可降低其胃液内总胆酸的含量，升高胃泌素和胃黏膜表皮生长因子及PGE1等作用。

幽门螺杆菌相关性慢性胃炎的中医研究

由于发现幽门螺杆菌(Hp)感染与慢性胃炎，尤其是活动性胃炎的发生关系密切，所以抗 Hp 感染治疗引起重视。中医对它的治疗和研究始于 20 世纪 80 年代后期，进行了中医理论探讨、治疗观察和抑菌试验等三方面。

一、理论探讨

Hp 相关性慢性胃炎的发生、变化，中医学有自己的理论认识，有了理论认识，才能开展研究和治疗探讨。这必须从临床表现的证入手，分析其所涉及的中医理论。统计不同地区的 10 篇 Hp 相关性慢性胃炎文章，共 1 135 例(慢性浅表性胃炎 692 例，慢性萎缩性胃炎 443 例)，计有 9 个证型。各型所占例序：脾胃湿热＞肝胃不和＞脾胃气虚＞脾虚气滞＞脾胃虚寒＞胃络血瘀＞胃阴不足＞寒凝气滞、食积停滞。其中实证占 60.18%、虚证 32.6%、虚实证 7.22%。实证中主要是脾胃湿热和肝胃不和，共占 89.6%；虚证中主要是脾胃气虚，占 63.51%。以上表明 Hp 相关性慢性胃炎涉及的中医证素有脾、胃、肝和湿、热、气。

二、治疗观察

治疗可分为依病治、依证治、基本方治和单味药治 4 种。

(一) 依病治

①活胃Ⅱ号(黑龙江张琳等：黄连、大黄、白花蛇舌草、葛根、厚朴、桂枝、三七、丹参、白芍、乌梅、鸡内金、黄芪、党参)；②清热益胃口服液(浙江柴可夫等：黄连、蒲公英、厚朴、丹参、三七、白芍、黄芪、甘草)；③胃炎方(上海朱生樑等：黄连、黄芩、地锦草、地榆、藿香梗、枳壳、香附、吴茱萸、赤石脂、珍珠母、白术、甘草、大枣、黄芪、当归)；④清幽丸(河南杨国红等：黄连、黄芩、大黄、槟榔、陈皮、延胡索、丹参、三七、白术、甘草)；⑤肠胃清(上海曹勋等：八月札、木香、陈皮、石见穿、红藤、白术、党参、黄芪)；⑥胃炎清(广东黄穗平等：黄连、蒲公英、佛手、三七、黄芪)；⑦无名方(535 医院刘九法：黄芩、黄柏、大黄、鱼腥草、陈皮、厚朴、木香、柴胡、砂仁、莱菔子、延胡索、丹参)；⑧半夏泻心汤加减(山西李芳霞等：黄连、黄芩、枳实、干姜、吴茱萸、半夏、党参、甘草、大枣)；⑨和胃炎灵(上海朱生樑等：黄连、黄芩、大黄、地榆、地锦草、甘草)；⑩灭 Hp 胶囊(河北姚希贤等：黄连、黄芩、金银花、连翘)。前 8 方系泻实为主(74.3%)兼补虚(25.3%)，后 2 方属纯泻实。共治疗 555 例，三项疗效(Hp 清除率、根除率、不良反应)是 71.6%、67.39%、59.54%。

(二) 依证治

①气虚血瘀证的益气活血汤(江苏：党参、黄芪、白术、甘草、丹参、红花、黄芩、仙鹤草、白

芍、木香、山楂、神曲);②脾虚郁热证的加胃左金汤(福建:党参、白术、黄连、黄芩、蒲公英、枳壳、柴胡、吴茱萸、半夏、白及);③脾胃湿热证的排幽汤(北京:黄连、蒲公英、竹茹、马勃、厚朴、枳壳、陈皮、苍术、茯苓、甘松、甘草);④肝郁气滞证的疏肝理胃汤(安徽:香附、柴胡、白芍、郁金、佛手、枳实、槟榔、牡丹皮、三七、黄连、蒲公英);⑤脾胃郁热证的清热理气方(广州:黄连、黄芩、蒲公英、枳壳、佛手、甘草);⑥分三证论治(上海:脾胃气虚、肝胃不和、脾胃湿热三证)。4 证治实,2 证虚实兼治,1 证补虚。含 264 例。三项疗效是 71.97%、46.91%、70.83%。

(三) 基本方治

①抑菌方合药治(上海:黄连、大黄、黄芩、地榆、地锦草、甘草等);②理气散瘀、清热温寒方(北京:枳壳、槟榔、丹参、郁金、黄连、吴茱萸、鸡内金);③益气活血静滴合证治(湖北:黄芪、丹参注射液)。共 181 例,三项疗效是 65.75%、71.32%、60.58%。

(四) 单味药治

单味药金不换冲剂(湖北:土大黄)。共 112 例。三项疗效是 81.25%、75%、5.36%。

以上 4 种不同中医治法的疗效对比:①病的显效以上,依病治、依证治和单味药三法较好;②对 Hp 清除率,依证治最低,余三法相近;③根除率依证治最高,单味药最低,余二法相仿。

三、抑菌试验

统计 11 篇体外试验报告,①对 Hp 呈高度敏感的首推黄连,其次是大黄、黄芩、桂枝、甘草、大蒜提取液、荆花胃康、左金丸、北京的健脾清化方(四君子汤加黄连、大黄、蒲公英、丹参)。②对 Hp 呈中度敏感:延胡索、地榆、乌梅、黄柏、旋覆花、马鞭草、地锦草、五倍子、香连丸、张镜人Ⅱ号方(连翘、赤芍、香附、平地木、赭石、旋覆花)及Ⅲ号方(太子参、炒白术、黄芩、白花蛇舌草、白英、徐长卿、丹参、柴胡、木蝴蝶)、南京清幽养胃汤(许艺等:黄芪、党参、白术、炙甘草、仙鹤草、枳壳、白芍)等。③对 Hp 呈低度敏感:连翘、白花蛇舌草、虎杖等。以上不同性味功能的药,可供临床辨证论治选用。

此外,康胃方(赵子厚等:黄芪、党参、白术、黄连、大黄、藿香、吴茱萸)对蒙古沙土鼠感染 Hp 有明显的根除作用;四黄调味汤(王芳等:黄连、黄芩、黄柏、黄芪、党参、白术、甘草、厚朴、丹参、三七、白芍)提取液和三七、厚朴酚、黄芪甲苷,对 HpNCTC11639 菌株(国际标准菌株)均有不同程度抑制黏附的作用。

四、展望

中医学对 Hp 相关性慢性胃炎已有了自己的理论认识,治疗更有多种思路和方法。总的看来,对病的有效率高,四种疗法均值(下同)72.6%,而 Hp 的清除率、根除率不高,分别为 65.66%、62.44%,但无不良反应。值得重视的是证治组不仅病的有效率高(71.79%),Hp 根除率最高(70.82%)。证是机体对各种病因综合应答的整体性病理反应,依证治具有调整周身影响局部的作用，联合唐福康报道：西药三联 Hp 根除率，脾胃湿热证组(93.3%)较脾胃气虚证组(75.6%)高($P<0.05$)，可见证的重要意义。不少文章介绍中西药合用，不仅可提高 Hp 的根除率，而且可以减轻或减少副反应。所以今后须进一步研究中医对 Hp 相关性慢性胃炎证治的优势，中西药合用提高根除率，减少耐药性和副反应。创建具有中医、中西医结合特点和优势的治疗 Hp 相关性慢性胃炎方法，为人类健康服务。

幽门螺杆菌感染的中医药研究进展

1983年澳大利亚学者Marshall和Wallen报告，分离出一种具有尿素酶活性的革兰氏阴性螺旋菌，以后又命名为幽门螺杆菌(Hp)，随后近10余年研究的深入，发现Hp感染对胃炎和消化性溃疡发病、病变的严重性、活动性及顽固不愈和早期复发都有关。中医药对它的研究主要在临床，即用中医的理论对Hp感染引起的胃病进行认识和治疗的探讨，同时也扩展了一些实验研究，现综述如下，供同道参考。

一、Hp与证候关系的研究

证候是中医的一种病理学反映，是机体对疾病应答反应的综合表现，何种证候Hp感染率高？机体感染Hp后主要是一种什么样的证候表现？危北海等研究了102例慢性胃病Hp感染与中医的辨证关系，发现Hp感染阳性率呈脾胃湿热>肝胃不和>脾胃阴虚的规律，其中邪盛的阳性率占83.19%，正虚占45.76%。朱云华等对100例慢性胃炎研究表明，中虚气滞组Hp感染率、感染程度、侵犯深度，以及Hp寄生部位黏液细胞的坏死崩解、中性白细胞浸润等均与其他证型存在显著差异，提示"证"与"菌"与"组织学变化"存在一定联系。张琳对1 000多例慢性胃炎中医辨证分型研究发现：肝气犯胃气滞血瘀型(实证)、肝胃郁热阴虚血瘀型(虚中夹实)、脾胃虚弱气虚血瘀(虚证)的Hp检出率分别为100%、84.6%、76.7%，虚与实两型有显著差异($P<0.01$)；而在分析Hp与慢性萎缩性胃炎辨证分型的关系，则呈肝气犯胃气滞血瘀(Ⅰ型)、脾胃湿热兼血瘀型(Ⅱ型)、脾虚湿盛寒凝血瘀型(Ⅲ型)，Hp检出率分别为56.7%、78.4%、63.6%，Ⅰ型与Ⅱ型之间有显著差异($P>0.01$)。黄玉芳等分析112例胃痛患者，得出结果：脾虚气滞证Hp感染最低(43.18%)，感染程度最轻，与实证(71.43%)之间存在显著差异($P<0.05$)。柯晓等观察238例慢性萎缩性胃炎，呈脾肾虚较脾虚的Hp感染率低。王立等对1 366例慢性胃炎、消化性溃疡的观察，Hp感染的顺序：脾胃湿热>胃络瘀血>肝胃不和>脾胃虚弱>胃阴不足。杨老等对400例脾胃湿热证的研究中，亦发现湿热证与Hp感染关系密切；陈杜飞也证明，Hp阳性率非脾胃虚组明显高于脾胃虚组。徐建国等则观察到，气滞兼郁热型的Hp阳性率最高(占76.8%)，其次为气滞血瘀和中虚气滞型，单纯虚寒型最低(57.5%)。以上结果表明，尽管各家辨证分型不一，但实证、热证Hp感染率高则是相同的。

二、Hp与舌象关系的研究

感染Hp患者的舌质和舌苔的主要表现，各家报道大多一致。刘圣杰等报道舌质淡红、苔薄白者，胃镜所见多属正常或病变轻微，Hp多呈阴性；舌质红、暗、苔白腻或黄腻者则病变重，Hp多呈阳性。夏军权等介绍Hp感染率高者，以红舌、暗舌及黄腻苔多见；刘晋生等也报道，黄腻苔明显高于薄白苔。赵荣莱等观察到薄白苔、薄黄苔、白腻苔、黄腻苔、黄厚苔时，其 Hp 阳性率依次为 41.1%、83%、78.6%、93.3%、89.5%。王立等也观察到，Hp 感染舌质多呈红、暗，苔多为黄厚(腻)和白厚(腻)。可以看出，Hp 阳性患者的舌象以质红、暗，苔黄腻为主要表现，也显示着热或湿热等实证病理变化。

三、治疗 Hp 方药的研究

(一) 单味中药的研究

张琳等对临床治疗胃病常用的 53 味中药，进行单味药对 Hp 的抑菌试验，发现黄连、大黄、桂枝有高度敏感，乌梅、延胡索呈中度敏感；三七、厚朴、党参轻度敏感。徐州等的试验表明，黄连也呈高度敏感，大黄、黄芩、丹参、延胡索、生地黄、牙皂、甘草则呈中度敏感，白花蛇舌草、陈皮、柴胡、石斛、白及、吴茱萸、熊胆、连翘为低度敏感。大黄、黄连、丹参、黄芩、甘草、玄参、生地黄等具有杀灭 Hp 的作用，其余药只有抑菌作用。宋希仁等研究结果表明，大黄有很强的抗 Hp 作用。其醇提取物优于水提取物 6 倍多。用大黄醇提片和痢特灵(呋喃唑酮)治疗 Hp 相关性胃炎 73 例，其清除率分别为 88.6%和 70%，两者比较无显著性差异，但临床总有效率和症状缓解平均天数大黄都优于呋喃唑酮。邓世荣等对 Hp 阳性的糜烂型胃炎和十二指肠患者随机分两组，分别用槟榔和雷尼替丁治疗，每组各 32 例，疗程均为 2 周，结果槟榔组清除率为 68.8%，4 周后至半年后的根除率均为 62.5%；雷尼替丁组的清除率和根除率均为零，无一例转阴。王绪霖等观察了 200 种不同性味、不同作用的单味中药对 Hp 的抑菌试验，结果 38 味具有不同程度的抑菌作用，其中以黄芩、黄连、大黄、黄柏、桂枝、紫花地丁、玫瑰花、土茯苓、高良姜、乌梅、山楂等作用最明显。以上表明，清热、祛湿、温中等药，对 Hp 抑杀作用明显，尤其是苦寒清热的大黄、黄连和行湿化浊的槟榔等，临床和实验都表明具有较好地清除或根除 Hp 的作用。

(二) 复方药的研究

张伯明等采用中药胃炎宁(水菖蒲、丹参、没药、延胡索、砂仁、广木香、麦冬、鸡内金)治疗 Hp 阳性的胃炎和溃疡病，以呋喃唑酮作为对照组，疗程均为 1 个月。结果：治疗组和对照组总有效率分别为 92.5%和 72.5%，Hp 转阴率为 87.5%和 54.5%，两组有显著性差异($P<0.05$)。治疗组中，以肝胃不和与热瘀胃络型转阴效果好，脾胃虚弱型效果差。以上提示抗 Hp 感染，临床仍需辨证治疗。张志明等用中药营胃片(黄芪、蒲公英、黄连、石斛、鸡内金、珍珠粉、香菇、白木耳、三七粉)治疗慢性胃炎 30 例，与服硫糖铝、多潘立酮的 30 例进行对照。结果：治疗组为 60%，对照组仅 23.07%，两组相比差异无统计学意义($P<0.01$)。戴建林用灭幽灵散剂(白头翁、黄连、黄柏、青黛、延胡索、田三七、党参、白及、香附、甘草)治疗消化性溃疡伴 Hp 阳性患者 40 例，并与得乐冲剂治疗的 20 例作对照。结果：治疗组的清除率与对照组相比差异无统计学意义，而胃镜与症状的疗效则治疗组优于对照组，差异有统计学意义($P<0.05$)。柴可夫等用清热益胃口服液(蒲公英、黄连、厚朴、丹参、三七、白芍、甘草、黄芪等)治疗 Hp 阳性慢性胃炎 59 例，与得乐冲剂治疗的 31 例进行对照。结果：清除率皆为 70%，而胃镜、症状的疗效治疗组优于对照组，差异有统计学意义($P<0.05$)。朱日等用益气活血剂(党参、黄芪、白术、白芍、木香、丹参、红花、黄芩、仙鹤草、山楂、神曲、甘草

等)治疗 Hp 阳性慢性胃炎 50 例,与庆大霉素 30 例对照,两组阴转率分别为 36.7%和 34.1%,无显著性差异;而在减轻胃黏膜炎性细胞浸润,消除充血、水肿方面,治疗组有较好疗效。复方的研究是通过临床治疗来进行,可以看出,中药复方不但能清除 Hp 感染,而且副反应极少,同时对改善病理和症状均有较好结果,展示了中药复方治疗 Hp 感染性胃炎的优越性。

(三) 中西药合用的研究

谢俊范等用中药复方枳术丸(枳实、白术、白及、半夏、鸡内金、乌贼骨)合西药呋喃唑酮,治疗 200 例慢性胃炎,总有效率 96.5%,Hp 转阴率 93%;对照组 50 例用呋喃唑酮,总有效率 66%,Hp 转阴率 28%,疗程均为 4 周,经统计学处理,两组有显著差异($P<0.01$)。普长生等用胃炎合剂(水菖蒲、丹参、没药、玄参、砂仁、广木香、麦冬、鸡内金、呋喃唑酮、维生素 B_6)治疗 Hp 阳性慢性胃炎 32 例,Hp 转阴率为 81.3%,对照组维酶素治疗 20 例,Hp 转阴率为 25%,疗程为 4 周,两组比较有显著差异($P<0.01$)。姚希贤等用灭 Hp 煎剂(党参、木香、川朴、丹参、乌梅、黄连、丹皮等)治疗消化性溃疡与西药二联(铋剂+呋喃唑酮)对照,Hp 清除率、根除率均为 87.5%与 75%,疗效相同,中西药三联(铋剂+甲硝唑+灭 Hp 煎剂)的疗效与西药三联(铋剂+甲硝唑+羟氨苄或四环素)组疗效亦相当(根除率 87.5%),中西药四联组(西药三联+灭 Hp 煎剂)的疗效更佳,关于中西医结合联用灭 Hp 煎剂的特点,笔者认为:①疗效较高,②副作用减少,③溃疡的愈合质量提高。从以上报道可以看出,中西药合用治疗 Hp 感染性疾病,除有较好的临床疗效外,还有提高 Hp 的清除率和根除率,且副反应明显减少。

(四) 存在的问题和展望

上述文献在评价治疗 Hp 的感染,大都采用了清除(即治疗时 Hp 消失)的概念,由于停药后 Hp 有很高的复发率,而且复发一般发生在停药后 1 个月之内,若在 1 个月后仍保持 Hp 阴性,则 1 年内多不复发。为了正确地评价药物的疗效及便于国际交流,周殿元建议使用根除的概念,根除是指治疗结束后 1 个月后检测不到 Hp,标准为至少 2 块胃黏膜标本(包括 1 块胃窦标本),经敏感的染色方法(如改良 Giensa 染色或 Warthin-Starry 银染色)检查未见 Hp 或 Hp 培养阴性。清除不是衡量疗效的可靠指标,且易造成混淆,建议弃之不用。

鉴于体外的抑菌实验,并不能等同于药物的体内效应,如试管中 Hp 对红霉素敏感,但其在胃的低 Hp 环境中无效。因而临症选药不能仅以体外抑菌实验的结果作为依据。中药体外的抑菌效果还需通过临床验证。

辨证标准和疗效判断,以及疗程、对照组的可比性、对照药的选择等,有的不符合要求,这都有待改进和规范。

现代医学研究表明,采用三联疗法(铋剂+甲硝唑+四环素或羟氨苄)可达很高的清除率(>80%),然而这种治疗的最大缺点是由于其复杂的给药方案,而导致值得注意的依从性问题,副作用发生率高也是一个重要方面。采用中西药结合的治疗方法,既可提高 Hp 的根除率,又可减少副作用,还能更好地改善局部病变和提高临床总的疗效,应进一步研究,并阐述其作用机制。

此外,许多资料表明,有 Hp 感染而胃黏膜无病变发现,可见保护和提高胃黏膜防御能力,以及保护机体内部的衡定,也是必须努力研究的重要方面。所以,对 Hp 感染的胃病进行中西医结合、中西药合用,祛邪与扶正兼施,应是今后研究的主要方向。

国医大师杨春波辨治慢性萎缩性胃炎的经验

慢性萎缩性胃炎(chronic atrophic gastritis)是慢性胃炎的一种类型,是指胃黏膜上皮遭受反复损害导致固有腺体的减少,伴或不伴肠腺化生和(或)假幽门腺化生的一种慢性胃部疾病。经典的炎-癌转化模型,即“正常胃黏膜-非萎缩性胃炎-萎缩性胃炎-肠上皮化生-异型增生(上皮内瘤变)-胃癌”,是目前学术界普遍认可的胃癌演变模式。因此,作为胃癌演变进程的重要阶段,慢性萎缩性胃炎是胃癌二级预防的重点。杨春波为第三届国医大师,从事消化系统疾病临床、教学、科研研究多年,尤擅慢性萎缩性胃炎的中医辨治。兹述管窥如下,以期对临床辨治慢性萎缩性胃炎有所裨益。

一、病机阐幽

杨老认为,慢性萎缩性胃炎中医病机以脾虚为本、湿热为标,复有寒热因素;同时,气滞络瘀也是慢性萎缩性胃炎重要的中医病理特征。

(一) 脾虚为本

慢性萎缩性胃炎临床表现与内镜下表现及其病理严重程度并无明显相关性,起病隐缓,病程漫长,这也为诸多内外致病因素长期、隐匿损伤脾胃提供了重要条件。杨老宗《素问·评热论》“邪之所凑,其气必虚”之言,认为脾胃病疾患之始多因正气虚弱。外感湿邪或湿热之邪不解,内舍脾胃,抑或长期饮食失节、情志怫郁、思虑过度等,渐损中气,妨碍脾胃运化、清浊升降,终可致气血化生乏源,四肢百骸、形体官窍失于濡养,即成脾虚之证。其症见脘痞腹胀,食后尤甚,或腹痛隐隐,纳呆食少,不知饥,伴便溏或泄泻,肢倦神疲,少气懒言,甚者可伴见头目眩晕、脏器下垂或脱出等中气下陷之征象。此外,脾虚也是本病迁延难愈的根本原因。“正虚之处,便是容邪之所”,脾胃亏虚,失于健运,湿浊痰滋生,反致脾机呆滞益甚,水谷饮食难化,水反为湿而谷反为滞,如此迁延反复,形成恶性循环。脾胃亏虚还可因各类病理产物的生成而致脏腑形质上出现异常,慢性萎缩性胃炎可见镜下黏膜白相增多,皱襞变平甚至消失,部分黏膜血管显露,或伴有黏膜颗粒或结节状等表现。因此,脾虚是慢性萎缩性胃炎治疗的核心。脾胃之气充实,其纳运协调、升降相因、燥湿相济,虽有邪气侵袭,亦可逐邪于外,痰饮、湿邪、瘀血等病邪皆难以蕴郁和伏藏,自无胃络损伤之虞。

(二) 湿热为标

湿热蕴藉脾胃是慢性萎缩性胃炎缠绵难愈的重要因素。福建地区气候炎热,加之降水丰沛,湖河密布,地气潮湿,故易外感湿邪或湿热之邪。若邪在表不得正解,病久不去,则可循经入里,内合于脾胃,正如章虚谷《医门棒喝》所言:“胃为戊土属阳,脾为己土属阴,湿土之气同类相名,故湿热之邪,始虽外受,终归脾胃也。”而嗜食肥甘厚味,炙煿酒饮,酿生湿热,内蕴脾胃,则为脾胃湿热,其症见脘腹胀闷,知饥不欲食,口渴不喜饮,肢乏脉不弱,大便溏而不畅或先干后溏，舌苔多见黄腻。或因贪凉饮冷，过食瓜果，或素体脾虚不健，以致脾虚失运，湿邪内生，久蕴亦可化生郁热，湿热胶结，复困脾碍胃，其虚益甚，其湿愈盛，则湿热更盛，易发为脾虚湿热之证，其症多见胃脘闷痛或闷胀等不适，纳后尤甚，时作嗳气，口苦不喜饮，知饥纳差，头晕肢乏，大便溏软，舌淡红，边有齿痕，苔薄黄腻，脉细。此外，杨老辨识湿热证，强调辨析湿偏重、热偏重及湿热并重的不同情况。其主要鉴别要点在于舌象：热重于湿者，可见舌红或舌边尖红、有芒刺而苔见薄黄或黄腻偏干，颗粒较大；湿重于热者，可见舌淡红，苔白腻，可伴黄苔或湿滑，颗粒细腻；湿热并重者，则见舌偏红，苔黄腻而厚；若见于脾虚者，多舌质淡红，苔薄黄腻。

（三）气滞络瘀是重要病变特征

气滞络瘀为慢性萎缩性胃炎重要的病变特征，在舌象上，舌质淡暗或暗红，舌下络脉迂曲是其重要辨识要点。湿性黏滞，易阻滞人体气机，导致气机升降异常，如为胃气不降，则见脘闷、嗳气、呃逆、恶心、呕吐等症，若致脾气不升，则可见便溏、神倦、肢懒、乏力、头晕等症；更因脾胃亏虚，健运无力，使中焦痞滞更甚，故常继发食积、络瘀、痰滞、热郁等。脾虚日久，气血化生不足，胃络失养；加之湿热之邪氤氲萦绕，困遏气机，影响中焦清升浊降运动，痰饮等病理产物滋生，复又滞气郁血，壅塞胃络，发为气滞络瘀。因此，脾虚与湿热是导致慢性萎缩性胃炎的重要病理环节，在辨识过程中更需重视参伍舌象，把握病情变化。

（四）寒热变化

慢性萎缩性胃炎病标本为脾虚湿热、气滞络瘀，但在不同个体上有不同的寒热变化。如过食生冷，积弊日久，损伤中阳，或素体中阳不足，虽患湿热之证，其证候仍多为中焦虚寒伴见湿热，甚至易于寒化，舌象多表现为舌质淡兼见齿痕，苔白腻而滑，上披隐隐黄苔；若素体阳热，或素喜膏粱厚味、煎炸辣烤之品，胃腑积热已盛，虽感湿邪或寒湿之证，仍易随体而化，酿生湿热之证。此外，杨老师认为寒热错杂证亦较为多见。慢性萎缩性胃炎的“寒”，初为脾之气阳不足，“病久及肾”，尤其是中老年患者，需考虑肾阳不足，脾土不暖；慢性萎缩性胃炎的“热”，当考虑胃热、湿热。其中，因湿热在中，常随气机升降而上扰、下注，或上扰肺脏与清窍，旁达肝胆、筋骨、肌肉，下注肾、膀胱、前后阴、女子胞等脏腑官窍。杨老经过临床调查证实，除消化系统外，脾胃湿热证还与循环、血液、神经等其他 11 个系统的 72 种疾病相关。故湿热还需重视辨识湿热的部位，有上、中、下三焦的不同，还有两焦或三焦同为湿热所累的情况。因此，详辨慢性萎缩性胃炎的寒热变化对临证确立治法方药有提纲挈领的作用。

二、治疗探赜

针对慢性萎缩性胃炎的病机特点，杨老立理脾固本、清化湿热、平调寒热、调气舒络为常用治法。

（一）理脾固本

慢性萎缩性胃炎以脾虚为本，故理脾固本法需贯穿疾病始终。根据邪实正虚的轻重不同，理脾固本需分为运脾、健脾和补脾三方面，在不同邪正阶段有所侧重。湿盛脾虚、胃失和降时，症见脘闷不舒，纳呆欠知饥，当以运脾、健脾为重，运脾促胃降，健脾助脾升，以恢复中焦正常升降运动，运脾药如谷芽、麦芽、神曲、山楂之类，健脾药如白扁豆、薏苡仁、茯苓、白术等。此期以邪实为主，当防误补益疾、闭门留寇，不宜过早投人参、黄芪之品。若湿热消退，气机得复，脾虚渐显时，当补脾、健脾，补脾以助健脾，健脾以除余湿，补脾药如绞股蓝、党参、黄芪、太子参等。此期转正虚为主，故应以扶正固本为主，兼清余邪。若脾虚湿热并重时，因湿热易困遏脾胃升降气机，而脾虚则无力逐邪而出，故除清化湿热之外，应以健脾为主，运脾、健脾、补脾三法并用。健脾药物多扶正与祛邪兼而有之，既可祛湿以恢复脾运，又可补脾以扶助正气。

（二）清化湿热

慢性萎缩性胃炎以湿热为标，其源于脾胃，故调治中焦是清化湿热的重点。若湿热在中焦，可致升降失常，“治中焦如衡，非平不安”，常酌选厚朴、草果、半夏、黄芩、黄连、槟榔等清化湿热，兼平调寒热、调理升降。湿热虽源于脾胃，但可随气机升降而上扰胸肺头面，下注前后二阴，旁达肝胆，流注四肢，故杨老临证重视辨识湿热的部位，并因势利导，祛邪外出。若湿热在上焦，“其高者因而越之”，治宜清透湿热，常佐以叶类药物，如藿香叶、佩兰叶、薄荷叶、枇杷叶、荷叶等轻清宣散、芳香化湿；若湿热在下焦，“其下者，引而竭之”，常伍以通草、萹蓄、蚕沙、大黄等清热利湿通下。此外，湿热偏重不同，其治亦有不同。湿重热轻，常以苍术、草果、藿香、佩兰、槟榔等苦温芳化，兼佐清热祛湿之品；热重于湿，初以黄连、厚朴、半夏、茵陈、草果等清热祛湿，俾热退之后，加强化湿之力；湿热并重，多以茵陈、白豆蔻、黄芩、藿香等清热祛湿并用。若中阳不足，兼见湿热，则需炒白术、白扁豆、白豆蔻之类温中除湿，并佐以清化湿热。

（三）平调寒热

湿热为慢性萎缩性胃炎之标，其性兼阴阳，易随体而化，或热化，或寒化。在阳明热盛之人，湿热可随阳明邪热入里，杨老常予黄连苦寒直折，或石膏、蒲公英甘寒清热，或连翘、栀子清透郁热，或大黄釜底抽薪；而在太阴阳虚之人，湿热或与脾胃阳虚并存，或随寒而化，其舌苔常为白滑泛黄或白滑微黄。脾运则湿化，湿化则气畅，而无湿郁化热之势，故治宜健脾、化湿、行气，杨老常予炒白术健脾燥湿、白扁豆补脾化湿、白豆蔻行气化湿、益智仁温脾开胃等。诸药既行健脾补脾之功，又有化湿行气之力，且温而不燥，补而不滞，故无伤津耗气、呆滞气机之虞。若病久及肾，后天累及先天，或中老年慢性萎缩性胃炎患者，脾肾两虚，肾中阴阳亏损，杨老常加黄精、菟丝子、淫羊藿等补脾益肾，先后天同调。

（四）调气舒络

湿热蕴郁于脾胃，日久易致气滞、络瘀，而气滞血瘀不除，易生郁热，更有“血不利则为水”之说；兼之脾虚，气虚而无力行血，血虚而胃络滞涩。故杨老认为，辨治慢性萎缩性胃炎时需佐调气舒络之品，如厚朴、枳壳、赤芍、莪术、三七等。气行则血行络通，气动则湿动热消，自无血瘀、郁热、湿蕴之虞。此外，杨老选药有一药多用之妙，如厚朴、枳壳理气消胀，还可化湿、疏肝；赤芍活血之余，又清血分郁热；莪术活血舒络，更有消积止痛之功，杨老常配枳壳、麦芽、谷芽、山楂等理气、消导之品，用于治疗食积不化、脘腹疼痛之症。

三、验案举隅

邱某，男，67岁。

[初诊] 2018年6月23日。

主诉：反复胃脘痛1年余。服用西药后稍有缓解，但时有反复。刻下：胃脘处隐隐刺痛，部位固定，入夜则甚；平素神疲，脘腹畏冷，喜温饮，善嗳气；偶头晕，平素性急易怒，纳可，寐欠安，大便欠畅，粪质干结，状若羊屎，3天一行，小便偏黄。舌暗红苔白泛黄，脉弦细。形体肥胖（体质量69.5 kg，身高1.65 m）。胃镜（2018-04-16）：慢性萎缩性胃炎（C-2型）伴糜烂；病理示（胃窦小弯）全层胃窦型黏膜重度慢性萎缩性炎。既往高血压病史10年，服用药物不详，血压控制在120/80 mmHg左右。四诊合参，中医诊断为胃脘痛，证属脾虚湿热、气滞络瘀，兼肝肾不足。治宜健脾清化、调气舒络为先。

处方：黄精15 g，白扁豆12 g，黄连3 g，砂仁3 g（后下），赤芍10 g，莪术10 g，瓜蒌20 g，败酱草12 g，桃仁10 g，决明子10 g，龙骨、牡蛎各10 g（先煎），泽泻10 g，炙甘草3 g。10剂，水煎服，早晚分服。

[二诊] 2018年7月16日。贪食酒及辛辣油腻食物后胃脘痛反剧，入夜尤甚，仍觉乏力、脘腹冷，善嗳气，纳可，寐转安，便干溲黄。舌暗红，苔白腻泛黄，脉弦细。此为中阳不足，湿热转盛，急则治标，治宜清化湿热，健脾温运。处方：茵陈10 g，白扁豆12 g，黄芩3 g，白豆蔻5 g（后下），薏苡仁15 g，佩兰10 g，赤芍10 g，泽泻10 g，玉竹10 g，葛花10 g，蒲黄10 g，炙甘草3 g。续服7剂。

[三诊] 2018年7月26日。药后胃脘痛、嗳气较前明显减轻，脘腹冷、疲乏稍减；时有右上肢麻；大便稍干，较前通畅，小便偏黄。舌暗红，苔薄黄腻，脉弦细。此为湿热渐退，续以首诊思路，守首诊方去败酱草、桃仁、决明子，加茵陈10 g，蒲黄10 g，鹿衔草15 g。继服14剂。

[四诊] 2018年8月27日。药后脘痛、嗳气明显缓解，稍疲乏，无肢体麻木；咽干，咳少许黄痰，大便干而欠畅，小便可。舌暗红苔少薄黄偏干，脉细弦。治宜理肺化痰、清化湿热为先，佐调气舒络、滋养胃阴、补肾益精之品。处方：桔梗6 g，鱼腥草15 g，白扁豆12 g，黄芩4.5 g，佩兰10 g，枳壳10 g，赤芍10 g，蒲黄10 g，玉竹10 g，枸杞子10 g，决明子15 g，炙甘草3 g。再进7剂。此后偶有不适而随症加减，再行巩固治疗3月余。复查胃镜（2019-06-13）：慢性萎缩性胃炎（C-1型）；病理示（胃窦小弯）全层胃窦型黏膜轻度慢性萎缩性炎。

[按语] 本案以“反复胃脘痛1年余”为主诉，诊断为胃脘痛，证属脾虚湿热、气滞络瘀，兼肝肾不足。病位在脾、胃，为本虚标实、多脏同病之证。脾虚不健，湿热内蕴，久则滞气郁血，壅塞胃络，故胃脘隐隐刺痛，入夜则甚，正如叶天士所言：“胃痛久而屡发，必有凝痰聚瘀”；湿热上扰、下注，困遏气机，故寐欠佳、小便黄；脾虚乏阳，复有湿热氤氲不去，耗气亏血伤阳，更加重后天虚损程度，故形体虽盛，但其气实虚，平素神疲，脘腹畏冷，喜温饮，均为脾胃虚寒之征象；脾虚失运，胃失和降，肠腑欠畅，故善嗳气、便结不畅；患者年近七旬，肝肾渐亏，肝阳偏亢，故性急易怒、头晕，高血压病史可为参考。舌暗红苔白泛黄，脉弦细，为脾虚湿热、气滞络瘀之佐证。治以健脾清化、调气舒络为先。方中黄精、白扁豆为君，益气养阴，健脾温中，以治慢性萎缩性胃炎之本；臣以黄连、砂仁清化湿热，理气醒脾，以治慢性萎缩性胃炎之标。君臣相佐，标本兼治，且无呆补、伤正之虞。佐以赤芍、莪术、桃仁、败酱草，既清热

散瘀、通络止痛，又阻断慢性萎缩性胃炎病理进程；龙骨、牡蛎重镇安神，平肝潜阳，制酸和胃；“小大不利治其标”，故以瓜蒌、桃仁、决明子理气润肠通便，泽泻利尿泄浊、导热下行，以促湿热从二便而出。使以炙甘草调和诸药。二诊时仍觉乏力、脘腹冷为中阳不足之象；更因饮食不节后胃脘痛反剧，便干溲黄，舌暗红，苔白腻泛黄，此为湿热转盛。治以清化湿热为先，佐以健脾温运，故另拟新方。方中茵陈、白扁豆为君，清利湿热，健脾祛湿。黄芩苦寒燥化、佩兰芳化、白豆蔻温化、薏苡仁渗化，四药为臣，既助君药清化湿热，又具健脾温运之功能。君臣相辅相佐，并治虚实。佐以赤芍散瘀舒络，泽泻清利湿热；蒲黄化瘀、利尿，兼具赤芍、泽泻之功能；葛花解酒醒脾，以解酒毒、化湿热。使以玉竹益胃养阴，防清化太过，伤及胃阴；炙甘草调和诸药。三诊，药后脘痛、嗳气、脘腹冷、疲乏诸症减轻，大便偏干但较前通畅，小溲偏黄。舌暗红，苔薄黄腻，考虑湿热渐退，肠腑气机渐畅。慢性萎缩性胃炎之治，仍需以健脾清化并行，故守首诊方，药暂去败酱草、桃仁、决明子等清热散瘀、润肠通便之品，加茵陈、蒲黄续行清利湿热、散瘀利尿之法；时有右上肢麻，加鹿衔草祛风湿、益肝肾、强筋骨。继服 14 剂。四诊时，诸症续减，但湿热久蕴，易生痰热，“肺手太阴之脉起于中焦，下络大肠”，痰热湿邪可循肺脉上至肺窍，故见咽干、咳黄痰，便干欠畅等症，治宜理肺化痰、清化湿热为先，佐调气舒络、滋养胃阴、补肾益精之品。方中以桔梗、鱼腥草宣肺清热化痰；白扁豆、黄芩、佩兰清化湿热；枳壳、赤芍、蒲黄调气舒络；玉竹益阴养胃；枸杞子益精养血、补益肝肾；决明子润肠通便；炙甘草调和诸药。后随症加减，巩固治疗，复查胃镜示慢性萎缩性胃炎明显好转。

四、结语

慢性萎缩性胃炎的辨治应以脾虚为本，湿热为标，气滞络瘀是其重要病变特征。同时，还应认识到不同个体的寒热变化。治疗上，临证时注重把握证候虚实主次关系的基本原则。邪实偏盛，则以祛邪为先，佐以扶正；正虚突显，则以扶正为主，兼清余邪。方从法出，处方用药方面，杨老常以理脾固本、清化湿热、平调寒热、调气舒络为法。此外，在慢性萎缩性胃炎的辨识过程中，杨老重视参伍舌象，认为舌脉可以较客观地反映邪正的变化，有助于提高遣方用药的准确性和精确性。

国医大师杨春波辨治慢性萎缩性胃炎验案举隅

慢性萎缩性胃炎(chronic atrophic gastritis)是一种慢性炎症性消化系统疾病,主要临床表现为上腹部不适、饱胀、疼痛等,主要依靠电子胃镜及组织活检病理确诊,属于中医学"胃脘痛""胃痞"等疾病范畴。慢性萎缩性胃炎的主要病理改变为胃黏膜腺体萎缩,其发病因素涉及自身免疫、幽门螺杆菌感染等,目前西医治疗效果有限,中医药以灵活多变的辨证思路,取得了良好的临床疗效。杨春波系全国第三届国医大师、福建省名中医,擅长中医脾胃病的诊治,对慢性萎缩性胃炎辨治有独到的认识。现将杨老辨治慢性萎缩性胃炎验案介绍如下。

一、验案

1. 虚实夹杂证

林某,女,44岁。

[初诊] 2020年4月24日。反复胃脘胀闷7年余,再发3天。曾口服西药及中成药治疗,症状未见明显缓解。4月前曾于外院行胃镜检查:慢性萎缩性胃炎(C-2型);病理示(胃窦小弯)全层胃窦型黏膜重度慢性萎缩性炎,肠化++。3天前因贪食酒肉瓜果,胃脘胀闷不适复作。

刻下症见:胃脘闷胀,时作嗳气,气味酸腐,劳倦及餐后加重,得嗳气后觉舒,口干苦,胸闷,心慌,咽痛、咽干,少痰,纳差,欠知饥,喜冷饮,寐差,需口服艾司唑仑片助眠,小便短黄,大便欠畅,质软,7~8天一行。舌暗红边有齿痕,苔黄腻干,脉细缓,重按无力。平素工作压力大,性急易怒,善太息,四肢沉重,周身乏力,头晕,畏冷。月经后期,色暗质可量中,但夹大量血块,经期小腹冷痛,且平素带下色白质稠量多。四诊合参,辨证为脾虚湿热、食滞内停,兼气滞、血瘀。

治法:健脾益气、消食和胃,佐以清化、调气、舒络。

处方:绞股蓝12 g,玉竹10 g,白扁豆12 g,黄连3 g,琥珀6 g,麦芽15 g,谷芽15 g,建曲12 g,炒山楂12 g,茯苓15 g,枳壳10 g,赤芍10 g,丹参10 g,砂仁4.5 g(后下),茵陈10 g,萹蓄12 g,马勃4.5 g,炙甘草3 g。7剂,水煎服,每日1剂。另予枳术宽中胶囊,一次3粒,每日3次;保和丸,一次2丸,每日2次,饭前半小时化服。嘱其饮食忌生冷油腻之品。

[二诊] 2020年4月30日。药后咽痛、咽干若失,胃脘胀闷、头晕较前稍减轻,知饥、纳增,小便调,大便2日一行,排便仍觉费力;昨日因劳累而头晕复作,且伴气短,余症如前。舌暗红边有齿痕,苔黄腻,脉细缓,重按无力。时值经期第3天。治拟益气健脾、清瘀安神。处方:绞股蓝15 g,白扁豆12 g,黄连3 g,琥珀6 g,茯苓15 g,枳壳10 g,赤芍10 g,丹参10 g,砂仁4.5 g(后下),葛根10 g,黄芪10 g,合欢皮15 g,炙甘草3 g。续服14剂,并嘱续服枳术宽中胶囊,一次3粒,次数改为每日2次。保和丸药量减半,一次1丸,每日2次。

[三诊] 2020年5月19日。已无明显胸闷、心慌,脘闷、嗳气续减,食欲较前转佳,但仍

有头晕气短，肢乏困重，畏冷，夜眠 5 h，大便 2～3 日一行，不畅感稍减，小便稍黄。舌暗红边有齿痕，苔黄稍腻，脉细无力。治拟益气健脾，清化安神，调气舒络。守上方去丹参、合欢皮，加首乌藤 20 g，茵陈 10 g，黄芪加量为 12 g，续予 14 剂。续服枳术宽中胶囊，一次 3 粒，每天 2 次。

［四诊］2020 年 6 月 10 日。嗳气、脘闷若失，知饥能食，头晕气短较前减轻，但仍偶有胸闷，有肢体沉重，周身乏力，畏冷之症，口干苦，稍烦躁，排便较前顺畅，夜寐转佳，服中药后可睡 7～8 h。舌暗红边有浅齿印，苔白腻薄黄，脉细无力。续前法，守上方去首乌藤、茵陈，加合欢皮 15 g，丹参 10 g，佩兰 12 g，薏苡仁 10 g。续予 14 剂。此后随症加减，前后共调治近半年。后于 2020 年 10 月 16 日复查胃镜：慢性萎缩性胃炎（C-1 型）；病理示（胃窦小弯）全层胃窦型黏膜轻度慢性萎缩性炎。

［按语］本案为胃痞、便秘、不寐等多病兼夹，且证兼虚实两端，主要为脾虚、阴伤、湿热、食积、气滞、络瘀等相互错杂，症状纷繁多样，涉及范围广，上至头面诸窍，下至二阴，同时伴有四肢困重、周身疲乏，故杨老强调临证时需当抓核心病机，在此基础上兼顾次要病机。患者年过六七，三阳脉衰，阳明胃气渐亏，脾胃虚弱；加之近期饮食失节，食滞内停，致脾胃纳运失职，中焦气机壅滞，故脘痞纳差、嗳气酸腐。脾失健运，水反为湿，谷反为滞，湿滞久蕴，易酿生湿热。湿热上蒸、下注，故见口干苦、咽中干痛、大便软而欠畅、小溲短黄；湿热蕴郁，困遏脾机，久则因实致虚，损阴伤阳，耗伤气血，则清阳不得充实四肢百骸，故见头晕、周身疲乏、四肢沉重、畏冷。《素问·病能论》曰：“阳明者胃脉也，胃者六腑之海，其气亦下行，阳明逆不得从其道，故不得卧也”，脾胃虚弱，饮食积滞，湿热氤氲，上扰心神，故见夜卧不安。结合月经史及舌脉，可辨证为脾胃气阴不足、湿热瘀阻，兼食滞、气郁。病在脾、胃，属虚实夹杂。然当前食滞凸显，且食滞久蕴亦可加重脾虚及湿热程度，故当标本并治，治宜健脾益气，养阴清化，和胃消食，佐调气、疏络。方以绞股蓝、玉竹为君药，性寒、味甘，二药相伍，补脾气而益胃阴，益气而不助热，养阴却不生湿，以治本虚。此二药为杨老常用对药，尤宜于脾胃气阴亏虚兼湿热者。白扁豆甘温，黄连苦寒，功可健脾清化；重用山楂、谷芽、麦芽、建曲，消食滞而和胃安中，六药共为臣药，以除标实。佐以茯苓健脾渗化，砂仁理气芳化，助君、臣药健脾除湿；枳壳行气消痞，赤芍、丹参散瘀舒络，三药气血并调，心肝同治；琥珀入心、肝经，安神助眠且活血化瘀；茵陈、萹蓄清热利湿，釜底抽薪，引湿热邪气从小便而去，以消湿热上蒸之势；马勃清肺利咽以治咽痛；使以炙甘草，调和诸药。初诊察其病程长、兼症多，故佐枳术宽中胶囊、保和丸行气开胃消滞以增其效，续予养胃补气养阴、清瘀安神，佐开胃消食方药以治本。二诊时见患者食欲明显改善，故以首诊方去麦芽、谷芽、建曲、山楂等开胃消食之品；口苦、咽痛、咽干好转，故去茵陈、萹蓄、马勃；胃脘闷胀稍减，食欲较前改善，舌苔转润，然因劳累而头晕、气短复作，察其舌脉，考虑气虚显著，故暂去玉竹，而酌增绞股蓝用量，更益以葛根、黄芪，益气升清；患者夜寐差，喜叹息，为肝郁不舒、心神不宁，加合欢皮解郁安神。三诊，脘痞嗳气续减，但寐差、头晕、气短等仍存，察其舌脉，仍属脾胃气虚、湿热中阻之证，考虑病重药轻，应守方加减；已无胸闷心慌，暂去丹参；年过六七之数，肝血渐亏，神魂失养，非仅肝郁一端，故易合欢皮为首乌藤，养血安神；小便稍黄，恐湿热复炽，复加茵陈清利湿热；气虚仍著，黄芪加量以增强健脾益气之力。四诊，脘闷、嗳气、头晕较前明显减轻，夜寐明显改善，稍烦躁，胸闷，肢乏、气短、畏冷等；见黄腻苔渐退，已转白腻，此为脾虚湿困，清阳不布所致，故予以三诊处方，仍加丹参伍枳壳以理气通络，并加佩兰、薏苡仁化湿解

表、健脾渗利。后复查见胃镜下慢性萎缩性胃炎好转，胃黏膜病理活检提示萎缩、肠化级别逆转。

2. 虚中夹实证

李某，女，62岁。

[初诊] 2020年5月12日。反复中上腹胀痛3年余，再发伴加重2天。2020年3月24日胃镜：慢性萎缩性胃炎(C-2型)，病理示(胃窦大弯)全层胃窦型黏膜重度慢性萎缩性炎，肠化+++。曾服中西药治疗(具体不详)，疗效不佳。平素性急易怒，时有烘热，头痛，耳鸣，神疲肢倦。2天前郁怒后中上腹痛复作并加重。

刻下症见：胃脘胀痛，不知饥，纳少，喜嗳气，口臭，口干苦，夜寐差，大便秘结，4～5天1次，肠鸣辘辘，小便可。舌红稍暗，苔薄黄腻，六部脉细，左弦右缓。

治法：益气养阴、清化散瘀、潜阳安神，佐运脾开胃。

处方：黄芪15 g，黄精15 g，白扁豆12 g，黄连3 g，茵陈10 g，谷芽15 g，麦芽15 g，龙骨10 g(先煎)，牡蛎10 g(先煎)，砂仁5 g(后下)，茯苓15 g，琥珀6 g，合欢皮15 g，山楂15 g，建曲12 g，枳壳10 g，丹参10 g，炙甘草3 g。7剂，水煎服，每日1剂。加予保和丸，一次2丸，每日2次，饭前半小时化服。

[二诊] 2020年5月19日。药后胃脘痛、嗳气减轻，稍知饥，纳增，仍口干苦，烘热，夜寐易醒、多梦，胸闷，喜叹气。大便质干，小便黄。舌光质粗暗红，苔薄黄腻干，脉细弦迟。治法：养阴益肾、清化散瘀、潜阳安神，佐运脾开胃。守上方去建曲、茯苓、砂仁、枳壳、龙骨、黄芪，加党参15 g，菟丝子10 g，黄柏15 g，泽泻10 g。续予10剂。

[三诊] 2020年6月2日。胃脘胀痛较上诊减轻大半，纳可，烘热稍减，耳鸣，夜寐好转，服药后可睡5 h，大便质干、不易排，小便黄。舌光质粗暗红，苔薄黄腻干，脉细弦迟。治法：养阴益肾、清化散瘀、潜阳安神。守上方去山楂、麦芽、谷芽，加瓜蒌20 g。续予10剂。

[四诊] 2020年6月17日。偶进食不慎出现胃脘胀痛，纳尚可，烘热、耳鸣均减轻，夜寐好转，大便质干、通畅，小便黄。舌光质粗暗红，苔薄黄。脉细弦迟。治法：养阴益肾、清化散瘀。守上方去牡蛎、合欢皮。续服10剂。此后随证加减，予以巩固治疗一月余，诸症告瘥。2020年8月25日复查胃镜：慢性萎缩性胃炎(C-1型)，病理示(胃窦大弯)全层胃窦型黏膜轻度慢性萎缩性炎，肠化+。

[按语] 结合患者病程、症状、舌脉及胃镜检查，考虑本案属虚中夹实，即素体脾虚兼湿热内蕴，复因遇情志不遂，出现肝胃不和之证。“脾胃者，仓廪之官，五味出焉”，饮食水谷在体内的转输，需依赖脾胃纳运功能的正常履职。若脾胃虚弱，纳运失职，致湿邪内生，郁而化热，加之该患者年已过七七之数，肝肾阴血渐亏，阴虚火旺，肝阳偏亢，故平素性急易怒，时有烘热，头痛，耳鸣，神疲肢倦；复遇情志不遂，木郁而土壅，则中焦痞结更甚，故见胃脘胀痛、不知饥、纳差、口干苦而臭等症。大肠传导化物还需仰赖肝血肾阴濡润、脾气推动、胃气通降等作用，而患者年已六旬，肝肾不足，肠道失濡，加之情志不遂，木郁土壅，复有湿热氤氲，则肠腑气滞更重，故大便秘结不畅。观其舌脉，舌红稍暗，苔薄黄腻，六部脉细，左弦右缓，此为气虚湿热兼肝郁、血瘀、肾虚之象。治法：益气养阴，清化散瘀，潜阳安神，佐运脾开胃。方中黄芪、黄精为君，功擅益气养阴，健脾益肾。白扁豆、黄连、茵陈健脾清化，麦芽、谷芽运脾开胃，龙骨、牡蛎潜阳安神，四药共为臣药。佐以砂仁苦温、茯苓甘淡，加强臣药祛湿之力，使“湿去热孤”；琥珀重镇潜阳，合欢皮疏肝解郁，二药相伍，既平亢逆之肝阳，又解肝经之气郁，加强

安神之功；山楂、神曲和胃消食，又可健脾、散瘀；枳壳、丹参调气舒络、养血活血，以行胃络瘀滞。炙甘草为使，调和诸药。二诊时胃脘胀痛减轻，纳增、知饥，结合舌脉，考虑湿热渐消，脾肾不足显露，故在前方基础上去建曲、茯苓、砂仁、枳壳、龙骨，易黄芪为党参质润健脾，菟丝子温肾助阳、阳中求阴，黄柏清肾之虚热，泽泻宣泄肾浊，使诸药补而不滞。三诊时胃口改善，守上方去山楂、麦芽、谷芽；粪质干，小便黄，加瓜蒌理气润燥、滑肠通便，续服10剂。四诊时夜寐等症较前减轻，守方去镇心安神之牡蛎、宁心安神之合欢皮。此后随症化裁，守正固本，以图全功。

二、小结

杨老在辨治慢性萎缩性胃炎时，首重脾胃，认为中焦脾胃虚损是慢性萎缩性胃炎病机之关键，脾虚胃弱则易成脾湿胃热之象，在辨治时注重结合舌脉。此二则医案，患者虽病程日久，兼症繁多，然察其舌脉，皆属脾虚湿热之征象。针对此证，杨老喜用白扁豆、黄连以健脾清化；湿热久滞，中焦气机受阻，气滞则脉络瘀滞，则加枳壳、赤芍、丹参以调气舒络，砂仁、茯苓以增健脾祛湿之功，共奏健脾清化、调气散瘀之效。杨老在辨治慢性萎缩性胃炎时，亦注重患者年龄、性别之差异。验案二中患者女性，年过六旬，肝肾渐损，症见面部烘热、耳鸣等肝肾阴虚之象，非仅脾胃亏虚一端，杨老善以黄芪、党参、黄精、菟丝子健脾益肾；验案一中患者女性，年过六七，尚无肝虚肾亏之征象，故方以绞股蓝、玉竹为君健脾益气养阴。此外，杨老临证重视把握证候的虚实与主次关系，处方多综合思忖，针对食滞、肝郁等兼证凸显者，皆权衡以治之。

第十三章　肝胆胰病的辨治

杨老认为肝炎的病变中心在脾、胃，因它的临床表现主要呈脾胃病的证候；它的病理变化与脾湿、胃热，失升、失降，失运、失化，聚饮、生痰，气滞、血瘀及脾虚、胃弱等病象相似；且脾胃与肝相亲、同肾等相关，所以还会有各种相关病变的出现。常见：①脾胃湿热肝郁证。治拟理脾和胃，清化疏肝。用茵萆清化饮（茵陈、萆薢、薏苡仁、白扁豆、白鲜皮、蒺藜、厚朴、赤芍、白豆蔻等）。②脾虚湿热肝瘀证。治拟健脾清化，疏肝化瘀。用精萆清化汤（黄精、萆薢、仙鹤草、白扁豆、茯苓、赤芍、萹蓄、知母等）。③脾肝阴亏络瘀证。治拟养脾滋肝，清热化瘀。用黄精滋养汤（黄精、山药、莲子、仙鹤草、墨旱莲、女贞子、桑叶、赤芍、甘草等）。④脾肾气虚血瘀证。治拟补脾益肾，化瘀利水。用沙苑补气汤（沙苑子、生黄芪、丹参、白术、菟丝子、泽泻、枳壳、泽兰、炙甘草等）。以上均为他的经验方，用时还须随症加减。HbeAg阳性者，加苦参、叶下珠或升降散；絮浊长期不退者，加鹿角胶、炮穿山甲、卷柏；化热入营，用犀角地黄汤加黄连、石斛、藏红花、白茅根或金线莲。

杨老团队成员张海鸥等在临床治疗观察了60例慢性乙型肝炎湿热中阻证患者，随机分成两组，每组30例，治疗组清化饮合拉米夫定片；对照组是拉米夫定片。疗程6个月。结果：治疗组在改善症状、ALT复常率、HBV-DNA转阴率、HBeAg转阴率等方面均优于对照组。由此可见，清化饮与拉米夫定联合应用能在一定程度上提高治疗慢性乙型肝炎的疗效，提高患者生存质量，提高患者长期治疗的依从性。

【验案举例】

许某，男，46岁。

[初诊] 1976年8月4日。

病史：患肝炎12年。因黄疸，齿衄，轻度腹水；肝右肋下2 cm、质中等，住某传染病医院。血液检查：黄疸指数60 U，麝絮（+++），麝浊14 U，锌浊12 U，谷丙转氨酶364 U，白蛋白与球蛋白相近。诊断为慢性活动性肝炎。经激素、输鲜血等治疗2周，黄疸未退，谷丙转氨酶反升高为480 U。邀杨老会诊。

证候：刻下呈周身深黄，神疲肢乏，低热夜甚，口干而苦，知饥食差，心烦难寐，齿衄鲜红，小便短赤，大便偏干；舌红绛、苔薄黄少腻干，脉细弦数无力。

诊断：杨老诊断为虚黄，辨证为脾胃湿热化火，入营血，伤气阴。

治法：益气养阴，凉血泄热。

处方：方用王孟英清暑益气汤合犀角地黄汤加减。西洋参3 g（另炖），水牛角10 g

(磨冲),石斛 15 g,白茅根 30 g,生地黄 12 g,牡丹皮 12 g,金扁柏 12 g,赤芍 9 g,白芍 9 g,黄连 6 g,竹叶心 20 个,藏红花 3 g,生甘草 3 g。服 3 剂。

[二诊] 小便见长,黄疸见退,齿衄显少,口干有减,精神好转;舌转红、苔黄,脉细数。病有转机,原方减黄连为 3 g,继服 3 剂。

[三诊] 黄疸明显减退,低热已除,齿衄见止,夜能安寐,小便长但尚黄,大便转正常;舌红、苔少,脉细数。上方去生地黄、白芍、白茅根、水牛角、竹叶心,西洋参改为 2 g,加玉竹 9 g、生扁豆 9 g、谷芽 15 g、生薏苡仁 30 g、水牛角 30 g,加减服 10 日。

[四诊] 黄疸已尽,知饥欲食,口稍干;舌转尖红质淡红、苔薄,脉细缓。肝功能复查:黄疸指数 10 U,麝絮(++),麝浊 10 U,锌浊 8 U,谷丙转氨酶 80 U。转用黄精滋养汤为主,继治 2 个月,功能正常,出院回家休养。

肝炎之治主在“脾”

杨春波是五代世医传人，全国名老中医，第二、四批全国老中医药专家学术经验继承工作指导老师。他从事医疗、教学、科研70年，学验俱丰，对脾胃学说、温病学和“证”有较深研究。他擅长内科，尤精于消化系统、发热性等疾病，善于发扬中医学术特点，讲究辨证论治巧配方药。

肝炎是各种原因引起的肝细胞的变性、坏死，导致肝功能出现异常。病因包括病毒性、酒精性、非酒精性脂肪性、药物性、自身免疫性和不明原因等。它临床常表现为脘胁不舒、全身乏力、食欲减退、手足心热、黄疸等，主要呈中医脾的病象。据此，杨老指出肝炎之治主在“脾”，临床上从脾论治，获得良效。现将杨老的理论认识、临床经验介绍如下。

(一) 肝炎从“脾”论治的依据

(1) 肝炎的临床表现与“脾”病的症状相同：主要呈脘腹闷胀、食欲不振，四肢乏力，或消瘦、大便溏软等。因中医的脾，主“运化”“四肢”“肌肉”。

(2) 肝脏的生理作用与“脾”的功能相仿：肝脏是人体最大的腺体，血供丰富，具有消化、吸收、合成、代谢、解毒等生理功能。这与“脾”的“运化”“升清”“统血”“气血之乡”“生化之源”“卫之源”等功能相仿。

(3) 肝炎的病理变化与“脾”的病象相似：肝属实质性脏器，它的炎症以变性(含变性、坏死)为主，同时出现血液循环障碍(充血、渗出)和细胞增殖(增生)，以及免疫反应。这与中医“脾”的“失运”“失化”“失升”“血失统”“滋湿”“聚饮”“生痰”“气滞”和“血瘀”等病象相似。

(4) 治“脾”方可以治愈肝炎，具有复肝、护肝作用：曾在有关医院观察自拟的理脾和胃、清化舒肝的茵萆清化饮，治疗脾胃湿热、肝郁气滞证的急性病毒性肝炎34例，服药2周症状消失，4周肝功能恢复正常。动物实验表明，补脾益气的四君子汤、补中益气汤，对慢性肝损伤有明显的保护和修复作用；健脾利湿的五苓散、茵陈五苓散和理脾清化的甘露消毒丹等，对酒精性、脂肪性肝损伤，均有保护和解脂作用。

(二) 肝炎从“脾”的分证施治

由于中医的脾与胃相表里、同肝相亲、和肾相关，且因体质、邪性的不同，所以肝炎的“脾”病表现各异，做以下分证施治。

1. 脾胃湿热肝郁证

[证候] 脘胁不舒，知饥纳差，时呕或吐，口苦而黏，喜饮温水，四肢倦怠，小便淡黄或黄少，大便或溏；肝或肿大、触痛，面肤或鲜黄；舌尖红，体淡红，苔黄腻，脉或弦缓。

[病机] 脾胃湿热，肝郁气滞。

[治法] 理脾和胃，清化疏肝。

[处方] 茵萆清化饮(经验方)。茵陈、萆薢、薏苡仁各15 g，白鲜皮、白扁豆、煮半夏、蒺藜、赤芍各10 g，厚朴6 g，白豆蔻4.5 g。每日1剂、分2次服，必要时日可服2剂。

［随症加减］①偏热盛(舌苔黄腻干，口苦渴，小便黄，大便偏干)，去厚朴、白豆蔻，加入枳壳 10 g、知母 6 g、黄连 3 g。②偏湿盛(舌淡红齿印、苔白腻根披黄，小便清，大便溏)，去白扁豆、白鲜皮，加苍术、佩兰各 10 g。③若化火入营(舌红绛、苔薄黄干、脉细数；夜热心烦，黄疸加深，或溢齿血)，当清营凉血。方易犀角地黄汤加减：水牛角(代)30 g，生地黄、赤芍各 15 g，牡丹皮 12 g，黄连、藏红花各 3 g。

［方解］本方选白扁豆、薏苡仁健脾祛湿为君。白鲜皮、萆薢、茵陈清热利湿为臣。佐以白豆蔻温脾燥湿；刺蒺藜、厚朴疏肝理气；半夏、赤芍和胃通络，以辛、苦、温、微寒之性，达健脾和胃、清热祛湿、疏肝通络之能。热偏盛去厚朴、白豆蔻温燥之品，加黄连、知母、枳壳增清热之力；湿偏盛去扁豆、白鲜皮，加苍术、佩兰以强祛湿之能；湿热化火、入营动血，则需水牛角、黄连清热解毒，生地黄、赤芍、牡丹皮、藏红花凉血散血。

2. 脾虚湿热肝瘀证

［证候］脘胁刺痛，知饥纳差，口苦不渴，头晕肢乏，或畏风、寒，小便淡黄，大便溏稀；面肤或黄，肝或肿大，舌淡红暗、苔薄白根黄腻，脉细或细弦无力。

［病机］脾虚湿热，肝郁络瘀。

［治法］补脾清化，疏肝通络。

［处方］精萆补化汤(经验方)。黄精、萆薢、仙鹤草各 15 g，白扁豆 12 g，茯苓、赤芍、蒺藜各 10 g，厚朴 6 g，砂仁、炙甘草各 4.5 g。

［方解］黄精、白扁豆、仙鹤草补脾益气为君；萆薢、茯苓、砂仁清热祛湿为臣；佐以蒺藜、厚朴、赤芍疏肝通络；使以炙甘草调和诸药兼顾中，使方具补脾益气、清热祛湿、疏肝理气、活血通络之功。

3. 脾肝阴亏络瘀证

［证候］脘胁刺痛，知饥纳可，口干少饮，头晕肢乏，或低热，小便淡黄，大便溏或夹干结；手足心热，或齿血溢红，肝肿大、触痛，舌红或暗红或瘀斑、苔少或薄黄干，脉细数，肝掌红或暗红。

［病机］脾肝阴亏，热郁络瘀。

［治法］养脾滋肝，清热通络。

［处方］黄精滋养汤(经验方)。黄精、山药、莲肉、仙鹤草、旱莲草各 15 g，女贞子、桑叶、赤芍、茜草各 10 g，甘草 3 g。

［方解］黄精、山药、莲肉、仙鹤草养脾为君；旱莲草、女贞子滋肝为臣；佐以桑叶、赤芍、茜草舒肝通络；甘草使之和中，共奏养脾滋肝之阴，舒通气滞血瘀之络。

4. 脾肾气虚血瘀证

［证候］脘闷纳差，头晕肢乏，腰膝酸楚，气短畏冷，小便清，每夜 3～4 次，大便溏软；消瘦，肝脾或肿大，或肝掌暗红，或齿血淡暗，面浮跗肿，舌淡暗或瘀斑、苔白，脉细无力。

［病机］脾肾气虚，血瘀水停。

［治法］补脾益肾，化瘀利水。

［处方］沙苑补气汤(经验方)。沙苑子、生黄芪各 15 g，丹参 12 g，白术、菟丝子、泽泻、枳壳、泽兰各 10 g，益智仁、炙甘草各 4.5 g。

［方解］白术、黄芪健脾益气为君；沙苑子、菟丝子、益智仁温补肾气为臣；佐用枳壳理气，丹参、泽兰、泽泻化瘀利水；炙甘草为使。全方能补脾益肾，化瘀利水。

［随症加减］①不知饥，选加麦芽、谷芽、神曲、山楂、莱菔子、鸡内金等消食醒胃。②黄疸或加深，选用茵陈、白毛藤、金扁柏或虎杖、大黄、赤芍等清热凉血。③乙型肝炎，酌加苦参片、叶下珠、升降散（僵蚕、禅衣、姜黄、大黄）等清热解毒。④脂肪肝，选加僵蚕、莱菔子、苍术、蒲黄、泽泻等化痰活络。⑤酒精性肝炎，加葛花、荷叶等解酒悦脾或金线莲清肝解酒。⑥絮浊长期不退者，加鹿角胶、炮穿山甲、卷柏等养肝散瘀。

（三）福建治肝炎的特色草药

1. 金线莲

金线莲属于兰科肉质植物。性平，味甘。功能清热、凉血、解毒。适用于肝炎血热证，用于重症肝炎、白血病之热毒甚者颇效；民间用于小儿发热惊风、五步蛇咬伤、吐血、血淋遗精、肾炎、糖尿病、重症肌无力、妇女白带等。在我国台湾地区则作为贵重的滋补强壮药。其富含人体必需的10种微量元素、17种氨基酸，具有延缓衰老的作用。用量：鲜品10～15 g；儿童3～10 g。

2. 金扁柏

金扁柏属于卷柏科草本植物。性凉，味甘淡。功能清热退黄，凉血解毒。适用于急性肝炎阳黄证；民间用于肝炎、肺脓肿、痢疾、水肿等。用量：鲜品30～60 g。

3. 叶下珠

叶下珠属于大戟科草本植物。性凉，味微苦甘。功能清热平肝。适用于肝炎热证，对乙肝病毒有作用；民间用于肝炎、夜盲症、小儿疳积等。用量：鲜品30～45 g。

4. 白毛藤

白毛藤属于茄科蔓生草本植物。性凉，味苦。功能清热利湿。适用于肝炎黄疸湿热证；民间用于肝炎黄疸、胆囊炎、痢疾、急性肾炎、风湿性关节痛、妇女白带等。用量：鲜品30～60 g。

（四）医案

1. 乙型肝炎

张某，男，44岁，农民。2001年5月16日，门诊。

病史：患者因胃痛、泄泻、失眠来诊，经辨治2周而愈。

证候：因饮酒后脘胁闷痛，口苦纳差，体倦肢乏，小便淡黄，大便正常；舌淡红暗、苔黄腻，脉细弦缓。

辅助检查：肝功能示谷丙转氨酶133 U，谷草转氨酶74 U，谷氨酰转肽酶84 U，总胆红素28.9 μmol/L，直接胆红素19.2 μmol/L，间接胆红素正常，乙肝表面抗原及核心抗体（+）。

诊断：乙型肝炎。

辨证：脾胃湿热、肝气郁滞证。

治法：清化湿热，疏肝理气。

处方：茵萆清化饮加减。药用萆薢、薏苡仁各15 g，白扁豆12 g，茵陈、赤芍、苦参片、刺蒺藜、葛花各10 g，厚朴6 g，白豆蔻4.5 g。每日1剂，14日。症减，肝功能好转：谷丙转氨酶84 U、谷草转氨酶58 U、谷氨酰转肽酶60 U、总胆红素25.3 μmol/L、直接胆红素7.0 μmol/L、间接胆红素正常。守方加白鲜皮10 g。21剂。症除苔净，肝功能正常，乙肝表面抗体及核心抗体(+)。共治 35 天。

2. 慢性乙型肝炎

唐某,男,32 岁,美籍华人。1980 年 3 月 24 日,门诊。

病史:急性黄疸性肝炎病史,发现乙型肝炎 2 年,在美国治疗未效。回中国后,用过葡荃内酯片、水飞蓟宾、云芝、肝泰、垂盆草、联苯双酯等治疗,反复年余未愈。

证候:症见右胁下刺痛,口苦而臭,夜寐梦多。知饥纳少,头晕肢乏,小便淡黄,大便正常。

查体:舌暗红、苔黄腻,脉弦缓;肝右肋下触及、质软,脾未触及。

辅助检查:肝功能示麝絮(++++),麝浊 20 U;锌浊 18 U;谷丙转氨酶 57 U;乙肝表面抗原、核心抗体(+)。

诊断:慢性乙型肝炎。

辨证:脾虚湿热,肝络滞瘀。

治法:健脾清化,舒肝通络。

处方:精萆补化汤加减。药用黄精、萆薢各 15 g,白扁豆 12 g,茯苓、白鲜皮、茵陈、蒺藜、赤芍各 10 g,厚朴 6 g,琥珀 3 g,升降散 9 g(分冲)。服药 1 个月后,复查肝功能改善。守上方续服 3 个月,症状消除,纳食恢复正常,肝功能正常,乙肝转表面抗体、核心抗体(+)。共治 4 个月。随访 2 年未复发。

3. 慢性活动性肝炎

[初诊] 许某,男,46 岁,干部。1976 年 8 月 4 日,会诊。

病史:患肝炎 12 年,因黄疸、齿衄、轻度腹水,肝右肋下 2 cm,质中等,故住某传染病医院。

证候:症见周身深黄,神疲肢乏,低热夜甚,口干而苦,心烦难寐,齿衄鲜红,小便短赤,大便偏干。

查体:舌红绛、苔薄黄而干,脉细弦数无力。

辅助检查:血液检查显示黄疸指数 60 U、麝絮(+++)、麝浊 14 U、锌浊 12 U、谷丙转氨酶 364 U,白蛋白与球蛋白相近。诊断为慢性活动型肝炎。经激素、输鲜血等治疗 2 周,黄疸未退,转氨酶反升高为 480 U。

诊断:慢性活动性肝炎。

辨证:湿热化火,入营动血,气阴两伤证。

治法:益气养阴,凉血泄热。

处方:王孟英清暑益气汤合犀角地黄汤加减。西洋参 3 g(另炖),犀角 10 g(磨冲),石斛 15 g,茅根 30 g,生地黄、牡丹皮、金扁柏各 12 g,赤芍 9 g,白芍 9 g,黄连 6 g,竹叶卷心 20 个,藏红花、生甘草各 3 g。3 剂。

[二诊] 小便见长,黄疸见退,齿衄显少,口干苦有减,精神好转;舌转红、苔黄,脉转细数。守方减黄连为 3 g。继 3 剂。

[三诊] 黄疸明显减退,低热已除,齿衄已止,夜能安寐,小便长尚黄,大便转正常,舌红、苔少,脉细数。上方去生地黄、白芍、茅根、犀角、竹叶心,西洋参改为 2 g,加玉竹、生扁豆各 9 g,谷芽 15 g,生薏苡仁、水牛角各 30 g。再 10 剂。

[四诊] 黄疸已除,知饥欲食,口稍干;舌转尖红质淡红、苔薄,脉细缓。肝功能复查:黄

疸指数 10 U，麝絮（＋＋），麝浊 10 U，锌浊 8 U，谷丙转氨酶 80 U。转用黄精滋养汤为主，继治 2 个月。

［五诊］症除，舌淡红、苔薄黄，脉细弦缓。肝右肋下触及；肝功能正常。出院带黄精滋养汤 10 剂续服，休养。

（五）体会

1. “脾”含一定的组织病理变化

中医脾的功能涉及多方面，而它的病象有其特别表现，这种表现当然离不开它的功能，然也反映一定的组织病理变化，这种组织似包括各类肌肉、黏膜、腺体等，所以在肝病有“脾象”，在胃、肠、胰、胆和心、肺、肾、膀胱、脑等病都可出现“脾象”。这表明中医的脾与消化系统密切相关外，还与其他多个系统有关，可见肌肉、黏膜、腺体等的组织病理变化。

2. “湿热”之变来自“脾胃”

全身的“湿热”病变，都源自“脾胃”，因“脾主湿脏”“胃主燥腑”，所以“湿热”之变蕴于“脾胃”；就是外犯“湿热”之邪，也终归“脾胃”，因“同类相召”。因此，肝炎之“湿热”，也是“脾胃湿热”的呈现。中医的肝，主“藏血”“疏泄”，无蕴生“湿热”之能，“肝”有“湿热”，也是“脾胃”之“湿热”所及，故“化湿热”必“理脾胃”。

3. “脾”之治在“运”

“脾运则健”，要注意补而不壅、消而不戕。补脾喜用黄精，其性平味甘而不滞；清热药，化火当选苦寒以折火势，一般选辛寒、微寒，故选用萆薢、白鲜皮。疏肝采蒺藜，因其还能行血。肝炎之气滞必有络瘀，“肝藏血”也，倘无疏肝理气，也需活络。

4. 继承、研究、探新

现代病的中医治疗，首先都面临中医理论认识问题，而这种认识主要是通过临床面对病的证候进行分析，所以当选单病种为据，才能有正确的中医理论认识。中医理论，当然是传统的理论，这就要继承，然后通过临床实践进行研究，依其证候表现，探其涉及的中医理论，再做辨证分型论治，因为中医理论目前只能在人身上体现，然后运用现代科技进行微观探索和实验研究，以求新的理论发现。

清化饮联合拉米夫定治疗慢性乙型肝炎湿热中阻证30例

拉米夫定可通过抑制HBV-DNA复制治疗慢性乙型肝炎，但治疗后HBeAg转阴率低，易出现病毒变异，停药后HBV-DNA易反跳，且治疗时间长，易出现耐药。文献表明，中西医结合治疗慢性乙型肝炎取得较好疗效。课题组采用杨老治疗湿热证的经验方清化饮，联合拉米夫定治疗慢性乙型肝炎湿热中阻型30例，也取得一定疗效，现报道如下。

一、材料和方法

（一）病例选择

收集2008年2月至2009年8月门诊及住院的HBeAg阳性、中医辨证属湿热中阻证慢性乙型肝炎患者60例，其中男性44例、女性16例；年龄18～70岁；病程1.5～28年；无其他并发症。60例患者按数字随机表以1∶1的比例随机分入治疗组和对照组。治疗组30例，其中男性23例、女性7例；年龄22～70岁，平均年龄38.32±13.16岁；对照组30例，其中男性21例、女性9例；年龄18～67岁，平均年龄36.44±11.92岁。两组治疗前年龄、性别、症状积分、入院时酶值等指标均无统计学差异（$P>0.05$），故在此数据的基础上做的研究具有可比性。

（二）诊断标准

（1）按照2000年中华医学会传染病与寄生虫病学分会、肝病学分会制定的《病毒性肝炎防治方案》及《拉米夫定临床应用指导原则》的要求诊断为慢性肝炎。

（2）中医辨证分型标准根据《病毒性肝炎中医辨证标准（试行）》制定。

（三）纳入标准

①HBsAg阳性持续半年以上，HBeAg阳性，年龄≥16岁；②谷丙转氨酶（ALT）在2～20倍正常上限值（upper limit of normal，ULN）；③血清HBV-DNA定量>1.0×copy/mL；④治疗前告知患者治疗长期性、不良反应及发生病毒变异的可能性，并签署知情同意书。

（四）排除标准

①血清总胆红素超过50 μmol/L；②3个月内接受过系统抗病毒或免疫调节剂、激素治疗者；③妊娠哺乳期妇女或者有心脑疾病、肾脏病、糖尿病、高血压病、精神病、甲状腺功能异常及其他严重并发症者；④自身免疫性肝病、遗传性肝病；⑤酒精性肝病、药物性肝损害。

（五）治疗方法

对照组予以拉米夫定片［葛兰素史克制药（苏州）有限公司，批号：10040043］100 mg，每日1次，口服。治疗组在对照组治疗基础上予以清化饮（福建中医药大学附属第二人民医院制剂,批号:20080115、20081211)口服,每次 20 mL,每日 3 次。两组疗程均为 6 个月。

(六) 观察项目

①肝功能指标,每 1 个月复检 1 次;②HBV-DNA,应用荧光定量聚合酶链反应(polymerase chain reaction, PCR)检测,每个月复检 1 次;③乙肝五项定量检测,每个月复检 1 次;④临床证候观察:主要观察乏力、纳差、肝区疼痛(不适)、腹胀、大小便情况等症状,每 15 天记录 1 次,设计临床症状量表进行评分比较。治疗前后各检查 1 次肝、胆、脾 B 超。血常规、尿常规、肾功能每个月检查 1 次,随时观察并记录患者治疗期间的不良反应,一旦发生不良反应,根据具体情况予以积极处理。治疗过程中,若出现 HBV-DNA 检测值下降后又升高,同时伴 ALT 升高,随时检测有无 HBV 多聚酶基因 YMDD 变异。

(七) 安全性评价

记录治疗期间临床和实验室检查发现的一切不良事件。

(八) 统计学处理

采用 SPSS13.0 软件包进行统计分析。所有的统计检验均采用双侧检验,$P \leqslant 0.05$ 时有统计学意义。计量资料采用$\bar{x} \pm s$进行统计描述,采用配对样本 t 检验比较组内前后差异,组间比较采用独立样本 t 检验及单因素方差分析。计数资料采用频数(构成比)进行统计描述,采用卡方检验或非参数检验进行统计分析。

二、结果

(一) 两组治疗前后各指标比较

两组治疗前后各指标比较见表 2-5-1。

表 2-5-1 两组治疗前后各指标比较($\bar{x} \pm s$)

组别	时间	症状积分	ALT/[μmol/(s·L)]	AST/[μmol/(s·L)]	ALT 复常率/%
治疗组($n=30$)	治疗前	10.34±1.78	3 875.94±1 128.73	3 623.06±2 022.57	—
	治疗 1 个月	2.87±1.63**##	1 519.30±825.67**##	1 644.66±651.96**##	56.67%#
	治疗 3 个月	1.91±1.82**##	1 088.88±479.93**	1 145.73±542.94**##	76.67%##
	治疗 6 个月	1.74±1.69**##	3 744.98±338.57**##	839.17±357.24**#	86.67%##
对照组($n=30$)	治疗前	11.02±1.83	4 006.47±1 112.89	3 509.87±1 874.87	—
	治疗 1 个月	7.44±2.18*	2 031.91±1 029.71**	2 472.83±1 313.43**	40%
	治疗 3 个月	5.35±1.9**	1 572.48±538.27**	1 712.18±1 105.22**	50%
	治疗 6 个月	5.54±1.73**	1 202.91±412.58**	1 199.91±958.36**	66.67%

注:治疗组、对照组分别与同组治疗前比较,* $P<0.05$、** $P<0.01$;治疗组与对照组比较,# $P<0.05$、## $P<0.01$(治疗组治疗 1 个月与对照组治疗 1 个月相比,以此类推。以下同)。

（二）两组治疗后 HBV-DNA 转阴率、HBeAg 转阴率及 HBeAg/HBeAb 血清转换率的比较

两组治疗后 HBV-DNA 转阴率、HBeAg 转阴率及 HBeAg/HBeAb 血清转换率的比较结果见表 2-5-2。

表 2-5-2　两组 HBV-DNA 转阴率、HBeAg 转阴率及 HBeAg/HBeAb 血清转换率的比较

组别	时间	HBV-DNA 转阴率	HBeAg 转阴率	HBeAg/HBeAb 血清转换率
治疗组（n=30）	治疗 1 个月	46.67%	10%	3.33%
	治疗 3 个月	80%**	23.33%	13.33%
	治疗 6 个月	86.67%	56.67%**	26.67%*
对照组（n=30）	治疗 1 个月	40%	6.67%	3.33%
	治疗 3 个月	160%	16.67%	10%
	治疗 6 个月	83.33%	23.33%	13.33%

注：与对照组比较，* $P<0.05$、** $P<0.01$。

（三）不良反应

治疗过程中，两组血常规、尿常规、肾功能均无异常改变。对照组有 1 例在治疗中出现皮疹，经对症处理，症状缓解，继续完成疗程。治疗组未出现不良反应。两组均未出现耐药现象。

三、讨论

慢性乙型肝炎属中医学黄疸、胁痛等范畴，其病情迁延不愈，病因系邪毒内侵，正气不足所致，病位涉及肝、胆、脾、胃。现中医界普遍认为，乙肝病毒属于中医学疫毒范畴，多为疫毒内客，化生湿热，壅阻中焦。湿热内阻，肝失条达，肝气郁滞，必先乘脾，故慢性乙型肝炎最多见湿热中阻与肝郁脾虚之证。

清热利湿法是中医临床治疗慢性乙型肝炎的主要治法之一。有研究表明，病毒载量及其活动性与中医证型有一定的相关性，尤其是湿热证型与病毒载量及其活动性有密切的关系。有学者认为湿热是病毒复制活跃的结果，正气亏虚是病毒活跃复制的先决条件。因此，清利湿热、补益正气应该贯穿慢性乙型肝炎治疗的整个过程。

清化饮是杨老临床用以治疗脾胃湿热证的经验方，有较好的临床疗效。全方由绵茵陈、黄连、厚朴、薏苡仁、赤芍等组成。方中绵茵陈味苦性微寒，以其善于清热利湿为君药；辅以苦寒之黄连清热燥湿，配以辛温之厚朴，化湿理气除满，薏苡仁利水渗湿而健脾；佐以赤芍以清热凉血，散瘀止痛。全方药性平和，寒温并用，共奏清热化湿，理气活血之功。现代研究也表明，绵茵陈、黄连、赤芍能抑制患者血清中的 HBV 标志物，其中赤芍对乙肝病毒 DNA 有较强的抑制作用，直接抑制率达 50%以上，还可以减少红细胞聚集，改善肝脏微循环，恢复肝

细胞的正常代谢和血液供应，促进损伤的修复与肝细胞的再生。

本研究显示，清化饮联合拉米夫定治疗组在改善患者症状、ALT复常率、HBV-DNA转阴率、HBeAg转阴率等方面均优于单用拉米夫定组，尤其表现在治疗的早期。笔者认为，清化饮与拉米夫定联合应用能在一定程度上提高治疗慢性乙型肝炎的疗效，提高患者生存质量，提高患者长期治疗的依从性。但因笔者观察的病例数较少，疗程较短，其远期疗效有待进一步验证。另外，清热化湿法治疗慢性乙型肝炎的机制尚有待进一步探讨。

脂肪肝的中医治疗与研究

脂肪肝是因脂质代谢紊乱，致使肝细胞内脂肪积聚过多的病变。原因有营养失调、肝细胞毒损、代谢内分泌障碍、肝肠炎症等。本病未发展为肝硬化，一般为可逆性病变，经合理治疗预后良好。

本病依其临床表现，属于中医学胁痛、肝癖、积聚等范畴。中医对它的治疗，以辨证施治为主，立足于调理，还有他法可供选用。

一、临床表现

（一）症状

右肋下可有闷胀或疼痛，食欲不振，四肢乏力，或恶心、呕吐等。

（二）体征

肝肿大，边圆钝，质中等，有压痛，可出现黄疸，蜘蛛痣和门脉高压，舌苔常腻等。

二、治疗

（一）依证治

1. 肝郁湿热证

该证多见于轻、中度脂肪肝。

（1）证候：右肋下闷胀，口苦纳差，体胖困重，时有恶心，或目微黄，小便淡黄或黄，大便溏或黏，舌淡红或红，苔黄腻，脉弦滑。肝肿大，质软。

（2）治法：疏肝理气，清化湿热。

（3）常用方药：龙胆泻肝汤加减。茵陈、生扁豆、泽泻各 15 g，龙胆草、柴胡、郁金、赤芍、车前子各 10 g，生栀子、厚朴各 6 g。随症加减：不知饥、纳呆，加生山楂 15 g、炒莱菔子 10 g；大便干结，加瓜蒌 15 g、草决明 30 g；呕恶明显，加半夏 10 g，干竹茹 15 g。

2. 肝郁痰阻证

该证常见于中、重度脂肪肝。

（1）证候：右肋下刺痛，体胖口淡，纳差脘胀，多痰时呕，小便清，大便溏软，肝肿大，质硬；面色暗晦，身见血痣；舌暗有瘀斑，苔白腻，脉沉涩。

（2）治法：疏肝散瘀，祛湿化痰。

（3）常用方药：导痰汤合膈下逐淤汤加减。半夏、枳实、胆南星、香附、延胡索、桃仁各 10 g，丹参、茯苓各 10 g，赤芍 12 g，陈皮、红花各 6 g，甘草 3 g。随症加减：脾肿大，加牡蛎

30 g、穿山甲 10 g；口苦、苔黄，加茵陈、泽泻各 15 g。

3. 肝脾气虚证

该证常见于轻、中度脂肪肝。

(1) 证候：右肋下不舒或隐痛，头晕肢乏，食欲不振，小便清，大便溏泄，面色欠华，舌淡体胖，苔薄白少腻，脉细无力。肝肿大，质地中等。

(2) 治法：健脾益气，养肝舒络。

(3) 常用方药：补中益气汤合丹栀逍遥散加减。生黄芪、党参、泽泻各 15 g，漂白术、白芍、当归、牡丹皮各 10 g，柴胡、陈皮、炒栀子各 6 g，砂仁 4.5 g，炙甘草 3 g。随症加减：右肋痛甚，加郁金、延胡索各 10 g；不知饥、纳差，加生山楂、鸡内金各 10 g。

4. 肝肾阴虚证

该证可出现于中、重度脂肪肝。

(1) 证候：右肋下疼痛，头晕目眩，腰酸膝软，口干心烦，小便淡黄或有夜尿，大便偏干，舌红而暗，少苔或薄黄干苔，脉细数。

(2) 治法：滋肾养肝，清络散瘀。

(3) 常用方药：一贯煎合化瘀汤加减。草决明 30 g，北沙参、生地黄、鳖甲、枸杞子、丹参各 15 g，当归、桃仁、川楝子、白芍、泽泻各 10 g，黄柏 6 g。随症加减：脾肿大，加穿山甲 10 g、牡蛎 30 g；腹胀纳呆，加枳壳 10 g、生山楂 15 g。

以上各证还可出现相互兼有，应细辨且参考各证治法而定治法。此外，治疗过程每证可演变，当适时更变治法和方药。

(二) 依病治

1. 名医经验治疗

(1) 关幼波：主痰瘀论治。他认为本病在肝、脾，病机是湿热凝痰，痰阻血络。治拟清肝化痰，疏郁散瘀。方药：青黛、醋柴胡、郁金各 10 g，明矾 3 g，草决明、生山楂、六一散各 15 g，丹参、泽兰各 12 g。水煎，分 2 次服，每日 1 剂。

(2) 关茂会：主痰湿论治。他认为本病在脾，脾失运，痰湿生。治拟运脾、燥湿、化痰。方用平胃散加味：苍术、清半夏、茯苓、泽泻各 15 g，生山楂 20 g，厚朴、陈皮、荷叶各 10 g，炙甘草 6 g。水煎，每日 1 剂，分 2 次服。若气虚加黄芪、太子参各 15 g；肝肾阴虚加何首乌 20 g，黄精 15 g；郁热加枳实、竹茹各 10 g；血瘀加川芎 10 g，赤芍 15 g。

2. 单验方治疗

(1) 降脂益肝汤(蒋森方)。泽泻 20～30 g，生首乌、草决明、黄精、丹参各 15～30 g，生山楂 30 g，虎杖 12～15 g，荷叶 15 g。功效益肾清热，化瘀消积。适用于降脂肪肝之肾虚热郁，血瘀积滞证。水煎服，每日 1 剂，分 3 次服。

(2) 降脂复肝汤(李术奎方)。生山楂、制何首乌、丹参、益母草各 30 g，菊花 20 g，草决明、白芍各 15 g，柴胡 10 g。功效益肾清肝，化瘀理郁。适用于脂肪肝之肾虚肝热，血瘀气郁证。水煎服，每日 1 剂，分 3 次服。

3. 成药治疗

(1) 强肝丸(《中国中成药优选》冷方南等)：由茵陈、党参、黄芪、丹参、当归、白芍、黄精、山楂、神曲、板蓝根、秦艽、郁金、泽泻等组成。功效补气消积，清化祛瘀。适用于脂肪肝之气虚血瘀，湿热蕴积证，具有保护肝细胞、抗脂肪肝、轻度抑制肝纤维化等作用。

（2）脂脉宁胶囊（安春锦等）：由何首乌、枸杞子、冬虫夏草、石斛、姜黄、大皂荚、泽泻、藏红花、酒大黄等组成。功效补肾散瘀，清热化痰。适用于肾虚血瘀，痰热内阻之脂肪肝。每粒 0.5 g，每次 2 粒，每日 3 次，开水送服。

（3）逍遥散：由柴胡、白芍、当归、茯苓、白术、甘草、薄荷、生姜组成。功效疏肝理气，健脾养血。适用于脂肪肝之肝郁脾虚证。具有减轻实验性肝炎、肝细胞的脂肪变，能促使肝细胞再生。每次 6 g，每日 3 次，开水送服。

（三）其他治疗

（1）戒酒，控制体重，避免诱发因素。

（2）调节饮食，建立高蛋白、高维生素和足够纤维素，以及低脂、低糖的食谱。肥胖者还要适当控制饮食。

（3）忌肥腻、辛辣食品，可常饮淡茶。

（4）依体质状况，安排体育运动，以主动方式消耗体能，促进脂肪代谢。

（5）精神保持通畅。

三、现代研究

脂肪肝的中医治疗主要采用病证结合的方式，有辨证分型论治和固定方加减治疗两类。从临床分析看，涉及的中医理论有脾、胃、肝、肾和气、血、痰、湿、热等，以虚实相兼为特点。主要病理表现为脾胃气虚或肝肾阴虚，兼气滞或血瘀、湿热或痰热。治疗多应用健脾或益肝肾，佐以理气或化瘀、清热利湿或消痰，加用降脂中药。例如，邓慧敏分脾虚湿困、湿郁痰阻、气滞血瘀、气阴两虚 4 个证型，分别选参苓白术散、二陈汤合四苓汤、柴胡疏肝饮、异功散合一贯煎等加减治疗；蒋氏用自拟降脂益肝汤（黄精、生首乌、草决明、丹参、生山楂、泽泻、虎杖、荷叶）随证加减，治疗 100 例，疗程 4 个月，显效以上占 90%。用肌醇片、复方胆碱等对照治疗 69 例，显效以上仅占 49.3%。两组有显著差异（$P<0.05$）；朱天忠用降脂益肝散（何首乌、黄精、葛根、丹参、茵陈、泽泻、生大黄、草决明、生山楂、莱菔子、柴胡、白芍、香附）加减治疗 76 例，获得较好效果；宋福印等用疏肝健脾、化瘀软坚法（柴胡、川楝子、白术、茯苓、枳实、三棱、莪术、当归、赤芍、生山楂、鳖甲）加减，治疗 45 例，获得显效 34 例，好转 8 例，无效 3 例；钟玉芳等用舒肝利胆汤（茵陈、丹参、黄芪、补骨脂、生山楂、陈皮、半夏、大黄、甘草）合金水宝，治疗 36 例，1～3 个疗程（一疗程 30 天）。结果：治愈 10 例，显效 17 例，好转 9 例。分析 10 张治疗脂肪肝处方，用药频率的顺序是山楂、丹参、泽泻、柴胡、何首乌、茵陈、草决明、虎杖、大黄、枳壳、黄精、白芍、陈皮、白术、茯苓等。

实验研究表明，泽泻对高脂饲料所致的动物模型脂肪肝有明显的抑制作用，能改善肝脏的脂肪代谢；小柴胡汤能抑制肝内脂肪沉着，对大鼠酒精性脂肪肝及过氧化脂质有明显的抑制作用，大柴胡汤能抑制血清中性脂肪、磷脂、过氧化脂质的增加，也能使肝脏胆固醇减少。此外，人参、大蒜、燕麦、天花粉、何首乌、姜黄、丹参、干姜、肉桂、莪术、枸杞子，以及六味地黄丸、复方蜂蜜制剂、血脂平（何首乌、蒲黄等），具有降血脂、胆固醇、甘油三酯；减少肝内脂质合成和抑制肝细胞脂肪变性的作用。

药物性肝病的中医证治

药物性肝病是指由于药物或它的代谢产物所致的肝脏损害,分有急性和慢性两类。急性含肝细胞型(肝炎型、脂肪肝型)、肝内胆汁淤积型(单纯胆汁淤积型、胆汁淤积伴炎症)、混合型;慢性有慢性肝炎型、肝硬化、慢性肝内胆汁淤积、脂肪肝、肝血管病变、肝肿瘤(良性、恶性)等。已知可引起肝损害的中西药物有600余种。随着新药的不断问世和服药、用药的不当,本病发生率有增高的趋势。本病的预后大多良好,凡能及时停用起因药物,经合理治疗,一般1~3周病情逐渐缓解。若失治、误治,亦可导致肝硬化、肝肿瘤等,或肝性脑病以致死亡。药物性肝损伤是引起急性肝衰竭的最常见原因之一。本病属中医学"胁痛""黄疸""癥积"等范畴。

一、临床表现

药物性肝病轻者可无症状,重者可发生肝功衰竭。

(1) 症状:乏力、纳差、恶心、呕吐和胃脘不适,或发热、黄疸、瘙痒、小便黄,少的可有关节痛、皮疹等。

(2) 体征:肝肿大或有触痛,皮肤、巩膜或有黄疸或皮疹等。

二、治疗

立即停用有关可疑药物,注意休息,适量多次饮水。

(一) 依证治

1. 肝胆湿热证

(1) 证候

1) 主症:①身目俱黄,黄色鲜明;②胁肋疼痛,脘闷腹胀;③烦热,口干而苦,小便黄赤;④舌质红,苔黄腻。

2) 次症:①食欲不振,恶心呕吐;②皮肤瘙痒;③大便秘结或稀溏;④脉弦滑数。

证候的确定依据:主症2项或加次症2项。

(2) 治法:清利肝胆湿热。主方:甘露消毒丹(《温热经纬》)加减。药物:滑石15 g(包煎),茵陈15 g,黄芩10 g,石菖蒲6 g,白豆蔻6 g,通草10 g,贝母6 g,射干4.5 g,连翘10 g,薄荷6 g(后下),藿香6 g。

2. 肝郁气滞证

(1) 证候

1) 主症:①胁肋胀痛;②脘痞腹胀,恶心嗳气;③脉弦。

2) 次症:①食欲不振;②烦躁易怒,时时太息;③舌苔薄白。

证候的确定依据：主症 2 项加次症 2 项。

(2) 治法：疏肝理气。主方：柴胡疏肝散(《景岳全书》)加减。药物：柴胡 6 g，香附 6 g，川芎 6 g，陈皮 6 g，白芍 9 g，枳壳 6 g，甘草 3 g。

3. 肝郁血瘀证

(1) 证候

1) 主症：①胁肋刺痛，痛有定处；②胁下可及痞块；③舌质紫暗或有瘀斑、瘀点。

2) 次症：①面色暗晦；②肌肤甲错；③脉弦涩或涩。

证候的确定依据：主症 2 项加次症 2 项。

(2) 治法：疏肝化瘀。主方：膈下逐瘀汤(《医林改错》)加减。药物：五灵脂 6 g(包煎)，当归 10 g，川芎 10 g，牡丹皮 10 g，赤芍 10 g，乌药 10 g，香附 6 g，延胡索 6 g，桃仁 6 g，红花 6 g，枳壳 6 g，甘草 3 g。

4. 肝郁脾虚证

(1) 证候

1) 主症：①胁肋胀痛，食后腹胀或腹胀午后加重；②倦怠乏力；③食欲不振；④大便稀溏或时溏时干。

2) 次症：①恶心嗳气；②烦躁易怒；③神疲懒言；④舌质淡，苔薄白；⑤脉弦缓。

证候的确定依据：主症 2 项加次症 2 项。

(2) 治法：疏肝健脾。主方：柴芍六君汤(《全国中药成药处方集》)加减。药物：人参 3 g，白术 9 g，茯苓 6 g，陈皮 6 g，半夏 9 g，柴胡 6 g，白芍 9 g，甘草 3 g。

5. 肝肾阴虚证

(1) 证候

1) 主症：①胁肋隐痛；②腰酸膝软；③口干咽燥，手足心热；④舌质红，苔少或无。

2) 次症：①低热；②头昏目弦；③两目干涩；④失眠多梦；⑤脉弦细数。

证候的确定依据：主症 2 项加次症 2 项。

(2) 治法：滋补肝肾。主方：一贯煎(《柳州医话》)加味。药物：生地黄 15 g，北沙参 10 g，麦冬 10 g，枸杞子 10 g，当归 6 g，川楝子 6 g，牡丹皮 10 g，白芍 10 g。

6. 脾肾阳虚证

(1) 证候

1) 主症：①畏寒肢冷；②腰膝少腹冷痛，腹胀便溏；③久泻久痢；④面色㿠白。

2) 次症：①食欲不振，倦怠乏力；②完谷不化或五更泄泻；③浮肿或少尿；④舌质淡胖，苔白；⑤脉沉细或沉迟。

证候的确定依据：主症 2 项加次症 2 项。

(2) 治法：温补脾肾。主方：附子理中汤(《太平惠民和剂局方》)合四神丸(《证治准绳》)加味。药物：党参 10 g，白术 10 g，附子 10 g(先煎)，炮姜 6 g，补骨脂 12 g，肉豆蔻 6 g，五味子 6 g，吴茱萸 3 g，炙甘草 3 g。

7. 热毒炽盛，邪入营血证

(1) 证候

1) 主症：①发热急骤，黄疸迅速加深，色黄如金，小便黄赤；②高热，烦躁口渴；③嗜睡甚则神昏谵语；④舌质红降，苔黄腻或黄燥。

2）次症：①脘腹胀满；②大便秘结；③便血、尿血；④脉弦数或滑数。

证候的确定依据：主症 2 项加次症 2 项。

(2) 治法：清营解毒，凉血止血。主方：犀角地黄汤（《备急千金要方》）加味。药物：水牛角（代犀角）30 g（先煎），茵陈 15 g，生地黄 15 g，赤芍 12 g，大黄 9 g，牡丹皮 10 g，石菖蒲 10 g。随症加减：神昏谵语配服安宫牛黄丸。

（二）依论治

临床表现不明显，无证候可辨者，可依肝损伤的病程变化，以及检测损伤的状况，依中医理论认识或现代科学研究结果，组方选药进行治疗，如水飞蓟宾、大蒜、木瓜、五味子等祛解肝毒、抗肝损伤，以及其他方药的抗炎、降酶作用等。

胆囊炎的中医研究

胆囊炎有急性和慢性之分，中医对它的研究含理论探讨和治法方药。为了提高认识，兹做如下综述。

一、急性胆囊炎

(一) 理论探讨

查阅文献 67 篇，分有复证型和单证型两类。复证型有气滞血瘀、湿热内聚、肝胆实火、湿食停滞、气滞湿热、肝胆湿热、肝郁气滞、胃肠实热、湿热蕴结 9 种；单证型有气滞、血瘀、热毒、火毒 4 种。全部属实证。涉及的中医理论有肝、胆、胃、肠和气、血、湿、热、火、痰、毒、积等。

(二) 治疗观察

本病的中医药治疗主要有依证治、基本方治、固定方治 3 种。

1. 依证治

统计 3 篇文献，共 452 例，临床治愈 294 例，占 65.04%。刘凤君分为气滞、实火两型，分别选用清胆理气汤(柴胡、黄芩、半夏、枳壳、香附、郁金、延胡索、木香、白芍、生大黄)、清胆泻火汤(柴胡、黄芩、半夏、茵陈、栀子、龙胆草、木香、郁金、生大黄、芒硝)。治疗 170 例，治愈 138 例，占 81.18%。戴建良分气滞、湿热、火毒三型，用协定方(柴胡、黄芩、白芍、大黄、茵陈、郁金、制半夏、木香、全瓜蒌、紫花地丁、重楼)依型加减。治疗 202 例，治愈 96 例，占 47.52%。朱大明分气滞血瘀、湿热内聚、肝胆实火三型，用四逆散合小陷胸汤(柴胡、白芍、枳实、甘草、黄连、半夏、瓜蒌)依型加减。治疗 80 例，治愈 60 例，占 75.0%。

2. 基本方治

即以一个方剂为主，再随证或症加减。统计 11 个方，共 1 196 例，其中痊愈 845 例，占 70.65%。方有柴胡利胆汤加减(柴胡、郁金、黄芩、茵陈、大黄、甘草、金钱草、延胡索、枳壳、蒲公英)、柴胡三黄汤加减(柴胡、黄芩、大黄、黄连、枳实、半夏、白芍、蒲公英、金银花、川楝子、延胡索、鸡内金、青皮、生甘草)、柴平汤加减(柴胡、黄芩、半夏、陈皮、苍术、厚朴、枳实、白芍、延胡索、香附、金钱草、大黄)、大柴胡汤加减(柴胡、大黄、白芍、枳实、黄芩、半夏、郁金、木香、延胡索、生姜)、大黄牡丹汤加减(大黄、牡丹皮、桃仁、玄明粉、冬瓜子)、金胆汤加减(柴胡、郁金、黄芩、茵陈、大黄、生甘草、金钱草、赤芍、木香、枳壳、虎杖)、金虎汤加减(金钱草、虎杖、柴胡、枳实、黄芩、姜半夏、竹茹)、金钱柴芍汤加减(金钱草、柴胡、白芍、半夏、黄芩、郁金、木香、延胡索、甘草)、清肝利胆汤加减(龙胆草、焦栀子、黄芩、柴胡、车前子、茯苓、姜半夏、竹茹、炒枳壳、瓜蒌仁、茵陈、炒麦芽、生甘草)、小柴胡汤加减(柴胡、黄芩、半夏、郁金、木香、大黄、香附、延胡索、白芍、枳壳、厚朴)、疏肝清胆汤加减(柴胡、黄芩、半夏、木香、郁金、大黄)。

分析用药频率顺序是清热(25.24%)>理气(23.36%)>疏肝(14.95%)>通下(12.25%)>化痰、和胃(各占8.4%)>散瘀(7.48%)>解毒(4.67%)>祛湿、消食(各占1.87%),显示多为清热、理气、疏肝和通下等药物。

3. 固定方治

统计6个方,计313例,其中治愈190例,占60.70%。方剂有三味牛黄散(牛黄、人工牛黄、藏红花、川红花、天竺黄)、急胆止痛散(柴胡、茵陈、延胡索、黄芩、熊胆粉、金钱草、虎杖、麝香、生甘草)、利胆胶囊(柴胡、黄芩、枳实、虎杖、栀子、郁金、大黄)、痰热清(黄芩、熊胆粉、山羊角、金银花、连翘)、栀子茵陈汤(栀子、茵陈、车前子、柴胡、香附、枳壳、白芍、郁金、石菖蒲、牡丹皮、赤芍、制延胡索、甘草),以及茵栀黄注射液(茵陈、栀子、黄芩)。分析其用药频率的顺序是清热(42.86%)>理气、散瘀(各占14.29%)>疏肝(11.9%)>通下(7.14%)>解毒(4.76%)>化痰、利湿(各占2.38%),显示多为清热、理气、散瘀、疏肝的药物。

以上合计治疗1961例,临床治愈1329例,占67.77%。全部以实治,主要是疏肝、利胆、清热和通下。

二、慢性胆囊炎

(一) 理论探讨

麻晓慧统计了2471例慢性胆囊炎的证型结构及出现频率,从中可以看出涉及的中医理论和相关程度。结果:肝胆湿热证770例(32.3%)、肝胆气郁证534例(22.4%)、气滞血瘀证340例(14.3%)、肝胆实热证222例(9.3%)、肝阴不足证118例(4.9%)、肝郁脾虚证112例(占4.7%)、胆逆犯胃证80例(3.4%)、肝脾阳虚证53例(2.2%)、气虚证89例(3.7%)、中虚湿阻证53例(2.2%)、中气不足证8例(0.3%)、瘀热阻络证3例(0.1%)、肝郁痰阻证2例(0.08%)。以上合计实证1951例(占81.8%)、虚证268例(11.3%)、虚实证165例(占6.9%)。实证中以肝胆湿热占首位,其次是肝胆气郁,合占66.84%;虚证中肝阴不足为多,占44.03%;虚实相兼证则以肝郁脾虚显多占67.88%。涉及的中医理论中,脏腑的肝、胆分别占49.35%、43.76%,而脾胃仅分别占4.71%、2.18%;其他理论的相关程度序列是热(30.41%)>气(30.29%)>湿(23.53%)>血(10.48%)>阴(3.61%)>阳(1.62%)>痰(0.06%)。

在证的微观探索方面。赵献萍分析慢性胆囊炎B超的影像,认为气滞型多见于轻度胆囊炎,胆囊大小、形态和胆囊腔无明显异常,胆囊略增厚,3~5 mm,胆囊的透声较好;湿热型多见于中度、重度胆囊炎,胆囊缩小,囊壁厚4~8 mm,毛糙不规整,胆囊内透声差;寒湿型多见于中度胆囊炎,胆囊略小或正常,囊壁厚4~7 mm,毛糙不规整,胆囊内透声尚可或略差;热毒型多见于重度胆囊炎,且为慢性胆囊炎急性发作,胆囊肿大,长径>100 mm,前后径>40 mm,壁厚6~12 mm,毛糙不规整,部分呈双边结构,胆囊内透声差。泰继祖发现,胆囊炎的组织病理中湿热型的主要表现是胆囊肿大,黏膜和固有膜可见炎细胞浸润;气滞型则主要是黏膜萎缩或增生,罗-阿氏窦形成,黏膜和固有膜少量炎症细胞浸润,有的可见大量吞噬胆固醇结晶的泡沫细胞,囊壁粗糙如草莓状,有的伴有胆囊结石;火毒型为胆囊黏膜大片脱落坏死,广泛充血、出血,大量中性白细胞浸润,有的固有膜及肌层均可出现大量的细胞碎屑及肌层坏死。认为各型分别相当于急性卡他性胆囊炎和慢性胆囊炎急性发作、慢性胆囊炎，以及化脓性或坏疽性胆囊炎。

（二）治疗观察

本病的中医药治疗分有依证治、基本方治、固定方治等。

1. 依证治

闫振立等报道治疗有263例，治愈182例，占68.94%。263例分肝胆湿热证92例，用清利肝胆法，选用龙胆泻肝汤加减（柴胡、生栀子、黄芩、枳壳、泽泻、车前子、延胡索、川楝子、茵陈、金钱草、蒲公英、大黄）；肝气郁滞证79例，用疏肝解郁法，选用柴胡疏肝散加味（柴胡、金钱草、枳壳、香附子、川芎、白芍、陈皮、青皮、延胡索、郁金、佛手）；气滞血瘀证42例，用活血化瘀、理气止痛法，选用血府逐瘀汤加减（当归、桃仁、红花、枳壳、川芎、乳香、没药、郁金、香附、木香、丹参）；肝胃阴虚证28例，用滋阴柔肝、养胃止痛法，选用一贯煎合麦门冬汤加减（太子参、熟地黄、麦冬、枸杞子、沙参、当归、川楝子、玉竹、石斛、生白芍、郁金）；脾虚湿阻证22例，用健脾化湿法，选用六君子汤合胃苓汤加减（金钱草、茵陈、苍术、白术、党参、茯苓、半夏、陈皮、木香、砂仁、泽泻、厚朴、薏苡仁、石菖蒲）。用药频率的顺序是疏肝＞利胆＞清热＞化瘀＞养阴＞健脾。

2. 基本方治

统计17个方，共1 324例，其中痊愈562例，占42.45%。属泻实方12个，占70.59%；补泻兼有方5个，占29.41%。泻实方有活血愈胆汤（郁金、川芎、金钱草、丹参、赤芍、鸡内金、桃仁、红花、川楝子、木香、茵陈、大黄）、姬乾园利胆汤（金钱草、鸡血藤、鸡内金、延胡索、川楝子、五灵脂、桃仁、冬瓜仁、薏苡仁）、加味四逆散（柴胡、白芍、枳实、甘草、郁金、胡黄连、金钱草、鸡内金、龙胆草、延胡索、金银花、大黄）、解郁清胆合剂（柴胡、白芍、枳壳、延胡索、川楝子、郁金、金钱草、鸡内金、木香、大黄、焦三仙、甘草）、金茵蒲车汤（金钱草、茵陈、蒲公英、车前子、柴胡、白芍、延胡索、郁金、枳实、大黄、甘草）、利胆汤（柴胡、郁金、黄芩、川楝子、白芍、枳壳、金钱草、虎杖、大黄、青皮）、清胆汤（黄芩、郁金、佛手、延胡索、甘草、茵陈、鬼针草、火炭母、金钱草、蒲公英、木香）、自拟郁金汤（郁金、瓜蒌仁、龙胆草、虎杖、青皮、川楝子、延胡索、金钱草、紫草、柴胡、陈皮、蒲公英、紫花地丁）、利胆和胃汤（柴胡、枳实、青蒿、郁金、半夏、白芍、威灵仙、生甘草）、自拟利胆平汤（柴胡、枳壳、白芍、延胡索、川楝子、郁金、木香、砂仁、半夏、竹茹、金钱草、乌梅、生甘草）、自拟利胆汤（茵陈、金钱草、金银花、大青叶、栀子、黄芩、川楝子、延胡索、柴胡、郁金、白芍、甘草、大黄、木香）、自拟疏利化瘀汤方（柴胡、枳壳、郁金、当归尾、芍药、茯苓、金钱草、茵陈蒿、青皮、桃仁、郁金、白芍、黄芩、当归、大黄、薄荷、甘草）。用药频率的顺序是疏肝理气（38.57%）＞清热泻火（24.29%）＞活血化瘀（15%）＞清热利湿（12.85%）＞消食（4.29%）＞化痰（2.86%）＞其他（2.14%）。补泻兼有方有半夏泻心汤加味（半夏、黄芩、川黄连、干姜、党参、炙甘草、大枣）、补中益气汤加味（炙黄芩、柴胡、党参、白术、当归、陈皮、炙升麻、生姜、炙甘草、大枣、焦山楂、枳实）、自拟柴芩金英汤（柴胡、黄芩、金钱草、蒲公英、党参、炒白术、郁金、牡丹皮、赤芍、枳壳、薏苡仁）、自拟健脾利胆汤Ⅰ号（白术、白芍、山药、葛根、牡丹皮、赤芍、枳壳、薏苡仁）、自拟健脾利胆汤Ⅱ号（白术、白芍、山药、葛根、黄连、木香、郁金、丹参、乌梅、甘草）、柔肝健脾和胃汤（白芍、党参、山药、当归、枸杞子、郁金、金钱草、佛手、砂仁、川楝子、炙甘草）。用药频率的顺序是健脾益气（30.61%）＞疏肝理气(28.57%)>清热泻火(12.24%)>温脾和胃(8.16%)>清热利湿、养血补肾、活血化瘀各占6.12%>养津(2.06%)。

3. 固定方治

统计4个方,共307例,其中痊愈235例,占76.55%。方有血府逐瘀汤加味(当归、川芎、牡丹皮、赤芍、桃仁、红花、牛膝、柴胡、枳壳、延胡索、蒲公英)、仙方活命饮加味(金银花、当归、赤芍、浙贝母、防风、天花粉、白芷、陈皮、皂角刺、制乳香、制没药、穿山甲、甘草)、利胆活血汤(柴胡、白芍、香附、郁金、延胡索、木香、金钱草、丹参、蒲黄、五灵脂、甘草)、柴芩丹参汤(柴胡、黄芩、丹参、枳壳、郁金、延胡索、川楝子、佛手、白芍、甘草),均为泻实方。用药频率的顺序是散瘀(6.82%)>疏肝(18.18%)>理气(15.91%)>清热(9.09%)>解毒(6.82%)>祛湿(4.55%)>化痰(2.27%),显示以散瘀、疏肝、理气占多数。

以上共计治疗1 895例,临床治愈979例,占51.66%。主要是从实治。多为疏肝、清热、散瘀;然出现有从虚治和虚实并治,虚多呈阴虚,也有脾虚挟湿,这点与急性胆囊炎的病理变化迥异。

三、方药实验研究

从动物实验可知,中成药为胆乐胶囊(胆汁酸、金钱草、郁金、陈皮、山楂等),有促进胆汁排泄、增强胆囊收缩,以及消炎、止痛作用;胆囊片(大黄、虎杖、青皮、陈皮等),有增强胆囊上皮细胞功能和促进胆汁分泌的作用;消炎利胆片(金银花、金钱草、大青叶、大黄、柴胡、黄芩、滑石等),能加强胆囊收缩、促进胆汁排泄和消炎等作用。

综上所述,中医对胆囊炎的理论认识,基本涉及肝、胆,也有胃、脾等的热、湿、气、血、痰等。临床表现多属实证,而慢性胆囊炎属虚实相兼。实证和虚证出现,提示已耗伤正气。对证与胆囊的炎症和功能的相关性做了一些探索,似有一定关系。胆囊炎的中医治疗有辨证治、基本方治和固定方治等方法,反映着不同的治疗思路。由于各种治法的对象情况欠详,以年龄、病程、兼病和疗程等不一,所以各治法的疗效难评。今后的研究重点仍在临床,应选单病种为对象,才能准确反映中医的相关理论;制定辨证标准,探索微观变化;按要求做分组治疗,对比观察;积极开展实验研究,观察不同组方的疗效和作用,开发效果好、安全的神药,以推进中医学术的进步和疗效水平的提高。

应用推按运经仪为主治疗胆系结石30例

胆系结石是最常见的急腹症之一，我国发病率高。对于胆系结石的治疗以往多采用手术治疗。虽然取得一定疗效，但许多问题并未完全解决。据国内统计手术后残余结石占10%～25%，并发症发生率15%，手术死亡率0.3%～3%，肝内结石亦不能靠手术解决，魏北有报道福州地区肝胆管结石，手术后残余结石或复发结石高达74.9%，因此本研究试用推按运经仪为主治疗胆系结石30例，取得一定疗效，小结如下。

一、临床资料

1. 一般资料

30例全部是住院患者，其中男性10例、女性20例；年龄最大64岁，最小24岁；病程1年以内15例，1～5年5例，5年以上10例。

2. 诊断标准

①急性发作者，根据典型急性胆囊炎、胆绞痛症状，结合B超证实胆系结石或经内镜逆行胆胰管成像（endoscopic retrograde cholangiopancreatography，ERCP）诊断胆系结石者。②有既往史（典型胆结石发作或手术取石史）或有胆囊炎三联征（发热、胆绞痛、黄疸）。③无典型病史者，依据B超及ERCP诊断结石。根据以上标准，本组经上述诊断为胆系结石，其中合并慢性胆囊炎24例；慢性胆囊炎急性发作者4例；伴有阻塞性黄疸2例。

中医辨证气滞证：胁脘隐痛，闷胀痛或窜痛，并牵引肩背，伴有口苦，咽干，食少腹胀，大便失调，一般无发热，无黄疸，舌苔薄白或微黄，舌质微红，脉平或弦紧；属本证者有23例。湿热证：起病急，胁脘绞痛，拒按或可触及包块，发热或寒热往来，口苦，咽干，黄疸，大便秘结，尿少色黄，舌苔黄腻，脉弦或数；属本证者有7例。脓毒证本组缺如。

二、治疗方法

1. 仪器

使用北京市宏波自动化控制设备厂生产的BD-89-VA型推按运经仪。

2. 药物应用

推按运经仪前0.5～1 h，服自拟消炎利胆合剂（金钱草30 g，大黄10 g，木瓜15 g，橘核15 g，郁金10 g，穿心莲15 g）1剂。

3. 取穴

①气滞证：以三才配穴*，肩井-日月-阳陵泉或三门配穴，取期门-梁门-章门。三三配穴法，取其三部九候之意，循经推按，令正气来复，引起胆囊强力收缩。②湿热证：以三联配穴，

---

* 三才配穴是按天、人、地对应人体上、中、下三部之意进行针灸临床配穴。

电极放置肝俞-期门、胆俞-日月、脾俞-章门，每隔 15 min 转换穴组，时间、输出量可调节，以达到病在中，旁取之，阴阳相引。

4. 手法

推按运经法，用手柄电极循经推按分为单推、双推、对推，灵活多变，推中有按进退往来，飞经走气。

5. 治疗体位

胆囊结石采用左侧卧位；左右肝内胆管结石采用对侧位；胆总管采用坐位。

6. 输出量与频率

自动控制推按法输出量为 30～80 MA，逐步加大；手柄推按法为 50～90 MA。频率：第 1 个疗程均采用Ⅲ频；第 2 个、第 3 个疗程根据 B 超复查及大便冲洗后观察排多少，采用Ⅰ、Ⅱ频。

三、治疗结果

1. 疗效标准

①临床痊愈：症状、体征完全消失，经 B 超检查或胆道造影胆石排净，同时证实胆总管清晰无异常声影及排出结石标本化验阳性者。②显效：症状、体征明显减少或消失，经 B 超检查排石达 1/2 以上者。③有效：症状、体征好转或基本消失，经 B 超检查结石数量减少或缩小，但未达 1/2，大便冲洗见结石排出。④无效：经 3 个疗程治疗，B 超检查如故，症状、体征无改善者。

2. 治疗结果

本组 30 例，其中临床痊愈 4 例、显效 10 例、有效 14 例、无效 2 例。

四、体会

1. 运用电子技术强化推按运经的效应

应用推拿手法疏通经络、气血，促进脏腑功能以达到治病的目的。体表推拿很难迅速强烈地激发胆囊收缩的功能，借助脉冲（Ⅰ频）代替强化手法的效应，临床经 B 超观察每送一次脉冲，胆囊即产生一次收缩和震荡，胆石也随之跳动、翻滚，结石量少者可呈一条线向胆囊颈移动。同时也观察到当脉冲输出频率与胆囊平滑肌生物电参数相耦合时，胆囊即发生“共震”现象，产生一种震动挤压结石的应力，经多次反复震动后，一些核心不太坚硬的结石逐渐解体从而达到碎石作用。

2. 遵循中医的整体观、脏象、经络学说和辨证施治的原则

“腑以通为顺、腑以通为用”，故选取具有疏泄功能的肝、胆经俞穴，如肝俞、胆俞、期门、日月、阳陵泉等穴位。“气至病所”利用特制铜网电极刺激经穴使其发挥电脉冲循经感传的效应，达到疏肝利胆排石作用。配合具有通里攻下的中药如方中大黄等涤荡瘀浊之邪。按摩胆腑、疏通经络、活血化瘀达到通则不痛之效。

3. 推按运经仪原理

推按运经仪是根据中医经络学说设计的，其输出一定量级的特殊脉冲波，通过电极加在

人体相应穴位，与人体生物电相吻合对人体的胆囊进行刺激，使胆囊收缩，通过胆囊强烈收缩达到排石的目的，结合消炎利胆合剂促进消炎利胆排石。

4. 辨证分型与疗效关系

本组 30 例中临床痊愈 4 例均是湿热证，显效 10 例中 3 例也是湿热证。本研究认为湿热证处于急性发作的早期，胆道压力较高，而推按运经治疗与消炎利胆配合治疗可起因势利导作用，达到较好疗效。

5. 方治

本组采用自拟的消炎利胆合剂，方中金钱草、郁金、大黄、穿心莲具有消炎利胆作用为大家所共识的；方中取木瓜味酸性温，入肝、脾经，现代医学认为胆道结石在酸化情况下易于溶石；橘核味苦性温，入肝经，有理气、散结止痛功能。本方在临床应用对胆系结石有效，因此本组以推按运经仪治疗胆系结石配合自拟消炎利胆合剂有提高疗效的作用。

6. 有机组合各种方法，把握排石时间是成功的关键

临床应用推按运经仪在 B 超中观察到开机后 15～40 min 是胆囊收缩的高峰，45 min 后胆囊收缩明显减弱，加大刺激量，胆囊平滑肌仍处弛缓状态，因此应在 40 min 以内进行推按有利于排石。

凉下消积治急性胆囊炎

苏某,女,40岁。

[初诊] 1986年5月6日。

主诉:高热伴腹痛2日。

病史:因2日前食羊肉后,出现发热微恶寒,继则壮热不已,伴腹满胀痛,遂收入院治疗。

证候:发热微恶寒,继则壮热不已,汗出,伴腹满胀痛,口苦渴,胸闷心烦,欲呕,不知饥纳呆,小便短赤,大便秘结。

查体:舌尖边红,苔黄厚,脉弦数有力,体温40.3℃。未见明显黄染,右上腹压痛明显,墨菲征阳性。

辅助检查:血常规示白细胞计数 $18.5\times10^9/L$,中性粒细胞百分比80%。

诊断:急性胆囊炎。

辨证:热积腑结证。

治法:凉下利膈、消积导滞。

处方:凉膈散合保和丸加减。生大黄、连翘、神曲、茵陈各15 g,芒硝、黄芩、枳实各9 g,山栀子8 g,薄荷、木香、半夏各6 g,北山楂10 g。1剂,水煎分2次服。

[二诊] 1986年5月7日。药后大便得通,腹满痛悉减,热势下降,小便短赤而痛。此虽腑实已去,然邪热下注膀胱,故见小便短赤而痛。守方去芒硝、减大黄,加车前草清热通淋。再2剂。

[三诊] 1986年5月10日。药后腹闷痛除,口稍苦,热降(体温38.2℃),腹闷痛除,口稍苦,知饥欲食,小便淡黄,大便少干;舌淡黄苔薄黄根腻,脉细弦。此腑实已解,余热未清,改用和解法。处方:茵陈、谷芽、薏苡仁各15 g,白扁豆12 g,柴胡、赤芍、枳壳各10 g,党参、山栀子各6 g,甘草3 g。3剂。

[四诊] 1986年5月14日。药后诸症悉除,热清纳香,腹无压痛,苔转薄黄。白细胞正常。出院时带三诊处方药10剂。

[按语] 本案急性胆囊炎系食积热结胃腑而发,住院用中医方法治疗。消通两用使积化热泄、气畅胃和,而诸症悉除。方用北山楂、神曲消内积,大黄、芒硝、山栀子、黄芩、连翘凉下除烦,枳实、木香理气消胀,薄荷、半夏宣散和胃,合之则功盛。可以选凉膈散,因积与热结在胃腑,但已动膈,胸闷心烦故也。

1例急性胰腺炎恢复期合慢性浅表性胃炎辨治

王某，女，62岁。

［初诊］2005年1月5日门诊。

主诉：腹痛1月余。

病史：患者于2004年12月因腹痛就诊于北京某大医院，经查确诊为“急性胰腺炎”，治疗周余，症状改善，血淀粉酶仍在200 U/L左右。回乡后住进福建某省级三甲西医院，治疗半月后，腹部隐痛尚在。

证候：胃脘闷痛、入夜较甚、得食则舒，口干苦，知饥纳可，畏冷疲乏，小便淡黄，大便时软，每日2次。

查体：舌淡红、苔黄根少腻，脉沉细弦。

辅助检查：白细胞计数4.3×10^9/L，其中中性粒细胞百分比47.6%；生化全套正常；全腹彩超示胰腺回声少增强，胆、肝、脾（－）；胃镜示慢性浅表性胃炎，Hp（－），胃黏膜病理报告示间质少许淋巴细胞浸润查；血淀粉酶150 U/L（正常值125 U/L）。出院来门诊。

诊断：胃脘痛，系急性胰腺炎恢复期、慢性浅表性胃炎合病（辨证为脾胃湿热，气滞络瘀证）。

治法：清热祛湿，理气舒络。

处方：杨氏清化胃饮加减。方药：茵陈10 g，白扁豆12 g，苍术6 g，黄连3 g，佩兰9 g，厚朴花6 g，白蔻4.5 g，仙鹤草15 g，薏苡仁15 g，海螵蛸15 g，赤芍12 g，丹参10 g。7剂，日1剂，分2次服。配服胃乐宁片，1片，日3次，餐前30 min吞服。

［二诊］药后胃脘部仅夜时少痛，口稍干苦，大便偏软，每日1～2次；苔转薄黄少腻，脉细缓。治拟清热祛湿，理气舒络。处方：上方加地榆炭9 g，以实大便。10剂，日1剂，分2次服。

［三诊］药后胃脘痛除，口少苦，吞酸，知饥欲食，头晕肢乏，小便淡黄，大便日1次，偏软；舌脉如前。血淀粉酶141 U/L。治拟健脾清化散瘀。处方：党参15 g，生扁豆12 g，黄连3 g，佩兰6 g，砂仁4.5 g，赤芍10 g，丹参10 g，仙鹤草15 g，海螵蛸15 g，地榆炭10 g，炙甘草3 g，14剂，日1剂，分2次服。配服荆花胃康胶囊，2片，日3次，餐前30 min吞服。

［四诊］因感冒咳嗽痰少白黏，入夜咳剧。处方以宣肺化痰之剂，7日。

［五诊］药后咳嗽已解，因伤凉食胃脘稍闷，口少苦，二便正常，舌淡红暗，苔薄黄少腻，脉细少弦。血淀粉酶111 U/L，全腹彩超示胰腺（－）。治拟理脾清化，调气散瘀。处方：茵陈10 g、生扁豆12 g、黄连3 g、败酱草12 g、厚朴花6 g、佩兰叶9 g、赤芍10 g、牡丹皮9 g、薏苡仁15 g、白蔻4.5 g。10剂，日1剂，分2次服。配服胃乐宁片，1片，每日3次，餐前30 min吞服。

［按语］本例经西药治疗近20日未效，中医属异病同证之治，以脾胃湿热、气滞络瘀为主之胃脘痛为主要表现，治疗用清热祛湿、理气舒络当主治，方选杨氏清化胃饮加减，治疗17日见效，40日而愈。其中配胃乐宁片为健脾养胃；荆花胃康胶囊以制酸止渴；加用活血化瘀诸药，乃从微观辨证之识。可见本治法不仅能消除症状、恢复体力，而且有抗炎作用，异病同效，体现中医治疗之优势。

第十四章　流行性乙型脑炎称“疫暑”，治分“气”与“营”

20世纪50年代，乙型脑炎流行，病死率高，经中医参与治疗明显提高了疗效。杨老在20世纪70年代中西医结合治疗流行性乙型脑炎（简称乙脑）中，负责中医治疗。他认为，乙脑有病急、传快、变多、症重，以及热势甚、常夹湿、易窜心、频动风、伤气津等特点。它具有暑温病的共性、又有疫病的特性，故称为“疫性暑温”。杨老依中医温病学理论，参考现代医学，将其分为急性期、恢复期辨证分型论治。

(1) 急性期：呈热盛、毒陷两证型。

1) 热盛型：是“暑疫”主在气分的阶段。本型相当于初热期，包括轻、中型，以壮热、神清为特点。症状呈高热头痛，有汗或无汗，呕吐，嗜睡，项强，小便黄，时有短暂的抽风；舌淡红、苔黄干或黄腻，脉数或兼浮或滑。热盛型病机有单纯热结、热盛夹湿的不同。治疗以清热解毒为主，方用脑炎Ⅰ号（大青叶45 g，板蓝根45 g，石膏60 g，黄芩10 g，连翘15 g，芦根30 g）。无汗加凉透剂（薄荷3～6 g，蝉蜕3 g）；夹湿加祛湿剂（藿香10 g，佩兰10 g）；热结加通下剂（虎杖15 g，玄明粉10 g，厚朴10 g）。

2) 毒陷型：是疫暑陷营、窜心、入血的阶段，有的由气分转来，有的直犯营血。本型相当于极期，包括重型或暴发型，以高热、神昏为特点。症状呈高热，剧烈头痛，躁动，昏迷，项强而硬，小便短赤，频繁的抽风；舌或红、苔黄干，脉洪或数；有夹痰、夹风的区别。治疗以清热解毒、凉血散血为主，方用脑炎Ⅱ号（大青叶45 g，板蓝根45 g，石膏60 g，黄连3 g，连翘15 g，白茅根30 g，丹参10 g，玄参10 g，紫草10 g）。夹痰加涤痰剂（天竺黄10 g，胆南星4.5 g）；夹风加息风剂（僵蚕10 g，全蝎粉1.5 g）。

(2) 恢复期：分气阴耗伤、心神亏损、肝肾阴虚、气虚血瘀四种证型。

1) 气阴耗伤型：治以清络养阴，方用清络合剂（忍冬藤10 g，连翘10 g，淡竹叶10 g，石斛10 g，丝瓜络6 g，荷叶6 g，扁豆花4.5 g，西瓜翠衣60 g）。

2) 心神亏损型：虚烦难眠者，治以养心安神，方用宁神合剂（丹参10 g，竹叶心10 g，玄参10 g，茯神10 g，连翘心6 g，麦冬6 g，远志6 g，栀子4.5 g）；语言障碍或者痴呆者用颤痴合剂（炙甘草10 g，麦冬10 g，茜草10 g，生地黄12 g，生白芍12 g，石菖蒲6 g，鳖甲30 g，龟甲30 g，牡蛎15 g）。

3) 肝肾阴虚型：治以滋肾养肝，方用颤痴合剂，视力减退用杞菊地黄丸。

4) 气虚血滞型：治以补气养血，活血通络。软瘫用软瘫合剂（黄芪15 g，淫羊藿12 g，当归10 g，川芎6 g，桃仁6 g，红花4.5 g）；痉挛性瘫痪用硬瘫合剂（炮穿山甲6 g，泽兰6 g，地龙干10 g，牛膝10 g，生白芍12 g，生地黄15 g，桑寄生15 g）。在乙脑出现昏迷、抽搐和呼吸衰竭、循环衰竭时，分别为气虚加生脉散，阳虚添参附归芪汤。积极配合针灸治疗。对输液、脱水、冬眠、阿托品等的应用，提出了按偏热、偏湿的不同选择采用。

杨老据以上辨证分型中西医结合治疗乙脑45例，病死率为4.4%，纠正病死率* 2.2%。且退热时间短，在第7病日内退热者占86%、在入院3日内退热者占67.5%。他认为乙脑的主要矛盾是脑实质病变，主张在积极清热、解毒、利湿的同时，用亚冬眠加安替溴剂配合相应的物理降温，这样使热象随着脑病变的好转而稳步下降，并且指出早期积极使用脱水剂可防止惊厥的发生和缩短疗程。杨老介绍了经西药救治无效，而用针刺合中药加味生脉散、六神丸成功救治2例中枢性呼吸衰竭及3例循环衰竭的经验。

杨老当时还综述了全国中医药防治流行乙型脑炎的学术情况，指出乙脑系“疫性暑温”“有表证，无表邪”，治当“直清里热”，宜清热解毒；重视舌脉的意义，其中“邪入营，舌不绛”，恢复期阴分亏损舌方绛，脉象细数为多，病情的发展常呈虚数之势，并要注意太溪、冲阳脉之变化。

* 纠正病死率指非因病死亡的，而且因为自身原因没有遵医嘱导致的死亡。

流行性乙型脑炎的中医药治疗

流行性乙型脑炎(简称乙脑)是一种严重危害人民健康的急性传染病。在国外,一般病死率30%以上,所遗留的后遗症,则被判为“不治之症”。在我国,新中国成立后,通过中西医团结合作,使乙脑治疗提高到一个新的水平,病死率由新中国成立以前的25%~60%,下降为4%~10%,后遗症也大多获得恢复。但重症的病死率和后遗症率还相当高。所以加强中西医合作研究,进一步提高疗效,是今后努力的方向。

进一步发掘中医药治疗乙脑的经验,把它提高到现代的科学水平,是乙脑防治中实现中西医结合的基本条件。1953年,山东省立医院首先应用中医方法治疗乙脑患者6例,1954年石家庄传染病医院总结了治疗各型乙脑34例的经验后,引起中西医的广泛重视,从文献探讨、临床观察、实验研究、剂型改革等,进行了大量工作,积累了丰富的经验。现整合、归纳相关方面的资料,结合临床的一些体会,与同道一起讨论,缺点和错误之处,期望同道批评指正。

一、中医对乙脑的认识

祖国医学虽无乙脑的病名,但是参照本病的临床表现,远在公元2 000多年前《黄帝内经》里就有类似病症的记载,随后在历代医学文献里又有了进一步的论述,特别是温病学为这方面提供了丰富的理论知识和治疗经验。但在中西医合作下,明确诊断为乙脑,而用中医方法治疗,则是近二十年的事。起初对于乙脑在祖国医学里属于什么病,基本上有三种意见:第一种认为属于温病的暑温。因为温病是泛指一切急性热性传染病,而暑温是发生在夏季的一种温病,这和乙脑多在7~9月发生相符。第二种认为属于伤寒的痉病。因为伤寒是急性传染病的通称,痉病的头痛、项背强急、角弓反张与乙脑的主症很类似。第三种认为属于小儿急惊风。因为乙脑患者以小儿为多,高热、抽搐是它的主要症状,符合小儿急惊风的病状。经过临床的反复实践,比较集中的意见是认为乙脑应属于暑温的范畴,其中包括暑痉、暑风、暑厥等。其理由具体如下。

(一) 发病季节相近

乙脑多在7~9月发生,而“夏至以后,立秋以前,天气炎热,人患暑温”(《温病条辨》)。

(二) 临床经过类同

乙脑的初热期主要表现为发热、头痛、嗜睡、呕吐,进入极期则出现高热、神昏、抽风等。暑温是温病的一种,其临床过程基本亦是按“卫之后方言气,营之后方言血”的温病一般规律进行传变,邪在卫气分则发热、头痛、口渴、神清;传入营血分则神昏谵语,频繁抽风等。

(三) 病变特点相似

乙脑的病情变化主要是神志障碍、肢体痉挛和呼吸衰竭。而"暑伤少阴,传变最速"(叶天士),少阴系指心,暑邪伤及,速见神迷妄言。暑温有偏热、偏湿的不同。偏热易化风,风动则抽搐,偏湿多生痰,痰蒙清窍则神昏,暑易伤气,热易伤津,"津气耗伤过甚,气少不足以息,故喘喝欲脱"(《温病条辨》),是呼吸衰竭的征象。

(四) 症状表现类象

乙脑的主要症状是发热、头痛、烦躁、嗜睡、呕吐、谵妄、抽搐、昏迷、项强等。暑温的临床症状有"身热不恶寒,精神不了了,时时谵语""头微胀,目不了了""夜卧不安,烦躁舌赤,时有谵语,眼常开不闭或喜闭不开""身热,卒然痉厥""面赤身热头晕,不恶寒但恶热,得水则呕""神识不清"等(《温病条辨》)。

(五) 治疗取得效果

多年来各地用治疗暑温的方法治疗乙脑,都取得效果。

在认识了乙脑属于暑温的范畴以后,随着研究工作的逐步深入,又认识了乙脑这种暑温还有它的特殊本质,初步看来有下列几点。

(1) 它是由一种特殊温邪病毒引起的,性质同"疫",发病急剧,具有传染性的急性热病。

(2) 乙脑在病机传变上发展快,卫气营血间的界限不易分清,临床多见卫气同病、气营两燔和热陷营血的证候,少见卫气营血的单独证候。

(3) 卫分、血分证候少见,气营分证候占绝大多数,如治疗无效,往往未出现血分证候就已死亡。

(4) 舌质的变化与临床症状不相符合。病已发展到气营或营血阶段,而大部分患者未呈现绛色舌,这就不同于叶天士在《外感热病篇》中所说的"其热传营,舌色必绛"的论断。

(5) 治疗用药强调以清热解毒为主,再行辨证加药,提高了疗效。

综上所述,乙脑具有病急、传快、变多、症重和热势甚、常夹湿、易窜心、频动风、伤气阴等特点。它不仅具有暑温病的共性,又有疫毒病的特性,被称为"疫性暑温"。这应该是中医对乙脑认识的大致过程。

二、辨证分型

乙脑是由温邪病毒引起的一种疫性暑温,但由于气候、地区和人的素质的不同,其病理过程和临床表现就有不同的证型。从各地资料看来,有以下各种分型意见。

(一) 急性期

1. 按病因分型

可分暑温、伏暑、暑厥、暑风四型;也有分暑温、暑风、暑湿三型。

2. 按病性分型

可分偏热、偏湿、偏燥三型;也有分热、湿、寒三型;还有分偏热、偏湿、湿热并重三型。

3. 按发病早晚缓急分型

可分暴发型、缓发型、晚发型。

4. 按病位分型

可分经络型(较少见)、胃肠型(较多见)。

5. 按病情轻重分型

可分轻、重、极重三型;也有分极轻型、普通轻型、重症型、极重型四型。

6. 按温病的传变规律分型

可分卫、气、营、血四型;有分卫气、气分、营血三型;有分气分、气分湿重、气营分三型;有分气分、气营两燔、邪陷营血三型;有分卫气、气营、营血三型;还有分邪郁卫气、营热动风、痰迷心窍、气阳衰竭四型。

(二) 恢复期

1. 按症状分型

可分为软瘫型,半侧软瘫、口角㖞斜型,神志不清、四肢强直、吞咽困难型。

2. 按病机分型

可分为痰热蒙蔽(烦躁、痰鸣、语蹇等)、瘀热内阻(痴呆、视糊、智减或昏迷)、虚风内动(颤动或拘挛、强直、舌绛)、气血两虚(软瘫或痉挛性瘫痪)四种;也有分余热未清、气阴不足,痰浊留阻、清窍失灵,肝肾阴虚、虚风内动,瘀阻经络、筋脉失养四种。

三、治疗

随着对乙脑在理论上认识的逐步深化,治疗方法也不断得到补充和发展。石家庄根据“白虎为暑温之正剂”(吴鞠通)的理论,提出解毒、清热、养阴三法,强调白虎汤,特别是石膏的作用,并从“温邪易伤阴”这个概念出发,认为乙脑也要忌汗、忌下,忌利小便。河北省依据“暑病首用辛凉”(张凤逵)的主张,提出“辛凉为主”的方针,佐以芳化、开窍、息风三法;北京对“暑温偏湿”有进一步认识,加用“芳香化湿”“淡渗利湿”的治法,这些都补充了石家庄的经验。随后在广泛的交流和不断的实践中,北京比较系统地提出了辛凉透邪、逐秽通里、清热解毒、开窍豁痰、镇肝息风、通阳利湿、生津益胃、清燥养阴八法。福建省应用单味大青叶、板蓝根的经验,也丰富了乙脑的治疗内容。由于对乙脑这种疫性暑温认识的逐步深入,一般渐趋以清热解毒为主,结合辨证施治或随症加减进行治疗。近几年来,已有不少按中西医对乙脑的理论认识进行组方用药,朝着中西医结合的方向迈步。剂型的改革为中医药治疗乙脑,特别是救治重症患者,打开了新的局面。对中西药的配合应用也有不少讨论。现分急性期和恢复期两个方面介绍如下。

(一) 急性期

1. 辨证施治

可分为分型施治和主剂加药两种。

(1) 分型施治:不同分型有不同的治法,但归纳起来,基本有以下 8 种治疗法则,具体运用时,各法应相互参合,灵活掌握。

1）透邪法：是使热毒向外透解的一种法则。多用于发病初期，而现卫分症或热毒初入气分、营分者。常用方剂有银翘散、桑菊饮、新加香薷饮、葱豉桔梗汤等加减。

有人提出，高热不退、昏迷不醒和后遗症的发生，与没有应用透邪法，或用之过迟，使邪遏郁不解有关。

2）清解法：即清热解毒，包括清营凉血，是治疗本病的主要法则，适用于病程的各个阶段。具体应用时，需辨别偏气、偏营、偏血或气营两燔、邪陷营血等的不同，选用相应的方药。主要方剂有白虎汤、清营汤、清瘟败毒次、玉女煎、犀角地黄汤、清宫汤、犀角玄参汤、犀角桑丹汤、五味消毒饮、化斑汤、三黄石羔汤、黄连解毒汤、青蒿鳖甲汤等加减。常用药物有大青叶、板蓝根、石膏、金银花、连翘、黄连、黄芩、栀子、知母、蟛蜞菊、白花蛇舌草、七叶一枝花、犀角、水牛角、玄参、生地黄、牡丹皮、赤芍、紫草等。

一般白虎汤用于气分证；清瘟败毒饮用于气营两燔；清营汤是营分证的主方；犀角地黄汤、化斑汤则宜于血分证。

有实验报道，白虎汤治疗实验性乙脑有效。石膏的水煎溶液对家兔等实验性发热，有退热作用，退热快而不持久。知母浸膏对实验性发热有退热作用，而且作用持久，并有镇静和较强的抗菌作用。银花连翘合剂不仅能直接抑制乙脑病毒的生长，而且对实验性乙脑显效，金银花和连翘都有抑菌作用，连翘还有抗病毒作用，其所含的墩果酸有强心、利尿作用，所含的维生素 P，能增强毛细血管的抵抗力。大青叶、板蓝根有抗菌和抗乙脑病毒作用，大青叶可解退实验性发热，对无菌性炎症有消炎作用，能加强机体吞噬细胞的吞噬能力，降低毛细血管的通透性。蟛蜞菊有抑制流感病毒和抗乙脑病毒的作用，动物实验发现其对感染乙脑病毒后的动物有保护作用，并可以减轻乙脑小鼠大脑的炎症。若在感染乙脑病毒之前给药，则有更强的保护作用。黄芩有抑制流感病毒作用，能解除实验性发热，对周围血管有扩张作用，所含黄芩苷有降压、清热、利尿、镇静、抑菌等作用。白花蛇舌草的抗炎功效，初步认为是刺激网状内皮系统和嗜银物质而起作用。犀角、玄参、生地黄、紫草都有不同程度的强心和扩张血管的作用。中药学认为犀角具有清热解毒、凉血定惊的作用，而现代药理研究发现，水牛角与犀角的药理作用相似。天津儿童医院通过临床观察，认为水牛角可代替犀角，但在标准有效量上尚须进一步研究。

据晋江地区第一医院报道，有 5 例服用大青叶、板蓝根、紫雪丹等药，在 8～12 h 出现肠源性青紫症。有人介绍服用七叶一枝花会引起心率缓慢。

3）祛湿法：是治疗本病的重要法则，用于偏湿、夹湿或秽浊阻滞者。该法可在辛凉透解、清热解毒剂中佐入应用。常用的方药有芳香的加减正气散、三仁汤、甘露消毒丹、藿朴夏苓汤，以及藿香、佩兰、厚朴花、扁豆花、白蔻等；渗利的薏苡竹叶散、茯苓皮汤、杏仁滑石汤、三石汤、加味苇茎汤、五叶芦根汤、六一散，以及芦根、茅根、滑石、通草、薏苡仁、灯心草、葫芦茶等；苦燥的平胃散、连朴饮、茵陈蒿汤、葛根芩连汤等。

有人认为渗利药对减轻脑水肿有一定作用，可助体内水分的排泄，巩固和加强脱水药物的作用。

4）通下法：也是治疗本病的重要法则，用于腹满便闭，或热结旁流，或大便不畅的热毒内结、实热证者。主要方药有三承气汤、凉膈散，以及大黄、芒硝、虎杖等。正虚邪实者用增液承气汤、新加黄龙汤等。也有采用中药煎液保留灌肠的方法。

有的认为通下法可以荡涤肠胃热毒秽浊，是祛邪外出的途径之一，只要偏热重者即可下之。也有人提出屡用清热药而热不退者，用通下法有釜底抽薪之效，药后解出胶黏黑便后，热退神清抽搐可停。不少人认为，通下法可能对减轻脑水肿，降低颅内高压有作用。既往未见有因通下而引起不良反应。

5）开窍法：用于邪入营血，热传心包，痰蒙清窍所表现的神昏谵语等严重病情者。常用方药有安宫牛黄丸、紫雪丹、神犀丹、至宝丹、清心牛黄丸、安脑丸、回甦散、醒脑静，以及菖蒲、郁金等。

各种开窍药要根据不同的病情选用。有的认为安宫牛黄丸、至宝丹适用于深度昏迷、烦躁目赤、热邪极重的体质强壮患者；紫雪丹开窍的作用比牛黄丸、至宝丹逊色，适用于半昏迷者；有人用"乒乒乓乓(形容躁动之状)紫雪丹，勿声勿响至宝丹，糊里糊涂牛黄丸"，说明对"三宝*"的应用；也有提出舌绛少苔者用神犀丹，舌红便秘者用紫雪丹，舌苔黄浊者用安宫牛黄丸。笔者以高热神昏(热传心包)用安宫牛黄丸，热不高痰鸣苔腻(痰蒙清窍)用至宝丹，神昏狂躁抽风便秘(热毒上窜心神)用紫雪丹。也有人介绍用石菖蒲、郁金配合清营解毒药不用"三宝"的经验。上海用简化的安宫牛黄丸针剂醒脑静，供静脉滴注用，发挥了较好的作用。

有的认为过早、过多应用，会引邪入里，使病转剧或助长后遗症的发生；有的认为早期配合安宫牛黄丸等，能及时控制病情的发展，减轻临床症状，因它还有解毒的作用；有的认为早用则引邪内陷，迟用则达不到醒脑开窍的目的，但如何掌握使用时机则未见说明。具体问题要做具体分析，按病的不同性质、开窍药的不同内容选择应用，掌握"有是证，用是药"的原则，争取早发现、早应用，剂量以适为度。至于早用的利弊问题，尚需在临床进一步观察。

沈阳传染病院在临床用安宫牛黄丸治疗乙脑，与其他中药做了对照观察，疗效不很理想。

吉林市第一人民医院报道 6 例非乙脑婴幼儿患者，服用安宫牛黄丸引起虚脱和消化道出血，结果死亡 2 例(服药后 20 min)。据分析认为是药不对症(虚证为多)和剂量过大(2 个月婴儿每次半粒，每日 3 次)。

6）息风法：是止痉的一种方法，用于热盛动风或虚风内动者。热盛动风常配合清热解毒、清营凉血等法应用。常用的有羚羊钩藤汤、钩藤息风散、止痉散、清热镇痉散、加味钩藤汤、小儿惊风丸等。虚风内动常用的有阿胶鸡子黄汤、大定风珠、复脉汤等加减。主要药物有蜈蚣、全蝎、钩藤、地龙、石决明、羚羊角、僵蚕、蝉蜕、玳瑁等。

有人提出蜈蚣重用有显著的解毒和镇痉之效，不能畏其有毒而不用；有的认为蜈蚣与石膏是治疗乙脑的主药，功效胜过犀牛角、羚羊角，有挽救垂危的作用；有的指出中药止痉作用慢，但较持久，对呼吸中枢无抑制作用；有的提出小惊厥用中药即可，大惊厥需配用西药；也有认为中药止痉作用不很理想。

据实验报道，蜈蚣和全蝎具有镇静神经和弛缓神经挛急的特殊效能。止痉散有抗惊厥作用，可以降低高级神经活动的兴奋过程和增强它的抑制过程。天然牛黄和牛黄代用品均有抗惊厥的效果。蜈蚣、全蝎、僵蚕都有抗惊厥作用。蝎毒素可使呼吸中枢产生麻痹作用，能使血压上升，具有溶血作用。僵蚕所含的蛋白质有刺激肾上腺皮质的作用；僵蚕蛹的抗惊厥、抑菌等作用与僵蚕相同，认为其可以代替白僵蚕。蝉蜕有抗惊厥和镇静作用。钩藤有明

* 三宝：安宫牛黄丸、至宝丹、紫雪丹。

显镇静作用，而无明显催眠作用，是一种具有中枢抑制作用的镇静药，动物实验能制止癫痫反应的发生。天麻浸膏有明显对抗动物戊四氮引起阵挛性惊厥的作用，并有镇痛作用。

7）涤痰法：用于痰浊壅盛，阻于气道或深昏迷痰鸣者。方剂有猴枣散、抱龙丸、苏合香丸、清心涤痰汤等。常用药物有天竺黄、竹沥水、陈胆星、贝母、半夏、瓜蒌、月石粉、明矾、浮海石等。有人提出，重型中、后期出现痰多，与机体的经络气血阻塞有关，化痰只治其标，活络化痰才是治本。

8）养阴法：一般作为辅助治疗方法。热毒易伤阴津，可在各个阶段配用养阴药物。主要方剂有甘凉生津的增液汤、益胃汤、五汁饮、生脉散、竹叶石膏汤等；咸寒养阴的有加味复脉汤、黄连阿胶汤等。

不少资料提及，过早地应用滋润药，特别是咸寒养阴，不仅对病情无益，而且反使邪热阻遏不达，带来不良后果，尤对偏湿者，更应慎用。

（2）主剂加药：主剂的组成，主要是依据“疫性暑温”热和毒的特点，以清热解毒药为核心作为治疗的主剂，再结合辨证加用其他药物，有口服、肌内注射和静脉滴注三种剂型。

2. 单方、单味药治疗

这方面资料比较多，有的疗效较好，有的有一定作用，现选摘一部分介绍如下。

（1）大青叶、板蓝根：大青叶有爵床科、十字花科和蓼科三种，用于治疗乙脑的是爵床科和十字花科。板蓝根是十字花科大青叶的根茎。1959 年原福建省中医研究所等介绍用单味大青叶或板蓝根治疗乙脑经验后，省内外一些医疗单位也总结了用单味大青叶或单味板蓝根配合西药对症治疗乙脑的经验。它们指出垂危患者要采取综合疗法，并认为对偏热型较为合适。

（2）蟛蜞菊：系苋科虾钳菜属植物，又名革命菜，福州叫空心苋。武汉市传染病医院制成静脉滴剂，配合西药对症治疗乙脑取得较好疗效。他们认为是抗乙脑病毒的作用，对初热期效果为好，发病 3 天以上，多数向极期发展，加大药量也不能控制病情和提高疗效。以秋末冬初采集的新鲜品为好。重庆、青岛、长沙、广州等传染病医院和淮安市医院、湖南省凤凰县人民医院及湖北省两个地区医院等八个医院（以下简称八院）也介绍用蟛蜞菊治疗乙脑的经验。

（3）其他：如三叶青（葡萄科）、龙胆草糖浆、香蕉根汁、九里香叶（芸香科）和金盏银盘（菊花科）、七叶一枝花（百合科）、穿心莲（爵床科）、狗肝菜（爵床科）、假地豆、牛顿草、溪黄草、鸭跖草、葫芦汤、加味板蓝寄生汤，以及猪胆汁、五汁饮、青莲合剂、愈风散、香橙核、千金散、羊胆水、熊胆水等。

3. 高热、昏迷、抽搐和呼吸衰竭、循环衰竭的处理

（1）高热：中医认为是热毒旺盛、邪正交争机体抗邪反应，强调以清热解毒为主，根据辨证配合透邪，或通下，或祛湿等，同时选用适合病情的降温方法。经验表明，配合中医方法治疗，高热容易控制，反跳热情况少。不少经验指出，对高热不做分析，单纯降温往往是降而复升，或汗多气脱；或用苦寒、甘寒药太过，反致邪遏，不但热不易解，而且常助长后遗症的产生。有的认为乙脑高热不解，虽无便秘、腹胀的腑实症状出现，但也可用通下法，釜底抽薪可获热退之效。有的认为热久不退常为湿遏热伏，要注意应用祛湿药。

降温处理：一般认为肛温在 39℃以上，有烦躁不安者，应考虑降温，但不要降得过猛、过急和过低，控制在肛温 38.5℃左右即可。其方法有卧沙床、卧芭蕉叶、冷敷（四肢温、无畏冷、

无鸡皮现象者)、温水擦浴(普遍被采用,更适用于手足冷、寒战和有鸡皮现象者。许多单位介绍用辛温的中药煎水,如荆芥、紫苏叶等擦浴,效果更好)、十宣放血、耳针放血、癞蛤蟆置脐部、吴茱萸粉等涂涌泉穴,或注射柴胡液、复方独活注射液(柴胡、独活、细辛等)等。冰帽、冰块应慎用。

(2) 昏迷:要区别前后期的不同,前期(急性期)的昏迷是由于邪毒入营血犯心包,其中又有热毒内闭和痰浊蒙蔽的不同,按不同病情选用“三宝”,或静脉滴注醒脑静,或加用菖蒲、郁金等开窍药物。也有用解毒通下法或淡渗利湿法取得疗效的。有的认为针刺对昏迷有促醒作用。后期(恢复期)昏迷,是神明失养、瘀阻经络所致,治宜“养血通络”为主,配合针刺等法(见恢复期症状治疗部分)。

(3) 抽搐:中医认为是风动,有实风和虚风两种。实风见于急性期,多由热盛引起,在清热解毒的同时加用息风药;虚风见于恢复期,常由肝肾阴虚或血虚所致,治疗宜用滋肾养肝或补血为主,以达到风息的目的。不少单位介绍用针刺止痉的经验,选穴和方法与一般针灸书大致相同。有人介绍用耳针止痉(取神门、交感两穴,用电针加大电流量)作用很好。

(4) 呼吸衰竭:中医认为是气机的问题,有气闭和气脱两种。气闭常由痰阻气道或胸气不宣所致,治疗有用宣痹汤、苏合香丸和涤痰汤等;气脱多由暑热伤气引起,一般用独参汤、生脉散、参蛤散,或同时配用冰片、麝香、六神丸等,也有用龙卧丹吹鼻的方法。据实验报道,麝香能使呼吸、心跳增加,少量可增进大脑功能,多量反而有麻醉作用。近几年来,用针刺抢救呼吸衰竭患者,取得不少成功的经验,认为可以纠正呼吸功能障碍,提高机体对呼吸兴奋剂的反应性。海南人民医院用电针抢救 30 例(包括其他呼吸衰竭),取得显效 16 例,良效 4 例,有效 7 例,无效者 3 例。穴取太冲、内庭、涌泉,以太冲穴效果最好,一般每次用一对、两对穴,电针选断续波,频率控制在使患者呼吸有加速或增强即可,呼吸骤停的,要用强电刺激。据观察,有效者一般电针开始作用 1～2 min,即可见到呼吸频率增快,呼吸幅度加大。呼吸功能恢复后,还须继续通电 20～30 min。初步认为针刺对脑炎、脑水肿、颅内压增高引起的呼吸衰竭有一定效果,并且对外周性呼吸衰竭、呼吸骤停也有一定的效果,而对持续性呼吸停止、呼吸中枢严重损害、呼吸肌麻痹伴有全身状态极度衰弱等一类病例效果不好。此法未见特别副作用,但对呼吸深快、抽搐的病例应慎用,前者可能促使呼吸衰竭发生,后者可能加重抽搐。

笔者团队也曾用电针成功抢救乙脑呼吸衰竭 2 例,其中一例最后还配用电针刺激膈神经获效。穴取人中、涌泉、足三里,先用连续波强刺激,使呼吸频率增快后改用断续波。用电针刺激膈神经产生膈式呼吸,本团队曾用这种方法抢救乙脑呼吸停止患者 8 例,6 例获得呼吸功能恢复,其中 4 例因气管切开后引起严重感染致死。刺中膈神经的部位,兄弟单位的经验是在胸锁乳突肌中点的前缘,而笔者团队经常是在胸锁乳突肌的后沿或下三分一处刺入。将毫针通上电流,朝着颈椎方向刺入达横突再退出少许即可。按不同年龄每分钟的呼吸数,调节电针频率,被称为“带电作业”法。呼吸恢复后,电针的频率必须调整顺其自动呼吸的节律。由于经验不足,针灸针刺入后寻找膈神经的部位,还存在一定困难。同时,这种方法也存在气体交换量不足的缺点,所以必须配合其他抢救措施。电针用之过久,也有出现反应比较迟钝现象,交替穴位和控制电量似可避免这种现象的出现。

(5) 循环衰竭:中医认为是气虚阳竭的一种表现。常用的方药有救阳的参附汤、四逆汤、升压汤(附片、黄精、甘草),以及补气的独参汤、生脉散等。四逆汤、生脉散不少单位已制成静脉针剂，更有利于抢救。中医研究院、南开医院经临床观察，认为生脉散具有升高血压、抗休克和改善四肢末端循环等作用。山西省中医研究所通过动物实验认为，生脉散不仅能延长心脏存活时间，还具有使停搏的心脏重新起搏的作用。

针灸在循环衰竭上的应用，各地也取得不少经验。一般均选取体针的人中，涌泉，足三里，内关，耳针的皮质下、肾上腺、内分泌、升压穴、交感，以及鼻针的素髎等穴位。湖南医学院第二附属医院取素髎、内关为主穴，少冲、少泽、中冲、人中、涌泉，以及耳针的升压点(耳屏下三分之二处)、呼吸穴(耳角窝底边中点)为配穴，观察160例，显效率为76.3%，约85%患者在针刺后半小时(快的5 min)内即出现升压反应，血压稳定时间大多数为1～12 h。湖北孝感地区人民医院取足三里、涌泉为主穴，观察34例，在3 h内血压回升正常的21例，总共在12 h内血压回升正常的32例。也有人介绍针刺耳针的升压穴治疗低血压的经验。此外，还认为针刺会提高机体对升压药的反应性。上海原广慈医院还对灸法防治休克进行了实验和临床应用。

据广州中山医学院第二附属医院对失血性休克动物针刺足三里、涌泉穴的观察，可以兴奋动物的循环、呼吸功能，使血压明显升高，初步认为是神经反射的作用。安徽医学院通过动物实验，认为针刺人中抗失血性休克的作用，与改善内脏血流量有一定关系，不是由于血管收缩，而是外周阻力增高的结果。

中国人民解放军医学院介绍用针刺复苏1例心脏停搏的经验。他们取内关、间使、神门、通里、膻中、足三里等穴，强刺激2 min后复苏。

4. 中西药配合应用的一些问题

由于中西医目前对乙脑仍有不同的理论认识，所以一些对症处理也常存在不同的意见，如何使中西药更好地配合应用，有待进一步实践。

(1) 输液问题：有的认为输液对暑温偏热者是有益的，因为中医认为温热最易伤阴，当然这个“阴”不能说就是输液的意义，但也不可否认输液对养阴的作用。温病学将养阴作为保命的重要治法之一，对于高热耗阴伤液现象严重者，予输液措施有所裨益；而对于偏湿苔腻者，输液过多则不宜。

(2) 脱水问题：有的认为利尿伤阴，脱水则阴伤更甚，提出偏湿或痰鸣的患者可用，而高热阴伤或热结便秘的患者则不用或少用。有的人认为中药在血液里要保持一定的浓度和时间，用脱水剂时应注意中药的服用时间。

(3) 冬眠问题：中医在乙脑治疗中，对痰的出现非常重视，因为痰蒙清窍会出现昏迷，痰会阻滞气道而引起呼吸困难等。冬眠过甚或用之不当，常出现痰鸣现象，所以认为偏湿苔腻者最好不用，因湿为痰之源，偏热烦躁者可以适当应用。

(4) 阿托品应用问题：应用阿托品后，患者常出现唇干舌燥等现象，中医认为是温热药伤阴，虽然仅用于抢救，但偏热者不宜，偏湿痰多或阳虚面黄㿠肢冷者可用之。

(二) 恢复期

对恢复期症状和后遗症的治疗多数采用以新医疗法为主的综合疗法，一般主张尽早进行，有利于恢复。从各地经验来看，急性期高热一退，即可配合新医疗法等相应治疗措施。只要抓住主要矛盾，积极耐心地坚持治疗，大部分恢复期症状能够治愈，后遗症也大多能恢复健康。

1. 辨证论治

辨证论治多用清热、养阴、益气、豁痰、化瘀、通络等法。余热不清、气阴耗伤者多出现低热、关节不利等，治以清络养阴，常用清络饮加减；瘀热内阻、神明失养者，多呈痴呆、智力减退或言语蹇涩、昏迷不醒等，治以养血通络、清热醒窍，常用三甲复脉汤加减；肝肾阴虚、虚风内动者，多出现手足颤动或拘挛、肢体强直等，治以滋养肝肾、活血息风，常用大定风珠汤加减；气血两虚、瘀阻经络者，多出现弛缓性或强直性瘫痪，治以气血双补、活血通络，常用补阳还五汤加减。

2. 新医疗法

新医疗法是治疗恢复期症状和后遗症的主要方法。常用的有新针、穴位药物注射、头针疗法、推拿按摩和功能锻炼等。

(1) 新针：取穴、治法和一般针灸书大致相同。潍坊市东风医院认为针刺肢体上的穴位，效果往往不大明显，而针脚上的申脉穴和手上的后溪穴反应较大，效果比较好。他们提出上肢以后溪穴为主，配曲池、外关、肩髃等穴；下肢以申脉为主，再配环跳、风市、阳陵泉、绝骨、大冲、照海；神志不清者取足临泣、风池、合谷等穴。

(2) 穴位药物注射：有用当归液、红花液、681 等药物，长春市传染病医院用 681 穴位注射治疗，是目前疗效较好的一种新疗法，取督脉穴为主，特别是哑门穴，有一定的疗效。

(3) 头针疗法：是运用祖国医学针刺治疗的方法与现代医学关于大脑皮层功能定位的理论相结合，在大脑皮层相应的头皮投射区进行针刺，达到治病目的的一种新疗法。据观察对恢复症状及后遗症早期局部畸形不甚严重者疗效较好。山西省对这方面进行了较多的研究。

(4) 推拿按摩和功能锻炼：是治疗恢复期症状和后遗症的重要方法，必须耐心持久地进行。

总之，乙脑恢复期症状和后遗症的治疗，各地已取得丰富的经验。但掌握它的治疗规律，客观地分析各种疗法的作用，有待进一步实践和认真的研究。

四、讨论

(一) 表邪问题：乙脑是否有表邪

这个问题存在着不同意见。有的认为乙脑有卫分症状就有表邪，他们引据《素问·热论》认为“暑当与汗俱出勿止。”“风淫于内，治以辛凉。”这和刘河间所说的“不知辛凉之剂，大能开发郁结，不惟中病令汗而愈，免致辛凉之药，攻表不中，甚病转甚。”以及叶天士说的“在卫汗之可也……”的理论，主张用辛凉透发的方法治疗。他们说：“温病初起，邪未深入之际，总宜辛凉透发，使其热邪外达而愈，也说明温病虽忌汗而喜出汗……”并指出：“不用辛凉透邪或用之过迟会遏邪于里，不从表解，而使病情恶化和后遗症的产生。”这里可以看出，他们认为乙脑有表邪需辛凉透发而出汗。乙脑属于中医学暑温的范畴，暑温是温病中的一种，它与温病有许多运动形式的共同点，但它有自己的特殊点，正由于有特殊点，所以才称之为“暑温”。如果仅从“暑病”“温病”这个大概念出发，进行推理，只看到共性的一面，没有看到特殊性的一面，结论必然就是“在卫汗之可也”。其实叶天士说得很明白“暑温发自阳明”，又说：

“暑热一证，医者易眩，……古人以白虎汤为主方。”吴鞠通也说“白虎为暑温之正剂”。这两位温病学家对暑温的认识和治疗已经阐述得很清楚。对温病要区别，对暑病也要分析。《黄帝内经》所说的“暑”，无疑包括中暑一类的病症，就是暑温也要研究，乙脑这种暑温还有“疫”的特点吗？我们不能否认温病学理论的普遍意义，但也不能忽略不同温病的个别意义，在一定条件下，这个个性就成为普遍性。从乙脑的临床实际看来，有卫分症的也不多，我们统计10个单位1 503例的临床资料，卫分症仅占5.9%，而这5.9%中不少是汗出热仍不解，有的还有严重后遗症，这种现象正如清代杨粟山在《寒温条辨》中所阐明的：“在温病，邪热内攻，凡见表证，皆里证郁结，浮越于外也，虽有表证实无表邪。”笔者在临床也屡见有卫分症的乙脑患者，多数同时存在高热，用清热解毒药后，微微汗出而热解寒罢，这就是里热郁结有表证无邪的佐证，这种汗出当然与透发其汗的机转不同。其实这种有表证无表邪的现象，在其他内科疾病也是常见的。所以“应当从客观存在着的实际事物出发，从其中引出规律，作为我们行动的向导。”在继承发扬祖国医学遗产时应持这种态度。

（二）辨证分型问题

辨证是分析症候，掌握实质。分型是能够反映症候实质的不同类型，其目的在于了解病情的轻重和掌握症候的性质，以利施治。恢复期的辨证分型，各地研究的资料不多，本团队以往也重视得不够，有待今后进一步探讨。而急性期的辨证分型，从以上各种形式看，可按病因、病性分，虽能反映部分症候的实质，但无法表明病情的轻重；可按发病早、晚、病位、病情轻重分，则难于体现病症的实质；可按温病的传变规律分，较以上各种分型方法更接近于辨证分型的要求。这也是目前被广泛采用的一种，但从临床实际看来，也有许多缺点。首先，卫气营血是温病的一般传变规律，乙脑这种疫性暑温的临床经过，虽然是从卫气至营血，但主要是在气营阶段，卫分极少，即使有也是里热内郁有表证无表邪的现象；其临床表现的特点是“暑温发自阳明”和“暑伤少阴，传变最速”的高热、神昏等症。其次，卫气营血在温病学里主要是一种病理理论，可以阐明乙脑的病理过程，但不能确切反映它的临床证型。所以笔者认为，对乙脑的临床过程，可以用卫、气、营、血的理论去认识，而对其辨证分型，则应抓住它的临床特点，以更符合辨证分型的要求。笔者的分型、治疗意见如下。

1. 辨证分型

（1）急性期

1）热盛型：是温毒在气分的阶段，相当于西医的初热期，包括轻、中型。本型以发热、神清为特点。

症状：发热头痛，有汗或无汗，呕吐，嗜睡，项强，小便黄，时有短暂的抽风。有偏热、偏湿的不同。①偏热：兼见高热，烦躁，口渴喜饮，大便秘结或泻而不畅，舌红苔黄而干，脉弦数或洪数。②偏湿：兼见发热不高，胸闷腹胀，便溏，口不渴或渴不喜饮，舌红苔白腻，脉濡数。

2）毒陷型：是温毒陷营窜心入血的阶段，有的由气分转来，有的直犯营血。相当于西医的极期，包括重型和暴发型。本型以高热、神昏为特点。

症状：高热，剧烈头痛，呕吐，躁动，昏迷，项强而硬，小便短赤，频繁的抽风。有夹痰、夹风的区别。①夹痰：兼见喉间痰声辘辘，舌红苔腻，脉滑数。②夹风：兼见狂躁，抽风剧烈，舌红苔黄厚而干，脉数。

(2) 恢复期

1) 气阴耗伤型:表现为低热,多汗,口燥,心烦少寐,精神疲乏,舌绛,脉细数无力。

2) 心神亏损型:表现为精神异常,痴呆,失语或语言障碍,吞咽困难,舌淡,脉虚数。

3) 肝肾阴虚型:表现为震颤,神疲,视力减退,耳鸣,多尿,舌绛无苔,脉弦虚而数。

4) 气虚血瘀型:表现为肢体消瘦,瘫痪,扭转痉挛,舌暗红,脉涩或弱。

2. 治疗

(1) 急性期:热盛型以清热解毒为主,用脑炎Ⅰ号,偏湿加祛湿合剂,偏热加通下合剂。毒陷型以清热解毒、凉血散血为主,用脑炎Ⅱ号;夹痰加涤痰合剂;夹风加息风合剂。

方药:脑炎Ⅰ号(大青叶、板蓝根、石膏、黄芩、连翘、芦根);脑炎Ⅱ号(大青叶、板蓝根、石膏、黄连、连翘心、茅根、丹参、延胡索、紫草)。

随症加减:便秘加通下合剂(虎杖、玄明粉、厚朴);湿盛加祛湿合剂(藿香、佩兰);痰鸣加涤痰合剂(天竺黄、胆南星);抽风加息风合剂(僵蚕、全蝎粉)。

(2) 恢复期

1) 气阴耗伤型:治以清络养阴,方用清络合剂(忍冬藤、丝瓜络、荷叶、连翘、竹叶、扁豆花、石斛、西瓜翠衣)。

2) 心神亏损型:虚烦难眠者,治以养心安神,方用宁神合剂(丹参、竹叶心、连翘心、栀子仁、延胡索、麦冬、茯神、远志);语言障碍或痴呆者用颤痴合剂(炙甘草、生地黄、杭芍、麦冬、菖蒲、鳖甲、龟甲、牡蛎、茜草)。

3) 肝肾阴虚型:治以滋肾养肝,方用颤痴合剂。视力减退者用杞菊地黄丸。

4) 气虚血滞型:治以补气养血,活血通络,方用软瘫用软瘫合剂(黄芪、当归、川芎、红花、桃仁、淫羊藿);痉挛性瘫痪用硬瘫合剂(炮穿山甲、泽兰、杭芍、生地、地龙干、桑寄生、牛膝)。

(三) 卫气营血问题

在温病学里,引用卫气营血来代表温病各个不同的证候群和代表温病过程中轻重深浅的不同程度,这是大家共知的。但从乙脑的临床观察和最近有关单位的研究结果看来,卫气营血被引用于温病,重要的是它的病理含义。这点可以从《黄帝内经》关于营卫气血的相关论述探出。

《灵枢·营卫生会》说:“人受气于谷,谷入于胃,以传于肺,六脏六腑,皆所以受气,清者为营,浊者为卫。营行脉中,卫行脉外。”“营者水谷之精气也,……,乃能入于脉也。故循脉上下,贯五脏,络六腑也。卫者,水谷之悍气也,其气慓疾滑利,不能入于脉也,故循皮肤之中,分肉之间,重于肓膜,散于胸腹。”又说:“营气者,泌其津液,注之于脉,化以为血,以营四末,内注五脏六腑……卫气者,出其悍气之慓疾,而先行于四末、分肉、皮肤之间而不休者也。”“中焦受气取汁变化而赤,是谓血。”“其气者所受于天与谷气并而充身者也。”这里说明了营卫气血的来源、作用、性状和分布的部位等。从这些论述中可以得知,卫有保卫肌表、防御外邪;气有维持机体生命活动的作用,卫气也是机体的一种抗病能力,在一定程度上来讲是一种功能性反应。营和血关系密切,是共同发挥营养全身的作用,具有血循环的性能。在乙脑初热期所出现的卫气分症状,就是温邪侵入机体与卫、气相抗争的以功能性反应为主的病理表现。当邪陷营血而出现的昏迷等症状,显然与脑实质炎症引起的血循环障碍和其他重要脏器的实变有关。有人指出，80％乙脑昏迷者是脑循环障碍所致。重庆医学院新医病理学研究小组根据解剖乙脑、流脑、肺型钩脑各1例的资料，结合其临床卫气营血的过程，认为当邪在卫分或气分时，患者往往以功能的与代谢的改变为主，在形态结构上常见实质细胞的变性或某种类型的炎症反应；当邪入营血时，则主要脏器的结构损害较为严重，功能紊乱亦相当危急。此外，还可从邪陷营血时所用的凉血散血药物具有抗炎的作用得到说明。所以笔者认为卫气营血理论在温病学中的作用，除代表病的深浅过程和不同证候外，更重要的是具有阐述病理的含义。

(四) 清热解毒、凉血散血问题

清热解毒和凉血散血是治疗乙脑的主要方法，也是温病中常用的疗法。清热解毒之所以成为治疗乙脑的主要方法，是经过反复实践和不断认识的过程，具有实际的疗效基础。笔者统计36个单位73张乙脑处方，每张方都是以清热解毒药为主而组成的。沈阳传染病院3种乙脑静滴液所取得不同疗效(表2-6-1)也说明了清热解毒法在乙脑治疗中的重要作用。

表2-6-1　沈阳传染病院4个脑炎方剂与疗效关系

方剂	药物作用						治疗结果				
	清热解毒	利湿	芳化	开窍	息风	养阴	总例	总死亡率	重症死亡率(总死亡率中的占比)	重症恢复率	转型率*
脑炎Ⅱ号	43	8.5	4	7	无	4.5	99	6.1％	20％	40％	7.2％
脑炎Ⅲ号	26	6	4	4	无	无	39	15.5％	33.3％	55.5％	33.3％
脑炎Ⅳ号	47.5	无	无	无	无	无	49	10.2％	18.5％	77.7％	18.1％
安宫丸	60	无	无	6	15	无	90	12.2％	31.4％	51.4％	9.1％

注：*转型率指重型转轻型的比率。

所谓“热”，包括体温升高和炎症、新陈代谢亢进的意义，清热就具有降温和消炎的作用；“毒”包含着外来的邪毒和作用机体后的代谢产物，解毒具有抑菌灭毒和泄毒的作用。天津南开医院进行清热解毒法的实验研究表明，清热解毒药具有抑菌、解热、减毒和消除炎症的作用。据实验研究，用于治疗乙脑的清热解毒中药很多具有抗乙脑病毒、解热和抗炎的作用，这应该是清热解毒药治疗乙脑取得疗效的作用的初步说明。凉血散血是治疗乙脑邪陷营血的治疗方法。笔者在分析治疗乙脑常用的几个方剂时，发现治疗卫分的、气分的、气营分的，以及营分的、血分的都有严格区别。邪入营分后，基本以凉血散血药物为主随着初入营、入血的逐步深化，用血分药的比例也在相应加强。结合邪入营血的病理变化，可知凉血散血药对器质性炎变具有特殊的作用。

天津南开医院对活血化瘀的实验研究表明，活血化瘀药物有抗炎作用，可降低毛细血管通透性，减少炎性渗出，使炎症病灶局限化并促使炎症吸收，从而减轻感染过程的病理损害。

中国医学科学研究院报道，活血化瘀Ⅰ号可以明显改善大鼠急性和慢性气管炎时气管微循环的障碍，扩张的血管可以恢复正常，减慢的血流明显加快，以至完全恢复，血流状态的变化也得到不同程度的改善。对正常大鼠微循环无明显的影响,说明活血化瘀法主要作用于发生改变的血管,但对正常的血管则不起作用。

其他单位的实验研究也表明活血化瘀药有改善炎症过程的作用。

散血功能包括活血化瘀、凉血及清热解毒。根据方剂作用的分析、实验研究的结果结合临床的体会,凉血药可有减慢血流运行、减轻充血、减少渗出和抑菌灭毒的作用;散血药具有加速血流,恢复扩张的血管,改善局部血液循环,促进渗出物的吸收和影响毛细血管通透性,减少渗出及增强吞噬能力的作用。此外,对于有出血倾向的血分证,强调散血药的作用,无疑同现代医学的微循环障碍理论有许多吻合,值得进一步探讨。

由上可知,清热解毒药不少具有抗乙脑病毒和消炎的作用,而凉血散血药主要是改善血液循环,减少炎症渗出,加速吸收,从而达到抗炎的目的。所以治疗乙脑单用清热解毒药,是不能解决脑实质的炎性变。武汉传染病医院(现武汉金银潭医院)用单味蟛蜞菊治疗,他们认为蟛蜞菊有抗乙脑病毒的作用,但对发病3天以上,病情已向极期发展,脑组织病理变化严重的,则效果极差;笔者用大青叶、板蓝根也有这个体会,对轻中型的单用可以,重症则需配合其他药物治疗。笔者分热盛型用清热解毒,毒陷型加凉血散血,就是以此为依据。由此可见叶天士所制定的治疗温病四大法则,即"在卫汗之可也;到气才可清气;入营犹须透热转气……,入血就恐耗血动血,直须凉血散血……"的科学意义。

(五) 舌脉问题

舌诊和脉象是中医辨证的重要依据,尤其舌诊在温病学中占有重要地位。各地的经验、笔者的体会、乙脑舌脉的变化,对判断预后、了解病情、分析病性,都很有参考价值。

1. *舌苔方面*

一般是薄苔、干苔多反映病轻、偏热、疗程短、后遗症少、预后较好;厚苔,特别是腻舌多表明病重、偏湿、疗程长、后遗症多、预后较差。薄转厚、干转腻提示病有转重趋势,反之则为好转的征象。

2. *舌质方面*

一般认为温病"其热传营,舌色必绛",但乙脑这种疫性暑温,热传营,舌色不绛,而在恢复期的阴虚邪衰舌色方绛,各地的临床资料是这样,笔者的临床观察也是这样。在政和医院观察了邪入营的17例中,正红舌12例,淡红舌5例;有恢复期症状的11例中,绛舌7例,正红舌4例。1974年在福州传染病医院也观察到邪入营的35例中,正红舌27例,淡红舌4例,少绛舌4例。为什么乙脑温邪入营,其舌不绛?有的认为可能是输液的关系。笔者观察到的,患者都是在入院时未经输液的,所以输液因素似可排除,而乙脑这种疫性暑温的特性应该重视。因此,临床判断邪热是否入营不能单凭舌质,必须以症状为主要依据。1974年在观察舌象的动态时,发现舌质有变淡的现象,在毒陷型(入营)患者中更为明显,入院时占11.43%,而后转* 占27.27%,且多数出现在"邪盛正虚"(呼吸衰竭、心力衰竭)的患者,值得今后进一步探讨。

3. *脉象方面*

各地资料很不一致。有的认为邪在卫分时呈浮数或滑数,邪在气分时呈洪数或滑数,邪

---

* 随病情的深入。

入营分多呈细数或沉伏；有的统计急性期的脉象，全为数脉，其中洪数和滑数占约半数；有的认为邪在表则脉浮，邪入里则脉沉，邪实而正未虚者，脉数有力，邪实而正虚者，脉数无力；也有人观察到，在热盛时期的阳明经证，脉多细数、沉数、濡数等，而洪数脉反而少见；笔者于1974年观察的61例的脉象中，以数脉为多，其中以滑数、细数占多数。这种脉象不一致的因素较多，需在临床上进一步观察。但有两种现象值得注意：一种是心跳、寸口脉尚正常，而太溪、冲阳脉先出现不整或消失，随后心跳和寸口脉也出现异常或消失，显示“三部候脉”的意义；另一种是随着病程的进展，脉转虚数渐多，特别是毒陷型更为明显，入院时占11.4%，而后转占38.25%，多数也见于“邪盛正虚”的患者，常与淡红舌并见。笔者认为这是病情转重、正气见虚的征象，正如叶天士所说的：“暑伤少阴，传变最速。”因为这种变化正处在乙脑的极期。

衡阳传染病医院（现衡阳市第三人民医院）的102例乙脑心电图分析提示，病程延长及有严重后遗症病例，T波改变率为85.7%，21例死亡的T波改变率为61.9%，其中严重改变者占19.1%，认为心功能紊乱可能为重症乙脑死亡的原因。动物实验表明，脑炎病毒可引起心肌炎。这对理解乙脑进入极期舌质转淡、脉转虚数的变化应有所帮助。当然这仅是临床初步观察到的现象，有待进一步研究。

（六）展望

用中西两法治疗乙脑已积累了丰富的临床经验，但离中西医结合的要求还很远，有待中西医的团结战斗，共同努力。但笔者认为乙脑的中西医结合已经有一定的实践基础，并已朝着结合的方向迈步。乙脑是客观存在的急性传染病，尽管中西医对其认识不尽相同，但人和病是同一的，其所不同者仅是祖国医学与近代医学观察患者所持的理论及诊疗方法不同。而在辩证唯物论哲学理论的指导下，用现代科学方法进行研究，是可以在相同的物质基础上统一起来，创造中西医结合的乙脑新理论。

中西医药综合治疗流行性乙型脑炎45例

——来自20世纪70年代的学术总结

流行性乙型脑炎的治疗，各地都取得了丰富经验，但乙脑的矛盾尚没有充分被揭示，它的规律也没有完全被认识，所以仍是一种严重危害人民健康的急性传染病。现今中西医密切合作，取得了95.6%治愈率和基本没有残废的可喜成绩。

一、智慧的源泉

今年乙脑的第一例入院于6月下旬，77.8%发生在7月，8月底结束。年龄以3～10岁为多，进院多数在第3病日。共治疗45例，极重型和重型合占61.5%(极重型：营分16例、气营分12例，轻型：卫气分17例)，热偏胜者占95.8%。出现呼吸衰竭者4例，循环衰竭者5例，并发脓尿、肺炎、支气管炎、百日咳、肺不张、中毒性消化不良者共6例。

7月下旬，一位发病5日的6岁女孩入院，诊断为卫气偏热型乙脑(轻型)，极期未过，住入重病室治疗，第二天出现高热、惊厥，这时需用冰水配合降温，总务组闻声派专人往60多华里*的城关运载，冰厂工人听说是抢救乙脑患者的，立即停制冰棒，而是加班生产冰块，当冰块运回时，高热已用一位同行的农民从2华里外挑来的井水给降了下来，第1天高热被控制住了，第3天晚又突然抽搐，继之呼吸完全停止，守护床边的医生对其进行及时的口对口呼吸，呼吸逐渐地恢复，并抽出大量痰液。但1h后又出现呼吸衰竭，经抢救再次脱险，右肺呼吸音明显减低。反复的呼吸衰竭引起大家的极大关注。深夜，全科中西医进行紧急会诊。大家分析认为，病程是第8天，虽然还是初级阶段，但目前体温仅38.3℃，脱水治疗已进行3天，显然不是高热或脑疝所引起的，今早出现昏迷，舌红无苔，脉虚数，说明邪入营分，热窜心包，实质是脑的损害。积痰引起了肺不张，所以呼吸音减低，采用扶正祛邪的治则，给急性期合剂加用清营开窍益气化痰药物，为了保持呼吸道通畅，中药从肛门滴入，同时进行输血、激素、洛贝林和抗生素治疗。翌日，一般尚可，痰液很多，需10多分钟抽吸一次，经用化痰汤加抱龙丸后，痰液显著减少，延至3～4 h抽吸一次，但呼吸仍弱，咳嗽无力，拍片证实右上肺不张，提示心影气管右移。在院领导重视下，进行了全院大会诊，原来脑病变是主要矛盾，现在则转化为肺不张在起作用，考虑到病孩体质很差，拟定暂用内科治疗，严密观察。2天后，第二次X线检查示肺不张加重，心影和气管继续右移。不切实解除肺不张，不但对脑不利，随时都有心力衰竭的可能，且对健侧肺部也是一个威胁，发展下去将给治疗带来更大困难。第二次全院大会诊，大家同意用外科办法处理，但是是气管切开呢？还是插管呢？从病孩的体质考虑，插管比较合适，则效果不一定满意；切开能呼吸出深部积痰，但有死在手术台上的危险，且切开后的护理工作是长期而繁重的。一种简单易行，效果差；一种要担风险，效果好。最终治疗组决定切开气管，积极进行术前和术后的准备，幸运的是手术进行得非常顺

* 1华里＝0.5千米。

利，吸出了大量浓痰，呼吸明显得到改善，接着考验意志的术后护理工作，也是保证全胜的重要一环。正当肺不张顺利得到改善时，又连续出现两次呼吸衰竭，并伴循环衰竭，经用一般抢救方法无效，情况十分危急，笔者大胆采用了新针疗法，终于排除了最后一个险情。严重的精神神经症状，经过积极耐心的治疗也得到了治愈。十月上旬，这位昏迷 46 天，呼吸衰竭，遗留严重痴呆失语，四肢僵硬后期症的患者，终于高兴地行走出院。

二、中西医结合，找主要矛盾

笔者治疗乙脑，既不是以西医西药为主，也不是以中医中药为主，而是走中西医结合的道路。过去总认为中医中药治疗急性传染病不行；后来又认为中医中药一切都好，“肯定一切或否定一切，都是片面性的”。事实告诉我们，中医和西医是在不同历史条件下发展起来的，都是劳动人民智慧的结晶，彼此都不能取而代之，正确的途径是“中西医结合”，乙脑的抢救也同样是如此。中西医结合是在中医分型使用合剂和西医对症处理的基础上，进一步分析乙脑的矛盾，找出脑实质病变是主要矛盾的认识，根据其病理变化，结合临床症状，进行中西医结合治疗。乙脑属于中医学温病的范畴，它的病理过程基本符合“卫、气、营、血”学说，在治疗方面，从最早的清热、解毒、养阴 3 个治则，发展成为目前的凉透、清热、解毒、芳化、养阴 5 个治则。当时，笔者在中医辨证论治的原则下，结合西医对乙脑病理的论述，制定了急性期、恢复期和后症期 5 个主方，舍用“三宝”。①急性期合剂主要是清热、解毒、利湿，再依据卫气、气营和营的不同阶段，加用凉透、苦泄、清营药物，其他如解痉、开窍、化痰、益气、养津等随症加减。利湿治法，就是根据脑炎水肿的病理变化提出来的。中医学虽有“温病极易伤阴”和“阴虚忌用渗利之剂”的说法，但通过实践可知，乙脑的急性期主要是热毒炽盛，易伤津液，而阴虚的现象是少见的。在 45 例中没有 1 例出现绛舌，在邪入营分的 17 例中，正红舌 12 例，淡红舌 5 例。所以笔者运用吴茱萸粉调醋贴涌泉穴，以引热下行，改善脑部病变，西药也是采用亚冬眠和早期脱水的治疗方法，使脑实质病变得到有效控制和向好的方面转化。②恢复期合剂则主要是补阴、增津、养液、兼清余热，因为阴虚往往在这个时期出现，在恢复期症状 11 例中，绛舌 7 例，红舌 4 例。③后症期的 3 个合剂，除分别有开窍、通络、填阴、养血、补气作用外，普遍加用活血、行气药物，借以促进病灶炎症的吸收和恢复，临床表明疗效获得了显著提高。

基于脑病变是主要矛盾的认识，又遵照“矛盾在一定条件下可以转化”的教导，对高热、惊厥、呼吸衰竭、循环衰竭等，进行辨证处理，对各个阶段出现的问题，进行具体分析，全力寻找起决定作用的矛盾及其主要方面，力求迎刃而解。笔者的经验是，对乙脑的主要表现笼统认识为高热是主要矛盾是不适宜的，虽然各个矛盾会相互因果，但这需有一定条件，总有一个主要矛盾，这个就是邪正相争的均势。脑实质病变为主要矛盾，所以临床常出现用强制降温的方法，不但造成机体反应性下降，而且有“反跳”现象。在笔者治疗的 45 例中，有 26 例用过安乃近等退热药物，其中有 18 例出现反跳现象；用亚冬眠加安替溴剂治疗则呈梯形下降，并可避免物理降温时“鸡皮”或寒栗的出现。笔者建议，在积极清热、解毒、利湿的同时，用亚冬眠加安替溴剂的退热镇静药，在选用不同的物理降温方法，如畏冷无汗者用温水；汗出不解者用冷水；超高热者用冰水，以及睡沙滩床，使热象随着脑病的好转而稳步下降，这样处理退热时间不但不会延长，而且有明显缩短。45 例中，除死亡和无发热各 1 例外，其余

43例平均退热时间:发病天数为5.7天,入院天数为2.98天;发病7天内退热者占86%,入院3天内退热者占67.5%(表2-6-2、表2-6-3)。

表2-6-2 发病天数、病型与退热时间

型别	发病天数										小计/例	平均发病天数
	1天/例	2天/例	3天/例	4天/例	5天/例	6天/例	7天/例	8天/例	9天/例	10天/例		
轻	1	3	1	2	2	4	3	1	—	—	17	4.8
重	—	—	1	2	1	3	3	2	—	—	12	5.9
极重	—	—	—	—	3	5	3	1	1	1	14	6.5
合计	1	3	2	4	6	12	9	4	1	1	43	5.7

表2-6-3 入院天数、病型与退热时间

型别	入院天数							小计/例	平均入院天数
	1天/例	2天/例	3天/例	4天/例	5天/例	6天/例	7天/例		
轻	7	2	4	4	—	—	—	17	2.3
重	—	5	3	2	2	—	—	12	3.7
极重	—	1	7	4	—	1	1	14	3.7
合计	7	8	14	10	2	1	1	43	2.98

对惊厥的问题,除正确处理高热外,脱水剂的早期应用对减少惊厥的出现也是一个办法。笔者的指征:发病第3～6天,头痛剧烈,呕吐频繁者,就可以应用脱水剂,等到呼吸节律和频率改变,眼球固定或下视,瞳孔大小异常,激烈、反复惊厥等出现,则为时已晚。早期应用脱水剂有缩短病程的作用,这从不同病日应用脱水剂与退热时间的关系中可以看出(表2-6-4)。

表2-6-4 入院天数、病型与退热时间

脱水剂应用病日	退热病日										小计/例	平均退热天数
	1天/例	2天/例	3天/例	4天/例	5天/例	6天/例	7天/例	8天/例	9天/例	10天/例		
1～3日	—	2	2	3	2	4	1	—	—	—	14	4.5
4～6日	—	—	—	1	3	8	7	2	1	—	22	6.75
7～8日	—	—	—	—	—	—	—	1	—	—	1	8

以上不成熟的见解,仅以讨论,有待进一步探查。

三、新针、中药破险关

中医中药能治好乙脑,是实践的结论。但在乙脑抢救的关键时刻,中药中医能发挥作用吗？笔者用新针抢救2例呼吸衰竭，用生脉散加玉竹、六神丸救治3例循环衰竭，都取得了很好的效果，举例如下。

呼吸衰竭医案：邱某，女，6岁，政和公社人。发病第17天，气管切开后5日。8点查房时发现呼吸规律改变，立即给予洛贝林1/2支肌内注射，给氧，8点30分呈潮式呼吸，嘴唇、指甲青紫，人工呼吸无效，用毫针刺人中、足三里（双侧）、涌泉（双侧），共5穴，中刺激提插留针，10多分钟之后，呼吸平顺而有规律，发绀情况好转。下午3时，又出现末梢循环衰竭，手指甲青紫，皮肤青紫呈花纹状，手指压下指印久久不能消失，四肢厥冷，脉微欲绝，呼吸微弱至停顿，立即给予给氧，人工呼吸进行约20 min，呼吸仍不能恢复，针刺上午穴位亦无效，瞳孔散大至边缘，对光反应完全消失，给阿托品1～1.5 mg，每15 min 1次，洛贝林3 mg，每15 min 1次，肌内注射。下午3点30分时呼吸仍不能恢复，针刺呼吸兴奋穴（位于胸锁乳突肌后缘中点），用医疗机增强刺激，能出现呼吸节律为度，始见呼吸节律，后继续应用阿托品、洛贝林和鼻饲参附归芪汤。下午5点20分，面色转红润。下夜4时*，可以睁眼，环视周围，但对光反应迟钝，瞳孔仍大，停用阿托品，改用戊四氮静脉注射，停止医疗机时，自动呼吸已恢复，但仍微弱而不规则，所以继续应用至第2天，呼吸完全恢复。

循环衰竭医案：刘某，男，2岁，浙江省龙泉市人。发病第8天，热退后脉转微弱，渐至消失，嘴唇及四肢青紫呈花纹状，给鼻饲生脉散加玉竹、六神丸，3 h后脉现细微，口唇、指甲、四肢青紫转红润，6 h后脉转有力，循环逐渐恢复正常。

对呼吸衰竭、循环衰竭、惊厥等的抢救，要突出一个“早”字，把医疗措施用在病例的萌芽阶段，变被动为主动，才能收到预期效果。

四、后期症恢复治疗的总结

乙脑是一种大脑炎病，脑组织呈充血、水肿、软化、坏死的病理变化；重型患者由于脑组织损害严重，常留有后期精神神经症状，过去把所有后期症状的出现都解释为脑细胞的坏死，而脑细胞坏死则是“不可逆性”的病理变化，从而宣判乙脑后期症为后遗症，而谓之“不治之症”。1958年，医务人员开始对乙脑的后遗症采用针灸治疗，使不少患者获得健康，事实迫使被规定的后遗症，延长至6个月治疗无效之后。新针疗法、穴位注射疗法等，又冲破了这个“6个月”极限，多年的乙脑后遗症被治愈了，变“不治”成“可治”，在兄弟单位取得极大的成绩的鼓舞下，笔者对11例恢复期精神神经症状患孩，应用新针、按摩为主，配合内服中西药，取得了9例完全恢复、2例基本恢复的疗效（目前尚在当地保健站继续针治）。

11例恢复期精神神经症状，以失语、痴呆为多（表2-6-5）。

表2-6-5　恢复期症状

症状	痴呆	失语	吞咽困难	失明	面瘫		颈瘫	肢软瘫				肢硬瘫			
					左	右		左上肢	右上肢	左下肢	右下肢	左上肢	右上肢	左下肢	右上肢
例数	6	7	2	1		2	1	3	1	2	1	2	4	3	4

* 笔者认为大概是凌晨6～7点，现无法追溯。

治疗期间，除2例基本恢复外，9例中最短3天、最长46天，平均14天，感觉比运动恢复快，硬瘫较软瘫容易恢复。有1例先出现硬瘫后变为软瘫。1例左上肢软瘫针刺无效，改用醋酸考地松穴位注射(每次0.2 mL)，2天后明显恢复。天突、廉泉对解除吞咽困难有显著效果；上廉泉、金津、玉液、哑门对失语有效。1例针刺3天就能发音，一般采用重刺激手法。对体弱者，宜由轻渐重，逐步增加刺激量，否则反有减效现象。

由实践经验可知，大多数后期症患者受损害的脑细胞，有些并非完全坏死，即可能局部脑细胞已经坏死，但整个大脑和大部分脑细胞还活动，患者的个别肢体瘫痪，但身体大部分还是健康的。局部和整体是相互联系、互相作用、互相制约的。局部固然可以影响全局，而整体更能带动局部，因此，只要采用有效的治疗方法，充分调动和发挥正常脑细胞的作用，促使未完全坏死的脑细胞恢复功能，后期症状得到不同程度的恢复是完全可能的。例如，邱某昏迷46天，存在着严重痴呆、失语、四肢硬瘫，经过58天治疗，获得完全恢复，就是最好的说明。

五、深痛的教训

乙脑死亡2例，重型1例入院，于第5病日，经治疗高热当天就开始下降，第3天惊厥完全被控制，神志转清，但体质虚弱，颈部尚强，所以继续治疗，住院第18天脑脊液复查，细胞数从98个恢复为8个，已准备出院，由于喂养不当，患中毒性消化不良，经治疗腹泻已止，再次误食腹泻又作，高热。终入院第26天抢救无效死亡。从判断乙脑疗效来说，本例死亡应该排除，但笔者还有做得不够的地方。

第2例极重型患者，入院于第6病日，主症头痛、呕吐、烦躁、咳嗽、大便秘结，苔黄燥，脉滑，体温38℃，神志不清，浅反射减弱，巴宾斯基征、克尼格征均阳性，给急性期合剂佐苦泄通肠药，配合亚冬眠疗法、抗生素等，第2天神志转清，但仍头痛，第2天中午诉头痛，烦躁不安，继之则四肢抽搐，口唇青紫，角弓反张、体温38.3℃，给镇静、脱水治疗后好转，继续脱水治疗3天，每天3次，每次甘露醇40～50 mL，第4天上午先两手舞动，继则呼吸停歇，经针刺膻中、内关，注射洛贝林后呼吸恢复，第6天(第12病日)，患孩坐起吃西瓜，呼吸突然停止，瞳孔散大，经插管和中西药急救，4天后无效死亡。突然的呼吸停止应是脑疝引起的，但脱水治疗进行4天，中间也出现过呼吸衰竭现象，是否与脱水剂量不够，导致反跳性脑疝而死，值得引以为戒。

六、小结

在中西医团结合作下，共治疗了乙脑45例，取得了病死率4.4%、纠正病死率2.2%和基本没有残废的疗效。退热时间短，在第7病日内退热者占86%、在入院3日内退热者占67.5%；提出了乙脑病毒主要矛盾是脑实质病变的认识；对高热、惊厥等要紧抓“早”字辨证处理；主张在积极清热、解毒、利湿的同时，用亚冬眠疗法加安替溴剂配合相应的物理降温，这样使热象随着脑病变的好转而稳步下降；指出早期积极使用脱水剂可防止惊厥的发生和缩短疗程；阐述了根据中医卫气营血学术理论和西医对乙脑病理变化的论述，进行中西医结合治疗的方法；介绍了用新针抢救呼吸衰竭和加味生脉散救治循环衰竭的经验，以及后期症状的治疗情况。

附　治疗处方和药物

1. 急性期合剂

金银花、连翘、六一散各10 g，石膏、大青叶各30～60 g，芦根、茅根各15～30 g，竹叶10 g。

加减：①无汗者，加薄荷3～6 g，蝉蜕3 g；②苔黄里热盛者，加知母、生栀子各10 g，黄芩6 g；③大便秘结者，加虎杖15～30 g；④昏迷者，加菖蒲、郁金各6 g；⑤津伤者，加麦冬、石斛各10 g；⑥阴虚者，加生地黄、延胡索各10 g；⑦惊跳，加钩藤、地龙干各10 g；惊厥，加小儿惊风丸1～2瓶；⑧苔厚腻或大便溏泄，加藿香6 g，佩兰3～6 g，薏苡仁10～15 g；⑨痰多，加化痰汤（天竺黄、贝母、半夏各3～6 g，瓜蒌10 g，煮南星3 g或抱龙丸1粒）；⑩正虚，加人参或沙参、党参；⑪末梢循环衰竭，用加味生脉散（人参、五味子各3～6 g，麦冬6～9 g，玉竹10 g，六神丸5～10粒）；⑫末梢循环衰竭，肢逆脉绝，用参附归芪汤（人参、当归、炙甘草各3～6 g，炮附片3 g，黄芪15 g）；⑬中枢性呼吸衰竭：针刺人中、足三里、涌泉、人中、膻中、内关；呼吸兴奋穴加用医疗机。三组每次任选一组，旋转提插留针。中药给予参蛤散：人参3～6 g，蛤蚧1对，研末分4次冲服。

2. 恢复期合剂

忍冬藤、石斛、生地黄、麦冬、竹叶各10 g，丝瓜络3～6 g，荷叶3 g，西瓜翠衣30～60 g。

加减：①舌光绛无苔，加延胡索、玉竹各12 g；②肢体关节不利，加桑枝10 g；③余热未清，加白薇6 g，地骨皮10 g；④食欲不佳，去生地黄、麦冬，加扁豆6 g，鸡内金10 g；⑤夜热盛，加牡丹皮3～6 g，鳖甲10 g。

3. 后期合剂

(1) 软瘫：黄芪15 g，当归、赤芍各10 g，红花4.5 g，桃仁、地龙、牛膝各6 g。

(2) 硬瘫：穿山甲、泽兰各6 g，杭芍12 g，生地黄15 g，珍珠母30 g，地龙、桑寄生各10 g。

(3) 手足震颤、痴呆：炙甘草、生地黄、白芍、麦冬、阿胶各10 g，牡蛎15 g，鳖甲、龟甲各30 g。

第十五章　自汗有多因，首辨“虚”与“实”

汗为津液所化，《素问·宣明五气篇》有“五脏化液：心为汗……”之说，指出汗为心液所化。自汗是由多种疾病引起的非正常出汗的一类病症，以时时汗出、白昼为多、动则尤甚为主要特征。自汗首见于《伤寒论·辨太阳病脉证并治》，其云：“风温为病，脉阴阳俱浮，自汗出，身重，多眠睡”。它可以以独立的病症出现，也可以作为一个症状兼杂在其他病症中，为临床所常见。历代医家对于自汗之病机见解有阳虚、气虚、火旺、血瘀、伤风、伤暑、虚劳等。临证治汗，当首辨“虚”与“实”。

中焦湿热自汗案

李某，男，62岁。

［初诊］2005年5月10日门诊。

主诉：畏冷、自汗半月余。

病史：患者嗜酒，着凉后，少咳痰白，畏冷多汗。前医先后用过桂枝汤、黄芪桂枝五物汤、玉屏风散等益气固表、调和营卫治疗，但寒益甚、汗更多。

症候：畏寒，汗出如洗，咽痒则咳少量痰白，口稍干不喜饮，知饥纳少，小便淡黄，大便偏软；舌暗红，苔黄腻，脉细弦。

诊断：自汗。

辨证：湿热内蕴证。

治法：清化湿热佐利咽。

处方：杨氏清化饮加减。茵陈、连翘、厚朴、佩兰各10 g，白扁豆12 g，白豆蔻4.5 g，黄连3 g，薏苡仁30 g，射干6 g。2剂，每日1剂。

［二诊］2005年5月13日，药后汗少转黏，畏冷作罢，咳频痰黏；苔转薄黄腻。原方加苦杏仁、浙贝母各6 g。继服3剂，汗止、纳香、咳平、苔净而愈。

［按语］本案素嗜酒又感外邪致脾胃湿热，蕴蒸汗出，故畏冷，乃卫表汗出阳泄，非外邪可致之。咽为胃窍，湿热上蒸则痒，故用清化饮加减奏效。方中白扁豆、薏苡仁理脾祛湿，茵陈、黄连、连翘清热祛湿，厚朴、佩兰、白豆蔻香温燥祛湿，射干利咽，使脾运健、湿热化，则汗少、咽痒止；药后湿热未尽蒸肺则咳频痰多，守方加苦杏仁肃肺、浙贝母化痰，则病愈。此实为里和表自除之治也。

中焦积热自汗案

蒋某，女，85岁。

[初诊] 2020年7月6日门诊。

主诉：因反复自汗20余年，加重半月。

病史：患者长期反复自汗，且素易消化不良。近半月因饮食不慎又现胃胀、纳呆，且自汗随之加重。来诊症见上半身自汗，进食或活动后加剧，甚则汗如雨下，常自备毛巾于身侧擦汗，汗色微黄，胃脘闷胀，不知饥，纳呆，嗳气频，口干喜少温饮，不易入睡，寐差(每晚4～5 h)，易醒多梦，小便黄，夜尿每晚2次，大便干，素腰酸；精神尚可，舌色暗红、舌体胖大有裂，苔黄腻、根部黄厚浊，脉细濡。

诊断：①自汗；②胃痞；③积滞；④失眠。

辨证：脾胃湿热证。

治法：清化消食，调气安神。

处方：杨氏清化饮合达原饮加减。茵陈12 g，苍术10 g，黄连3 g，枳壳10 g，槟榔6 g，草果6 g，茯苓15 g，琥珀3 g，炒莱菔子15 g，神曲12 g，生麦芽12 g，生谷芽12 g，炒白芍6 g，炙甘草3 g。7剂，每日1剂，分2次口服。另予保和丸，一次3 g，一天3次，饭前半小时温水送服。嘱其清淡饮食，忌食生冷油腻之品。

[二诊] 2020年7月13日，药后汗量显减，汗色不黄，但饮热、活动后仍会出汗，胃胀、嗳气已消。现症见上半身自汗，饮热或活动后易作，口稍干喜温饮，知饥，纳尚可，梦减，但寐仍欠佳，不易入睡，早醒，夜尿，小便稍黄，大便调，腰酸；舌色暗红，舌体胖大有裂，苔薄黄腻，舌根稍厚，脉细濡。辨治：杨老认为此时积滞已化、中焦得开，但苔仍黄腻，湿热仍在，故辨证同前。治转清化养脾、益肾潜阳。处方：予上方去苍术、枳壳、槟榔、草果、炒莱菔子、神曲、生麦芽、生谷芽、炒白芍，改茵陈为10 g、琥珀为6 g，加炒白术10 g、佩兰10 g、砂仁4.5 g(后下)、菟丝子10 g、生龙骨15 g(先煎)、生牡蛎15 g(先煎)、合欢皮15 g、丹参10 g。7剂，每日1剂，分2次口服。嘱其清淡饮食，忌食生冷油腻之品。

[三诊] 2020年7月20日，药后自汗再减，唯偶有小作，自觉睡眠质量较前转佳(每晚5～6 h)，入睡改善，腰酸亦缓，夜尿每晚2次，舌色淡红暗，舌体恢复正常，裂纹转浅，苔薄黄，脉细。辨治：杨老认为此时黄腻苔已退净、湿热得化，患者年逾八旬，现需固本防复，遂治改健脾补肾、益气养阴、清瘀潜阳。处方：予上方去茵陈、佩兰、砂仁、合欢皮、琥珀，加黄精15 g、党参15 g、枸杞子10 g、益智仁4.5 g、怀牛膝10 g。14剂，每日1剂，分2次口服。嘱其清淡饮食，忌食生冷油腻之品。

[随访] 药尽剂后随访：汗止、纳可、寐安。

[按语] 本案患者为老年女性，素有自汗痼疾且随消化不良加重，可见自汗、胃痞、积滞、失眠等多病兼杂，且证分虚实两端，同见脾气虚、湿热蕴、瘀血阻、肾精亏等病机因素，症状范围涉及三焦。然杨老审症求因，观本案患者首诊舌苔黄厚浊腻，实乃脾胃素虚加之饮食不节，水湿不运，食积难化，渐生湿热阻于中焦故也。湿热之邪上扰心神则见难寐多梦，内蒸津

液则津液外越而见自汗且汗色偏黄、口干少饮，胶结脾胃则见纳呆脘痞，下碍大肠则大便难解。因此，杨老居中调衡，认为病涉三焦，当首开中焦，遂拟杨氏清化饮合达原饮加减以清化消食、调气安神。药用辛温香燥之草果、苍术燥湿运脾，苦寒燥湿之黄连直清中焦，清利之茵陈祛湿于下，枳壳调理气机，取槟榔合炒莱菔子、神曲、麦芽、谷芽消食下气、推陈致新，茯苓、琥珀安神化瘀利湿。又因患者首诊见舌质偏红，裂纹纵横，乃湿热蕴久伤阴之象，恐前药温燥再耗阴液，故用炒白芍合炙甘草酸甘化阴暂护阴分。达原饮出自明代吴又可所著《瘟疫论》，原为治疗瘟疫疟疾所设，然杨老临证擅引达原饮灵活化裁治疗湿热病证重者。杨老认为《瘟疫论》达原饮条下所述“感之重者，舌上苔厚如积粉，满布无隙”，其舌苔与临证所见湿热重者之舌苔厚浊腻甚相符合，吴又可用“槟榔能消能磨，除伏邪，为疏利之药……厚朴除戾气所结；草果辛烈气雄……三味协力直达其巢穴，使邪气溃败，速离膜原”，可见槟榔、草果、厚朴乃达原饮之主药，故杨老临证常活用之气竣力宏，常取佳效。

二诊时患者胃胀、嗳气已消，汗量减少，食欲改善，大便调，梦减，但寐仍欠佳，舌苔薄黄腻，舌根仍稍厚。此乃食积已消，中焦得开，湿热渐化，但苔仍黄腻，湿热余邪仍在，但患者执杖之年，结合症状及舌脉，可见肾精渐亏，故治转清化养脾、益肾潜阳。药去炒莱菔子、神曲、麦芽、谷芽、枳壳，改温燥力宏之槟榔、草果为香燥力缓之砂仁，易苍术为炒白术，再加佩兰芳化余邪，菟丝子平补阴阳、益肾填精，生龙骨、生牡蛎、合欢皮、丹参潜阳安神。

三诊时患者自汗再减，唯偶有小作，自觉寐佳(每晚 5～6 h)，入睡改善，腰酸稍缓，夜尿仍有，舌淡红暗，边有齿痕，苔薄黄。此为湿热已退，患者年逾八旬，现需固本防复，遂治改健脾补肾、益气养阴、清瘀潜阳。药用党参、炒白术、茯苓健脾益气；黄精、枸杞子填补肝肾之阴；菟丝子、益智仁补益肾阳、固精缩尿；怀牛膝益肾强腰、黄连清除虚火，两药合生龙骨、生牡蛎、丹参共司潜阳清瘀安神之效。药尽剂后随访可见汗止、纳可、寐安。

下焦郁热自汗案

患儿,男,5 岁。

[初诊] 时间不详。

主诉:自汗 10 余天。

症候:小儿精神好,头身汗出如洗、醒寐依然,服用过玉屏风散等益气固表药 6 天未效,纳食正常,口渴喜饮,夜寐时烦,小便短少而黄,大便正常;舌淡红、苔薄白而干,脉细少数。

诊断:自汗。

辨证:下焦郁热、津液上越。

治法:清热通利。

处方:天水散(滑石、甘草)12 g,日分 2 次,冷开水冲服,连续 2 日。

[二诊] 其母来谢,小儿已尿长汗止,口不渴,夜安寐。

[按语] 自汗有虚、实两端。虚为腠理疏松,表卫不固而汗泄,其因有气血虚、阳虚或阴虚等;实乃邪迫蒸而汗出,因有热、湿、痰、瘀等。虚宜补,实当泻,此治疗之大则。然临证常有欠细审,言自汗必用补,每致邪留而汗仍出。汗为五液之一,尿为津液之余,尿汗同源,共司津液代谢之职,今下焦郁热,膀胱失化,尿道失利,则津液之余不得泄,下窍不利走鬼门,又热内蒸故自汗。天水散由滑石、甘草研粉而成,具有清热通利之功,使热清溲利而汗止。

第十六章　舌象判病性，机理当探求，临证要细参

舌象含舌色、舌质、舌形和舌苔，是中医诊断学望诊的主要内容之一，是临证判病及辨证的重要依据。研究表明，舌象主要显示病性、反映病情，其中舌质既呈正气，也现邪气；而舌苔仅示邪气。因“舌是脾之候；苔为胃气的反应”，笔者观察发现慢性浅表性胃炎、慢性萎缩性胃炎、胃溃疡、胃癌的舌质主要呈淡红、鲜红、褐点、瘀暗等舌质颜色的变化之势，而舌苔则基本呈黄腻之象，胃癌则白浊苔较多；兼舌，慢性浅表性、糜烂性胃炎齿痕较多，胃癌剥苔较多。对褐点舌①以往都认为是“血瘀”之象，而笔者在慢性萎缩性胃炎中医证的研究中发现褐点舌多在肾虚证中出现。也有人认为褐点是蕈状乳头水肿和色素沉着所致，且与肾上腺皮质功能衰退有关，故认为可以依舌来辨证、选方用药。当然，临证还需四诊合参。

① 杨老团队在临床率先发现并研究的，即舌面出现褐色色素沉着点，故命名为褐点舌。

中医舌诊对慢性胃病的诊断意义

——644例纤维胃镜资料分析

笔者于1979年3月至1980年4月，对进行纤维胃镜检查的慢性胃病患者644例，观察舌象与胃黏膜病变的关系，现分析如下。

一、观察方法

1. 对象

门诊或住院有上消化道出血、上腹部闷痛或食欲明显减退等症之慢性胃病患者，经肝功检查正常和HBsAg阴性者。

2. 方法

(1) 舌象观察：由一位中医师专人负责。在行胃镜检查尚未注射阿托品和吸入丁卡因前，于自然光线下，进行舌象观察。先用肉眼观察舌质、舌苔和舌形的大体情况，后用8倍放大镜观察舌乳头的状况。观察时令患者先自然地伸出1/3舌，观察舌尖和舌面部；然后在较短的时间内伸出全舌，进一步观察舌的中后部和两侧部。要注意染苔和过分伸舌，或伸舌过久等因素的影响。观察内容包括舌质和舌苔的色泽、干湿度、厚薄，以及形状和出现的部位等。舌质分淡红、鲜红、暗红、褐点、瘀斑、紫蓝、齿印和裂纹8种；舌苔分薄白润、薄白干、薄白腻、厚白腻、薄黄润、薄黄干、薄黄腻、厚黄腻和剥苔9种。

(2) 胃镜观察：应用日本OlympusGF-B_2型纤维胃镜。检查前常规肌内注射阿托品0.5 mg和安定(地西泮)10 mg，0.1%丁卡因吸入式麻醉。观察胃黏膜的形态、色泽、分泌、有无炎症、糜烂出血、溃疡和肿物等。每例都在胃底、胃体和胃窦等不同部位进行胃黏膜活检，供病理学鉴定。

二、临床资料

644例中男504例、女140例。年龄最小18岁，最大72岁，40岁及50岁两个年龄组共占59.47%。病程最长40年，最短3天，5年以内者近半数。临床均有不同程度的上腹部疼痛或脘部胀闷，或伴有嗳气、泛酸、呕吐、吞咽梗阻感、吐血、黑便等症状，均属中医脾胃病的范畴。

644例中胃镜和病理诊断慢性浅表性胃炎219例，占34.01%；慢性萎缩性胃炎165例，占25.62%；胃溃疡139例，占21.58%；胃癌121例，占18.79%。各病组中均有手术后胃，计34例。

三、胃黏膜病变与舌象的关系

1. 慢性浅表性胃炎

舌质以鲜红色为多(72例，占32.88%)。舌苔以黄色占多数(162例，占73.97%)，其中薄黄腻苔最多。

2. 慢性萎缩性胃炎

舌质以褐色点占绝对多数(71 例,占 43.03%)。舌苔也以黄色为多(112 例,占 67.88%),其中薄黄腻苔、厚黄腻苔都占有一定的比例。

3. 胃溃疡

舌质也以褐色点为多(43 例,占 30.94%),但暗红色占有一定的比例(20 例,占 14.39%)。舌苔也以黄色为多(100 例,占 71.94%),其中则以黄厚腻苔最多。

4. 胃癌

舌质呈瘀斑和褐色点的占同样多数(各 41 例,各占 33.88%)。舌苔虽然也以黄色为多(79 例,占 65.29%),但白厚腻苔所占比例明显增多。

四、讨论

1. 舌质方面

本文所观察的舌色,从淡红、鲜红到暗红、褐点、瘀斑和全舌紫蓝,反映着由轻到重的不同病理程度。这些胃黏膜病变的不同舌质表现,浅表性胃炎分别与萎缩性胃炎、胃溃疡、胃癌比较有显著差异($P<0.05$);萎缩性胃炎与胃癌比较有显著差异($P<0.05$);胃溃疡与胃癌比较有显著差异($P<0.05$)。而萎缩性胃炎与胃溃疡则差异无统计学意义($P>0.05$)。但暗红舌组,则以胃溃疡百分率最高。中医认为淡红舌是正常舌质,表明气血调和,若在病理状态下相见,亦示病势轻浅。浅表性胃炎是四种胃黏膜病变中最轻的一种,淡红舌组以浅表性胃炎百分率最高。鲜红色舌为营血分有热的表现。现代研究认为是由于基础代谢增高,或炎症感染引起的血管扩张有关。鲜红点的出现,是蕈状乳头充血和血管扩张的结果。由于足太阴脾经之脉,连舌本、散舌下,脾胃有热,波及营血,循脾经而上,所以浅表性胃炎以鲜红舌最多。如果与淡红色舌相加,则共占 58.45%。胃溃疡和胃癌虽然也同时有炎症存在,但其主要病变是溃疡和癌肿,所以舌质见浅红色和鲜红色的明显为少,而出现了其他的舌质变化。中医认为暗红舌、褐色舌、瘀斑舌和全舌紫蓝都是血瘀的不同程度表现。暗红色舌是一种血循环障碍的较轻血瘀症。有人认为胃溃疡的形成符合气滞血瘀的病理改变,这似可说明暗红舌在胃溃疡中明显增加的原因。胃溃疡经过一定的治疗可以完全愈合,也表明其血瘀为较轻的病象。褐色点舌在萎缩性胃炎中比率最高,近半数;而在胃溃疡和胃癌中也有较高的比例。这种舌象在肉眼下观察,都属于瘀斑的范畴,而在放大镜下可以清楚看到,呈淡褐色或深褐色,针头大,隐没或突出的圆形点,呈密集或散在分布,多见于舌的两侧缘。有人认为这是蕈状乳头水肿和色素沉着所致,并指出这种舌象的出现,都具有肾虚的证候,与肾上腺皮质功能衰退有关。笔者对慢性胃炎“证”的探讨中,曾发现萎缩性胃炎涉及肾虚者占 59.7%,其 17-羟皮质类固醇排泄量在 24 h 平均量和 10 kg 体重平均量都低于正常。胃溃疡多表现脾胃虚寒证,有人测定其 17-羟皮质类固醇含量,普遍低于正常值。至于胃癌,虽然未见有这方面的检测报告,但许多学者都强调益肾在治疗肿瘤中的作用。可见褐色点舌的出现,与中医的脾虚肾虚都有关系,且与肾虚更为密切。萎缩性胃炎、胃溃疡与胃癌等褐色点舌的形成,是否与胃固有腺减少、分泌功能减退,使肾上腺皮质功能减退有关;或者是否与胃肠胰内分泌系统(GEP 系统)直接有关,有待进一步探讨。由此可见,这种舌象归属血瘀的范畴似有欠妥，瘀斑舌本组所见多呈紫蓝色，这是血瘀较重的征象。这种舌象有人认为是静脉回流受阻、血液淤积在静脉和毛细血管的结果；有的认为是全血黏度增高所致。本组胃癌患者这种舌象明显增加，全舌紫蓝也见明显增多，两者合占46.28%，这与中医认为癌肿是正虚气结、血瘀痰凝而成的理论相近。值得注意的是，褐色点舌在四种胃黏膜病变中都占有较高的比例，是否提示内分泌系统对慢性胃病的影响呢？从中医的观点看，这些舌质征象的出现表明四种胃黏膜病变，都同时存在正虚和邪实，不过随着具体病变的不同而有所侧重。

2. 舌苔方面

本组舌苔资料表明，四种胃黏膜病变从苔色上看，黄苔比白苔多，尤以浅表胃炎和胃溃疡更为明显，似可支持黄苔与胃内炎症相关的观点。炎症在四种胃黏膜病变中都有不同程度的存在，是否舌苔较舌质在这方面的反应更为敏感，有待进一步观察。因为黄苔主里热，脾胃有热首先在舌苔上的表现，如脾胃热及营血，才会在舌质上呈现鲜红色。而舌苔的厚薄、腻干，以薄苔、腻苔为多，这与杨老观察的结果相近。在白厚腻苔中以胃癌占多数，与胃溃疡、胃炎相比，均有显著差异（$P<0.05$）。这是痰浊凝阻脾胃的一种表现。

3. 兼舌方面

本组兼见的舌象有齿痕印、裂纹舌和剥苔三种。有的认为光剥苔对胃黏膜萎缩有诊断意义；有的认为光剥舌和裂纹舌对胃癌有诊断意义。本组兼见裂纹舌的只占5.43%，以胃癌为多，但仅与浅表性胃炎比较，差异有统计学意义。兼见剥苔的只占2.17%，各种胃黏膜病变间无明显差异；兼见舌齿印的仅占4.66%，其中以浅表性胃炎为多，与萎缩性胃炎、胃溃疡、胃癌比较，差异均具有统计学意义。上述三种兼舌，虽然齿痕舌多见于浅表性胃炎，裂纹舌多见于胃癌，但它们所占的百分比较低，初步看来未能显示对这些病变的显著意义。

4. 特异性问题

舌象对反映中医的病理变化来说，具有特异性；而对各种现代医学疾病的诊断，是否有特异性，值得进一步研究。也有学者报道“肝瘿线”（舌两侧边缘虽紫色或青色）对原发性肝癌有诊断意义，同时观察了肝硬化、胆囊炎、食管癌、胃癌、乳腺癌等未见这种舌象；病毒性肝炎、鼻咽癌、子宫颈癌等极少见到。有人观察由绿脓杆菌所致的败血症，舌象以光剥无苔为多，而链球菌、葡萄球菌败血症则以黄苔居多等，似有一定特异性。而据本组资料，胃癌出现的瘀斑舌和褐色点舌，呈现在舌尖部的占34.15%、在舌两侧缘的占58.54%、在舌尖部和舌侧缘的占7.32%，这与“肝瘿线”出现的部位和舌象基本相同。此外，临床见到血热阴虚证的表现为鲜红舌；气血不足证的表现为淡白舌。可见舌象的变化是以一定的病理为基础，不同的病只要有共同的病理变化，其舌象的出现就可能是一样的。上述情况表明，目前观察到的舌象，对疾病的诊断尚未有特异性，但有一定规律性。临床结合不同疾病的病史、症状和其他体征，对临床诊断仍有一定参考意义。

胃肠疾病患者舌苔脱落细胞增殖和凋亡相关基因蛋白表达研究

舌苔和舌质的变化常与消化系统疾病密切相关。胃肠疾病在舌象的反应迅速而准确，通过舌诊可以对胃肠疾病做出判断。不少国内外学者利用现代科学技术手段对舌苔的形成机制进行了多方面的研究，包括细胞形态学的改变、生化分析、微生态、细胞凋亡与增殖等。笔者多次报道慢性胃炎脾胃湿热证和脾虚证患者的舌苔脱落细胞活动周期及多种相关基因蛋白的表达及其意义，加深了对慢性胃炎湿热证和脾虚证内涵的认识。但是慢性胃炎、胃癌、溃疡性结肠炎、肠癌患者舌苔脱落细胞的相关基因蛋白表达有何异同及其在不同疾病中的意义还不清楚。本文拟用免疫细胞化学技术检测慢性浅表性胃炎（chronic superficial gastritis，CSG）、胃癌（gastric cancer，GC）、溃疡性结肠炎（ulcerative colitis，UC）和肠癌（intestinal cance，IC）患者舌苔脱落细胞中增殖和凋亡相关基因蛋白 c-Jun 和 caspase-3、caspase-8 等指标的变化，进一步了解舌象与胃肠疾病变化的关系，探讨胃肠道不同疾病与舌苔脱落细胞增殖和凋亡的相关性。

一、资料与方法

（一）临床资料

参照 2000 年中华医学会消化病分会制定的诊断要点，由经验丰富的医师结合舌苔、胃镜观察和病理活检报告，在就诊的患者中筛选慢性浅表性胃炎患者 23 例，其中男 10 例、女 13 例，年龄 29～62 岁，平均 48.5 岁，有厚黄腻苔 18 例(78.3%)、厚白苔 5 例(21.7%)；胃癌患者 27 例，其中男 16 例、女 11 例，年龄 37～78 岁，平均 60.3 岁，有厚黄腻苔 13 例(48.2%)、薄白苔 7 例(25.9%)、薄黄苔 6 例(22.2%)、灰黑苔 1 例(3.7%)；溃疡性结肠炎患者 16 例，其中男 10 例、女 6 例，年龄 25～71 岁，平均 49.8 岁，有厚黄腻苔 10 例(62.4%)、厚白苔 3 例(18.8%)、薄黄苔 3 例(18.8%)；肠癌患者 12 例，其中男 8 例、女 4 例，年龄 53～78 岁，平均 68.4 岁，有厚黄腻苔 6 例(50.0%)、薄白苔 4 例(33.3%)、薄黄苔 2 例(16.7%)。

（二）舌苔脱落细胞的收集和制备

受试者晨起后勿进药、进食，凉开水漱口后，自然伸出舌头，详细观察舌象，以载玻片短边中等力度刮取舌中后部舌苔，用少量生理盐水冲洗入试管中，200 目筛网滤过。以生理盐水洗涤，以 1 000 r/min 离心，弃上清液，重复 1 次。留取少许液体，打散沉淀成细胞悬液，用吸管吸取细胞悬液，涂在 Polylysine 处理过的载玻片上，自然晾干或电吹风冷风吹干，乙醚酒精溶液固定，冰箱冷藏保存备用。

(三) 免疫细胞化学染色方法

冰箱取出舌苔细胞涂片，室温平衡 10 min，入水 5 min，入 3% H_2O_2（新配）室温平衡 20 min；流水洗 5 min，PB 5 min×2，加正常封闭血清，室温 20 min；不洗，擦干多余液体，分别滴加 1∶50 稀释的兔抗 c-Jun（SantaCruz 公司）、caspase-3（中杉金桥公司）、caspase-8（Nee-marker 公司）抗体，4℃冰箱湿盒中过夜：次日取出湿盒，室温平衡 10 min，PBS 洗 5 min×3，滴加即用型 Biotin-羊抗兔 IgG 抗体（中杉金桥公司），37℃孵育 60 min；PBS 洗 5 min×2，滴加 HRP-SP（中杉金桥公司）37℃孵育 30 min：流水洗 10 min，PBS 洗 5 min×3，加 1∶20 稀释的 DAB 显色液（DABKit，用前配，博士德公司）显色 20～25 min，镜下随时观察；反应结束入水终止，流水洗 5 min，常规脱水，透明，中性树胶封片。阴性对照片用 PBS 代替第一抗体，其他步骤与实验片相同。阳性反应呈棕黄色，阳性部位 c-Jun 位于细胞核，caspase-3 位于细胞质或核，caspase-8 位于细胞质，阴性对照片细胞核或细胞质均不着色。

(四) 结果

在高倍显微镜（×40）下计数每例标本涂片上 100 个以上脱落细胞中 c-Jun、caspase-3 和 caspase-8 阳性细胞数，算出阳性细胞百分率，然后统计慢性浅表性胃炎组、胃癌组、溃疡性结肠炎组和肠癌组患者阳性细胞百分率的均值和标准差（表 2-8-1）。

表 2-8-1　慢性浅表性胃炎组、胃癌组、溃疡性结肠炎组和肠癌组患者阳性细胞百分率（$\bar{x}\pm s$）

组别	*n*	c-Jun	caspase-3	caspase-8
慢性浅表性胃炎组	23	33.59%±6.27%	40.81%±5.31%	40.36%±6.15%
胃癌组	27	35.39%±7.27%	30.2%±5.1%**	30.19%±6.92%**
溃疡性结肠炎组	16	30.19%±4.9%	28.37%±5.71%**	32.39%±6.9%**
肠癌组	12	29.55%±5.47%*	31.59%±4.39%	30.21%±5.88%

注：* 肠癌组与胃癌组比较，$P<0.05$；** 胃癌、溃疡性结肠炎与慢性浅表性胃炎组比较，$P<0.01$。

经 t 检验，肠癌组与胃癌组比较，患者舌苔脱落细胞中 c-Jun 的阳性细胞百分率有差异（$P<0.05$）；胃癌组、溃疡性结肠炎组与慢性浅表性胃炎组比较，caspase-3、caspase-8 的阳性细胞百分率有显著差异（$P<0.01$）。

二、讨论

本研究中各组患者舌苔表现有所差异。现有研究提示舌苔的厚度与舌上皮细胞的增殖、分化及凋亡之间的平衡密切相关，当细胞增殖占优势，细胞凋亡和分化相对占劣势时，舌上皮细胞增多，舌苔即变厚。细胞增殖与凋亡相关基因表达的变化很明显地影响着舌苔的厚度，如 c-Jun、caspase-3 和 caspase-8 等基因表达。c-Jun 基因表达产物可广泛作用于细胞核 DNA 序列，引起 DNA 合成的变化。细胞产生增殖和分化趋势，被视为细胞增殖反应的标志，它的激活是细胞 G_0 期进入 G_1 和 S 期的必要条件。c-Jun 与细胞增生和细胞发育有关，在胰腺肿瘤时出现 c-Jun 高表达，细胞增生明显增加。本研究肠癌组比胃癌组舌苔脱落细胞 c-Jun 基因表达阳性率低($P<0.05$),提示 c-Jun 基因表达较少,使得肠癌组舌苔细胞自 G_0 期进入 G_1 和 S 期减少,细胞增殖速度较慢,说明同样是胃肠肿瘤,肠癌与胃癌患者的舌苔脱落细胞增殖速度明显不同。半胱天冬氨酸蛋白酶(caspase)是参与细胞凋亡机制的重要成分,按功能分成细胞凋亡过程的启动酶和效应酶,caspase-8 为重要的启动酶之一,caspase-3 发挥着效应酶的作用。caspase-8 在 Fas 和 TNF 变体诱导的细胞凋亡信号途径中发挥作用,被激活后引起 caspase 级联反应,从而激活 caspase-3,导致细胞凋亡和形态学改变,如细胞质与细胞核崩解,线粒体与核 DNA 被降解,凋亡小体的形成及基因蛋白表达改变等。Hp 在胃细胞中可以激活 caspase-3、caspase-9,通过线粒体途径直接诱发凋亡。本研究慢性浅表性胃炎组舌苔脱落细胞 caspase-3、caspase-8 表达阳性率明显高于胃癌组和溃疡性结肠炎组($P<0.01$),且与两基因蛋白的表达均呈正相关,提示慢性浅表性胃炎组 caspase-8 表达相对增加,激活凋亡途径较活跃,caspase-3 表达也随之增加,活化的 caspase-3 可裂解各种底物,破坏 DNA,促进细胞的凋亡,说明慢性浅表性胃炎患者比胃癌和溃疡性结肠炎患者舌苔脱落细胞凋亡速度更快。舌苔脱落细胞中增殖和 caspase-3、caspase-8 在细胞凋亡的途径上是重要的;在人的角化上皮上,凋亡不仅见于各个分化时期,而且通过不同途径诱发。慢性浅表性胃炎、胃癌、溃疡性结肠炎、肠癌患者舌苔脱落细胞中 c-Jun、caspase-3、caspase-8 表达阳性率的高低不同,间接反映了不同胃肠疾患舌苔的苔质和苔色变化情况,可能与炎症的程度、癌症的分化程度有一定关系,有待收集更多类型标本进一步开展研究,为中医诊治胃肠病提供辅助诊疗指标。

慢性胃炎舌印片与证候及幽门螺杆菌的相关性研究

舌诊是中医诊断的重要方法和手段之一。长期临床观察和实验研究表明，舌象与慢性胃病、胃黏膜病理改变及幽门螺杆菌(Hp)之间存在着十分密切的关系。脾胃湿热证是临床常见的脾胃病实证，在临床上具有广泛意义，是胃黏膜急性、亚急性炎症的临床重要表现。湿热既是 Hp 感染的外在因素，又是它赖以生长、繁殖的内在环境。但是，对于舌苔脱落细胞与 Hp 感染的相关性和特异性研究未见报道。

本课题以脱落细胞成熟指数(maturation index，MI)、成熟价值(maturity evaluation，MV)和 Hp 为指标。选择证、舌、菌同步观察，能够了解慢性胃炎不同证候的舌苔脱落细胞特征及其与 Hp 感染的相关性，为中医证候研究提供依据。

(一) 研究对象

选择慢性浅表性胃炎脾胃湿热证患者 76 例作为对象，同时选择同病脾胃气虚证患者 43 例和健康人 10 名分别作为对照，年龄 17～77 岁，平均年龄 39.5 岁。观察对象来源于福建省龙岩市第二医院。

(1) 中医脾胃湿热证和脾胃气虚证的筛选标准主要根据普通高等教育中医药类规划教材《中医诊断学》。在病例选择中为了使辨证更具客观性，尽量避免证候相兼错杂，辨证过程参考《600 常见症状的辨证意义》，采用积分和阈值的方法进行。

(2) 慢性胃炎诊断参考《江绍基胃肠病学》，用常规方法观察胃黏膜镜下变化特征，结合组织病理活检进行诊断。以充血渗出性胃炎为主，萎缩性胃炎不列入。

(二) 研究方法

(1) 舌印片脱落细胞检查于上午 8～10 时进食前用消毒载玻片在受检查者舌面前中部以中等力度印压，每例 2 片，95%乙醇固定后采用巴氏染色法染色，用国际统一标准分别计算表层、中层、底层细胞数。然后计算舌苔脱落细胞成熟指数、成熟价值等指标。计数范围为 2 个盖玻片面积。取 2 片的平均值。

观察指标：①成熟指数(MI)，把脱落的 3 层鳞状细胞的百分比分开顺序记载，从左到右为底层、中层、表层；②成熟价值(MV)，是从成熟指数的三层细胞数按其成熟程度计算而成。计算方法：计数 100 个细胞，其中表层细胞数乘以 1，中层细胞数乘以 0.5，底层细胞数乘以 0，上述 3 个数的和即为成熟价值。

(2) 幽门螺杆菌检查采用 ^{14}C-UBT 尿素呼气试验和 Hp 形态学检查综合判断。

(3) 统计学处理采用 SPSS10.0 统计软件对上述检查结果进行分析处理。实数据计量资料用均数±标准差($\bar{x}\pm s$)表示，计数资料用%表示，两样本均数的比较用 t 检验，计数资料用 χ^2 检验进行显著性检验。

(三) 结果

(1) 健康人舌印片成熟指数右移，脾胃湿热组和脾胃气虚组中舌印片趋向中层细胞片型，后两者成熟价值减小，脾胃湿热组与各组间差异极显著，但脾胃气虚组与健康人组比较差异不显著，见表 2-8-2。

表 2-8-2 不同证型舌印成熟指数、成熟价值变化比较($\bar{x}\pm sD$)

组别	n	成熟指数(底层/中层/表层)	成熟价值
健康人组	10	0/43.3±7.413 2/55.7±7.413 2	76.85±3.810 1
脾胃气虚组	43	0/50.883 7±6.299 9/49.139 5±6.307*	74.447 7±3.213 4*
脾胃湿热组	76	0/57.855 3±8.832 8/42.118 4±8.899 4#△	71.023±4.732 7#△

注：* 脾胃气虚组与健康人组比较，$P<0.05$，# 脾胃湿热组与健康人组比较，$P<0.001$；△脾胃湿热组与脾胃气虚组比较，$P<0.001$。

(2) 脾胃湿热组的 Hp 阳性感染率高于脾胃气虚组和健康人组，见表 2-8-3。

表 2-8-3 不同证型组与 Hp 的关系

组别	n	Hp				阳性率
		−	+	++	+++	
健康人组	10	9	1	0	0	10%*
脾胃气虚组	43	38	1	2	2	11.6%*
脾胃湿热组	76	46	18	3	9	39.5%

注：* 健康人组、脾胃湿热组与脾胃湿热组比较，$P<0.01$。

(3) Hp 感染阳性组舌印片以中层细胞居多，成熟价值减少，见表 2-8-4。

表 2-8-4 Hp 感染成熟指数、成熟价值的变化($\bar{x}\pm s$)

Hp	n	成熟指数	成熟价值
−	93	0/53.225 8±9.201 1/46.806 5±9.201 9	73.118 3±4.779 7
+	36	0/57.722 2±7.851 7/42.166 7±7.992*	71.319 4±4.052 6*

注：* Hp(+)与 Hp(−)比较，$P<0.05$。

(四) 讨论

舌印片的成熟指数、成熟价值反映了舌苔脱落细胞构成的比例和上皮细胞成熟趋势。初步观察发现，在慢性胃炎中热证、实证患者较多上皮细胞发育至中层便开始脱落；寒证、虚证患者的上皮细胞多发育至表层才开始脱落。成熟指数、成熟价值可弥补肉眼视觉的不足，作为不同舌象、不同疾病判断的辅助依据之一。同时，与中医证型存在一定的相关性，其变化可作为中医诊法的组成部分为辨证提供依据，也体现了脾胃证候寒热虚实对舌上皮细胞成熟的影响。因此，成熟指数、成熟价值的变化不能简单理解为单一舌苔或舌象形成的病理生理基础，而应作为舌象研究、证候诊断的综合指标之一。

本资料表明，湿热证与 Hp 感染关系密切，Hp 感染率疾病组高于健康人，脾胃湿热组为最高。罗云坚等研究结果也同样持这种观点。张林等认为 Hp 是六淫中的湿热之邪，湿热是胃病的启动因子；脾胃气虚证 Hp 感染率低，与其胃黏膜细胞表面黏液层减少，改变了 Hp

最佳生态环境有关,提示"证"与"菌"及"炎"与"组织学变化"存在一定联系。此外,研究还发现 Hp 感染与舌细胞成熟指数、成熟价值的相关性,与脾胃湿热证呈对应的变化。可见,Hp 感染及其产生的湿热病理影响了舌上皮细胞的成熟,共同构成了脾胃湿热证舌象的生理病理基础。

"邪气"在中医病因学里包含着致病微生物,具有传染性。其中之一的"湿热邪气"的发病特点是隐匿性、渐进性和反复性,这与 Hp 感染的胃病的临床表现也很近似。这表明湿热邪气-慢性胃炎-湿热证-Hp 阳性相互之间的关系。湿热既是病因之一,又是病理类型,它适宜 Hp 的生长和繁殖。

总之,十多年来有关 Hp 与证、舌的关系一直是热门话题。笔者认为借助舌印片和脱落细胞学方法开展此项研究将有利于揭示证、舌形成的某些规律,对于中医客观化研究将具有积极意义。

慢性胃炎脾胃湿热证舌印片与细胞凋亡的相关性研究

关于舌象与慢性胃病及胃黏膜关系的研究报道甚多。但有关舌苔脱落细胞的研究主要侧重于细胞病理变化的被动过程，忽略了舌苔细胞变化受基因调控这一主动过程。脾胃湿热证是临床常见证候之一。长期临床观察和实验研究表明，中医的脾胃病证候与慢性胃病、胃黏膜病理改变、舌象之间存在着十分密切的关系。

细胞凋亡(apoptosis)是细胞在一定的生理病理条件下，遵循自身的程序，自己结束其生命的过程。消化道上皮细胞的更新都是以程序性细胞死亡方式进行的。细胞凋亡对维持器官大小、正常细胞数量、识别并消灭受损或转化细胞、防止癌变及维持正常免疫功能均有重要的作用。因此，笔者认为，细胞凋亡可能是舌象形成，特别是舌苔脱落细胞学特征形成的重要基础，而且受基因调控。借助细胞凋亡理论和现代诊疗手段，开展舌象机制及脾胃湿热理论研究，不仅有助于探讨本证的临床变化规律，还有利于更全面地理解中医脾胃的含义及其实质，更好地指导临床诊断和治疗。

本课题以脱落细胞成熟指数、成熟价值和细胞凋亡指数为指标，选择胃黏膜组织和舌苔细胞进行同步观察，能够了解脾胃湿热证的舌象特点、舌苔脱落细胞学变化和细胞凋亡特征及其形成机制。

一、研究对象

选择慢性浅表性胃炎脾胃湿热证患者 76 例作为观察对象，43 例同病脾胃气虚证患者和 10 例健康人为对照。其中男性 78 例，女性 51 例，各组性别构成比例无显著性差异。年龄 17～77 岁，平均年龄 39.5 岁。上述观察对象来源于福建省龙岩市第二医院。

(一) 证型筛选标准

中医脾胃湿热证和脾胃气虚证的筛选标准主要根据普通高等教育中医药类规划教材《中医诊断学》。为了使辨证更具客观性，尽量避免证候相兼错杂，辨证过程参考《600 个常见症状的辨证意义》，采用积分和阈值的方法进行。

(二) 慢性胃炎诊断标准

慢性胃炎诊断参考《江绍基胃肠病学》，以纤维胃镜常规方法观察胃黏膜镜下变化特征，结合组织病理活检进行诊断。研究对象以充血渗出性胃炎为主，萎缩性胃炎不列入。

二、研究方法

(一) 舌象观察

于上午 8～10 时进食前，由两位有经验的中医师按照中医传统方法观察舌象，并按规划教材《中医诊断学》内容进行分类。根据观察的结果进行归类,不同舌质组分为淡红舌、淡白舌、红舌、紫舌;不同舌苔组分为薄白苔、薄黄苔、白厚苔、黄腻苔。

(二) 舌印片脱落细胞检查

用消毒载玻片在受检者舌面前中部以中等力度印压,每例 2 片,95%乙醇固定后采用巴氏染色法染色,用国际统一标准分别计算表层、中层、底层细胞数。然后计算舌苔脱落细胞成熟指数、成熟价值等指标。计数范围为 2 个盖玻片面积。取 2 片的平均值。

表层与中层细胞之间的区别,除有部分形态不同外,表层细胞核致密,中层细胞核疏松。底层与中层细胞的区别,除了大小和形状略有差别外,更明显的是底层的细胞质色深(浆厚),而中层细胞质色淡(浆薄)。

观察指标:①成熟指数,把脱落的 3 层鳞状细胞的百分比分开顺序记录,从左到右为底层、中层、表层。例如,成熟指数 1/89/10 表示底层细胞 1%、中层细胞 89%、表层细胞 10%。②成熟价值,是从成熟指数的 3 层细胞数按其成熟程度计算而成。计算方法:计数 100 个细胞,其中表层细胞数乘以 1,中层细胞数乘以 0.5,底层细胞数乘以 0,上述 3 个数的和即为成熟价值。例如,成熟指数为 5/60/35,计数方法为成熟价值$=5\times0+60\times0.5+35\times1=65$。

(三) 细胞凋亡检测

采用末端标记测定 TUNEL 法分别检测胃黏膜组织(胃窦、胃体和病变部位)和舌苔上皮的凋亡细胞。舌上皮标本取材:在印片后嘱受检者用清水漱口,然后用棉签刮取舌中部舌苔,用缓冲液冲洗后离心并进行涂片;胃黏膜标本采用石蜡包埋切片法。试剂来源:福州 MAXIMBIOTECH INC,产品代号:Kit9702。

结果判定:细胞核中有蓝黑色颗粒者为阳性细胞。光镜下观察数 5 个以上,高倍视野不少于 1 000 个细胞(舌细胞涂片 500 个),计算每 100 个上皮细胞内的阳性细胞数,取其均值分别作为凋亡细胞指数(apoptosis index, AI)。

(四) 统计学处理

采用 SPSS10.0 统计软件对上述检查结果进行分析处理。实验数据计量资料用均数±标准差($\overline{x}\pm s$)表示,计数资料用%表示,两样本均数的比较用 χ^2 检验进行显著性检验,多样本均数的比较及均数的两两比较用方差分析,两因素之间的相关性用等级相关分析。

三、结果

(一) 舌象观察

对照组舌质以淡红舌为主,脾胃湿热组以红舌多见,脾胃气虚组虽然也以淡红舌多见,但异常舌质百分比显著高于对照组,见表 2-8-5。

表 2-8-5　不同证型舌质观察比较

组别	n	淡红舌	淡白舌	红舌	紫舌
正常组	10	10(100%)	0(0)	0(0)	0(0)
脾胃气虚组	43	26(60.5%)*	13(30.2%)*	3(7%)*	1(2.3%)*
脾胃湿热组	76	16(21.1%)*#	3(3.9%)*#	54(71.1%)*#	3(3.9%)*#

注：* 与正常组比较，$P<0.01$；# 与脾胃气虚组比较，$P<0.01$。

对照组舌苔以薄白苔为主，脾胃湿热组以黄腻苔多见，脾胃气虚组虽然也以薄白苔为多，但异常舌苔百分比显著高于对照组，见表 2-8-6。

表 2-8-6　不同证型舌苔观察比较

组别	n	薄白苔	薄黄苔	白厚苔	黄腻苔
正常组	10	7(70%)	3(30%)	0(0)	0(0)
脾胃气虚组	43	21(48.8%)*	3(7%)*	34(32.6%)*	5(11.6%)*
脾胃湿热组	76	2(2.6%)*#	8(10.5%)*#	7(9.2%)*#	59(77.6%)*#

注：* 与正常组比较，$P<0.01$；# 与脾胃气虚组比较，$P<0.01$。

（二）舌印片观察

不同舌质组中成熟指数各组间差异极显著，依次按紫舌、淡白舌、淡红舌、红舌顺序排列。红舌以中层细胞居多。成熟价值改变按上述顺序递减，以红舌组最低，紫舌组为最高，表 2-8-7。

表 2-8-7　不同舌质组舌印片成熟指数、成熟价值变化（$\bar{x}\pm s$）

组别	n	成熟指数	成熟价值
淡红舌组	52	0/51.019 2±8.098/49.019 2±8.107 7*	74.144 2±4.466 7*
淡白舌组	16	0/49.343 8±5.137 2/50.718 8±4.983 2*	75.093 8±2.741 5*
红舌组	57	0/59.570 2±8.337 4/40.359 6±8.400 8#	70.271 9±4.255 8#
紫舌组	4	0/47.5±6.364/52.5±6.364	76.25±3.182

注：* 淡红舌组与红舌组比较、淡白舌组与红舌组比较，$P<0.01$；# 紫舌组与红舌组比较，$P<0.05$。

不同舌苔组中成熟指数各组间差异极显著，依次按薄白苔、白厚苔、薄黄苔、黄腻苔顺序排列。黄腻苔以中层细胞居多。成熟价值改变按上述顺序递减，以黄腻苔最低，薄白苔为最高，见表 2-8-8。

表 2-8-8　不同舌苔组舌印片成熟指数、成熟价值变化（$\bar{x}\pm s$）

组别	n	成熟指数	成熟价值
薄白苔组	30	0/48.916 7±6.355 9/51.116 7±6.355 4*#	75.083 3±3.138 6*
薄黄苔组	14	0/55.392 9±6.288 5/44.607 1±6.288 5	72.392 9±3.273 9
白厚苔组	21	0/50.452 4±7.174 4/49.547 6±7.174 4*	74.726 2±3.566 3*

（续表）

组别	*n*	成熟指数	成熟价值
黄腻苔组	64	0/58.210 9±9.415/41.757 8±9.488 1	70.816 4±5.035

注：* 薄白苔组与黄腻苔组比较、白厚苔组与黄腻苔组比较，$P<0.01$；# 薄白苔组和薄黄苔组比较，$P<0.05$。

（三）细胞凋亡指数检测

不同舌质组中胃黏膜 AI 和舌细胞 AI 各组间均差异显著，均以淡白舌为最高。舌质与舌细胞凋亡显著相关（$P<0.05$），$r=-0.204$，呈负相关，见表 2-8-9。

表 2-8-9　不同舌质组胃黏膜细胞 AI 及舌细胞 AI 的比较（$\bar{x}\pm s$）

组别	*n*	胃成熟指标	舌成熟价值
淡红舌组	52	5.423 1±2.286 8*	8.057 7±4.089 3#
淡白舌组	16	7.062 5±2.489 1	11.437 5±3.405 3
红舌组	57	5.701 8±2.489 1*	7.701 8±3.256 7#
紫舌组	4	6.25±2.872 3	9.25±2.061 6

注：* 淡红舌组与淡白舌组比较、红舌组与淡白舌组比较，$P<0.05$；# 淡红舌组与紫舌组比较、红舌组与紫舌组比较，$P<0.01$。

不同舌苔组中胃黏膜 AI 各组间无差异，但舌细胞 AI 各组间差异显著，以白厚苔为最高，见表 2-8-10。

表 2-8-10　不同舌苔组胃黏膜细胞 AI 及舌细胞 AI 比较（$\bar{x}\pm s$）

组别	*n*	胃成熟指数	舌成熟价值
薄白苔组	30	6.466 7±2.270 2	9.033 3±4.671 9
薄黄苔组	14	5±2.512	6.714 3±3.811 5*
白厚苔组	21	6.142 9±3.037 9	10.047 6±3.073 7
黄腻苔组	64	5.5±2.246 7	7.843 8±3.281 6#

注：* 薄黄苔组与黄厚苔组比较，$P<0.01$；# 黄腻苔与白厚苔组比较，$P<0.05$。

四、讨论

研究结果表明，正常对照组舌象以淡红舌、薄白苔为主，与笔者以往的研究结果一致，反映了气血和调、脏腑功能正常。但是，笔者也发现淡红舌、薄白苔并非正常人唯一舌象，这可能与个体差异有关。脾胃湿热组以红舌、黄腻苔多见；脾胃气虚组虽然也以淡红舌多见，但异常舌质特别是淡白舌的比例高于对照组，而舌苔则以薄白苔和白厚苔多见。这体现了红舌主热，淡舌主虚，黄苔主热，厚苔、腻苔主湿主痰的普遍规律，与中医舌诊的基本理论相吻合。

关于脾胃湿热证的舌象表现，以往的报道很多，不少人认为舌苔黄腻是本证的唯一舌象，也是诊断本证的必备条件。但是，通过观察笔者发现，脾胃湿热证虽以黄腻苔多见，但还有约40%的患者见其他舌苔，这可能与患者体质的强弱、胃气的盛衰、病证的夹杂及湿热的偏颇有关。故临床对于黄腻苔，尚应观察腻苔之厚薄、黄色之深浅、舌质之变化，参其证候，以审定脏腑之寒热虚实。在辨证过程中更不能拘泥于单一的舌象或简单地以舌测证。

舌印片的成熟指数、成熟价值反映了舌苔脱落细胞构成的比例和上皮细胞成熟趋势。初步观察发现，热证、实证及相应的红舌、黄苔舌较多的上皮细胞发育至中层便开始脱落；相反，寒证、虚证及相应的淡舌、白苔舌的上皮细胞多发育至表层才开始脱落。成熟指数、成熟价值的变化不仅与舌苔附着力有关，而且与舌体血液供应和基底膜营养状态等多种因素有关。通过研究，笔者认为，成熟指数、成熟价值的改变与舌质、舌苔的变化严重程度存在一定的内在联系，说明舌苔脱落细胞的成熟变化是舌象形成的细胞学基础之一，随着病情的发展，成熟指数、成熟价值的变化越明显，舌象改变也越重。因此，成熟指数、成熟价值检查可弥补肉眼视觉的不足，作为不同舌象、不同疾病判断的辅助依据之一。

脱落细胞学检查作为探讨舌象形成原理和舌诊现代研究的依据之一已开展多年。但以往的报道采用六层或五层分类法，较为烦琐，不同研究报道中各类细胞分类标准不一，其取材、染色方法和观察指标也不尽一致。由于缺乏统一的标准，重复性较差，不同报道甚至出现了相互矛盾的现象。本文引进目前已较为成熟的阴道脱落细胞检查方法，采用公认的国际细胞学会议对鳞状上皮脱落细胞的三层分类法，以成熟指数、成熟价值为指标，同时采用固定的镜检范围，容易重复也较为简便实用。此外，本研究采用的印片方法能够较好地反映舌苔细胞的自然脱落情况，避免刮舌法或挑舌法因人为用力轻重差异对检查结果的影响和对舌基底膜的损伤。

有关舌象与胃黏膜之间的相关性已被广泛证实。而大量报道认为，胃黏膜细胞凋亡与胃黏膜炎症具相关性。笔者的研究发现，不同舌质组中胃黏膜AI与舌细胞AI均有显著差异，以淡白舌为最高，淡红舌最低。淡红舌-红舌-紫舌-淡白舌，舌色与舌细胞AI呈负相关，但与胃黏膜AI不相关。不同舌苔组中胃黏膜AI组间无差异；但舌细胞AI差异显著，以白厚苔为最高。舌象形成与细胞凋亡指数有一定关系，可能是舌丝状乳头复层鳞状上皮细胞在终末分化过程中一部分细胞发生了凋亡，由于脾胃气虚，升降失司，运化失职，湿浊上泛，气血不能上荣，共同形成了舌象的细胞学基础。结果还表明，舌细胞与胃黏膜AI变化在不同舌苔存在着一定差异，可能由于各种病理因素对不同部位的影响不同。同时也从另一角度说明舌质主要反映脏腑功能的盛衰，而舌苔乃胃气夹邪气上熏所致。由此可见，在慢性胃炎确定病理分型后，中医舌诊对辨证是有意义的。

综上所述，舌诊与胃部疾病的对照研究已引起医学界的普遍关注。其研究方法也经历了一定的发展过程，对舌象从肉眼观察发展到录像、电子计算机定量分析、舌苔脱落细胞学检查、唾液检测等综合指标分析；从对胃进行胃黏膜象观察逐步发展到组织学检查、胃分泌功能、胃肠激素及运动功能等多项检测，以求从中找出舌与胃部疾病相关性指标，并做定量分析，使中医舌诊在脾胃疾病的诊疗、预后判断等方面更具科学性。

舌象的形成是一个复杂的过程，其机制涉及生理学和病理学的许多领域。本课题通过对脾胃湿热证舌象、舌印片、细胞凋亡的研究，初步掌握了其证候与舌象、舌苔脱落细胞与凋亡的相关性。其中关于舌与胃黏膜细胞凋亡的同步观察和对单一证候舌象的多指标、多层次的综合研究，是本课题的主要创新之处，既能体现病证相合和中医整体观念，又能更好地揭示证、舌形成过程的固有规律。

慢性浅表性胃炎脾胃湿热证患者舌苔脱落细胞活动周期的研究

望舌诊病是中医独特的诊断方法,《黄帝内经》记载:"舌为脾胃之外候,苔乃胃气之熏蒸。"舌苔与脾胃的生理、病理关系十分密切,舌象的各种变化可反映机体病变部位和程度。近年来国内学者对舌苔的成因、舌苔与证候的关系进行了有益的探索;但有关脾胃湿热证和脾气虚证慢性浅表性胃炎患者舌苔脱落细胞与细胞周期活动的关系,目前尚未见过报道。本文将脾胃湿热证治疗前后和脾气虚证慢性浅表性胃炎患者及正常人舌苔脱落细胞,用流式细胞仪检测,比较研究了各组舌苔脱落细胞周期的时相,旨在了解舌苔脱落细胞周期与脾胃湿热证、脾气虚证慢性浅表性胃炎之间的关系。

(一) 资料与方法

1. *病例选择*

正常对照组 16 例,其中男性 10 例、女性 6 例,平均年龄 29.4±8.9 岁,选择无器质性病变,中医辨证无寒热虚实症候,并排除近月内舌、口鼻、咽的局部病变,舌质淡红,苔薄白而润者;脾胃湿热组 39 例,其中男性 20 例、女性 19 例,平均年龄 42.9±10.1 岁,Hp 阳性 16 例,占 41%;脾气虚组 27 例,其中男性 10 例、女性 17 例,平均年龄 36.6±9.9 岁,Hp 阳性 5 例,占 18.5%;脾胃湿热组、脾气虚组选择慢性浅表性胃炎病例,由有丰富经验的医师在医院门诊中,根据福建省中医脾胃学术委员会 1992 年制定的辨证标准随机筛选。脾胃湿热组中有 21 例服用中药"清化饮"(脾胃湿热治疗组),其中男性 9 例、女性 12 例,平均年龄 44±11.3 岁,Hp 阳性 8 例,占 38.1%,治疗 1 月后复查。该药主要成分为茵陈、黄连、生薏苡仁、厚朴、佩兰叶、白蔻仁、赤芍等。脾胃湿热证有舌根黄腻或全舌薄黄腻、胃脘胀痛、食欲不振等主症,以及口苦,舌形胖大,舌质淡红、暗红,脉细、缓等次症。

2. *舌苔脱落细胞收集和检测方法*

受试者检查前一晚临睡前漱口,晨起后勿进药、进食,自然伸出舌头,详细观察舌象,用载玻片中等力度从舌中后部刮取舌苔,用少量 0.9%氯化钠溶液冲洗入试管中,200 目筛网滤过。先以 0.9%氯化钠溶液洗涤,1 500 r/min,离心 3 次,每次 5 min,弃上清液,加少量 75%乙醇于沉淀中,冰箱冷藏保存样品。检测前样品用 PBS 洗去乙醇,细胞浓度调至$(1\times10^5)\sim(1\times10^6)$/mL,加样品 100 μL 于专用管中,加 DNA-PREP 染色试剂,室温避光染色 20 min 后,上 Coulter DNA 分析专用软件进行 DNA 分析。

(二) 结果

各组患者舌苔脱落细胞 DNA 相对含量和细胞数量的组方图依次见图 2-8-1。图中细胞周期第一峰为 G_1 期(DNA 合成前期),二倍体细胞群;第二峰为 S 期(DNA 合成期),由于 G_2 加 M 细胞在周期中所占比例甚少,因此在组方图上不显峰。此外,在 G_1 期前面还出现一个特殊峰,是由凋亡细胞(Apo)所形成的。

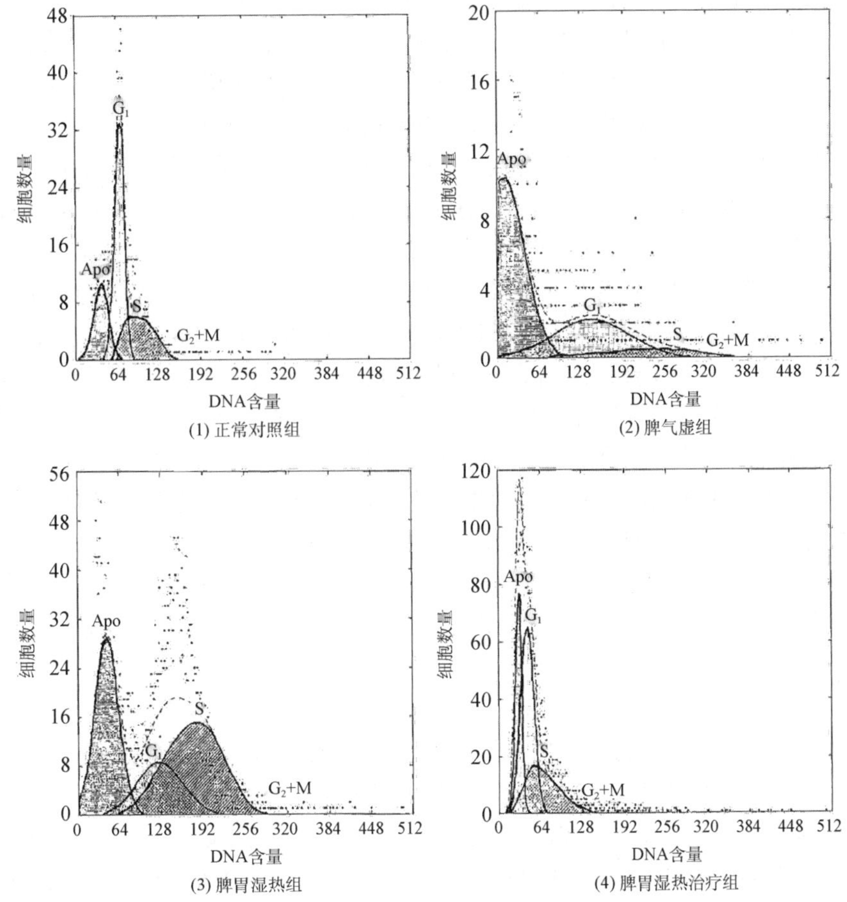

图 2-8-1　各组患者舌苔脱落细胞 DNA 相对含量和细胞数量的组方图

各组舌苔脱落细胞细胞周期各个时期的百分率和凋亡细胞百分率见表 2-8-11。

表 2-8-11　各组舌苔脱落细胞细胞周期和凋亡细胞的比较(%)

组别	例数	脱落细胞周期			凋亡细胞
		G_1	S	G_2+M	
脾胃湿热组	39	38.8±27.6	56.2±30	5±6.7	47.1±15.2
脾胃湿热治疗组	21	55±32.7*	35.8±30.9*	9.2±3.9*	47.8±12.5
脾气虚组	27	58.3±28.7**	38±29.1*	3.7±4.3	59.8±20.7**
正常对照组	16	65±31.3**	31.6±29.3**	3.5±8.7	28.9±12.6**

注：* 脾气虚组、脾胃湿热治疗组与脾胃湿热组比较，$P<0.05$，** 脾气虚组、正常对照组与脾胃湿热组比较，$P<0.01$。

(三) 讨论

1. 舌苔的形成

中医认为舌苔由胃气所生，病苔由胃气挟邪上蒸而成，舌苔黄厚、黄腻，说明邪气亢盛，深入脏腑，湿浊内蕴，阻滞中焦，郁而化热，阳气被遏，病邪以湿热为特征。这证明舌苔与脾胃的生理、病理关系十分密切。倪宗珈等在研究消化性溃疡及慢性胃炎虚实辨证与舌苔脱落细胞结构变化的关系时，发现实证舌苔黄腻者，角化前细胞和超前角化细胞明显高于虚证患者；袁肇凯分析了 152 例黄苔脱落细胞后，提出黄腻苔的形成主要因为患者外因感染，代谢失调，引起舌丝状乳头增殖，口腔唾液分泌减少，口腔自洁不良，致使脱落细胞堆积，坏死细胞和炎症细胞增多，而且不易脱落，并且患者舌苔由薄黄发展至厚黄，而致黄腻苔，说明邪热递增，病情愈重。关于舌苔增厚的机制，周坤福等进行动物实验证明与表皮生长因子分泌增加有关，因为表皮生长因子能促进小鼠上皮增厚和细胞的角化。笔者的资料显示，脾胃湿热组患者舌苔脱落细胞 S 期显著增高，与正常对照组或脾气虚组相比均有显著差异（$P<0.01$ 或 $P<0.05$）。脾胃湿热组患者舌苔脱落细胞活动周期停止在 S 期的原因，可能与某些病原体感染有关，如 Hp 感染后影响 S 期 DNA 的合成，或者使 S 期 DNA 的复制不完全，所以细胞周期停滞在 S 期；也可能 Hp 感染导致了细胞周期调节者的功能失调，如 Cyclin A 低表达时，不能使 S 期细胞进入 G_2+M 期，因为 Cyclin A 为 S 期特征性周期蛋白。有意义的是，经过中药“清化饮”治疗后，脾胃湿热证患者的 S 期细胞百分率明显下降，G_1 期和 G_2+M 期细胞明显增加，提示中药“清化饮”方剂不仅有清热、化湿、理气、活血的作用，而且对 S 期细胞可能有调控作用，协助 S 期细胞进入 G_2+M 期，但是是通过哪种机制有待进一步研究。

2. 证与舌苔凋亡细胞

在正常情况下，舌上皮细胞新老交替，是自然发生的细胞凋亡，是受“程序化”系列基因调控的。在脾胃湿热组和脾气虚组患者却出现大量的细胞凋亡，可能是非基因调控，有实验显示钙离子和生长因子也可诱导或影响细胞凋亡。最近研究证实 Hp 感染的慢性胃炎患者口腔和牙套内经常藏有 Hp 菌落，Hp 可释放 Cag A 和 Vac A 毒素，抑制上皮细胞生长和诱发细胞凋亡。陈芝芸等研究报告称 Hp 感染与中医证型有明显相关性，热证和实证 Hp 感染率较高，这与笔者的结果一致。脾气虚组凋亡细胞有所增加，与脾胃湿热组比较差异意义有显著性（$P<0.01$）。笔者的结果符合中医对疾病转归的一般认识，即初级多实证、热证，而久病必虚，久病入络或热久伤阴，至于脾胃湿热组经过治疗后的患者凋亡细胞与治疗前无改变的原因，可能是机体清除这些舌苔脱落的死亡或凋亡细胞，缓于细胞周期的改变。本研究揭示了慢性浅表性胃炎脾胃证候舌苔的形成与脱落细胞周期的变化有密切关系，并可作为评估临床疗效的客观指标。

脾胃湿热证胃炎患者舌苔脱落细胞中微核细胞及 P53 表达

舌诊在中医辨证学中占重要地位，也是比较客观的判断标准。舌为脾之外候，观察舌苔可判断证之表里、寒热、痰湿等病理状况。因此，近年来国内不少学者对舌苔与证候的关系进行了有益的探索。笔者采用流式细胞仪方法探讨了脾胃湿热证慢性浅表性胃炎患者舌苔脱落细胞与细胞周期的关系。然而有关脾胃湿热证和脾气虚证慢性浅表性胃炎患者及正常人舌苔脱落细胞中 P53 的表达，以及因细胞分裂畸变而产生的微核细胞，目前尚未见报道。现将笔者的研究结果简述如下。

（一）资料与方法

1. 临床资料

选择无全身系统器质性病变，中医辨证无寒热虚实症候，并排除近来舌、口腔、鼻咽部的局部病变，舌质淡红，苔薄白而润者作正常对照组。参照文献辨证诊断标准，由经验丰富的医师在就诊的患者中随机筛选脾胃湿热证、脾气虚证病例，同时做胃镜检查和尿素酶检测，选取病理诊断为慢性浅表性胃炎的患者。正常对照组 10 例，其中男性 5 例、女性 5 例，年龄 22～64 岁，平均 40.4 岁。脾胃湿热组 23 例，其中男性 14 例、女性 9 例，年龄 15～55 岁，平均 38.4 岁，Hp 阳性 10 例；脾气虚组 20 例，其中男性 3 例、女性 17 例，年龄 22～60 岁，平均 40.4 岁，Hp 阳性 8 例。

2. 舌苔脱落细胞的收集和制备

受试者检查前一晚临睡前漱口，晨起后勿进药、进食，自然伸出舌头，详细观察舌象，以载玻片中等力度从舌中后部刮取舌苔，用少量 0.9%氯化钠溶液冲洗入试管中，200 目筛网滤过。以 0.9%氯化钠溶液洗涤，1 500 r/min 离心，弃上清液。用 0.9%氯化钠溶液调细胞液浓度至$(1\times10^5)\sim(1\times10^6)$/mL，用吸管吸取细胞液，涂在 APES 处理过的载玻片上，自然晾干，乙醚酒精溶液固定，冰箱冷藏保存备用。

3. 染色方法

①微核细胞的组织化学染色用 Feulgen 方法染色，细胞内的细胞核与微核均显红色。②P53 的免疫细胞化学染色细胞涂片，入 pH 为 6 的柠檬酸缓冲液高温高压抗原修复，经 3%H_2O_2 和正常血清 20 min 后，滴加 1∶100 稀释的兔抗 P53 抗体（博士德公司），4℃冰箱过夜；次日加 Biotin-羊抗兔 IgG 抗体（迈新公司）室温平衡 45 min；加 HRP-SP（迈新公司）室温平衡 30 min；DAB 显色，在上述各步骤之间均用 PBS 充分洗涤，常规脱水，透明，中性树胶封片。阴性对照片用 PBS 代替第一抗体，其他步骤与实验片相同。P53 阳性细胞的细胞核呈黄色，阴性对照片为阴性。

4. 阳性细胞判定标准

显微镜下观察，计数每一涂片上 100 个脱落细胞中微核细胞与 P53 阳性细胞数。①微核阳性细胞的判断标准：阴性（—）、淡红（+）、红色（++）、紫红（+++）。②P53 阳性细胞判断标准：阴性（—）、淡黄（+）、黄色（++）、棕黄（+++）。然后求出各组细胞阳性率。

5. 统计学处理方法

统计学方法采用 χ^2 检验进行统计分析。

(二) 结果

1. 各组舌苔脱落细胞内微核细胞出现情况比较

Feulgen 反应显示，细胞核呈红色，胞质阴性，微核的特征是在同一细胞内，除了一个大的核（主核）外，还有一个小核（微核）。结果见表 2-8-12。

表 2-8-12　各组舌苔脱落细胞中微核细胞出现情况比较例

组别	例数	−	+	++	+++
脾胃湿热组	23	8	7	8	0
脾气虚组	20	6	2	9	3
正常对照组	10	9	1	0	0

注：脾胃湿热组、脾气虚组与正常对照组比较，$P<0.05$。

2. 各组舌苔脱落细胞 p53 表达阳性的比较

p53 阳性反应位于细胞核内，呈黄色，大部分角化和死亡的细胞无反应，对照片阴性。结果见表 2-8-13。

表 2-8-13　各组舌苔脱落细胞 p53 表达阳性比较例

组别	例数	−	+	++	+++
脾胃湿热组	23	12	6	5	0
脾气虚组	20	6	3	7	4
正常对照组	10	6	4	0	0

注：脾气虚组与正常对照组比较，$P<0.05$。

(三) 讨论

(1) 中医认为舌苔由胃气所生，病苔由胃气夹邪上蒸而成，舌苔黄厚、黄腻常与消化系统功能紊乱有关。慢性浅表性胃炎和溃疡活动期患者黄苔的比例较高。近年研究显示，慢性浅表性胃炎舌苔呈现黄厚、黄腻的机制，可能与表皮生长因子（epidermal growth factor，EGF）分泌增加有关，因 EGF 能促进舌上皮增厚和细胞角化。该研究资料显示脾胃湿热证和脾气虚证舌苔脱落细胞内出现较多异常细胞分裂，而且反应强度与正常对照组比较差异有统计学意义（$P<0.05$）。而微核细胞的产生可作为细胞染色体损伤的标记，它往往只是染色体的一个片段，因此已被广泛用于检测细胞分裂过程中 DNA 损伤的一项重要指标。Chose 等报道，过度饮酒和过量抽雪茄可诱发口腔脱落细胞分裂畸变和微核细胞增加。至于脾胃湿热证和脾气虚证患者舌苔脱落细胞中微核细胞增多的原因，可能是胃黏膜的炎症反应，造成胃肠功能失调，从而影响细胞周期和细胞分裂的正常运作。

(2) p53 基因与细胞周期、细胞凋亡及 DNA 损伤修复均有密切关系。Meme 等认为 p53 表达的改变通常被认为是基因突变和细胞癌前病变的信号。陈金中等认为用免疫组织化学方法在细胞内检出 p53 阳性，可说明细胞内 p53 功能异常；相反，p53 阴性并不代表 p53 基因正常，而应考虑基因缺失的可能性。笔者研究显示，在脾胃湿热组和脾气虚组患者舌苔脱落细胞内 p53 表达强度高于正常对照组，可能与微核细胞的出现有关。近来的研究已经证实微核的出现往往伴有 p53 增高，最近 Ikenaga 等用人、小鼠和金黄鼠的细胞株，搭载在宇宙飞船上，经过 9 天后着陆，发现细胞株均出现很多微核细胞、p53 及激活分裂原的蛋白激酶。笔者的研究资料也显示，微核细胞的出现率与 p53 的表达密切相关。脾胃湿热组、脾气虚组的微核细胞和 p53 反应强度差异虽无统计学意义，但脾气虚组微核阳性细胞（＋＋＋）有 3 例，p53 阳性细胞（＋＋＋）有 4 例，而脾胃湿热组微核细胞和 p53 阳性细胞（＋＋＋）未见 1 例。从正常人-脾胃湿热-脾气虚患者舌苔脱落细胞，p53 的表达与微核细胞呈正相关，符合中医学对疾病转归的一般认识，即初病多实证、热证，而“久病必虚，久病入络”。微核细胞和 p53 阳性反应强度的不同可能代表了脾胃湿热证和脾气虚证发展的不同病理过程。

慢性浅表性胃炎脾胃湿热证患者舌苔脱落细胞CDK4和CDK6的表达及意义

为了探讨脾胃湿热证舌苔脱落细胞活动周期变化的原因，本实验用免疫细胞化学技术初步研究与调节细胞周期相关的细胞依赖激酶(cell dependent kinase，CDK)4和CDK6，在脾胃湿热证和脾气虚证患者，以及正常人舌苔脱落细胞内的表达及意义。

一、材料和方法

1. 病例的选择

脾胃湿热组和脾气虚组病例选择标准主要根据高校教材《中医诊断学》，胃镜检查为慢性浅表性胃炎；健康对照组选择临床无器质性病变，并排除近来舌、口腔、鼻咽部的局部病变，舌质淡红，苔薄白者。脾胃湿热组33例，其中男性11例、女性22例，Hp感染率为45%；脾气虚组21例，其中男性4例、女性17例，Hp感染率为40%；健康对照组10例，其中男性7例、女性3例。

2. 舌苔脱落细胞收集和涂片的制备

受试者检查前一晚临睡前漱口，晨起后勿进药、进食，自然伸出舌头，详细观察舌象，载玻片中等力度从舌中后部刮取舌苔，用少量0.9%氯化钠溶液冲洗入试管中，200目筛网滤过；以0.9%氯化钠溶液洗涤，1 500 r/min离心，弃上清液；用0.9%氯化钠溶液调细胞液浓度至$(1\times10^5)\sim(1\times10^6)$/mL，用吸管吸取细胞液，涂在APES处理过的载玻片上，自然晾干，乙醚酒精溶液(95%乙醇49.5 mL+乙醚49.5 mL+冰醋酸1 mL)固定，冰箱冷藏保存备用。

3. CDK4和CDK6的免疫细胞化学染色

舌苔细胞涂片经NHCl和正常血清20 min后，滴加1∶100稀释的兔抗人CDK4、CDK6抗体(北京中山公司)，在4℃冰箱过夜；次日加Biotin-羊抗兔IgG抗体(迈新公司)室温平衡30 min；加AKP-SP(迈新公司)室温平衡30 min；BCIP/NBT显色，甘油明胶封片。在上述各步骤之间均用PBS充分洗涤，阴性对照片用PBS代替第一抗体，其他步骤与实验片相同。CDK4、CDK6阳性细胞的细胞核呈紫蓝色，阴性对照片为阴性。

二、结果

在高倍显微镜(40×)下，计数每例标本涂片上100个脱落细胞中CDK4或CDK6阳性细胞数，然后统计各组的阳性细胞数及例数，结果见表2-8-14。

表2-8-14　三组舌苔脱落细胞CDK4和CDK6表达的比较

组别	n	CDK4			CDK6		
		—	1～2个	3～8个	—	1～2个	3～8个
健康对照组	10	7	3	0	5	5	0

（续表）

组别	n	CDK4			CDK6		
		—	1～2个	3～8个	—	1～2个	3～8个
脾气虚组	21	3	12	6	10	8	3
脾胃湿热组	33	0	5	28	2	14	17

经 χ^2 检验，脾胃湿热组 CDK4 和 CDK6 的表达与健康对照组、脾气虚组比较均有显著性差异（$P<0.01$）。脾气虚组 CDK4 的表达与健康对照组比较有显著差异（$P<0.01$），CDK6 的表达无差异（$P>0.05$）。

三、讨论

舌苔是中医诊断疾病的客观依据，但形成舌苔的机制还不十分清楚。西医简单地认为舌苔是由丝状乳头、菌状乳头表层的上皮细胞未脱落而混有口腔内的细菌、食物残渣及唾液等构成，机体消化功能紊乱时舌苔明显；中医则认为舌苔由脾胃之气上熏，胃津上潮，凝聚于舌面所生。虽然中西医对舌苔形成的解释不同，但都与消化系统有密切关系。因此有人认为胃部患有疾病时，胃黏膜可能产生某种因子影响舌和舌苔，但是哪些因子可能影响舌苔的形成及其形成的机理，还远没有被阐明。近年周坤福报道外源性 EGF 可促使小鼠舌上皮增厚和舌上皮基底层细胞增生活跃等。笔者的资料显示（表 2-8-14）在脾胃湿热组患者的舌苔脱落细胞内，与细胞周期活动有关的 CDK4 和 CDK6 有明显增加，而且与脾气虚组、健康对照组相比均有显著差异（$P<0.01$）。虽然脾气虚组 CDK4 的表达较健康对照组也升高（$P<0.01$），但脾胃湿热组 CDK4 的表达更高于脾气虚组（$P<0.01$），而脾气虚组 CDK6 的表达与健康对照组比较无差异（$P>0.05$）。以上提示 CDK4 和 CDK6 在脾胃湿热组舌苔脱落细胞保持高表达，可能与中医虚实证候的形成机制不同有关。笔者认为不同证型舌苔的形成是一个复杂过程，由多种原因造成，不仅与 EGF 或细胞依赖激酶有关，还与机体的免疫、炎症等有关，目前还缺乏特异性指标可用于证的研究。

CDK4 和 CDK6 在脾胃湿热组患者增高的原因，可能与证型及细胞分裂畸变和微核细胞增加有关，因为在细胞增生过程中，除了细胞周期蛋白 D1（cyclin D1）增加外，CDK4、CDK6 也上调。CDK4、CDK6 的上调有利于细胞周期 G1 期进入 S 期。目前的结果对于我们过去的研究结果“S 期细胞峰值最高”是一个合理的解释，提示脾胃湿热组 CDK4 和 CDK6 阳性细胞增高与 S 期细胞增加有密切关系；而脾气虚组、健康对照组 CDK4 和 CDK6 阳性细胞较少，可能与细胞异常分裂极少和 S 期细胞周期相对减少有关。

脾胃湿热证和脾气虚证患者舌苔脱落细胞内 CDK4 和 CDK6 出现不同的表达，构成了不同证候的特征，也是慢性浅表性胃炎舌苔形成的病理基础之一。开展此项研究将有利于揭示同病异证的某些规律，对于探讨中医证候的机制，提高诊断水平具有积极意义。

国医大师杨春波察舌辨湿热案经验

国医大师杨春波系福建中医药大学附属第二人民医院名誉院长，国家卫生健康委员会临床重点专科、国家中医药管理局重点专科、福建省脾胃病重点专科学术带头人，第二、四、六批全国老中医药专家学术经验继承工作指导老师。其学术发展肇始于温病，发展于杂病，成熟于脾胃，从事临床、科研、教学多年，学验俱丰，尤以治疗脾胃病而驰名。笔者有幸侍诊左右，受益匪浅。现举验案1则，推求师意，兹试述之。

一、验案举隅

患者，女，23岁。

[初诊] 2018年9月20日。

主诉：反复泄泻3年余。

症候：泄下溏便，日4～5行，量多色黄，无黏液、脓血、腹痛、里急后重，胃脘时胀，头晕，畏冷，口干不喜饮，知饥纳可，夜寐7～8 h，梦多易醒，溺短而赤。月经规律，量中色红，带下色黄。

查体：身高157 cm，体重36.5 kg，血压100/70 mmHg；舌面散在芒刺，舌尖红绛、苔薄黄根白(图2-8-2)，脉细无力。

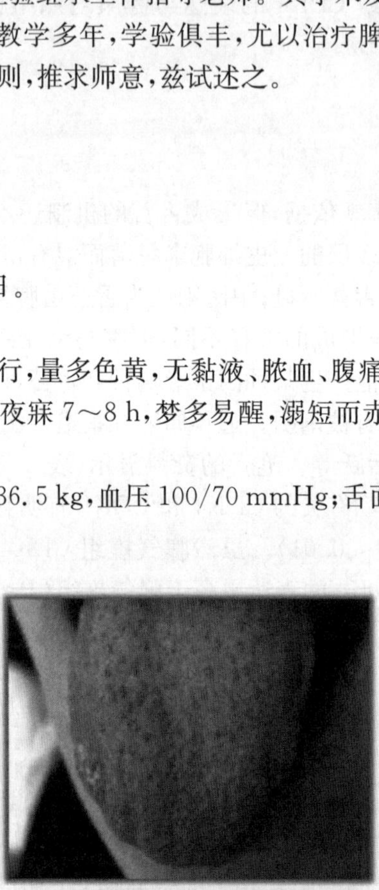

图2-8-2
舌象二维码

图2-8-2　舌面散在芒刺，舌尖红绛、苔薄黄根白

诊断：泄泻。

辨证：脾虚湿困，邪热入营，气阴两伤证。

治法：健脾益气，养阴止泻，佐以清营透热。

处方：太子参15 g，生黄芪12 g，炒白术10 g，炒白芍6 g，茯苓10 g，枳壳10 g，黄连3 g，连翘6 g，砂仁4.5 g(后下)，萹蓄10 g，琥珀3 g，生姜2片，红枣3枚，炙甘草3 g。10剂，日1剂，水煎，早晚分服。配合中成药参苓白术散，每次6 g，日3次。

[二诊] 2018年10月11日，药后症缓，大便稀溏，每日3～4行，夜寐7～8 h，多梦，头晕，乏力。舌面芒刺明显减少，舌尖红，苔薄黄稍腻(图2-8-3)，脉细。

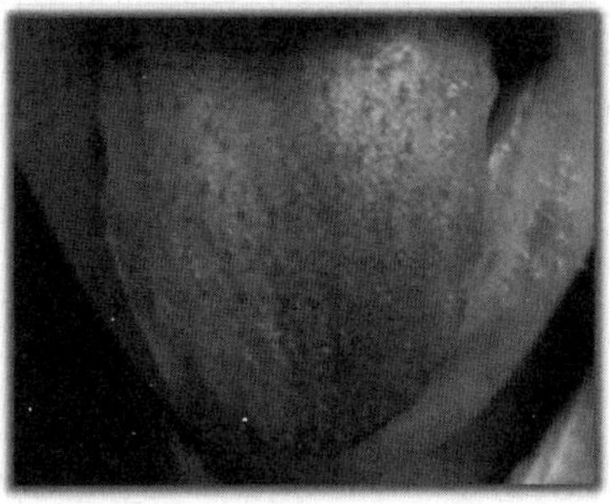

图 2-8-3
舌象二维码

图 2-8-3　舌面芒刺明显减少，舌尖红，苔薄黄稍腻

处方：太子参 15 g，生黄芪 12 g，白扁豆 12 g，茵陈 10 g，茯苓 15 g，炒白芍 10 g，葛根 10 g，枳壳 10 g，仙鹤草 15 g，地榆炭 10 g，琥珀 3 g，砂仁 4.5 g(后下)，黄连 3 g，炙甘草 3 g。14 剂，日 1 剂，水煎，早晚分服。配合中成药参苓白术散，每次 6 g，每天 3 次。

[三诊] 2018 年 11 月 23 日，药后症减，大便成形，每日 1～2 行，纳少脘闷，夜寐 5～6 h，易醒多梦。舌面芒刺基本消失，舌尖红，苔薄黄干(图 2-8-4)，脉细。

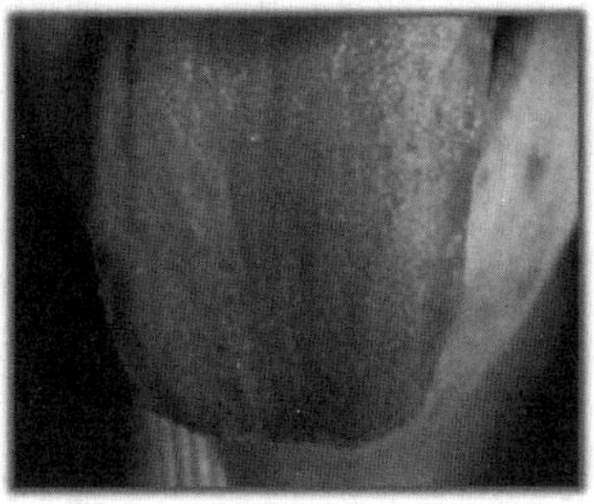

图 2-8-4
舌象二维码

图 2-8-4　舌面芒刺基本消失，舌尖红，苔薄黄干

处方：西洋参 1.5 g(另炖)，生黄芪 12 g，山药 15 g，茯苓 15 g，赤芍 6 g，炒白芍 6 g，莲子 10 g，荷叶 6 g，蒲公英 15 g，焦山楂 12 g，首乌藤 15 g，琥珀 5 g，五味子 4.5 g，炙甘草 3 g。14 剂，水煎，早晚分服。配合中成药参苓白术散，每次 6 g，每天 3 次。患者服完 14 剂后，舌面芒刺全部消失，大便成形，每日 1 行，夜寐安。

[按语] 此患者泄泻日久，阴津损耗，脾阴匮乏，累及脾阳生化不足，脾气亦不足，从而形成气阴两虚的病理基础。脾为湿土之脏，湿土之气，同类相召，加之脾气亏虚，运化失职，水湿不化，湿邪内停，郁久化热，湿热相合，邪热传营，热灼营阴，伤阴耗气，故杨老审慎患者诸症，运用温病学思想，参舌辨证，探得此案为脾虚湿困，邪热入营，气阴两伤之证，诚如世有“杂病重脉，温病重舌”之说。

杨老认为脾虚湿盛则发为下利，下焦属阴，太阴所司，阴道虚故自利，化源滞则尿赤，脾不转津则口渴，总由太阴湿胜故也，诚如《湿热论》言：“湿热症，数日后，自利溺赤，口渴，湿流下焦”，故见大便溏泄，尿赤，口渴；湿热上蒸，蒙扰心神，清窍失养，轻则夜寐欠安，重则神昏谵语，正如《湿热论》所言：“湿热证，壮热口渴，舌黄或焦红……神昏，谵语或笑”，故见头晕、失眠；湿为阴邪，阳为湿遏，温煦无权，故见畏冷；湿热下注胞宫，则见带下色黄；舌生芒刺，叶天士在《温热论·辨舌》中言“舌上生芒刺者，皆是上焦热极也”，但杨老言不可局限于“上焦”，此案杨老认为湿热既久，伤气入营，营阴已耗，故见舌尖红绛、舌生芒刺，诚如《温热论》曰：“其热传营，舌色必绛”；热炽伤津则见苔黄；气虚则无力血行，阴血亏虚不能充盈脉道，则见脉细无力。证候既明，故杨老拟法透热转气，迫邪出营分，再固本培元，以善其后。治拟健脾益气，养阴止泻，佐以清营透热。

舌象是湿热病辨证中的首要和关键，杨老以舌诊辨病机之变，首诊湿热入营，营阴已耗，则见舌尖红绛、苔薄黄根白，治以清营透热，选连翘透热转气，黄连清热泻火，正如薛生白在《湿热论》中云：“湿热证……舌黄或焦红……邪灼心包，营血已耗，宜用连翘等味”“湿热症，舌根白，舌尖红，湿渐化热……佐以清热，宜连翘等味”，再有叶天士在《温热论》言：“初传，绛色中兼黄白色，此气分之邪未尽，泄卫透营……宜连翘等”。二诊时热退湿盛，营阴未复，热转气分，则见舌尖红、苔薄黄稍腻，本证乃气阴两伤之证，苦寒之药不可常用，故去连翘，单用黄连清气分之热，如叶天士在《温热论》云：“黄苔不甚厚者，热未伤津，犹可清热透表”，并加茵陈清热化湿、白扁豆理脾祛湿。三诊时湿除阴伤，余热上蒸，则见舌尖红、苔薄黄干，邪热不甚，但津液已伤，应用甘寒清热之品，禁用苦重之药，以防伤阴，故去黄连改为蒲公英，正如叶天士在《温热论》中提到“若虽薄而干者，邪虽去而津受伤也，苦寒之药当禁，宜用甘寒轻剂可也”。在本案中，舌诊在疾病病机演变的过程中具有重要的参考意义，足见验舌的重要性。杨老认为为医者当小大方圆，于毫微中识舌之别，他观察细微，参舌用药，法药切证，效如桴鼓。《素问·热论》言：“初传，绛色中兼黄白色，此气分之邪未尽，泄卫透营……宜连翘等”。二诊热退湿盛，营阴未复，热转气分，则见舌尖红、苔薄黄稍腻，本证乃气阴两伤之证，苦寒之药不可常用，故去连翘，单用黄连清气分之热，如叶天士在《温热论》云：“黄苔不甚厚者，热未伤津，犹可清热透表”，并加茵陈清热化湿，白扁豆理脾祛湿。三诊湿除阴伤，余热上蒸，则见舌尖红、苔薄黄干，邪热不甚，但津液已伤，应用甘寒清热之品，禁用苦重之药，以防伤阴，故去黄连改为蒲公英，正如叶天士在《温热论》中提到“若虽薄而干者，邪虽去而津受伤也，苦寒之药当禁，宜用甘寒轻剂可也”。在本案中，舌诊在疾病病机演变的过程中具有重要的参考意义，足见验舌的重要性。杨老认为为医者当小大方圆，于毫微中识舌之别，杨师察观细微，参舌用药，法药切证，效如桴鼓。

杨老对于本案中的药物使用方面，遵循“治上焦如羽，非轻不举；治中焦如衡，非平不安；治下焦如权，非重不沉”的原则。对于上焦，药用轻清之品，如三诊中脘闷纳少，此因余邪蒙蔽清阳，胃气不舒，乃用轻清之品荷叶以宣上焦阳气，同时助脾升清，诚如《湿热论》所言：“湿热症，数日后，脘中微闷，知饥不食，湿邪蒙扰上焦，宜鲜荷叶等味”。对于中焦，要注意去邪气之盛而复正气之衰，使归于平，用西洋参或太子参合生黄芪补益正气，炒白术健脾燥湿，砂仁醒脾和胃、宣化湿浊；治疗中焦湿热性病证，要注意分消湿热，升脾降胃，枳壳行气化湿，葛根升清脾阳。对于下焦，注意使用厚味滋潜之品，使之直达于下，湿流下焦，独以分利，故以苦寒萹蓄清热利尿而不伤阴，源清则流自洁。

此外，杨老常用茯苓易茯神利湿安神，琥珀化瘀安神，首乌藤养心安神，配赤芍清热散瘀；地榆炭、仙鹤草加强收敛止泻之功，另仙鹤草有补虚之用，补益人体正气，扶正以祛邪。山药既能养阴，又能补气，养阴而不滋腻，补而不滞，为补脾阴之上品；莲子健脾涩肠；五味子不仅酸涩止利，且能安神，还与炙甘草甘味之品相伍，二味合炒白芍加强酸甘化阴之功。杨老在三诊中配合参苓白术散健脾益气，复脾气之运化，使脾能布津，健运有权，则湿邪难留。

此外，杨老认为参苓白术散之主证乃脾阴虚夹湿证，具有补益脾阴之效，故配合汤药，多次少量服用，共起培元固本之功，提高临床疗效。

二、讨论

舌诊作为望诊中的一部分，历代医家尤为重视，以叶天士颇有代表性，其在《外感温热篇》中强调临证时“要验之于舌”“必验之于舌”，再《临症验舌法》有言：“危急疑难之顷往往无证可参，脉无可按，而唯以舌为凭”之论，足见验舌的重要性。对于本案，杨老以舌参机，该患者初诊舌象，舌质红绛，面生芒刺，诊其为芒刺舌，论其“热传营，舌色必绛”，辨为邪热入营，治以泄热透营，用黄连、连翘；对于黄苔兼腻者，考虑兼有湿邪，应选用苦寒燥湿、淡渗利湿之品，如茵陈、白扁豆等；薄黄苔而干燥者，考虑邪热不甚，但津液已伤，应用甘寒清热之品，如蒲公英、天花粉等。杨老认为任何疾病的病理机制都不是永恒不变的，随时而异，是动态变化的，把握病机是关键，而察舌是捷径，即所谓“视其外应，以知其内脏，则内所知也”。舌诊是中医的重要诊断方法之一，也是诊断湿热病邪浅深轻重的一个重要环节。湿热病的辨证中宜首辨湿、热之轻重，明确病位，然后施治，如薛生白所言：“此湿热参半之证……凭舌以投剂，为临证时要诀。盖舌为心之外候，浊邪上熏心肺，舌苔因而转移。”湿热病中舌诊主要辨舌质和苔色两部分。杨老在治疗湿热中，以舌参辨，区分湿热的轻重。湿重于热者，以舌质淡红、红，舌苔白腻、白腻披黄或湿滑为多见，湿重则温开，非草果、槟榔、厚朴不可，以开郁闭之邪，湿浊轻则用轻灵之品，如藿香、佩兰、厚朴花之类；热重于湿者，以舌尖红、芒刺，舌质红，舌苔薄黄或黄干为多见，选择苦寒药为主，苦能燥湿，寒能清热，如连翘、黄连、茵陈等药物；湿热并重者，以舌红，舌苔黄微腻或苔黄腻为主，治以三焦分利，湿邪蒸于上焦，宜芳香化湿，如藿香、荷叶之类；湿邪阻中焦，当温燥化湿，如白蔻仁、草果等；湿邪下注，当淡渗化湿，如萹蓄、薏苡仁、通草等。杨老常强调热清时需停用苦寒药或减其量，否则会导致过用寒药伤脾，使湿邪更盛，甚者成寒湿之弊；热除湿盛时，应以淡渗利湿为主，不可过度伤阴。

综上所述，舌诊是临证辨治湿热病的重要方法，对临床诊治湿热病具有指导意义。杨老通过长期的临床实践，凭舌辨证，别具一格，总结出以“分利湿热”为核心的治疗法则，整理并创建了系统的“脾胃湿热理论”体系，广泛应用于临床，兹选取其治疗湿热病验案 1 则，探得一些法要机窍，以期对临床有所裨益。

参考文献

陈锦团,柯晓,傅肖岩,等,2009.清化湿热为主治疗湿热型溃疡性结肠炎的临床研究[J].中国中西医结合消化杂志,17(4):256-258.

陈锦团,柯晓,张歆,等,2015.清化肠饮对脂多糖诱导的人肠上皮细胞 NF-κB 激活的影响[J].中国中西医结合杂志,35(11):1356-1360.

陈文发,黄恒青,魏可法,等,1992.胃炎合剂治疗慢性胃炎 28 例胃电图改变的观察[J].福建中医学院学报(3):146-147.

傅肖岩,杨春波,1995.幽门螺杆菌感染的中医药研究进展[J].中国中西医结合脾胃杂志(4):243-245.

葛振华,柯晓,王若愚,等,1993.胃炎脾虚证病人和脾虚证小鼠外周血中 T 细胞亚群的比较研究[J].福建中医学院学报(2):104-107.

葛振华,周凡,武一曼,等,2004.脾胃湿热证胃炎患者舌苔脱落细胞中微核细胞及 p53 表达[J].中国中西医结合消化杂志(5):276-278.

黄恒青,张海鸥,杨永升,等,2004.清化饮治疗慢性胃炎脾胃湿热证疗效观察[J].福建中医药(3):9-10.

黄文东,1989.中医内科学[M].上海科学技术出版社.

姜春华,1978.叶天士的温病、杂病的理论与治疗[J].新医药学杂志(8):8-13.

柯晓,陈培芬,胡光宏,等,2006.福建省部分地区十二指肠球部溃疡活动期中医证型的调查[J].中国中西医结合消化杂志(3):181-184.

柯晓,武一曼,杨春波,等,1993.慢性萎缩性胃炎虚实证的临床研究[J].中国中西医结合杂志(10):580,600-602.

柯晓,曾耀明,杨春波,等,2002.久泄脾胃湿热证的免疫组织化学研究[J].中国中西医结合消化杂志(1):8-10,13.

李灿东,高碧珍,兰启防,等,2003.慢性胃炎脾胃湿热证舌印片与细胞凋亡的相关性研究[J].中国医药学报(7):404-407.

李灿东,兰启防,赵永洲,等,2002.慢性胃炎舌印片与证候及幽门螺杆菌的相关性研究[J].福建中医学院学报(4):8-10.

李乾构,周学文,单兆伟,2001.实用中医消化病学[M].北京:人民卫生出版社.

廖承济,杨春波,张恩平,等,1993.慢性胃炎的中医辨证分型与胃泌酸功能的关系[J].福建中医学院学报(4):199-201.

林炳辉,方素钦,叶盈,等,2001.荆花胃康与雷尼替丁治疗十二指肠溃疡的对照研究[J].中国新药杂志(3):224-226.

林炳辉,孙华香,杨春波,等,1994.治胃宝治疗十二指肠溃疡 30 例临床观察[J].福建医药杂志(1):61-62.

林翔英,林翠丽,田琳,等,2021.脾胃湿热与胃癌前病变炎-癌转化机制的关系简析[J].中医杂志,62(17):1473-1477.

林燕玉,柯晓,方文怡,等,2013.健脾清化散瘀饮治疗隆起糜烂性胃炎的疗效观察[J].中国中西医结合消化杂志,21(12):621-625.

刘启鸿,柯晓,骆云丰,2021.国医大师杨春波察舌辨湿热案经验[J].中华中医药杂志,36(1):194-196.

刘启鸿,柯晓,杨春波,等,2022.薛生白《湿热论》鲜药观探骊[J].中华中医药杂志,37(5):2445-2449.
刘尚义,1991.南方医话[M].北京:北京科学技术出版社:214-215.
潘秀珍,徐顺犹,伍旋华,等,1984.中药胃炎合剂治疗慢性萎缩性胃炎疗效观察[J].中医杂志,(2):27-28.
祁建生,1993.71例慢性胃炎胃液组织胺测定结果分析[J].福建医药杂志(5):45.
祁建生,陈红玉,1985.慢性胃炎中医脾、肾虚证尿胃蛋白酶和17-OHCS测定结果分析[J].中西医结合杂志(1):3,27-293.
孙月明,杨正宁,何友成,等,2022.杨春波辨治湿热秘验案举隅[J].实用中医内科杂志,36(1):11-13.
孙月明,杨正宁,骆云丰,等,2021.国医大师杨春波辨治慢性萎缩性胃炎验案举隅[J].中医药临床杂志,33(11):2091-2094.
田琳,林翠丽,孙月明,等,2021.从湿热理论辨析炎癌转化机制[J].北京中医药大学学报,44(3):215-220.
王启章,陈金炉,王洋,等,1994.慢性胃炎中医证型与胃镜象关系的探讨[J].福建中医药(2):21-22.
王少明,林才经,杨春波,等,2005.胃炎1号颗粒治疗慢性萎缩性胃炎实验研究[J].药学实践杂志(4):205-207.
王淑兰,1990.脾胃学说与临床[M].北京:人民卫生出版社.
王振登,杨春波,1993.金线莲中微量元素及氨基酸的分析测定[J].福建中医学院学报(2):100-101.
武一曼,任彦,许利那,等,2004.慢性胃炎脾气虚证患者胃窦粘膜内EGF和TFFI表达的意义[C]//中国中西医结合学会消化系统疾病专业委员会,中国中西医结合学会第十六次全国消化系统疾病学术研讨会论文汇编.福建中医学院,福建省中医药研究院:2.
熊洪翔,许传芳,1983.中医辨证分型对慢性萎缩性胃炎患者空腹血清胃泌素变化的观察[J].福建中医药(2):50-52.
熊洪翔,杨春波,周维湛,等,1984.慢性萎缩性胃炎虚证患者中医辨证治疗前后血清胃泌素的变化[J].核技术(2):28-31.
杨春波,1963.试论李中梓的学术思想及其主要成就[J].福建中医药(4):24-26.
杨春波,1979.中医"脾"理论的临床应用及其本质的探讨[J].福建医药杂志(2):38-42.
杨春波,1980.中医"肾"理论的临床应用和本质的探讨[J].福建医药杂志(5):36-39,48.
杨春波,1985.依据中医学术特点努力开展临床研究[J].福建中医药(2):24-26,29.
杨春波,1990.胃炎与热的关系[J].中医杂志(10):4-10.
杨春波,1998.脾胃湿热理论的应用与研究[J].中国中西医结合脾胃杂志(3):129-131.
杨春波,2002.证候研究要做好临床基础性工作[J].中国中西医结合杂志(6):407.
杨春波,2008.继承、探新,发展中医脾胃学[C]//中华中医药学会脾胃病分会,中华中医药学会脾胃病分会第二十次全国脾胃病学术交流会论文汇编.福建省第二人民医院中医脾胃重点专科:2.
杨春波,2013.气虚而津无以化,阴亏则液难于生——谈慢性萎缩性胃炎胃酸低乏的中医治疗[C]//中国中西医结合学会消化系统疾病专业委员会.第二十五届全国中西医结合消化系统疾病学术会议论文集.[出版者不详]:2.
杨春波,黄恒青,陈寿菲,等,2009.福建省中医脾胃学科发展报告[J].海峡科学(1):116-123.
杨春波,黄可成,王大仁,2007.现代中医消化病学[M].福州:福建科学技术出版社.
杨春波,黄可成,肖丽春,等,1994.脾胃湿热证的临床研究——附400例资料分析[J].中医杂志(7):425-427.
杨春波,柯晓,陈瑞红,等,2000.女性慢性胃炎合并更年期综合征(肾虚阳浮证)患者临床研究[J].中医杂志(3):171-173.
杨春波,柯晓,付肖岩,等,2002.脾胃湿热证研究的初步揭示[C]//中国中西医结合学会消化系统疾病专业委员会.中国中西医结合学会第十四次全国消化系统疾病学术研讨会论文汇编.福建省第二人民医院:1.
杨春波,柯晓,李秀娟,等,1999.脾胃湿热证的临床研究[J].福建中医学院学报(4):1-6.

杨春波，柯晓，骆云丰，等，2012. 脾胃学说湿热理论及其应用——脾胃学说传承与应用专题系列(8)[J]. 中医杂志，53(16)：1356-1359.

杨春波，柯晓，杨永昇，1998. 中国中医基础医学杂志[J]. 4(增刊[中])：23-25.

杨春波，刘福英，1986. 福建省中医药科学研究的现状和展望[J]. 福建中医药(5)：47-49.

杨春波，骆云丰，任彦，等，2019. 杨春波教授辨治脾胃湿热临证法要[J]. 中国中西医结合消化杂志，27(7)：483-484.

杨春波，马贵同，殷德遂，1991. 中医药治疗萎缩性胃炎专家座谈会纪要[J]. 中医杂志(12)：46-48.

杨春波，潘秀珍，1982. 中医舌诊对慢性胃病的诊断意义——644 例纤维胃镜资料分析[J]. 中西医结合杂志(2)：68，103-105.

杨春波，周维湛，张恩平，等，1982. 慢性胃炎中医辨证分型的现代病理基础初步探讨[J]. 福建医药杂志(1)：6-10.

杨春波，周维湛，张恩平，等，1988. 中医辨证分型治疗慢性萎缩性胃炎疗效总结[J]. 中医杂志(10)：34-37.

杨燕明，柯晓，李生强，2008. 溃疡性结肠炎脾胃湿热证患者 MUC 基因的相关蛋白及三叶肽表达的研究[C]//中华中医药学会脾胃病分会，中华中医药学会脾胃病分会第二十次全国脾胃病学术交流会论文汇编. 福建中医学院，福建中医学院附属第二人民医院，福建中医药研究院：5.

姚柱豪，谢秋雨，骆云丰，2023. 国医大师杨春波治疗脾胃湿热阴损证经验[J]. 中华中医药杂志，38(3)：1082-1085.

张海鸥，胡光宏，黄恒青，等，2010. 清化饮联合拉米夫定治疗慢性乙型肝炎湿热中阻证 30 例[J]. 福建中医药，41(5)：10-11.

张海鸥，杨永昇，2014. 杨春波主任论治肝炎经验——肝炎之治主在“脾”[J]. 福建中医药大学学报，24(6)：43-45.

张群豪，郑家铿，魏德煜，等，1993. 慢性胃病脾胃湿热患者外周血 T 淋巴细胞亚群的观察[J]. 福建中医学院学报(1)：45-46，61.

张一帆，李星，朱亨炤，等，2009. “慢性胃炎 1 号”影响 T 淋巴细胞表达 IL-2、CSFs 的实验研究[C]//中国免疫学会中医药免疫分会，中国环境诱变剂学会. 第五届全国中医药免疫学术研讨会——暨环境·免疫与肿瘤防治综合交叉会议论文汇编. 福建省中医药研究院：4.

周凡，葛振华，任彦，2004. 慢性浅表性胃炎脾胃湿热证患者舌苔脱落细胞 CDK4 和 CDK6 的表达及意义[J]. 福建中医学院学报(4)：6-7.

周凡，葛振华，武一曼，等，2003. 慢性浅表性胃炎脾胃湿热证患者舌苔脱落细胞活动周期的研究[J]. 中国中西医结合消化杂志(4)：206-208.

周凡，谢冰颖，陈娟，等，2011. 胃肠疾病患者舌苔脱落细胞增殖和凋亡相关基因蛋白表达研究[J]. 福建中医药大学学报，21(4)：21-23.

周维湛，唐福康，黄恒清，等，1996. 应用推按运经仪为主治疗胆系结石 30 例[J]. 福建中医学院学报(2)：34-36.